国家卫生健康委员会"十三五"规划教材
专科医师核心能力提升导引丛书
供放射诊断与治疗学专业临床型研究生及专科医师用

分子影像学

主　审　金征宇

主　编　卢光明　徐海波

副主编　李亚明　沈　君　张　冬

人民卫生出版社
PEOPLE'S MEDICAL PUBLISHING HOUSE

图书在版编目（CIP）数据

分子影像学/卢光明，徐海波主编. —北京：人民卫生出版社，2018

ISBN 978-7-117-27499-9

Ⅰ.①分… Ⅱ.①卢…②徐… Ⅲ.①影像诊断-医学院校-教材 Ⅳ.①R445

中国版本图书馆 CIP 数据核字(2018)第 264068 号

人卫智网	**www.ipmph.com**	**医学教育、学术、考试、健康，购书智慧智能综合服务平台**
人卫官网	**www.pmph.com**	**人卫官方资讯发布平台**

分子影像学

主　　编：卢光明　徐海波
出版发行：人民卫生出版社(中继线 010-59780011)
地　　址：北京市朝阳区潘家园南里 19 号
邮　　编：100021
E - mail：pmph @ pmph. com
购书热线：010-59787592　010-59787584　010-65264830
印　　刷：三河市潮河印业有限公司
经　　销：新华书店
开　　本：889×1194　1/16　**印张**：22
字　　数：665 千字
版　　次：2019 年 5 月第 1 版　2019 年 5 月第 1 版第 1 次印刷
标准书号：ISBN 978-7-117-27499-9
定　　价：110.00 元

编　　者（以姓氏笔画为序）

王　凡（北京大学）
王　维（中南大学湘雅三医院）
王全师（南方医科大学南方医院）
王建东（南京大学）
王培军（同济大学附属同济医院）
石洪成（复旦大学附属中山医院）
卢光明（东部战区总医院）
田　捷（中国科学院自动化所）
田　梅（浙江大学附属杭州滨江医院）
朱朝晖（北京协和医院）
刘　刚（厦门大学）
李　凯（苏州大学）
李亚明（中国医科大学附属第一医院）
杨晓明（美国华盛顿大学）
沈　君（中山大学孙逸仙纪念医院）
张　冬（陆军军医大学第二附属医院）
张龙江（东部战区总医院）
陈小元（美国国立卫生研究院）
郑元义（上海交通大学附属第六人民医院）
郑荣琴（中山大学附属第三医院）
郑海荣（中国科学院深圳先进技术研究院）
郜发宝（四川大学华西医院）
姜慧杰（哈尔滨医科大学附属第二医院）
徐海波（武汉大学中南医院）
黄　涛（哈尔滨医科大学附属第四医院）
曹　丰（中国人民解放军总医院）
程　震（美国斯坦福大学）

编写秘书　王守巨（东部战区总医院）

主审简介

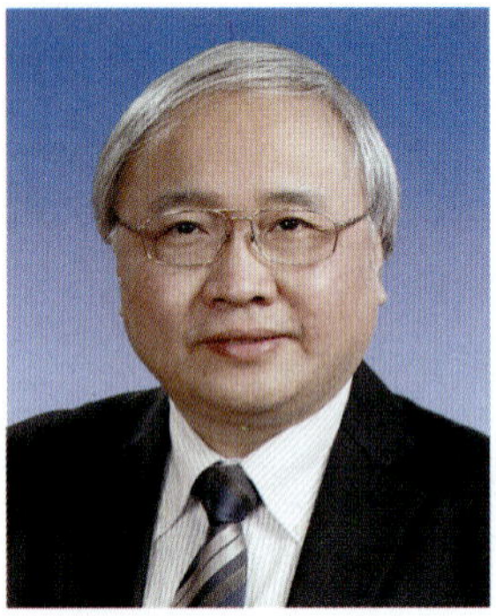

金征宇　主任医师、教授、博士研究生导师。现任中国医学科学院北京协和医院放射科主任、北京协和医学院影像医学与核医学系主任。中华医学会理事、中华医学会放射学分会主任委员、北京医学会放射学分会主任委员、中国医学装备协会副理事长、中国医疗保健国际交流促进会放射学分会主任委员、中国医学影像技术研究会副会长、《中华放射学杂志》副总编辑等。

从事放射影像学诊断和介入治疗工作30余年。近年来，先后获国家科技进步二等奖1项，原卫生部科技进步一等奖1项，中华医学科技一等奖、三等奖各1项、华夏医学科技奖二等奖1项、北京市科技进步一等奖1项、三等奖2项。国内外发表论文120余篇，近三年来以第一作者及通讯作者身份发表论文80余篇，参加编写专业著作15部，其中9部任主编，包括各层次放射影像学国家级教材。因为在医教研等方面的突出表现，2008年被原卫生部授予“突出贡献中青年专家”荣誉称号。2012年荣获第八届中国医师奖。2014年荣获北美放射学会颁发的荣誉会员，从而成为中国第四位获此殊荣的放射学专家。2016年荣获日本放射学会颁发的荣誉会员。多年来培养研究生数十名，均成为各自专业领域的后备人才。

主 编 简 介

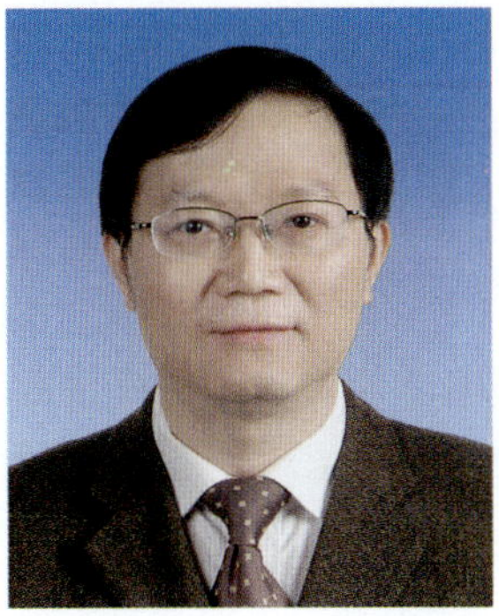

卢光明 东部战区总医院(南京大学医学院附属金陵医院)医学影像科主任。南京大学医学院临床综合教研室主任、博士生导师。兼任南京航空航天大学、南京医科大学、南方医科大学的博士生导师。国家973项目首席科学家。中华放射学会副主任委员,白求恩公益基金会专家委员会影像诊断专业委员会主任委员,曾兼任国际医学磁共振学会中国分会主席,国家重大科学仪器专项专家委员会委员。从事医学影像诊断36年,学术造诣深厚。近年来作为首席科学家负责国家973计划项目1个,负责国家自然科学基金重点项目2个和重大国际合作项目及重大研究项目课题各1个。在心脑血管病、脑部疾病及肿瘤的影像诊断和研究等领域的某些方面取得了突破性成果。发表SCI论文263篇,其中以第一或通讯(含共同)作者发表182篇,总影响因子763.7,影响因子大于10者8篇,高被引论文4篇,他引100次以上3篇。主编专著10部。以第一完成人获国家科技进步二等奖1项、省部级(军队)一等奖4项、二等奖2项;以第二完成人获省部级(军队)一、二等奖3项。获全国优秀科技工作者、江苏省杰出人才、军队杰出专业技术人才奖、南京市"十大科技之星"及政府特殊津贴等荣誉。培养了国家杰青1名,优青2名;带领的学科为国家临床重点专科首批军队建设单位、全军医学影像中心、"十三五"科教强卫工程江苏省临床医学中心,2017年复旦大学全国最佳学科排名第七。

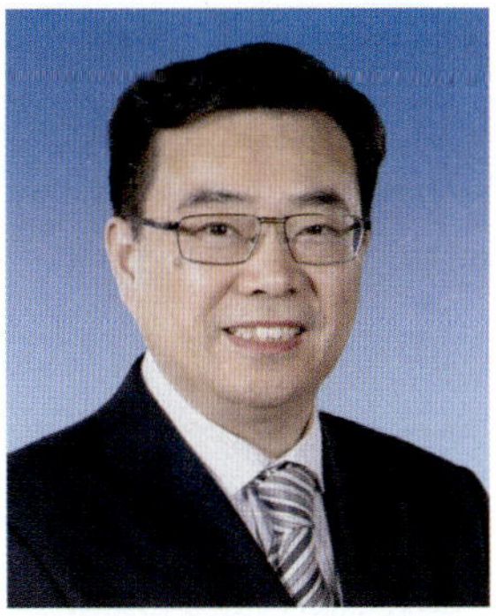

徐海波 医学博士、教授、主任医师(二级岗位)、博士生导师。现任武汉大学中南医院影像科主任。中华放射学会神经学专业委员会副主任委员,中国研究型医院学会感染与炎症放射学专业委员会副主任委员,中国医疗装备协会磁共振学会常务理事,中国电子商务智慧医疗专业委员会常务委员,中国医疗保健国际交流促进会放射学分会常务委员,湖北省放射学会副主任委员。担任《临床放射学杂志》《放射学实践》等杂志的常务编委。曾赴美路易斯安那州大学新奥尔良医疗中心和哈佛大学医学院麻省总医院磁共振研究中心深造学习。

主要进行中枢神经系统放射学、生物医学工程、分子影像学等领域的研究。培养博士后1名,博士研究生、硕士研究生50余名。承担国家自然科学基金5项,国家重点研发计划重点专项子课题1项,参与国家"十一五"支撑子课题和国家"973"计划子课题各1项、"863"计划项目2项,荣获湖北省科技进步二等奖2项,在国家期刊发表论文150余篇,其中在*Small*、*Biomaterials*、*Nature Genetics*等SCI收录杂志发表50余篇,参编John R. Haaga主编的第五版《CT and MRI of the Whole Body》(英文)和Wilfrido R. Castaneda-Zuniga主编的第三版《Interventional Radiology》(英文)专著。担任全国高等学校医学影像学专业第四轮规划教材《人体断面与影像解剖学》副主编、全国高等学校医学影像技术专业第一轮规划教材《人体影像解剖学》主编。

副主编简介

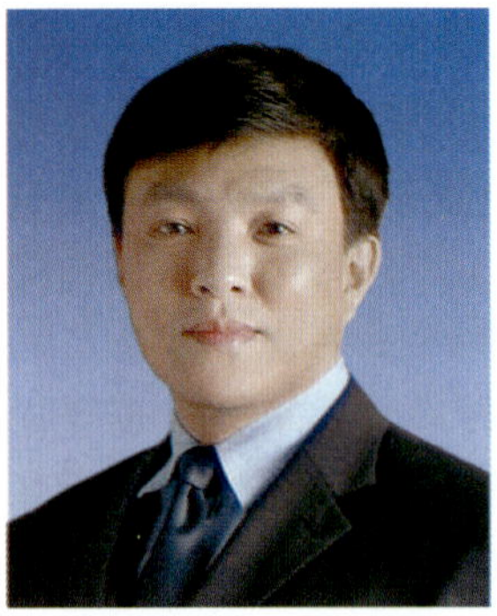

李亚明 中国医科大学附属第一医院核医学科主任，博士，二级教授，博士生导师，享受国务院政府特殊津贴专家，辽宁省第三批百千万人才工程百人层次人选。曾两度于日本金泽大学医学部留学研修，获"亚太地区杰出青年研究者"奖。现任中华医学会核医学分会主任委员，中国核学会核医学分会候任理事长，中国医师协会核医学分会副会长，《中华核医学与分子影像杂志》副总编辑等。

1983 年以来一直从事核医学一线教学工作，主编、副主编教育部普通高等教育国家级规划教材、全国高等医药建设研究会卫计委规划教材、研究生规划教材等多部，主编教材《核医学教程》被评为辽宁省优秀教材，并获辽宁省精品视频公开课建设，主编全国住院医师规范化培训教材《核医学》；由于教学成绩突出被评为中国医科大学教学名师，辽宁省及沈阳市优秀教师。从事核医学临床工作三十多年，是我国著名的核医学诊断及治疗方面的专家，主导我国多部核医学相关指南及规范的编写，获评"辽宁名医""辽宁省我最喜爱的健康卫士"等荣誉称号。承担包括国家自然基金、教育部博士点基金等国家、省市级科研课题多项，获辽宁省政府科技进步二等奖、辽宁省自然科学学术成果二等奖等多项奖励。培养博士研究生、硕士研究生 70 余名。

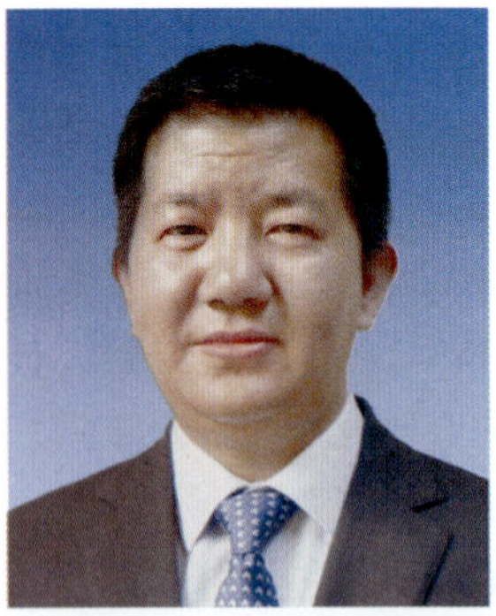

沈君 教授，博士生导师，中山大学孙逸仙纪念医院放射科主任、党支部书记，中华医学会放射学分会神经学组委员，广东省生物医学工程学会理事，广东省医学会放射学分会副主任委员，广东省医师协会放射医师分会副主任委员。

2017 年入选广东省高等学校"珠江学者"特聘教授，2014 年入选广东省高校"千百十人才培养工程"省级培养对象，2011 年入选教育部"新世纪优秀人才"计划。承担中山大学临床医学本科、七年制、八年制及研究生《医学影像学》教学工作已 15 年，主要从事 MRI 分子成像的基础及临床转化研究，主持国家自然科学基金面上项目 5 项。以通讯作者发表 SCI 论文 45 篇，包括 *ASC Nano*、*Biomaterials*、*Radiology*、*International Journal of Cancer*、*Journal of Materials Chemistry*、*European Radiology* 等权威期刊。申请国家发明专利 3 项。

副主编简介

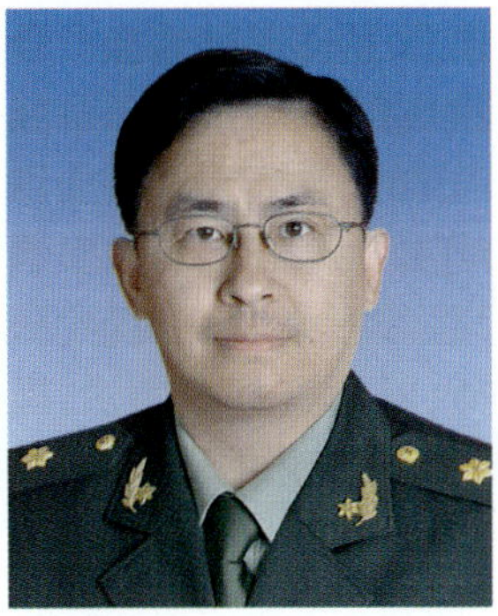

张冬　医学博士，陆军军医大学第二附属医院放射科教授、主任医师，博士生导师。中国研究型医院放射诊断专业委员会委员，中华医学会放射学专业委员会青年委员，中华医学会数字医学专业委员会青年委员，解放军放射诊疗专业委员会委员，重庆市放射专业委员会副主任委员，国家自然科学基金项目评审专家。主要研究方向为分子影像学和神经系统疾病影像诊断。主持国家自然科学基金3项，重庆市自然科学基金3项，重庆市科委惠民计划项目1项，获军队医疗成果二等奖1项，三等奖1项；重庆市微课大赛二等奖1项，总后优秀网络课程二等奖1项。

出 版 说 明

为了进一步贯彻《国务院办公厅关于深化医教协同进一步推进医学教育改革与发展的意见》（国办发〔2017〕63号）的文件精神，推动新时期创新型人才培养，人民卫生出版社在全面分析其他专业研究生教材、系统调研放射诊断与治疗学专业研究生及专科医师核心需求的基础上，及时组织编写全国第一套放射诊断与治疗学专业研究生规划教材暨专科医师核心能力提升导引丛书。

全套教材共包括14种，全面覆盖了放射诊断与治疗学专业各学科领域。来自全国知名院校的近300位放射诊断与治疗学的专家以“解决读者临床中实际遇到的问题”为立足点，以“回顾、现状、展望”为线索，以培养和启发读者创新思维为编写原则，对疾病放射诊断与治疗的历史变迁进行了点评，对当前诊疗中的困惑、局限与不足进行了剖析，对相应领域的研究热点及发展趋势进行了探讨。

该套教材适用于放射诊断与治疗学专业临床型研究生及专科医师。

全国高等学校放射诊断与治疗学专业研究生规划教材
评审委员会名单

全国高等学校放射诊断与治疗学专业研究生规划教材
目　录

1	医学影像设备学	主　编	李真林　雷子乔
		副主编	赵雁鸣　张　晖　李　军
2	医学影像技术学	主　编	余建明　刘广月
		副主编	倪红艳　李文美　钟镜联　陈　晶
3	分子影像学	主　编	卢光明　徐海波
		副主编	李亚明　沈　君　张　冬
4	介入放射学	主　编	申宝忠　杨建勇
		副主编	郑传胜　肖恩华
5	肿瘤放射治疗学	主　编	王绿化
		副主编	杨道科　王　平　张福泉　章　真
6	头颈部放射诊断学	主　编	王振常　余永强
		副主编	胡春洪　鲜军舫
7	胸部放射诊断学	主　编	刘士远　高剑波
		副主编	伍建林　陆普选
8	心血管放射诊断学	主　编	吕　滨　范占明
		副主编	夏黎明　胡红杰　王锡明
9	腹部放射诊断学	主　编	宋　彬　韩　萍
		副主编	李宏军　龙莉玲　严福华　赵心明
10	肌骨系统放射诊断学	主　编	程晓光　崔建岭
		副主编	吕　粟　陈建宇
11	乳腺与生殖系统放射诊断学	主　编	王　滨　周纯武　许乙凯
		副主编	王　良　薛华丹
12	泌尿系统放射诊断学	主　编	王霄英　刘爱连
		副主编	任　克　武志峰
13	神经放射诊断学	主　编	龚启勇　冯晓源
		副主编	高培毅　李坤成　于春水　朱文珍
14	儿科放射诊断学	主　编	梁长虹　李　欣
		副主编	邵剑波　宁　刚　张　靖

前　言

分子影像学是一门集合医学影像学、分子生物学、化学、材料学和生物医学工程等多学科交叉的新型学科，在临床研究领域具有举足轻重的作用。分子成像技术不仅能显著提高疾病的早期诊治水平，更有望在分子和细胞水平揭示疾病的发病机制及关键靶点，为疾病的诊断和治疗提供更加直接、精准、高效的技术手段。随着分子影像学研究的深入，分子影像技术发展更加成熟，应用范围更加广泛，成果更加突出，并衍生出一些更适于临床需求的新方法、新技术。为了给广大高等学校医学影像专业和临床专业学生、生命科学领域研究人员等提供最基础、最翔实、最前沿的分子影像学知识，我们在人民卫生出版社确定的主编队伍基础上，组织了此领域全国著名专家、美国著名华人专家和著名研究单位有专长的研究人员共同编写了《分子影像学》一书。

我们力图在本书中全面介绍分子影像学基本概念、基本原理、最新研究进展和应用前景，为读者提供全面的分子影像学知识，为进一步深入理解分子影像技术的应用奠定基础。

本书由基础到应用共分为三部分：分子影像应用基础，分子成像技术及分子影像学应用。每一章节均涵盖近年来本领域的标志性成果，在理解成像技术基础应用的同时了解目前的最新前沿，对开展相关研究具有重要的指导意义。在本书的最后，我们详细介绍了分子成像在肿瘤、心血管疾病和神经系统疾病等方向的最新应用成果，分析了分子影像技术的临床转化并展望了其未来的发展，希望为此领域的转化研究指明方向。

本书的编写工作得到了各领域专家的帮助，包括复旦大学化学系李伟教授、中国科学院深圳先进技术研究院严飞教授和宋亮教授、重庆医科大学王志刚教授、浙江大学高君教授、复旦大学附属中山医院程登峰教授、东部战区总医院张志强教授和滕兆刚高级工程师等专家（详见书末致谢）的帮助，在此表示感谢。

作为全国首部分子影像学教材，本书内容涉及医学影像学、分子生物学、化学、材料学和生物医学工程等多学科。由于主编水平所限，在全书的整体把握和细节处理上均缺乏经验，书中疏漏和谬误之处在所难免，请广大读者批评指正，不胜感激。

卢光明

2018 年 12 月

目　录

第一章　总论

第一节　分子影像学的概念

随着人类基因组测序的完成、分子生物学及生物化学技术的飞速发展，基于个体基因信息的精准医学概念得以提出并发展，它将个性化医疗与最新的遗传检测技术联合，实现为病人制定个性化治疗方案。如何准确便捷地检测病人体内分子水平的变化，是实现精准医学的关键，将分子生物技术与现代医学影像结合起来的分子影像学（molecular imaging）应运而生，它借助影像设备和技术（包括核医学显像、磁共振成像、超声成像及光学成像技术等），有望提供无创、精确、实时的细胞和分子水平信息，为个体化治疗提供指导和评估，推动精准医学的发展。美国国家癌症研究院（National Cancer Institute，NCI）认为分子影像为无创性探索疾病机制、实现疾病分子水平定量研究提供了巨大的机遇。

一、分子影像学的基本概念

早在分子影像学概念正式提出前，核医学显像技术，例如正电子发射体层成像（positron emission tomography，PET）、单光子发射体层成像（single-photon emission computed tomography，SPECT）等就已通过核素标记的示踪剂对葡萄糖等分子进行成像。直到1999年，美国哈佛大学的Weissleder R教授正式提出了分子影像学的概念。广义上讲，分子影像学可被定义为在细胞、分子、基因水平活体描述和测量生物学过程的学科。狭义上，分子影像是通过分子探针与细胞膜的特异性成像靶点结合，利用高精准度成像设备捕获分子信息，活体示踪靶分子的技术。它是一门正在发展中的研究性、整合性学科，结合了分子生物学、医学影像学、生物化学及信息学等多个学科，旨在研究和测试新型的工具、试剂和方法，在真实、完整的人或动物体内对特异性的分子通路或细胞进行成像，尤其是疾病进展的关键靶点。

实现分子影像的三大要素是寻找到高度敏感的靶分子、构建高度特异性的显像探针和建立高分辨率的成像方法。在显像探针及分子成像方法方面，如何使信号合理放大一直是研究的重要方向。

目前常用的分子影像技术包括：核医学显像技术、超声、磁共振成像及光学成像技术等。与传统的解剖和功能成像方式，如计算机体层成像（computed tomography，CT）、磁共振成像（magnetic resonance imaging，MRI）和超声成像（ultrasound，US）等不同，分子影像是对作为疾病基础的分子或细胞层面的变化进行成像，而不是分子改变的终期效应，它能在疾病尚未引起表型变化和临床症状前作出准确而敏感的诊断，结合特异性的治疗，可以明显提高疾病治疗的效果。大多数传统的影像技术在诊断和描述病灶时主要将一些物理（例如吸收、散射、质子密度及弛豫时间等）或生理（例如血流）的特性作为成像对比度，而分子影像学则将对比度从非特异性的物理特性转为特异性的分子信息。分子影像不是对传统影像的替代，而是通过模拟活体的免疫细胞化学和原位杂交等方法，提高对疾病诊断的准确性和敏感性，它通过靶向疾病相关的分子化合物或生物过程来突显微观病理机制，在体描述疾病相关的复杂生物过程。

二、分子影像学的发展历程简述

自1895年德国科学家伦琴发现X线、1896年法国物理学家Becquerel发现铀的放射性后，这些技术很快应用于医学领域并产生了重要影响；1969年CT设备研发成功、20世纪70年代后期MRI设备在临床应用以及核素示踪技术的广泛使用，推动了影像医学与核医学的快速发展，与此同时医学及与生命科学等其他学科的发展为分子影像学概念的形成奠定了基础。

20世纪90年代初分子影像学的研究在西方国家逐渐兴起，在90年代中后期得以快速发展。1999年第一届分子影像专题研讨会在美国召开，同年第二届生物医学成像研讨会在美国国家卫生研究所（National Institutes of Health，NIH）举行，探讨了分子影像相关的一系列问题,包括面临的挑战和机遇、探针、成像技术、对比剂的研发和分子影像技术人员的培训等。2001 年 4 月美国放射学院(American College of Radiology,ACR)召开了分子影像研讨会,讨论了分子影像学的发展方向和如何培养从事分子影像研究和实践的放射学人才。2002 年 Boston 会议上成立了分子影像学学会(Society of Molecular Imaging,SMI),同年 SMI 官方期刊 *Molecular Imaging* 在美国创刊。随后的十余年间,分子影像学发展迅速,哈佛大学、牛津大学及斯坦福大学等世界著名大学都成立了分子影像研究中心,在开发显像探针、肿瘤检测和治疗、干细胞与组织再生以及基因表达检测领域都取得了丰硕的研究成果。

在国内,分子影像学研究也逐步得到重视和发展。继 Weissleder 教授正式提出了分子影像学的概念后,国内学者相继发表了相关综述,将分子影像学的概念引入并介绍到国内。2002 年国内首次以"分子影像学"为主题召开了香山科学会议第 194 次学术讨论会,探讨分子影像学研究的重要性、现状及未来发展方向等。此后,许多大学、科研机构和医院纷纷成立了分子影像研究中心,展开相关领域的研究。国家层面也非常重视分子影像学的研究和探索。国家科技部 2006 年批准的国家重大基础研究计划(973 计划)项目"分子影像关键科学技术问题的研究"、2011 年批准的"多模态分子影像关键科学问题的研究"、2013 年批准的"基于影像实时动态多元分子分型的乳腺癌精准诊疗关键技术研究"等项目,旨在突破分子影像研究领域的关键技术,标志着我国分子影像学的整体研究水平步入世界先进行列。十三五科技部重点研发计划专设了纳米科技、精准医学、干细胞及转化研究等重点专项,其中有关分子影像学的研究都是重点资助的方向。在国家逐渐增加的重视程度和资金投入下,我国的分子影像研究得以快速发展。学会层面也积极成立了分子影像学专业委员会,例如,中国生物物理学会 2011 年 6 月正式成立了分子影像学专业委员会;中华放射学会也成立了分子影像学专业委员会,这些专业委员会的成立将分子影像研究机构从分散变为聚集,呈现合作共赢的局面,有利于推进我国分子影像研究的发展。

三、分子影像学的意义及展望

分子影像学是一个新兴的研究领域,近些年来不仅在分子靶标筛选、分子影像探针研发、分子影像设备研发及影像信号放大策略等方面取得了很多进展,在临床转化研究方面也展示了令人振奋的潜力。

在分子影像探针研发领域,近些年来基于纳米技术平台的分子影像探针的研发是热点研究方向,单一分子靶点和多分子靶点的纳米探针、单模态和多模态的分子影像探针以及诊疗一体化的分子影像探针的开发成为主流的研究方向,但大多数分子影像探针,尤其是靶向分子影像探针距离临床转化研究还有较长的路途。基于纳米技术平台研发的诊疗一体化分子影像探针将诊断和治疗融为一体,可以在肿瘤靶向诊断的同时即开始治疗,并可根据分子影像的实时变化来评估治疗效果,是近些年分子影像探针发展的趋势之一。

在影像信号放大策略和影像设备研发方面,近些年来通过介入、腔内成像方式或者新的影像技术等技术手段,如光学成像、光声成像、拉曼成像、融合成像(如 PET/CT、PET/MR 等)部分实现了分子影像信号的放大和临床转化,PET/CT、PET/MR 就是非常成功的例子,术中光学成像导航的前哨淋巴结的探测以及腔镜指导的消化道小病变的检测和治疗都已经有临床病例报道。

分子影像学在各种重大疾病的临床转化研究与应用中发挥了积极作用。通过分子影像学可获得细胞或基因水平的变化信息,反映生物学过程,例如代谢活动、细胞增殖和凋亡、受体结合、抗原调制及报告基因表达等,从而在疾病早期诊断、疾病分期、分子分型治疗指导和疗效评价等方面扮演重要角色。分子影像还可无创、定量地进行全身多病灶评估,为组织或体液的体外分子诊断提供补充,在个体化治疗领域发挥越来越重要作用。

分子影像技术属于无创性技术,可以多次重复使用,适用于纵向研究,阐明疾病的发生发展过程的重要分子事件,通过活体监测药物的活性,可用于药物研发和疗效评价,减少成本,且能更快地提供临床结果的预测信息。

分子影像与人工智能的结合是不久的将来的重要发展方向。随着新一代人工智能技术的发展,人工智能和医学结合越来越紧密。当前已有使用人工智能对肿瘤 PET 和 MR 图像进行处理分析的相关研究。同时,人工智能也已经深入应用到病理图像的检测和诊断分析中。对于分子影像来说,人工智能技术的发展,能更精确的对分子靶向药物的分布进行预测,也能对分子标记物的成像进行鉴别和进一步诊断分析。

(卢光明　张龙江)

第二节 分子影像学的基本成像技术

分子影像学基于传统的医学影像技术，是一门快速发展的具有高度交叉性的学科。它与细胞分子生物学、化学、药理学、医学物理、生物信息学、各种组学（基因组学、蛋白组学、代谢组学、放射组学）、计算机及电子技术、光学、纳米技术等相互交融影响，有力地推动了自身发展。

分子影像成像技术利用自然界最基本的能产生信号的一些物理、化学方法而建立，如光用于光学成像及光声成像；放射性用于 SPECT 和 PET；磁信号用于 MRI 等。这些技术按照大致的历史发展顺序依次包括：光学成像（optical imaging，OI）、超声成像、SPECT、PET、CT、MRI 等（图 1-2-1）。每种技术各有优点和缺点，科研工作者和临床医师根据实际需要选择合适的成像技术。原则上，对成像模式的共性技术要求包括高空间分辨率，高灵敏度（灵敏度是指成像对比剂可被检测出的最低浓度），高时间分辨率（例如图像采集的速度），可动态成像，局部、全身成像不受限，成像深度不受限，还可复合成像（是指同时对多种靶标进行成像）、定量分析、多次重复成像，可最终实现临床应用转化。

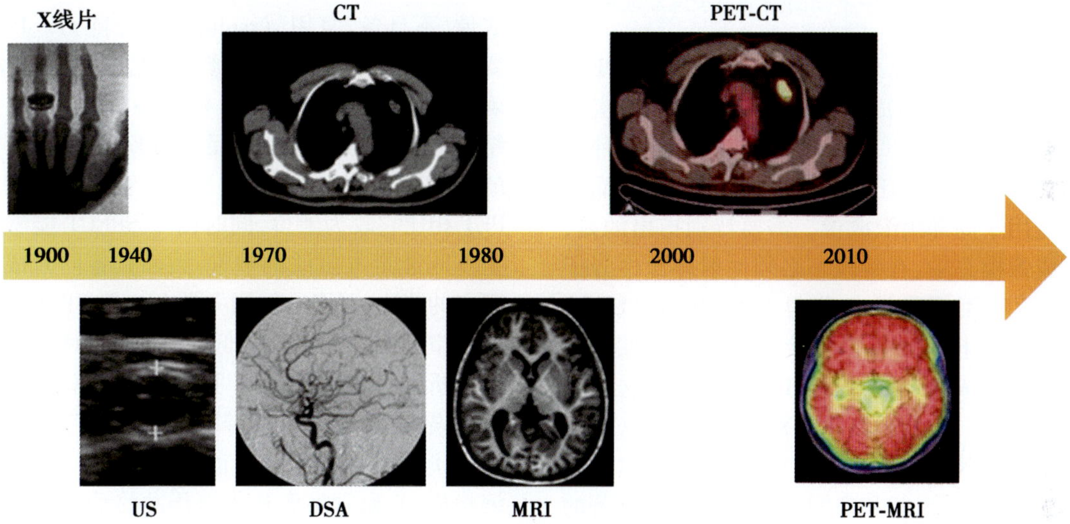

图 1-2-1 主要成像技术发展史

本图展示了几种主要成像技术在不同阶段的发展历程

自二十世纪初以来，这些技术在获得解剖学和生理信息方面的能力取得了巨大进步。图 1-2-1 展示了一些例子，如对骨骼（X 线片）、软组织（超声，MRI 和 CT）、三维器官（CT 和 MRI）和生理成像（MRI 和 PET）等。

近年来，融合成像或多模态成像高速发展，如 PET/CT、SPECT/CT、PET/MRI 等。另外，还有一些混合成像（hybrid imaging）技术得到了快速发展，如光声成像（photoacoutsic imaging，PAI）、契伦科夫成像（Cerenkov luminescence imaging，CLI）等。这些成像技术在本质上都利用了电磁频谱中不同的频带，来实现非侵入性活体成像。如 PET、SPECT、CT 利用了能量较高的具有电离辐射能力的电磁频带，OI、MRI 等利用了能量低不具有对人产生健康危害辐射的电磁频带（图 1-2-2）。由于医学成像技术对人类卫生保健的重大贡献，许多和成像技术相关的基础研究获得了人们的广泛认可。如 Wilhelm Röntgen 因发现了 X 射线获得 1901 年首届诺贝尔物理学奖；Antoine Henri Becquerel、Pierre Curie 和 Marie Curie 因他们在发现放射性方面的工作获得 1903 年诺贝尔物理学奖；Chandrasekhara Venkata Raman 因在光散射方面和拉曼效应的研究工作，获得 1930 年诺贝尔物理学奖；Geroge von Hevesy 因在同位素示踪方面的工作，获得 1943 年诺贝尔化学奖；Felix Bloch 和 Edward M. Purcell 因磁共振获得 1952 年诺贝尔物理学奖；Pavel Alekseyevich Cherenkov，Il′ja Mikhailovich Frank 和 IgorYevgenyevich Tamm 因发现并解释了切伦科夫辐射获得 1958 年诺贝尔物理学奖；Allan M. Cormack 和 Godfrey Houndsfield 因在 CT 开发方面的工作获得 1979 年诺贝尔医学奖；Paul C Lauterbur 和 Peter Mansfield 因在 MR 成像领域的工作获得 2003 年诺贝尔医学奖；

Osamu Shimomura, Martin Chalfie 和 Roger Y. Tsien 因发现和研究绿色荧光蛋白获得了 2008 年的诺贝尔化学奖等。

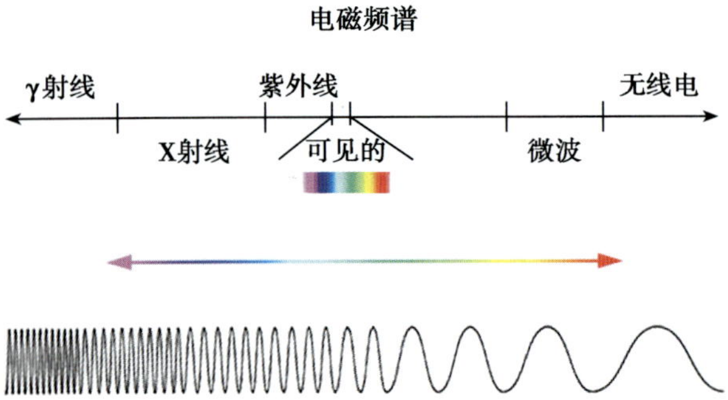

图 1-2-2 将电磁频谱中不同的频带用于医学成像

目前，在众多成像技术中，CT、MRI、PET、SPECT、US 和 OI 六种成像模态广泛用于临床疾病的诊断、分期和治疗。而在这些模态中，前四种技术能够实现在人体的任何部位进行三维检测，而后两者只能用于局部组织成像。需要特别指出的是，在这些成像模态中，有些模态必须注射外源性分子探针，然后利用成像设备获得影像，例如 PET 和 SPECT；而有些模态则可以直接利用组织特性和内源性分子实现成像，如 CT、MRI、US 和 OI。这四种模态也可以进一步结合使用外源性分子探针，大大拓展和增强了其成像功能。更重要的是，这六种成像模态在灵敏度、时间和空间分辨率上具有显著的不同，使得他们获得的信息和能力也大为不同（表 1-2-1）。如 CT、MRI、US 可以获得解剖学信息，但也能提供疾病的生理和病理学信息，而 PET、SPECT 和 OI 具有强大的获得分子水平生理和病理学信息的能力，却难以提供解剖学信息。也正是由于不同模态获取信息能力的不同，为了更准确、更全面地获取疾病信息，利用多种成像模态设备的融合和协同效应，实现生物活体多模态和多尺度成像，同时获取疾病的解剖学和分子信息，已经成为当前影像技术研发的一个重要趋势。

一、核素显像

放射性核素分子影像是最早的，也是最成熟的分子影像技术，包括 PET 和 SPECT，这是目前最重要的分子影像技术，反映多种生理过程和疾病状态，广泛应用于临床和临床前研究中。由于许多疾病的生化变化常常早于解剖学的变化，与常规解剖成像如 CT 和 MRI 相比，PET 和 SPECT 有独特的优势。PET 和 SPECT 都属于核医学成像技术，利用痕量或微量放射性核素探针（纳克至毫克级别）来实现成像。SPECT 利用能发射 γ 光子的放射性核素，如 ^{99m}Tc、^{123}I、^{131}I、^{111}In 等，而 PET 利用能发射正电子的放射性核素，如 ^{18}F、^{11}C、^{68}Ga、^{64}Cu、^{89}Zr 等。PET 具有非常高的灵敏度（10^{-11} ~ 10^{-12} M）和极强的组织穿透能力，可以实现整个人体成像。同时它具有定性和定量分析能力，并可对不同靶点成像。另外 PET 扫描具有较高的计数率，因此产生的图像含有更少的噪声，最终结果更容易被解读。但 PET 成像设备较为昂贵，与 MRI 比较，其空间分辨率相对较低（表 1-2-1）。另外由于 PET 成像是利用放射性核素的正电子湮灭时产生的一对固定能量的 γ 光子（511keV），目前还不能实现对多个不同靶点的同时成像，不具备“复用”（multiplexing）能力。PET 最主要的不足是缺少解剖学参数，无法将分子影像与确切的解剖位置相对应，目前将 PET 与 CT 或 MRI 结合起来弥补了这一不足。SPECT 也具有非常高的灵敏度（10^{-11} ~ 10^{-10} M）和高组织穿透能力。与 PET 相比它较为廉价，同时由于 SPECT 能够使用产生不同能量 γ 射线的核素，因而具备同时成像多个靶点的能力，具备“复用”能力。但 SPECT 的灵敏度和空间分辨率通常较低，并且难以对结果进行定量分析。而小动物 SPECT（micro-SPECT）成像设备更为先进，其空间分辨率高于 PET，因此 micro-SPECT 更适合用于临床前研究，包括肿瘤、神经系统疾病、心血管疾病和药物开发的动物研究与临床转化研究。此外，用于 SPECT 的放射性核素半衰期更长（数小时至数天），适合做纵向研究。当前，SPECT 和 PET 成像领域的研究主要关注新的可以转化于临床的分子探针及新型成像设备的研发，如数字 PET 及全身 PET 扫描仪等。

二、CT

主要是通过组织或介质对 X 射线的吸收能力的不同，来实现全身活体成像，提供形态学信息，区分不同的结构。CT 是目前临床成像的主力，广泛应用于多种疾病的诊断，包括肿瘤、脑和肺部疾病等。与传统的 X 线检查相比，CT 采用断层扫描来产生受试者的三维解剖图像。它的优点包括图像获取时间短、空间分辨率高（micro-CT：0.02 ~ 0.30mm，临床：0.5 ~ 1.0mm）、成本效益高、可用性高、临床实用性和相对简单性。它的主要限制之一是有电离辐射，但近些年来诸多降低辐射剂量的努力使得 CT 检查的辐射剂量明显降低。另外，与 MRI 相比，它对软组织成像的质量和对比度较低，

表 1-2-1 各成像模态检测肿瘤的灵敏度与分辨率比较

成像方法	体积像素/像素（分辨率）	细胞数/像素	临床对比剂	对比剂水合粒径	最低对比剂浓度/像素	对比剂摩尔数/像素	备注
超声成像(US)	1μl（1mm×1mm×1mm）	10^6	微泡	1μm	未知	未知	在大多数组织中，微泡滞留在血管内
计算机体层成像(CT)	1μl（1mm×1mm×1mm）	10^6	碘	约 1nm	0.5M	3×10^{17}	摩尔级用量导致其难以用于靶向成像
磁共振成像(MRI)	1μl（1mm×1mm×1mm）	10^6	螯合 Gd^{3+}	约 1nm	50μmol/L	3×10^{13}	每个细胞中至少需要 10^7 个 Gd^{3+} 离子
单光子发射计算机体层成像(SPECT)	$1.7cm^3$（12mm×12mm×12mm）	1.7×10^9	^{99m}Tc ^{111}In ^{67}Ga	约 1nm	0.3pM†‡（～8×10^3 Bq/体积像素）	3×10^8	平均每个细胞约 0.2 个放射性原子†‡
正电子发射体层成像(PET)	$0.5cm^3$（8mm×8mm×8mm）	5×10^8	^{18}F	约 1nm	0.02pM†‡（～7×10^2 Bq/体积像素）	6×10^6	平均每个细胞约 0.01 个放射性原子†‡
光学成像(2D)	$0.01mm^2$（0.1mm×0.1mm）	10^3	吲哚菁绿(ICG)	约 1nm	10～100nmol/L	6×10^7 §	只能用于体表近红外荧光成像，每个细胞中需要约 10^4～10^5 个荧光发色团
光学成像(3D)	$1cm^3$ ‖（1cm×1cm×1cm）	10^9	吲哚菁绿(ICG)	约 1nm	10～100nmol/L	6×10^{13}	基于近红外断层扫描结果，每个细胞中需要约 10^4～10^5 个荧光发色团

† 这些数据为理论值，未考虑背景和组织衰变对检测的影响

‡ 这些数据为理论值，假定 100 次计数/像素，5 分钟扫描时间，SPECT/PET 衰减率分别为 0.2/0.1，灵敏度为 0.02%/0.5%，半衰期为 6/1.8 个小时，放射性比活度最大

§ 假设肿瘤的厚度为 0.1mm(10 个细胞的厚度)

‖ 在 10cm 深软组织中的近似分辨率，例如乳腺

常常需要使用碘对比剂来增强对比度，以便更准确地区分正常组织和病灶区。近年来，随着技术的快速发展，多层螺旋 CT 以及双能量 CT 也被开发出来。需要指出的是，传统的 CT 大多只能提供形态学信息，灵敏度很低（$10^{-3}\sim10^{-2}$mol/L），所使用的对比剂也是非特异性的，不能特异地提供生化靶点信息。随着纳米技术的发展，研究者开始积极探索靶向 CT 纳米探针，希望能实现 CT 分子成像。

三、MRI

磁共振成像是一种极具临床价值的成像模式。它主要利用对静磁场中的活体施加某种特定频率的射频脉冲，使活体中的某类原子核（如^{1}H、^{13}C、^{19}F等）受到激励而发生共振现象。停止脉冲后，原子核在弛豫过程中产生射电信号，通过对这些信号的接收分析和图像重建等过程，实现身体内部结构和软组织形态的可视化。与其他一些成像方式相比，MRI 具有一些重要优势：无电离辐射、无穿透深度限制、高空间分辨率（临床：1mm）、高软组织对比度、可同时收集生理代谢或分子信息和高分辨率的解剖图像、广泛的临床应用等。但其缺点是相对昂贵，总采集时间较长，与 PET 分子检测相比，其灵敏度较低。常规 MRI 可以利用体内不同组织的弛豫时间不同[纵向（T_1）和横向（T_2）弛豫时间]，来产生 MR 图像中不同组织之间的对比，从而获得详细的解剖信息。同时还可以利用一些专门的 MRI 技术，依赖于不同的脉冲序列，获得生理学信息。这些技术包括动态对比增强 MRI（DCE-MRI）、弥散加权 MRI（DW-MRI）和血氧水平依赖 MRI（BOLD-MRI），它们能够分别评估脉管系统的生理特征、组织细胞密度以及组织灌注区域红细胞的氧合状态。另外，MRI 也可以和外源性分子探针联用，如使用基于化学交换饱和转移（chemical exchange saturation transfer，CEST）和顺磁性 CEST（PARA-CEST）对比剂，实现特异性探测特定分子和生理事件，如 pH 感应；也可利用靶向 MRI 探针，可视化肿瘤分子标志物及其相关生化事件等。最后，需要指出的，MRI 相关技术，如磁共振波谱成像（MRS）以及近年来的研究热点超极化 MRS 也受到广泛关注，用于无创探测活体组织内化学代谢产物。

四、超声成像

超声成像是利用高频声波在生物组织中行进时的声学性质上的差异，来实现疾病诊断的检查方法。US 设备相对廉价，被广泛应用于临床。它的主要优势包括：相对高成本效益、广泛的可用性、便携性、良好的时间分辨率、无电离辐射以及出色的灵敏度（皮克级）。其缺点包括：主要提供解剖信息、有限的穿透深度、难以成像包含骨骼或空气的结构、缺乏“复用”成像能力、仪器需要通过凝胶耦合到受试者等。US 包括多种技术，如彩色多普勒超声、超宽频、数字声束形成、能量多普勒、谐波成像、三维成像、管腔内超声等技术，而这些技术主要提供形态学信息。近年来，通过构建靶向声学分子探针，如生物分子修饰的微泡，超声分子成像成为了可能。但由于微泡尺寸较大（微米级），目前其成像靶点仅限于血管内的分子靶点。靶向超声成像代表了超声影像技术的重要发展方向。此外，除去影像诊断，它还可作为一种治疗手段，这主要通过在微泡中装载基因或药物来实现。超声和微泡之间的作用可产生稳定空化作用，从而增加血管和细胞膜的通透性，使细胞摄取微泡装载的基因或药物增多。

五、光学成像

光学分子影像技术是基于基因组学、蛋白质组学和现代光学技术的成像技术，它的历史最长，种类多样化，目前在科研和临床上得到广泛应用的一种成像模态。OI 主要通过光与细胞和组织的作用，或利用发光探针来实现成像。其大致可以分为显微光学成像和宏观光学成像两种模式。早在 1674 年，Anton van Leeuwenhoek 发明光学显微镜，使得人类进入了直接观测微观世界的时代。近二十年来，荧光显微技术包括设备和荧光报告分子及标记分子的发展，给细胞生物学、病理学等领域带来了巨大的变革。在宏观光学成像模态方面，多种活体光学成像技术被研究开发出来，包括生物发光成像（BLI）、生物发光断层成像（bioluminescence tomography，BLT）、荧光光学成像（fluorescence imaging，FI）、荧光介导断层成像（FMT）、光学相干断层扫描技术（OCT）、拉曼成像（Raman imaging）等。活体光学成像技术的优点包括：高灵敏度（低至皮摩尔浓度至飞摩尔浓度）、可以无创的重复成像、使用低能光子成像，因此没有辐射，比较安全、相对便宜等。但是光学成像的组织穿透深度较低，常常不超过几厘米。为了提高成像深度和质量，新型近红外探针，如近红外二区探针已被开发。同时，为了克服成像深度的限制，将光学成像（如荧光成像）技术转化到临床应用上，光学成像技术常常用于检测一些处于浅层的组织；或者和内镜检查设备相结合，用于检测局部病变；或者将其用于术中，实现荧光介导的精准手术等。光学成像既可利用活体组织自身的特性实现成像，也可利用外源性分子探针来提供疾病分子信息，而光学分子探针，尤其是荧光分子探针的研究及应用一直是本领域的重要方向。

六、其他新成像模态

近年来，一些混合成像模态技术也得到了快速发展。比如：

（一）光声成像

光声成像(PAI)是一种将光能与组织或生物标志物作用产生的热能，转化成超声，实现成像的一种方式。它利用了照射激光脉冲和超声检测，可以利用内源性分子或外源性探针，无创地显示正常和疾病组织的解剖信息和(或)生化特征。PAI 的优点包括穿透深度(6mm~5cm)优于大多数光学成像技术、空间分辨率不会受渗透深度的影响、灵敏度高(成像剂量为皮克到微克)、图像无斑点、相对便宜等。但是 PAI 穿透深度与 CT、MRI 和核素成像相比仍有限制，并且 PAI 不能对骨骼和肺进行成像。

（二）切伦科夫成像

契伦科夫成像(CLI)结合了传统核素成像和光学成像，利用光学成像设备检测一些发射正电子的放射性核素(^{18}F、^{131}I、^{90}Y 等)产生的光学信号(切伦科夫光子)。它的本质是一种光学成像技术，但由于放射性核素的使用，SPECT 和 PET 成像也可以同时实现。契伦科夫成像也可以和内镜系统结合，实现局部病变检测。在荧光成像中，物质常常可以被不同波段的光子(如可见光和近红外光子)激发，产生荧光，实现成像。而最近，一些能量较高的射线，如 X 射线和放射性核素产生的光子也被尝试用来激发荧光物质实现成像，如 X 射线激发荧光成像(X-ray excited fluorescence imaging，XEFI)和核素激发荧光成像(radiopharmaceutical excited fluorescence imaging，REFI)。此外，契伦科夫光子也可作为一种光源，激发荧光物质，实现契伦科夫激发荧光成像(Cerenkov excited fluorescence imaging，CEFI)。

中国传统医学讲求望、闻、问、切，来判断病情，现代医学利用影像技术诊断、干预疾病。随着分子影像学技术的快速发展，相信我们能够更好地在微观和宏观上理解疾病，精准诊断和治疗疾病，造福患者。

（程　震）

第三节　分子影像学的基本原理

根据分子成像的原理，可以分为直接成像、间接成像和替代物成像三种。

一、直接成像

直接成像，即利用标记特定示踪剂或对比剂的分子探针直接与靶细胞或组织上对应的靶点特异性结合，通过显像设备捕获分子信号并成像。目前常见类型有：

（一）受体成像

受体是细胞膜上的细胞蛋白组分，可以与配体特异性结合激活受体下游信号分子，诱发细胞的生理反应，如神经信息的传递、病理生理反应等。受体成像是利用示踪剂或对比剂标记的配体能高亲和力的与靶组织特异性受体结合的原理，在活体上将示踪剂或对比剂标记的特定配体引入体内，在体外使用影像学仪器来显示受体的空间分布、密度、数量和亲和力的大小，是把受体-配体特异性结合和示踪技术融为一体的分子成像方法。

在受体成像中的受体一般具有如下特性：特异性、亲和性、饱和性、可逆性、一致性和特定的细胞定位和体内分布。进行活体受体成像需要一些先决条件，如受体配体结合解离常数(Kd)、放射性衍生物 Kd 值的测定，活性和非活性放射性衍生物立体异构体的用途和应用于动物的示踪剂或对比剂在人体的分布。

（二）免疫成像

免疫成像是以单克隆抗体或抗体片段为载体，通过抗体和抗原的特异性结合，将探针导入靶目标内，利用高灵敏度的影像设备在体外直接探测体内抗原分子分布的状况。目前示踪剂或对比剂标记的抗体有多克隆抗体、单克隆抗体、抗体片段等。但研究证实全抗体进行免疫成像具有分子量大，血液中的清除速度慢、对靶点的渗透力不强，不易到达病变部位，且易产生超敏反应等缺陷。因此，抗体的小型化和人源化是免疫成像亟待解决的两大难题。

（三）基因表达成像

基因表达成像是利用示踪剂或对比剂标记的分子探针，检测细胞 DNA、RNA 和蛋白质表达水平，在活体内无创显示基因及其表达产物的功能动力学改变。基因表达成像可以在肿瘤基因治疗前预测疗效;在治疗中或治疗后检测基因表达可以评价疗效。目前主要有反义成像,即根据碱基互补原理,利用人工合成的与目标靶基因互补的反义寡核苷酸在体内杂交,达到显示基因表达或显示靶基因的功能,从而实现对疾病的辅助诊断和治疗疗效评估。目前已有较多研究利用不同的成像模态进行基因表达成像,如核素、磁共振、光学成像等进行乳腺癌 *HER2* 基因表达的研究(图 1-3-1)。

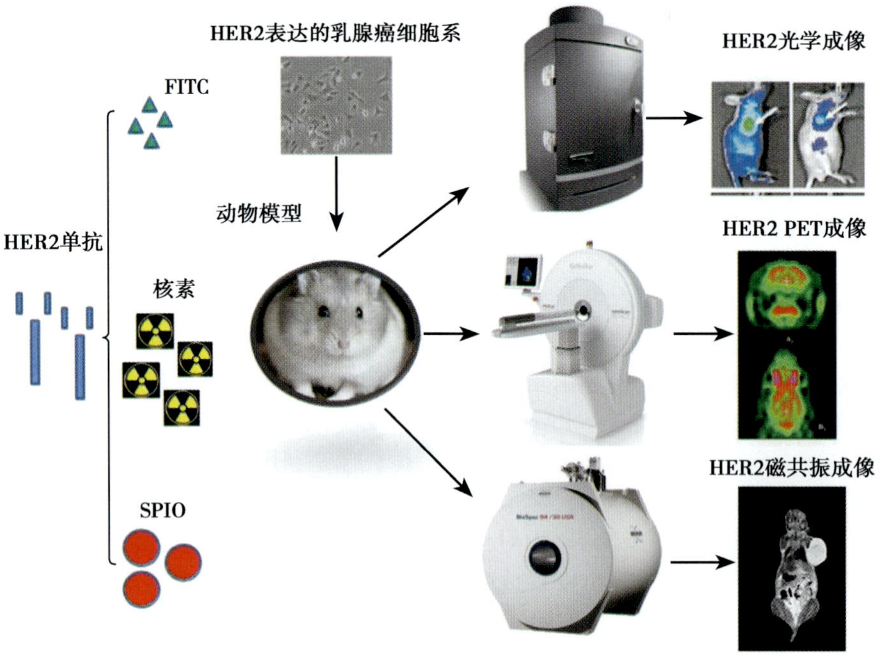

图 1-3-1 用于基因表达成像的不同成像模态

(四) 凋亡成像

Annexin V,即膜黏连蛋白 V,可以与细胞膜脂质外层特异的磷脂酰丝氨酸 PS 结合,凋亡成像是利用示踪剂或对比剂标记 Annexin V 作为分子探针,通过影像学手段检测细胞凋亡。Annexin V 的摄取与肿瘤的进展及患者存活时间密切相关,凋亡成像是对肿瘤治疗效果评估最有临床转化前景的检测方法,目前临床上已经研究用核素标记或近红外荧光染料标记的方法检测凋亡。

二、间接成像

间接成像是利用报告基因探针和报告基因产物间接对靶点进行成像。其中报告基因探针只能与报告基因表达出的产物结合后才能被成像设备检测到。在间接成像中,报告基因必须具备如下几个条件:报告基因分子不存在于宿主细胞中或易与内源基因区别开;报告基因表达的产物可以被快速且简单的检测;报告基因分子的分析结果应该具有较宽的线性范围,便于分析启动子活性的变化幅度;报告基因的表达对细胞或者生物的正常生理活动没有负面影响;报告基因蛋白总数与报告基因可转录的 mRNA 总数一致。

报告基因成像是间接成像的一种。报告基因成像是将基因通过载体输送到细胞内,在细胞内进行基因表达,通过标记的特异性配体或酶反应性的底物和基因表达生成的受体和酶进行特异性结合达到间接反映基因表达过程的目的。报告基因成像按照方法分为三类:①酶介导的报告基因:报告基因是一种酶,能将报告探针作为底物进行特异性催化。②受体介导的报告基因:报告基因表达的蛋白质是一种受体,示踪剂或对比剂标记的报告探针是这种受体的配体,受体和配体特异结合和内化作用在报告表达的细胞内形成探针的聚集。③运输载体介导的报告基因:报告基因表达的蛋白质是一种运输载体,报告探针是示踪剂或对比剂标记的运输载体的配体,运输载体和配体特异结合和内化作用在报告基因表达的细胞内形成探针的聚集。理想的报告基因应具备以下几点要求:①报告基因在正常条件下不表达,只在某种病理情况下特异性表达;②报告探针仅在报告基因表达部位聚集;③报告基因的产物无免疫反应性;④报告探针理化性质稳定,在成像前不会被代谢掉;⑤报告探针及其代谢产物无毒性;⑥生物学屏障不会阻止报告基因达到靶点;⑦报告探针不会干扰特殊信号的检出。

三、替代物成像

替代物成像即生物标记成像,利用替代标志物探针来反映一个或多个内源性分子的下游效应。与直接成像和间接成像相比,替代物成像简单,它是利用已有的示踪剂或对比剂和成像方法对信号通路中的内源性分子的下游生理或病理过程进行成像。如利用[^{18}F]FDG是一种针对糖代谢酶活性进行直接成像的PET示踪剂,可以用作替代物成像分子探针用于监测肿瘤基因治疗效果。然而,替代物成像可以反映多个下游效应,其特异性相对较低。替代物成像与直接成像和间接成像相比,对患者疗效评估要容易,且耗费低,目前在临床应用上获得越来越多的重视。

(王建东 卢光明)

参考文献

[1] Weissleder R. Molecular imaging: exploring the next frontier. Radiology, 1999, 212(3): 609-614.

[2] Weissleder R, Mahmood U. Molecular imaging. Radiology, 2001, 219(2): 316-333.

[3] Hillman BJ, Neiman HL. Translating molecular imaging research into radiologic practice: summary of the proceedings of the American College of Radiology Colloquium. Radiology, 2002, 222(1): 19-24.

[4] HerschmanHR. Molecular imaging: looking at problems, seeing solutions. Science, 2003, 302(5645): 605-608.

[5] Weissleder R, Pittet MJ. Imaging in the era of molecular oncology. Nature, 2008, 452(7187): 580-589.

[6] Alamparambil ZR, Hong X, Cheng Z, et al. A small-molecule dye for NIR-Ⅱ imaging. Nat Mater, 2016, 15(2): 235-242.

[7] Hu Z, Qu Y, Wang K, et al. In vivo nanoparticle-mediated radiopharmaceutical-excited fluorescence molecular imaging. Nat Commun, 2015, 6: 7560.

[8] 张龙江,宋光义,包颜明. 分子影像学的研究和进展. 中华放射学杂志, 2002, 36(10): 950-953.

[9] 魏光全,滕皋军,卢光明,等. 抓住核心问题卓有成效地开展分子影像学研究. 中华放射学杂志分子影像, 2008, 12(1): 7-8.

[10] Liu X, Chen K, Wu T, et al. Use of multimodality imaging and artificial intelligence for diagnosis and prognosis of early stage of Alzheimer's disease. Translational Research, 2018, 194, 56-67.

[11] Forsting M. Machine learning will change medicine. J Nucl Med, 2017, 58(3): 357-358.

第二章　分子影像学相关基础

第一节　生物学基础

一、细胞培养

（一）细胞培养的概念

细胞培养指从生物活体内取出组织、分离得到活细胞，通过在体外模拟体内特定的生理环境，对活细胞进行孵育培养，使之生存并生长。细胞培养包括原代培养、传代培养和细胞系维持。

（二）细胞培养的过程

1. 冻存　对细胞进行深低温保存，其目的在于防止因污染或技术原因使长期培养的细胞死亡，同时防止培养的细胞因传代而出现变异。深低温保存对于维持细胞株的遗传特性极为重要，其基本原理是：在-70℃以下时，细胞内的酶活性均已停止，代谢处于几乎停止的状态，可以长期保存。细胞深低温保存的要领在于减少从0℃降温至-20℃过程中细胞内所产生的针状冰晶对细胞的严重损伤。

冻存的实验过程为：①配制细胞冻存液；②消化细胞；③离心后以细胞冻存液再次悬浮细胞；④将细胞悬液分装于冻存管后进行程序冷冻过程；⑤将冻存管转入液氮罐中长期保存。

2. 复苏　深低温保存的细胞比较脆弱，需要谨慎地轻柔地进行“复苏”操作，其要领在于快速升温至37℃融化，再加入完全生长培养基进行培养。对于冻存液（DMSO或甘油）敏感的细胞，需离心去除冻存液，然后再加入完全生长培养基进行培养。

3. 传代　所有体外培养的细胞，无论是原代培养细胞还是各种永生化细胞株，其生长达到一定密度后，都需进行传代处理。每一轮细胞传代，均需经过三个阶段：潜伏期、指数增生期、停滞期。处于潜伏期的细胞有运动，但基本无增殖，少见分裂象。潜伏期的长短，与细胞种类、细胞接种密度和培养基性质等因素密切相关。一般而言，原代分离培养的细胞潜伏期较长，约24~96小时甚至更长；而永生化细胞株和肿瘤细胞的潜伏期较短，仅6~24小时。当细胞开始出现分裂象且逐渐增多时，标志细胞已进入指数增生期，指数增生期是细胞增殖最旺盛的阶段，是该代细胞中活力最好的时期，是进行各类实验最好和最主要的阶段。当细胞接触达到饱和密度后，细胞将停止增殖，进入停滞期，处于停滞期的细胞，其数量不再增加，故也称平台期。此时，细胞虽不增殖，但仍有代谢活动，将继续消耗培养液中的营养直至耗尽，导致培养环境中代谢产物的累积及相应pH的降低，因此需进行分离培养即传代，否则细胞会老化甚至中毒，出现形态改变，甚至脱落死亡。

（三）细胞培养的注意事项

依据现代观念，凡是混入培养环境中，对细胞的生存、生长、繁殖产生有害作用的成分，以及导致细胞不纯的异物都可视为污染。依照此概念，组织培养污染物包括微生物（真菌、细菌、病毒、支原体、衣原体等）、化学物质（影响细胞生存或非细胞存活所需的化学成分）、细胞（异种或异质性细胞），其中以微生物污染最为普遍。

细胞培养中消灭污染的方法很多，但每种方法都有其相应的适用范围。如：消毒实验室空气通常使用过滤除菌系统、紫外照射、电子杀菌灯、乳酸、甲醛熏蒸等手段；消毒实验室地面通常使用新洁尔灭；消毒培养用器皿通常使用干热、湿热消毒剂浸泡、紫外照射等方法；消毒培养用的各种液体通常使用高压蒸汽灭菌或过滤方法。

二、动物模型构建

（一）动物实验的概念与意义

动物实验指为了获得有关生物学、医学等方面的新知识或解决具体问题，在实验室内以实验动物为研究对象而进行的科学实验。在诸多领域的科学研究中，不能以人为实验对象，故而需借助模式动物进行安全性、有效性、标准性等方面的试验与评价。通过动物实验，对动物的生命活动、生理病理现象及其机制开展研究，进而外推到人类，探索人类生命奥秘，从而达到人类控制疾病与衰老、延长寿命的目标。动物实验不仅是生命、医学科学研究的基础方法和技术手段，而且形成了一门独立的综合性基础科学门类——实验动物科学。目前，动物实验在生命科学、农业科学、畜牧科学、医学、药学、化学、行为科学、商品鉴定科学等研究领域已被广泛应用。动物实验有严格的操作规范及标准，必须由经过培训的、具备专业学位或相应专业技术能力的人员进行，或在其指导下进行。

（二）实验动物的选择

1. 实验目的　动物实验时，根据不同的实验目的要求，可选择纯度、敏感性、健康程度、营养程度和类型不同的实验动物品系。例如：药物药效学、药理学、毒理学评价的获得，最好采用两种以上不同种属的动物，一种是啮齿类、一种是非啮齿类。

2. 实验动物的遗传背景　从遗传学角度而言，实验动物须是具有明确遗传背景并受严格遗传控制的遗传限定动物，实验动物的遗传学质量控制即保持其遗传品质，是实现实验动物与动物实验标准化的重要内容之一。目前，按照遗传学控制方法，并根据其基因纯合程度，实验动物可分类为：近交系、突变系、杂交群、封闭群四类。随着生命科学的发展，尤其是近年来基因转移技术、基因表达调控技术与基因编辑技术的日渐成熟，越来越多的基因突变系动物进入到生物医药研究中。

3. 实验动物的生物学特性　常用的实验动物有大鼠、小鼠、豚鼠、家兔、犬、猫、灵长类等，根据它们各自的组织结构、生理特性、疾病特点等，被广泛应用于神经系统、血液循环、呼吸、消化、内分泌、生殖生理、遗传性疾病、传染性疾病、免疫性疾病、肿瘤、营养学、老年医学、抗辐射及解毒等各项研究。例如：以高脂饲料饲喂实验动物形成动脉粥样硬化模型，在大鼠、小鼠上成模较难，而在猪、兔上较为容易；观察呕吐反应，宜采用反应敏感的犬、猫、或鸽子，大鼠、小鼠无呕吐反应，则不宜采用；形成人乙型肝炎动物模型，使用黑猩猩、土拨鼠、地松鼠、家鸭较易成模。

4. 实验动物的性别　实验动物的性别也是影响相关研究结果的因素之一。一般研究中，为了避免性别的影响，多选用雌雄各半。与性别有关的试验或已明确与性别无关的试验可选用单性别动物，例如：致畸试验应选用雌性动物。

5. 实验动物的年龄　一般实验多选用生长发育期的成年动物来进行。不同种属的动物或者同一种属不同品种、品系的动物体型有差异，各品种、品系均有其特定的生长曲线，因此最好根据其生长曲线来选择动物的年龄规格。另外，当研究老年医学或开发抗衰老药物时，可选用老龄动物；当研究发育生物学或开发内分泌药物时，可选用幼龄动物。

6. 其他实验动物　由繁殖地或供应商处购入至实验动物房后，应首先进行观察和适应性喂养，证实其健康及状态良好后再开始实验，这一过程非常重要，却经常被忽视。

（三）动物模型的建立

运用动物实验来探索未知知识时常常需要考虑如何建立动物模型的问题。广义而言，动物模型可应用到各个科学领域中，通过研究实验过程中实验动物的反应、表现及其发生、发展规律，来解决特定学科的问题，为科学发展与国民经济服务。具体就生物学、医学等专业的科研而言，用各种方法把需要研究的生理或病理现象准确地、可重复地在标准化的实验动物身上表现出来，从而相对稳定的用于实验研究，即为生物学与医学动物实验中的动物模型。动物模型是连接临床假说和实验假说二者之间的重要方法和手段。其中，鉴于人类疾病的复杂性及其临床积累的局限性，更需要借助疾病动物模型来间接阐明疾病的发生、发展机制与临床前疗效评价。疾病动物模型在实验中有双重作用，它既是研究的对象，又是研究的手段，因此，依赖于疾病动物模型的实验须进行周密设计。设计时遵循的原则如下：相似性、重复性、可靠性、适用性、可控性、易行性、经济性。

早在 1908 年，俄国科学家 A·I·Ignovskl 即以牛奶加鸡蛋黄饲喂狗的方法制作了动脉粥样硬化模型，证实该病发生与脂肪饮食有关，其后陆续有学者采用血管内皮损伤、血流动力学变化、血液黏度改变、高密度脂蛋白受体缺陷等方法制作该病动物模型，从而使人们对动脉粥样硬化的发生、发展机制有了更加深入细致的了解。而如今，疾病动物模型的种类众多，根据分类标准的不同，可将疾病动物模型纳入不同种类。

按照系统范围，疾病动物模型可分为疾病的基本病理过程动物模型和各系统疾病动物模型。前者侧重于各种疾病的共性问题，如发热、炎症、水肿、电解质紊乱等；后者与各疾病的发生部位或发生方式一一对应。

按照产生原因，疾病动物模型可分为自发性疾病动物模型和诱发性（或实验性）疾病动物模型，自发性疾病动物模型如自发性高血压大鼠、自发性乳腺癌小鼠、自发性类风湿关节炎狗、自发性重症肌无力狗和猫等。诱发性(或实验性)疾病动物模型包含了基因修饰模型、手术模型、物理/化学/营养干预诱导模型。基因修饰疾病动物模型如 *Leprdb* 基因缺陷造成的瘦素受体缺陷型小鼠是常用的 2 型糖尿病模型;*ApoE* 基因敲除小鼠由于缺乏载脂蛋白 E,对胆固醇极敏感,是观察动脉粥样硬化进行性病变的模型。通过手术复制的疾病动物模型如通过结扎大脑中动脉复制脑卒中模型;通过胰腺切除术复制糖尿病模型;通过冠状动脉阻断法复制心肌缺血和心梗模型等。化学诱导的疾病动物模型如链脲佐菌素或四氧嘧啶诱导的 2 型糖尿病模型;四氯化碳诱导的肝硬化或肝癌模型等。营养干预诱导的疾病动物模型如以高脂、高糖饲料喂养诱导的 2 型糖尿病模型;以高胆固醇、高脂饲料喂养诱导的动脉粥样硬化模型;以限制维生素 A 饲料喂养诱导的脑积水模型等。另外,在肿瘤学研究中,除了自发性肿瘤模型和诱发性肿瘤模型之外,目前常用的还有移植性肿瘤模型和人体肿瘤异种移植性模型。

(四) 动物实验的设计

1. 分组原则 分组设计是动物实验的一个重要部分。简单的动物实验,可分为实验组和对照组;较复杂的动物实验,实验组可进一步分为不同剂量组或不同处理组,对照组可进一步分为正常对照组、阴性对照组、阳性对照组、自身对照组、平行对照组等。动物实验的分组设计应严格按照随机的原则进行,即把等质的动物以相等的概率分配到预先设定的各个实验组中去,尽量避免人为因素的干扰。目前,实现随机的方法主要包括随机数字表、软件法、计算器法等。另外,需要注意将同性别的动物饲养在一起,避免雌雄混居导致雌性动物受孕。

2. 动物数量 动物实验中每组需要的动物数量并无统一规定。参考以前的实验经验,啮齿类大鼠、小鼠实验分组每组 10～20 只,雌雄各半;若进行长期实验,在试验中间需要处死部分动物进行研究,每组可适当增加至 20～40 只;大动物如兔、犬和猪,从经济角度出发,实验分组每组 6～10 只。严格地,在有预试验结果的前提下,可以通过统计学方法计算样本量理论值。

3. 给药剂量 在开展动物实验之前,需根据实验目的不同估算受试物的使用剂量,再通过预实验进行研究。一般而言,动物实验中可选择 2～3 个剂量组来评价受试物的有效性;其中,低剂量组应相当于主要药效学的有效剂量,高剂量组以不产生严重毒性反应为限,而为了考察受试物的浓度-效应关系,在低、高剂量组之间应设立中剂量组。

4. 给药途径 应根据受试物的理化性质、体内转化过程、实际应用的需要等方面,选择合理的、可行的给药途径。目前,动物实验中常用的给药途径包括:经口给药(灌胃或拌入饲料、饮水中自由摄取)、注射给药(皮下注射、腹腔注射、静脉注射、脑内注射等)、其他途径给药(呼吸道给药、皮肤给药、脊髓腔内给药、脑内给药、直肠内给药、关节腔内给药等)。

(五) 动物实验的注意事项

动物是具有生命的主体,应受到善待。为了人类探讨生命现象及科学进步,大量实验动物为此承受着痛苦甚至牺牲,必须获得人类的尊重与爱护,因此无论在饲养、管理、环境、实验步骤等各方面,都应以科学、合理、人道的观念及态度对待,使它们能获得最适当的待遇。动物实验是科学研究的重要手段,在保证动物实验结果科学与可靠的前提下,针对人们的活动对动物所产生的影响,对实验动物进行保护,近年来已发展为一门新兴学科——动物伦理学,其提倡的减少、替代、优化(3R)概念,已日渐成为研究人员在拟定动物实验研究方案、动物实验操作及实验动物使用方面的指导原则。

国务院以中华人民共和国科学技术委员会令(第 2 号)发布的《实验动物管理条例》,全面规范了实验动物及其管理工作,是我国第一部也是法律地位最高的关于实验动物工作与管理方面的法规性文件;为进一步加强对实验动物和动物实验的管理,切实维护实验动物的福利,我国科学技术部发布了《关于善待实验动物的指导性意见》,这两份文件是我国相关单位目前开展动物实验的重要法规政策依据。

三、分子影像相关基础的其他重要技术

(一) 噬菌体展示技术

分子影像技术使活体内的生物过程无创、可视化,在疾病的诊断和监测方面具有巨大的潜力。研制新配体以结合体内分子靶标,并递送成像探针至体内所需位置是推进分子影像技术领域发展的重要步骤。靶向性分子影像探针的研发需要对靶向分子的配体(蛋白、多肽、核酸等)进行高通量筛选。实现高通量筛选的关键技术是基于各种不同文库的展示技术,如噬菌体展示技术、细胞表面展示技

术、核糖体(ribosome)展示技术、mRNA 展示技术、DNA 展示技术等。这些展示技术模拟自然进化来筛选和鉴定具有特定功能特性的配体-靶相互作用,从而发现具有高亲和力的配体。在这些展示技术中,噬菌体展示技术(phage display technology,PDT)发展最为成熟,是筛选靶向分子亲和配体的有效方法。应用噬菌体展示技术,不仅可以筛选新的特异性亲和配体,还可对已有的低亲和力配体进行亲和力成熟,进一步提高配体的亲和力。从噬菌体展示库中筛选获得配体,已经成为分子影像研究的重要组成部分。

1. 噬菌体展示技术的原理　噬菌体展示技术是一种研究蛋白-蛋白、蛋白-多肽、蛋白-DNA 等相互作用的文库技术,噬菌体作为连接外源蛋白及其编码遗传信息的媒介,编码外源蛋白质或多肽的基因插入噬菌体外壳蛋白基因中,噬菌体在外部“展示”该蛋白质或多肽,同时内部包含该蛋白质或多肽的编码基因,实现基因型和表型之间直接物理联系。然后,利用靶向分子(蛋白质、肽或 DNA)对不同外源蛋白或多肽的噬菌体组成的文库进行筛选,检测不同外源蛋白或多肽与靶向分子之间的结合能力,可在体外筛选过程中筛选和扩增得到能对靶向分子具有高亲和力的蛋白质或者多肽库,这类似于自然选择的过程。从本质上讲,噬菌体展示技术是一种基因重组表达与亲和选择相结合的技术。其流程通常包括以下几步(图 2-1-1):①建立噬菌体展示库:运用基因重组方法,构建质粒将不同的外源多肽或者蛋白的 DNA 序列插入到噬菌体外壳蛋白的结构基因中去,令其融合表达展示于噬菌体表面,被展示的外源多肽或蛋白依旧保有相对独立的空间结构和生物活性,能够被靶分子识别与结合,用该重组噬菌体感染宿主细菌复制生成大量带有杂合外壳蛋白的子代噬菌体颗粒,建成高通量的噬菌体展示文库。②淘选:将感兴趣的靶向分子固定在一个固相载体上,将噬菌体展示文库作为流动相与之孵育结合,洗去不能与固定相上的靶向分子特异结合或弱亲和力的噬菌体,将亲和力强的噬菌体洗脱下来,感染宿主细菌并繁殖扩增,进行下一轮淘选。经过 3~5 轮的“结合-洗脱-扩增”后,能与靶向分子特异性结合的噬菌体得到了高度富集,从而得到与感兴趣靶标高亲和力特异性结合的目的噬菌体。③克隆分离鉴定与分析:将得到的目的噬菌体铺板分离得到单个克隆,运用酶联免疫吸附试验(enzyme linked immunosorbent assay,ELISA)进行进一步验证各单克隆与靶向分子的亲和力,测序分析插入的外源蛋白或者多肽的 DNA 序列信息,用于下一步的研究。

2. 噬菌体展示技术的优势及其在分子影像领域中应用　临床上有用的成像探针,应该提供足够的“目标-背景”比率,以最大限度地提高其在体内

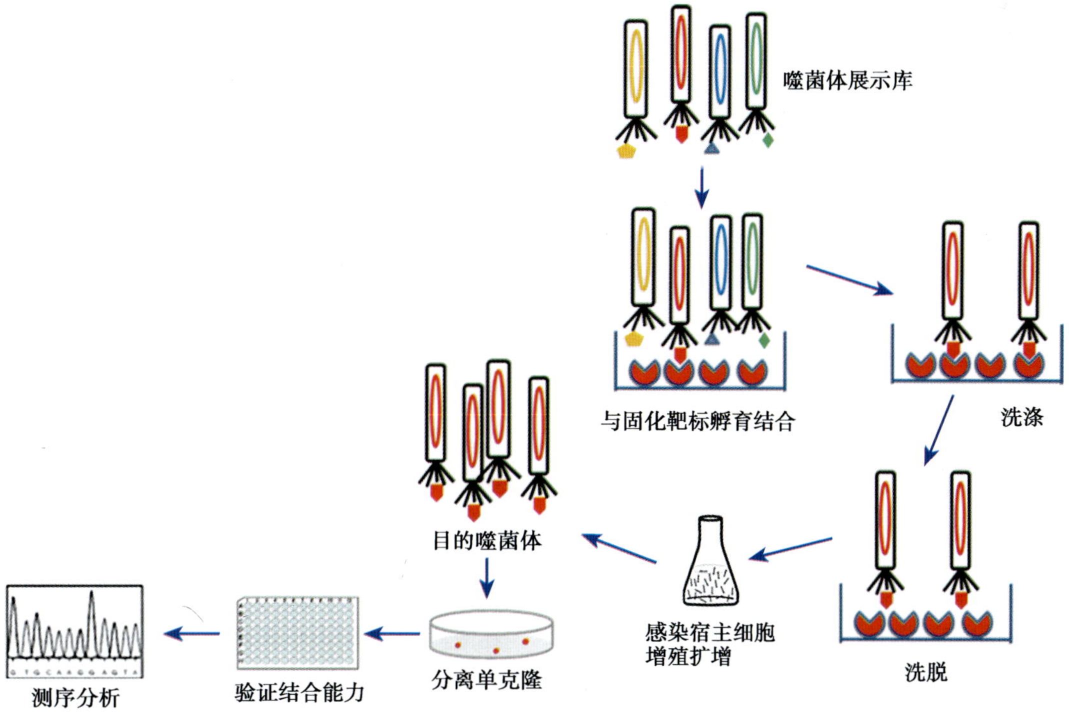

图 2-1-1　噬菌体展示技术流程图

的"信噪比"或对比度。此外，理想的成像探针复合物还必须具备以下特点：对靶标的高亲和力，在靶标位置的特异性吸收和滞留，在非靶向组织的快速清除，充足的毛细血管通透性，在体内的高稳定性与完整性，制备容易和使用安全。噬菌体展示技术作为配体发现的一种有力工具，其筛选得到的靶向多肽或抗体，具有分子小、穿透力强、本底信号低、亲和力强和特异性高等特点，特别适合用于分子影像诊断。此外，由于噬菌体繁殖周期短，操作成本低，噬菌体文库能进行高通量快速筛选，反复淘选能从大容量文库中筛选出原始数量很少的高亲和力配体，并能对靶标配体的体外结合条件进行预先设定和优化，因而在众多的配体开发方法中，噬菌体展示技术日益显现出其巨大的优势与潜力。在过去的十年中，不少噬菌体展示衍生多肽经过放射或光学标记，已经用于对一系列肿瘤的活体成像。还有研究人员对具有肿瘤活性肽序列的噬菌体进行了修饰，使其成为多通道或多步成像剂。

（二）基因组学和蛋白质工程

1. 基因组学　基因组学（genomics）是研究生物基因组并利用其解析生命现象的一门学科。一种物种单倍体的染色体所携带的整套基因构成了一个基因组。一个基因组不仅包括蛋白质或者RNA核酸序列，还包括其转录所必需的调控序列。基因组学就是通过研究基因的结构、组成、功能和进化来阐述生命现象。基因组学的发展为探索遗传因素（基因）对人类疾病和健康的作用，阐明疾病发生的分子机制，预防、诊断和治疗疾病提供新的方法。如在肿瘤学中，基因组学从基因水平对癌症进行分子分型，改变肿瘤通过细胞形态进行分类的传统诊断模式，从而为肿瘤的精准治疗提供诊断依据。基因组学的研究领域主要包括结构基因组学、功能基因组学和比较基因组学。

结构基因组学代表基因组分析的早期阶段，主要通过测序技术、基因序列分析、基因作图确定生物的遗传图谱和物理图谱。结构基因组学试图以全基因组序列为基础，通过实验和理论相结合在生物体的整体水平上得到整个细胞或者生物的全部蛋白质分子的三维结构、功能、蛋白质之间的相互作用及其进化关系。在此基础上，使人们有可能在基因组学、蛋白质组学、分子细胞生物学以及生物体整体水平上理解生命的原理。随着人类基因组、多种动植物以及微生物等基因组测序工作的相继完成，基因组学研究重心已开始从揭示生命的所有遗传信息转移到在分子整体水平对功能的研究上，这种转向的一个标志是产生功能基因组学，又被称为后基因组学。

功能基因组学主要利用结构基因组提供的信息和产物，对基因组进行精细结构注释，系统全面分析基因的功能，涉及转录组学、表观遗传学、蛋白质组学、代谢组学和表型组学等多种学科。它主要包括进一步识别基因，识别基因转录调控信息以及两者的相互作用，阐明基因组表达在生命过程中的调控网络；提取基因组功能信息，通过生物信息关联分析，生物数据挖掘等生物信息学手段和生物实验相结合完成基因注释；完成基因表达谱的绘制，探明基因、基因调控序列和基因产物之间的相互作用关系。

比较基因组学是基于功能基因组学和结构基因组学进而比较不同物种或不同群体间的基因组差异和相关性的研究。研究人员通过比较成千上万的人类致病突变与大约100个动物物种的相似序列，发现一些动物的基因组携带了在人类中可导致严重疾病的突变，然而这些突变在动物中却是良性的。研究动物免于类似严重遗传疾病的机制，或许可以解决人类重大遗传疾病的难题。科学技术的进步促进了基因组学研究的不断扩展和延伸。2011年，阮一骏教授首次提出了三维基因组学。三维基因组学是研究基因组和不同调控原件在三维结构中相互作用及其基因表达的调控机制。在癌细胞中，许多基因在线性染色体上相距很远，但在三维空间结构上距离很近，这为多个基因的共同表达调控提供了特定的拓扑结构基础，解释了癌症研究中一些二维基因组学中相互矛盾的基础问题。

近年来，随着影像技术的发展和精准医疗的推进，影像基因组学（imaging genomics）得以快速发展。它在不同的领域被赋予不同的名称，如影像组学（radiomics）和影像遗传学（imaging genetics）。影像基因组学主要通过建立疾病的影像学特征与基因组学的相关特征之间的关系，在此基础上利用影像学技术获得疾病的分子生物学特征作为疾病的诊断依据。2015年，美国总统奥巴马首次提出了精准医疗的概念。精准医疗的基础是基因组学，但是目前的测序成本依然较高，而且疾病样本的获取存在时间和空间的局限性。而影像基因组学可以克服以上缺点，实时高效地监测疾病的发生、发展，也有利于疾病的早期诊断。如注意力缺陷多动症是儿童期常见的一种心理行为障碍疾病，基因组学方法揭示这种疾病与一些主要基因(如多巴胺受体)的突变相关。利用影像基因组学构建的注意力缺陷多动症基因组异常与脑灰质等区域影像的相关性,为未来通过影像学诊断这种疾病提供了可能。另外,肿瘤在基因组和表观上的高度异质性以及微环境的生态多样性使得基因组学在肿瘤诊断中存在一定的局限性。随着定量影像技术的发展,影像学不仅能对肿瘤进行定性分析,还可以从空间上定量描述肿瘤的结构、功能和生理生化特征。研究表明,肿瘤影像学特征与其基因表现型具有一定的对应关系,肿瘤的异质性与细胞信号通路密切相关。因此,肿瘤影像基因组学可以更加全面解析肿瘤的病理特征,更加准确的诊断肿瘤及预后监测。当前,影像基因组学还处于起步阶段,没有建立统一的临床标准。随着影像技术,计算机信息学,测序技术和人工智能等的快速发展,影像基因组学将在疾病的早期诊断和预后监测,特别是对肿瘤的精准治疗中发挥重要作用。

2. 蛋白质工程 蛋白质工程(protein engineering)是通过物理、化学和分子生物学手段对现有蛋白质进行改造或制造一种新的蛋白质,构建生物学功能比天然蛋白质更加优良的新型蛋白。由于蛋白质工程是在基因工程的基础上发展而来,并能够设计制造符合人类需要的蛋白质,因此又被称为第二代基因工程或第二代遗传工程。蛋白质工程是通过融合了蛋白质晶体学、蛋白质动力学、蛋白质化学、计算机辅助设计、分子遗传学和基因工程等多学科而发展起来的新兴研究领域。

蛋白质工程技术的进步决定蛋白质工程的发展。1965年,中国科学家第一次人工合成具有生物活性的蛋白质-胰岛素,开辟了人工合成蛋白质时代。进入21世纪,蛋白质工程已经从简单的物理、化学法来改造蛋白质,发展成以基因工程为主,多种技术融合的一门学科。通过基因工程技术对目的蛋白基因进行改造后,在生物表达系统(细胞、微生物、植物和动物)中获得目的蛋白,这些蛋白可以直接或者通过进一步的物理或者化学修饰后用于人类的生产生活。经蛋白质工程技术改造或者合成的新蛋白,其产量、生物活性、血清半衰期和热稳定性等都会得到极大的提高或者具备新的生物功能。蛋白质工程技术主要包括:定点突变技术、随机突变技术、DNA改组技术、定向进化技术、同源建模、分子动力学模拟、噬菌体展示技术、细胞表面展示技术以及mRNA展示技术等。特别是近年发展的计算蛋白设计显著提高目的蛋白的筛选效率,促进了蛋白质工程的发展。

蛋白质工程自诞生以来对医学、食品工业、农业和环境保护等人类社会的各个领域产生巨大的促进作用。近年来,蛋白质工程为医学影像学,特别是肿瘤影像学的发展注入了新的动力。放射性标记的抗体用于肿瘤的成像和治疗已经有30年的历史,但是,早期的单克隆抗体的免疫原性较高和纯度较低。这些抗体经蛋白质工程改造后,发展出了人源化抗体,免疫原性显著降低,蛋白纯度和产量显著提高。肿瘤的靶向特异性抗体结合放射性元素高灵敏度特性,对肿瘤的早期诊断和晚期转移灶的定位起到了重要作用。更重要的是,一些免疫检查点阻断抗体,如PD-L1抗体不仅能够靶向肿瘤,而且能够显著抑制肿瘤的生长,结合放射性标记物可以实现诊疗一体化。利用蛋白质工程技术在Rituximab上加入特异性官能团,连接放射性元素^{64}Cu,可以使放射性元素连接在抗体的固定位点,最大限度的保持抗体活性。除了这些被广泛应用的抗体外,通过蛋白质工程技术生产的纳米抗体和亲和配体也被广泛应用到了医学成像中。相对于单克隆抗体,这些小分子蛋白分子具有可溶性好、稳定性高、免疫原性低和产量高等优点。另外,由于其分子量较小,更加容易进入肿瘤中,同时被其他正常器官快速清除。抗HER2的亲和配体已经进入临床实验阶段用于乳腺癌病人的检测,利用^{68}Ga标记显像,能够高效分辨出乳腺癌的原发病灶和转移病灶。由于纳米抗体和亲和配体的分子量较小,蛋白质工程技术可以整合多种纳米抗体或者亲和配体于一个蛋白中。与单个靶向分子相比,这些具有对病灶双靶向或者多靶向的蛋白分子,能够显著增加荧光素或者药物在病灶点的聚集,提高检测灵敏度和治疗效果。蛋白质工程还可以制造纳米级的蛋白笼,表面连接或者基因表达靶向分子,在一定的溶液中形成像"笼子"一样的中空纳米球体。这些纳米笼可以用于载运超顺磁性氧化铁纳米粒子用于磁共振成像或者载运荧光素用于光学成像。

(三)活体光学显微技术

光学成像技术因其高分辨率、多色和实时成像的特点,可对多个生物事件并行检测,在医学和生物学研究领域已经得到广泛应用。光学成像不仅可用于体外固定组织或者活细胞水平的研究,而且可观察小动物活体中自然发生的生物过程。随着高性能光学元件和控制系统的发展,小动物的活体光学显微成像技术日趋成熟,并且已经出现稳定的商业化大型光学显微成像系统，如共聚焦系统和成像深度更深、活体光毒性更小的双光子系统等。

活体光学显微成像技术由成像系统、荧光标记物和活体成像动物模型组成。用于活体成像的荧光标记技术中，除了传统化学染料标记外，对活体光学显微成像技术起到巨大推进作用的是活体荧光蛋白（fluorescent proteins，FPs）标记。荧光蛋白在1962年由日本化学家、海洋生物学家下村修发现，由 Martin Chalfie 和 Roger Y. Tsien 发展和推广后，如今已经广泛应用于生物学研究领域。随着基因工程技术的日渐成熟，荧光蛋白的基因可以通过转基因技术插入到胚胎细胞的基因组中稳定表达，而对细胞本身无生物毒害作用，从而可以在特定细胞中稳定表达荧光蛋白。随着转基因技术的推广和普及，产生了许多在特定细胞表达荧光蛋白的转基因小动物，并涌现出类似 Jackson Lab 这样的转基因动物资源中心，为活体显微成像技术的普及提供了极大的便利。

在胚胎早期，细胞整体处于高速运动和分裂的状态之中，但是随着发育进程的发展，绝大部分细胞逐渐进入静息状态。但是，在成年的小动物体内，免疫细胞因响应外界入侵而维持高度活跃的增殖、迁移和聚集等行为，而神经元细胞因响应外界感观刺激而发生活跃的放电、钙离子流入流出、突触棘形成与消失等动态变化。这两类细胞因其独特的动态而成为活体光学显微成像的重要研究对象。在过去十几年中，对离体器官和活体水平上各种免疫细胞及神经元细胞的动态行为进行了研究，包括淋巴细胞、粒细胞、单核/巨噬细胞、树突状细胞、锥体神经元细胞、小胶质细胞等。根据这些研究，发现了一系列细胞动态变化的方法和参数，可用于描述和比较不同细胞在器官或者活体水平的运动或重塑。同时，除了通过手术暴露成像部位和内镜显微成像外，还发明或改进了一系列活体成像模型，如颅窗模型、耳朵成像模型、肺窗模型、乳窗模型、腹窗模型、脊柱窗模型、背部皮窗模型、足垫成像模型等，用于活体显微成像研究。经过近十几年的发展，活体免疫光学显微成像研究已经广泛应用到感染与炎症、移植与自免疫、肿瘤、神经生物学等领域中，为各种活体生物过程的研究提供了丰富的动态信息。

随着活体生物学成像研究的深入，活体光学显微成像研究由静观的结构成像逐渐向功能成像的方向升级，一系列研究体外活细胞功能的成像技术，如共振能量转移（Förster resonance energy transfer，FRET）、荧光寿命成像（fluorescence-lifetime imaging microscopy，FLIM）、漂白后荧光恢复（fluorescence recovery after photobleach，FRAP）等，逐渐被应用于活体展示细胞功能信息。但是受限于活体复杂的微环境，目前活体水平细胞功能的显微成像研究主要集中于基于 Caspase 3 探针的细胞凋亡和基于钙探针的细胞钙信号这两大类。例如，表达基于 Caspase 3 的 FRET 探针的肿瘤细胞在遭遇杀伤性 T 细胞的特性识别后，FRET 信号升高，表明肿瘤细胞发生了凋亡。又如，用神经元细胞表达 FRET 钙探针的 TN-XXL 转基因小鼠制备活体脑脊髓炎模型，可以通过活体光学显微成像技术揭示轴突内自由钙浓度的升高与免疫细胞与神经元细胞之间的相互作用等。表 2-1-1 展示了近 10 年在小动物活体水平功能光学显微成像技术在生物学研究中的应用。

表 2-1-1 活体功能光学显微成像应用

功能光学成像技术	年份	功能探针	研究内容
FRET	2007	Caspase 3 探针	小鼠皮肤中角朊细胞 Caspase 3 信号的活体检测
FRET	2008	Caspase 3 探针	杀伤性 T 细胞对活体肿瘤细胞特异性杀伤
FLIM-FRET	2010	Caspase 3 探针	5-F 尿嘧啶对活体肿瘤细胞的细胞毒作用
FRET	2010	钙探针	不同药物刺激下小鼠动脉平滑肌细胞内钙浓度、肌球蛋白轻链激酶的激活状态和动脉外径之间的变化关系
FRET	2010	钙探针	小鼠脑脊髓炎中 T 细胞钙信号的变化
FLIM-FRET	2011	RhoA 探针	RhoA 活性控制肿瘤的侵袭效率
FRET	2012	Caspase 3 探针	活体脂多糖刺激下 T 细胞的凋亡
FLIM-FRET	2013	转铁蛋白	非侵入性地分辨肿瘤细胞中结合的和内吞的转铁蛋白

续表

功能光学成像技术	年份	功能探针	研究内容
FLIM-FRET	2013	Src 探针	活体 Src 信号可以用来描述肿瘤内药物靶向效率
FRET	2013	Caspase 3 探针	化疗药物 Docetaxel 在体外和体内诱发肿瘤细胞凋亡
FRET	2013	钙探针	小鼠脑脊髓炎中神经元损伤程度分析
FRET	2014	Rac 探针	展示了活体中小 G 蛋白 Rac 的复杂动态调控
FRET	2014	cGMP 探针	实现对活体细胞中 cGMP 信号的动态监测
FRET	2014	ERK 探针	ERK 活性与中性粒细胞向炎症区域的迁移速率呈正相关
FRET	2015	ERK/MAPK 探针	肿瘤模型中 BRAF 抑制剂 PLX4720 在给药早期能降低 ERK/MAPK 活性，但很快复原
FRET	2015	钙探针	小鼠脑脊髓炎中免疫细胞与神经元之间的相互作用引起轴突内自由钙浓度升高
FRAP	2016	E-cadherin-GFP	定量分析了小鼠的乳腺、脑、肝脏和肾脏的组织中活体细胞的 E-Cadherin 流动性
FLIM-FRET	2017	H2B 组蛋白探针	展示线虫活体细胞中染色质浓缩

活体光学显微成像研究是目前新兴的前沿领域，许多原本在体外细胞水平的成像技术也不断被应用于活体细胞水平成像。相信随着各种新技术的发明和学科交叉程度的日益深入，将通过光学显微成像技术实现更多的细胞动态功能监测，直观生动地展示更多生物过程的细节。

（王建东　徐海波　卢光明）

第二节　化学基础

一、免疫化学检测

免疫化学检测是根据抗原-抗体结合的免疫学原理，利用显色剂或示踪剂（荧光素、酶、金属离子、同位素等）标记特异性抗体与组织细胞内的抗原结合，通过化学反应使标记的显色剂显色，或通过特殊设备观察示踪剂，对相应抗原进行定性、定位或定量测定的实验技术。目前常用的免疫化学检测技术主要有酶联免疫吸附试验（enzyme linked immunosorbent assay，ELISA）、免疫组织化学（immunohistochemistry，IHC）、蛋白质印迹法（western blot）和流式细胞技术（flow cytometers）等。

（一）酶联免疫吸附试验

ELISA 是利用酶标记的抗体与吸附在固相载体表面的抗原或抗体特异性结合，加入底物后在酶的作用下发生化学反应从而呈现出相应的颜色变化，通过检测底物的颜色变化来判定有无相应的免疫反应，反应颜色的深浅与标本中相应抗体或抗原的量成正比。ELISA 具有快速、敏感、简便和易于标准化等优点，目前广泛应用于科研和临床实验中。常用的方法有双抗体夹心法、间接法和竞争法等，分别用于检测大分子抗原、特异性抗体和小分子抗原及半抗原。

（二）免疫组织化学

免疫组化是指利用免疫学基本原理，通过特异的抗原-抗体反应对细胞或组织中的抗原或抗体成分进行原位显像的方法。该方法最早由 Albert Coons 在 1941 年提出，结合了解剖、免疫以及生物化学技术等，可用于定性、定位及半定量多种细胞组织成分（如蛋白质、多肽等），广泛应用于临床及科研，如肿瘤标记物的检测、血清抗体的检测和细胞表面抗原鉴定等。免疫组化包括多个步骤，主要有样品的制备和标记。

1. 样品的制备　样品的制备对维持细胞形态、组织结构及其靶表位抗原决定簇至关重要，其过程包括：组织收集-固定-包埋-切片。根据固定和组织保存的方法，可能还需要额外的步骤暴露抗原表位以利于抗体结合，包括标本脱蜡和抗原修复等。此外，根据组织类型和抗原检测方法，一些内源生物素或酶需要在抗体染色之前阻断；为了减少非特异性的背景着色，常将样品与封闭缓冲液共孵育以阻断可能与检测抗体非特异结合的位点，常用的封闭缓冲液包括正常血清、脱脂奶粉、BSA 或明胶等。

2. 样品的标记　样品的标记是用酶或荧光色

素标记的抗体与样品中待检测抗原反应,形成标记抗体-抗原的复合物,通过酶促化学反应显色或者激光激发荧光色素显色,从而定位抗原。检测抗体分为单克隆抗体和多克隆抗体,单克隆抗体可识别特定的抗原表位,多克隆抗体可识别多个抗原表位。免疫组织化学中常将抗体分为一抗和二抗。一抗通常是未标记的可针对目标抗原进行特异性结合,而二抗通常连有标记用分子(酶或者荧光色素分子),可以与一抗特异性结合。蛋白质检测标记应用最多的两种酶是碱性磷酸酶(alkaline phosphatase,AP)和辣根过氧化物酶(horse radish peroxidase,HRP)。抗体介导的抗原检测方法可分为直接法和间接法(图 2-2-1)。直接法是一步染色法,是用标记抗体与组织切片中的抗原直接反应,操作简便、快速,但是敏感性不高。间接法是先用一抗与组织中的靶抗原结合,然后利用标记有荧光或酶的二抗与一抗反应,该法由于级联信号放大作用较直接法更为灵敏。

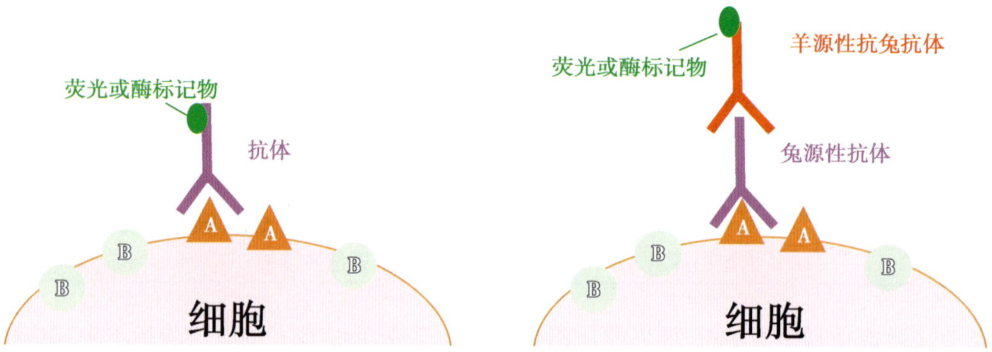

图 2-2-1 免疫组化原理示意图

(三)蛋白免疫印迹实验

蛋白免疫印迹是根据抗原-抗体的特异性结合检测复杂样品中的某种蛋白的方法,是蛋白分析的一种常规技术,可用于鉴定某种蛋白,并能对蛋白进行定性和半定量分析。该法最早由 Friedrich Miescher Institute 的 Harry Towbin 在 1979 年提出,在 1981 年 Neal Burnette 所著的《Analytical Biochemistry》中首次被称为 Western Blot。其基本原理是通过聚丙烯酰胺凝胶电泳(PAGE)将待检测样品中的蛋白分离后转移到固相载体(例如硝酸纤维素薄膜)上,通过与相应的特异性抗体起免疫反应,再与酶或同位素标记的第二抗体起反应,经过底物显色或放射自显影技术检测目标蛋白。蛋白免疫印迹实验可用于:①从蛋白质混合物中检出目标蛋白质;②定量或定性确定细胞或组织中蛋白质的表达情况;③用于蛋白质-蛋白质、蛋白质-DNA、蛋白质-RNA 相互作用后续分析。其操作步骤为:准备蛋白样品-电泳-转膜-封闭-一抗孵育-二抗孵育-蛋白检测(图 2-2-2)。

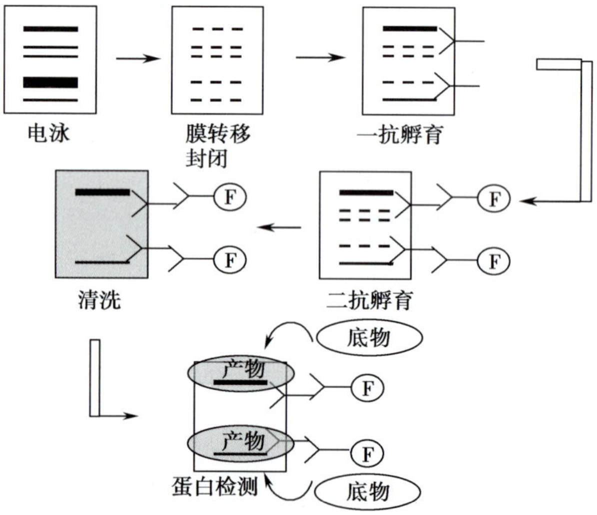

图 2-2-2 Western blot 操作步骤示意图

免疫共沉淀是利用特异性抗体与已知蛋白抗原结合的特性,将含有该已知蛋白抗原的蛋白复合物共同沉淀,进而对该蛋白复合物中的未知蛋白进行检测的一种技术,是研究蛋白之间相互作用的经典方法(图 2-2-3)。其基本原理是:假设一种已知蛋白是某个大的蛋白复合物的组成成员,那么利用该蛋白的特异性抗体,将整个蛋白复合物从溶液中沉淀出来,进而可以用于鉴定这个蛋白复合物中的其他未知成员。该法得到的蛋白是在细胞内天然结合的,符合体内实际情况,可用于测定两种目标蛋白质是否在体内结合;也可用于确定一种特定蛋白质的新的作用搭档。

(四)流式细胞技术

流式细胞术是利用单克隆抗体从细胞分子水

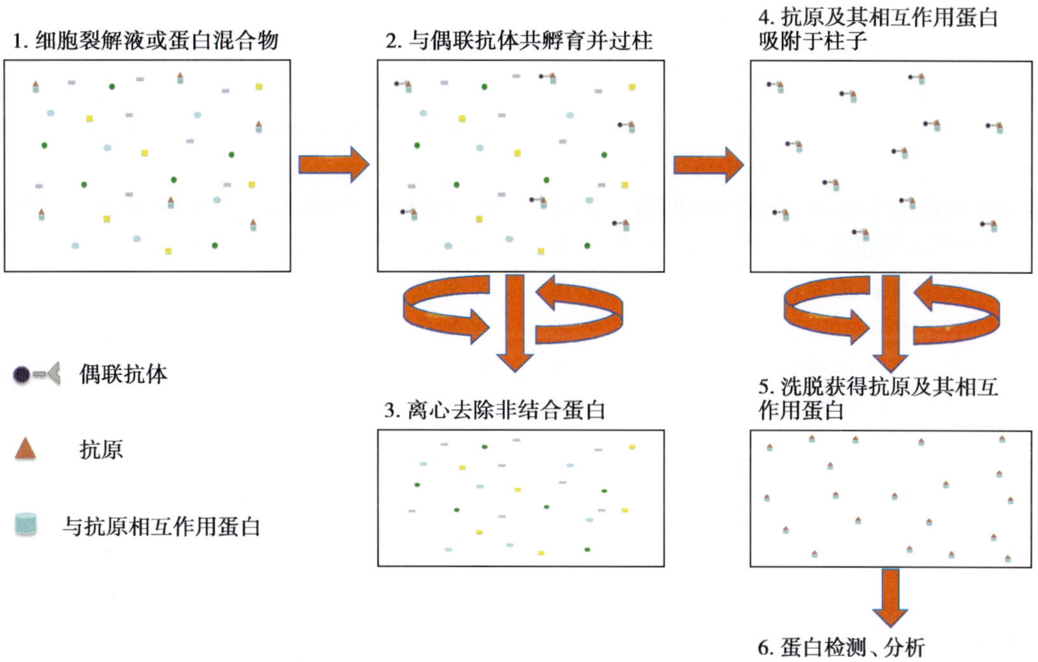

图 2-2-3　免疫共沉淀的一般操作流程示意图

平对单细胞或其他生物粒子进行定量分析和分选的技术，可高速分析上百万个细胞，并能同时从一个细胞中测得多个参数，可用于细胞计数及分类、测定细胞 DNA 含量、细胞体积、蛋白质含量、酶活性、细胞膜受体和表面抗原等许多重要参数。具有快速、精确、多参数分析等优点，成为当代最先进的细胞定量分析技术，广泛应用于基础研究和临床实践的各个方面，包括血液学、免疫学、肿瘤学、药物学、分子生物学，目前临床中应用较多的是外周血白细胞、骨髓细胞以及肿瘤细胞等的检测。流式细胞术综合了单克隆抗体及免疫细胞化学技术、激光、电子物理、光电测量、荧光化学以及电子计算机科学等多种技术，是多学科多领域技术进步的结晶。目前正在向高灵敏、高速度、多参数测量、获取形态学信息等方面发展。

流式细胞仪由三部分构成：①液流系统：包括流动室和液流驱动系统；②光学系统：包括激发光源和光束收集系统；③电子系统：其工作原理是将荧光标记的细胞或者颗粒分散在液体中，然后逐个通过样品池，利用荧光探测器检测荧光信号并将其转换为电脉冲信号（分别代表前向散射角、侧向散射角和不同荧光强度），最后经计算机处理生成相应的图表用于分析。检测样本可以是单细胞悬液、悬浮细胞培养液、血液或者体液标本、新鲜肿瘤组织的单细胞悬液或石蜡包埋组织的单细胞悬液等。流式细胞仪进行细胞分选的原理是：经超声振荡器产生的高频振荡可使液相系统发生振动，细胞或颗粒液流经喷嘴喷出后在该震动下可断裂成一连串的均匀小液滴（部分含有颗粒或者细胞）。这些细胞在形成液滴前，已由光学系统测定其代表各自性质的信号，若检测信号与目标选定的要进行分选的细胞或颗粒性质相符，或者发现要进行分选的细胞或颗粒时，则在该选定的细胞或颗粒即将形成或刚形成液滴时，由流式细胞仪给整个液流进行短暂充电（正或负电荷）。当含有被选定细胞或颗粒的液滴离开液流后就带有相应的电荷，而未被选定的液滴则不带电荷。当带有正或负电荷的液滴通过高压偏转板时可以向阴极或阳极偏转，从而进行细胞分选和收集。

二、纳米化学技术

（一）纳米材料的选择

随着近年来纳米科技的发展，科学家们开发了各种大小、组成、结构和荧光特性的分子探针，如磁性纳米粒子、介孔二氧化硅纳米粒子、脂质体、量子点（quantum dots，QDs）、金/银纳米粒子、碳纳米粒子以及高分子纳米颗粒等。这些新型纳米材料作为诊断试剂具有特异性强、灵敏度高、生物相容性好等优点，可显著提高疾病的诊断精度和分辨率，为临床疾病的预防、诊断及治疗提供了新的思路和方法。如何充分利用纳米粒子的尺度效应、表面效应、量子效应以及光、声、电、热、磁等特性，并以此为基础，根据临床诊断需求选择合适纳米探针是实现癌症的精准诊断的基础。因此，本节主要概述纳米材料的种类与性能，为分子影像探针的选择提供依据。

1. 磁性纳米粒子 磁性纳米粒子主要指的是具有磁响应性质的纳米粒子，通常以磁性纳米材料为核心，并通过表面修饰获得良好的稳定性和生物相容性。氧化铁纳米颗粒是应用最为广泛的磁性纳米粒子，可提高 MRI 对比度，已经成为分子影像探针研究的热点。多功能磁性纳米粒子还可实现 MRI 指导下的药物可控传输，并可通过磁热效应辅助治疗肿瘤，实现诊治一体化。

2. 介孔二氧化硅纳米粒子 介孔二氧化硅纳米粒子（$mSiO_2$）具有稳定的介孔结构、可调的粒径、高比表面积、易修饰的表面、生物相容性好等特点，可集肿瘤靶向、多药共载、多模式成像、协同治疗等若干诊治手段于一体。Zhu 等将具有肿瘤靶向性和近红外成像特性的七甲川花菁染料和磁共振对比剂（Gd-DTPA）同时修饰到介孔二氧化硅表面，制备兼具靶向性、近红外成像和 MRI 特性的药物传输系统。在 $mSiO_2$ 纳米粒子中负载磁性材料，是目前研究较多的一类介孔 MRI 分子影像探针。磁性材料赋予 MRI 分子影像探针磁靶向、磁热疗以及 T_2 加权成像特性。磁性 $mSiO_2$ 纳米粒子的常用制备方法有：在磁性纳米粒子的表面包被 $mSiO_2$ 层或在介孔纳米粒子的表面修饰磁性粒子。此外，将磁性 Fe_3O_4 和荧光 CdSe/ZnS 同时包覆到 $mSiO_2$ 中，或在 Fe_3O_4@ $mSiO_2$ 的表面引入 GdTe 量子点，制备磁/光双功能 $mSiO_2$ 分子探针，实现高空间分辨率的 MRI 及荧光多模态成像，对疾病的发生发展进行实时监控。

利用桥联型有机硅烷为前驱体，制备掺杂有机基团的介孔有机氧化硅（periodic mesoporous organosilicas，PMO）纳米粒子，共价修饰荧光、光声、磁共振成像分子，用于分子影像、药物递送和代谢监测等。例如：Lu 等通过在含硫醚键的介孔有机氧化硅表面连接近红外染料 Cy5.5 以及 HER2 亲合体，使之具备近红外成像及肿瘤靶向功能，实现肿瘤靶向药物递送。硫醚键在高谷胱甘肽肿瘤环境中断裂后，DOX 响应性释放，有效抑制肿瘤细胞增殖，通过探针的近红外成像功能，监控药物在细胞内的分布，递送及释放。

利用介孔有机氧化硅包裹普鲁士蓝，通过 MR/PA 双模态影像指导三阴性乳腺癌光热和化学联合治疗。MR/PA 成像显示注射探针 24h 后，纳米诊疗剂在肿瘤区高浓聚，通过监测纳米诊疗平台在乳腺癌病灶的时空富集特性，可确定最佳治疗时机。通过光热联合化学治疗能够有效抑制三阴性乳腺癌的生长。Wu 等利用介孔有机硅包裹金纳米棒（gold nanorod，GNR），构建介孔有机氧化硅-金纳米棒（GNRs@ PMO）复合物，并利用间充质干细胞（mesenchymal stem cells，MSCs）内在的肿瘤归巢特性递送，实现乳腺癌的靶向影像和协同治疗。光声成像清晰显示裸鼠乳腺癌皮下肿瘤，经近红外激光照射后导致肿瘤退缩、消失。

3. 脂质体 一般是指具有磷脂双分子层结构的纳米脂质囊泡，囊泡内具有水相内核，可包载各种探针分子。主要类型包括：①多层囊泡，粒径在 200～1000nm 之间，由多个同心磷脂双分子层组成；②小单层囊泡，约 100nm，只有一个磷脂双分子层；大单层囊泡，直径在 200～800nm。由于脂质体的主要成分磷脂分子也是活体组织细胞的主要成分，因此具有较好的生物相容性，并作为载体系统在分子影像领域广泛使用。脂质体可包裹水溶性和脂溶性两种类型和性质完全不同的物质，包括小分子药物、蛋白、核酸、疫苗、对比剂等。由于其独特的释放机制，脂质体探针在体内具有较长的循环时间，并有效控制探针的释放，进而增加靶部位的探针聚集，显著提高成像效果，同时降低毒副作用。需要注意的是，脂质体很难扩散进入内皮连接紧密的组织，如心脏组织，因此脂质体不适用于此类组织成像。脂质体的不足之处是易被清除和被网状内皮系统吸收，通过制备免疫脂质体可有效改善该现象。近年来，已发展出各种环境敏感型脂质体，包括酶敏感型、温度敏感型、还原敏感型、pH 敏感型、光敏型等响应性脂质体，这些脂质体探针可以区别病变部位与正常组织之间的微小差别，实现肿瘤环境响应性成像。

4. 量子点 量子点是一种半导体纳米晶粒，一般是由Ⅱ族-Ⅶ族或Ⅲ族-Ⅴ族元素（CdS、CdSe、ZnS、Ag_2S、Ag_2Se、CdTe、ZnSe、InP、PbS、PbSe 或 PbTe）组成的三维团簇，其作为纳米探针，主要用于光学成像。量子点受光激发后可发射荧光，其荧光可相比于一般荧光有机分子，最大的优点是不易发生光漂白等特点，发射波长可通过调整组成成分或尺寸实现，此外还具有光稳定性强、激发光谱宽且连续分布、发射光谱窄而对称。通过螯合 Gd、Mn 等离子，可实现 MRI-T_1 成像，可特异性标记某些对象，如循环肿瘤细胞、免疫细胞等，可实现早期肿瘤的高灵敏度检测。如基于量子点标记的生物活体示踪与生物医学成像技术，通过时空耦合活细胞内生化反应，使用相对安全且温和的方法成功地在活酵母细胞内合成了性能优越的 CdSe 及 AgSe 量子点，通过在该类量子点标记神经细胞高表达的朊蛋白，通过动态共聚集可实时观察单颗粒朊病毒在胞内运动历程，可为进一步阐明朊蛋白错误折叠发生的部位及影响因素提供依据。

5. 金纳米粒子　金纳米粒子主要指以金的金属盐为原料合成的纳米尺度的金纳米颗粒；金纳米颗粒一般具有光电特性可调，表面易功能化，形态及尺寸可控及生物相容性高等特点，此外还具有独特的等离子表面吸收特性。通常应用于分子成像领域的金纳米探针多为小于 100nm 及胶体稳定性好的金纳米颗粒，这些纳米颗粒形态各异，有球形、棒状、壳状、笼状和星状等，可应用于在光学、光声等多种成像模态。除了特殊的光学性能以外，金纳米颗粒还具有较高原子序数（79）。理论上，由于金元素的电子密度（$19.32g/cm^3$）和 X 线吸收系数（$5.16cm^2/g$，100keV）较高，可能提供比碘更优越的 CT 对比性能，应用于 CT 对比剂的研究。与传统碘对比剂比较，金纳米颗粒具有许多优点，包括无细胞毒性、表面易于标记靶向蛋白和适配体等，从而可设计多种模态的特异性分子探针。Tian 等人利用金纳米颗粒这一特点，制备了可同时进行肿瘤 pH 靶向性的 CT、光声成像和光热治疗的金纳米星颗粒，用于乳腺癌的诊疗一体化。尽管初步的研究显示纳米金良好的生物相容性，但纳米金的代谢特别是在体内的短期和长期的清除、纳米金的毒性特别是慢性毒性问题，尚需进行广泛的深入研究。

6. 碳纳米粒子　碳纳米粒子目前主要用于荧光成像探针，是一类粒径小于 10nm 的具有荧光特性的碳纳米粒子。主要类型有碳量子点、石墨烯量子点、纳米钻石（nanodiamond）、富勒烯（C_{60}）、碳纳米管（CNTs）等。荧光碳点作为一种新型的碳纳米材料，具有生物相容性好、毒性低、化学稳定性高、制备成本廉价、光学稳定性优良等特点引起了人们的广泛关注。碳量子点可以发射近红外荧光，不仅可直接用作荧光探针检测物质含量，还可应用于生物标记和成像、生物活体成像等方面的研究。碳量子点表面通常富含羧基，可进行多种修饰以实现特异性成像，如在 PEI 修饰的碳量子点表面偶联上 CEA 抗体制备成荧光纳米探针用于细胞荧光成像，结果表明该探针对肿瘤细胞有较好的靶向成像效果。值得注意的是，碳量子点有机纳米颗粒的尺度和稳定性较难控制，在生物体中易代谢降解，导致成像周期较短。

（二）纳米探针合成方法

纳米探针是纳米材料的一类，是指在三维空间中至少有一维处于纳米尺度或由它们作为基本单元组装形成的材料。纳米探针的特性取决于材料的尺寸、组成结构和表界面性质等。众所周知，纳米材料具有很多块体材料所不具备的特性：如表界面效应、小尺寸效应、量子效应等，在过去的几十年中极大地引起了人们的关注，开阔了人们对新材料的视野，促进了人类对新型材料的信心。在纳米科学发展的同时，分子影像学近年来在临床医学和基础研究方面都得到了长足的发展，并极大地推动了肿瘤的早期诊断和及时治疗。分子影像学的快速发展离不开先进的成像技术和设备的开发，更为重要的是新型纳米探针的涌现。对比传统的分子型探针，纳米探针具有以下显著的有点：信号强度大、靶向效果好、代谢动力学可控等。

因此，发展新型高效纳米探针是分子影像学未来发展的关键，纳米探针通常应具备以下几个特点：①纳米探针具有高的生物安全性、相容性，不会对生物体产生毒性等负面影响；②纳米探针可以稳定的分散在生物体环境当中，而不会因环境的温度、复杂组成、离子强度、pH 值等因素的影响而发生变化，从而给出最真实的数据；③纳米探针通常需要有限的非特异性结合位点，具有良好的抗网状内皮系统吸收的特性；④纳米探针具有对目标物（如组织、细胞、抗原等）的良好选择性，并具有高的信噪比；⑤纳米探针通常需要在生物体内具有足够长的循环时间（少量注入体内即可长时间得到高质量成像效果）；⑥纳米探针在成像结束时可以安全的从体内排出，不在体内富集。纳米探针和纳米材料一样，其物理化学性质，极大的依赖于其化学结构，决定于其合成方法。本小节着重针对纳米探针的合成机制与制备过程进行介绍（图 2-2-4）。

1. 纳米探针的物理制备方法　物理制备方法主要用于金属及其合金和氧化物等纳米材料的制备，如 Au、Ag 纳米颗粒、Fe_3O_4 等，应用最广的是溅射法和高能球磨法。物理法虽然是最早被用来合成纳米材料的方法，具有操作简单、成本低、易规模化等优势，但所得颗粒分布一般不均匀，尺寸大小、纳米结构难以控制、表面性质较为惰性等，因此所得的材料很难直接应用在生物体内，相关研究工作较少。

2. 纳米探针的化学制备方法　化学法制备纳米探针是最被广泛采用的，主要包括沉淀法、水热

- 纳米粒子制备方法
  - 物理法
    - 粉碎法
      - 干式粉碎法
      - 湿式粉碎法
    - 构筑法
      - 气体蒸发法
      - 活化氢-熔融金属反应法
      - 溅射法
      - 真空沉积法
      - 加热蒸发法
      - 混合等离子体法
  - 化学法
    - 气相反应法
      - 气相分解法
      - 气固反应法
      - 气相合成法
    - 液相反应法
      - 沉淀法
      - 水热法
      - 溶剂热法
      - 热分解法
      - 溶胶凝胶法
      - 微乳液法
      - 氧化还原法
      - 喷雾法
      - 电解法
  - 其他方法

图 2-2-4 纳米探针的合成机制与制备过程

法、溶剂热法、热分解法、溶胶凝胶法等。利用这些方法人们已经成功制备形貌、粒径、特性迥异的纳米探针。为了制备得到形貌均匀、粒径可控、成像性质良好的纳米探针材料，有时需要结合多种合成策略或者对已有方法进行优化。下面分别介绍几类常用的化学合成方法：

（1）沉淀法：沉淀法是最早被用来合成纳米材料的化学方法，其主要合成步骤是在溶液状态下将不同化学成分的物质混合，然后加入适当的沉淀剂得到前驱体沉淀物，再经改过干燥或煅烧，从而制得相应的纳米粒子。沉淀法主要依据的是离子浓度，即当正负离子浓度积超过其溶度积[X^+]·[Y^-]时，X^+和Y^-相互结合形成晶核，随着时间的延长晶核长大并发生沉降。如何控制沉淀物的大小，主要是控制其成核速度。一般来讲，当成核速度低于生长速度时，形成的颗粒数少，但单个颗粒的粒径大；当成核速度快于生长速度时，形成的晶种多，但单个颗粒小。根据反应机制的不同，沉淀法又可以简单分为：共沉淀法、均相沉淀法、水解沉淀法等。其中，共沉淀法指在含有阳离X^+的溶液中加入阴离子Y^-沉淀剂后，阴阳离子同时析出形成沉淀。均相沉淀法是指在金属盐溶液中加入沉淀剂时，即使沉淀剂的含量很低时，也能使沉淀物在整个溶液中均匀地析出。水解沉淀法是指将金属盐水解生成纳米粒子的方法。最为代表性的工作是沉淀法合成的氧化铁纳米粒子，已经被广泛用于MRI。

（2）水热法：通常是指在高压釜中，在水溶液的临界条件下进行化学反应，来合成纳米材料。相对于其他化学合成方法，水热法简单易行，低能耗、低污染、低投资，非常适合大规模生长，最重要的是方法可控，合成出来的纳米探针具有较小的尺寸、可控的形貌、易于修饰表界面性质、较高的晶化度和较高的纯度，所以这些纳米探针在多种应用中都表现出非常好的性能，如成像强度、生物相容性、循环性、稳定性等。到目前为止水热法已广泛用于制备碳材料、金属、金属氧化物、硫化物、碳酸盐、复合氧化物等。人们可以通过控制温度、压力、反应时间、前驱物浓度和物种、表面活性剂等对最终的纳米探针的性质进行调控。通过水热法已经制备了多种荧光、MRI、多模态成像的纳米探针。

（3）溶剂热法：溶剂热顾名思义就是将水热法中的水溶剂换成了有机溶剂，如乙醇、四氢呋喃、苯甲醇、二甲基甲酰胺、二甲基亚砜等。溶剂热方法最大的特点就是利用有机溶剂作为反应介质，有机溶剂种类繁多，极大地丰富了这种高温高压、临界反应的适用性，不仅可以提高反应温度、还可以避免水作为反应溶剂，对前驱物的水解和氧化作用，更为重要的是可以研究一些全新的反应，如水含量的影响、溶剂螯合作用等，也可以得到一些在水溶剂中不可能得到的中间相产物，以及同时利用有机溶剂对产物表面进行修饰和纳米结构的可控生长等，进一步丰富材料的组成、结构和表界面性质的多样化。此外，也有利于纳米晶的形成及二次组装等。因此溶剂热法的出现，极大地丰富了纳米探针的组成和功能性。

（4）热分解法：热分解法是在溶剂热合成方法的基础上发展起来的一种全新的合成方法，通常是指在常压下（敞开体系或惰性气氛中）、高沸点的有机溶剂中，如油酸、油胺等，加入前驱体，在高温下热分解同时发生氧化还原反应形成纳米粒子。热分解法主要依据的是19世纪50年代Lamer等提出的"成核-扩散控制理论模型"来调控纳米粒子的大小和均匀性。他们提出一种叫"爆炸成核"理论，即快速成核慢速生长，通过控制成核的速度和时间，来调控反应过程。热分解法已经被广泛用于合成各种胶体纳米晶，如四氧化三铁、上转换发光材料、金属单质等。这些纳米晶在荧光成像、MRI、X线成像等都显示出巨大的应用前景。

（5）溶胶凝胶法：溶胶凝胶合成方法是目前研究最为广泛的化学合成纳米探针的方法之一，通常是指醇盐或无机化合物经水解，溶胶-凝胶过程，再经热处理得到最终的目标产物。人们对硅基材料的溶胶凝胶过程，已经做了非常深入和细致的研究工作,对其化学过程的理解也非常深刻,这为金属氧化物的溶胶凝胶化学奠定了坚实的基础。硅基材料是目前应用最为广泛的分子影像纳米探针载体,归因于其光学透明性、化学稳定性、化学惰性、生物相容性、可降解性等优异的特性。此外其溶胶凝胶过程可控、分子结构可控、易功能化,可实现分子水平的均匀掺杂,如荧光基团、纳米簇;最为重要的是可以通过其与表面活性剂的组装过程的控制,得到具有大比表面积的介孔硅基材料,不仅可以作为功能性探针的载体,更可作为纳米药物的载体,实现诊疗一体化。

(三) 纳米材料常用表征方法

主要分为结构与元素成分分析、材料形貌与粒度分析和光、热、磁性质分析。

1. 结构与元素成分分析　纳米材料的物理性质(如光、电、热、声、磁)与其结构和成分密切相关,因此确定纳米材料的结构与元素组成,是纳米材料表征的重要内容之一。主要包括:

(1) X-射线衍射(X-ray diffraction,XRD):X射线是一种波长很短(约为0.01~10nm)的电磁波,能穿透一定厚度的物质。X射线是原子内层电子在高速运动电子的轰击下跃迁而产生的光辐射,晶体可被用作X射线的光栅,其中原子所产生的相干散射波叠加,互相干涉而产生最大强度的光束称为X射线的衍射线。其与晶体内原子分布规律(晶体结构)密切相关。通过对样品进行X-射线衍射,得到其衍射图谱。对照标准谱图可以分析纳米材料的组成、粒径和结晶度等。晶体衍射谱的衍射峰位与强度还可以反映晶体参数如晶胞类型、晶胞大小等。

(2) 能量X射线衍射光谱(energy dispersive X-ray spectroscopy,EDX):根据样品发出的元素特征X射线的波长和强度测定样品的元素组成和相对含量。主要用于测定非均匀样品的局部表面成分、一维或二维的成分分布及较少量样品的化学成分组成。固体样品必须导热导电,必要时需要表面喷碳或金。

(3) X射线光电子能谱(X-ray photoelectron spectroscopy,XPS):采用X射线作为入射光,测定待测元素发射的一系列具有不同结合能的电子能谱图,即元素的特征谱峰群。各元素的电子结合能有固定值,可以确定样品表面所含元素(H、He除外),包括价态。一定条件下,峰的强度与含量成正比,精密度1%~2%。可以直接对固体样品进行测定。

(4) 电感耦合等离子体原子发射光谱(inductively coupled plasma-atomicemission spectroscopy,ICP-AES):是以等离子体为激发光源的原子发射光谱/质谱分析方法,样品在高温和惰性气氛中被充分蒸发、原子化、电离和激发,发射出所含元素的特征谱线。根据特征谱线及其强度分别鉴别某种元素和确定相应元素的含量。需要对样品溶解后再进行测定,属于破坏性样品分析方法,适合对纳米材料进行多元素同时定量测定。测量选择性好,准确度很高,不需要进行分离。

(5) 傅里叶变换红外光谱(Fourier transform infrared spectroscopy,FTIR):用红外光照射有机物分子时,分子中的化学键或官能团发生震动吸收,不同的化学键或官能团吸收频率不同,在红外光谱上将处于不同位置,从而可获得分子中含有何种化学键或官能团的信息。样品多为固体,含有有机物的纳米材料可以进行分析。

2. 材料形貌与粒度分析　纳米材料的形貌也是材料分析的重要组成部分,相同的物质因为形貌不同会表现出很大差异的物理化学性质。常用的分析方法有:

(1) 扫描电子显微镜(scanning electron microscope,SEM):可以测量纳米到毫米范围内的材料,观察视野大,对于场发射扫描电镜(field emission SEM,FESEM)其空间分辨率可以达到1纳米量级。用来测定纳米材料的立体形貌、表面细微结构、分散状态、颗粒尺寸及特定区域的元素组成和物相结构。无论是粉体样品还是块状样品,都可以直接进行形貌观察。固体样品必须导电,必要时需要表面喷碳或金进行处理。目前的扫描电镜都配有能量X射线衍射光谱(EDX),可以同时进行纳米材料的形貌观察和表面微小区域的元素成分分析。

(2) 透射电子显微镜(transmission electron microscope,TEM):具有很高的空间分辨能力,分辨率为0.1~0.2nm,可以获得样品的形貌、尺寸、分布以及特定区域的元素组成和物相结构信息。通常,TEM还会装配原子力显微镜(atomic force microscope,AFM)、能量X射线衍射光谱(EDX)和选区电子衍射(SAED)。HRTEM用于观察纳米材料的晶面参数,推断出纳米材料的晶型;EDX一般用于分析样品里面含有的元素,以及元素所占的比例;SAED用于实现晶体样品的形貌特征与晶体学性质的原位分析。此外,低压透射电镜适合高分子、生物等样品;冷冻电镜用于观测蛋白、生物切片等对温度敏感的样品。

（3）原子力显微镜（atomic force microscope，AFM）：使用一个极细的探针在样品表面进行光栅扫描，探针位于悬臂的末端顶部，该悬臂可对针尖和样品间的作用力作出反应。以高倍率观察样品表面结构及性质，不仅可以观察导体，也可以观察非导体，只是对表面光洁度有一定要求，而不需要进行其他制样处理，就可以得到样品表面的三维形貌图像。

（4）动态光散射（dynamic light scattering，DLS）：利用颗粒对经过的散射特性作等效对比，所测出等效粒径为等效散射粒径，即用于实际被测颗粒具有相同散射效果的球形颗粒的直径来代表颗粒的实际尺寸。由于仪器分析理论模型多是建立在完整球形模型基础上，所以测定的非球形颗粒的粒径和实际的分布会有差异，且不能分析高浓度体系。动态光散射仪器不仅具备测量粒径的功能，还具有测量 Zeta 电位、大分子的分子量等能力。

3. 光、热、磁性质分析

（1）紫外-可见吸收光谱（ultraviolet-visible spectrophotometry，UV-Vis）：测定纳米材料在紫外和可见区，甚至是红外区的吸收光谱。测定范围广，可以对有机或无机物质进行定性和定量分析。灵敏度高，准确度好。

（2）荧光光谱（fluorescence spectroscopy，FS）：荧光纳米材料在影像学中应用较广，通常激发光选定为材料的最大激发波长，可以测定固体和液体的荧光发射光谱。

（3）热重-差热分析仪（thermal gravimetry-differential thermal analysis，TG-DTA）：热重分析是在热环境下，样品发生化学变化、分解、成分改变时质量随温度的变化。差热分析是在程序控制温度下，测量样品与参比物之间的质量差随温度变化。可以进行纳米材料的鉴别和分析，尤其是表面有机物含量的测定。此外，还可以测定材料的热稳定性、抗氧化性能、催化性能、反应动力学，反应热等与热反应相关的性能。

（4）磁滞曲线（magnetic hysteresis curve）：表示磁场强度周期性变化时，强磁性物质磁滞现象的闭合磁化曲线。表征磁性纳米材料的磁化性质。

三、表面化学功能基团与化学键

1. 表面化学功能基团 分子影像探针的亲水性和（或）反应性对于其生物医学应用至关重要，而获得所需要的化学性能，必须在其表面上修饰化学功能基团。聚合物（例如壳聚糖、聚乙烯亚胺和聚丙烯酸）和无机纳米颗粒（例如二氧化硅和有机改性二氧化硅）具有亲水性和活性基团的表面。另一类聚合物纳米颗粒即聚合胶束，是疏水-亲水嵌段共聚物在水性体系中自组装形成的，疏水链相互作用形成内核，亲水链指向溶液的外部。在纳米颗粒表面进一步修饰其他反应性基团（例如氨基、羧基、巯醇、马来酰亚胺和生物素），用于生物医学应用。

2. 表面化学功能基团修饰 表面活性分子可以是具有至少一个反应性端基的小分子或大分子。该反应基团“锚定”到生长的纳米颗粒表面，限制了纳米颗粒的最终粒度。表面活性分子的选择主要取决于制备的纳米材料组成。例如，巯醇、二硫化物、膦和胺锚定到量子点（QD）和贵金属纳米颗粒的表面，磷酸和羧酸结合到金属氧化物纳米颗粒的表面。无机材料的纳米颗粒，例如贵金属（例如金、银）、一些金属氧化物（例如 TiO_2）、磷酸钙等，可以在水溶液中合成，就可以使用简单的水溶性表面活性分子修饰，例如柠檬酸和巯基乙酸。然而几种其他纳米颗粒，例如量子点（如 CdSe/CdS）、金属氧化物纳米颗粒（例如 SPION）和稀土掺杂的纳米荧光材料的合成需要高温和腐蚀性条件，这些“热胶体”合成条件一定程度上限制了表面活性分子的选择。

（1）胶束包封：聚合物包封是将纳米颗粒从有机相转移到水相的常用方法。机制涉及胶束的疏水性内链与覆盖在纳米颗粒表面上的表面活性分子有机链之间的相互作用。包覆在纳米粒子上的胶束外亲水部分（两亲聚合物）使纳米粒子能够在水溶液中分散，以进一步生物应用。

（2）配体交换：配体交换法是纳米颗粒水溶性转移的另一个重要方法，该方法适用于无机纳米颗粒，通过洗涤将有机表面活性分子从纳米颗粒表面剥离，在水溶液中用另一种表面活性分子替换。例如，可以使用 3-辛基氧化膦作为配体的合成量子点，可以将这些有机可溶性量子点转移成水溶性的同时，通过使用巯基丙酸的配体交换进行官能化。

（3）硅烷化：表面硅烷化（或二氧化硅涂层）是使纳米颗粒具有水分散性和生物相容性的无机表面处理方法。二氧化硅是高度稳定的、生物相容性的、并且是光学透明的。当用作涂层材料时，表面硅烷化方法可以提供丰富的官能团（例如—COOH、—NH_2、—SH)，与生物分子结合。该方法可以在反胶束纳米反应器中使用溶胶-凝胶化学法，在纳米颗粒上生长二氧化硅涂层。二氧化硅涂层的另一个优点是通过用(3-氨基丙基)乙氧基硅烷(APTES)或使用TEOS与十六烷基三甲基溴化铵(CTAB)代替部分TEOS就可以得到多孔二氧化硅结构。多孔二氧化硅装载功能性生物分子和药物。

(4) 层-层组装：层-层组装是在所得纳米颗粒的表面上顺序吸附带相反电荷的分子。带相反电荷的物质间的静电吸引是自然界中已知的最强和最稳定的相互作用之一。该方法的优点是可以制备不同形状和尺寸的涂覆胶体，具有不同组成的均匀层，以及可控的厚度。最重要的是，该方法可以操纵表面电荷的正负性和大小，或者在纳米颗粒的表面上掺入具有官能团的配体，这对于它们的细胞内化和生物靶向来说是极其重要的。例如，将相反电荷的聚烯丙基胺盐酸盐(PAH)，聚苯乙烯磺酸盐(PSS)和PAH沉积到$Na(Y_{1.5}Na_{0.5})F_6:Yb^{3+}/Er^{3+}$(或$Tm^{3+}$)上转换纳米磷光体表面，可获得表面富含氨基基团、具有稳定的亲水性PAH/PSS/PAH涂覆的纳米颗粒。

3. 表面化学基团的偶联反应 上述方法可合成具有化学反应性表面的纳米颗粒，然而纳米颗粒往往需要与生物分子结合用于肿瘤靶向成像、多模态成像、生物感应、光动力学治疗等。如，纳米分子影像探针的靶向递送可增强影像对比度或降低对比剂的剂量，从而降低注射对比剂造成的相关风险。这里介绍一些常用的共价化学反应：

(1) 氨基和羧基之间的反应以形成酰胺键：在该方法中，羧酸(—COOH)基团可以首先通过1-乙基-3-[3-(二甲基氨基)丙基]碳二亚胺盐酸盐(EDC)和N-羟基磺基琥珀酰亚胺钠盐(sulfo-NHS)在缓冲液中活化以产生活性O-酰基异脲中间体，然后其可以与生物分子产生稳定的酰胺键。

(2) 硫醇和马来酰亚胺基团的迈克尔加成：该方法涉及硫醇基团和马来酰亚胺基团之间的化学反应，其可以在生理pH下产生稳定的硫醚键，这对于具有SH基团(含有半胱氨酸部分)的蛋白质在纳米颗粒表面上的修饰非常有效。

(3) 铜催化的叠氮化物-炔烃点击化学：叠氮化物-炔环加成是叠氮化物和末端或内部炔基之间的1,3-偶极环加成反应，在铜(Ⅰ)的催化作用下产生1,2,3-三唑。

(4) 甲醇胺化学：该方法包括醛基和胺基之间的化学反应，得到甲醇胺，然后脱水得到取代的亚胺。醛基可以衍生自交联剂(例如戊二醛)或来自碳水化合物基团的氧化。

(5) 非共价相互作用：包括阳离子纳米颗粒与阴离子生物分子的静电键合，抗生物素蛋白-生物素相互作用等。

四、核物理与放射化学的相关基础

(一) 放射性核素的基本概念

放射性核素是指具有过量原子核能的不稳定原子。这种多余的能量可以通过γ射线的形式从原子核中发射，也可以产生并发射新的粒子(α粒子或β粒子)。放射性核素多余的能量通过上述形式释放后，会到达相对稳定的状态，并且通常会变成不同的核素。

1. 同位素 物质是由原子组成，原子由原子核和核外电子组成，而原子核又由质子(proton)和中子(neutron)组成，质子和中子统称为核子(nucleon)。质子数相同而中子数不同的原子互称为同位素(isotope)，如^{125}I、^{131}I、^{132}I，它们都具有53个质子，不同的中子数，在元素周期表中处于同一位置，视为同一元素，都称为碘元素。一种元素可以有几种甚至多种同位素，同位素之间的化学和生物性质基本一样，而物理性质却大不相同。

2. 核素 具有一定质子数、一定中子数，且原子核的能量状态均相同的原子，属于同一种核素(nuclide)。如^1_1H、$^{12}_6C$等表示不同的核素。

3. 同质异能素 原子核内中子数和质子数都相同，而能量状态不同的核素互称为同质异能素(isomer)。与核外电子的基态和激发态类似，原子核也可以处于不同的能量状态，最低能量状态称为基态。核裂变及放射性衰变后可形成激发态核素，激发态的核素暂时处于较高的能量状态。对于激发态的核素，通常表示方法为，在原子质量数的后面加一小写“m”，如^{99m}Tc表示^{99}Tc的激发态，^{99m}Tc和^{99}Tc互为同质异能素。

4. 放射性核素 只有当原子核内的中子和质子数目保持合适的比例，才能维持稳定的状态而不会发生变化。如果原子核的中子或者质子数量过多或者过少，会引起原子核能过量，原子核便不稳定。不稳定核素的原子核可自发释放出射线或粒子，并由此变为另外一种核素，这类核素称为放射性核素(radionuclide)。放射性核素发射射线或粒子,并转变为新的原子核的过程称为放射性核衰变(radiation decay),也称为核衰变(nuclear decay)。原子核可长时间稳定存在,不发生自发变化的核素称为稳定性核素(stable nuclide)。目前自然界中天然存在的核素约有300多种,其中稳定核素有280多种,放射性核素有60多种。通过人工方法可以改变质子和中子的比例,可以将稳定性核素转变为放射性核素。

(二) 放射性核素的衰变方式及规律

1. 放射性核素的衰变方式 放射性核素可自发的放出射线,转变为另一种核素,不稳定的核素通常称为母核,其产物称为子核,子核也可能继续衰变,直至衰变为稳定的核素,根据其衰变过程的特点,可将原子核的衰变方式归纳为以下几种:

(1) α衰变:放射性核素自发放射出α粒子(alpha particle)而自身转变成另一种核的过程叫做α衰变。对于天然放射性核素而言,只有质量数较大的重原子核才能产生α衰变,特别是原子序数Z大于82和质量数A大于209的放射性核素,都以α衰变为主。通常以式2-2-1表示衰变过程:

$$_{Z}^{A}X \longrightarrow _{Z-2}^{A-4}Y + _{2}^{4}He + Q \qquad 式 2\text{-}2\text{-}1$$

式中,X表示母核,Y表示子核,Q表示衰变过程放出的能量,也称为衰变能。

(2) β^-衰变:β粒子有正电子和负电子之分,原子核在弱相互作用下自发放射出β^-粒子,这种衰变过程称为β^-衰变,β^-射线的本质是高速运动的负离子流。β^-粒子穿透力较弱一般不具有显像特性,但可以用作核药物,如^{131}I、^{32}P、^{89}Sr等发射的β^-射线可用于治疗某些疾病。通常以下式2-2-2表示β^-衰变过程:

$$_{Z}^{A}X \longrightarrow _{Z+1}^{A}Y + \beta^- + Q \qquad 式 2\text{-}2\text{-}2$$

(3) β^+衰变:与β^-衰变对应,在弱相互作用下,原子核自发放射出正电子和中微子,这种衰变过程称为β^+衰变。β^+衰变过程中,原子核中一个质子转变为一个中子,一般发生在缺中子的原子核中。β^+射线也称正电子射线,β^+衰变核素通常都是人工放射性核素,β^+衰变的子核与母核相比,质量数不变而电荷数减少1,中子数增加1,通常以式2-2-3表示β^+衰变过程:

$$_{Z}^{A}X \longrightarrow _{Z-1}^{A}Y + \beta^+ + Q \qquad 式 2\text{-}2\text{-}3$$

(4) 电子捕获衰变:原子核从核外轨道俘获一个电子,其核内一个质子转变为一个中子并放出一个中微子的过程,称之为电子捕获衰变,也可简称为EC(electron capture,EC)。电子轨道离原子核越近,被捕获的概率越大,K层电子发生捕获的概率最大,其他依次L层电子和M层电子,对应的衰变称为K电子捕获、L层电子捕获和M层电子捕获。通常以式2-2-4表示电子捕获衰变过程:

$$_{Z}^{A}X + e^- \longrightarrow _{Z-1}^{A}Y + Q \qquad 式 2\text{-}2\text{-}4$$

(5) γ衰变:α、β或EC衰变的同时,常常由于产生的核子处于激发态能级,会很快过渡到较低的激发态或基态,其能量以γ射线(光子)的形式释放,这种形式的衰变过程称之为γ衰变。γ射线的本质是中性的光子流,电离能力很小,但穿透能力较强。γ衰变为同质异能跃迁,其母核和子核为同一种元素,只是原子核内部能量状态不同而已。通常以式2-2-5表示γ衰变过程:

$$X^* \longrightarrow X + \gamma \qquad 式 2\text{-}2\text{-}5$$

2. 放射性核素的衰变规律 放射性核素的衰变是自发进行的,与周围环境如压力、温度、湿度等因素无关。衰变速度符合一定的指数规律。同时,放射性核素的衰变速度与样品的数量无关,只与不稳定程度和不稳定数目相关。衰变常数(λ),是反映放射性核素衰变速率的特征参数,不同的衰变类型有其固定的λ值,此外,通常以物理半衰期($T_{1/2}$),即放射性核素数目因物理衰变减少到原料一般所需时间,表示放射性核素的衰变速率,λ与$T_{1/2}$之间的关系为:

$$T_{1/2} = 0.693\lambda$$

(三) 放射性核素的来源

医用放射性核素的来源主要有三种:核反应堆、加速器和放射性核素发生器。

1. 核反应堆生产放射性核素 反应堆是一种可控的重核裂变链式反应的装置,靶核经过反应堆中产生的强中子流轰击,放出能量的同时变为不稳定的裂变产物,即为放射性核素,利用反应堆可生产多种放射性核素,且成本较低。反应堆所产生的裂变产物中包含了大量放射性核素,其中包含了十几种可用于核医学诊断和治疗的放射性同位素。常用的利用反应堆生产的放射性核素有^{99}Mo、^{113}Sn、^{131}Xe、^{125}I、^{131}I、^{32}P等。其主要优点是:辐照时间短、产量大、品种多。缺点是：难以获得高比活度的核素产品。

2. 加速器生产放射性核素　加速器通常分为直线加速器和回旋加速器，医用放射性核素一般通过回旋加速器来生产，加速器的原理是利用电流和磁场使带电粒子加速引发的核反应，一般用于生产寿命较短的正电子核素。这类核素适用于基于γ成像、PET和SPECT显像，具有图像清晰、辐射量小的特点。加速器非常适合生产与生物体相关并具有重要应用价值元素的放射性核素，如^{11}C、^{13}N、^{15}O等元素，加速器生产的放射性核素的种类较多，占目前已知医用放射性核素总数的60%以上。

加速器生产的医用放射性核素具有以下特点：①加速器生产核素一般放射出单能γ射线，易于探测，辐射量较低；②半衰期较短，病人所受的辐射剂量较少，可实现多次重复检查。

3. 放射性核素发生器生产放射性核素　放射性核素发生器是一种能从较长半衰期的放射性母体核素中分离出衰变的较短半衰期子体核素的装置。利用发生器生产医用放射性核素是放射性核素的主要来源之一。发生器所使用的母体核素一般通过反应堆或加速器生产，可多次、方便、安全地提供无载体、高比活度、高核纯和、短半衰期的核素，放射性核素发生器能定期分离出短寿命子体核素，为该类子体核素在那些远离反应堆和不配备加速器的医疗场所的应用提供了更多可能。目前可商品化的医用发生器有^{99}Mo-^{99m}Tc发生器、^{90}Sr-^{90}Y发生器、^{188}W-^{188}Re发生器等。其中^{99}Mo-^{99m}Tc发生器应用最为广泛。

（四）放射性核素探针的化学基础

放射性核素探针是指带有放射性核素，用于疾病诊断及生化行为跟踪的化合物。而放射性示踪剂是指一个或多个原子被放射性核素替代的化合物，主要通过监测放射性核素的衰变来探索化学反应机制、追踪化合物在细胞和生物组织中的分布。放射性核素探针属于放射性示踪剂的一种。

1. 放射性核素探针的要求　放射性分子影像探针的基本要求主要包括：①理想的生物学性能。体内诊断用的放射性核素探针应具有良好的定位和排泄性能，即放射性核素探针进入机体后能迅速特异性地进入靶器官或者组织，靶/非靶器官的放射性比值高，并具有合适的滞留时间和代谢时间。②简单的制备过程。供体内使用的放射性核素一般皆具有较短的半衰期，加上辐射防护的要求，制备放射性核素探针必须简单、快速，理想的制备方法是“一步法”标记。③良好的稳定性。与普通药物不同，放射性核素的稳定性包括化学稳定性、辐射稳定性、标记稳定性和体内稳定性等方面。④适宜的化学量。体内使用的放射性药物的用药量，应遵循尽可能低的原则，在保证获得清晰图像的前提下，应有适宜的比活度和载体使用量。⑤较高的放射化学纯度和核素纯度。

2. 放射性核素探针的标记方法

（1）化学合成法：化学合成法是制备有机放射性核素探针最主要和最经典的方法之一，原理与合成化学类似，只是所用的原料部分含有放射性，因此又有所不同。常用的合成方法包括：①逐步合成法；②加成法；③取代法。如[^{18}F]FDG和^{11}C标记的棕榈酸盐的制备。

[^{18}F]FDG是目前临床诊断肿瘤最常用的正电子药物。国际普遍使用的是以Kryptfix为相转移催化剂的^{18}F离子亲核取代反应（又称Hamacher法）。[^{18}O]H_2O通过质子辐照后，通过阴离子交换树脂将^{18}F阴离子与[^{18}O]H_2O分离，^{18}F阴离子由K_2CO_3溶液吸收，然后与$Kryptfix_{222}$（K_{222}）一起送至反应容器，充分除去水后，再加入三氟甲烷磺酸脂的乙腈溶液进行氟化。氟化反应结束后，反应液水解，然后先后通过阳离子交换树脂、阴离子交换树脂、Sep-pak C_{18}和Sep-pak氧化铝柱子进行纯化即可得到中性的[^{18}F]FDG，以备临床使用。

棕榈酸又称软脂酸，是一种饱和脂肪酸，可以用来作为心肌能量的来源。制备[^{11}C]-棕榈酸盐所需的格氏试剂需要用新鲜蒸馏的乙醚、镁和溴化十五烷来制备。[^{11}C]CO_2与格氏试剂反应结束后，先后进行水解、Sep-pak C_{18}柱子吸附产物、乙醇解吸产物、加热蒸发溶剂乙醇，得到的产物溶解于带有白蛋白的盐水中备用。

（2）金属络合法：金属络合法是指将放射性核素以共价键或配位键的形式络合到被标记的分子中，主要用于放射性金属核素的标记。目前广泛应用的放射性金属核素有^{99m}Tc、^{68}Ga、^{111}In、^{64}Cu、^{177}Lu。此方法的特点是标记对pH值、试剂浓度、离子强度等条件极其敏感。如典型的^{68}Ga标记生物分子采取的是间接标记法，即通过双功能团偶联剂将^{68}Ga与生物分子连接起来。具体的操作步骤分为三步：①将双功能团偶联剂与生物分子偶联。常用于^{68}Ga的偶联剂有DTPA（二乙三胺五乙酸),DOTA(1,4,7,10-四氮杂环十二烷-1,4,7,10-四乙酸),NOTA(1,4,7-三氮杂环壬烷-I,4,7-三乙酸)等。②核素标记。^{68}Ga 标记的最佳 pH 在 5.6~7.4(根据不同前体,选择不同 pH),标记时间一般小于 30min。③质量控制。标记完成后,需要通过高效液相色谱仪与放射性薄层色谱扫描仪检测^{68}Ga 化合物的放射化学纯度。如果纯度不满足要求,需要进行纯化。目前 FDA 批准的^{68}Ga 药物是[^{68}Ga]Ga-DOTATATE,主要用来定位生长抑素受体阳性神经内分泌肿瘤。^{89}Zr 标记化合物也通过间接标记法制得,目前用于^{89}Zr 标记的偶联剂主要有去铁胺(desferoxamine,DFO)和它的衍生物。DFO 可以提供 6 个配位原子与 Zr 形成较强的配位。目前有一些^{89}Zr 标记的化合物正在进行临床研究。如[^{89}Zr]Zr-DFO-MSTP2109A 用于 PET 诊断前列腺癌;[^{89}Zr]Zr-DFO-huJ591 用于转移性前列腺癌的诊断;[^{89}Zr]Zr-DFO-Trastuzumab 用于检测食管癌。此外,^{111}In 放射性核素探针也通过间接标记法制得,通常^{111}In 与偶联剂形成 4 配位、6 配位或 8 配位的复合物。常用于^{111}In 标记的偶联剂主要有 DTPA、DOTA 等,DTPA 和 DOTA 可以与 In(Ⅲ)形成八配位稳定化合物。已有多个^{111}In 放射性药物通过 FDA 审批。其中^{111}In 标记的卡罗单抗喷地肽用来显像前列腺癌。卡罗单抗是用来识别前列腺特异性膜抗原的小鼠单克隆抗体。它与 DTPA 的衍生物喷地肽相连,喷地肽可以作为偶联剂螯合放射性核素^{111}In。^{111}In 标记的羟基喹啉可以指示放射性标记的自体白细胞,辅助检测与脓肿或其他感染相关的白细胞迁移的炎症过程。^{111}In 标记的喷曲肽用于定位原发性和转移性表达生长抑素受体的神经内分泌瘤。^{99m}Tc 是临床应用最为普遍的金属核素,主要用来进行 SPECT/CT 成像,诊断相关疾病。^{99m}Tc 一般通过三种方法进行标记:直接标记、预标记(即预先形成配合物的方法)和通过双功能团偶联剂的间接标记。①直接标记法:在直接标记法中,还原剂将生物分子的半胱氨酸二硫键转化为游离状态的硫醇,^{99m}Tc 与硫醇配位进行标记。但是直接标记仅适用于具有二硫键的生物分子,而这些二硫键通常对于保持生物分子的生物学性能是至关重要的。二硫键的断裂有时可能改变生物分子的生物学行为,如体内稳定性,这就限制直接标记法的使用。②预标记法:在预标记方法中,^{99m}Tc 通常先与多功能偶联剂配位,然后^{99m}Tc 标记的多功能偶联剂再通过生物偶联技术与生物分子连接起来。但是,两步法不适合常规的临床应用。③间接标记法:间接标记法是指将多功能偶联剂连接到生物分子上形成偶联剂-生物分子连接物,随后还原[^{99m}Tc]TcO_4^-或与^{99m}Tc 形成的中间体进行配体交换间接地标记^{99m}Tc。目前已经开发了一系列的多功能偶联剂用于间接标记^{99m}Tc,如 MAG_3、MAG_2、HYNIC、DADT、EC、四胺、NS_3 等。此外,研究人员发明了基于有机金属 Tc 羰基配合物的间接标记方法。由于 Tc(I)的 d^6 电子构型,这种复合物具有高稳定性和高比活性。功能性中间体[[^{99m}Tc]$Tc(CO)_3(H_2O)_3$]$^+$中的水分子可以被单齿、二齿和三齿配体取代。例如三齿配体(吡啶-2-基-甲基-氨基)-二乙酸(PADA)、双(吡啶-2-基)甲基胺(DPA)和组氨酸衍生物都可以取代[[^{99m}Tc]$Tc(CO)_3(H_2O)_3$]$^+$中的水分子形成稳定的复合物,三齿配体优于双齿配体和单齿配体。

(3) 同位素交换法:利用同一元素的放射性核素与稳定核素在两种不同化学状态之间发生交换反应来制备放射性核素探针,其反应式如式 2-2-6:

$$AX+BX^* \longrightarrow AX^*+BX \qquad \text{式 2-2-6}$$

交换反应为可逆反应,调节反应温度、pH 及催化剂等可以控制反应产率,常用同位素标记法标记的探针有碘、磷、硫等元素。

(4) 生物合成法:利用植物、动物、或者微生物的生理代谢过程或酶的生物活性,将放射性物质标记在化合物中的方法,称为生物合成法。该方法适用于制备一些结构复杂、又难以用化学方法制备的放射性核素探针。该方法存在产量较低,生产和重复性差的特点,较少用于核医学显像分子探针的制备。

(张龙江 卢光明)

参 考 文 献

[1] Chen G,Roy I,Yang C,et al. Nanochemistry and nanomedicine for nanoparticle-based diagnostics and therapy. Chem Rev,2016,116(5):2826-2885.

[2] Tian Y,Zhang Y,Teng Z,et al. pH-dependent transmembrane activity of peptide-functionalized gold nanostars for computed tomography/photoacoustic imaging and photothermal therapy. ACS Appl Mater Interfaces,2017,9(3):2114-2122.

[3] Shao T,Wen J,Zhang Q,et al. NIR photoresponsive drug delivery and synergistic chemo-photothermal ther-

apy by monodispersed-MoS2-nanosheets wrapped periodic mesoporousorganosilicas. Journal of Materials Chemistry B,2016,4(47):7708-7717.

[4] Lu N,Tian Y,Tian W,et al. Smart cancer cell targeting imaging and drug delivery system by systematically engineering periodic mesoporousorganosilica nanoparticles. ACS Appl Mater Interfaces,2016,8(5):2985-2993.

[5] Teng Z,Su X,Lee B,et al. Yolk-shell structured mesoporous nanoparticles with thioether-bridged organosilicaframeworks. Chem Mater,2014,26(20):5980-5987.

[6] 申宝忠. 分子影像学. 第2版. 北京:人民卫生出版社,2010.

第三章　分子影像靶点的选择

第一节　靶点选择的关键要素

分子影像学的特色在于用分子标志物来辅助实现对特定靶点或者通路的可视化。分子生物学研究已经证明，生物分子与周围环境不断发生动态的化学反应，在各种疾病模型中，一部分生物分子的变化与疾病的发生、发展、转移密切相关，用特异性分子影像探针标记后，如这些分子在兴趣区域内的状态发生变化时，其分子影像也会发生相应改变。因此临床医师可以直观地评价疾病的进程及治疗的效果。这些具有特异性反映疾病发生的生物分子，是分子影像学中潜在的靶点。

在疾病发生、发展过程中，并不是所有参与其中的生物分子均可作为分子影像的靶点。被选作影像靶点的分子不仅要与疾病有相关性和特异性，还要在疾病发生、发展过程中有显著变化。分子影像能反映的生物分子的变化，主要包括如下四个方面：

一、数量或者浓度的改变

数量或者浓度的改变是最为常见的变化。分子影像靶点数量或浓度的改变，反映在图像上就是灰度的变化，从而提示疾病的发生和程度。如表皮生长因子（epidermal growth factor，EGF）是重要的促进细胞生长和增殖的细胞因子，在乳腺导管的形成过程中起着重要作用，在 50% ~70% 的肺癌、结肠癌和乳腺癌中，EGFR 表达水平异常升高。在临床实践中，用分子影像对病灶 EGFR 水平和分布进行整体检测和评估，可辅助疾病治疗方案的决策。

二、结构的改变

分子影像靶点结构的改变，会导致其配体结合的异常，从而改变配体的分布，引起图像的改变。如抑癌基因 p53 是生物体内维持基因组稳定的重要蛋白，它可以促进 DNA 损伤修复的蛋白和受损细胞的凋亡，但是在 50% 的肿瘤细胞中，*p53* 基因发生突变致使肿瘤细胞的基因组突变不受控制。p53 的主要负反馈调控蛋白 MDM2 与 p53 的结合异常，导致 p53 突变体的表达水平异常，从而可以在分子影像上有特异性的呈现。

三、位置的变化

分子影像靶点位置的改变，会让配体或者分子标记出现在通常不会出现的位置，从而提示异常的发生。如 TGF-β 是重要的免疫调节细胞因子，主要引起效应免疫细胞的免疫耐受，通常由细胞分泌到胞外。但是在非霍奇金淋巴瘤中，B 淋巴细胞表面会特异性表达膜型 TGF-β，并影响效应免疫细胞在肿瘤微环境中的分化。在疾病过程中，细胞处于压力状态下，部分 p53 会快速从细胞核转运至线粒体，与 Bcl 结合以促进细胞凋亡。

四、与其他分子的聚合或解聚

在某种程度上，影像靶点分子与其他分子聚合或解聚，进而改变分子结构或分子在细胞内的位置，引起图像的改变，提示疾病的发生。许多生物分子需要与其他分子聚合或者从聚合物上解离，才能发挥功能。缺氧诱导因子 HIF-1α 单独作为游离分子存在的时候，并无生物学活性，只有与 HIF-1β 结合形成异源二聚体时，才能成为有活性的转录因子，诱导蛋白合成。

（徐海波）

第二节　细胞外靶点

在疾病发生、发展过程中，分子靶点的变化并不总是单纯的某一种变化，而往往是多种变化同时发生。因此，在选择分子影像的靶点时，需要对潜在靶点的功能及其在细胞中分布有清楚的认识。本章将根据在细胞不同位置分类介绍分子影像中潜在的分子靶点及其进展。

一、神经递质

突触传递是中枢神经系统最重要的信息传递

方式，它依赖的是突触前神经元向突触后神经元释放神经兴奋性或者抑制性的化学物质。这些化学物质被称为神经递质（neurotransmitter），由突触前神经元合成，从突触前膜释放、经突触间隙扩散，特异性地结合于突触后神经元或效应器细胞膜上的受体，产生突触去极化电位或超极化电位，从而导致突触后神经兴奋性升高或降低，引起下一级神经元的应答活动。

一种化学物质被确认为神经递质的条件包括但不局限于以下条件：①递质在神经元内合成，或储存在神经元中；②神经元兴奋时，递质被释放并作用于某个目标上，如下级神经元、肌肉细胞、腺体细胞等；③实验中将递质放到目标上，会得到相同或相似的反应；④必须存在反应结束后递质的清除机制。神经递质的主要分类如下：

（一）胆碱类递质

胆碱类递质主要是乙酰胆碱（acetylcholine，Ach），Ach 递质绝大多数起兴奋作用，主要用于神经肌肉连接，即运动神经元释放乙酰胆碱来激活肌肉细胞，这意味着任何影响乙酰胆碱能系统的药物都有引起痉挛甚至瘫痪的风险。在大脑中有多个乙酰胆碱能区域，它们在唤醒、注意、记忆和行为动机等方面起着重要作用。在外周自主神经系统中，乙酰胆碱既是交感神经系统的内部递质，也是副交感神经系统的最终产物。

在分子影像研究中，极少直接以乙酰胆碱为分子影像的靶点，更为普遍的方式是对其受体烟碱型胆碱受体（nicotinic acetylcholine receptors，nAChRs）进行 PET 成像，其中应用最广泛的是 α4β2 和 α7 两种丰度最高的亚型。在神经退行性疾病中，如阿尔茨海默氏症、帕金森症等，nAChRs 表达水平降低，用 2-[^{18}F]-fluoro-3-[2(S)-2-azetidinylmethoxy]-pyridine（2-[^{18}F]-fluoro-A85380）可以特异性表征 α4β2 nAChR 的表达水平的变化，而 α7 nAChR 具有高亲和力和高选择性的 PET 探针[^{18}F]ASEM 可以用来显示 α7 nAChR 的变化。

（二）生物胺类递质

生物胺类递质主要包括去甲肾上腺素（noradrenalin，NA）、多巴胺（dopamine，DA）和 5-羟色胺（serotonin，5-HT）等。

去甲肾上腺素（norepinephrine）主要由交感节后神经元和脑内肾上腺素能神经末梢合成和分泌，肾上腺也能分泌少量。在嗜铬细胞瘤、注意缺陷多动障碍、自主神经衰竭等疾病中，去甲肾上腺素都是潜在的靶标。缺血性心脏病和心力衰竭的发生会伴随着交感神经突触前和突触后功能变化。碘（^{123}I）代苄基胍（[^{123}I]MIBG）与去甲肾上腺素相同的细胞吸收和存储特点，因而基于碘代苄基胍的 SPECT 可以为心力衰竭的患者提供诊断和预后信息。

多巴胺是左旋多巴的衍生物，主要在大脑和肾脏中合成。外周的多巴胺主要作为化学信号分子，在中枢神经系统中，它是重要的神经递质，多种重要的神经系统疾病与多巴胺系统的异常相关，一些关键的药物治疗主要针对的就是多巴胺的效应。典型的疾病模型是帕金森症，它是由黑质区域的分泌多巴胺的神经丢失引起。另外，也有证据证实，精神分裂症与多巴胺活性改变相关，并且大部分抗精神病药物都是用来降低多巴胺活性的拮抗剂，而不宁腿综合征和注意缺陷多动障碍则与多巴胺的活性水平降低有关。多巴胺自身具有荧光特性，可以在 270nm 的单光子激发或者 540nm 的双光子激发时产生小于 320nm 的中紫外荧光，因而可以直接用于无标记的荧光成像，来观察多巴胺能神经元。L-6-^{18}F-多巴（3，4-dihydroxy-6-18F-fluoro-L-phenylalanine，[^{18}F]FDOPA）可以标记突触前神经元，利用 PET 显示多巴胺的摄取情况，而[^{11}C]NNC 112 与突触后多巴胺受体具有高亲和力，可以用来显示多巴胺与其受体的结合。

5-羟色胺是酪氨酸的衍生物，90% 的 5-羟色胺存在于胃肠道，主要负责肠道蠕动，其余主要分布于中枢神经系统，参与调节多种功能，如情绪、食欲、睡眠，甚至会参与记忆与认知。5-羟色胺本身具有自发荧光，在光学成像领域，用波长为 630nm 飞秒激光器对双光子激发可以直接观察细胞对 5-羟色胺的摄取。另外针对 5-羟色胺转运体也有许多特异性的 PET、SPECT 分子影像探针，如 4-[^{18}F]-ADAM、[^{11}C](+)-McN5652 等。

（三）多肽类递质

多肽类递质包括甘丙肽、垂体神经叶多肽、神经肽 Y、阿片肽、食欲素、速激肽等。

其中，甘丙肽为 29 肽（人的甘丙肽为 30 肽），广泛分布于脑和脊髓，与多种生物学过程相关，如：痛觉、行走和睡眠的调控、认知、进食、情绪调控、血压调控等。类甘丙肽为 60 肽，由下丘脑弓形核和垂体后叶分泌，参与食欲的调节。在分子影像研究中，鲜有直接观察甘丙肽，而是针对它们的共同受体——甘丙肽受体。用荧光蛋白标记的甘丙肽受体可以用来研究甘丙肽刺激下甘丙肽受体的聚集和内吞。

垂体神经叶多肽包括加压素、催产素、神经垂体激素运载蛋白Ⅰ和神经垂体激素蛋白Ⅱ等。加压素通常都是9肽,主要参与机体保留水分和控制血压等。催产素也是9肽,主要作用是帮助生产、建立与婴儿的连接和母乳的产生。神经垂体激素运载蛋白Ⅰ是催产素的运载蛋白。神经垂体激素蛋白Ⅱ加压素的运载蛋白,它们分别与这些蛋白一同通过囊泡分泌。直接对加压素和催产素进行成像的研究非常少,大多是用功能磁共振成像研究鼻腔给药后脑部功能变化,主要涉及社交记忆与认知、情绪感知、同情、信任、合作、恐惧等。

神经肽Y类递质包括神经肽Y(neuropeptide Y,NPY)、胰多肽(pancreatic polypeptide)和多肽YY(peptide YY),它们均由36个氨基酸残基组成,广泛分布于哺乳动物中枢和外周神经系统,是含量最丰富的神经肽之一。神经肽Y与生物体一系列生理活动有关,包括进食行为、学习和记忆、情感、心血管系统稳态、激素分泌、血压、心率等。近年来的研究还表明,神经肽Y与肿瘤疾病进展相关,尤其是内分泌相关肿瘤,如乳腺癌、卵巢癌、垂体瘤、神经母细胞瘤等。神经肽Y通过与G蛋白偶联受体结合发挥生物学作用,近年针对NPY及其受体的分子影像研究也是热点之一。2001年Langer等首次采用螯合剂PADA分别与神经肽Y和其受体Y1进行螯合,并分析验证螯合复合物的活性和结构,使其作为肿瘤诊断与治疗手段成为可能;后来有研究尝试用核素^{99m}Tc和^{111}In标记NPY及其类似物来进行神经母细胞瘤显像,^{18}F标记的非氨基酸衍生物也被用于相关研究。近年人工合成的基于2,4-二氨基吡啶的非肽类复合物神经肽Y受体拮抗剂,也被研究用于神经肽Y受体的PET示踪剂。

阿片肽类递质是指作用于阿片类受体并产生类似于吗啡效果的多肽类神经递质,主要包括脑啡肽(enkephalin)、强啡肽(dynorphin)、内啡肽(endorphin)和内吗啡肽(endomorphin)等。脑啡肽是一种内源性的五肽,有甲硫氨酸型脑啡肽(Tyr-Gly-Gly-Phe-Met)和亮氨酸型脑啡肽(Tyr-Gly-Gly-Phe-Leu)两种类型,主要参与机体伤害类知觉的调节。强啡肽由强啡肽原水解而成的13肽,分为强啡肽A和强啡肽B两种类型。强啡肽在中枢神经系统中分布广泛,但是在下丘脑、髓质、脑桥、中脑和脊髓等区域浓度最大。不同于一般的神经递质,强啡肽以特征性的致密核心的大直径囊泡(80~120nm)储存于神经元中,其释放需要更大强度和更长时间的刺激。强啡肽参与痛觉缺失、成瘾、压力与沮丧、食欲、昼夜节律、体温调节等。内啡肽也是内源性多肽类神经递质,分为α-内啡肽、β-内啡肽、γ-内啡肽、σ-内啡肽、α-新内啡肽和β-新内啡肽,其中α-新内啡肽和β-新内啡肽也由强啡肽原水解而来。内啡肽的主要作用是抑制疼痛信号的传递,也可以产生与其他阿片类物质类似的愉悦感。机体会在疼痛时应激产生内啡肽,较高强度的有氧运动也会增加血液中内啡肽的水平。内吗啡肽分为内吗啡肽-1和内吗啡肽-2,均为4肽,与μ-阿片类受体有最强的亲和力和选择性。两种内吗啡肽均可以在动物体内诱导痛觉缺失,与吗啡的作用类似,但是两者之间也有不同。内吗啡肽-1更多分布于脑,诱导条件性偏爱;而内吗啡肽-2更多分布于脊髓,诱导条件性厌恶。已开发出多种阿片肽类似物用核素标记与阿片类受体特性结合,用于临床和基础研究,如[^{18}F]Cyclofoxy、[^{18}F]Diprenorphine、[^{11}C]Buprenorphine、[^{18}F]-FE-PEO、[^{11}C]Carfentanil、[^{11}C]Methylnaltrindole、[^{11}C]GR103545、[^{11}C]MeJDTic、[^{11}C]LY2795050、[^{11}C]NOP-1A、[^{18}F]MK-0911等。

食欲素参与调节激励、唤醒和食欲,由很小一群神经元合成,在人脑中大约有70 000个神经元产生食欲素。但是,这些神经元主要分布于下丘脑两侧和前部,向整个大脑投射。食欲素主要分为两种类型:食欲素-A和食欲素-B。其中,食欲素-A为33肽,食欲素-B为28肽,均为兴奋性神经肽,有50%的相似度。食欲素神经元的激活,能促进维持大脑清醒,相反处于部分抑制状态的食欲素神经元会引发睡眠。针对食欲素多肽的分子影像研究通常是对其受体进行标记,常用的核素标记的食欲素激动剂有[^{3}H]SB67404、[^{11}C]9a、[^{11}C]BBAC([^{11}C]6a)、[^{11}C]BBPC([^{11}C]6b)和[^{11}C]4等。

速激肽是一类10~12肽的神经肽家族,在中枢神经系统中是一类高度兴奋性的神经递质,在伤害性处理、满足感和平滑肌收缩过程中起着重要作用。速激肽包括神经激肽A、神经激肽B、P物质和神经肽K。神经激肽A和P物质为前速激肽原基因的mRNA不同剪接的产物。神经激肽A在中枢和外周神经系统中普遍存在,与对疼痛和炎症的响应相关。神经激肽B伴随亲吻促动素、内啡肽等在弓状核神经元内表达,与黄体化激素的分泌相关。P物质是广泛分布于细神经纤维内的一种神经肽,由11个氨基酸残基组成,其受体NK1R(neurokinin-1 receptor)广泛分布于多种细胞的质膜和核膜上,如神经元、胶质细胞、毛细血管和淋巴管的内皮细胞、成纤维细胞、干细胞、白细胞等,参与一系列生理过程,如疼痛、炎症、哮喘、呕吐、学习和记忆等,对所参与的细胞过程具有放大或兴奋的作用。神经肽 K 是神经激肽 A 的延长衍生物,与神经激肽 A 类似,主要分布于感觉神经元,主要参与感官的调控。P 物质是研究最多的速激肽之一。近年众多证据显示 P 物质及 NK1 受体与肿瘤扩散和进展有关,NK1R 在星形细胞瘤、恶性胶质瘤、乳腺癌和胰腺癌中过表达,NK1R 与 P 物质结合促进肿瘤细胞增殖、血管再生和肿瘤转移,P 物质及 NK1R 作为显像剂诊断及治疗肿瘤有相关理论基础。Kneifel 等以 P 物质为模板,在其氨基端进行氨基酸修饰螯合,该螯合体能进一步螯合 ^{213}Bi、^{90}Y 及 ^{177}Lu 放射性核素,在生物体内靶向放射治疗目标肿瘤。另一项研究则在 P 物质氨基端螯合 DOTA,再进一步螯合放射性核素 ^{213}Bi,能为靶向治疗胶质瘤带来新的希望。

(四) 氨基酸类递质

氨基酸类递质主要有精氨酸、天冬酰氨、谷氨酸、γ-氨基丁酸、甘氨酸和 D 型丝氨酸等。按照功能不同,可分为兴奋性氨基酸和抑制性氨基酸两大类。

精氨酸为脑内含量最多、最主要的兴奋性氨基酸,对突触重塑具有重要作用,因而在学习和记忆中扮演重要角色。天冬氨酸也遍布中枢各部,是脊髓中间神经元的兴奋性递质。谷氨酸光学探针(E optical sensory,EOS)包含谷氨酸与其受体结合的结构域,能特异性结合谷氨酸。通过光学成像技术,用 EOS 标记谷氨酸可以来展示,突触活动过程中突触外谷氨酸的动态变化。

在抑制性氨基酸中,γ-氨基丁酸(γ-aminobutyric acid,GABA)是哺乳动物脑部主要的抑制性神经递质,大多数镇静剂作用的靶点就是 γ-氨基丁酸。GABA 通过 $GABA_A$ 和 $GABA_B$ 受体发挥作用。其中 $GABA_A$ 是氯离子通道,$GABA_B$ 是 G 蛋白偶联受体,但是可以打开钾离子受体,主要分布于大脑抑制性神经元的细胞膜上。当 GABA 被释放到突触间隙中,会与突触前膜和突触后膜上的受体结合,打开离子通道,使氯离子流入细胞或者钾离子流出细胞,导致细胞膜电位超极化,从而增加去极化所需刺激的强度。在分子影像研究中,常用 $GABA_A$ 的激动剂[^{11}C]flumazenil([^{11}C]FMZ)标记 $GABA_A$ 受体的 α 亚基用于人脑的 PET 显像。

二、激素

激素是多细胞生物体内腺体分泌的信号分子,生物体通常经循环系统将它们运送到远端器官,来调控生理及行为。激素通过与远端靶细胞中的受体结合来改变细胞功能。激素主要分为三大类:氨基酸衍生物、类固醇和类花生酸。其中,氨基酸衍生物是水溶性物质,与靶细胞表面的受体结合后,通过第二信使对靶细胞发挥作用;类固醇是脂质,可以直接穿过细胞膜和核膜而在细胞核内发挥作用;类花生酸产生于核细胞,在特定生理过程中发挥重要作用。激素因其对生理和病理过程调控的重要作用,它们的异常表达是各种疾病的重要标志,因而也常常被用作分子影像学的靶点。

(一) 氨基酸衍生物

典型的氨基酸衍生物类激素包括酪氨酸衍生物如肾上腺素、去甲肾上腺素、甲状腺激素等,色氨酸衍生物如褪黑素,以及一些氨基酸形成的多肽,如促肾上腺皮质激素、生长激素、胰岛素、胰高血糖素、甲状旁腺激素、降钙素、心钠素等。在临床应用和医学研究中,肾上腺素、去甲肾上腺素和甲状腺激素常被用作分子影像学靶点。

肾上腺素(epinephrine)由肾上腺及分泌,可以增加肌肉血流、心脏血液泵出量、瞳孔放大和血液水平,在应激反应中起着重要作用。Bengal 等用[^{11}C]epinephrine PET 对心室交感神经支配的心室进行了成像,观察到正常人、猪和大鼠清晰的心脏影像。

甲状腺激素(thyroid hormone)由甲状腺分泌,主要负责调节机体代谢,主要包括三碘甲状腺原氨酸和它的前体甲状腺素。它们几乎对机体的每一个细胞都会产生功效,提高细胞的基底代谢水平,影响蛋白合成,辅助生长激素调节长骨生长,促进神经成熟等。放射性 ^{131}I 常常被用于甲状腺癌远处转移的高灵敏检查。在 ^{131}I(通常是碘化钠)服用之后,甲状腺癌细胞会摄取这些 ^{131}I 合成甲状腺激素,在服药后的 7 天和 3 个月做全身 SPECT 显像,有弥漫的放射性 ^{131}I 摄取的部位提示存在甲状腺癌转移灶。

(二) 类固醇激素

类固醇激素中典型代表是醛固酮、糖皮质激素、性激素和维生素 D。其中,性激素的配体,最典型的如雌激素受体,常常在生殖系统肿瘤细胞中异常表达,因而在临床应用和医学研究中,常用性激素的类似物作为分子影像靶点,对肿瘤显影。

性激素(sex hormones)由性腺分泌,主要包括雄激素、雌激素和孕激素,对生殖功能和行为起着重要作用。临床中,需要通过活检来检测乳腺肿瘤对激素是否响应，用放射性孕激素类似物21-[^{18}F]-fluoro-16-alpha-ethyl-19-norprogesterone（[^{18}F]FENP）来对肿瘤进行显影可以实现无创诊断。类似地，雄激素类似物16β-[^{18}F]-fluoro-5α-dihydrotestosterone（[^{18}F]FDHT）被用于前列腺癌的诊断。在乳腺癌中，雌激素受体阳性的肿瘤发病率相对更低，但是转移性乳腺癌的转移灶是否表达雌激素受体，与原发灶并无直接相关性。因此，用放射性的雌激素类似物16α-[^{18}F]-fluoro-17β-oestradiol（[^{18}F]FES）对全身的转移灶进行显影具有显著的意义。

（三）类花生酸

最典型的类花生酸激素是前列腺素（prostaglandins），主要分为PGD、PGI2、PGE2和PGF2α等多类，在几乎所有核细胞均有产生。它们的功能多种多样，在循环、呼吸、消化、免疫等多种生理过程上均发挥重要作用，但是目前鲜有研究报道以类花生酸作为分子影像的靶点。

三、活性多肽

生物体多肽种类繁多，除了前面已经介绍的多肽类神经递质外，还包括铃蟾肽（蛙皮素）、胃泌素、胰高血糖素样肽-1等。

蛙皮素（bombesin，BN）是一种含14肽，从欧洲红腹铃蟾体内发现，在哺乳动物体内的类似物为神经介素-B或者胃泌素释放肽，能促进胃的G细胞分泌胃泌素。蛙皮素具有广泛的生物学功能，可以调节胃肠运动，促进胃肠激素的释放，刺激消化道正常黏膜组织的生长，在肿瘤组织中能促进肿瘤细胞的增殖。用各种放射性核素将修饰后蛙皮素标记，然后采用PET/CT或SPTECT针对肿瘤进行检测，目前已经进行众多临床试验，如采用^{99m}Tc-标记修饰的BN来检测肝脏、胰腺及结肠肿瘤，^{68}Ga标记BN诊断前列腺癌，Cu^{64}、Lu^{177}与BN标记等，均取得一定的诊断效果。

胃泌素（gastrin）是由胃窦部及十二指肠近端黏膜中G细胞分泌的一种胃肠激素，人体有2种分别由17个和34个氨基酸组成的构型，能刺激壁细胞分泌盐酸，还能刺激胰液和胆汁的分泌，也有轻微地刺激主细胞分泌胃蛋白酶原等作用。肠促胰酶肽（cholecystokinin，CCK）可从肠组织中提取，具有能促进淀粉酶和胰蛋白酶的分泌，促进胆液的分泌功能，也可作为神经递质或神经调质发挥作用。胃泌素和CCK均能与CCK受体特异性结合，尤其是CCK1受体和CCK2受体，而CCK1受体和CCK2受体能在很多肿瘤中检测到，如甲状腺癌（92%）、星形细胞瘤（65%）、卵巢癌（100%）等。自1998年Behr等用I^{123}标记的胃泌素诊断甲状腺癌之后，研究者尝试用其他各种不同放射性核素标记胃泌素来进行疾病诊断，包括[^{15}Leu]G、[^{131}I]G、[^{68}Ga]G、[^{111}In]G、[^{99m}Tc]G等。2011年欧洲研究团队开始尝试研究^{111}In标记CCK在体内及体外实验，这些研究为将来用各种放射性核素标记CCK用于疾病诊断奠定了基础。

胰高血糖素样肽-1（glucagon-like peptide-1，GLP-1）是回肠内分泌细胞分泌的一种脑肠肽，它能促进胰腺β细胞分泌胰岛素，并减少胰岛α细胞分泌胰高血糖素，从而能起到降低血糖作用。GLP-1受体（GLP-1R）是G蛋白偶联受体家族成员之一，其配体GLP-1与之结合能触发联级反应，发挥生物学效应。以GLP-1和GLP-1R显像的分子影像技术在一定程度上为诊断胰岛素瘤提供有效的信息，研究表明用^{68}Ga标记GLP-1的PET技术能在小鼠体内诊断胰岛素瘤。2010年有研究显示^{111}In标记修饰的GLP-1可作为潜在的显像剂诊断疾病。另外，用^{123}I、^{18}F、^{64}Cu、^{99m}Tc等不同放射性核素标记修饰的GLP-1诊断胰腺相关疾病的研究也正在大量进行，有望在不远的将来在临床推广使用。

天然的细胞活性多肽为我们研究和探索分子显像剂提供了丰富的资源，对天然肽类进行结构及功能分析研究，进而对其进行氨基端修饰、放射性核素整合，使其成为有使用前景的SPECT和PET显像剂，为相关疾病诊断和治疗提供新的方法和思路，具有重要意义。

四、核苷与核苷酸

戊糖和碱基缩合形成的糖苷成为核苷。常见的核苷有尿嘧啶核苷、腺嘌呤核苷、胞嘧啶核苷、鸟嘌呤核苷、胸腺嘧啶核苷等。有些核苷及其衍生物具有显著的生理功能，如次黄嘌呤核苷（肌苷）可治疗急性和慢性肝炎及风湿性心脏病，5-氟尿嘧啶是临床和基础研究中常用的抗肿瘤药物，而5'-脱氧-5'-碘尿嘧啶核苷是治疗病毒性角膜炎的特效药。

核苷或脱氧核苷中C'_5原子上的羟基与磷酸通过酯键结合，构成核苷酸或脱氧核苷酸。根据核苷酸中所含磷酸基团的数目不同，可将核苷酸分为核苷单磷酸、核苷二磷酸、核苷三磷酸。核苷酸是RNA的基本组成单位，脱氧核苷酸是DNA的基本组成单位。除储存遗传信息，参与蛋白质翻译外，游离的核苷和核苷酸还有许多其他生理功能。环化单磷酸腺苷（adenosine 3'，5'-cyclic monophosphate,cAMP)和环化单磷酸鸟苷(guanine 3',5'-cyclic monophosphate,cGMP)是经典的第二信使,尽管目前在总体上对环化单磷酸胞苷(cytidine 3',5'-cyclic monophosphate,cCMP)和环化单磷酸尿苷(uridine 3',5'-cyclic monophosphate,cUMP)还知之甚少,但是已有证据显示它们在细胞内也可以作为第二信使发挥信号转导的功能,参与到细胞凋亡的调控。另外,还有些罕见的核苷酸,如环化单磷酸黄苷(xanthosine 3',5'-cyclic monophosphate,cXMP)、环化单磷酸肌苷(inosine 3',5'-cyclic monophosphate,cIMP)、环化单磷酸胸苷(thymidine 3',5'-cyclic monophosphate,cTMP)等。在这些非典型的环化核苷酸中,研究较多的是 cIMP,它在缺氧条下合成,与细胞对缺氧的响应相关。

细胞外嘌呤[腺苷三磷酸(ATP),腺苷 5'-二磷酸(ADP)),嘧啶(尿苷 5'-三磷酸(UTP)和 UDP]是通过 P1 和 P2 嘌呤能受体介导不同生物效应的重要信号分子。它们具有在细胞中启动多种信号应答的能力。细胞外核苷酸信号传导的分子成分是外切酶,负责限制在细胞生长,伤口和病原体攻击期间释放的核苷酸的积累,并且可以帮助终止胞外 ATP(eATP)信号传导。eATP 是核苷酸中最丰富的,在炎症反应期间可以通过结合到在免疫系统的细胞上广泛表达的质膜 P2 嘌呤能受体起到介导物的作用。有证据表明细胞外 ATP(eATP)是重要的免疫调节剂。ATP 在细胞质中以相对高的水平存在,其浓度范围从 1 ~ 10mM。在细胞外间隙,其生理浓度相当低,范围在 1 ~ 10nM 之间,这决定了以胞外 ATP 作为分子影像的靶点面临较大挑战。在临床研究中,以核苷或者核苷酸为成像靶点的分子影像通常利用的是,在分裂细胞中,核素标记的核苷或者核苷酸被细胞摄取后,整合到细胞的 DNA 中,可以用来判断正常细胞与肿瘤细胞;真正以细胞外的核苷或者核苷酸为分子影像靶点的研究寥寥无几。

五、细胞调节因子

细胞因子包括趋化因子、干扰素、白介素、淋巴因子、肿瘤坏死因子等,但不包括激素和生长因子。细胞因子内涵丰富,分类松散,但主要都是分子量为 5 ~ 20kDa 的小分子蛋白,对细胞信号传导具有重要作用。很多类型的细胞都可以分泌细胞因子,典型的如 B 淋巴细胞、T 淋巴细胞、巨噬细胞、粒细胞等免疫细胞,而血管的内皮细胞、成纤维细胞甚至肿瘤细胞都是重要的细胞因子源头。而且,同一种细胞因子,可由不同各类的细胞分泌,因而形成了活体微环境中错综复杂的细胞信号传导网络。细胞因子主要通过受体发挥作用,在免疫细胞的防御、异物清除、损伤修复等方面起着关键的作用。

细胞因子按照化学结构的相似性主要分成四类:①α 螺旋束家族,包括白介素 2(interleukin-2,IL-2)亚族、干扰素(interferon,IFN)亚族和 IL-10 亚族;②IL-1 家族,典型代表是 IL-1 和 IL-18;③IL-17 家族;④胱氨酸结细胞因子,包括转化生长因子 β(transforming growth factor β,TGF-β)超家族,如 TGF-β1、TGF-β2、TGF-β3 等。按照细胞因子的功能可以分为两类:促进细胞免疫应答的细胞因子,如 IFN-γ、IL-2、TNF-α 等,被称为Ⅰ型细胞因子;促进抗体应答的细胞因子,如 IL-4、IL-10、IL-13、TGF-β 等,被称为Ⅱ型细胞因子。

直接靶向细胞因子的分子影像研究并不多见。IL-2 是研究比较多的细胞因子。IL-2 是调节白细胞(主要是淋巴细胞)的激活的重要细胞因子,主要通过对 T 细胞的直接调控在免疫细胞的免疫与耐受的关键功能中发挥重要作用。在胸腺中,IL-2 通过刺激特定的 T 细胞分化成为调节性 T 细胞,抑制其他 T 细胞对自身正常组织的识别,从而阻止自身免疫疾病的发生。IL-2 还可以促进 T 细胞分化成效应性 T 细胞和记忆性 T 细胞,帮助机体识别抗原和保持对抗原的记忆。IL-2 与其受体 IL-2R 具有高亲和力,IL-2R 主要分布于激活的 T 细胞表面。用 PET 成像技术可以对活体中免疫细胞的浸润进行动态观察,如[^{18}F]FB-IL-2 被证实可以作为一个稳定的具有生物活性的标记用于活体监测激活的 T 细胞。此外,^{123}I 和^{99m}Tc 标记的 IL-2 已被用于 SPECT 研究慢性炎症疾病,如自身免疫疾病、易损斑块等。

六、糖类

糖类是由碳、氢、氧组成的一类有机物。在生物体内的糖供应生命活动所需要的能量,也可以作为其他物质生物合成的原料和细胞识别的信息分子,其基本组成单元为单糖,通常为含 3 ~ 9 个碳原子的简单环状结构,但以戊糖和已糖为主,如核糖、葡萄糖、半乳糖、果糖、木糖等。不同的单糖可缩合成二糖,如葡萄糖与果糖可以缩合成蔗糖,葡萄糖与半乳糖可以缩合成乳糖等。3 ~ 9 个单糖缩合成的糖称为寡聚糖,由更多单糖缩合成的糖被称为多糖,如淀粉、纤维素等。糖类的还原端可以与蛋白质或脂类分子结合形成糖复合物,包括糖蛋白、蛋白聚糖和糖脂。

单糖中最重要的是葡萄糖、核糖和脱氧核糖。葡萄糖是活细胞的能量来源和新陈代谢中间产物，血液中存在的葡萄糖即为血糖，其浓度是临床判断疾病的一个重要指标。葡萄糖在体内被氧化成二氧化碳和水，并同时供给热量，或以糖原形式贮存。葡萄糖也是很多含碳物质分子的前体物质，在机体内可转变成多种非糖物质。核糖是多聚核糖（polyribonucleotide，RNA）的组成单元，脱氧核糖是多聚脱氧核糖（polydeoxyribonucleotide，DNA）的组成单元，它们都是生物体内重要的遗传物质，对于维持生物物种的延续和稳定起重要作用。

二糖中最常见的有麦芽糖、蔗糖、乳糖等。麦芽糖和蔗糖存在于植物体内。乳糖存在于哺乳动物的母乳中。多糖中最常见的是淀粉和糖原，淀粉是植物体内最重要的贮藏多糖，糖原是生物体内贮备多糖，在哺乳动物体内主要存在于骨骼肌和肝脏中。这些都是生物体重要的能量贮存和来源。

在分子影像研究中，作为分子靶点被应用最多的是葡萄糖。葡萄糖的类似物^{18}F 氟脱氧葡萄糖（fludeoxyglucose（^{18}F），^{18}F-FDG）是临床已被广泛应用的经典 PET 探针，先后被应用于脑和肿瘤部位的影像检查和诊断，对临床和基础研究都有着深刻而广泛的影响。^{18}F FDG 与葡萄糖的不同在于其 2-羟基被^{18}F 取代。^{18}F-FDG 在进入细胞后，与葡萄糖相同，首先被磷酸化，但是其 2-羟基的缺失，导致它不能像葡萄糖一样被进一步降解，但是由于磷酸基团的负电使它无法穿越细胞膜，因而被困在细胞中而富集，提供 PET 显影的对比度。这也从原理上决定了[^{18}F]FDG 只能示踪细胞内的葡萄糖，而细胞外的[^{18}F]FDG 因为分布弥散而无法很好的显影。[^{18}F]FDG 作为细胞内分子影像靶点的应用见后续已糖激酶部分。

（徐海波）

第三节 细胞膜靶点

一、酶和蛋白质

（一）Ras 蛋白

Ras 蛋白是原癌基因 *c-ras* 的编码产物，*ras* 基因在人类体内包括 3 种，即 H-ras、K-ras 和 N-ras，分别定位于第 11、12 和 1 号染色体，这 3 种 *ras* 基因虽然核苷酸排列顺序不尽相同，但是均能编码相同的蛋白，即 P21 蛋白。所有的 P21 蛋白均有较弱的 GTP 酶的活性。一旦与 GTP 结合，即激活 P21 蛋白；而与 GDP 结合时，则表现为静止状态，通过上述两种方式，改变蛋白的构象，从而在信号转导通路中达到调节细胞生长分化和调控细胞凋亡的作用。

Ras 蛋白定位细胞膜的内侧，相对分子量为 2. 1kDa，多数是由 188 个或 189 个氨基酸组成，主要包含两个结构域，即一段含有 85 个氨基酸的高度保守序列和决定蛋白构型轻微不同的非保守序列。在对 Ras 蛋白前体蛋白进行翻译后修饰过程中，由于不同的剪切作用，产生了 4 种不同构型的 Ras 蛋白包括 H-ras、N-ras、K-ras4A，K-ras4B。

Ras 是细胞内信号传导网络的开关，控制细胞肌动蛋白骨架的完整、细胞增殖、细胞分化、细胞黏附、细胞凋亡和细胞迁移等。基于荧光蛋白建立 Ras 探针，可以通过基于荧光共振能量转移（forster resonance energy transfer，FRET）的光学成像技术，在细胞水平观察这些动态过程中 Ras 的变化。在神经元内，Ras 活性激活细胞中的胞外信号相关激酶（extracellular signal-related kinase，ERK），与多种神经活动相关，如长时程增强、长时程抑制、树突蛋白合成和基因转录等。基于荧光蛋白的 Ras FRET 探针可以与 Ca^{2+} 探针一起研究钙信号与 Ras 激活之间的关系。

（二）G 蛋白

G 蛋白（G protein）的全称为鸟苷酸结合蛋白（guanine nucleotide-binding protein），一般是指任何可与鸟苷酸结合的蛋白质的总称。从这个定义判断，上述的 Ras 蛋白也属于 G 蛋白，但是这里主要描述的是 G 蛋白家族中异聚体 G 蛋白。G 蛋白由 α、β、γ 等 3 个不同亚基组成，其中 β 和 γ 亚基形成紧密的二聚体，被称为 β-γ 复合物。α、β、γ 亚基在细胞膜内侧形成紧密三聚体，对下游蛋白进行激活或者抑制。鸟苷酸与 α 亚基结合，包括鸟苷三磷酸（guanosine-5'-triphosphate，GTP）和鸟苷二磷酸（Guanosine-5'-diphosphate，GDP）；其中，α 亚基与 GTP 结合时，G 蛋白处于激活状态；反之，α 亚基与 GDP 结合时，G 蛋白切换至抑制状态。

G 蛋白根据 α 亚基（G_α）不同其功能不同，大致可分为 4 类：①G_i家族：主要有 $G_{i/o}$、G_t、G_{gust}、G_z 四类，其中 $G_{i/o}$ 的功能主要是抑制腺苷环化酶、打开 K^+通道，关闭 Ca^{2+}通道，促进平滑肌收缩，抑制神经活动等；G_t 激活磷酸二酯酶 6，调节视觉功能；G_{gust} 同样是激活磷酸二酯酶 6，但主要调节味觉功能；G_z 抑制腺苷环化酶，维持耳蜗流体的离子平衡。②G_s

家族：主要包括 G_s 和 G_{olf}。其中，G_s 激活腺苷环化酶，提高心率，促进平滑肌松弛，刺激神经活动；G_{olf} 激活腺苷环化酶，调节味觉功能。③G_q 家族：主要成员为 G_q，激活磷脂酶 C，促进平滑肌收缩和 Ca^{2+} 的流入流出。④$G_{12/13}$ 家族：主要成员为 $G_{12/13}$，激活小 G 蛋白，促进细胞骨架的功能和平滑肌的收缩。尽管 G 蛋白在信号通路中扮演重要角色，涉及诸多生物学过程，但是直接对其成像的研究却不多见，更多分子影像研究把研究的焦点放在与其偶联的受体上，详情见“四、细胞表面受体部分”。

（三）磷脂酶

磷脂酶（phospholipase，PL）是指可将磷脂水解为脂肪酸和其他亲脂性物质的酶。根据磷脂酶对磷脂水解反应的不同可将磷脂酶分为 4 类：PLA、PLB、PLC、PLD，其中磷脂酶 A 可以再分为 PLA1 和 PLA2。

其中，PLA2 是目前研究最多的，广泛存在于动物各组织的细胞膜和线粒体膜上。它们是一类从丙三醇的第二个碳原子上释放脂肪酸的水解酶，能从磷脂上水解出花生四烯酸和溶血磷酸；而其中的花生四烯酸在下游环氧化酶的作用下可以转化成类花生酸类物质，如前列腺素、白三烯等，是抗炎或者促炎的介质。此外，它们还在信号传递、生物膜的稳衡过程、脂质介体（如血小板激活因子）的产生等生物学过程中发挥着重要作用。

目前对 PLA2 的分子影像研究数量较少，主要集中在阿尔茨海默氏病。小胶质细胞来源的炎症细胞因子，能够识别并结合到星形细胞上与 PLA2 偶联的细胞因子受体，这些受体接收外部信号刺激后，胞内 Ca^{2+} 浓度的变化引起 PLA2 激活和磷脂水解，诱发神经炎症，促进阿尔茨海默氏病的发生和发展。临床前实验中用核素标记的花生四烯酸 1-[^{11}C]-AA 和[^{18}F]FAA，证实了这个过程。

（四）腺苷酸环化酶

腺苷酸环化酶（adenylyl cyclase，AC）的作用是将 ATP 转变成 cAMP，引起细胞的信号应答，是所有细胞中的关键信号调节分子。同时，AC 也是目前所知起源最多元化的蛋白：它们可以分成 6 个截然不同的家族，所有家族都催化相同的反应，却分属不同的基因家族，各自之间并无序列或者结构上的相似。

第一类 AC 存在于多种细菌内，也是最早被发现的一类；第二类来源于致病微生物在感染，如百日咳杆菌、炭疽杆菌等，是它们释放的毒素；第三类是目前研究最多的一类，因为它们与人类的健康密切相关。绝大多数的第三类 AC 都是膜整合蛋白，参与细胞外的信号向细胞内的转导过程。细胞外信号（如激素）识别并结合 G 蛋白偶联受体，引起 G 蛋白的构象改变，激活膜结合的 AC 使其催化腺嘌呤核苷三磷酸（ATP）脱去一个焦磷酸而产生环磷腺苷（cAMP）。生成的 cAMP 是细胞内非常重要的第二信使分子，能引发细胞内一系列的蛋白磷酸化，从而调节细胞反应；第四类 AC 首先在亲水素单胞菌内发现，是所有 AC 家族中最小的一类；第五类和第六类 AC 分别在特定的细菌中发现，但是鲜有深入的报道。

二、离子通道

离子通道（ion channel）是细胞膜上的一类能形成微孔道的特殊亲水性蛋白质。与离子泵不同，离子通道依赖的是膜两侧的离子浓度差异，不需要消耗 ATP，而且离子运输的速度远超过离子泵。它们的功能包括：形成静息膜电位，重塑动作电位和其他电信号，控制分泌细胞和上皮细胞的离子流入、流出，调节细胞大小。离子通道存在于所有细胞的膜上，是神经肌肉细胞电活动的物质基础。随着电位钳、膜片钳、免疫化学、X-射线衍射晶体结构、荧光显微技术、反转录-DNA 聚合酶链式反应等技术的发展，人们对离子通道的分子结构及特性有了更加深入和全面的认识，以离子通道作为分子影像的靶点在许多疾病的发生发展和治疗的研究中越来越多。

离子通道按照触发的机制主要分为电压门控和配体门控。电压门控的离子通道最常见，如经典的电压门控的钠离子、钾离子、钙离子、氯离子通道等；典型的配体门控的离子通道包括烟碱型乙酰胆碱受体和 γ-丁酸受体等。还有少数其他类型的离子受体，如钙离子激活的钾离子受体、光门控的紫红质通道、机械力敏感的离子通道、环化核苷酸门控的离子通道、温控离子通道等。但是从所允许通过的离子的化学本质来分类，主要以钠离子通道、钾离子通道、钙离子通道、氯离子通道和氢离子通道为主。

（一）钠离子通道

钠离子通道（sodium channel），主要是电压门控的钠离子通道，选择允许 Na^+ 通过细胞膜。它起主要作用的 α 亚基与其他蛋白结合，如 β 亚基，但是 α 亚基也能独立发挥作用。其他蛋白的结合，会改变钠离子通道的电压依赖或者在细胞中的定位。神经元细胞膜上的钠通道激活后，Na^+ 快速内流，产生动作电位。钠离子通道异常就会引起如神经系统,心肌,骨骼肌等病变,因此,随着研究的深入,以钠离子通道为靶点的药物被越来越多的运用于临床中。

(二) 钾离子通道

钾离子通道(potassium channel)是分布最广泛的离子通道,在几乎所有生物体内均有发现。钾离子通道有多种类型,包括钙离子激活的钾离子通道、内向整流钾离子通道、串联孔结构域钾离子通道、电压门控的离子通道等。每一类离子通道都可以再分为多个家族,因此钾离子通道是目前发现的亚型最多、作用最多样化的一类离子通道。钾离子通道的调控分为两种相关的方式——门控和失活。其中,门控为控制离子通道的打开与闭合,而失活是快速中断离子通道中离子的流动从而抑制离子通道断续传导;每一种方式都有多种机制介导。目前以钾通道为靶点的药物很多。如心脏钾通道亚型(human ether-a-go-go related gene,HERG)作为有效的抗心律失常靶点已得到公认。另一类心脏钾通道,即 I_{to}电流钾通道也可能作为抗心律失常的新靶点。

(三) 钙离子通道

钙离子通道(calcium channel)选择性地允许 Ca^{2+}通过细胞膜,大多数是电压门控的离子通道,但是也存在配体门控的离子通道。肌肉、小胶质细胞、神经元等可兴奋细胞表面的钙离子通道,通常都是电压门控的离子通道,并且也能允许少量钠离子通过,但是允许钙离子通过的量是钠离子的1000倍。在静息状态下,钙离子通道处于关闭状态;一旦去极化的膜电位形成,钙离子通道被激活,细胞外高达1000倍的钙离子会借由钙离子通道涌入细胞内。钙离子通道的启闭活动的正常是维持细胞内 Ca^{2+}浓度正常的重要保证,而细胞内 Ca^{2+}浓度的变化又参与神经递质的发放,兴奋-收缩偶联等重要的生理过程。配体门控钙离子通道的典型代表是肌苷三磷酸激活的肌苷三磷酸受体(inositol trisphosphate receptor,$InsP_3R$)。$InsP_3R$ 是细胞膜上的糖蛋白,在不同物种间具有广泛的多样性,在将细胞外刺激转化为细胞内的钙信号的过程中起着重要作用,对于控制细胞分裂、细胞增殖、凋亡、受精、发育、行为、学习和记忆等细胞和生理过程是必需的。

(四) 氯离子通道

氯离子通道(chloride channel),是选择性地允许 Cl^-跨膜通过的离子通道。目前对它的了解甚少,也可能是它可以允许多种离子通过,只是因为体内氯离子的浓度远高于其他阴离子的深度。氯离子通道通常与阳离子转运系统共存,对阳离子的转运起平衡离子的作用,并在兴奋性调节、细胞容积调节和跨上皮物质转运等生理过程中发挥重要作用。

对离子通道的研究大多使用的是电位钳、膜片钳等电生理学技术,但是随着光学成像技术的发展,尤其是荧光显微成像技术和超分辨成像技术,同在已经可以对单个离子通道进行直观的光学成像,例如用黄色荧光蛋白(yellow fluorescent protein,YFP)标记钙离子激活的钾离子通道 $K_{Ca}1.1$(BK)的 α 亚基(BKα-YFP),将其与青色荧光蛋白(cyan fluorescent protein,CFP)标记的 BKβ1 亚基、小窝蛋白(caveolin,Cav1)共表达,通过 YFP 与 CFP 之间定位及荧光共振能量转移现象,证实 BKα 在细胞膜上的动态受到 BKβ1、Cav1 和细胞骨架的严格限制。随着基因工程技术的发展,光门控的紫红质通道蛋白(channel rhodopsin,ChR)基因被转入小鼠胚胎内,得到在特定神经元上表达 ChR 的转基因小鼠,在与钙信号探针联合使用的情况下,可以通过光来对离子通道进行开关,实现精准的神经钙信号光学成像。

(五) 氢离子通道

氢离子通道(proton channel),又称为电压门控氢离子通道,在通道开放时能实现细胞膜两侧电位去极化,依赖于跨细胞膜的 pH 梯度。目前发现并研究较多的氢离子通道只有 Hv1,多表达于中性粒细胞、嗜酸性粒细胞、巨噬细胞等吞噬细胞上。当这些吞噬细胞吞噬微生物时,NADPH 氧化酶会在细胞膜上聚集并产生大量活性氧组分以杀死微生物,但是这个过程会产生大量电子,这时需要氢离子通道开放后维持细胞内的电荷平衡。最近的研究发现,氢离子通道 Hv1 在转移性的乳腺癌细胞中表达,而在非转移性乳腺癌细胞中不表达;并且 Hv1 还在多种其他肿瘤细胞中高表达,引起了研究人员的关注。但是,目前对 Hv1 的了解甚少,对该离子通道还需要做大量更深入的研究。

三、糖复合物

糖复合物主要指糖与蛋白质或脂类通过共价结合而成的糖蛋白、糖脂及蛋白聚糖,主要由短寡糖链与蛋白质共价相连构成的种类繁多的生物分子,广泛存在于生物体内。糖复合物作为细胞信息信号及功能的承担者,具有许多重要功能,既是凝集素、酶、激素、病毒、细菌和毒素等的识别点，同时也是糖分化抗原、细胞表面抗原和癌发育抗原。同时，糖类通过结合于细胞质膜主要组成部分膜蛋白和膜脂的外侧，构成细胞的最外层，被称为糖萼或细胞外被，是细胞间相互识别、信号接收、作用、粘着、接触抑制、免疫应答、增殖、细胞分化以及受体功能的基础。此外，糖链结构变化复杂多样，包括糖基的排列顺序、种类、分支的部位、数目、方式及糖链长短等构成，这种糖链结构的差异成为细胞间的重要生物信息，在生物体中发挥重要的调节作用。

糖基表达变异在细胞病变中普遍存在，并且与肿瘤细胞的侵袭和转移密切相关。N-连接聚糖高支链化、神经节苷脂的高度唾液酸化以及其他糖基化改变与肿瘤的发生存在重要关联。糖基化的改变可以为癌症提供重要的检测和治疗方法，也可作为分子影像的成像靶点。

（一）糖蛋白

糖蛋白是一类由寡糖链与多肽链以共价形式连接而成的活性糖，其分布广泛，种类繁多，具有重要的生理活性功能。糖蛋白表面的糖链就像是细胞表面的信号天线，是细胞信号接收、相互识别、免疫应答、粘着、接触抑制以及细胞增殖分化的分子基础。糖蛋白作为多种疾病的分子影像靶点，主要分布在细胞表面，可与含有单克隆抗体的分子探针高效结合，是良好的成像靶点。如P-糖蛋白是一种分子量170kD的跨膜糖蛋白（P170），它具有能量依赖性“药泵”功能。常用于分析P-糖蛋白的分子影像探针包括：用于SPECT的[^{99m}Tc]标记的司他比锝和[^{99m}Tc]标记的替曲膦，以及用于PET的[^{11}C]标记的氟代紫杉醇，这些分子探针可用于定量分析P-糖蛋白并预测细胞的化疗耐药性。还有如荧光探针Cy5.5标记的CD31抗体，用于新生血管活体成像；荧光探针标记的糖蛋白CA72-4抗体，用于胃癌细胞的早期检测；纳米荧光探针标记的CA125抗体，用于卵巢肿块良恶性鉴别诊断。

（二）糖脂类分子

糖脂是一类两亲性含有糖基配体的脂类化合物，在生物体内广泛存在。可按照脂质部分的不同分为：①含鞘氨醇的鞘糖脂（glycosphingolipid，GSL）；②含甘油酯的甘油糖脂（glyceroglycolipid）；③类固醇衍生的糖脂（steryl glycoside）；④磷酸多萜醇衍生的糖脂（polyprenol phosphate glycoside）。如被广泛应用的双唾液酸的酸性糖脂GD2，已发展出多种分子影像探针，如GD2抗体标记的金纳米粒子，用于增强黑色素瘤细胞的CT成像；双特异性BsAb抗体标记的[^{177}Lu]DOTA用于PET显像；^{111}In or ^{68}Ga标记的靶向GD2多肽，用于GD2的定量分析。此外，中性鞘糖脂Globo-H可作为前列腺癌和乳腺癌的靶点，靶向荧光探针Globo H-BODIPY可用于肿瘤干细胞表面Globo-H的表达及抗体抗原结合力分析。

（三）蛋白聚糖类分子

聚糖（glycan）一般是多种单糖复合的杂聚物，其结构区别于纯聚多糖（如糖原和直链淀粉）。细胞表面聚糖一般分为三大类：与蛋白质通过氮原子结合的聚糖（N-连接聚糖）与脂类结合的聚糖和与蛋白通过氧原子结合聚糖（O-连接聚糖）。聚糖在体内功能多样，主要包括：作为主要结构组分和修饰蛋白质指导糖缀合物在细胞间的穿行，并调控和介导细胞黏附作用、调控信号。如肝癌组织中高表达的磷脂酰肌醇蛋白聚糖-3（glypican-3，GPC-3），在非肝癌细胞及正常组织中基本不表达或表达量极低，GPC-3与肝癌的转移、复发、分期、组织分化及生存期密切相关，可作为原发性肝癌的成像靶点。研究者筛选出一种GPC-3特异性靶向多肽TJ12P1肽，其序列为：DHLASLWWGTEL，该多肽可特异性被肝癌细胞株HepG2特异性高摄取明显高摄取，而正常肝细胞无明显摄取。将该多肽与荧光染料Cy5.5共价连接后，可用于特异性检测肝癌细胞及活体组织GPC-3的表达。

四、细胞表面受体

细胞表面受体通常镶嵌于细胞膜上，也称为细胞膜受体（cell membrane receptor）。它们是专职细胞膜内外信号交流的细胞膜整合蛋白，从结构上可以分为细胞外结构域、跨膜结构域和细胞内结构域。其配体，即细胞外的信号分子，识别并结合细胞外结构域，大多是亲水性的生物大分子，如细胞因子、神经递质、多肽类激素、生长因子、水溶性激素或亲水性神经递质，也可以是位于邻近细胞表面分子的信号（如黏附分子等）。跨细胞膜结构域通常是由跨膜的α螺旋组成，在部分受体中，这些α螺旋形成微孔道，如烟碱型乙酰胆碱受体，或者如在离子通道中α螺旋包围通道。细胞内结构域通常通过两种方式交胞外信号向细胞内传递：①细胞内结构域与细胞内的效应蛋白质直接相互作用，再由效应蛋白质将信号传递到目标分子；②细胞内结构域通过自身的酶活性，通常是酪氨酸激酶活性，作用下游胞质内蛋白。根据结构、接收信号的种

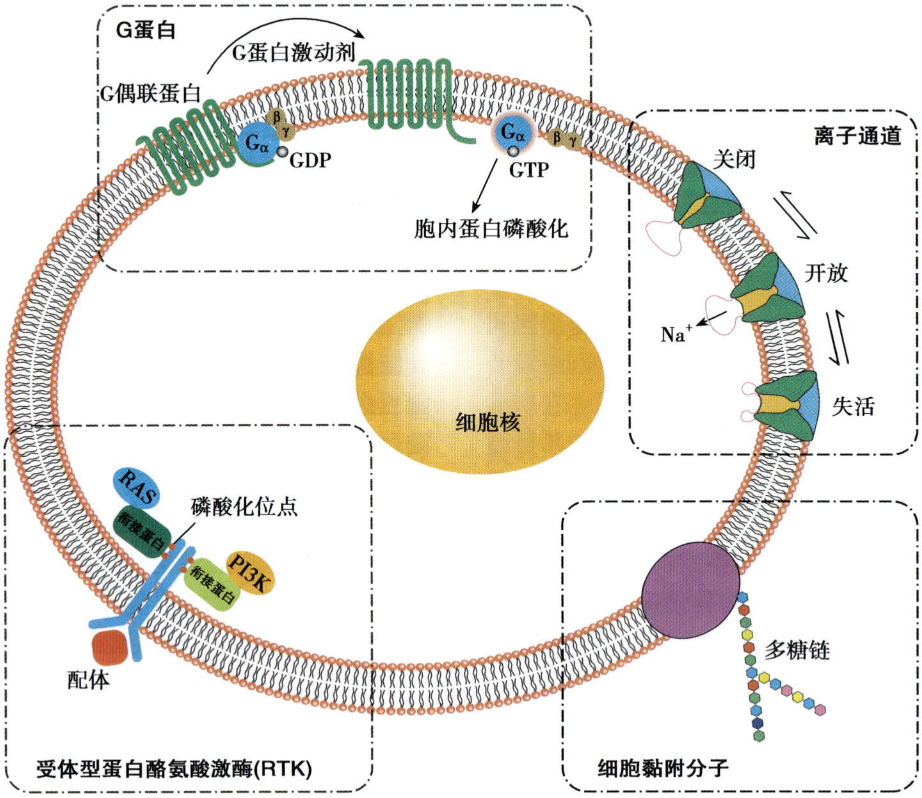

图 3-3-1 细胞膜的分子影像靶点

细胞膜蛋白功能多样，在细胞功能上起关键作用，主要分为膜表面受体（如图中受体型蛋白酪氨酸激酶）、酶（如图中的 G 蛋白）、转动蛋白（如图中的离子通道）和糖蛋白（如图中的细胞黏附分子）

类、转换信号方式的不同，将膜受体可以分为离子通道偶联受体、G 蛋白偶联受体和单个跨膜 α 螺旋受体三类（图 3-3-1）。

（一）离子通道偶联受体

离子通道偶联受体是一群跨膜离子通道蛋白，配体与它们识别并结合后会激活并打开离子通道，让 Na^+、K^+、Ca^{2+}和 Cl^-等离子跨过细胞膜，引起膜电势的改变，典型的代表是神经递质的受体。神经递质从突触前神经元释放到突触间隙后，会与突触后膜的神经递质受体结合并将其激活，与受体偶联的离子通道打开，神经元上发生跨膜的离子流入或流出，在神经元胞体上发生去极化或者超极化，并向下级神经元传播。

在阿尔兹海默氏病、精神分裂症的等神经精神疾病中，经典的离子通道偶联受体乙酰胆碱受体在其中起着重要作用，目前已有不少分子影像学研究采用放射性核素标记的乙酰胆碱受体配体作为显影剂，来研究乙酰胆碱受体的功能，如(－)[^{18}F]flubatine、2-[^{18}F]FA-85380、[^{11}C]nicotine、5-[^{123}I]IA-85380、[^{18}F]AZAN、[^{18}F]ASEM、2[^{18}F]-fluoro-A85380 和[^{11}C]PK11195 等。

（二）G 蛋白偶联受体

G 蛋白偶联受体（G protein coupled receptor，GPCR）因其特征性的 7 个跨膜 α 螺旋结构，而又被称为 7 次跨膜受体，是最大的受体超家族主要参与调节物质代谢和调控基因转录。GPCR 是由一条多肽链组成的糖蛋白，氨基末端位于细胞外表面含有糖基化位点，不同的受体糖基化模式不同。其细胞内结构域与 G 蛋白结合，形成配体-受体-G 蛋白复合物，调节腺苷酸环化酶或磷脂酶 C 等的活性，将胞外信号转化成对应的 cAMP 或者 $InsP_3$ 等第二信使，从而将胞外信号跨膜传递到胞内。

常见的 GPCR 包括趋化因子受体、神经肽受体、5-羟色胺受体、大麻素受体、GABA 受体、毒蕈碱受体等。因为 GPCR 分布广泛、种类多样化，目前有大量以 GPCR 为靶点的影像学研究。例如，IL-2R 是趋化因子 IL-2 的受体，主要表达在激活的 T 细胞表面，用 N-(4-[^{18}F]Fluorobenzoyl)标记的 IL-2([^{18}F]FB-IL-2)能够与经典的 G 蛋白偶联受体-IL-2R 特异性识别并结合，从而在活体中示踪激活的 T

细胞，用于活体 T 细胞的迁移和追踪相关的研究。又如，^{18}F 标记的糖多肽特异性识别神经肽 Y1 受体，可以用来在活体示踪神经肽 Y1 受体高表达的肿瘤。再如，在左旋多巴诱导的运动障碍患者中，通过[^{11}C]raclopride 标记大麻素受体发现，左旋多巴导致更明显的示踪剂移位，表明苍白球中释放了不受控制的大量多巴胺。

（三）单跨膜 α 螺旋受体

这类受体的跨膜区仅为一次 α 螺旋结构，不像 GPCR 那样有反复的跨膜区段。它们在信号转导过程中依赖于与细胞内结构域偶联的具有催化活性的酶，所以也称为酶偶联受体（enzyme-linked receptor）。其配体主要为生长因子和细胞因子，在调节细胞内蛋白质的功能和表达水平、调节细胞增殖和分化中起重要作用。根据受体细胞内结构域催化活性的差异，可将其分为受体型蛋白酪氨酸激酶、受体型蛋白丝氨酸/苏氨酸激酶和受体型鸟苷酸环化酶三类。其中，受体型蛋白酪氨酸激酶（receptor tyrosine kinases，RTKs）是最大的一类酶偶联受体，能将靶蛋白的酪氨酸残基磷酸化。酪氨酸磷酸化一般对细胞增殖有正向调节作用，无论是细胞因子作用后正常细胞的增殖、恶性肿瘤细胞的增殖，还是淋巴细胞或肥大细胞的活化都与多种蛋白质分子的酪氨酸磷酸化有关。

目前已发现 50 多种不同的 RTKs，主要有以下几种：①表皮生长因子受体家族：包括 EGFR、$erbB_2$/neu 及 *erbB*$_3$ 基因表达产物；②PDGF/M-CSF/SCF 受体家族：包括血小板衍生生长因子受体 α（platelet-derived growth factor receptor α，PDGFRα）、PDGFRβ、巨噬细胞集落刺激因子受体、肝细胞生长因子受体；③胰岛素受体家族：包括胰岛素受体、胰岛素样生长因子-1 受体；④神经生长因子受体；⑤成纤维细胞生长因子受体家族；⑥血管内皮生长因子受体 VEGFR 和肝细胞生长因子受体 HGFR；⑦Ephrin 的受体 Eph 等。

EGFR 是典型的 RTK，在多种肿瘤内过表达，EGFR 高表达的肿瘤恶性度较高、预后差、对化疗和放疗反应性差。EGFR 与配体结合后活化胞内区 TK，激活多条信号通路，参与肿瘤细胞增殖、凋亡抑制、侵袭、转移及治疗抵抗等过程。EGFR 高表达或突变与肿瘤密切相关，现已成为肿瘤诊断和治疗的有效靶分子，以 EGFR 为分子影像靶点的研究也数不胜数。一些 EGFR 激酶抑制剂可以与 ATP 结合口袋可逆或不可逆地结合，用 ^{11}C、^{18}F、^{131}I 标记这些抑制剂，可以用于活体的 EGFP 分子影像研究，如 morpholino-[^{124}I]IPQA 等。EGFR 的天然配体——表皮生长因子（epidermal growth factor，EGF），可以用 ^{76}Br 或 ^{68}Ga 标记后用于 PET，或者用 ^{99m}Tc 或 ^{131}I 标记后用于 SPECT，可以示踪肿瘤和评价疗效。另外，EGFR 的单克隆抗体，如 cetuximab 等，也可以用 ^{64}Cu、^{99m}Tc、^{111}In、^{89}Zr 等标记后，获得良好对比度的肿瘤分子影像。

整合素（integrins）家族是一类极为重要的酪氨酸蛋白激酶相关受体，由 α 链和 β 链组成异源二聚体，是广泛分布于细胞表面的跨膜糖蛋白受体，介导细胞与 ECM 之间的双向信号传导，对细胞的黏附、增殖、分化、转移、凋亡起着重要的调控作用。目前已经发现 16 种不同的 α 链和 8 种不同的 β 链，组成至少 25 种不同的整合素亚型。整合素在肿瘤血管生成过程中发挥重要作用，尤其是其中的 $\alpha_v\beta_3$ 可以表达于多种细胞表面，参与肿瘤的血管生成、侵袭转移、炎症、伤口愈合和凝血等生理和病理过程。$\alpha_v\beta_3$ 能识别配体分子中的精-甘-天冬氨酸序列（arg-gly-asp，RGD）。放射性核素标记的 RGD，如[^{64}Cu]-DOTA-RGD、[^{125}I]-gluco-RGD and [^{18}F]-gluco-RGD、[^{64}Cu]-DOTA-E[c(RGDyK)]$_2$}$_2$、[^{18}F]-Galacto-RGD、[^{68}Ga]-DOTA-RGD、[^{18}F]-FPPRGD2 等，可以对体内肿瘤内 $\alpha_v\beta_3$ 的表达进行显像，从而反映肿瘤血管生成情况，已用于临床试验中。

（徐海波）

第四节　细胞内靶点

一、核酸

核酸是由核苷酸或者脱氧核苷酸聚合而成的生物大分子化合物，分为脱氧核糖核酸（deoxyribonucleic acid，DNA）和核糖核酸（ribonucleic acid，RNA）。核酸是地球上所有生命赖以存在的生物大分子，它们涉及生物遗传信息的存储、转录和表达，它们的代谢产物在生物体内也起着重要的调控作用。

（一）脱氧核糖核酸

脱氧核糖核酸主要功能是遗传信息的储存，维持生物物种特征的稳定。带有遗传效应的 DNA 片段称为基因。这些 DNA 通常是相互缠绕的双链，被称为多聚脱氧核苷酸，因为它们由腺嘌呤脱氧核苷酸、胸腺嘧啶脱氧核苷酸、胞嘧啶脱氧核苷酸、鸟嘌呤脱氧核苷酸等基本组成单元，按照一定的顺序以共价键形式相连而成。基因与生物体的生长、增殖、凋亡等生命现象有关。

细胞内 DNA 上通常有 2 个靶点，一个是与配体结合的位点，位于 C 末端，另一个是与抑制蛋白结合的位点。在没有与配体结合时，则由抑制蛋白抑制了受体与 DNA 的结合，若是有相应的配体，则释放出抑制蛋白。如糖皮质激素受体的激活，其大致过程如下：类固醇激素通过扩散穿过细胞膜，然后与细胞质中的受体结合，抑制蛋白与受体脱离，露出与 DNA 结合和激活基因转录的位点，被激活的复合物进入细胞核与 DNA 增强子区结合，促进受激素调节的基因转录。

在临床研究中，核苷类似物，尤其是胸腺嘧啶的类似物，常常被用来核素标记后来示踪分裂活跃的细胞，如常用的^{3}H标记胸腺嘧啶等，因为在这些细胞中 DNA 合成活跃，核苷类似物被吸收后整个到 DNA 中。另外，3'脱氧-3'-[^{18}F]氟化胸腺嘧啶（3'deoxy-3'-[^{18}F]fluorothymidine，[^{18}F]-FLT），是细胞内胸腺嘧啶激酶-1（thymidine kinase1，TK1）的底物。细胞周期的 S 期，即 DNA 合成期，TK1 被激活，[^{18}F]-FLT 可以被 TK1 磷酸化后而在细胞内积累，从而可以通过 PET 等分子影像学技术来提示细胞的增殖。

（二）核糖核酸

与 DNA 类似，核糖核酸（ribonucleic acid，RNA）由核糖核酸按照一定的顺序排列而成。RNA 组成单位为腺嘌呤核苷酸、尿嘧啶核苷酸、胞嘧啶核苷酸、鸟嘌呤核苷酸。相对于 DNA，RNA 的结构类型和功能更加多样化，对 DNA 中遗传信息转录、翻译以及这些过程中的调控起着重要作用。根据具体功能的不同，RNA 分子包含信使 RNA（mRNA）、转运 RNA（tRNA）、核糖体 RNA（rRNA）和其他小 RNA 等多种类型，如小干扰 RNA、MicroRNA 等。

mRNA、tRFA 和 rRNA 是 DNA 中的遗传信息转化成蛋白质的过程中所用到的三类工具。其中，mRNA 包含 DNA 中对应基因的遗传信息，tRNA 是 mRNA 中遗传信息的解码器，能将 mRNA 序列翻译成氨基酸序列，而 rRNA 是蛋白质翻译时的组装器，负责将 mRNA 和 tRNA 装配在一起，并且将氨基酸缩合成肽链。小干扰 RNA（small interfering RNA；siRNA）有时称为短干扰 RNA（short interfering RNA）或沉默 RNA（silencing RNA），能干扰 mRNA 的信息的翻译或者表达。siRNA 可经由多种不同转染（transfection）技术导入细胞内，对特定基因产生具专一性的敲减（knockdown）效果。MicroRNA（miRNA）是一类内源的、长 20～24 个核苷酸的小 RNA。miRNA 是一类非编码的小 RNA 分子，主要是在转录后水平参与基因的表达与调控，与发育、增殖、细胞凋亡等密切相关，也与心血管、肿瘤等联系紧密。

对于 RNA 的分子影像技术有多种，主要集中于光学成像领域。在非洲爪蟾的卵细胞中，Vg1 mRNA 的定位在建立细胞极性的过程中起着重要作用。用荧光素标记 Vg1 定位元件（VLE）RNA，并将其显微注射至非洲爪蟾卵细胞中，可以对 RNA 在其中的定位进行显微光学成像。将噬菌体包被蛋白 MS2 与荧光蛋白融合（MS2-FP），即可实现对含有特定序列的 mRNA 的活体荧光标记，因为 MS2 可以与包含的特定 19 个碱基形成的“柄环”结构结合，需要做的只是将 MS2-FP 和目标 mRNA 在细胞中共表达。能与相应 DNA 或 RNA 靶点结合的反义寡核苷酸、多肽核酸、小分子化合物等均可作为配体。目前研究比较热门的是核酸适配体（aptamer），它是一类具有特异性识别功能的单链核酸分子，具有与单克隆抗体相媲美的亲和力与特异性。利用荧光标记的核酸序列对 RNA 进行成像的技术被称为荧光原位杂交（fluorescence in situ hybridization，FISH），通过这种技术，与探针 RNA 序列能特异识别并结合的 mRNA 可以在图像中以荧光的形式显现。

二、酶和蛋白质

外界的信号在与胞膜上的受体作用后，需经过复杂的细胞内信号转导系统的转换，才能启动细胞内的信使系统，使靶细胞产生相应的生物学效应。蛋白磷酸化是多种信号转导途径中的重要环节，磷酸化和去磷酸化是一个相互转化的过程，分别在机体对蛋白激酶和蛋白磷酸酶的活性的调控下实现启动和抑制，从而使蛋白质自身的活性改变而表达特殊的生理功能。

人类的蛋白激活可以分为七类：AGC 激酶、依赖钙调蛋白的蛋白激酶（Ca^{2+}/calmodulin-dependent protein kinase，CaMK）、酪蛋白激酶（casein kinase 1，CK1）、CMGC 激酶、STE 激酶、酪氨酸激酶（tyrosine kinase，TK）、类酪氨酸激酶（tyrosine-kinase like kinase，TKL）。各种类别的蛋白总计约 540 种，功能复杂多元，本章简单介绍其中 AGC 激酶、酪氨酸蛋白激酶和已糖激酶等研究较多的几种。

（一）AGC 激酶

AGC 激酶包括蛋白激酶 A，蛋白激酶 G、蛋白激酶 C 和其他一些激酶。其中，蛋白激酶 A 和蛋白激酶 C 是研究最多的两类 AGC 激酶。

蛋白激酶 A（protein kinase A，PKA）又称 cAMP 依赖性蛋白激酶，在细胞内发挥多种功能，包括糖类和脂类的代谢。PKA 是研究最多的蛋白之一，部分原因是它的特殊性：它是目前已知的蛋白激酶中，仅有的两个四聚体复合物之一。PKA 在细胞各种生命活动过程中扮演重要角色，多种不同刺激因子可通过 PKA 对细胞起不同调节作用。细胞膜上 GPCR 在接收细胞外的信号刺激时，细胞内结构域发生构象变化，与其偶联的 G 蛋白 α 亚基将 ADP 置换成 ATP 后从 G 蛋白复合物中解离，激活腺苷环化酶，将细胞质中的 ATP 转化成 cAMP，使得细胞质中 cAMP 水平升高，有更多的 PKA 能够结合 4 个 cAMP 而激活。

PKC 通过靶蛋白上丝氨酸或苏氨酸的羟基进行磷酸化来控制这些细胞的功能，而 PKC 自身的激活则依赖于胞质中的甘油二酯（diacylglycerol，DAG）或 Ca^{2+}等第二信使水平的升高。根据 PKC 所依赖的第二信使不同，可以分为三类：典型的 PKC、新型 PKC 和非典型 PKC。其中，典型 PKC 需要 DAG、Ca^{2+}和磷脂来激活；新型 PKC 激活需要 DAG，却不需要 Ca^{2+}；而非典型 PKC 激活，既不需要 DAG，也不需要 Ca^{2+}。由于 PKC 的底物具有多样性，PKC 在细胞内的功能也十分广泛，包括调控基因转录、介导免疫应答、调制细胞生长、学习与记忆等。

传统检测手段无法在活细胞内动态反映 PKA 或 PKC 活性变化，而目前对这些蛋白激酶的分子影像手段主要为荧光共振能量转移（FRET）及荧光显微镜技术。光学显微成像的多色并行成像、实时成像和高分辨率可最大限度记录它们活性变化的时空信息，从而更好地进行活细胞生理层面的研究。例如，用青色荧光蛋白（CFP）和黄色荧光蛋白（YFP）分别标记 PKC 的 C1 和 C2 亚基，通过检测 CFP 与 YFP 之间发生荧光共振能量转移的信号，即可以实时高分辨地展示 PKC 的开关状态。

（二）酪氨酸蛋白激酶

酪氨酸蛋白激酶（protein tyrosine kinase，PTK）的催化亚基能够催化 ATP 的 γ-磷酸集团转移到蛋白酪氨酸残基酚羟基上，分为细胞膜上的受体型酪氨酸蛋白激酶（receptor tyrosine kinase，RTK）、非受体型酪氨酸蛋白激酶（non-receptor tyrosine kinase，NRTK）。PTK 可使多种底物蛋白磷酸化，在细胞增殖、分化、代谢、黏附、迁移等中起重要作用。

受体型酪氨酸蛋白激酶是许多多肽型生长因子、细胞因子和激素的细胞表面高亲和力受体，其中最典型的代表是 EGFR，其相关的研究及临床应用见细胞膜受体相关部分。细胞内的酪氨酸激酶主要指非受体酪氨酸激酶（non-receptor tyrosine kinase，nRTK），其主要功能是参与免疫系统中激活的 T 细胞和 B 细胞的信号转导。第一个被发现的 nRTK 是 *v-src* 原癌基因。多种动物体内都有一到多个 Src 蛋白。免疫系统中多个细胞表面受体，如 T 细胞受体、B 细胞受体、IL-2 受体、免疫球蛋白受体、CD4 受体、CD8 受体等，它们的细胞外信号转导都依赖 Src 家族成员 Lck。目前已经有以 Src 为其靶点的临床 PET 研究正在进行中，所用的示踪剂是 $[^{18}F]$SKI-249380，是 Src 特异性单克隆抗体的 $[^{18}F]$Dasatinib 的类似物。

（三）己糖激酶

己糖激酶是六碳糖的磷酸化酶，在己糖激酶催化下，葡萄糖和 ATP 发生磷酸化反应，生成葡萄糖-6-磷酸（G-6-P）与 ADP，是糖代谢经典途径——糖酵解的第一步反应，对于细胞内能量的供给起着关键作用。2-^{18}F-2-脱氧-D-葡萄糖（$[^{18}F]$FDG）是最引人注目针对己糖激酶的 PET 对比剂，无论在基础科学研究还是临床实践中，$[^{18}F]$FDG 都从根本上改变了人类对癌症的认识。它利用葡萄糖转运子（Glut1）进入细胞，被己糖激酶磷酸化生成$[^{18}F]$6-P-FDG 而不再进一步代谢，仅在细胞中积聚（图 3-4-1）。$[^{18}F]$FDG 并不仅仅定位于恶性肿瘤中，$[^{18}F]$FDG 的摄取也在脑、肾脏、肝脏、胃肠道和喉肌中有发现；但是，在乳腺、纵隔、骨髓等部位$[^{18}F]$FDG 摄取非常小。作为第一个被批准用于临床实践的 PET 示踪剂，$[^{18}F]$FDG 也有一些局限：①并不是所有的肿瘤都表现出升高的糖酵解水平，如支气管肺泡癌和许多分泌黏蛋白的肿瘤在 PET 中常常表现为$[^{18}F]$FDG 低信号；②伴随巨噬细胞激活的炎症反应，也会出现$[^{18}F]$FDG 摄入升高的假阳性情况；③血糖水平的变化会急剧改变$[^{18}F]$FDG 的摄入，这在糖尿病患者中尤为突出；④脑部对$[^{18}F]$FDG 的高吸收使得$[^{18}F]$FDG 在检测脑肿瘤方面无用武之地。尽管如此，在临床实践中，$[^{18}F]$FDG 常常被用来对慢性骨髓性白血病、胃肠道间质瘤、肺癌、前列腺癌、黑色素瘤等癌症的诊断和分期。

三、胞内受体

胞内受体主要包括核受体和内质网膜上的三

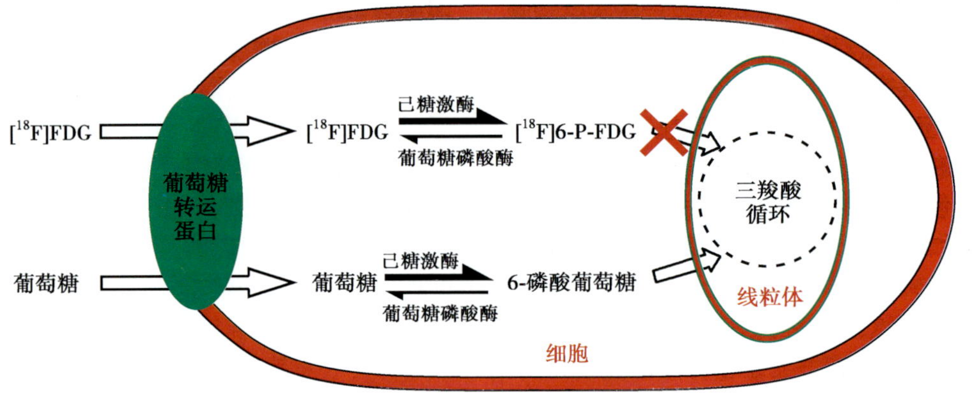

图 3-4-1 [^{18}F]FDG 显影的原理

[^{18}F]FDG 是葡萄糖的类似物，通过葡萄糖转运蛋白进入细胞。在细胞质中，[^{18}F]FDG 在己糖激酶的作用下磷酸化成为[^{18}F]6-P-FDG。[^{18}F]6-P-FDG 不能像 6-磷酸葡萄糖进入线粒体内的三羧酸循环，在代谢旺盛的细胞内不断积累，从而比一般组织细胞中[^{18}F]6-P-FDG 的浓度显著升高

磷酸肌醇受体($InsP_3R$)等，其中三磷酸肌醇受体实际为离子通道偶联的受体，这里不再赘述。核受体多为转录因子，通常由 400~1000 个氨基酸残基组成，介导脂溶性信号分子的信息传递，如胞内的类固醇激素、甲状腺素等。这些转录因子可以直接与 DNA 结合。与配体特异性结合后，它们能与其他蛋白形成复合物来调节特定基因的表达。正因为他们这种与 DNA 直接相互作用并且能控制基因组 DNA，它们在生物体的发育、内稳态和新陈代谢最基础的生物功能中起着非常关键的作用。

根据作用的机制，核受体主要分为四类：①第Ⅰ类核受体，处于抑制状态时位于细胞质中，但在与配体结合后会与热休克蛋白解体，同源二聚化后进入细胞核与反向重复序列激素响应元件(hormone response element，HRE)结合，从而调节基因表达，雄激素受体、雌激素受体、糖皮质激素受体和黄体酮受体均属于此类；②第Ⅱ类受体，与第Ⅰ类相反，始终位于细胞核中，而且配体结合前它们与共抑制蛋白结合，与配体结合后与共激活蛋白异源二聚化，视黄酸受体、类视黄醇 X 受体、甲状腺激素受体属于第Ⅱ类核受体；③第Ⅲ类核受体与第Ⅰ类核受体类似，只是进入细胞核后，核受体不是与反向重复序列 HRE 结合，而是与正向重复序列 HRE 结合；④第Ⅳ类核受体，与 DNA 结合时可以是单体也可以是二聚体，但是只有一个 DNA 结合结构域与 HRE 的一半结合。

在分子影像学研究中，研究最多的核受体主要是激素受体，如雄激素受体、雌激素受体等。在部分前列腺肿瘤中，雄激素受体高表达，核素标记的[^{18}F]FDHT(16β-fluorodihydrotestosterone)可以用来示踪肿瘤或评价治疗前后对比。另外，目前仍在研究中的^{18}F-fluoro-α-dihydrotestosterone([^{18}F]DHT)是雄激素受体天然配体二氢睾酮的类似物，去势后雄激素受体依然是有功能的，有了[^{18}F]DHT 就可以研究雄激素受体的功能状态以及对患者的影响。[^{18}F]-FES(16α-^{18}F-fluoro-17β-estradiol)是一个非常有潜力的小分子影像对比剂，是雌激素受体的配体，可以用于乳腺癌显影。

四、第二信使

第二信使(second messenger)是在细胞内传递信息的小分子化学物质，细胞内的信号转导级联放大有很大一部分由第二信使启动。第二信使是相对细胞外的第一信使而言，一般指一些受体与配体结合被激活后，导致细胞内浓度短暂升高或降低的一类小分子。它们参与了众多生物过程，如细胞的增殖、分化、迁移、存活和凋亡等。

第二信使主要类型包括：①环核苷酸类：如 cAMP 和 cGMP；②脂类衍生物：如二脂酰甘油(diacylglycerol，DAG)、三磷酸肌醇(inositol triphosphate，IP_3)、花生四烯酸、神经酰胺(ceramide，Cer)等；③无机物：如 Ca^{2+}；④气体分子：如 NO 等。

第二信使的主要特点：①多为小分子，可溶性较好，易于扩散，且不位于能量代谢途径的中心；②在细胞外信号的作用下，分子在细胞中的浓度或分布可以迅速地改变；③一旦生成，迅速通过下游的信号转导进行级联放大，最终产生生理效应；

④信号传递的途径为一个网络,多数分子都可以激活几种不同的细胞信号途径。

cAMP 和 cGMP 都是环化的单核苷酸。cAMP 是最早发现的,也是最重要的一种细胞内第二信使,和多种细胞功能相关,由腺苷酸环化酶将 ATP 去焦磷酸后环化所得产物,可以通过磷酸二酯酶水解。cAMP 能将胰高血糖素、肾上腺素等无法穿越细胞膜的激素的信号传递给细胞内的其他蛋白,调节目的基因的表达;cAMP 也参与蛋白激酶的激活,对部分离子通道也有调节作用,如超极化激活环核苷酸门控通道等。cGMP 也是一种在细胞内分布广泛的信使物质。与 cAMP 类似,cGMP 是由鸟苷酸环化酶(GC)催化底物 GTP 生成的,其灭活则由磷酸二酯酶完成。cGMP 是离子通道导电、糖元分解和细胞凋亡等过程中的常见调节因子;它也可以使平滑肌舒张,增加血液等。cGMP 参与部分蛋白依赖激酶的调控。如在 PKG 活性调节中,cGMP 与 PKG 上的调节单元结合,激活催化单元,使 PKG 将其底物磷酸化。在体外活细胞光学成像研究中,常用基于 Epac 的 FRET 探针来动态监测细胞内 cAMP 水平的变化,用基于 PKG Iα 的 FRET 探针动态监测细胞内 cGMP 水平的变化。

细胞膜上的磷脂酰肌醇-二磷脂 PIP_2 经磷脂酶 PLCβ 催化,裂解为 DAG 和 $InsP_3$ 两个胞内信使。DAG 和 $InsP_3$ 都是具有第二信使作用的小分子脂类。肌醇磷脂信使信号传递途径很复杂,PLCβ/IP_3/DAG 途径是最基本的,另外还有以 PLCγ 介导的 PTK/PLCγ 信号系统、$InsP_3$/Ca^{2+} 信号传递途径、以 PI3K 为中心的信号途径等。在体外活细胞光学成像研究中,常用基于 PKCβ 的 C1B 结构域的 FRET 探针来动态监测细胞内 DAG 的水平,用基于 $InsP_3$ 受体结合结构域的 FRET 探针来动态监测细胞内 $InsP_3$ 的水平。

Ca^{2+}是细胞内的重要信号分子。在细胞受到激素或电刺激后,钙离子通道打开,细胞外或者内质网内的 Ca^{2+}会快速流入细胞质中,胞质内的 Ca^{2+}浓度会急速升高。Ca^{2+}执行信号转导功能有两种主要机制:①与蛋白质结合,直接激活蛋白质;许多酶的活性中有特异的 Ca^{2+}结合位点,蛋白激酶 C 属于这类激酶;②与 Ca^{2+}受体结合,受体行使调节蛋白的功能,将 Ca^{2+}的信号与其他信号蛋白偶联起来。分布最广泛的 Ca^{2+}受体是钙调蛋白。一分子钙调蛋白与四分子 Ca^{2+}结合。Ca^{2+}/钙调蛋白复合物通过多种信号传递途径参与细胞增殖、优速分裂、神经细胞转导、葡萄糖代谢等的调节。钙信号系统作为一种细胞内普遍存在的信号,其相关分子影像在基础研究中上被广泛应用。在神经生物学研究中,常常用 CFP-YFP 来构建 FRET 钙探针,如 TN-XL、TN-XXL;又如 G-CaMP 系列基于单个荧光蛋白的钙探针。通过激光共聚焦显微镜对胞内钙成像,可以研究细胞代谢,分泌,生长和死亡等生命活动。

NO 是一种新型的不典型递质和理想的时空信使,其特点是迅速产生与灭活。NO 由精氨酸氧化产生,由 NO 合酶催化,其活性受 Ca^{2+}/钙调蛋白调节。NO 在细胞内的主要靶目标是鸟苷酸环化酶。NO 与酶的亚铁血红素基团结合激活酶的活性,使 cGMP 浓度升高,cGMP 激活 cGMP 依赖的蛋白激酶,开放 cGMP 控制的离子通道,升高 Ca^{2+}浓度,激发细胞内大范围的生物反应。对于 NO 这种气体小分子,目前分子影像学研究中,有提出基于 Cou-Rho-NO 的比值探针来监测活细胞中 NO 水平。

选择合适的分子成像靶点是保证分子影像的准确性和特异性的关键。在选择分子靶点时,首先要求目标分子与要表征的疾病特征或生命过程具有显著的相关性,能准确反映病理或生理过程的真实情况;其次,该目标分子对这个过程具有高度的特异性,也就是说,其他正常或者不相关的生理或病理过程对该目标分子的变化无影响或者影响可以忽略不计。

细胞是生命过程及功能的基本单位。在病理或生理过程中,信号从细胞外,穿越细胞膜,引起细胞的响应,在这个途径中某些分子可能会发生特异性的变化,从而有可能成为分子成像的靶点。本章根据分子相对于细胞可能出现的位置,对这些潜在的分子成像靶点进行了分类介绍。这些分子成像靶点,不仅包括经典的信号通路分子,也包括一些糖类、核酸等。

随着医学与生命科学研究的深入,将会有更多分子成像靶点被发现。此外,对现有分子成像靶点进行组合,可以进一步提高靶向的特异性。如王守巨等研究人员将细胞外和细胞内肿瘤特异性靶点联合起来,取得了较单一靶点更好的靶向效果。与靶点的发展相对应,会有更多成像技术和探针制备方法被开发出来,这对于无论是临床诊断还是实验室的科学研究,将无疑是进一步促进。

(徐海波)

参考文献

[1] 呼文亮,陈立军. 医学分子生物学. 北京:人民军医出版社,2011.

[2] 黄文林,朱孝峰. 信号转导与疾病. 合肥:安徽科学技术出版社,2013.

[3] 查锡良. 生物化学. 第 7 版. 北京:人民卫生出版社,2008.

[4] Boonstra M. C. Selecting targets or tumor imaging: An overview of cancer-associated membrane proteins. Biomark Cancer,2016,8:119.

[5] Edeling M,Ragi G,Huang S,et al. Developmental signalling pathways in renal fibrosis: the roles of Notch, Wnt and Hedgehog. Nat Rev Nephrol,2016,12:426.

[6] Schaefer L,Tredup C,Gubbiotti MA,et al. Proteoglycan neofunctions:Regulation of inflammation and autophagy in cancer biology. The FEBS journal,2017,284:10.

[7] Chen H,Niu G,Wu H,et al. Clinical application of radiolabeled RGD peptides for PET imaging of integrin αvβ3. Theranostics,2016,6:78.

[8] Dobrucki LW,Sinusas AJ. PET and SPECT in cardiovascular molecular imaging. Nat Rev Cardiol,2010,7:38.

[9] Mammatas LH,Verheul HMW,Hendrikse NH,et al. Molecular imaging of targeted therapies with positron emission tomography: the visualization of personalized cancer care. Cell Oncol,2015,38:49.

[10] Kiessling F,Pichler BJ,Hauff P. Small animal imaging. New Yolk: Springer International Publishing,2016.

[11] Wang S,Tian Y,Tian W,et al. Selectively sensitizing malignant cells to photothermal therapy using a CD44-targeting heat shock protein 72 depletion nanosystem. ACS Nano,2016,10:8578.

第四章　分子影像探针

第一节　概　　述

分子影像通常需要利用分子生物学和细胞生物学技术筛选、鉴定与靶点(如:肽、受体、特异性酶、抗原、核酸)有高度亲和力的特异性分子,通过与放射性核素、荧光染料、磁性纳米粒子等相结合,构建分子影像探针(molecular imaging probe),进而利用影像技术检测探针信号,在体研究分子生物学信息。因此,分子影像探针是实现分子成像的关键条件之一。

一、定义

分子影像探针是指能够与特定生物分子(如蛋白、核酸)靶向特异性结合,并提供影像学信息的物质。通过分子影像探针与靶向分子的结合,借助分子成像系统即可检测到影像信号,从而反映靶点分子的表达水平或功能(图4-1-1)。构建合适的分子影像探针决定了分子成像的特异性、灵敏度和分辨率。因此分子影像探针必须对相关的靶点具有高度亲和力和特异性,同时可供影像设备进行显像,对生物过程进行在体研究。除此之外,在对活体成像时,探针还需能够穿透血管、间质、细胞膜等生物屏障到达靶点。

分子影像探针一般由靶向基团(targeting moiety)和信号组件(signal agent)组成(图4-1-2)。靶向基团是指与靶点特异性结合的部分,包括核酸、抗体、多肽、小分子化合物等;信号组件是指能够产生影像信号并能够被特定成像设备探测的对比剂或标记物。为了连接靶向基团和信号组件,通常使用高分子、树状大分子、金属纳米材料、氧化物纳米材料等为载体,通过放射化学、生物技术和化学技术结合以构建分子影像探针。

二、常见类型

分子探针技术近年来迅速发展,分类较多,主

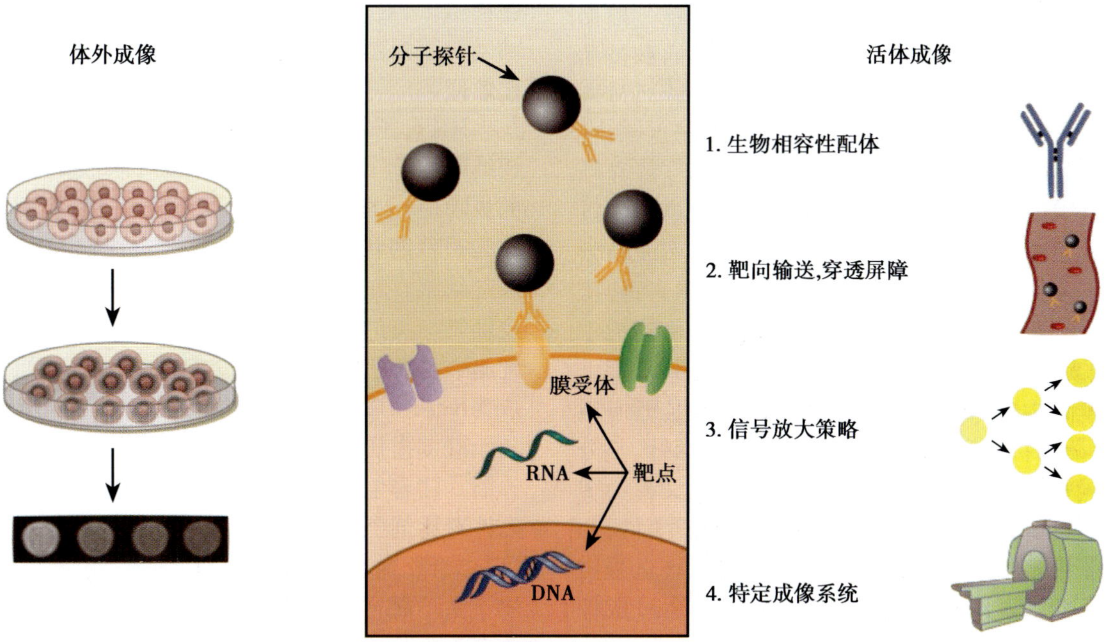

图4-1-1　分子成像的关键因素的示意图

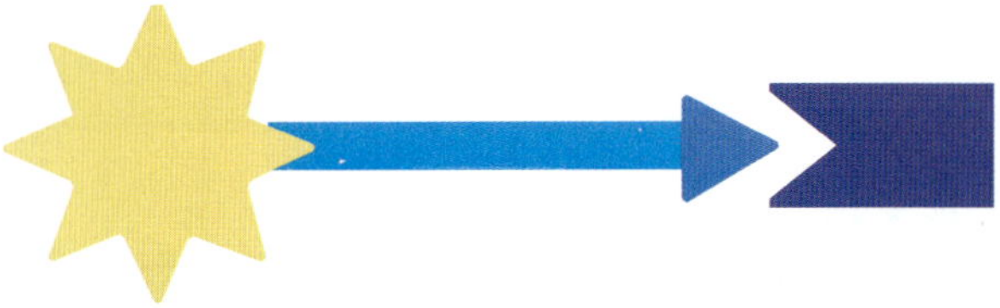

图 4-1-2 分子影像探针结构示意图

信号组件：PET、SPECT、光学、光声、磁共振、超声及多模态对比剂或标记物；靶向基团：病毒、小分子、多肽、蛋白、抗体、纳米粒子等；靶点：酶、受体、DNA/RNA 等

要有以下三类：

1. 根据成像模式分类 分为核医学分子影像探针、磁共振分子影像探针、光学分子影像探针、光声分子影像探针、超声分子影像探针等。不同的分子影像技术均存在着各自的优势和不足。近年来，将两种或两种以上成像方法相融合的多模态成像方法，在疾病诊断、疗效监测方面得到迅速发展；因此，双模态和多模态分子影像探针，如 PET/MRI 分子影像探针、PET/光学分子影像探针、磁共振/光学分子影像探针等成为研究热点。

2. 根据探针与靶点结合的原理分类 分子影像探针可分为非靶向性探针和靶向性探针。非靶向性探针不具备特异性，包括现阶段临床上普遍应用的对比剂，属于组织间隙对比剂，不与靶点特异性发生相互作用，依靠组织的通透性或灌注情况不同体现分布差异达到成像目的。靶向性探针能特异性地与特定组织、器官、细胞、受体等结合，通常认为靶向性探针是真正意义上的分子探针。根据分子影像探针靶向机制，又可分为主动靶向和被动靶向两种。主动靶向通常指分子影像探针通过抗体-抗原、配体-受体等高亲和方式积聚在靶点部位。主动性靶向探针能够显示特定生物分子，特异性高，对临床诊断具有较高价值。被动靶向是利用巨噬细胞吞噬功能或肿瘤组织增强的通透和滞留效应（enhanced permeability and retention，EPR）等将探针递送到靶部位，进行疾病诊断。探针的水动力学直径、表面电荷、形状、软硬度等性质在很大程度上影响其体内循环、分布和靶向能力。根据靶向组件，又分为抗体靶向分子探针、多肽靶向探针、小分子靶向探针、可激活探针等。可激活探针又称为智能探针，利用预靶向分子激活特异的分子事件，如报告基因产物磷酸化或被其表达的受体、转运蛋白捕获而滞留于细胞中等，随后发出信号，通过成像设备对细胞行间接成像。

3. 根据来源不同分类 可将探针分为内源性探针和外源性探针。生物体内的内源性探针种类较少，多属于光学影像探针，包括染料、辅因子和荧光蛋白等。哺乳动物组织的血红蛋白和黑色素是有效的光子吸收染料，可吸收绝大多数的可见光子。内源性发色基团可产生自体荧光，发射不同波长的荧光，细胞代谢过程中往往需要这些具有荧光特性的分子参与。外源性探针是目前广泛使用的分子影像探针，其合成是通过生物或化学方法获得，本不存在于细胞内，需要人为的将其引入体内。

三、分子影像探针的功能

在基础研究和临床工作中，采用何种分子探针多取决于研究目的及所需成像技术的特点。以下就成像技术的不同，对单模态成像（MRI、核医学、光学和超声分子影像）探针和多模态成像探针的功能作简单介绍。

（一）单模态成像分子探针

传统的影像学技术（如 CT、MRI、超声等）多依靠组织生理学和物理学的改变来进行疾病的检测及定性诊断。在传统 CT、MRI、超声等这些成像技术基础之上发展的分子影像学，旨在发现细胞或组织的分子变化。

1. MR 分子影像探针 磁共振分子影像探针可应用于基因表达与基因治疗成像，在分子水平定量评价肿瘤的血管生成，实现疾病早期诊断、疗效评估等。根据磁化特性，目前常用的磁共振分子影像探针主要为两类：一类是以钆、锰为代表的顺磁性物质，产生 T_1 正性对比效应；另一类是以氧化铁纳米粒子为基础的超顺磁性物质，产生 T_2 负性对比效应。

MR 分子影像始于肝脏的靶向成像。超小氧化铁纳米粒子（ultra-small iron oxide nanoparticle，SPIO）的成功应用对于 MR 分子影像具有里程碑意义。作为一种网状内皮系统特异性对比剂，SPIO 可被巨噬细胞吞噬，积聚在肝脏、脾脏、淋巴结等网状内皮细胞丰富的组织和器官内。当靶部位出现巨噬细胞数量及功能异常时，SPIO 在器官局部沉积，造成 MR 信号与周围正常组织不同，显示出病变，可用于肝部损伤、良恶性肿瘤及转移淋巴结等的鉴别诊断。随着生物纳米技术的不断进步，人们使用顺磁性对比剂（钆类、锰类）和超顺磁性对比剂（SPIO 等）结合靶向性配体，如蛋白、多肽、小分子物质等用于主动靶向成像。这些探针利用抗原-抗体、配体-受体、蛋白质-蛋白质分子识别等原理，在微观水平上辅助疾病诊断。例如，新生血管形成与肿瘤、免疫性疾病、糖尿病等多种疾病密切相关。目前，肿瘤血管生成分子影像可以利用与肿瘤血管生成密切相关的新生血管内皮细胞标记物为靶目标进行成像。典型的代表是，整合素 $\alpha_v\beta_3$ 在肿瘤血管生成中对细胞的迁移和存活具有调节作用，精氨酸-甘氨酸-天冬氨酸序列（RGD 短肽）可与 $\alpha_v\beta_3$ 特异性结合，实现新生血管分子成像。此外，在原探针上偶联具有治疗作用的化疗药物或特异性干扰基因，可使探针同时具备诊断和治疗的功能，实现诊疗一体化。近些年来，细胞磁性标记技术的不断发展，尤其是正电荷转染剂（多聚赖氨酸、鱼精蛋白、聚合物囊泡等）等的应用，使得靶细胞对 MR 分子影像探针的摄取量明显增加，可在活体状态下实时、动态的监测细胞移植后体内分布、迁移、归巢和疗效观察。如，通过负载 SPIO 的正电荷纳米聚合物囊泡，可对干细胞进行标记，探测干细胞在周围神经损伤及脑梗死等疾病环境中的作用，实时、客观、准确地反映移植干细胞的定居及转归。

MR 基因影像探针可使 MR 分子影像达到基因水平。体内基因显像有反义显像（直接成像）和报告基因表达显像（间接成像）两种，其原理是针对内源性基因和外源性基因，设计基因探针进行显像。反义成像通过与靶基因互补的反义寡核苷酸（antisense oligonucleotide，ASODN）标记信号组件，利用碱基互补配对进行成像，属于直接基因成像。报告基因表达显像是 MR 基因成像的主要方式，可显示细胞或目的基因的表达情况，属于间接成像。目前 MRI 相关的报告基因主要有酪氨酸酶、β-半乳糖苷酶、转铁蛋白受体及铁蛋白报告基因等。以酪氨酸酶为例，通过分子生物学方法将该酪氨酸酶基因导入细胞内，表达生成的酪氨酸酶可催化合成黑色素，后者通过螯合大量金属铁离子引起 MR 信号改变，由此检测报告基因酪氨酸酶的表达情况。近年来，铁蛋白（ferritin）报告基因成为研究热点，铁蛋白主要储存细胞内外过剩的铁，形成类似氧化铁粒子结构的蛋白。将铁蛋白作为报告基因可不依赖外源性的对比剂，发展前景广阔。MR 图像空间分辨率高，且能同时获得生理和解剖信息，不受探测深度的限制，因而 MR 报告基因成像探针可用于细胞示踪（如干细胞），显示细胞的分布，监测基因表达，评估其分布及表达水平、持续时间等。

2. 核素分子影像探针 近年来，核医学分子影像借助 PET 或 SPECT 对发射正电子或单光子的放射性核素探针进行探测与显像，广泛应用于肿瘤学、神经病学、精神病学、心血管疾病、基因学的基础与临床研究以及新药研发。

（1）代谢显像分子探针：反映活体代谢和分子水平的各类正电子示踪剂是 PET 显像的核心，可通过检测糖代谢、氨基酸代谢、胆碱代谢、核酸代谢及乏氧等反映肿瘤的代谢功能改变，在肿瘤的诊断、治疗和预后评估中具有重要作用。^{18}F 标记的氟代脱氧葡萄糖（^{18}F-fluorodeoxyglucose，^{18}F-FDG）是临床上最常用的代谢显像剂，能反映体内葡萄糖利用情况。恶性肿瘤过度增殖需要摄入更多的葡萄糖，通过 PET 追踪 ^{18}F-FDG 代谢能清晰地显示葡萄糖代谢相关的肿瘤病灶或其他病灶。葡萄糖代谢 PET 显像可显示肿瘤部位、大小、数量及肿瘤内放射性分布，提供肿瘤的良恶性、分级、残留等重要信息。氨基酸代谢显像可提供肿瘤细胞增殖情况。如 ^{11}C 和 ^{18}F 标记氨基酸显像与 ^{18}F-FDG 联用可提高脑肿瘤的鉴别诊断能力，还可用于鉴别肿瘤复发与放疗后改变。核酸类（^{11}C-胸腺嘧啶核苷、5-^{18}F-尿嘧啶）、胆碱类（甲基-^{11}C-胆碱）显像探针能更敏感地从代谢方面反映肿瘤细胞增殖情况。肿瘤乏氧是实体肿瘤的常见征象，^{18}F-硝基咪唑（^{18}F-fluoromisonidazole，^{18}F-FMISO）可选择性地与肿瘤乏氧细胞结合，有效反映肿瘤放化疗后的耐受情况，指导肿瘤的放化疗。

（2）受体显像分子探针：受体显像技术基于分子探针标记的配体与受体高亲和力、特异性相结合，是高特异性的显像技术。脑功能显像，尤其是脑受体显像的分子探针，采用神经递质的类似物作为核受体探针的配体，目前研究较多的有多巴胺、5-羟色胺、乙酰胆碱能受体、肾上腺素能受体探针等，主要用于神经精神系统疾病（如帕金森病、抑郁症、阿尔茨海默病等）的诊断及药物治疗后的疗效观察。

虽然代谢显像为肿瘤提供了有效的早期诊断手段，但特异性较低，对一些生长缓慢的肿瘤效果不佳。放射性核素标记多肽是目前肿瘤特异分子影像研究的热点。采用 ^{18}F、^{64}Cu 正电子放射性核素等标记含 RGD 序列的多肽，对肿瘤血管整合素 $\alpha_v\beta_3$ 进行 PET 成像，能够显示血管生成及肿瘤生长情况，在肿瘤诊断及疗效评价方面具有重要意义。多巴胺等由 ^{18}F 标记后快速通过血脑屏障，被多巴胺受体高表达的胶质瘤细胞摄取、成像，在脑肿瘤病灶范围界定、肿瘤恶性程度分级、治疗效果评估、疾病预后、肿瘤复发转移与放射性脑损伤鉴别诊断中应用较广。

近年来，具有影像信号强、靶向效果好、代谢动力学可控、装载容量大等优点的纳米探针引起广泛关注。与传统的分子探针相比，多功能的纳米探针使得显像更清晰，诊断更精确。

（3）报告基因影像探针：核素报告基因影像探针是利用放射性核素标记探针，对活体内病变组织过度表达的靶基因进行追踪，在基因水平监测疾病的发生发展。核素报告基因成像探针通常分为两类：一类以细胞内酶类为报告基因探针，其中单纯疱疹病毒胸苷激酶（herps simplex virus 1 thymidine kinase，HSV1-tk）系统应用最为广泛，该基因能将低毒性阿昔洛韦转化为高毒性的化合物而导致细胞死亡，同时具有治疗性基因和报告基因的功能。由同位素标记后的分子探针，如^{18}F-氟代更昔洛韦等通过主动转运进入细胞后，*HSV1-tk* 的表达产物 HSV1-tk 将分子探针磷酸化而滞留于细胞内。一分子 HSV1-tk 可使许多分子探针磷酸化，因此酶介导的基因表达显像具有放大作用，可由 PET 检测到信号。另一类是细胞表面蛋白或受体标记报告基因探针。受体报告基因系统是将某些受体蛋白基因作为探针与治疗基因克隆在同一启动子下，利用放射性核素标记相应配体进行显像，观察受体基因探针的表达情况，间接评价治疗基因的导入部位、表达水平和持续时间。较为常见的是多巴胺 D_2 受体/^{18}F-FESP 系统。

此外，还有针对骨代谢、细胞凋亡等分子影像探针，在临床及基础研究中获得较好的应用。PET/SPECT 成像是分子影像学中相对成熟的成像手段，能从分子水平上早期检出疾病，特别对肿瘤的早期诊断及其转移、分期等的定性诊断具有重要价值。

3. 光学分子影像探针 目前，活体内光学成像主要采用生物发光与荧光成像两种技术，常见的光学分子影像探针主要用荧光素酶、荧光染料、荧光蛋白、量子点等标记。

（1）生物发光分子影像探针：生物发光系统主要是用荧光素酶标记细胞或基因等作为探针，荧光素酶在活体内催化荧光素的氧化反应，产生光信号，光信号强度与标记细胞的数目相关。应用生物发光分子影像探针，可以活体、实时、动态检测肿瘤生长、转移等过程及恶性程度。使用荧光素酶基因作为报告基因，可以用于监测细胞凋亡、观察疾病治疗效果、构建转基因动物模型、进行 siRNA 研究等，应用荧光素酶标记的细菌还可用来进行抗生素药物筛选及临床前动物实验研究。

（2）荧光成像探针：此类型探针主要利用报告基团如绿色荧光蛋白（green fluorescent protein，GFP）、红色荧光蛋白（red fluorescent protein，RFP）或荧光染料等进行标记，经激光激发即可发光，不需要外源底物。利用荧光染料或报告基因制备靶向性探针，可追踪探针的分布，用于肿瘤诊断、监测肿瘤生长、侵袭、转移过程及评价分子治疗效果，还可监测风湿性及类风湿关节炎、动脉粥样硬化、血栓形成等疾病的发展过程。

4. 超声分子影像探针 超声分子探针主要为靶向性微泡对比剂。静脉注入具有靶向性的微泡对比剂，微泡随血液循环到达、停留于靶部位，从而实现靶点特异性显影，可以在分子水平上无创性评价血管内皮功能、炎症、血栓性疾病、肿瘤的血管新生等，可对疾病进行早期诊断。此外，利用靶向性微泡对比剂携带药物或治疗基因，经静脉注入后可在靶部位富集，增加靶区基因或药物浓度，进而利用超声将微泡击破，实现对肿瘤等病灶靶向给药，实现诊疗一体化并减少对正常细胞的伤害。

（二）多模态分子影像探针

多种成像手段的融合是分子影像学发展的趋势之一。整合磁、声、光、热等成像方法，克服单一成像方法缺陷的多模态成像具有更大的潜力。PET/CT、SPECT/CT 技术已普遍应用于临床，PET/MRI 的研究近年来开展得如火如荼。其他一些设备，如 PET-超声/光学成像以及三模态成像系统等也在研制中，这也促进了多模态成像探针研究的快速发展。

1. PET/MRI 分子影像探针 PET/MRI 融合成像是分子影像学的研究热点，相较于 PET/CT，PET/MRI 提供了更好的软组织对比度，并减少受试者的辐射剂量。除此之外，基于 MRI 的弥散加权成像、灌注成像、波谱分析等还能提供组织的功能信息。

双模态 PET/MRI 自发明以来即被应用于中枢神经系统研究，其优势在于 MRI 提供了良好的软组织对比度及分辨率，结合磁共振波谱分析，有助于探测代谢功能变化。如^{18}F-FDG PET 结合 MRI 可用于癫痫病灶的功能性定位、探查发作间期病灶等。此外，PET/MRI 也成功用于缺血性脑卒中、阿尔茨海默病、帕金森病等疾病的研究中。

心脏 PET/MRI 将解剖成像与功能和分子成像相融合，具有安全、准确等优点，在诊断心肌缺血和梗死、判断残余存活心肌与评价心室功能方面具有优势。比如在心肌灌注显像中，MRI 与 PET 的信息可以互为补充，以提高时间分辨率，减少呼吸、心跳等生理性运动的伪影，获得较好质量的心肌图像。

另外在动脉粥样硬化中，PET可通过应用特定示踪剂，识别并定量检测代谢旺盛的巨噬细胞，从而评价炎症的严重程度，MRI则可提供动脉管壁的形态信息，对PET图像进行校正，提高定量测量的准确性。

在肿瘤研究方面，PET/MRI在肿瘤分期方面具有明显的优势，也可用于评估肿瘤微环境，反映细胞凋亡、肿瘤血管生成及受体表达等。此外，利用多模态成像提高恶性肿瘤淋巴结转移的早期检测能力已成为当今研究热点，通过放射性核素PET/MRI双模态探针提高淋巴结转移显像的精准度，有望提高手术切除的准确性，也可用于细胞迁移、肿瘤诊断及药物输送等方面研究。基于RGD序列的PET/MRI探针^{64}Cu-DOTA-IO-RGD可用于整合素$\alpha_v\beta_3$表达阳性的肿瘤早期检测，有助于研究肿瘤新生血管形成、发展的分子机制。

2. MRI/光学分子影像探针 随着纳米技术的发展，量子点等纳米材料在分子影像中大量应用，MRI/光学双模态探针取得快速发展。MRI/光学双模态分子探针融合了光学成像的高灵敏度和MRI的高空间分辨率，已成功应用于细胞示踪、肿瘤显像与诊断、药物转运和治疗等多个领域。与毒性高的量子点探针相比，基于介孔氧化硅和高分子材料的MRI/光学探针具有更优异的生物相容性，近年来引起分子影像研究领域的广泛关注。

3. 其他多模态分子影像探针 在临床前期实验中，除以上多模态成像模式外，还出现了诸如核医学与光学成像结合、光学成像与超声结合等多种新成像技术。将核医学、光学与MRI等三种成像技术融合的三模态成像探针能提供更高质量的图像及更为准确、全面的信息。

分子影像探针技术的迅速发展，离不开医学、物理学、化学、生物学等不同学科的交叉融合。高敏感性、高特异性及多功能的分子影像探针决定成像灵敏度和分辨率，因此新型分子影像探针的研制与开发必将促进分子影像学的快速发展。

（沈　君）

第二节　分子影像探针的设计与筛选

一、分子影像探针的设计

分子影像的核心和基础是设计能够识别目标分子（靶点）的高亲和力的探针。分子影像探针的基本组成主要由高亲和力的靶向分子（如多肽、抗体分子、活性蛋白、酶底物等）和可供外部仪器检测的信号基团（如用于PET或SPECT检测的放射性核素、用于光学成像的荧光素染料、用于MRI成像的磁性金属离子等）组成。为了达到理想的显像效果，分子影像探针应当具有以下特征：对靶点具有高选择性和高特异性，适宜的药代动力学，优异的体内稳定性，良好的安全性，高的靶/非靶比值，良好的临床转化的潜力，较低的成本并易于合成等。需要注意的是一些分子影像技术，例如磁共振光谱（MRS）等，不需要引入外源性的影像探针即可对疾病的生化指标和病理进行检测。

对于有效的分子影像探针，高靶点选择性是一个重要的因素，探针应该对预期的结合位点具有最大的亲和力，并且与正常组织的非特异性结合应该尽量可忽略不计。非特异性结合通常是由于探针与体内的蛋白质或脂质的非特异性吸附产生。通常认为探针的亲脂性与非特异性结合的程度有一定关系。因此亲脂性是设计分子影像探针时要考虑的一个重要方面。分子影像探针应当有合适的药代动力学特征，以便对感兴趣的分子靶点进行可视化显像。必须考虑的因素有，探针到达靶点的过程中在血液和正常脏器的代谢和清除。理论上，一个优质的探针应具有与其靶点结合迅速、血液清除和排泄快速，以及在靶位点存在持久的高摄取等特点，从而充分保证其靶/非靶显像对比度。

通常情况下，探针的尺寸、其所带电荷和亲脂性等对其体内的药代动力学和体内代谢清除影响很大，因此，在探针的设计过程中，探针信号分子在体内的半衰期应当与其自身的药代动力学特征相匹配。为了确保靶位点的准确可视化，探针必须在体内具有良好的代谢稳定性，以确保机体不会通过代谢分解探针而产生游离的信号分子而干扰靶点的信号。另外，分子影像探针的设计过程中，应该充分保证探针的生物相容性和无毒性，尤其是在需要大剂量来获得可测量的信号时（如MRI和CT增强剂等）。如果分子影像探针最终的目的是临床转化，其良好的安全性与简单、快速的制备和廉价的制备成本将更利于其批量生产和广泛应用。

二、分子影像探针的制备

新型分子影像探针的制备、筛选、优化，以及从基础研究转化为临床应用是一个复杂的、多学科交叉的过程。新型分子影像探针的制备包括：①确定要显像的目标靶点，目标靶点需要在疾病的发生、发展过程中具有代表性,通过显像靶点能够特异性地监测疾病的进展;②针对目标靶点设计和制备特异性的靶向分子;③对靶向分子进行特异性的信号分子标记,以提供可供外界仪器检测的信号。

某些疾病尤其是肿瘤,会特异性高表达某些膜受体,而这些受体与它们的特异性结合配体可以被选定为潜在分子探针的特异性靶向分子。通过化学合成内源性配体的类似物,可以有效制备更加优化的靶向分子。一系列内源性配体的类似物多肽已经被合成出来,这些多肽经过优化在体内具有良好的稳定性、亲和力、特异性,以及低的非特异性吸收和快速的尿路排泄。例如,生长抑素受体 2 的特异性结合多肽,奥曲肽经过放射性核素标记,可以制备成适用于神经内分泌肿瘤的显像分子探针。含有 Arg-Gly-Asp(RGD)序列的环状五肽可以经过不同的标记,制备成不同模态的分子影像探针,实现对肿瘤整合素 $\alpha_v\beta_3$ 的高特异性显像。靶向分子除了可以根据内源性配体的序列来设计外,还可以通过合理设计和使用筛选文库来筛选和制备。鉴定新型靶向分子最常用的方法包括噬菌体展示库法,该方法能够得到 10^8 ~ 10^9 种不同噬菌体的阵列,可以简便地筛选出与靶点结合具有高特异性、高亲和力的靶向分子多肽和抗体等。

一旦确定了用于目标靶点的特异性靶向分子,可以通过一系列的方法来改善其体内的稳定性。通常用于改善多肽的体内代谢稳定性的方法包括引入 D 型氨基酸加入侧链、对多肽 N 末端的乙酰化或 C 末端的胺化等。此外,可以通过引入特定的亲水性和(或)亲脂性氨基酸或其他化学物质来改变多肽结构的亲水性和疏水性从而改善其排泄速率和代谢途径。而多肽的环化可用于限制多肽的可变性并改善其受体结合亲和力和稳定性。为了保持多肽的生物活性,可以在多肽的活性位点和显像信号分子之间加入间隔链接剂。

优化好的多肽分子可以直接或间接地进行信号基团的标记。例如,用于 PET 和 SPECT 的几种放射性同位素(^{99m}Tc、^{18}F、^{64}Cu、^{111}In、^{123}I、^{68}Ga)、用于光学成像的有机近红外(NIR)荧光基团或量子点(QDs)以及用于 MRI 的磁性纳米粒子(氧化铁纳米粒子),均可以按照完善的生物偶联技术,通过有机链接剂、螯合剂、聚合物或纳米技术与靶向分子进行偶联。制备的分子影像探针的体内行为,包括信号分子与靶向分子的体内半衰期匹配、改善体内的稳定性、清除途径和动力学、优化探针在体内的聚集与生化过程的相关性等需要通过大量的动物实验进行优化,以制备出具有临床应用前景的新型分子影像探针。

(王 凡)

第三节 分子影像探针的特点与原理

一、光学分子影像探针

光学成像由于具有操作简单、成像速度快、灵敏度和对比度高、无电离辐射、结果直观等众多优点,可作为一种实时、非侵入、无创伤、能特异性识别和跟踪的分子成像手段,广泛应用在分子影像研究中。按照信号的产生方式,光学成像探针可分为化学发光分子影像探针和荧光分子影像探针。

(一)化学发光分子影像探针

物质在进行化学反应过程中,由于吸收了反应产生的化学能而被激发,由基态跃迁至较高电子激发态中各个不同能级,然后经过振动弛豫或内转换到达第一电子激发态的最低能级,并以辐射光子的形式释放能量,该过程称为化学发光。其反应公式如下:

$$\text{物质 A+物质 B} \xrightarrow{\text{催化剂}} \text{物质 C}^{*}\text{(激发态)}$$
$$\text{物质 C}^{*} \longrightarrow \text{物质 C+光子}$$

根据反应公式,化学发光可用于反应中的底物、产物、催化剂、增敏剂以及抑制剂等物质的检测。同时,还可以通过间接修饰的方式将待测分子修饰上可激活的发光物质或可与反应物相互作用的抗原、抗体等,进一步扩大检测目标物的种类。由于不需要激发光源,避免了背景光和杂散光的干扰,从而大大提高了信号的灵敏度和准确度。基于此,可以针对某种反应物或催化剂,设计相应的化学发光分子影像探针,可实现分子水平的高灵敏检测。如 3-氨基苯二甲酰肼(鲁米诺)在过氧化氢分子存在的条件下,可以转变成激发态氨基邻苯二甲酸,后者具有较强的自发荧光。过氧化氢是许多生物氧化反应的产物,很容易通过酶或纳米粒子标记增敏鲁米诺的探针,实现对过氧化氢在活体内的表达及其生物学活性的光学成像检测。荧光素作为另一类化学发光底物,在荧光素酶和还原剂存在的条件下,能产生高效率的化学发光。通过对荧光素结构的共价修饰,引入空间附属物,使得修饰后的底物由于空间位阻而无法被荧光素酶作用,而当通过 β-半乳糖苷酶将空间附属物裂解后,该底物才可以被荧光素酶作用并产生光学信号，这种利用修饰空间附属物的荧光素分子影像探针，可用于研究活体内细胞（表达β-半乳糖苷酶）与细胞（表达萤光素酶）的相互作用，以及示踪免疫细胞在肿瘤中的迁移等。然而，作为标记物的发光剂在发光过程中被消耗，即含量总是相对不足，因此发光信号持续时间较短，难以进行重复检测；另外，化学发光不稳定，为间断、闪烁型发光，而且在反应过程中易发生裂变或受到其他物质的干扰，可导致结果不稳定。

（二）荧光分子影像探针

荧光探针的分子成像具有灵敏度高、选择性好、操作简单、成像速度快、无电离辐射、多目标同时检测等优势，是目前最常用的光学成像方式之一。荧光分子影像探针的构成通常包括荧光基团和识别基团，并通过一定的化学交联或物理吸附（或包埋）的方式将二者结合在一起。

荧光分子影像探针可有多种分类方法：按发射光可分为紫外区、可见区和近红外区的荧光探针；按荧光探针的组成成分又可分为有机荧光探针和无机荧光探针等；按荧光探针的功能构建还可分为标记式荧光探针和激活式荧光探针等。其中，紫外-可见区的荧光探针的种类多，且荧光量子产率高。目前已有许多商品化的荧光染料或无机纳米粒子可于用分子影像探针的构建，包括 Hoechst 染料、菁染料、氟硼荧、罗丹明、荧光素以及量子点等。这些荧光探针可用于核酸、蛋白质、脂类、多糖等细胞水平生物分子的高灵敏影像检测。然而许多生物体及其组织在紫外-可见区存在较强的背景荧光，会干扰探针的检测；同时，短波长光的组织穿透能力有限，不利于活体水平成像。近红外区的荧光探针则有利于避开生物组织的背景荧光干扰，提高成像深度，然而此类型荧光探针荧光量子产率不高，种类相对较少，价格较高。

有机荧光探针具有结构和功能容易设计，使用方便的优势。如荧光成像引导胶质母细胞瘤切除，荧光探针（荧光素）通过静脉注射后，在脑肿瘤组织聚集，较好显示肿瘤边界。然而，有机荧光探针在光稳定性和抗光漂白性能上有待进一步提高。无机纳米荧光材料构建的荧光探针也是近年来发展十分迅猛的领域，主要包括量子点和上转换纳米材料。量子点是一种由Ⅰ-Ⅶ、Ⅱ-Ⅵ或Ⅲ-Ⅴ族元素组成的纳米粒子。与传统的有机荧光物相比，量子点的荧光量子产率很高，激发带很宽，而发射峰很窄，并且 Stokes 位移随粒子尺寸大小可调，具有独特的光谱特性和光学稳定性，可同时实现单波长激发多荧光发射。最近研发的新一代量子点，其发生波长在 1000～2000nm 之间，能够轻易穿透生物组织，并且能呈现小鼠在清醒和运动状态下体内器官的清晰图像。

上转换纳米材料是一类能将长波长近红外激发光转换为短波长、可见发射光的无机荧光纳米材料，通常由稀土元素掺杂的基质、敏化剂和激活剂三大部分组成。常见的基质材料有由氟化物和氧化物，如 $NaYF_4$、$NaGdF_4$、Y_2O_3 和 Gd_2O_3 等。Yb^{3+} 作为最常用的敏化剂，具有简单的能级结构、高吸收截面和较宽的发射光谱。Er^{3+}、Tm^{3+} 和 Ho^{3+} 是常用的激活剂，能有效接收 Yb^{3+} 释放的能量。目前，上转换荧光的机制主要有四种：激发态吸收、双光子吸收、能量传递上转换、光子雪崩上转换。由于其具有独特的反 Stokes 发光行为，能有效降低背景荧光信号的干扰，并且具有较好的组织穿透力，适合于活体水平上的光学成像。最近，结合稀土上转换纳米粒子的荧光特性和中间能级受激辐射淬灭的机制，实现了超低功率超分辨荧光成像（在 30mW 的连续激光可实现 28nm 的超分辨，仅为激发波长的 1/36）。

标记式荧光探针的构建相对简单，分别依赖靶向基团的特异识别和荧光基团的信号输出。如，通过构建新型的 DNA 荧光探针，将瞬态细胞膜接触事件转换成可读的荧光信号。然而，由于该类型探针的荧光信号始终存在，在与靶分子识别后需要做进一步的分离以避免自身荧光背景信号的干扰。激活式荧光探针，即在非靶部位或未与靶标发生作用时，该探针的初始检测信号处于无或极弱荧光状态，而一旦到达靶位点并与靶分子发生特异性相互作用后，即可产生高强度的荧光信号输出响应。该模式有望提供更低的成像背景、更短的检测时间、更高的成像对比度和更灵敏的分析性能，为活体荧光分子影像和原位分析研究提供一种更为理想的成像模式。该类型探针的构建主要基于荧光能量共振转移（fluorescence resonance energy transfer，FRET）和聚集诱导发光（aggregation-induced emission，AIE）。利用聚集诱导发光可构建出系列从蓝光到红光，覆盖整个可见波光范围的聚集诱导发光材料体系，用于生物检测和医疗领域。

二、放射性核素分子影像探针

放射性核素成像技术主要包括 PET 和 SPECT。

（一）PET 分子影像探针

PET 是核医学影像中较为先进和具有较大发

展潜力的成像方式。通过将放射性核素标记的药物注入生物活体组织，利用放射性核素所散发的背向伽马光子获取药物的组织分布和浓度信息。PET能够定性、定量检测药物的动态分布信息，在多种疾病的早期诊断和药物的大规模筛选与开发等领域得到了广泛的应用。此外，PET亦可利用放射性核素示踪技术从分子水平上认知疾病，明确靶组织区域的血流速度、代谢方式、受体密度与功能、异常基因表达、细胞信号传导等一系列生理生化变化指标及相关机制，进而从分子水平对疾病进行早期、特异性诊断，或指导临床的个体化治疗。

1. PET分子影像特点 PET利用放射性核素标记细胞特异性受体、酶及核酸等生物分子，对生物体内的生化功能代谢等变化过程进行活体显像。PET已经在肿瘤、心脏、神经系统等疾病的早期诊断及功能性药物开发等方面显示出巨大的应用前景。PET在动态成像模式下，利用动力学模型引导，计算得出各器官组织的局部血流量、物质转运效率、功能代谢速度和受体结合常数等参数，从而从分子水平直观反映机体代谢变化和功能状态。通过与高分辨率的CT技术相结合，可以在显示深部组织的分子影像学分布特征的同时，高分辨率地显示组织的解剖结构，目前已广泛用于临床。

相对传统CT而言，PET利用放射性核素成像将辐射剂量降低很多，已被世界卫生组织认定是相对安全的。然而，由于部分硬件设备技术如生成放射性同位素的小型回旋加速器、精准测量微弱光的探测器等具有一定的局限性，且成本较高，限制了PET在临床中广泛应用。此外，尽管PET对较大病灶显像较好，但在早期诊断中敏感性和阳性预测值较低，因此目前PET通常不被选择为初级（甚至二级）筛查方法来应用。PET具有独特的优势，但因其成像固有的分辨率不高，对病灶部位的精准定位及与周围组织的关系相较于CT和MRI略低。

2. PET分子影像原理 PET分子影像探针注入活体生物组织之后，分子探针与特定靶分子发生相互作用，产生湮没辐射，生成方向相反互成180°的两个正电子，探测器检测到正电子信号，生成活体组织的分子图形、功能代谢、基因转变等信息的成像。PET分子影像探针为正电子放射性核素标记的分子（如^{11}C和^{18}F），被标记底物可以是小分子，如受体、配体、酶底物等，也可以是大分子，如单克隆抗体等。

正电子核素标记的示踪剂，其原子核中质子数目大于中子数目，在自然环境中自由稳定存在，产生同位素的衰变较小，需要利用小型医用回旋加速器产生所需标记物，常见的放射性同位素包括^{18}F、^{11}C、^{15}O等。核素衰变产生的正电子迅速与周围生物环境中的负电子发生湮灭反应，生成两个能量为511keV伽马光子反向等速发射，通过体外放置的探测器检测在同一时间、同一连线上的伽马光子对，获得相关分子成像信息，显示示踪剂的组织分布和浓度信息。

3. 常见PET分子影像探针

（1）葡萄糖代谢显像探针：PET分子探针具有代表性的为^{18}F-氟代脱氧葡萄糖（^{18}F-FDG），^{18}F-FDG是目前实验和临床最为广泛应用的示踪剂。该分子中的^{18}F属于正电子发射型放射性核素。^{18}F-FDG的PET显像依据肿瘤组织和正常组织的葡萄糖代谢差异，糖酵解方式异常等对肿瘤组织进行诊断，此探针对多种肿瘤，如乳腺癌的诊断，显示出较高的特异性和灵敏性。然而，^{18}F-FDG的摄取并不是肿瘤特有的，一些情况下如乳腺代谢旺盛的情况下（哺乳期、乳腺炎），细胞对^{18}F-FDG的摄取也较高，此时^{18}F-FDG区分良恶性乳腺存在一定的困难。

（2）核酸代谢分子影像探针：核酸的代谢合成反映细胞的分裂增殖能力，因此以核酸靶向的显像探针被广泛开发利用。常见的核酸代谢显像探针有5-^{18}F-氟尿嘧啶、3-脱氧-3-氟胸腺嘧啶（^{18}F-FLT）、^{11}C-胸腺嘧啶等。FLT与胸腺嘧啶结构相似参与DNA合成，区别在于其经胸苷激酶磷酸化作用后，不能进一步代谢而被滞留于细胞当中，且其滞留量与胸苷激酶浓度正相关。FLT的PET显像成为现阶段肿瘤增殖研究的常用技术手段。

（3）氨基酸代谢显像分子探针：氨基酸类显像分子探针^{68}镓-RGD-蛙皮素（^{68}Ga-RGD-BBN）已成为广谱的，用于GRPR^{-}/整合素$\alpha_v\beta_3$和GRPR^{+}/整合素$\alpha_v\beta_3$肿瘤诊断的显像剂。如，^{68}Ga-RGD-BBN可以敏感地与整合素$\alpha_v\beta_3$或胃泌素释放肽受体（gastrin releasing peptide receptor，GRPR）特异性结合，诊断乳腺癌。

（4）受体显像分子探针：受体显像分子探针主要包括放射性标记的雌激素受体（estrogen receptor）、^{123}I/^{18}F标记的雌二醇、乙烯雌二醇和烯雌酚。目前临床报道较多的是利用16α-[^{18}F]-17β-雌二醇（FES）进行PET显像。肿瘤摄取FES程度与免疫组织化学检测的肿瘤ER密度相关，FES摄取与ER诊断符合率为88%，FES-PET对于评估肿瘤ER状态和指导激素疗法具有重要价值。

（5）抗体显像分子探针：可利用长半衰期的放

射性核素标记全长单克隆抗体，如同位素^{124}I、^{86}Y、^{76}Br、^{89}Zr标记HER2全长单克隆抗体用于PET显像。采用短半衰期的放射性核素标记较小的、清除率较快的HER2靶分子，如同位素^{18}F、^{68}Ga、^{64}Cu、^{124}I和^{76}Br标记HER2靶分子时，核素的物理半衰期理论上与HER2靶分子的生物半衰期一致，可保证在最佳的时间点显像。

（二）SPECT分子影像探针

SPECT是通过生物体静脉注射能发射γ光子的放射性示踪剂后，利用高性能的γ相机多角度、多方位采集放射性核素分布的平面投影图像，通过计算机技术进行图像重建，获得靶目标区域不同横断面、冠状面、矢状面的断层图像。

1. SPECT分子影像特点 SPECT分子影像最重要的特点是采用放射性核素示踪技术诊断人体特定分子及组织变异影射的特异平面图像和断层图像。SPECT克服了因平面器官显像、组织重叠造成小病灶掩盖的不足，一定程度上提升了深部病灶显像的分辨率和定位准确性。SPECT成像敏感，但亦存在诊断特异性低的缺点。例如，SPECT对新鲜椎体压缩骨折的诊断具有较高敏感度，但诊断特异性低，仅依据骨骼异常核素浓聚难以准确鉴别肿瘤、炎症、坏死等不同病变。

2. SPECT分子影像原理 SPECT分子影像的原理主要有直接分子成像、间接分子成像和代替物成像。

（1）直接分子成像：是特异性分子影像探针与靶位点直接相互识别、作用、结合进行成像。探针浓聚的部位与浓度和探针与靶点之间相互作用直接相关。典型例子是用^{111}In或^{99}mTc标记的抗体对细胞表面的特异性抗原进行直接成像。

（2）间接分子成像：是利用报告基因和对应的报告探针进行间接成像，报告探针的聚集程度与报告基因的体内表达水平直接相关。间接成像无需先通过基因转染或基因转导的方法把报告基因转入靶组织，但需要基因转录调控元件（例如启动子）来启动报告基因的表达。

（3）代替物成像：是利用现有的放射性示踪剂来显示疾病特殊基因分子通路下游的分子改变。典型例子为应用^{99m}Tc-甲氧基异丁睛（^{99m}Tc-MIBI）进行肿瘤多药耐药基因成像。

3. 常见SPECT分子影像探针 SPECT分子影像探针最常用的标记同位素为^{99m}Tc、^{123}I、^{111}In，适合用于生物分布较慢的示踪研究。其中^{99m}Tc制备简单、价格相对便宜，被认为是非常适于显像的放射性核素，但是^{99m}Tc需要大量的螯合剂与AnxV相连，因而限制了其广泛应用。采用^{111}In标记的奥曲肽（octreotide）、蓝乐肽（1anreotide）及^{99}mTc标记的伐普肽（vapreotide）、地普奥肽（depreotide），能通过受体配体特异性结合，与肿瘤细胞表面表达的生长抑素受体（somatostatin receptor，SSTR）有效结合，使肿瘤显像达到定性诊断的目的。

三、MR分子影像探针

MR分子影像探针在细胞和分子水平分析生物体内生理及病理过程，研究靶基因表达、生物代谢等一系列生命活动过程，为疾病诊治提供基础影像信息。

（一）MR分子影像特点

MR成像清晰、精细，具有较高的分辨率和对比度，尤其对软组织显像较好，不仅能获得生物活体组织器官图像，清晰观察到生物体组织内部结构，又能分析活体组织器官中的化学成分，为临床疾病研究和实践提供了良好的平台，但用于分子影像时其敏感性相对较低。

（二）磁共振分子影像原理

磁共振分子影像是利用特异性分子探针结合到靶位点，产生局部磁性或顺磁性信号改变，从而对靶位点进行成像。目前较常用于MRI分子探针的标记物，为钆（Gd）为代表的磁性对比剂和以氧化铁为基础的超顺磁性纳米粒子。

1. 磁性材料以Gd类材料为代表 Gd外层电子分布不对称、不成对，电子自旋时间长及磁矩大，当顺磁性材料外层不成对电子数增多，则其磁矩和磁化率越大。在无顺磁性物质存在时，组织的T_1、T_2是由质子之间的偶极子—偶极子互作形成局部磁场波动引起的。在有顺磁性物质存在时，由于电子的磁化率是质子的六百多倍，进而通过形成质子偶极子、电子偶极子之间的偶极子—偶极子相互作用，可引起质子弛豫大大增强，促使邻近水质子的T_1、T_2缩短（对T_2影响较小）。随着T_1、T_2弛豫时间的缩短，间接影响组织的信号强度。T_1、T_2缩短愈明显，则信号强度变化愈显著，从而改变不同组分的对比度和分辨率，达到显像目的。Gd及Gd衍生物近年来得到深入研究，将钆喷酸葡胺（Gd-DTPA）/钆特酸葡甲胺（Gd-DOTA）和抗体、蛋白质结合后可用于分子成像，但这些大分子不能有效地在体内代谢，可能会造成肾纤维化等不良反应，其临床应用受到限制。

2. 超顺磁材料以氧化铁为代表 通常由氧化

铁晶体 Fe_2O_3、Fe_3O_4 及亲水性表面被覆物组成，能产生强烈的 T_2 负性对比。超顺磁性氧化铁纳米粒子(superparamagnetic iron oxide nanoparticle，SPIO)根据材料的粒径大小不同，常分为以下 4 类：直径 300nm～3.5μm 的口服 SPIO(oral-SPIO)；直径 40～150nm 的普通 SPIO(standard SPIO，SSPIO)；直径 20～40nm 的超小 SPIO(ultrasmall SPIO，USPIO)；直径 15～20nm 的单晶氧化铁纳米粒子(monocrystalline iron oxide nanoparticle，MION)。较为常用的磁性氧化铁纳米粒子探针，为粒径 50nm 以上的超顺磁氧化铁纳米粒子(superparamagnetic iron oxide nanoparticle，SPION)和粒径在 50nm 以下的超小顺磁氧化铁纳米粒子(ultrasmall iron oxide nanoparticles，USPIONs)。

超顺磁材料在低于一定温度时表现出氧化铁的铁磁性。在不足以克服相邻原子间耦合力的温度下，由于整体随机运动，可转变为顺磁性物质的特征，平场磁场几乎为零。与顺磁性物质不同的是，超顺磁性材料并不是每个原子独立受到外界磁场的影响，而是作为一个整体顺着外磁场的方向有序排列，因此超顺磁材料比一般的顺磁性材料的磁化率高几个数量级。SPION 对比剂缩短 T_2 时间远远超过其缩短 T_1 时间的效应，在 T_2WI 上呈低信号，为负性对比成像。但是利用超短回波时间序列扫描也可获得 SPIO 的正性对比增强的图像。USPIONs 对比剂缩短 T_1 时间效应较 SPION 显著，故常用于 T_1WI 扫描。目前氧化铁纳米粒子在肿瘤、炎症、免疫反应、退行性病变等分子影像研究方面得到广泛应用，对多模态分子影像及疾病功能诊断研究起到了巨大的推动作用。

3. 锰材料　Mn^{2+} 有五个未配对电子，具有很好的顺磁性和 T_1 弛豫增强效果。由于 Mn^{2+} 的结构与 Ca^{2+} 相似，可以模拟 Ca^{2+} 通过 L 型电压门控钙通道，与 Gd^{3+} 相比，Mn^{2+} 更容易在细胞内聚集。锰增强磁共振成像(manganese-enhanced MRI，ME-MRI)效果与细胞密度相关。如由 Mn^{2+} 和 2 个磷酸吡哆醛基呈对称性螯合而成的锰福地匹三钠(mangafodipir trisodium，Mn-DPDP)，当它被组织摄取后，能够与胞内相关功能蛋白产生相互作用，导致结构异构化，从而使其 T_1 明显缩短而显像。少量的 $MnCl_2$ 系统性给药可用于检测神经组织的细胞结构和脑皮质结构。Mn^{2+} 沉积间接反映了活跃神经元的位置，为神经元活动的 MRI 定量测定提供了有效的手段。$MnCl_2$ 外周给药同时，联合使用甘露醇来暂时提高血脑屏障的通透性，使 Mn^{2+} 通过血脑屏障，可用于脑功能成像。

4. 其他镧系元素　Eu^{2+} 与 Gd^{3+} 具有相同的电子结构，均有 7 个未配对电子，因而曾被看做 Gd^{3+} 的替代物。但是使用相同的螯合物(DTPA)后，产物的氧化还原电势太大(-1.35V)且不稳定，难以用于临床。人们正是利用 Eu^{2+} 的不稳定性，在使用了 ODDM/ODDA 螯合后，降低了氧化还原电势(-0.92～-0.82V)，可作为血液中氧化还原电势敏感度的对比剂，即氧分压敏感指示剂，在卒中、肿瘤和各种动脉血流情况的 MRI 检测中具有重要意义。

5. 超极化 MRI　超极化(hyperpolarizaiton，HP)是通过动态核极化(dynamic nuclear polarization，DNP)的方法使原子核自旋极化达到热平衡之上，HP 可增强分子磁共振 10 000 倍以上的信号。目前，超极化生物探针主要以 ^{13}C 为主，包括(1-^{13}C)丙酮酸、(2-^{13}C)丙酮酸、^{13}C-醋酸盐、^{13}C-碳酸氢钠和 ^{13}C-延胡索酸盐等。由于丙酮酸在细胞代谢中的关键作用，(1-^{13}C)丙酮酸成为最主要的 HP 生物探针，其 T_1 时间长(>60s)，将有希望广泛应用于临床实践。(2-^{13}C)丙酮酸可以观察线粒体的代谢。^{13}C 丙酮酸是 HP 磁共振技术中重要的生物探针，在脑、心脏、肿瘤、内分泌疾病等领域已取得了广泛应用，在临床患者试验中也取得了重要结果，显示出较强的开发利用价值。

四、超声分子影像探针

超声分子影像因具备常规超声影像学实时动态、操作简单以及成本低廉等优势，已引起广大科研工作者的关注。它利用超声对比剂表面固有的理化特性，或者通过对对比剂表面进行修饰，使其与特异性的抗体或配体进行连接，构建成靶向超声对比剂，这种靶向超声对比剂经静脉注入体内后，能定向并滞留于靶组织，借助于对比剂对超声的散射产生声学信号，从而在分子水平实现超声对病变组织的显像诊断。设计与制备灵敏度高、特异性强的超声分子影像探针是开展超声分子影像研究的重点和先决条件。组成超声分子影像探针的部件既包括能与靶组织特异性结合的配体或抗体，同时还包括能产生超声影像信号的物质，如超声微泡、高分子聚合物对比剂等，两者以特定方法结合形成复合物，可间接反映靶组织细胞或分子的表达与分布信息。

(一) 超声分子影像特点

在各种分子影像模态当中，超声分子影像具有以下优势：①无创、无毒、无放射性污染；②纵向和侧向探测深度较大，图像分辨率好；③能实时、动态、多次重复地观察靶组织；④可根据需要设计多模式、多靶点、集诊断和治疗于一体的多功能超声分子影像探针，有助于个性化的诊断和治疗。

（二）超声分子影像原理

1. 微米级超声分子探针 超声分子影像的信号来源于超声对比剂，微泡是最常用的超声对比剂，由白蛋白、高分子聚合物或磷脂类等材料作为外壳，内部包含惰性气体的微米级气泡（粒径在 1～5μm）。微泡外壳的厚度可以从 10～200nm 不等，内部通常是空气、氟化碳、全氟丙烷、六氟化硫等气体。微泡对比剂与超声声场存在复杂的相互作用，表现出极强的声反射和散射性能，这是因为微泡中的气体与环境液体之间存在声阻抗（取决于密度和压缩系数）的巨大差异，也是因为微泡受到适当频率的激励会产生谐振现象导致的。通常，处于声场中微泡在超声激励下可以产生线性和非线性两种效应。当超声的声场强度较低时，微泡的振动主要表现为线性效应，当超声的声场强度达到一定的阈值时，微泡的振动会产生非线性效应，并发出谐波信号。

2. 微泡的成像原理 微泡在超声的激励下会发生振动，对超声信号具有较强的背向散射能力。一般来说，微泡的平均粒径远远小于超声波的波长（10MHz 超声波在水中传播时的波长为 0.15mm），所以声场中的微泡可看作是一个点状的散射体，其接收到的超声强度是超声入射强度和微泡反射体的散射截面的函数。依据瑞利散射公式，频率 f 的超声激励下，单个微泡的散射截面（δ）可用式 4-3-1 表示：

$$\delta=\frac{4\pi}{9}k^4r^6\left\{\left(\frac{\kappa_s-\kappa}{\kappa}\right)^2+\frac{1}{3}\left(\frac{3(\rho_s-\rho)}{2\rho_s+\rho}\right)^2\right\} \qquad \text{式 4-3-1}$$

式中 r 是微泡半径，$k=\frac{2\pi f}{c}$是超声波频率，c 为声速，κ_s和 κ 分别是微泡填充气和周围介质的可压缩性，ρ_s和 ρ 分别是微泡填充气及微泡周围介质的密度。由式 4-3-1 可以看出，微泡的散射截面与其半径的六次方和超声频率的四次方成正比。理论上，自由气泡在水中的散射截面约是相同粒径红细胞的 1 亿倍，这种差异是由于气泡极强的可压缩性产生的，而非取决于微泡或周围介质的密度。

当微泡受到超声激励时，微泡会随着声波发生周期性的收缩与膨胀。在超声频率接近微泡共振频率下，声场强度增大到一定阈值时，会诱导微泡产生谐振。具有包膜的微泡，其谐振频率可表示为式 4-3-2：

$$f_0\approx\frac{1}{2\pi r}\sqrt{\frac{3\gamma}{\rho}\left(P_0+\frac{\pi}{3\gamma}\frac{S_e}{r}\right)} \qquad \text{式 4-3-2}$$

式 4-3-2 中 γ 为绝热理想气体常数，P_0 为室温下液体压力，S_e 为膜的弹性参数，定义为 $S_e=8\pi E\frac{r_0-r_i}{1-\nu}$，其中 E 为弹性模量，ν 为泊松比，r_i 和 r_0 分别为包膜的内径和外径。

由此可见，随着微泡粒径的增大，微泡的谐振频率降低。目前在临床上使用的医用超声探头的频率为 1～10MHz，与微泡的谐振频率范围相当，能较好的诱导微泡发生谐振。此外，发生谐振微泡的散射截面能使微泡几何截面增大 100 倍以上，大大提高了其对超声波的吸收和散射。因此，微泡可以显著增强临床医用超声的成像效果。

微泡发生谐振的程度与超声的能量有直接的关系。较低声压诱导微泡发生振动的幅度较小，表现为线性振动。当声压强度超过一定阈值时，微泡由最初的线性振动开始表现出不对称的膨胀与收缩振动，且微泡收缩的过程较微泡膨胀过程明显滞后，即产生微泡的非线性振动。此外，微泡产生的非线性频率响应与微泡直径、壳膜厚度、激励波形、声压、频率等多种因素有关。微泡在发生非线性振动过程中，不仅发射出线性的基波成分，同时也产生非线性的谐波成分。频率 f_0激励微泡非线性振动产生的谐波包括二次谐波（$2f_0$）、高次谐波（$3f_0$，$4f_0$，…）、次谐波（$f_0/2$）、超谐波（$3f_0/2$）等多种成分。目前已在临床上广泛应用的超声造影主要是通过滤波的方式提取微泡散射产生的二次谐波成分实现的，称为二次谐波成像或谐波成像。近年来，通过提取微泡其他谐波成分的非线性造影成像技术也取得了重要进展，如次谐波和超谐波成像技术。

3. 纳米级超声分子成像探针 纳米级超声对比剂是指粒径小于 1000nm，能用于超声成像的对比剂。它不同于微泡对比剂的气体散射成像原理，纳米级对比剂注入血液中时，由于粒径较小，表现为无回声或反射极低的散射体；其增强超声回声信号来源于纳米级对比剂在病灶部位的大量聚集。除了通过纳米级对比剂的聚集用于超声造影成像以外，以氟碳纳米液滴为代表的纳米级超声对比剂在超声分子成像与治疗应用取得了巨大进展，使得超声分子成像由最初仅限于血管内病变检测向血管外病变的延伸成为可能。氟碳纳米液滴通过将一些可进行液气转换氟碳液体包裹于纳米级颗粒中,由于内部包裹的氟碳液体在外部光、声、磁等作用下,温度升高导致包裹的氟碳液体气化,纳米级颗粒粒径变大,转变成内部包含氟碳气体的微米级微泡,达到超声造影成像的目的。相比之下,纳米级对比剂较微泡对比剂有以下几个方面的优势:①纳米级对比剂具有更强的组织穿透力。微泡对比剂是血池对比剂,无法穿过血管内皮间隙到达血管外组织,而纳米级对比剂由于粒径较小,能够穿过血管壁,使得血管外的靶组织得以成像。如借助肿瘤存在高通透性和滞留效应(enhanced permeability and retention,EPR)的特点,可以允许粒径小于700nm的纳米级对比剂透过血管壁,从而实现肿瘤细胞表面肿瘤标志物的超声分子成像。②纳米级对比剂可以实现条件刺激下的超声成像,氟碳纳米液滴在气化之前难于超声成像,背景噪声较低,气化之后形成微泡,可增强超声分子成像的特异性。③纳米级对比剂较微泡还具有更长的血液存留时间,稳定性更好,吸附能力更强等优势。

五、光声分子影像探针

光声分子成像(photoacoustic molecular imaging,PAMI)是一种非侵入、非电离式的新型生物医学影像技术。它采用纳秒脉冲激光照射生物组织,组织吸收光能以后,产生瞬间热膨胀,引发生物组织振动,产生超声波,形成光声信号。生物组织振动的幅度与生物组织的吸收强度正相关。因此,通过图像重建的组织光声信号体现出生物组织的光吸收分布图像。由此可见,光声分子影像融合了光学成像高辨率、高对比度、深层次的生物图像,从理论上避开了光散射的影响,突破了光学成像深度的,可实现几个厘米的深层活体组织成像(图4-3-1)。

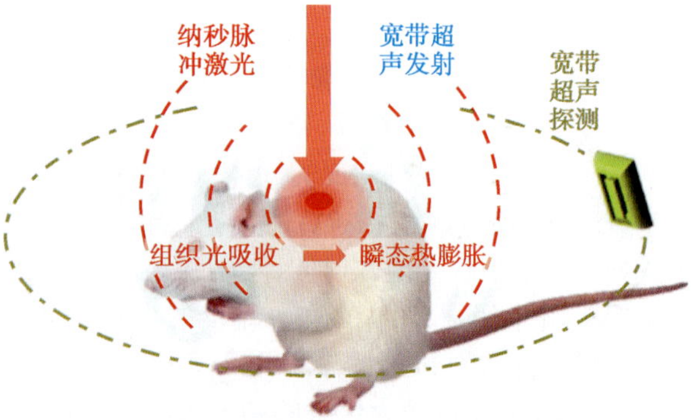

图4-3-1 光声生物成像的过程示意图

(一)光声分子影像特点

作为一种融合的成像模态,光声分子影像同时具有光学成像的高灵敏和超声成像的高穿透深度的优点。一方面,超声重建的图像能有效避免光散射的影响,使得其穿透深度提高2到3个数量级,实现深层次的高分辨成像。另一方面,光声成像体现了组织的光吸收能力,而生物不同组织对光吸收的能力不同。例如,含氧血红蛋白和去氧血红蛋白的吸收存在明显差异。因此,光声成像能客观反映出组织对光吸收强度和分布的不同,由此推测其生理、病理的相关信息。可见,光声分子成像不同于传统的光学、超声分子影像技术,表现出以下4方面的独特优势:①能同时实现组织的结构和功能成像,有别于传统的医学影像方法和技术;②作为一种融合的成像模态,同时具有纯光学成像的高灵敏和纯超声成像的高穿透深度的优点,可以突破双光子荧光成像、光学弱相干层析成像的极限,同时具有高于传统的MRI以及PET的分辨率;③具有非侵入式的特点,其脉冲激光的能力低于生物安全的阈值,不会产生热效应损伤生物组织,无电离危害;④具有易集成、小型化、便于普及和推广的优势。而且,随着激光技术和先进的重建算法的不断发展和完善,光声分子影像在生物医学领域有更广阔的前景。

(二)光声分子影像原理

光声分子影像是一种光激发、声发射的融合成像技术。光声分子影像探针通过靶向配体与特异性受体分子相结合,利用探针本身强烈的光吸收、声发射的特性,通过图像重建实现特定靶标分子的光声成像。根据来源的不同,光声分子影像探针主要分为内源性和外源性探针。

内源性探针主要利用生物组织本身对纳秒脉冲激光的特异性吸收,产生特定的超声信号,实现特定生物分子的光声成像(图4-3-2)。

常见的生物组织内源性光学吸收分子主要包括含氧血红蛋白、脱氧血红蛋白、黑色素、脂肪等。

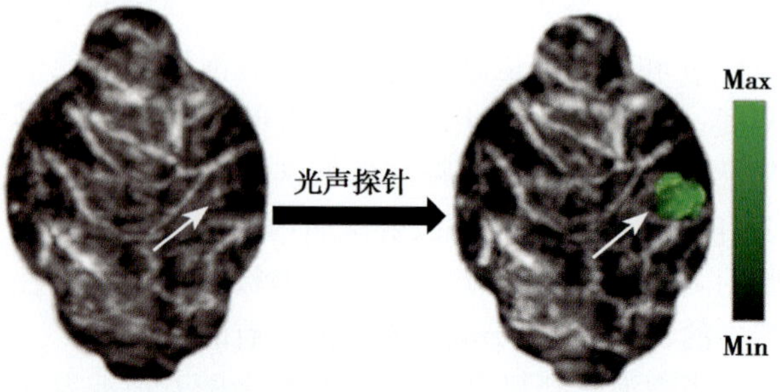

图4-3-2 光声探针用于鼠脑胶质瘤的靶向分子成像

利用这些特异性的生物分子对光的吸收产生特异的超声信号，可以实现血管、血管斑块、血氧饱和度、黑色素瘤的分子影像。

外源性的分子探针根据材料不同，可分为以下几大类：

1. 小分子染料　小分子近红外染料通常由大量的 π-π 共轭双键组成。这种高度共轭的结构使得电子由激态跃迁到激发态时产生强烈的光学吸收。在纳秒脉冲激光的照射下，染料能将部分的光能转化热膨胀，形成超声波，实现特定生物分子的光声分子成像。目前应用于光声分子影像的小分子近红外染料主要有吲哚菁绿、卟啉类光敏分子、Cy 系列染料、镁蓝等。这些小分子染料通过偶连靶向配体，如叶酸、多肽、核酸适配体、抗体等，可实现特定靶标的分子影像。

2. 金纳米颗粒　金纳米颗粒具有表面等离子吸收，通过调控反应条件，可以制备不同形貌、尺寸的金纳米颗粒，实现吸收峰从可见光到近红外光调节。这些金纳米结构主要包括球形金纳米粒子、金纳米棒、金纳米笼和空心的金纳米球等。与有机小分子染料相比，金纳米结构表面出以下三方面的独特性质：①金纳米结构的尺寸和形貌可以显著改变其近红外吸收从可见光到近红外光区域，这大大提高了光声成像的可选择性；②金纳米结构具有良好的稳定性和生物相容性，使其作为光声分子影像探针具有潜在的应用前景；③金纳米结构表面易于修饰不同的靶向分子，使得该光声探针能够特异性结合目标分子，实现多靶点、多波长的光声分子影像。

3. 碳材料　目前，碳纳米材料已经应用于催化、化学工程和生物医学领域。根据维度的不同，碳纳米材料可分为单壁碳纳米管、多壁碳纳米管、石墨烯、还原氧化石墨烯等。碳材料在近红外区表现出强烈的光学吸收，可有效地将脉冲激光转化为热膨胀，形成超声波，用于光声分子影像。通过表面功能化修饰（例如，聚乙二醇、白蛋白、聚乙烯亚胺等高分子材料），碳纳米材料表现出良好的水溶性和生物相容性。而且，通过共价偶连，碳纳米材料表面可以接不同的靶向分子，实现特定靶标的光声分子影像。为了进一步提高碳纳米材料的光学吸收性能，通过化学吸附、化学键合等方法，近年来也发展了多种贵金属-碳纳米复合材料、染料-碳纳米复合材料，使其光声信号得到了显著的提高。

4. 聚合物材料　基于半导体聚合物纳米粒子，与现有的单壁碳纳米管、金纳米棒相比，能有效地将光能转化为热膨胀，产生强烈的光声信号。在相同浓度下，其光声信号值是碳纳米管的 4 倍，是金纳米棒的 5.8 倍。利用该分子影像探针，可实现前哨淋巴结、肿瘤、肿瘤组织中活性氧的光声分子影像。通过分子间化学键的调控，聚合物纳米颗粒在内源性环境的刺激下，可逐渐的分解，被生物组织代谢，显示出潜在的临床应用前景。

六、诊疗一体化分子影像探针

有些分子影像探针不仅可以用于疾病的影像诊断，还可以用于疾病的治疗，有望实现分子影像引导的疾病精准治疗。在各种影像模态当中，光学与超声在诊疗型分子影像探针的应用最为广泛。光学诊疗型分子影像探针的治疗原理主要包括光热治疗和光动力治疗。光热治疗是通过光照的方式，实现局部温度的升高，从而达到治疗的目标。具有光热转换性能的材料结合靶向作用，可有效避免直接激光加热对正常组织的损伤，有望为疾病的治疗提供更加精准的方式。目前，可用于构建光热治疗探针的材料主要三类：①传统的有机化合物，如吲哚菁绿（ICG）和普鲁士蓝等。其优点在于生物相容性好，可用于临床；缺点是光热转换率较低，并且容易光漂白。②碳纳米材料，如碳纳米管和石墨烯等。其优点是具有大的光热转换面积，材料容易获得；缺点在于近红外区的吸收相对较弱，不易降解。③贵金属纳米材料，如金纳米材料（包括金纳米棒、金纳米壳、金纳米笼、金纳米星等）、铂纳米材料和钯纳米材料等。其优点在于制备简单、形貌大小可控、易于修饰以及具有显著的光热转换性能；缺点在于材料昂贵、难以降解。光动力治疗是利用光敏药物的激光活化进行疾病治疗的一种新技术。其作用机制是光敏剂在合适波长的光激发后，从基态转变为激活的单线态，随后与氧反应，产生高活性单线态氧，单线态氧具有强氧化性，能与邻近的生物分子（如蛋白、脂肪酸或核酸）相互反应，导致生物毒性，从而实现对肿瘤细胞或组织的治疗。目前，常用的光敏剂有亚甲基蓝、血卟啉及其衍生物等。该治疗方法的毒副作用较小，已用于临床，其缺点在于光的穿透能力有限，只能对浅表的病变组织进行治疗。另外，携带光敏剂的探针对病灶部位的靶向性能有待提高，而在正常组织滞留的时间有待缩短。

诊疗型超声分子影像探针用于疾病的治疗，其原理主要来自于两个方面：一是微泡可以将药物携载于微泡的表面，壳层或其内部，用于药物的靶向输运；二是可以借助微泡的空化效应和细胞的声孔效应协助药物进入靶标组织或细胞，达到治疗的目的。所谓声孔效应（sonoporation）是指超声联合微泡对细胞穿孔的生物物理过程，其原理是微气泡在超声场中会发生空化或爆破，并伴随产生声辐射力、微射流、微声流、剪切力等效应，使邻近细胞的细胞膜产生可修复的孔隙，这种孔隙大小可从几十纳米至几百纳米，甚至达到微米量级，从而增强细胞膜的通透性，细胞外的 DNA、蛋白质等生物大分子或其他药物分子可穿过小孔进入细胞内发挥作用。由于声场中的微泡空化或爆破可以通过外部的超声探头来实现靶向，因此也把这一过程称为超声靶向微泡爆破（ultrasound-targeted microbubble destruction，UTMD），目前 UTMD 介导的药物靶向输运已经成为一种新的靶向给药方法。根据空化效应发生的类型，微泡的空化效应又可进一步分为惯性空化效应和稳态空化效应。当前针对声孔效应研究大多基于微气泡的惯性空化效应。尽管惯性空化效应可引起高效的细胞膜穿孔，促进药物或基因的递送，但是过强的惯性空化效应也会造成细胞不可逆的死亡。近年的研究表明，微泡的稳态空化效应也可导致细胞的声孔效应，提高细胞膜的渗透性。与微气泡的惯性空化相比，极低声压驱动的微气泡小振幅线性振动产生的稳态空化是可控的（相对振幅 $\varepsilon \leqslant 0.05$），可以通过调控微气泡的线性振动调节剪切力大小，从而实现对细胞声孔效应的精确控制，从而最大程度地保障了细胞的活性。诊疗型超声分子影像探针用于疾病治疗具有以下几方面的优势：①微泡可以造影成像，可实时观测微泡在体内靶组织的聚集；②依据微泡的载药量以及微泡在靶组织的超声信号强度，可推测出药物在靶区的浓度；③载药的微泡可以较好地保护药物的活性，有助于提高药物的生物利用度；④载药微泡能被超声击碎，释放其所携载的药物，达到超声控释药物的目的；⑤微泡在超声辐照条件下可以产生空化效应和声孔效应，可以实现药物的定点释放和递送。

分子影像技术在疾病诊疗中的应用前景令人鼓舞，研发生物安全性好、灵敏度高、特异性强、成本低廉的分子影像探针是未来分子影像技术研究的重点。但目前分子影像探针的发展仍然存在诸多的挑战，例如，如何应用分子影像探针识别疾病早期发生、发展以及恶性转化的相关信息，如何应用分子影像探针富集和鉴定血液循环细胞或外周血稀有细胞，如何利用分子影像探针对干细胞进行标记且不影响干细胞的生物学活性，进一步示踪干细胞在体内的分布、迁移、存活、分化及其功能。在实现分子影像探针的临床应用方面，面临最大的挑战是缺乏高特异性的分子影像探针以及潜在的生物安全性问题。因此，在未来开发分子影像探针研究中，应重点解决以下关键科学与技术问题：①寻找、鉴定与生理或重大疾病发生、发展、恶性转化以及与治疗监测、预后评估相关的特异性分子标志物；②设计构建高灵敏度、高特异性、强穿透力的分子影像探针；③完善靶向分子与影像标记物的偶联技术，提升分子影像探针在体内的稳定性；④分子影像探针的转运机制及其生物安全性；⑤优化分子影像探针的制备工艺，降低生产成本。相信随着生物、化学、医学等多学科技术的发展，分子影像技术将在疾病的诊疗方面发挥更重大的作用。

（郑海荣）

参考文献

[1] Weissleder R，Mahmood U. Molecular imaging. Radiology，2001，219：316.

[2] Harisinghani MG，Barentsz J，Hahn PF，et al. Noninvasive detection of clinically occult lymph-node metastases in prostate cancer. N Eng J Med，2003，348：2491.

[3] Genove G，DeMarco U，Xu H，et al. A new transgene reporter for in vivo magnetic resonance imaging. Nat Med，2005，11：450.

[4] Karavaeva E，Harris RJ，Leu K，et al. Relationship between [^{18}F] FDOPA PET uptake，apparent diffusion coefficient（ADC），and proliferation rate in recurrent malignant gliomas. Mol Imaging Biol，2015，17：434.

[5] Roberts DW，Olson J. Fluorescein guidance in glioblastoma resection. N Eng JMed，2017，376：e36.

[6] Okamura N，Harada R，Furukawa K，et al. Advances in the development of tau PET radiotracers and their clinical applications. Ageing Res Rev，2016，30：107.

[7] Marciello M，Pellico J，Fernandez-Barahona I，et al. Recent advances in the preparation and application of multifunctional iron oxide and liposome-based nanosystems for multimodal diagnosis and therapy. Interface focus，2016，6：20160055.

[8] de Aguiar Ferreira C，Fuscaldi LL，Townsend DM，et al. Radiolabeled bombesin derivatives for preclinical oncological imaging. Biomed Pharmacother，2017，87：58.

[9] Tang Y，Liu Y，Li W，et al. Synthesis of sub-100 nm

biocompatiblesuperparamagnetic Fe_3O_4 colloidal nanocrystalclusters as contrast agents for magnetic resonanceimaging. RSC Adv,2016,6:62550.

[10] Wang LV, Yao J. A practical guide to photoacoustic tomography in the life sciences. Nat methods,2016, 13:627.

[11] Yao J,Kaberniuk AA,Li L,et al. Multi-scale photoacoustic tomography using reversibly switchable bacterial phytochrome as a near-infrared photochromic probe. Nat methods,2016,13:67.

第五章 MR 分子影像

第一节 概 述

一、MRI 的发展史

磁共振成像(magnetic resonance imaging,MRI)是利用原子核在强磁场内发生共振所产生的信号经过图像后处理得到图像的一种成像技术。MR 技术在过去的近 80 年里不断创新,应用领域不断扩大且逐步完善。Otto Stern 在发现质子磁矩后于 1933 年首次通过偏折一束氢分子测量出了原子核的自旋效应。1938 年,Isidor Isaac Rabi 等发表了他们采用新方法测量原子核磁矩观测 NMR 信号的工作。1946 年,美国斯坦福大学物理系教授 Felix Bloch 和哈佛大学物理系教授 Edward M. Purcell 分别描述了核磁共振(nuclear magnetic resonance,NMR)现象。由于他们对磁共振领域的突出贡献,Otto Stern、Isidor I. Rabi、Felix Bloch 和 Edward M. Purcell 分别获得了 1943 年、1944 年和 1952 年诺贝尔物理学奖。

从 20 世纪 50 年代开始,科学家开始了基于医学的活体 NMR 研究,对动物和人体的离体或者活体的肌肉组织、血液、血浆和红细胞进行了测试,得到了不同组织的纵向弛豫时间(longitudinal relaxation time,T_1)和横向弛豫时间(transverse relaxation time,T_2)。同时,科学家们通过前期的探索,成功设计出了一些基于磁共振理论的诊断仪器,并逐渐将梯度磁场和傅立叶转换等技术应用到 MRI 中,形成了现代磁共振成像系统。研究人员在相继提出灵敏的点成像技术、线成像技术、回波平面成像和偏共振成像技术(即后来的磁化传递成像技术)的同时,得到了第一张活人解剖结构图像——手指横切面图和第一张腹部切面图。因此,瑞士科学家 Richard R. Ernst 和 Kurt Wüthrich 分别获得了 1991 年和 2002 年的诺贝尔化学奖。发明了磁共振成像技术的美国科学家 Paul C. Lauterbur 和对磁共振成像技术进行了深度开发的英国科学家 Peter Mansfield 一起分享了 2003 年诺贝尔医学生理学奖。

经过 20 世纪 90 年代及 21 世纪初的快速发展,MRI 技术已经非常成熟,被广泛地应用到临床诊断和生物医学的基础研究中。MRI 不仅能提供真实、准确的解剖图像,更发展出了包括弥散加权成像、灌注加权成像、血氧水平依赖成像等功能成像技术,实现了对疾病的功能变化、代谢异常等进行早期定量。分子生物学的飞速发展和影像技术的不断完善,促进了分子影像学的产生和发展。将传统的 MRI 技术和现代分子生物学、药学、材料学等多学科密切结合形成了磁共振分子成像技术。相对于分子影像的其他成像模态,MRI 技术具有优秀的空间分辨率和软组织对比效果,是目前唯一能同时提供解剖学信息、功能信息和分子信息的成像方法。

MR 分子影像成像最初是通过在体内引入靶向 MR 分子探针实现的。1990 年,Weissleder 教授最早描述了用右旋糖酐对超顺磁性氧化铁纳米粒(super paramagnetic iron oxide nanoparticle,SPIO)进行表面包覆的研究。同时,他还在 SPIO 表面连接去唾液酸糖蛋白和阿拉伯半乳糖,利用这两种分子中富含半乳糖基团且可被去唾液酸糖蛋白受体特异性识别的特性,实现了肝细胞的靶向标记和 MR 靶向分子影像,开创了 MR 分子影像的先河。随后,研究人员开展了大量的工作,试图用 SPIO 标记粒细胞、淋巴细胞和单核细胞,实现这些细胞的 MR 分子影像成像。1999 年,Bulte 证明了细胞表面蛋白如转铁蛋白受体等能增强少突胶质细胞对 SPIO 的内吞作用,并将这些被 SPIO 标记的少突胶质细胞引入体内,对其在体内的迁移和髓鞘形成进行了 MRI,实现了细胞的示踪。随后,大量非特异性的转染试剂和蛋白质被用来修饰 SPIO,对间充质干细胞和淋巴细胞进行标记。同时,研究人员对引入体内的 SPIO 的生物分布和体内代谢进行了研究,发现 SPIO 对细胞的迁移、生长、增殖没有影响,且细胞内的铁能存留 5~8 代。

随着纳米技术的快速发展,越来越多性能优越的超顺磁性纳米粒用于 MR 分子影像。$MnFe_2O_4$、

$Zn_{0.4}Mn_{0.6}Fe_2O_4$、FePt 和 Fe_5C_2 纳米粒均具有远远高于 SPIO 的饱和磁化强度和横向弛豫效能，显著提高了 MR 分子影像的敏感性。具有立方体形貌和棒状形貌的磁性纳米粒具有远远高于球形磁性纳米粒的饱和磁化强度和横向弛豫效能，也能提升 MR 分子影像的敏感性。将磁性纳米粒和其他类型纳米粒结合，形成形貌各异的复合型纳米粒，用于基于 MR 的多模态分子影像成像，实现各材料优势互补，组合增加成像的敏感性和特异性。同时，纳米材料的表面修饰方法也在不断改进，使得磁性纳米探针的循环时间、生物相容性和穿越生理屏障的能力不断提升。新型表面修饰材料的应用促进了智能 MR 分子影像探针的出现，研究人员已经开发出对多种生理、病理状态敏感的智能 MR 分子影像探针，包括 pH 敏感型探针、低氧敏感型探针、温度敏感型探针和金属离子敏感型探针等。MR 分子影像探针的标记分子也逐渐从蛋白分子、单克隆抗体发展到多肽分子、核酸适配体，探针的靶向性和特异性均得到了明显的改善。

MR 报告基因成像的实现，使 MR 分子影像达到了基因分子水平。到目前为止，已经有多种报告基因系统用于 MR 分子影像包括：肌酸激酶报告基因系统、酪氨酸酶报告基因系统、转铁蛋白受体报告基因系统、半乳糖苷酶报告基因系统、铁蛋白报告基因系统和新近发现的水蛋白报告基因系统。最近由于化学交换饱和转移成像技术的发展，研究人员也开发出基于磁共振波谱成像技术的报告基因系统用于 MR 分子影像。

目前，随着 MRI 设备、技术以及 MR 分子影像探针合成技术的飞速发展，MR 分子影像学已经取得了长足的进步。在不久的将来，MR 分子影像学有望进入临床应用，为疾病的早期诊断、治疗及个体化医疗的实现提供新的方法。

二、MRI 原理

（一）概述

MRI 的基本原理不同于传统的 X 线和 CT，后两者是根据人体不同组织对 X 射线的吸收和透过率不同产生图像对比，而磁共振是利用人体中富含的氢原子在外加强磁场内受到射频脉冲激发，产生磁共振现象，经过空间编码技术，用线圈接收以电磁波形式释放出的磁共振信号，在计算机系统中经过数据处理、转换，最后将人体各组织的形态形成图像，得到磁共振图像。

MRI 中磁共振信号的产生需要满足下列三个基本条件。

1. 必须要有磁性原子核 原子由原子核及位于其周围轨道中的电子构成，电子带有负电荷。原子核中有两种粒子，即中子和质子，统称为核子，中子不带电荷，质子带正电荷。原子核具有一定的大小和质量，且总以一定的频率围绕自己的轴进行高速旋转，我们把原子核的这种特性称为自旋。由于原子核带有正电荷，自旋将导致原子核形成环形电流，从而产生具有一定大小和方向的微观磁场，即原子核的自旋磁矩。并不是所有的原子核的自旋都能产生磁场，如果原子核的核子数为偶数，则这种原子核产生的磁场会相互抵消，不会显示出自旋磁矩。只有那些含有奇数核子数的原子核才能在自旋的过程中产生磁场，发生磁共振现象，产生磁共振信号这些原子核被称为磁性原子核。人体中存在多种磁性原子核，包括 ^{1}H、^{19}F、^{31}P、^{13}C、^{23}Na 和 ^{39}K 等，理论上都可以作为磁共振成像的对象。但是由于氢原子核在人体内的大量存在且是磁化率最高的磁性原子核，临床上常以氢原子核作为 MRI 的对象。此外，由于化学位移效应的存在，蛋白质大分子中的氢质子的进动频率大多偏离 MRI 的中心频率，不能被射频脉冲激发。同时，由于自由运动受到限制，蛋白质和结合水的 T_2 值都很短，小于 1ms。而常规 MRI 采集回波信号至少需要数毫秒，还没来得及采集回波信号，蛋白质和结合水的信号已经全部衰减，无法产生 MRI 信号。因此，并非体内所有的氢质子都能产生 MRI 信号，常规的 MRI 信号主要来源于水分子中的氢质子，部分组织的 MRI 信号也可来源于脂肪中的氢质子。

2. 需要在外部施加较强的均匀磁场 由于自旋，氢质子产生局部小磁场，在外磁场的作用下重新进行有序排列。通常情况下，氢质子在主磁场的作用下有两种排列方式，一种是与主磁场方向平行且方向相同，另外一种是与主磁场平行但方向相反，分别处于低能级和高能级，低能级的质子略多于高能级的质子。这些有序排列的原子核并没有静止不动，而是在进行快速的锥形旋转运动，即原子核在围绕自身作自旋运动的同时，沿着主磁场方向作圆周运动，我们把氢质子的这种运动称为进动。进动是磁性原子核自旋产生的小磁场与主磁场相互作用的结果，其运动速度用进动频率来表示。氢质子的进动频率除了与自身的磁旋比有关外，还和主磁场强度成正比，可以用以下等式表示：$\omega=\gamma\cdot B$，其中 ω 为进动频率，γ 为氢质子的磁旋比，B 为主磁场的场强。由于进动的存在，氢质子产生的小磁矩可以分解成两个部分，即纵向磁化分量和横向磁化分量。纵向磁化分量实质上是由处于高能级和低能级的质子纵向磁化分量的矢量和。由于处于低能级质子略多于高能级质子，使得最后会产生一个与主磁场方向相同的宏观纵向磁化矢量。由于相位不同，质子的横向磁化分量相互抵消，没有宏观横向磁化矢量产生。

3. 需要射频脉冲激发　人体组织在主磁场的作用下会产生一个和其方向一致的纵向磁化矢量，该磁化矢量的大小和组织内质子数有关，质子数越多，纵向磁化矢量越大。但是相对于主磁场，该纵向磁化矢量非常微小，与主磁场重叠后不能被探测到。此时，我们给处于主磁场中的人体组织一个和质子进动频率一样的射频脉冲。低能级的质子获得能量后跃迁到高能级，发生磁共振现象。在射频脉冲的持续激励下，高能级质子不断增多，低能级质子不断减少。从宏观的角度出发，磁共振现象的结果是使纵向磁化矢量发生偏转，偏转的角度和射频脉冲的能量正相关。当用90°脉冲进行激发时，纵向磁化矢量逐渐偏转到 xy 平面产生一个最大的宏观横向磁化矢量；当用180°脉冲进行激发时，将得到一个和主磁场方向相反的纵向磁化矢量。射频脉冲停止激励后，激发态的质子逐渐恢复到平衡状态，此过程称为弛豫。弛豫可以分为纵向弛豫和横向弛豫，纵向弛豫是磁化强度的纵向分量从0向最大值增长的过程，其中从0增长到63%所需要的时间称为 T_1；横向弛豫即磁化强度的横向分量从最大值衰减到0的过程，其中把从最大值衰减到37%所花的时间称为 T_2。

（二）MR加权成像

不同的组织存在质子密度、T_1 弛豫时间和 T_2 弛豫时间等方面的差异，这正是常规MRI能够显示正常解剖结构及病变的基础。同时，这些因素均能对磁共振信号产生影响。为了区分组织的不同信号特点，我们引入了加权成像的概念。所谓的加权成像，通常是通过在MRI成像过程中调节重复时间（repetition time，TR）、回波时间（echo time，TE）、反转时间（inversion time，TI）或翻转角等序列参数，得到某一对比度的图像。常规的加权成像包括：T_1 加权成像、T_2 和 T_2^* 加权成像和质子密度加权像三种。

T_1WI 主要反映组织间纵向弛豫的差别，在序列中采用短TR和短TE能得到 T_1WI 图像。采用短TR进行扫描时，脂肪等短 T_1 组织进行了相对充分的纵向弛豫过程；而脑脊液等长 T_1 组织在短TR时间内纵向弛豫程度相对较少。采用短TE可以最大限度地削减 T_2 弛豫造成的横向信号变化，降低 T_2 对信号的影响。在 T_1WI 图像上，组织的 T_1 弛豫时间越小，其MR信号强度越大。

T_2WI 主要反映不同组织间横向弛豫的差别，通常情况下，使用长TR和长TE的脉冲序列扫描，就可获得 T_2WI 图像。在长TR的情况下，扫描周期内纵向磁化矢量已经充分弛豫；长TE进一步降低 T_1 效应对信号强度的影响，从而得到突出 T_2 权重的 T_2WI 图像。在 T_2WI 图像上，组织的 T_2 值越大，其MR信号强度越大；反之，组织的MR信号强度越弱。需要指出的是，想要获得真正的 T_2 弛豫信息，必须在采集自旋回波之前对组织施加聚焦脉冲。如果不施加聚焦脉冲而仅用读出梯度场的切换获取梯度回波信号，将得到反映 T_2^* 弛豫信息的 T_2^*WI图像。一般情况下，组织的 T_2^* 弛豫过程要明显快于 T_2 弛豫过程。

PDWI 主要反映单位体积内不同组织间质子含量的差别。在常规的SE序列中，使用长TR和短TE的脉冲序列扫描，就可获得PDWI图像。长TR的主要目的是使组织的纵向磁化矢量在下一个激励序列到来之前充分弛豫，降低 T_1 对信号的影响；短TE的作用主要是削减 T_2 对图像的影响，使得获得的图像只与组织的质子密度有关。

上述的几种加权成像技术是MRI中最基本的加权成像技术，反映的是组织的一般特性。为了反映组织的一些特殊性质，丰富组织的信号特点，临床常常应用一些特殊的加权成像技术，包括用弥散加权成像技术来反映活体组织内水分子的布朗运动，采用灌注加权成像技术反映组织的微循环状态，利用磁敏感加权成像技术来区别组织磁敏感性的差异等。

（三）MRI序列

MRI是利用脉冲序列来进行的。MRI脉冲序列就是射频脉冲、梯度场和信号采集时刻等相关各参数的设置及其在时序上的排列。由于MRI中可调整的参数较多，使得MRI脉冲序列较为复杂。近年来，由于设备的更新及新技术的逐渐成熟，MR的成像序列越加丰富。本部分将对几种常规的MR序列进行介绍。

自旋回波序列（spin echo，SE）是MRI的经典序列，也是目前临床MRI中最基本、最常用的序列，其特点就是在90°射频脉冲激发后施加180°相位重聚脉冲，以去除主磁场不均匀造成的横向磁化矢量衰减。一般来说，SE序列的执行过程包括激发、编码、相位重聚和信号读出四个阶段(图 5-1-1)。在成像过程中通过对 TR、TE 等参数的调整,可以得到 T_1WI、T_2WI 和 PDWI 图像,反映组织的 T_1、T_2 和质子密度等物理特征。和其他序列相比,SE 序列有如下优点:①序列结构简单,信号变化容易解释;②图像具有良好的信噪比和对比度;③对磁场的不均匀性敏感度较低,磁化率伪影很轻微。同时 SE 序列也存在着诸如成像时间长、难以进行动态增强扫描等缺点。

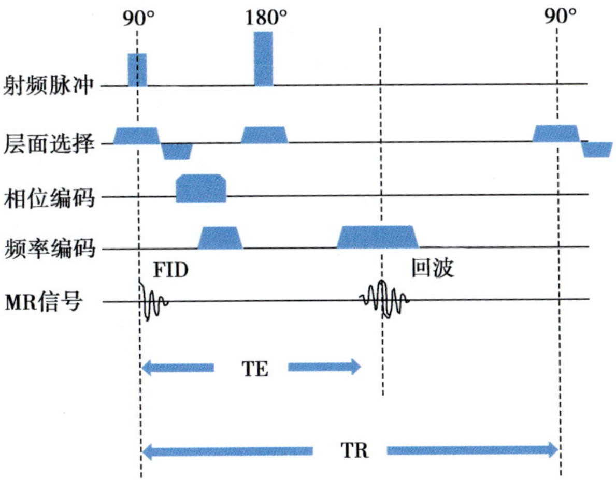

图 5-1-1　SE 脉冲序列的基本构建

为了克服成像速度慢的缺点,研究人员开发出了弛豫增强快速采集技术(rapid acquisition with relaxation enhancement,RARE),临床上也称 FSE 或 TSE 技术。RARE 序列是在一次 90°射频脉冲序列后对组织施加多个 180°聚焦脉冲得到多个自旋回波,形成一个回波链。相对于常规的 SE 序列,RARE 序列的图像采集时间急剧减少,如果设定一个 RARE 序列的回波链长度为 8,即在一个 90°射频脉冲序列后施加 8 个 180°聚焦脉冲采集 8 个自旋回波,在其他成像参数不变的情况下,图像采集时间将只需要 SE 序列的 1/8。除了能快速成像,RARE 序列中脂肪组织的信号强度也会增高。随着软、硬件技术的进步,RARE 序列也有了很大程度的改进,衍生出了一些新序列,包括快速恢复自旋回波序列、单次激发 RARE 序列和半傅里叶采集单次激发 RARE 序列等。

反转恢复序列(inversion recovery,IR)的特点是利用 180°射频脉冲把组织的宏观纵向磁化矢量偏转 180°,反转到与主磁场相反的方向上,在组织发生纵向弛豫的过程中施加 90°脉冲,来记录不同组织间纵向弛豫的差别(图 5-1-2)。和 SE 序列不同,IR 序列的纵向弛豫是从-M_0 开始的,因此其纵向恢复时间较长,对组织的 T_1 值极为敏感。IR 序列可以测得组织的 T_1WI 和 PDWI 图像,选择适当的反转时间还可以获得良好的液体抑制和脂肪抑制图像。IR 序列其实就是在 180°反转脉冲后施加一个 SE 序列,同样具有采集时间长的缺点。180°反转脉冲后施加一个 RARE 序列,就得到了快速反转恢复序列(fast inversion recovery,FIR)。

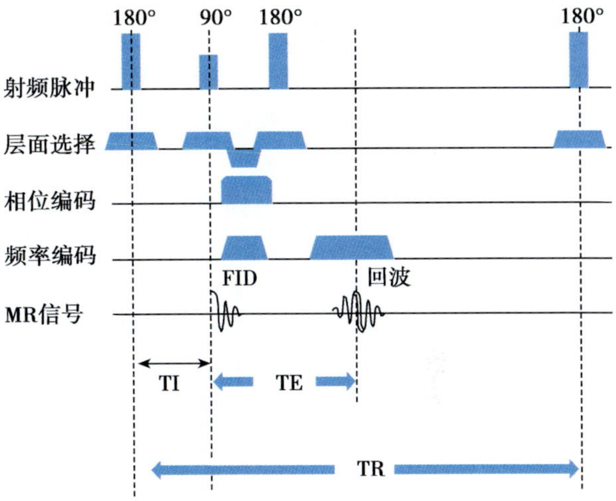

图 5-1-2　IR 序列的基本构建

梯度回波序列(gradient recalled echo,GRE)是目前 MR 快速扫描序列中最为成熟的成像技术。它不仅明显缩短扫描时间,还保证了较好的空间分辨率和信噪比。和 SE 序列不同,GRE 序列采用小于 90°的小翻转角射频脉冲将部分磁化矢量翻转到 *xy* 平面,这样纵向磁化矢量在很短的时间内就能完全恢复。此外 GRE 序列中读出梯度场取代 180°重聚脉冲,不仅有利于使用短 TR 实施扫描,而且有效地减少了受检者的射频能量沉积。因此,相对于 SE 序列,GRE 序列有以下特点:成像速度快、对磁场的不均匀性敏感、序列中血流呈现高信号、反映 $T_2{}^*$ 弛豫信息。通过 GRE 序列能得到 T_1WI、PDWI 和重 T_2 加权图像,但不能得到纯 T_2WI 图像。目前临床上较为常用的 GRE 序列包括扰相 GRE 序列、三维容积内插快速扰相 GRE T_1WI 序列、普通稳态自由进动序列、平衡式稳态自由进动序列和磁化准备快速 GRE 序列。

平面回波成像序列(echo planar imaging,EPI)是目前最快的 MR 信号采集技术,利用单次激发脉冲,EPI 序列可在数十毫秒内完成一幅图像的采集。EPI 是在梯度回波的基础上发展而来的,采集到的 MR 信号也属于梯度回波。EPI 序列是在一次射频脉冲激励后，用读出梯度场进行连续正反向切换，每切换一次产生一个梯度回波，因而将产生多个梯度回波组成的梯度回波链。EPI 序列需要结合一定的准备脉冲序列才能成为真正的成像序列，而且 EPI 序列的加权方式、权重和用途都与其准备脉冲密切相关。目前常用于 EPI 序列的准备脉冲有以下 3 种：梯度回波 EPI 序列（GRE-EPI）是最基本的 EPI 序列，结构简单，是在 90°脉冲后利用 EPI 采集技术采集梯度回波链。GRE-EPI 序列一般采用 SS-EPI 方法采集信号，用作 T_2^* 加权成像。如果 EPI 采集前的准备脉冲是自旋回波序列，则该序列被称为 SE-EPI 序列。该序列一般把 180°脉冲得到的自旋回波填充到 K 空间中心，EPI 回波链填充到 K 空间其他区域。因此，该序列得到的图像能够反映组织的 T_2 弛豫特性。SE-EPI 序列一般被用作 T_2WI 或弥散加权成像。当 EPI 序列和 IR 序列结合，在 EPI 采集前施加一个 180°的反转脉冲后跟随一个 90°脉冲，我们就得到了 IR-EPI 序列。IR-EPI 序列常用作超快速 T_1WI 序列。

以上几种序列得到的是各种参数的加权像，图像的信号强度和相应组织的 T_1 和 T_2 值没有严格的关联，不同图像中的信号强度也没有可比性，因此，基于加权像对各种疾病的诊断很大程度上依赖放射科医生的临床经验。如果通过脉冲序列得到纯的 T_1、T_2 参数图，临床就能得到被检组织、器官的真实 T_1、T_2 值，对其进行定量研究。此外，在相同场强下得到的 T_1、T_2 值也可以用来进行直接比较。Mapping 序列能实现 MR 定量成像，包括 T_1 mapping 和 T_2 mapping 序列。T_2 mapping 成像一般采用多层面多回波自旋回波序列，通过测量不同回波时间的 MR 信号强度并由方程 $SI_{i,j(t)} = SIO_{ij} \cdot \exp(-t/T_{2ij})$ 计算得到 T_2 值，通过后处理软件得到伪彩图。T_1 mapping 通常采用 IR 序列，先用一个 180°脉冲将磁化矢量反转到 z 轴，再通过不断改变反转时间，采集不同时间点的值，最后通过公式计算得到 T_1 值。该序列需要重复多次，因此扫描时间较长。目前已有学者提出用 SPGR、超快 FLASH、反向预备 EPI 等替代 IR 序列进行 T_1 mapping 成像，提高数据采集的速率。

此外，随着 MRI 技术的进步，已经出现了进行功能和代谢成像的序列，包括弥散成像序列、灌注成像序列、磁共振波谱成像序列、磁敏感加权成像序列和磁化转移成像序列等，将在本章第四节进行详细介绍，在此就不赘述。

（四）微型 MRI 仪

随着分子生物学和基因工程研究的深入，动物磁共振成像，尤其是小动物磁共振成像的需求越来越大。小动物和人磁共振成像对成像技术的要求截然不同，对成像仪和成像技术都提出了更高的要求。微型磁共振成像仪（micro-MRI）有更高的磁场和梯度场，空间分辨率和信噪比都显著提高，已成为研究小动物在体生物学过程最好的影像设备之一。

与临床应用型 MRI 扫描仪相比，micro-MRI 的扫描孔径小、主磁场强度高（可高达 17.6T）、梯度场强切换快、发射线圈更敏感、脉冲序列更有效、三维成像设计更优越，因此 micro-MRI 具有更加优越的空间分辨率和信噪比，其各向同性分辨率在活体中可以达到 50μm，离体组织中更可达到 10μm，甚至更小。micro-MRI 由于具有更加优越的硬件条件，能够完成具有最新技术水平的磁共振成像和波谱实验，也能实现像 EPI 这样的超快速成像、动脉自旋标记成像、单一像素或化学位移成像等。将多通道接收系统和相控阵线圈连用，可进行并行成像。

Micro-MRI 在神经科学、心血管疾病、肿瘤学和代谢相关疾病等研究领域应用越来越广泛。同时基因组学和蛋白组学的飞速发展也为 micro-MRI 的应用提供了平台。目前，micro-MRI 的成像分为 3 个层次：小动物活体器官结构水平成像、组织学水平成像和细胞学水平成像。由于 micro-MRI 具有临床型磁共振无法比拟的高分辨率，其在小动物活体器官结构水平成像有着较大的优势。文献报道用 7.0T micro-MRI 扫描正常大鼠脑部，可以得到分辨率为 68μm 的图像。用 micro-MRI 来研究锰离子的神经增强成像，结果显示在尾静脉注射锰对比剂 12 小时后，鼠脑中的海马、齿状回、缰联合和嗅球等大脑结构可以清晰地显示。Micro-MRI 在组织学（包括活体组织和离体组织）水平成像中也显示出了很好的前景。在 20 世纪 90 年代中期，Duke 大学的研究人员用 7-11.7 T 的 Micro-MRI 对固定的小鼠胚胎进行扫描来研究小鼠的发育生物学，得到了空间分辨率从 20～50μm 的图像。研究人员将离体的人脑海马组织进行切片，然后在 micro-MRI 成像系统中进行成像，结果显示图像的分辨率达到 40μm，在 MRI 图像中能清晰地观察到海马白质、海马伞、海马沟、锥细胞层及粒细胞层。另有研究人员展开了“基于 7.0T micro-MRI 成像系统对 $ApoE^{-/-}$ 小鼠高脂饮食后腹主动脉壁的改变”的研究。结果显示

3 个月后管壁信号增高,6 个月后管壁明显增厚,信号不均匀。基因组学和蛋白组学的飞速发展促进了 micro-MRI 在细胞、分子水平成像的应用。目前,micro-MRI 已经在基因表达与基因治疗成像、分子水平定量评价肿瘤的血管生成、活体细胞及分子水平的功能性成像等领域进行探索,且已经取得一定的研究成果。Micro-MRI 进行细胞、分子水平成像的一般策略是将磁共振对比剂偶联靶向生物大分子后,在特定的靶细胞中聚集,从而对特定的细胞和分子进行成像。理论上讲,只要能找到磁学性能足够优秀的对比剂,并且使其在特定细胞中累积到一定数量,任何细胞及分子都能在 Micro-MRI 上进行显像。且随着主磁场强度的增大,同一种对比剂的弛豫效能成倍的增大,极大地提高了 Micro-MRI 的敏感性。有研究用 11.7T Micro-MRI 对小鼠大脑中的移植瘤进行扫描,结果显示,在注射顺磁性对比剂后能清晰地显示仅由 1200 个细胞组成的小团快。

Micro-MRI 除了进行常规的序列扫描,如 FSE T_1WI、FSE T_2WI 和 GRE T_2^* WI 等,还能进行多种功能成像序列的扫描,包括弥散加权成像、灌注加权成像、磁敏感加权成像和磁共振波谱成像。小动物专用的微磁共振成像仪往往具有超高的磁场强度,所以能获得较临床扫描仪质量更好的图像。

超高场的 micro-MRI 具有超高的组织和空间分辨率,已经成为一种研究生理学和药理学,特别是脑科学的新型研究手段。它将从传统的非特异性物理、生理特性成像深入到特异性细胞分子成像,疾病评价指标也将从传统 MRI 的大小形态、解剖部位、信号强度等深入到酶、受体、功能性指标等,从而使临床对疾病的评价更完善,更具特异性。

（张　冬）

第二节　MR 分子影像探针

一、MR 分子影像成像原理

MR 分子影像(molecular MRI,mMRI)是指在活体状态下,从细胞和分子水平通过 MRI 设备对生物体内生理或病理过程进行定性与定量研究的一种新型成像方法,能为疾病的早期诊断、治疗及相关基础研究提供依据。mMRI 是医学影像学与细胞生物学、纳米材料学、分子生物学及药物化学等多学科交叉和融合的前沿学科,利用 MR 特殊成像序列或引入相应的磁共振对比剂(主要有 Gd^{3+}、Fe^{2+} 等)标记的分子影像探针,通过 MR 设备进行成像,将传统 MRI 的非特异性物理成像转变为特异性分子成像,无创地研究生物体内分子变化的动态过程,能直接或间接地反映活体条件下生物体内的正常或病理状态下的分子事件。尽管目前 mMRI 仍处于发展的初级阶段,但与传统的 MRI 相比,mMRI 由于获得了成像部位的大量分子生物学及生物化学等信息,并通过 MRI 微米级的超高分辨率同时获得检查部位的解剖结构及功能信息,从而为疾病的早期诊断提供更加客观、更全面、更具特异性的评价指标,在临床运用、生命科学以及基础医学中展示了更为广阔的应用前景。

MR 分子影像的核心在于选择合适的 MR 分子探针,设计敏感、高效、安全的靶向分子探针是 MR 分子影像的关键。MR 分子探针是指与 MRI 的目标组织或器官具有高亲和力,能与体内特定的细胞或组织行特异性结合,通过 MRI 设备,能够被检测 MRI 信号的对比剂或标志物的分子复合体。其结构上主要包括:靶向组件与信号组件两部分。靶向组件是 MR 分子探针构成的核心,是 MR 分子探针发挥作用的关键,其分子结构及空间构象决定了其是否可快速、正确地定位于靶目标,实现 MR 分子探针的特异性结合。靶向组件主要通过靶向性配体来实现,靶向性配体的种类多种多样,主要包括受体、配体、补体或酶的底物等小分子物质及单克隆抗体、重组蛋白等大分子量物质。信号组件则主要包括载体和 MR 对比信号材料。载体是指能够装载、保护磁性 MR 信号材料的高生物相容性的物质,包括微粒(乳剂、脂质体)、纳米高分子、蛋白笼、DNA 笼、病毒载体、多聚体等,它们能通过物理(如正负电荷吸引)或化学(如共价键)的方法与 MR 靶向组件耦联。而磁性 MR 信号材料则是 MR 分子探针成像的根本及基础,常需具备良好的 MR 信号放大能力,能够高效、敏感地进行 MR 分子影像成像。MR 分子影像常需综合利用分子生物、材料学、基因工程学、生物化学等多种学科的相关技术,通过精确的设计、模拟、验证,最后合成与靶组织/细胞具有较强的亲和力,能够与体内靶细胞/组织特异性、高效结合的外源性 MR 对比剂或报告基因等,并利用 MR 仪器灵敏地探测其 MR 信号。MR 分子成像能够在细胞和分子水平动态阐述生物体内的一系列病理/生理过程,定性、定量目的基因表达、监控生物代谢等体内靶细胞的生命活动过程,为疾病的诊断、治疗及相关基础研究提供更为客观、更完善的生物学和影像学信息。

二、临床上常用的MR对比剂

MR对比剂(contrast agent)是MR分子探针信号组件的重要组成成分，是MR分子影像的基础及根本。MR对比剂通过缩短质子弛豫时间T_1或T_2，能够明显放大局部的MR信号强度，增强正常组织与病变组织MR信号的对比，提高机体不同组织间或病变的信号差异值，有助于更敏感地发现病灶，可明显提高病灶检出和定性诊断能力。

(一) MR对比剂的性质

理想的MR对比剂应具备以下特征：①弛豫性能高，能够敏感地用于MRI；②化学性质：安全，低毒，惰性，具有良好的生物相容性，不对人体器官产生药理作用；③机体内对比剂储蓄稳定，具有适当的存留时间窗，能够为MRI提供必要的时间；④给药方式简单、价格低；⑤靶向性及特异性高，对靶位点就有高度的亲和性。

(二) MR对比剂的分类

目前，MR对比剂的分类仍多种多样，并不统一，按结构可以分为铁磁性微粒、金属小分子螯合物、金属大分子螯合物、脂质体和稳态自由基等类型；按其对MR信号的影响可分为：阳性对比剂和阴性对比剂；按其磁性特性分为：顺磁性、超顺磁性、铁磁性以及逆磁性MR对比剂；按其在机体内组织生物分布特点分为：非特异性和特异性对比剂两大类。其中临床应用以后两种分类最为常见。

1. 依据对比剂的磁性特性分为顺磁性、超顺磁性、铁磁性以及逆磁性MR对比剂。其中绝大多数为顺磁性和超顺磁性对比剂，其中顺磁性对比剂Gd-DTPA是目前临床上应用最为广泛的对比剂。

(1) 顺磁性对比剂：又称为T_1加权对比剂，由顺磁性金属离子与配体所构成，顺磁性金属离子常以镧系元素为代表，一般为Gd^{3+}、Mn^{2+}、Dy^{3+}、Fe^{2+}和Fe^{3+}等，其中Gd^{3+}含7个不成对电子，电子自旋磁矩大，弛豫效率高，电场对称，易与水配位，且配位水分子可达7~8个，是目前MR对比剂的最佳选择。然而，此类金属离子进入体内后，排泄速度慢，易在肝脏、脾脏及骨髓等重要脏器聚集，具有较高的毒性，因此，合适的配体与其螯合后，易于人体排泄，明显减低组织毒性。目前，临床上运用的绝大部分为顺磁性对比剂，其数目众多，又可分为小分子顺磁性对比剂和大分子顺磁性对比剂。

(2) 超顺磁性与铁磁性对比剂：又称为T_2加权对比剂，其所含粒子的磁矩远高于顺磁性粒子的磁矩，可明显缩短组织中有关质子的横向弛豫，降低MR信号，在T_2WI上呈明显低信号。以SPIO的运用最为成熟与广泛。SPIO主要由中央的内核及外周修饰的外壳构成，其内核常为纳米级的球状、杆状、棒状的Fe_3O_4或Fe_2O_3颗粒，外壳常由稳定的高分子修饰材料(如葡聚糖及其衍生物、淀粉、鱼精蛋白、白蛋白、脂肪酸、多肽等)对其内核结构进行生物相容性改造，以增强其水溶性，减少毒副作用。近年来研究表明，SPIO纳米颗粒不仅本身能够作为敏感的MRI对比剂，同时还是一种优良的纳米输送载体，具有超小纳米粒径、超大表面积等优点，能够同时高效运输多种荧光染料、核素、药物及基因等物质，实现靶向性多模态成像及基于MR的成像、化疗与光热的诊疗一体化，所以是目前MR分子影像探针的研究热点之一(图5-2-1)。

2. 按对比剂在机体内组织生物分布特点分为非特异性和特异性对比剂两大类。①非特异性对比剂属于细胞外液对比剂：以钆剂为代表如Gd-DTPA，大部分经肾脏排泄、又称为肾性对比剂。为了延长其在血管内的滞留时间，将Gd-DTPA与葡聚糖、白蛋白等相连组成分子量超过2000的大分

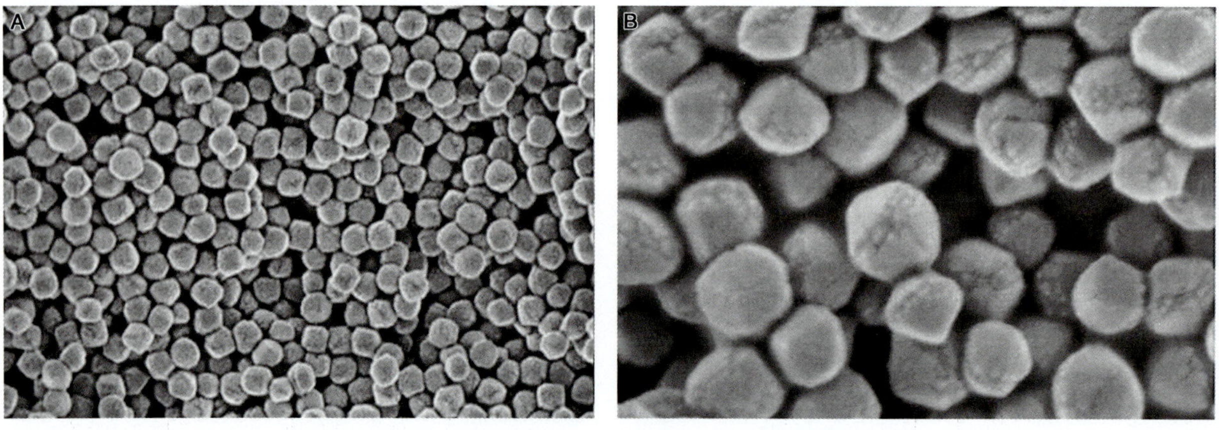

图5-2-1 铁纳米颗粒的低倍电镜图(A)和高倍电镜图(B)

子,同时有利于病变的显示。②特异性对比剂选择性分布于某些脏器和组织,不通过肾脏或仅部分通过肾脏清除,也称为非肾性对比剂,主要包括:网状内皮系统清除的对比剂、血池性对比剂、肝脏特异性对比剂及胃肠道对比剂等。

总之,各种不同类型的 MR 对比剂的研制,大大提高了病灶检出率以及其定位、定性诊断的准确性与可靠性。熟知各类 MR 对比剂的作用机制、药物代谢以及生物分布特性,并在此基础上进行改进,通过优选恰当的 MR 扫描序列,对于准确、合理的解释 MR 影像图像特征并做出正确临床诊断至关重要。同时,合成高效、灵敏、安全及具有靶向特性的对比剂,也是 MR 分子影像探针的关键因素,直接决定了 MR 分子影像探针的成像效果。

三、MR 分子影像探针的设计

构建一个理想的 MR 分子探针常需考虑以下条件:①具有磁性;②组织及血液中的生物相容性良好,循环中半衰期长;③与成像的靶器官具有高特异性及高亲和力;④能克服机体的生物屏障(如血管屏障、血脑屏障、细胞膜等)以足够的浓度输送到靶目标;⑤对靶细胞内和表面特异性靶分子不存在倾向性差异;⑥适度扩增能力;⑦机体内高稳定性,具有安全的排泄通路;⑧无明显免疫原性或其他的不良反应等;⑨具有一定的 MR 信号放大效应,提高 MRI 的灵敏性;⑩标记物浓度与标记基因蛋白表达量及产物活性、MR 信号具有良好的相关性。

1. 选择合适的成像靶点 选择合适的成像靶点(常以生物体组织或细胞特异性标志物作为成像靶点)是设计 MR 分子探针首先考虑的问题。成像靶点主要是指细胞或组织在病理或特定状态下特异性表达或明显高表达的特征性物质,主要包括肽类、酶、抗原、受体、配体等特异性分子及需要进行动态活体追踪的特异性细胞。目前 MR 分子影像的常见靶点主要包括整合素受体家族、生长抑素受体家族、转铁蛋白受体及叶酸受体等。①整合素是一种介导细胞和其外环境的跨膜受体家族,通过特异性识别 RGD 序列而与之结合,参与血小板聚集、血管生成等。②生长抑素通过与生长抑素受体结合从而抑制垂体生长激素的分泌来发挥生理功能。生长抑素受体分为不同的亚型,目前有五种亚型被克隆和表征。不同部位和类型的肿瘤表达出不同种类和数量的受体亚型。③转铁蛋白受体曾被直接用作治疗肿瘤和转运药物通过血脑屏障的载体,近年来,将其用于构建的 MR 分子探针,能特异性显示转铁蛋白受体阳性的肿瘤。④叶酸受体在正常组织中高度保守,而在大部分恶性肿瘤中明显高表达,因此,可以用来做肿瘤特异性显像。近年来,靶向性小分子多肽由于无明显抗原性,制备简单,成本低廉,分子量小,目标/本底信号比值高,代谢速度快,显像时间短,成为构建 MR 分子影像探针比较合适的选择,是 MR 分子影像研究的热点。

2. 选择靶向组件 选择靶向组件是 MR 分子影像探针设计中的第二步。靶向组件的选择正确与否直接关系到 MR 分子影像探针能否快速、准确地与成像靶点特异性结合。目前,常用的靶向组件主要包括受体、配体、补体或酶的底物等小分子物质及单克隆抗体、重组蛋白等大分子量物质。常依据成像靶点的结构,采用生物化学方法制备及确认特异性的靶向性组件,与成像靶点特异性、高效结合,从而实现 MR 分子探针的靶向成像。

3. 选择 MRI 材料 选择 MRI 材料是 MR 分子影像探针设计的根本及基础。目前,较为常用的 MRI 材料主要包括:顺磁性 MR 对比剂、超顺磁性 MR 对比剂及 MR 报告基因等。①顺磁性 MR 对比剂以钆为基础的顺磁性分子探针,也称为 MR 阳性对比剂,这类探针最主要的特点是表现为 T_1 加权特性,其代表性产物为镧系螯合物,如 Gd-DTPA。②以氧化铁为基础的超顺磁性分子探针(如 Fe_3O_4 或 Fe_2O_3),也常称为阴性对比剂,这类探针主要表现为 T_2 加权特性,其代表性产物为氧化铁单晶、多晶合成磁纳米颗粒以及新近引起关注的趋磁细菌合成的磁性纳米颗粒、磁小体等。③报告基因:是指本身所表达的产物或其能与外源性 MR 对比剂特异性结合,从而引起 MR 信号改变的基因。MR 报告基因的基本要求是基因编码产物能够使靶组织产生足够的 MR 可探测的信号变化及成像对比度,从而实现了靶组织的 MRI。报告基因编码产物多种多样,广义上包括酶、受体、转运体和基质金属蛋白等。常用的 MR 报告基因主要有:铁蛋白基因、细菌类铁蛋白/*MagA* 基因、酪氨酸酶基因、转铁蛋白受体(transferrin receptor,TfR)和 β-半乳糖苷酶(*LacZ*)基因等。

MRI 材料的选择,需要综合考虑 MRI 的灵敏度、特异性、可操作性及可实现性、安全性等。各种 MRI 材料均具有各自的优缺点,顺磁性 MR 对比剂目前在临床上的运用最为广泛,但一定程度上受限于其在 MR 分子影像探针中的较低灵敏度，超顺磁性 MR 对比剂（如 SPIO）成像灵敏度最高，并且相对安全、有效，是目前 MR 分子探针中研究最为广泛的 MRI 材料。MR 报告基因在 MR 分子探针方面展示了巨大的运用前景，能够克服上述外源性对比剂的稀释效应及假阳性效应等不足，是最具有发展潜力的一种 MRI 材料，但目前其 MRI 的灵敏度仍较低，长期的生物安全性有待于进一步深入的研究，且其合成及操作的步骤相对复杂，目前仍处于研究的初级阶段。

4. 选择合适的载体 选择合适的载体是 MR 分子探针设计合成中的最后一步。载体在 MR 分子探针中起着重要的桥梁作用，常用的载体主要包括脂质体、乳剂、高分子聚合物、蛋白笼、DNA 笼、病毒载体、多聚体等，其主要的作用包括：①通过各种物理（如正负电荷吸引）或化学（如共价键）的方法与靶向组件耦联，实现 MR 分子影像探针的靶向性；②包载、保护产生 MR 磁性信号的对比剂或报告基因等，实现 MR 分子影像探针的敏感成像；③MR分子影像探针通过多种功能基团或化合物修饰，能够提高 MR 分子影像探针的循环稳定性、生物相容性及安全性，获得穿透多种生物屏障如血管组织屏障、血脑屏障、细胞屏障等能力，能够更好进行临床运用，此外，可同时负载治疗药物或基因，实现诊疗的一体化。

四、MR 分子影像探针的现状与展望

相比传统 MRI 技术，MR 分子影像能够利用分子探针从细胞和分子的微观水平来探测特定的分子事件，并进行宏观 MR 图像再现，达到早期发现病变、量化病变程度以及评价疾病的早期治疗效果等，具有其他传统成像技术不可比拟的优势，成为最具临床应用前景的活体成像技术。目前，MR 分子影像技术已在临床上多种疾病方面得到了广泛的研究及初步运用。在肿瘤诊疗中通过标记肿瘤新生血管的整合素受体来监测瘤内新生血管情况；同时，利用标记的肿瘤抗体与抗原特异性结合，从而实现肿瘤的早期发现、精确诊断，甚至进行活体状况下病理分型，区分原发肿瘤与转移癌；在内分泌及神经系统疾病方面，通过 MR 分子影像探针特异性结合组织器官中某种特定的激素受体，监测受体变化水平，直观反映相关代谢性疾病；在移植领域，如在间充质干细胞、胰岛细胞等细胞替代治疗中，通过 MR 分子影像探针标记移植的细胞，实时、动态监测移植细胞、评价移植效果也是将来重要的发展方向之一；同时，利用 MR 分子影像探针携载治疗药物与（或）基因，实现定点靶向治疗、评价疗法成效等诊疗一体化研究亦成为现今的研究热点。此外，MR 分子影像技术可特异性探测机体组织的功能、代谢及分子事件等信息，为了解正常组织的生理、代谢情况、组织或细胞的病理改变等相关的基础研究提供了一种活体、无创的研究手段。

近年来，MR 分子影像技术尽管得到了迅速发展，在各系统疾病的早期诊断及评估方面展示了重要的运用前景，但目前仍处于研究的初步阶段，离临床上广泛运用还存在着较大的距离，许多关键问题亟待解决，如：①MR 分子影像探针的灵敏性仍较低，这是目前限制其临床上广泛运用的重要因素。相比光学成像及核医学显像等成像技术，MR 分子影像技术灵敏度仍较低。因此，寻求更灵敏的 MR 对比剂材料及更好的 MR 信号放大方法是目前不断追求的目标。除对比剂本身的弛豫特性、MR 仪器及序列本身成像灵敏度较低以外，MR 分子影像探针到达靶器官的量直接影响其成像的灵敏度，MR 分子影像探针到达靶器官量的影响因素非常多，与 MR 分子影像探针的特异度、给药途径、给药量、循环稳定性、探针的大小、能否有效地穿透各种生理性屏障等均具有关系，但目前该领域仍缺乏系统、全面的深入研究。②MR 分子影像探针的安全性是其能否进入临床运用的最重要的限制因素。MR 分子影像探针除包括对比剂外，还包括了受体、配体、补体、酶的底物、单克隆抗体、重组蛋白等靶向组件以及脂质体、乳剂、高分子聚合物、蛋白笼、DNA 笼、病毒载体、多聚体等转运体物质，此类生物活性物质或化学物质的安全性、体内的稳定性、体内的分布、药物动力学研究、降解及代谢情况，外源性 MR 报告基因对机体的长期生物安全性等，均需要在临床运用前进行深入、系统、全面的长期研究，但目前此类研究均缺乏，有待于进一步的完善。③MR分子影像探针的特异性仍不高。由于大多数疾病缺乏特征性的标志物，正常组织与病理组织均可表达同一标志物，不同的病理状态可表达同一标志物等，均直接影响了 MR 分子影像探针的特异性，难以避免其与非靶细胞、组织或器官等结合，一定程度上影响了 MRI 效果，并且可能导致正常脏器的功能受损。因此，提高 MR 分子影像探针成像的灵敏度、特异性及安全性是不断追求的目标。

开发智能型或响应型 MR 分子影像探针是目前分子影像研究的热点之一。响应型 MR 分子影像探针是指能够对机体内的一系列生理或病理环

境，如 pH 值、温度、白蛋白或酶、特定的金属离子、氧化还原、乏氧及其他多种生物分子等响应的 MR 分子影像探针。此类 MR 分子影像探针在未响应前不产生信号或者非常微弱的信号，但在接受上述特异性生理或病理信号后，通过改变对比剂的配位水分子个数、回旋时间、与对比剂直接配位水分子的停留时间等（如 Gd 类对比剂）、离子状态（如 Mn 类对比剂）以及局部的磁场（如 SPIO）等实现明显改变 MRI 效果，提高靶/本底的图像对比，提高 MR 检测疾病的灵敏度。同时由于智能型或响应性 MR 分子影像探针能够测定机体内特定的物质，为基础研究及临床研究提供了一个重要的平台，为临床转换医学及个体化诊断与治疗提供了一种新的研究思路及平台。但是，此类对比剂最重要的不足之处在于，其易受体内的复杂环境影响，这在一定程度破坏了其响应机制。因此，提高响应型对比剂的专一性和抗干扰性也是今后研究的方向及难点。

基于化学交换饱和转移（chemical exchange saturation transfer，CEST）成像技术是近年来出现的一种新的 MRI 方法，开发基于 CEST 的 MR 分子影像探针是目前的研究热点。CEST 技术的经典原理为两池模型，通过对可交换池预先施加饱和脉冲，饱和其内的氢质子，进而与周围的自由水池中的氢质子进行化学交换，使水的磁共振信号降低，而通过测定水分子信号的变化，间接获得大分子的浓度等信息。近几年，随着技术的不断发展以及算法的改进，新提出的三池、四池模型能够更好地解释 CEST 的原理。基于 CEST 的成像技术能够检测组织中的蛋白质、糖原、氨基酸、葡萄糖、类脂等代谢分子及 pH 值、乏氧、氧化还原等微环境的检测，在基础研究及临床研究中展示了巨大的运用前景。目前，CEST 成像的对比剂可分为外源性对比剂及内源性对比剂，前者主要包括糖类、氨基酸类、铵离子及杂环化合物等反磁性 CEST 对比剂、镧族元素等顺磁性 CEST 对比剂及 CEST 报告基因等多种外源性成像对比剂。而内源性 CEST 对比剂是近年来不断发展的新的对比剂，其利用组织或细胞内本身存在的大分子物质作为天然 CEST 对比剂进行成像，不需要引入外源对比剂的特点使得其成为目前研究的热点及主要方向。CSET 成像技术尤其是利用内源性对比剂的 CEST 技术，具有安全、无创、无辐射等优点，且 CEST 成像技术的原理相对灵活，容易变换，能高度特异性地检测特定的物质，应用面也较广，近年来逐步得到了广泛及深入的研究，但目前 CEST 成像技术常需要高场强的磁共振扫描仪器、成像灵敏度较低、图像空间分辨率较低等不足之处，一定程度上限制了其发展，距临床广泛应用尚存在着较大的距离。

开发多靶点、多功能及多模态的 MR 分子影像探针是目前最主要的研究方向。由于单一的分子成像模式均存在一定的局限性，难以同时提供高灵敏度、高分辨率、高特异性及高准确性的系统信息，无法满足临床诊断和治疗的要求。因此，开发及利用多种影像学分子探针进行 MR、光学、核医学及超声等多模态成像，能够综合各个成像方法的优点，将不同的成像模式相互结合，可以达到优势互补，能够提供更全面、更准确的临床信息。临床上，SPECT/CT、PET/CT 及 PET/MR 都是功能影像与解剖影像有机结合的双模态成像的成功典范。开发多模态分子影像探针，充分融合 MRI、核医学、光学及超声等三种及三种以上的成像模式，能够有效地提高成像的效果，为临床上提供更全面、系统的信息，为基础医学研究及转化医学研究的提供重要研究工具。此外，开发多功能 MR 分子影像探针，能够实现疾病的诊断与治疗的一体化。将成像探针与药物及治疗基因等共同连接，既可实现疾病的诊断，又能够实现疾病的治疗，同时还可通过成像系统监测药物的投递、评估治疗反应和监测治疗效果等，这也是目前研究的主要方向。

总之，MR 分子影像技术将医学影像学、分子生物学、细胞生物学、生物医学工程学、材料学、基础医学及临床医学等多种学科高度综合，不断发展，为基础研究、临床疾病的诊断及治疗提供了一种更为客观、全面、立体、特异的活体影像及生物学信息的数据集，已成为分子影像领域的研究热点和重要内容，代表着未来 MRI 的发展方向。但目前 MR 分子影像技术仍处于发展的初级阶段，分子探针的敏感性、安全性及特异性均需进一步的加强与完善，其临床大规模运用仍还有很长的路要走，有待于通过多学科合作与交叉进行深入的研究。

（王　维）

第三节　MR 分子影像的应用

一、MR 报告基因成像

MR 报告基因（magnetic resonance reporter gene）成像是 MR 间接基因成像的主要方式，是指通过编码某种酶或蛋白的基因，产生的表达产物可产生 MR 信号改变或可与报告基因系统中的探针特异性结合，最终为MR设备所检测。理想的报告基因应符合以下主要条件：①报告基因不在正常细胞内表达；②报告探针仅在报告基因表达的部位富集；③报告基因不表达时报告探针不发生聚集；④报告基因的产物不会导致细胞毒性和免疫排斥反应

目前，依据MR报告基因编码产物的不同，可分为以下几类：①基因编码产物可利用内源性铁离子实现成像，如铁蛋白基因、细菌类铁蛋白/MagA基因、酪氨酸激酶基因；②基因编码产物利用外源性对比剂进行显像，如转铁蛋白受体和β-半乳糖苷酶基因；③基因编码产物的活性可经MRS分析间接显示，如肌酸激酶（creatine kinase，CK）、精氨酸激酶（arginine kinase，AK）和胞嘧啶脱氨酶（cytosine deaminase，CD）等基因；④基因编码产物可与水质子进行磁性交换改变质子弛豫率进行显像，如富赖氨酸蛋白（lysine rich-protein，LRP）等基因。

（一）酪氨酸激酶报告基因系统

黑色素是一种阴性的金属螯合物，与顺磁性的金属（主要是铁）螯合可引起MR弛豫率的增加，人体各种细胞均可产生黑色素，其合成受酪氨酸酶的调控。酪氨酸激酶报告基因系统以酪氨酸激酶基因作为报告基因，通过分子生物学方法（如转染）导入细胞，其表达后会产生大量酪氨酸激酶，催化合成黑色素并与金属离子进行螯合，可直接无创地显示报告基因的表达状况。运用人酪氨酸激酶基因作为表达载体，以黑色素作为检测基因表达的内源性MR探针，可活体检测与酪氨酸激酶基因相连的目的基因表达情况。然而，黑色素合成的过程中常产生较多的具有一定细胞毒性的中间代谢产物，一定程度上限制了该报告基因的广泛运用。

（二）β-半乳糖苷酶报告基因系统

β-半乳糖苷酶广泛存在于各种动、植物及微生物中，已作为报告基因应用于基础研究中。例如，以β-半乳糖苷酶作为颜色筛选标记的载体，进行基因表达、药物筛选的检测，简化了筛选程序，提高了检测灵敏度。基于β-半乳糖苷酶报告基因的MR分子影像探针系统常以LacZ作为报告基因，以基因工程方法将其与目的基因相连，而后共同导入靶细胞内，引起β-半乳糖苷酶的表达增加，增强β-半乳糖苷酶的水解作用，引起游离钆等顺磁性螯合物的增加，改变组织MR弛豫时间而产生MR信号增强。

（三）转铁蛋白受体报告基因系统

转铁蛋白受体是一种跨膜糖蛋白，20%位于细胞膜上，80%位于细胞内膜性结构上，在脊椎动物的巨核细胞中均有表达，尤其在肿瘤细胞及其他快速分裂、代谢旺盛、需要大量铁的组织中呈高表达。研究发现转铁蛋白受体在许多细胞表面低表达，而在增殖较快的基底上皮、肠上皮细胞等呈较高的表达状态，同时，在外周活化的单核细胞、需要大量铁的胎盘滋养层细胞内转铁蛋白受体表达亦明显增高。利用转铁蛋白受体基因作为报告基因，通过基因工程方法转导入靶细胞，其表达会引起细胞膜上转铁蛋白受体的增多，通过引入相应探针可监测靶细胞及目的基因的表达状况。转铁蛋白受体MR报告基因的研究近年来最受关注。用USPIO与转铁蛋白的复合物作为MR的分子探针，已成功获得了转铁蛋白受体表达的MR影像。

（四）肌酸激酶报告基因系统

肌酸激酶是一种ATP转移酶，存在于脑与肌肉内，在肝脏、肾脏、胰腺中没有分布。肌酸激酶能催化其底物产生磷酸肌酸，可用^{31}P-MRS检测，其波峰在0.3ppm处。以肌酸激酶基因作为MR报告基因，用基因工程方法导入靶细胞，其表达产物肌酸激酶可催化其底物产生磷酸肌酸，通过^{31}P-MRS就可监测靶细胞的活动和目的基因的表达情况。

（五）铁蛋白报告基因系统

铁蛋白是哺乳动物体内主要的储铁蛋白，由重链（ferritin heavy chain，FTH/H链）和轻链（ferritin lightchain，FTL/L链）2种亚基组成。铁蛋白广泛存在于动物细胞中，与转铁蛋白、转铁蛋白受体等共同作用，维持细胞内微环境铁的稳态。组织中铁蛋白的增加将导致MR横向弛豫时间的缩短，使T_2值缩短，表现为MR低信号。作为内源性报告基因的铁蛋白可以通过以下几种方式转染细胞：①铁蛋白H链转染细胞；②铁蛋白H链和L链共转染细胞；③转铁蛋白受体和铁蛋白H链共转染细胞。基于铁蛋白的报告基因系统作为一种较为理想的MRI内源性探针，不依赖于外源性对比剂实现MR的敏感成像，有着广泛的应用前景，目前研究的越来越广。

基因治疗能够针对疾病的异常基因改变进行治疗，被认为是将来肿瘤治疗中最有潜力、最可能发生革命性突破的领域，随着MR报告基因的不断发展，将治疗基因与MR报告基因拼接起来，通过报告基因来监测及判断目的基因治疗效果及机制等，是目前基因治疗的主要研究方向。

二、细胞的标记与示踪

近年来，随着对细胞治疗研究认识的深入及分子生物学和细胞生物工程技术的不断发展，细胞治

疗的临床应用前景也越来越广阔,已成为现代医学治疗中的重要补充及具有巨大潜能的新治疗策略,在代谢性疾病、神经退行性疾病、脑血管疾病、缺血性心肌病、血液系统疾病等各方面均有着广泛的应用前景。准确了解细胞移植后的生存、分布、迁徙、增殖及分化、凋亡等转归情况对于优化细胞移植方法、选择最佳的移植窗、评价移植效率及提高治疗效果等方面均具有重要的意义。传统的细胞示踪技术,如抗原标记法、荧光蛋白标记、荧光染料标记法、Y 染色体标记法等均需通过活检或者处死试验动物进行病理分析,缺乏动态监测移植细胞转归情况的无创性手段,限制了其在细胞移植中的临床应用。近 10 余年来,分子影像学理论和技术发展迅速,使其在基于细胞治疗的基础研究及临床应用研究领域中扮演着越来越重要的角色,为细胞的标记及活体示踪开辟了新途径。理想的分子影像活体示踪方法应具备以下特点:①空间分辨率高;②成像的灵敏性高;③特异性高;④可进行定量分析;⑤能够安全地运用于临床。目前,分子影像学用于细胞活体示踪的主要技术主要包括磁共振成像、光学成像、核医学成像,其中 MR 分子影像学活体示踪细胞,具有磁性标记安全、示踪时间长、可观察细胞的动态迁徙过程、空间及时间分辨率高、成像的图像对比度高、无辐射、能够进行深部组织的成像等优点,能够同时获得较佳的解剖及功能信息,在活体细胞示踪方面展示了重要的临床应用前景。

(一) MR 活体示踪细胞的分类

MR 活体示踪细胞的基础是,使用特定标记物标记靶细胞,使得被标记细胞在体内能够产生 MR 信号改变,从而实现被 MR 活体示踪的目的。目前,MR 活体示踪细胞的主要方法包括:直接标记法及间接标记法两大类。直接标记法常采用外源性 MR 磁标记探针或对比剂体外对细胞进行磁性标记,标记后的细胞移植进入体内,从而实现 MR 活体示踪、动态检测的目的。常用的 MR 磁标记探针及对比剂包括:顺磁性 MR 探针,主要产生 T_1 正性对比效应,如 Gd-DTPA 及 Mn 离子等;超顺磁性 MR 探针,主要产生较强的 T_2 负性对比效应,如 SPIO、USPIO 及 MPIO 等。其中,SPIO 因其 MRI 的灵敏度高、磁性标记安全、高效,成为目前研究的最为广泛的 MR 细胞活体示踪探针。间接标记法主要为 MR 报告基因示踪法。通过细胞体外采用 MR 报告基因转染,在细胞内表达可被 MR 检测出信号的蛋白(如铁蛋白等),或者在细胞内表达与外源性 MRI 探针特异性反应的蛋白,增强 MRI 信号,实现对细胞的活体示踪目的。目前常见的用于细胞活体示踪的 MR 报告基因包括铁蛋白报告基因、化学交换饱和转移报告基因以及人工质膜肽报告基因等。

直接标记法与间接标记法均具有各自的优缺点,其中直接标记法标记简单、方便,可操作性强,标记相对安全、有效,MRI 相对灵敏,是目前研究最为广泛的方法,但其主要存在以下的不足之处:①由于其采用了外源性对比剂或探针对细胞进行标记,随着标记细胞的增殖及分化,对比剂逐渐进行稀释,影响了干细胞的 MR 检测效果,因此影响了 MR 示踪细胞的有效时间。②假阳性效果:磁性标记的细胞死亡或者崩解后,细胞内的对比剂释放到周围组织间隙、被巨噬细胞吞噬、周围细胞再摄取等均导致 MR 信号的产生,造成了 MR 常常夸大移植细胞的量,不能真实、客观地反映实际存活的细胞量。③采用直接标记法体外标记的细胞移植后,MR 仅仅能够示踪其位置、分布、迁移等空间位置情况,而不能够仔细反映移植细胞的存活、死亡、分化、增殖、细胞-细胞间反应等功能情况。而间接标记法能够真实地反映移植细胞的存活、死亡、增殖等功能情况,能够实现干细胞的长期示踪,是近年来逐渐得以关注的研究热点。但目前其成像的灵敏度仍比较低,长期的生物安全性仍不明确,并且示踪过程相对复杂,仍处于研究的初级阶段。

(二) MR 活体示踪细胞的应用

1. 神经系统的应用 细胞治疗尤其是干细胞治疗是周围神经系统疾病中最具运用前景的新治疗方法之一。目前常用于中枢神经细胞治疗的治疗细胞有:神经干细胞、骨髓间充质干细胞、胚胎干细胞、神经祖细胞、施万细胞等。干细胞移植治疗在脑梗死、脑出血、帕金森病、脑及脊髓损伤神经干细胞、外周神经损伤等多种疾病中展示了重要的治疗价值,部分成果已初步运用于临床前期的人体研究中。目前,干细胞的 MR 活体示踪技术在神经系统疾病的应用中最为广泛、深入。大量研究表明:体外磁性标记或转染的干细胞经过直接注射、静脉注射及动脉注射、脑室内注射等多种途径进入体内后,MR 能够在活体内动态示踪移植干细胞的位置、分布、动态迁移等情况,该示踪方法相对安全、有效,示踪的持续时间,部分研究的示踪时间最长达 6 个月。在活体动态监测移植干细胞的同时,MR 示踪技术能够对干细胞修复神经系统损伤的过程进行无创、定量及定性地评估与监测,成为研究基于细胞治疗神经系统疾病的最重要的手段之一。近年来,内源性神经干细胞的活体示踪成为神经系统疾病 MR 干细胞示踪的热点，采用立体定位仪将外源性 MR 分子影像探针或对比剂、报告基因等注入侧脑室内，能够很好地显示内源性神经干细胞，能活体示踪正常及病理状态下内源性神经干细胞迁移的完整路径，检测其修复神经损伤的过程，为了解内源性神经干细胞的正常分布、生理特征及修复神经损伤的机制提供了重要的无创性研究手段。

2. 心血管系统的应用　冠心病、心肌梗死等心血管疾病已成为人类死亡的最主要病因，严重威胁着人类的健康。干细胞移植疗法通过干细胞的自我更新及多向分化潜能，促进心肌细胞再生，并分泌多种生长因子，能够明显改善梗死后心功能，成为心肌梗死治疗中最有运用前景的方法。目前，MR 活体示踪技术在干细胞治疗心肌梗死方面有着较多的初步研究及运用，展示了重要的研究前景。在心血管疾病的多种动物实验研究中，采用直接标记法或间接标记法对移植的干细胞体外进行标记或基因转染，被标记或转染的干细胞通过颈内静脉、冠状动脉、心肌或者经皮心内膜等注射方式移植进入心肌梗死区域后，MRI 扫描能够通过信号强度、分布等判断移植干细胞的位置、分布、存活、增殖及迁移情况，实现了心肌干细胞的活体、动态、长时间的示踪。此外，MRI 具有良好的空间分辨率，能够很好地用于观察心脏解剖结构和评估心功能，能够活体无创地评估心脏干细胞移植后的治疗效果。应用 MR 分子影像探针或对比剂及报告基因对心血管疾病进行 MR 活体示踪具有广阔的临床应用前景，但目前尚处于研究的初级阶段，尚需进一步对其进行深入、系统的研究。

3. 其他　系统的应用细胞 MR 活体示踪技术在血液系统疾病（如白血病、重度地中海贫血等干细胞治疗）、肝胆系统疾病（如肝损伤、肝硬化等干细胞治疗）、免疫细胞的活体示踪（如巨噬细胞、T 细胞、B 细胞）、泌尿生殖系统疾病等多领域展示了重要的运用前景，研究表明，MR 能够活体示踪标记或转染细胞的分布、归巢、存活及迁移等情况，为细胞移植治疗选择合适的移植途径、量值，研究细胞治疗的机制，评估治疗效果等提供了一种重要的活体无创性工具，展示了重要的临床运用前景。近年来，随着新一代 MR 仪器及成像序列的发展，高度灵敏性、特异性的多功能 MR 分子影像探针或报告基因的不断开发，对内源性神经干细胞的原位示踪技术的不断发展，干细胞移植后的多模态活体示踪技术的不断开发及研究，从单纯评估干细胞移植后的分布、归巢、迁移等空间位置信息至评估干细胞移植后的存活、凋亡、增殖、分化等活体内功能情况的不断过渡，MR 活体细胞示踪技术将成为干细胞移植治疗研究中的主要热点及方向。

三、新生血管生成的监测

新生血管生成（angiogenesis）是指原始血管网生长并重构形成成熟血管网的复杂过程，包括形成血管的主干、分支及神经支配，是机体生长、发育、生殖和创伤修复所需的基本生理过程，也是对局部组织缺血的反应。由肿瘤诱导的血管生成以及血液循环建立称为肿瘤新生血管生成，是实体肿瘤发展、浸润及转移的关键步骤，受多种因素如肿瘤微环境、代谢和遗传因素的条件影响，是恶性肿瘤目前的主要治疗靶点。因此，了解血管生成的内在分子机制，对采取有效的抗肿瘤血管生成治疗有十分重要的临床意义。随着细胞生物学、分子生物学及基因学的迅速发展，对血管生成的研究现已成为一个独特的新领域。各种影像学成像技术的不断发展，尤其是 MR 功能成像及分子成像技术的不断发展，MRI 已成为评价肿瘤血管生成的一种最主要的无创性研究方法。这些 MRI 新技术能定量反映肿瘤微血管特征及与肿瘤血管生成相关的功能性变化，已成为实验及临床研究热点，并已初步应用于临床。新的 MR 靶向的分子影像学的出现及发展，更有助于探测调控血管生长、增殖的生化因素和途径，这为分子水平上研究肿瘤血管开创了新的前景及思路。

（一）MR 功能序列评估肿瘤血管生成

目前，主要评价肿瘤血管生成的方法有动态磁共振对比剂增强成像（dynamic contrast-enhanced MRI，DCE-MRI）、稳态磁共振对比剂增强成像（steady-state contrast-enhanced MRI，SSCE-MRI）及非对比增强类成像如弥散加权成像（diffusion weighted imaging，DWI）、血氧水平依赖的（blood oxygenation level dependent，BOLD）功能成像、动脉自旋标记（arterial spin labeling，ASL）等。各种 MRI 功能序列通过评估肿瘤新生血管的功能变化、肿瘤的血流灌注、渗透性及微血管密度、大小等信息，并与病理学微血管密度等密切相关，在评估肿瘤的血管生成状态，监测抗肿瘤血管生成治疗的疗效、判断预后等方面展示了重要的临床运用价值，已广泛运用于临床肿瘤血管生成的诊断及评估中。但是此类方法绝大部分为通过 MRI 功能参数与肿瘤血管生成进行间接相关，很难鉴别肿瘤新生血管与正常宿主微血管，因此，反映肿瘤新生血管的特异性仍相对较低。

（二）MR分子影像评估肿瘤血管生成

肿瘤新生血管生成的MR分子影像是目前肿瘤新生血管生成中的研究热点，使得肿瘤的临床精准诊断和治疗成为可能。MR分子影像技术通过结合肿瘤新生血管生成过程中的特异性分子标志物，并通过MRI对其过程进行可视化、定量显示，可从细胞、分子、蛋白水平评价肿瘤的新生血管过程。MR分子影像技术的不断发展，对肿瘤血管生成的认识也迅速积累。肿瘤血管生成的MR分子影像能够在从本质上探查新生血管生长的分子特征，能够发现更微小肿瘤病灶，更为直观地、精确地、特异性地反映肿瘤微血管状况及评价抗血管生成治疗效果，为肿瘤抗血管生成治疗提供新的思路及监测标准，这也是目前MR分子影像研究的热点之一。

肿瘤血管生成过程中，肿瘤新生血管内皮细胞会特异表达某些分子或生长因子如整合素 $\alpha_v\beta_3$、黏附分子CD105等，这些特异性分子是血管生成MR分子影像的基础，其中以整合素 $\alpha_v\beta_3$ 研究的最多及最为深入。整合素是介导细胞与细胞-胞素细胞外基质间黏附作用的关键因子，在肿瘤的新生血管网的形成过程中起着不可替代的作用，整合素 $\alpha_v\beta_3$ 与肿瘤微血管生成的关系最为密切，它在正常成熟组织的非增殖内皮细胞表面则不表达，而在肿瘤新生毛细血管内皮细胞上却呈高度特异性表达；临床研究同样表明，肿瘤血管内 $\alpha_v\beta_3$ 的表达水平与肿瘤的病理分级/分型、判断肿瘤恶性程度及预后等具有较大的相关性，了解肿瘤血管内 $\alpha_v\beta_3$ 的表达水平能够为临床放化疗计划的制定/实施及抗血管治疗的监测提供客观依据。因此，以整合素 $\alpha_v\beta_3$ 为靶点的MR分子靶向成像能够特异性地显示肿瘤的新生血管生成，成为肿瘤新生血管MR分子影像的最佳靶点。目前，研究较多的为利用精-甘-天门冬氨酸（RGD）肽段的肽类分子与 $\alpha_v\beta_3$ 特异性结合，在RGD肽段连接MR对比剂后，可采用此类MR分子影像探针能够采用MR活体检测 $\alpha_v\beta_3$ 的分布状况，从而实现了肿瘤新生血管的分子成像。检测肿瘤血管生成的MR分子影像的另一方法为特异性标记内皮前体细胞，采用MR对其向肿瘤的迁移过程进行活体动态示踪，通过测定这些预先标记内皮前体细胞合并入肿瘤血管的比例，能够直接显像并定量评价肿瘤的血管生成。

综上所述，肿瘤的发生发展依赖于肿瘤新生血管的生成，利用合适的MR分子探针，经过高分辨的MRI技术，能够无创、特异、全面监测肿瘤的新生血管，能为肿瘤的检测、治疗方案确定、药物筛查、疗效监测以及判断预后等提供重要研究手段。目前，单一的成像方式对于肿瘤血管生成成像不够全面，多靶点及多模态成像能够从结构、功能和分子水平来评价肿瘤血管生成是发展的趋势及方向。如何实现早期诊断肿瘤以及预知肿瘤治疗状况，提供不同的肿瘤血管生长状态以选择抗血管治疗方案，最适合的抗血管生成药物的给药剂量，监测肿瘤状态及抗血管治疗后的疗效等，仍有待于进一步深入的研究。

四、血栓靶向性成像

栓塞性疾病在临床上较为多见，具有较高的发病率及死亡率，常见有缺血性脑卒中、心肌梗死、深静脉血栓形成、肺栓塞以及外周动脉闭塞等，其形成病因主要为：①血栓易感体质：如抗凝因子缺乏及纤维蛋白溶解异常；②静脉血栓形成：如各种原因导致的血流淤滞状态、凝血亢进及其他因素；③动脉血栓形成：如血管壁异常、血液黏度增高、血小板功能异常等；④微循环血栓形成：如动脉栓塞，凝血活性增高等。诊断主要依据临床表现及影像学检查。血栓形成后成分发生变化，不同时期的血栓对溶栓治疗的敏感性不同，因此，判断血栓形成时期对临床选择治疗方案至关重要。传统的检查方法，如DSA、CTA、MRA及血管超声等，仅能够显示血管内血栓形成后的解剖结构及信息，对早期血栓的诊断缺乏特异性及敏感性，并且无法判断及评估血栓的形成阶段。

MR血栓靶向分子成像为血栓的早期特异性诊断提供新思维，能够从分子水平描绘病变组织结构信息，在血栓形成早期提供影像方面定性研究。而选择适当的靶向成像分子及制备高亲和力探针，是实现血栓MR分子影像的必要条件。血栓形成在血管壁内皮细胞损伤或动脉粥样硬化斑块破裂后开始启动，经过血小板活化、聚集，凝血级联反应激活，凝血酶再将可溶性纤维蛋白原转变为纤维蛋白，在凝血因子ⅩⅢa（FⅩⅢa）的参与下可溶性的纤维蛋白单体发生交联，形成不溶性的纤维蛋白多聚体，最终纤维蛋白网络血细胞形成血栓。MR血栓分子成像常采取两种策略，第一种是直接纤维蛋白或活化血小板成像；第二种是探针作为底物（如模拟FⅩⅢa的底物）来构建对比剂。目前，血栓分子探针作用靶点主要有纤维蛋白、活化血小板、FⅩⅢ及P-选择素等。

（一）纤维蛋白靶点MR分子成像

纤维蛋白是最早用于MR血栓分子成像的靶

点，也是血管内血栓形成分子成像的理想靶标，原因如下：①纤维蛋白广泛存在于动脉血栓/静脉血栓、大血栓/微血栓、新鲜血栓/机化血栓等各种血栓中；②纤维蛋白大量地存在于不同年龄、部位的血栓内，而未形成血栓的正常循环血液中其含量甚微。目前，纤维蛋白 MRI 主要包括小分子探针纤维蛋白成像及纳米微粒探针纤维蛋白成像。EP-2104R 是人造血管内血栓形成 MRI 研究最多的探针，是一种纤维蛋白特异性探针，由 4 个 Gd-螯合部分的小肽组成，这种空间构象使其具有选择性和可逆性结合纤维蛋白的能力，已经应用于临床，静脉注入后，能够选择性地识别心脏血栓、冠状动脉血栓和肺栓塞中的血栓，在 MRI 上表现为高信号。

（二）活化血小板靶点 MR 分子成像

血小板对于 MR 分子影像来说具有更大的挑战性，因为其尺寸非常小，且血小板糖蛋白表面受体多种多样，大部分缺乏特异性。血小板活化在维持机体内稳态方面发挥着重要作用，其过程受机体内环境的高度调控。血管内皮细胞受损后，位于内皮下基膜血管性血友病因子（von Willebrand factor，vWF）结合位点暴露，血小板表面的糖蛋白Ⅰb 受体与 vWF 结合，促使血小板的黏附、聚集，这种黏附导致血小板被激活以及整合素受体 GPⅡb/Ⅲa 高表达。临床上，血小板活化的重要标志就是整合素受体 GPⅡb/Ⅲa 的激活，激活后的 GPⅡb/Ⅲa 的空间构象发生改变，能够连接配体，使其成为活化血小板 MR 分子影像的特异性靶点，通过连接 MR 对比剂如 Gd-DTPA 及 SPIO 等实现了活化血小板 MR 靶向分子成像。

（三）FⅩⅢ靶点 MR 分子成像

凝血因子 FⅩⅢ（FⅩⅢ），又称为纤维蛋白稳定因子，是凝血级联反应中的最后一个凝血因子，是形成稳定的纤维蛋白凝块的必需因子。它与纤维蛋白多聚体交联，并共价连接 α_2 抗纤溶酶（α_2-Antiplasmin，α_2-AP）与纤维蛋白。由于 α_2-AP 在血栓形成的早期阶段与纤维蛋白以共价键相交联，所以基于 α_2-AP 的分子探针可非侵入性检测早期的血栓形成，常模拟 α_2-AP 作用底物并结合到 MR 对比剂中，使 FⅩⅢ共价连接 MR 对比剂和纤维蛋白，从而能够实现 MR 分子影像。然而，由于体内 FⅩⅢ的浓度通常较低，采用 MR 直接靶向分子成像的方法灵敏度不足以实现成像，需要通过利用酶的活性将 MRI 信号放大，从而更加灵敏地实现 MR 靶向成像。目前，基于 Gd-DTPA 对比剂的靶向 FⅩⅢ成像以及纳米微粒靶已有初步的研究。

（四）P-选择素靶点 MR 分子成像

P 选择素是整合素家族成员之一，与溶酶体蛋白一起特异性识别活化血小板，活化血小板在血小板与血管内皮相互作用能形成血栓，这在导致急性脑梗死的发病的分子机制中起着关键性的作用。P-选择素是血小板/内皮细胞活化的标志和细胞黏附受体，在介导白细胞与活化的血小板和内皮细胞之间的黏附、启动并参与包括炎症和血栓形成等过程中发挥着重要作用，是血管内血栓形成的重要介质和特异性靶分子。目前，应用 P-选择素进行 MR 靶向血栓成像的报道相对较少，仍处于初级的研究阶段。

总之，MR 血栓靶向性分子成像主要针对早期血栓形成的机制进行成像，通过选择合适的早期血栓形成的特异性靶标，能够设计出早期诊断血栓形成的 MR 靶向性分子探针。随着研究的不断深入，越来越多的功能不同的 MR 血栓分子探针已被逐渐开发及研究。虽然基于纤维蛋白的 MR 血栓分子成像已经取得了较为满意的效果，并进入临床Ⅱ期研究，但其很难准确区分急慢性血栓，所以还存在一定的局限性。而靶向活化的血小板、FX 性或 P-选择素的 MR 分子影像，由于此类靶点均见于血栓形成的初期，因而理论上能够实现血栓的早期成像，但目前尚缺乏利用靶向探针进行不同时间节点与早期血栓探测能力的对比分析数据，以及对靶向分子探针血栓成像 MR 时间信号曲线的分析。因此，血栓 MR 靶向性分子成像尚处于起始阶段，通过 MRI 判断血栓的形成时期，并运用于临床动态指导溶栓治疗疗效，将成为 MR 血栓分子影像研究的热点及 MR 分子探针临床产业化应用的方向之一。

五、肿瘤诊疗一体化

恶性肿瘤严重威胁人类生命与健康，早期发现并采取适当的治疗方式对其进行临床干预，能提高患者的生存质量，降低治疗成本，这也是恶性肿瘤治疗追求的目标。迄今为止，临床已有大量针对肿瘤的治疗方法，如手术治疗、放疗、化疗、磁热疗、光动力等物理治疗以及近年来逐渐发展的基因治疗等。但各种治疗方法均具有其适应证及局限性，治疗效果仍不理想，且伴随着严重的并发症。此外，恶性肿瘤有效治疗的基础为恶性肿瘤的早期诊断及检测及精确检测其治疗效果，常需要同时寻求影像学检测方法。因此，恶性肿瘤的早期诊断及高效无毒的药物治疗是目前其诊疗中的最大挑战，具有非常重大的临床意义。通过结合化学、生物、药学、纳米技术、医学和医学影像学等领域的优势，将诊断、治疗及监测合为一体的诊疗一体化系统，能够同时实现肿瘤的早期诊断、高效低毒的靶向治疗及治疗过程中的实时影像学监测，为提高恶性肿瘤的治疗效果提供一种新的研究方法与思路，成为目前恶性肿瘤研究的主要热点之一。

理想的诊疗一体化 MR 分子探针常需要具备以下几点要素：①能够快速、特异性地聚集在肿瘤部位；②能够显示肿瘤的形态及功能特征，进行早期的诊断；③能够高效地运输有效的治疗性药物、基因等；④在到达肿瘤内部之前为相对无毒或低毒的前体治疗物质，可生物降解。一般说来，诊疗一体化分子探针通常包括四个部分：①成像成分：如量子点、有机染料、MRI 对比剂、CT 对比剂、核素及超声囊泡等，主要用于肿瘤的各种模态的影像学检测；②治疗成分：如抗肿瘤药物、DNA、小干扰 RNA、蛋白、光热治疗颗粒等，主要用于肿瘤的治疗；③载体：是目前研究的主要热点，包括多种无机（如介孔金属纳米颗粒、石墨烯/碳纳米管、Si 及 SiO_2 纳米颗粒等）及有机（脂质体、天然或者人工合成的聚合物等）的纳米载体系统，主要用于成像及治疗成分在运输过程中的保护作用、控制药物及基因的释放能力、生物相容性及刺激响应性等；④表面修饰：主要包括抗体、配体、多肽、小分子物质等，主要用来修饰载体系统，以增加载体的部分附属功能，如延长血液循环时间、增强生理屏障的渗透能力、提高肿瘤的靶向运输及摄取能力等。

MR 诊疗一体化分子探针是目前诊疗一体化中研究的重点及热点，MR 诊疗一体化分子影像探针在通过各种功能的 MR 对比剂进行高分辨率成像，并能够同时作为载体系统高效地将抗肿瘤治疗物质准确、高效、定量地运输到肿瘤组织，并选择性杀伤肿瘤细胞，对正常组织无或者非常低的副作用，实现肿瘤的早期精确诊断、高效治疗及治疗过程的实时监测，提高肿瘤治愈率，减少毒副反应，为恶性肿瘤的个体化、精确化治疗提供了重要的工具。目前，常用的用于诊疗一体化的 MR 分子对比剂主要包括 SPIO、Gd、Mn 等，其中以 SPIO 研究的最为广泛及深入（图 5-3-1）。近年来，基于 SPIO 的磁性纳米粒子作为一种靶向药物载体已成为研究的热点，除可以作为 MR 分子影像的对比剂外，亦可作为药物、基因等治疗性成分的高效输送载体，此外，通过外加交变磁场的作用能够同时具有一定的磁热疗的治疗效果，成为诊疗一体化的较佳的磁性纳米颗粒，具有安全、副作用小的特点，可以明显提高肿瘤的治疗效果（图 5-3-2）。

精确医学及个体化医学的不断发展，对肿瘤的早期诊断、靶向治疗及实时有效地监测提出了更高的要求。而基于 MR 诊疗一体化的分子影像探针能够同时实现靶向运输、早期诊断、活体示踪、高效治疗及监测的全部功能，受到了越来越广泛的关注。成像更灵敏、治疗更安全高效的诊疗一体化探针、多功能/多模态的诊疗一体化探针、肿瘤微环境刺激响应性的诊疗一体化探针等的不断发展，均为 MR 诊疗一体化的分子影像探针提供了重要的研究方向与思路。但目前 MR 诊疗一体化的分子影像探针距真正应用于临床仍有一定的距离，需深入、系统地验证纳米体系对人体细胞、组织的相互作用与影响，分析细胞、组织、脏器层面的机制，充分考虑其生物相容性及对人体免疫系统的影响。

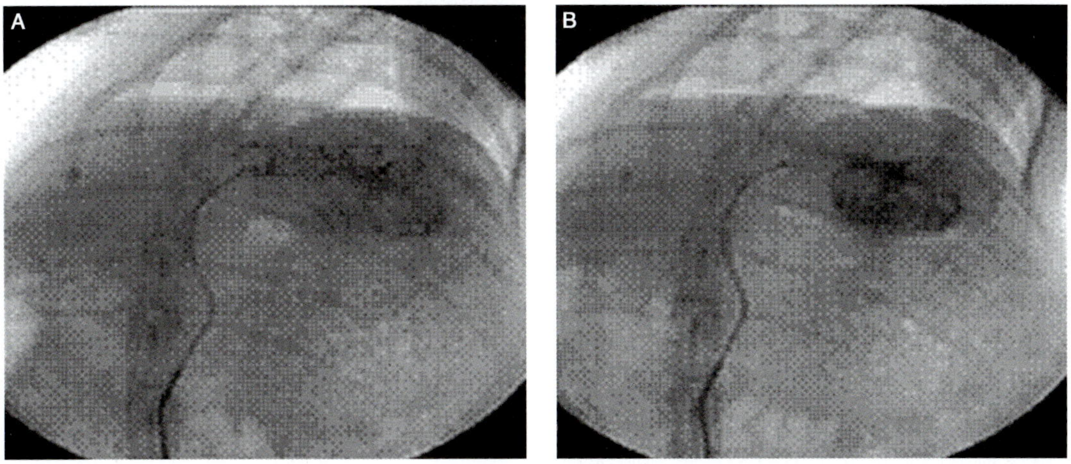

图 5-3-1 MR 诊疗一体化探针用于 DSA

A. DSA 显示肝内种植的肿瘤血供丰富；B. 显示经过 SPIO-DOX-PVA 载药微球栓塞后肿瘤区有较多微球沉积

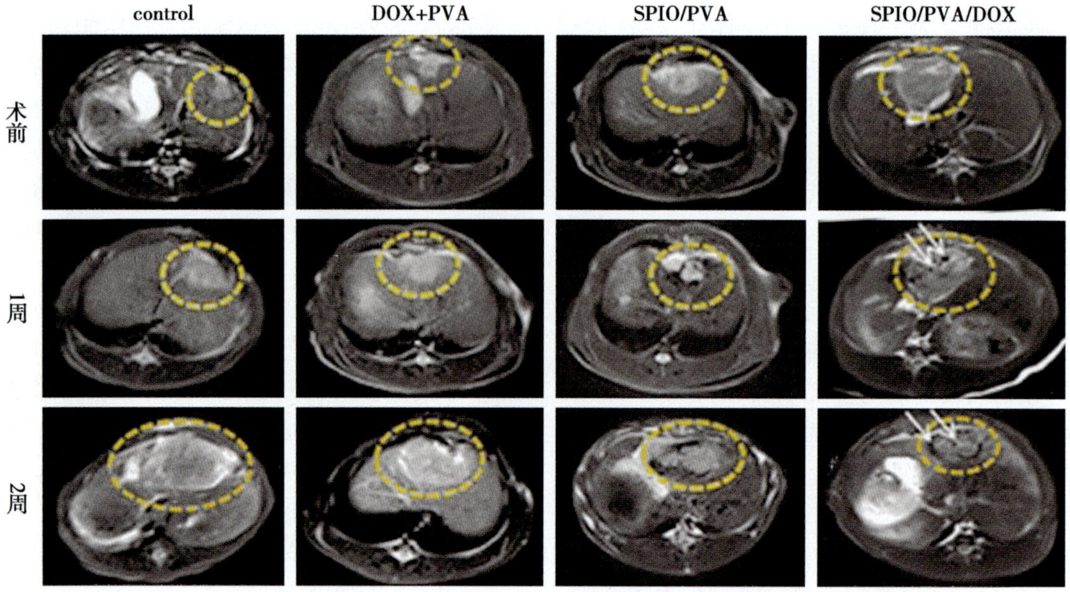

图 5-3-2　MR 诊疗一体化探针用于肿瘤治疗

显示对照组，DOX+PVA 组，SPIO/PVA 组，SPIO/PVA/DOX 组各组不同时间治疗效果的 MR 图像

总之，MRI 序列、成像设备及纳米技术的不断发展，MR 分子影像正从传统的非特异性物理成像向特异性的分子、基因、细胞水平成像不断发展，对疾病的评价亦从传统的解剖结构、形态改变向受体水平、酶水平、基因表达、微环境探测方面不断地发展。MR 分子影像能够为疾病的超早期诊断、判断组织和器官的超早期功能改变和治疗提供更多的依据。但目前 MR 分子影像主要的问题仍是分子探针的安全性及成像的敏感性，寻找更加安全、敏感的 MR 分子影像探针，有待于 MR 硬件、软件及纳米技术的不断发展与推动。

（王　维）

第四节　功能和代谢 MRI

一、弥散成像

（一）基本概念

弥散（diffusion）是指分子等微观粒子随机、无规律的热运动，即布朗运动，是物质的运动方式之一，任何分子都存在弥散运动。磁共振弥散成像就是利用水分子的弥散运动特性进行成像的，其对人体的研究深入到细胞水平，反映人体组织的微观几何结构以及细胞内外水分子的转运。根据施加弥散敏感梯度场的数量的不同，弥散成像可以分为弥散加权成像（diffusion weighted imaging，DWI）和弥散张量成像（diffusion tension imaging，DTI）。DWI 能反映弥散敏感梯度场方向上的弥散运动，但不能检测出其他方向上的弥散运动。DTI 要求在多个方向上施加弥散敏感梯度场，可以全面反映在各个方向上水分子的弥散运动，对每个体素水分子弥散的各向异性作出较为准确的检测。目前，随着 MR 软件和硬件不断地提升，弥散加权成像已经应用于全身各个器官，为临床工作提供更多的帮助。

（二）弥散加权成像

弥散成像主要描述体内水分子的弥散运动，包括自由水和结合水。在体外无限均匀的液体中，水分子的弥散运动是随机的，在各个方向上的弥散能力相同，这种弥散运动称为自由弥散。但在人体内环境中，存在许多天然的弥散屏障，包括细胞膜和大分子蛋白等。水分子的弥散运动受到这些天然屏障的影响，随方向改变而变化，具有很强的方向依赖性，这种和自由弥散显著不同的弥散运动称为受限弥散。DWI 通过施加弥散敏感梯度场来显示活体状态下水分子受限弥散的情况，反映组织微观结构的变化，从而达到对疾病进行诊断和鉴别诊断的目的。成像过程中施加的弥散敏感梯度场称为弥散敏感因子或 b 值，是对活体水分子弥散运动能力检测的指标。在常用的 DWI 序列中，b 值可用式 5-4-1 计算：

$$b=\gamma^2G^2\delta^2(\Delta-\delta/3) \qquad \text{式 5-4-1}$$

其中，γ 为氢质子的磁旋比，G 为弥散梯度场强，δ 为梯度脉冲持续时间，Δ 代表两个梯度脉冲间隔时间。b 值的单位为 s/mm^2。从公式中可以看出，b 值和氢质子磁旋比、弥散梯度场强、梯度脉冲持续时间以及两个梯度脉冲间隔时间相关，但是临床应用中 γ、δ、Δ 的值一般是固定的，仅通过调整 G 值的大小来获得不同的 b 值。选取不同的 b 值，将得到不同弥散权重的图像。b 值越大，弥散权重越大，产生的梯度场强越强，对弥散更加敏感，同时也增加了信号的衰减，信噪比降低，图像容易变形、模糊。相反，b 值越小，弥散的权重越弱，图像越接近于 T_2WI。因此 b 值的选择对于 DWI 非常重要，要根据机型、场强、序列、部位及检查目的来设置 b 值，不能盲目照搬。目前，磁共振设备提供的 b 值范围为 0 ~ 10 000s/mm^2，常用的 b 值为 800 ~ 1500s/mm^2。比如，头部 DWI 通常选用的 b 值为 1000s/mm^2。

DWI 实际上测量的变量是水分子的运动，可以用水分子单位时间内随机弥散运动的范围来表示，即 $D=X^2/2T$，其中 X^2 为平均位移平方，D 为弥散系数，T 为弥散时间，D 的单位为 mm^2/s，它和 T_1、T_2 一样可以被 MRI 用来产生组织对比。在不同的体系中，水分子的弥散系数存在差异，依赖于水分子所处的环境。在活体组织中，由于弥散屏障的存在，弥散运动范围不再和弥散时间呈线性关系，弥散系数随着时间的延长而逐渐降低（图 5-4-1）。室温下，正常脑组织的 D 值为 $(0.5 \sim 1.0)\times10^{-3}$mm^2/s。

DWI 主要根据 D 值分布进行成像，但是 DWI 图像中的信号变化并不仅仅代表水分子的弥散运动，在弥散敏感梯度场方向上的各种运动都会造成信号的改变，包括肢体移动、动脉搏动、呼吸及血流灌注等。因此，我们在 DWI 图像上通过组织信号强度变化来检测到的并不是真正的水分子的弥散系数，而是在多种因素影响下得到的混合弥散系数，我们把这种检测到的弥散系数称为表观弥散系数（apparent diffusion coefficient，ADC）。ADC 值是根据 DWI 的信号强度变化得到的，可以根据 Stejiskal-Tanner 公式计算得到：$ADC=\ln(S_1/S_2)/(b_2-b_1)$。其中 S_1、S_2 分别是取低 b 值和高 b 值时 DWI 上相同部位组织的信号强度，b_2、b_1 分别为施加的高 b 值和低 b 值。通常情况下，DWI 只能测量施加梯度磁场的 3 个方向的 ADC 值，分别为 ADC_{read}、ADC_{slice} 和 ADC_{phase}。

（三）弥散张量成像

弥散张量成像（DTI）是在 DWI 技术基础上改进和发展而来的一项新技术。和 DWI 不同，弥散张量不是一种平面过程，而是从三维立体角度分解、量化弥散的各向异性数据，能更加精确地显示组织微观结构。在完全均质的溶质中，水分子在各个方向上的弥散能力是相等的，称为各向同性弥散，其弥散向量分布轨迹为一个球形。但是在非均一溶质中，水分子在各个方向上的弥散能力不相等，这种情况下的弥散为各向异性弥散，其弥散向量分布轨迹呈一个椭球形。在人体内，水分子的弥散多是各向异性弥散，如在白质内，水分子沿白质纤维通道方向的弥散速度明显快于垂直方向。由于各向异性的存在，水分子在机体内的弥散不再是一个单一的数学体系。为了较方便地描述水分子在人体内弥散时在各个方向移动和各个方向的关系，我们引入了张量这个概念。张量是一个工程物理学的名称，描述的是一种椭球形的三维数学结构，即在 x、y 和 z 轴方向均存在弥散运动，其各个方向的弥散系数分别用 D_{xx}、D_{xy} 和 D_{zz} 表示。在张

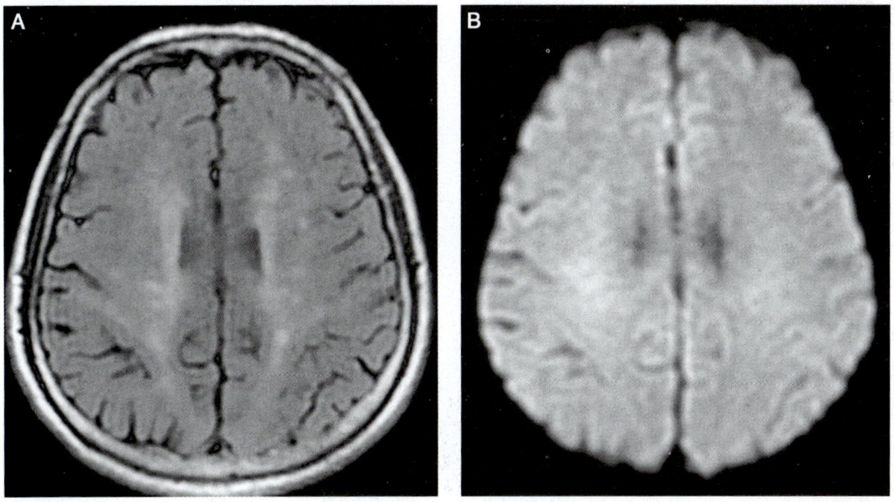

图 5-4-1 人大脑（A）T_2 水抑制图和（B）DWI 图

量的三维空间中存在3×3个二级分量，构成了弥散张量矩阵，共有9个非0因素。由于高斯弥散体系中，张量是对称性分布的，导致3个分量是相同的，沿着张量的主对角线分布，称为本征值。其余6个因素则决定弥散张量的特征，分别表示为 D*xx*、D*yy*、D*zz*、D*xy*、D*xz* 和 D*yz*。3个本征值分别表示为 λ_1、λ_2 和 λ_3，其中 λ_1 代表体素中平行于纤维方向的弥散系数、λ_2 和 λ_3 代表横向弥散系数。本征值反映出张量椭球形的形状，其大小和方向无关，数学关系代表方向为3个本征向量，分别表示为 V_1、V_2 和 V_3。

DTI成像中常用的定量分析组织弥散特性的参数包括平均弥散率（mean diffusivity，MD）、各向异性分数（fractional anisotropy，FA）、容积率（volume ratio，VR）和相对各向异性（relative anisotropic，RA）。MD反映分子整体的弥散水平和弥散阻力的整体情况，只表示弥散的大小，和弥散的方向无关，可以通过公式得到：$MD=(\lambda_1+\lambda_2+\lambda_3)/3$，其中 λ_1、λ_2 和 λ_3 为不同方向的本征值，MD和ADC值一致。FA、VR和RA都是反映水分子弥散运动各向异性的参数，其中FA最常用。FA反映水分子各向异性成分占整个弥散张量的比例，其取值范围为0～1。如在头部DTI时，当水分子处于排列方向高度一致的白质纤维中时，其各向异性弥散差别将是最大的，FA值较大，接近于1；当水分子处于排列方向不一致的松散的白质纤维结构中，各向异性弥散差别较小，接近于0（图5-4-2）。VR也称容积比指数，是以三个特征值为轴的椭球体的体积与以平均弥散率为半径的球体体积的比值。VR值的取值范围为0～1，越接近于0表示各向异性程度越高，越接近于1则表示各向同性程度越高。RA反映弥散张量中各向异性和各向同性成分的比值，取值范围为0～1。

（四）弥散成像的研究进展

随着磁共振成像的硬件和软件的飞速发展，弥散成像技术也有了突破，开发出了几种新的DWI技术。弥散峰度成像（DKI）在DWI的基础上发展而来，是一种基于生物组织内水分子非高斯分布的新兴成像技术。人体内的水分子无时无刻不在做无规则的运动，在常规的DWI和DTI中，我们假设水分子在一特定方向上的弥散运动是均匀一致的。但是，在有复杂细胞结构存在的真实组织中，水分子在任何方向上的运动都是非均质的。DKI模型中通过一个弥散峰度值K来记录偏离高斯分布的多少。当K>0时，其值越大，说明其偏离高斯分布越厉害，而当K=0时，说明水分子的弥散运动符合高斯分布，DKI模型就等同于DTI模型。因此，相对于DWI和DTI，DKI对描述生物组织结构的改变有更准确地把握，且其常用的参数也与弥散张量有更多直接关系，包括平均峰度（mean kurtosis，MK）表示沿着所有方向的K系数的平均值、轴向峰度（axial kurtosis，AK）表示沿着椭圆体轴向的K值和径向峰度（radial kurtosis，RK）表示沿着椭圆体径向的K值。DKI技术的出现拓展了DWI的应用范围，同时也改善了疾病的诊断准确性。对脑梗死的成像是DWI最主要的临床应用之一，但是常规的DWI对于缺血半暗带的划分并不十分准确。运用DKI技术能显著提高缺血半暗带划分的准确性。另外，相对于DTI，DKI对脑组织缺血的改变更加敏感。DTI对轻度脑外伤的脑白质损伤较为敏感，但由于灰质结构的弥散接近于各向同性，导致DTI对脑皮质的损伤不敏感。DKI可弥补DTI技术对灰质结构描述的不足，还被认为对预测颅脑损伤后的认知水平有帮助。此外，DKI还对脑肿瘤的分化程度的区分和癫痫病灶的定位有着明显的优势。

由于弥散成像的空间分辨率一般是毫米级而水分子的弥散是微米级的，单个体素内存在着成千上万种的弥散种类。因此，DTI受单高斯模型的限制无法揭示体素内多方向纤维束。弥散频谱成像（diffusion spectrum imaging，DSI）是一种不依赖于模型的多b值多方向的q空间成像，该方法利用概率密度函数描述弥散运动完整的空间分布，以优异的角分辨率精确辨别出局部复杂交错的纤维走行。最初的DSI由于数据采集时间过长，患者无法忍受，经常导致成像过程中途中断。为了改善这种状况，研究人员陆续提出了新的非笛卡尔网格采集方式（body-centered-cubic，BCC）和简化DSI编码方法，缩短了扫描时间。此外，将压缩感知技术和DSI技术结合也能显著缩短扫描时间，基本达到临床扫描要求。应用高角分辨率弥散成像（HARDI）技术，提高DSI的角分辨率不仅可以提升图像质量，也可以大幅度缩短扫描时间。DSI最初的研究旨在揭示更加真实的微观组织结构。近年来，随着磁共振硬件的发展和新技术的应用，DSI的扫描时间和角分辨率都得到了明显的改善，已经在临床疾病研究中取得了突破性的进展。研究人员利用DTI和DSI分别探究猫的大脑纤维束随年龄的变化，结果表明DTI对多方向纤维束的不敏感导致其无法揭示纤维束的这种变化。相反，DSI清楚地显示随着年龄的增长，纤维束的形态逐渐弯曲而且分支越来越

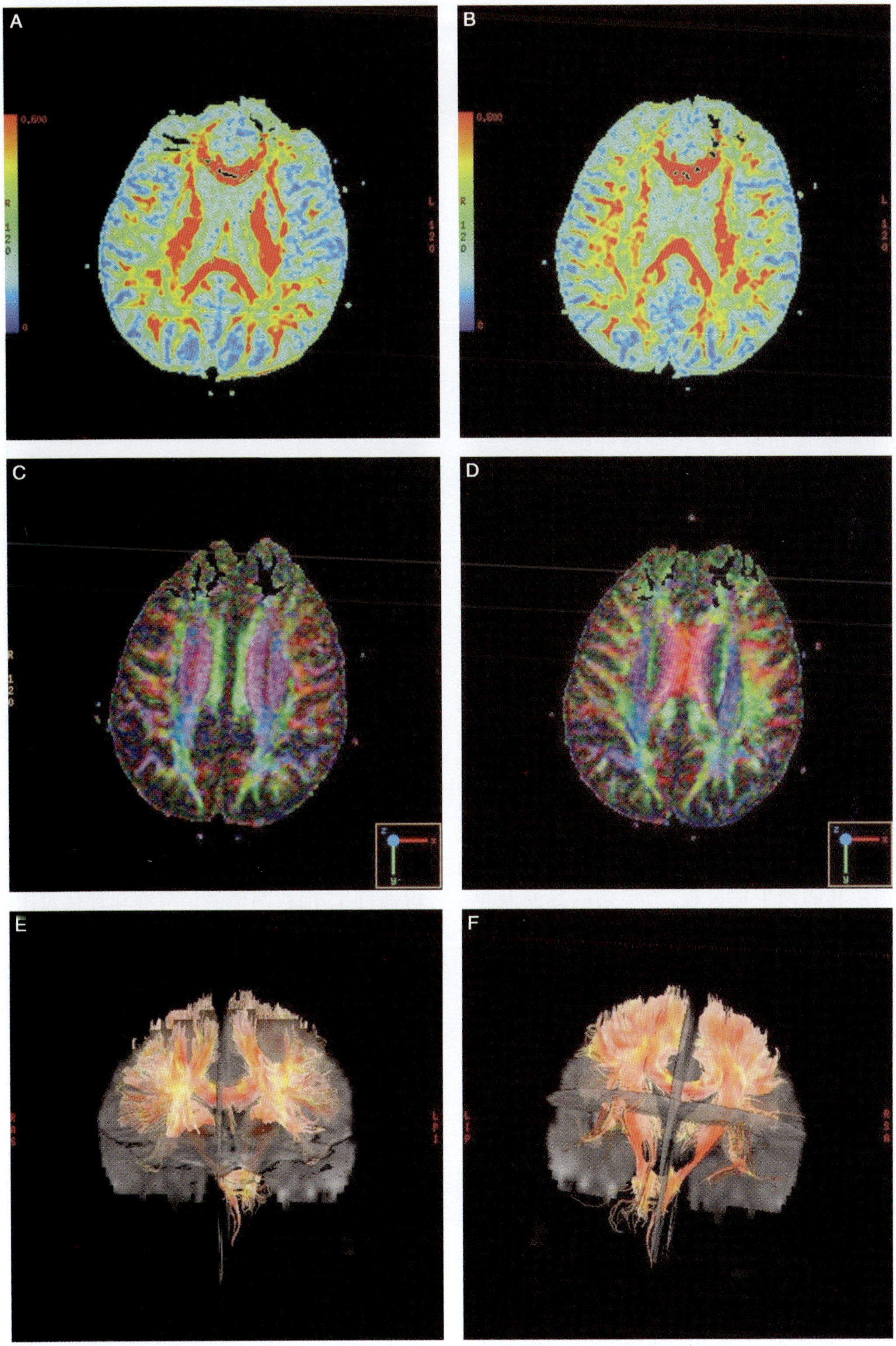

图 5-4-2 正常人脑 DTI 图

A、B. Fractional Anisotropy 图；C、D. Colored Orientation 图；E、F. 神经纤维示踪图

多。在猴子大脑的纤维束成像中，DSI 能成功将如视交叉神经和半卵圆中心等脑区的交叉纤维束成功可视化。将 DSI 技术和静息态 fMRI 结合，研究人员发现白质纤维束追踪识别的人类大脑的很多关键点（如后内侧皮层、内侧颞叶等）正好对应的是默认网络的核心脑区，并且大脑的结构连接和功能连接间存在稳健的相关性。DSI 对微观组织结构识别上的准确性，使得其逐渐应用到一些临床疾病研究中，包括 ADHD、精神病、卒中以及自闭症等，促进了对这些疾病病理机制的理解。

Q-ball 成像（Q-ball imaging，QBI）是高分辨角弥散成像技术的一种，直接对 Q-空间进行球坐标进行采样，然后通过 Funk-Radon 变换来计算各个方向上的方向密度分布函数（orientation density function，ODF），无需对水分子弥散过程数学模型进行假设。QBI 能够成功解决体内神经纤维束交叉走向跟踪问题，且数据采集比较省时，有利于实际应用。相比于弥散张量，ODF 能够更加完整精确地描述体内水分子在不同方向上的弥散特点。由于 QBI 的最大 b 值和梯度编码序列数量较 DSI 少 2～3 倍，所以 QBI 比 DSI 更加省时。

二、灌注成像

（一）概述

灌注是指单位时间内通过一定组织的血容量，既是组织器官的重要生理特性，又和组织器官的病理状态密切相关。因此，研究组织器官的灌注既可以监测机体的生理状态，又能了解病变组织血流灌注变化，揭示其病理生理过程，为疾病的诊断及早地提供定性、定量的信息（图 5-4-3）。应用到灌注成像最早的影像学技术是核素成像，逐步发展到 CT 灌注成像和 MRI 灌注成像。到目前为止，临床上常用的灌注成像技术包括 PET、SPECT、氙-计算机体层摄影术（Xenon-computed tomography，Xe-CT）、CT 灌注成像（CT perfusion，CTP）和磁共振灌注成像（magnetic resonance perfusion weighted imaging，MR-PWI）。近年来，MR-PWI 由于具有较高的空间分辨率、软组织对比以及无放射性损伤等优点，得到了较快的发展，已经成为临床评价组织器官灌注的重要技术。MR-PWI 通常利用快速扫描技术显示组织的微血管分布及血流灌注情况，提供组织的血流动力学信息，从影像学角度评估组织活力和功能。MR-PWI 的方法主要有两种：一种是将外源性示踪剂快速团注后采用快速成像序列对兴趣区进行动态增强成像，包括动态磁敏感对比（dynamic susceptibility contrast，DSC）成像和动态对比增强（dynamic contrast enhanced，DCE）成像，目前较常用的是 DSC 成像；另外一种是利用动脉血的水质子作为内源性示踪剂实现成像，称为动脉自旋标记（arterial spin labeling，ASL）灌注成像。两种方法中，DSC 技术较为成熟，空间分辨率高，DCE-PWI 的定量分析可以对组织血流灌注、渗透率等血管特性进行定量评价，在良恶性肿瘤的鉴别、肿瘤恶性程度分级、放化疗的疗效评估、指导活检定位和器官功能评价等方面具有较大的应用价值。ASL 灌注成像无需外源性对比剂，通过标记自体动脉血中的质子即可完成灌注评价，完全无创，常被用于脑血流灌注成像，近年来，ASL 还被用于颅脑血管成像（ASL-MRA），并取得了很好的成像效果。

（二）动态磁敏感对比成像和动态对比增强成像

在注射对比剂的同时，启动 T_1 加权的快速序列对被检脑组织进行成像，得到 T_1WI-PWI 图像，称为 DCE-PWI，可以用来观察其微循环的血流动力学变化。由于对比剂通过脑血管系统的时间很短，仅为 4s，因此通常采用扫描速度较快的梯度回波序列进行扫描。但是标准的梯度回波序列对 T_2^* 效应敏感，导致图像被 T_2^* 弛豫污染。为了尽可能地减少 T_2 和 T_2^* 效应对图像信号的影响，提高图像质量，目前常采用的序列为扰相梯度回波序列（spoiled gradient-recalled，SPGR）和快速小角度激发梯度回波序列（fast low angle shot，FLASH）。由于 T_1 弛豫率的增加与对比剂的浓度呈正相关，因此可以通过 T_1 加权图像的信号变化评估对比剂浓度。

DCE-MRI 的数据采集常常包含两个步骤，第一步得到 T_1WI 平扫图，用于计算组织的基础 T_1 值；第二步得到注射对比剂的动态增强扫描图像，采集时间通常在 5～10 分钟。由于动态增强图像分析侧重于图像信号随时间的变化趋势，要求图像具有较高的时间分辨率。同时，提高数据的采集速度还能使动脉输入函数（arterial input function，AIF）的计算更加准确，从而对血浆中对比剂的浓度进行更为精确的评估。目前临床上应用较广泛的改善时间分辨率的技术有两种，一种是并行采集技术，该技术使用多个接收线圈对 MR 信号的不同空间组成部分同时进行采集，从而加快采集速度，成倍地提高成像的时间分辨率。另一种技术是 K 空间填充技术，通过使 K 空间外周采集频率小于 K 空间中心，从而加速采集时间。

DCE-MRI 的数据分析常采用定性、半定量和定

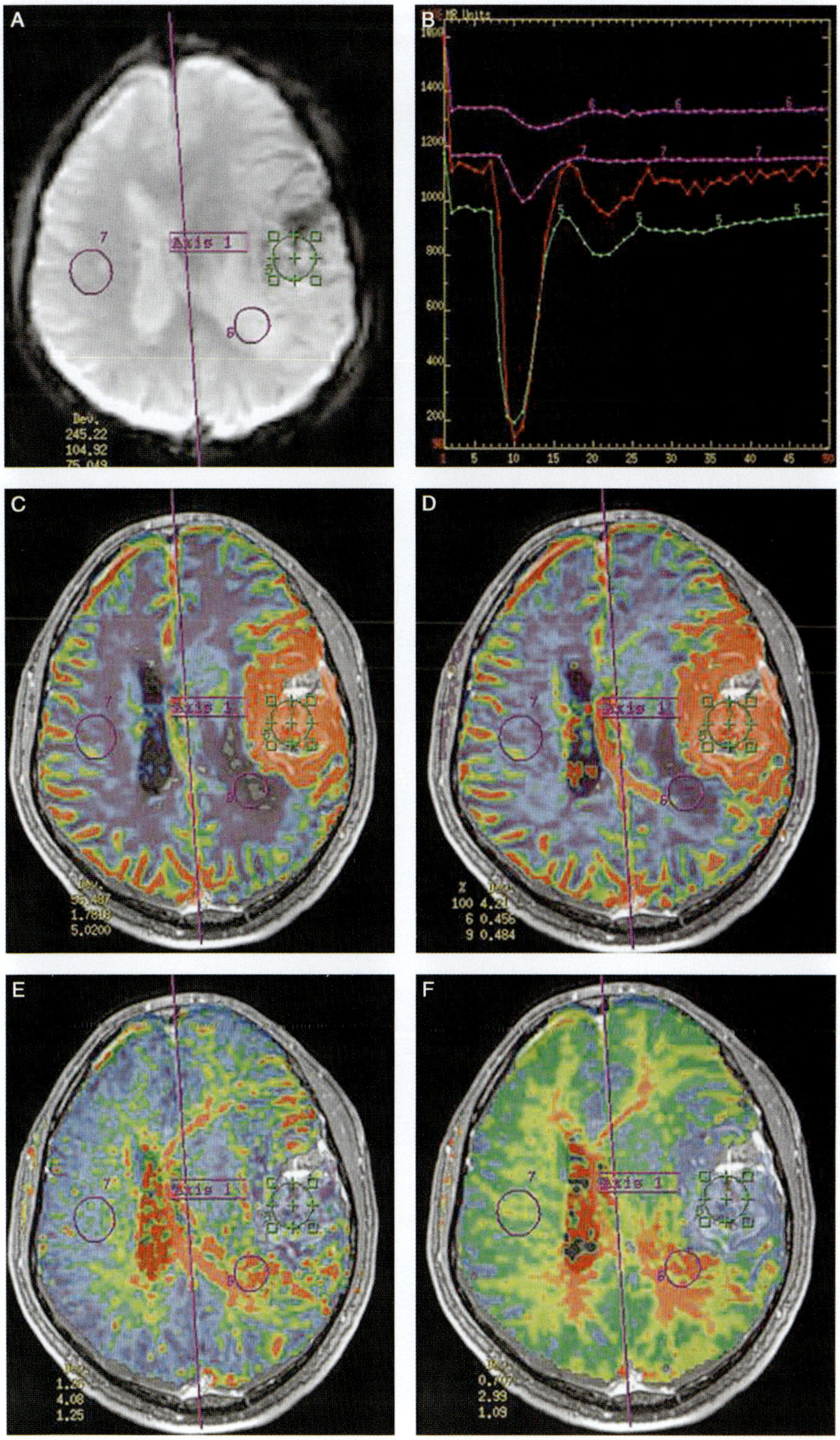

图 5-4-3　左侧颞叶胶质瘤患者头部 MR 灌注成像图

A. 原始图像；B. TIC 曲线图；C. CBF 值图；D. CBV 值图；E. MTT 值图；F. TTP 值图

量三种方法进行分析。定性分析主要通过肉眼观察对所得图像进行评估，直观、简便，但具有较大的主观性，适用于筛查，无法达到诊断要求。半定量分析多是基于时间-信号强度曲线进行，通过多种指标对组织强化进行分析，包括起始强化时间、强化曲线的平均和初始上升梯度、达峰时间、最大信号强度、对比浓度下积分面积等。时间-信号强度曲线是病灶血流灌注和流出等多种因素的综合反映，可以大致分为三型：Ⅰ型为持续型，Ⅲ型为平台型，Ⅲ型为流出型。Ⅰ型在整个动态增强观察时间内信号强度持续增加；Ⅱ型早期信号强度迅速增加，达到一定值后信号强度的增加突然终止或者增加速度明显变缓，形成相对静止的平台；Ⅲ型早期信号强度增加，达到高峰后信号强度增加突然中断，随后信号强度下降，呈廓清状态。定量分析常以药代动力学模型（如 Tofts 模型）为基础，基于时间-浓度曲线，对以下参数进行分析：容积转运常数 Ktrans、血管外细胞外间隙体积百分数 Ve、运动速率常数 Kep 和血浆容积分数 Vp。Ktrans 代表单位时间内每单位体积组织中从血液进入血管外细胞外间隙的对比剂量。Ktrans 主要取决于渗透率和血流，可以通过公式计算得到 Ktrans = E * Fp，其中 E 为渗透率，介于 0 和 1 之间，Fp 指血浆灌流量。Ve 指的是单位体积组织内血管外细胞外间隙的体积百分比，取值在 0 和 1 之间；kep 代表单位时间内从血管外细胞外间隙返回血管的对比剂量，这三者的关系可用如下公式表示：Kep = Ktrans/Ve。

动态磁敏感对比最初是由 Villringer 和 Rosen 等开发应用的，使用的对比剂是传统的 MR 血管内对比剂 Gd-DTPA，其基本原理是顺磁性对比剂进入血管后，血管腔内的磁敏感性增加，导致局部磁场不均匀，进而引起邻近氢质子共振频率改变，使质子自旋失相位，导致其 T_2 或 $T_2{}^*$ 弛豫时间缩短。在进行脑部灌注成像时，由于血脑屏障存在，对比剂不能通过毛细血管进入组织间隙而留存在血管腔内，不能与组织间隙的氢质子发生作用，不产生 T_1 缩短作用。但是，团注对比剂产生的 T_2 和 $T_2{}^*$ 效应能被一系列超快的 $T_2{}^*$ 或 $T_2{}^*$-GRE 和自旋回波序列捕捉到，获得对比剂首次通过受检组织前、中和后一段时间内其 T_2 和 $T_2{}^*$ 信号的变化，最终能够计算出受检组织的血流动力学参数包括血容积、血流及通过时间。

EPI 序列具有其他序列无可比拟的时间分辨率，可在保证时间分辨率的前提下对包括病变在内的全脑进行成像，是 DSC-PWI 中最常用的序列，包括两种序列：SE-EPI 和 GRE-EPI，可分别得到 T_2WI-PWI 图像和 $T_2{}^*$ WI-PWI 图像。SE-EPI 对直径在 20μm 的毛细血管等小血管内的信号改变更为敏感，且能减少成像过程中脑-骨或脑-气等交界面的磁敏感伪影。但是 SE-EPI 需要的对比剂剂量较大，是常规剂量的 2～4 倍。GRE-EPI 序列容易产生磁敏感伪影，通过减少层厚等能克服。同时 GRE-EPI 对毛细血管和大血管内的对比剂都较敏感，缺乏特异性。在进行脑部肿瘤 PWI 时，有学者建议用 SE-EPI 序列，他们认为该序列具有更好的特异性，能反映毛细血管水平肿瘤生理变化；相反，另外一些学者认为应该用 GRE-EPI 序列进行 PWI，因为有研究显示通过 GRE-EPI 序列获得的脑血流量（cerebral blood volume，CBV）比 SE-EPI 序列获得的 CBV 与肿瘤分级的相关性更强（表 5-4-1）。

Gd 对比剂弹丸通过时能造成成像单个体素内信号变化，进而得到信号强度-时间曲线，该曲线可以进一步转变成浓度-时间曲线，所有体素、浓度时间曲线共同组成每一层的灌注图，并可计算出被检组织的血流动力学参数，包括 CBV、脑血流（cerebral blood flow，CBF）、平均通过时间（mean transit time，MTT）和达峰时间（time to peak，TTP）。在实际工作中，这些参数多采用半定量的相对值，很少

表 5-4-1 DCE-PWI 和 DSC-PWI 的比较

	DCE-PWI	DSC-PWI
组织信号变化	增强	减低
强化效应持续时间	分/秒	秒/亚秒
对比剂最佳注射剂量	0.1～0.2mmol/kg 体重	≥0.2mmol/kg 体重
量化方法	相对值和绝对值兼有	大多数为相对值，少数为绝对值
所评估的生理性特性	血管通透性，毛细血管表面积和漏过间隙	血流灌注，血容量
动力学参数	Ktrans，Ve 和 Kep	BV，BF，MTT
相关病理学参数	微血管密度，血管内皮生长因子	肿瘤分级，微血管密度

获取这些参数的绝对值。当病变范围较大，内参也受到影响时，才考虑用绝对值，而此时必须测量AIF，得到动脉内的对比剂浓度。

CBV指的是每幅图像中血管内的空间占整个脑组织的比率，单位为ml/100g，也可以用百分数表示，正常脑组织的CBV值为3%～5%。CBV值的变化主要受毛细血管和静脉自动调节血管的舒张/收缩的影响。相对CBV值能够通过测量曲线中的浓度-时间变化率得到。但是由于下列因素的存在，相对CBV的准确性会受到一定的影响：①较难找到100%血液的体素作为参考；②对比剂存在二次灌注，此时对比剂首次灌注尚未完全结束，信号亦未恢复至正常值；③BBB存在破坏时，对比剂会渗漏到组织间隙内。

MTT是指对比剂通过兴趣区脑组织所需的平均时间，即从动脉进入到静脉的时间，也即位于毛细血管内的时间，正常脑组织的MTT为3～5s，而在急性脑梗死时MTT增加。另外一个灌注成像的时间参数为TTP，即兴趣区脑组织血管内对比剂从到达至最大浓度间的时间间隔。MTT和TTP呈正比关系，理论上MTT是TTP的2倍。CBF指的是单位时间内动脉将血液输送到脑组织的量，单位为ml/(100g·min)。正常情况下脑灰质的CBF为60ml/(100g·min)，脑白质的CBF为15ml/(100g·min)。当BBB完整时，对比剂在血液中的分布符合单室模型，CBF的值可根据公式CBF=CBV/MTT得到。

（三）动脉自旋标记灌注成像

动脉自旋标记(ASL)是一种无需引入外源性对比剂，利用动脉血液中质子为内源性示踪剂的MR-PWI。在ASL技术中，把兴趣组织的层面称为成像层面，将上游动脉血自旋标记的层面称为标记层面。在成像过程中，先用不同的脉冲序列对上游动脉血液中的质子进行标记，使其自旋状态与组织的自旋状态不同。标记后的质子随血液流入动脉远端的组织内，被标记的质子弥散至组织内导致组织的磁化矢量发生变化，这个时候对成像层面进行成像得到标记像。然后在其他参数都相同的条件下施加选择性反转脉冲对相同的层面成像，得到控制像，控制像减标记像即得到组织灌注图像。血液中的质子被反转脉冲标记后，将发生T_1弛豫，时间较短，为1～2s。受T_1弛豫的影响，组织标记前后的信号变化很弱，仅约为1%，因此需要进行多次采集、平均信号。

根据标记方式的不同，ASL可以分为连续式动脉自旋标记(continuous arterial spin labeling，CASL)、脉冲式动脉自旋标记(pulsed arterial spin labeling，PASL)和伪连续动脉自旋标记(pseudo continuous arterial spin labeling，pCASL)。CASL的原理由Detre首次提出，即在稳态磁场中应用饱和反转脉冲或绝缘隔热反转脉冲于接近成像层面对供血动脉的质子进行持续标记。被标记的质子连续流入成像层，持续一段时间后，成像层面内新流入的标记质子和已标记自旋的T_1衰减质子达到平衡，这时组织磁化矢量达到稳态，然后进行图像采集。CASL具有连续标记、标记时间长等特点，可以产生较大的动脉自旋信号改变，信噪比明显高于PASL，为PASL的2～3倍。但是，由于受到磁化传递(magnetization transfer，MT)效应的影响，组织磁化将会受到长时间的射频脉冲影响。常用补偿MT的方法有两种，一是采集控制像时在图像采集层面的远端与标记层面对称的部位施加一个反转脉冲，这样就可以产生和标记像一样的MT效应，这种方法局限于采集一层图像；如果进行多层图像采集，则需在标记层面两侧设置两个反转层面。另外一种补偿方法是在采集对照图像时同时在近、远端激发，使采集容积两边的射频脉冲能量平均分布。这两种补偿方法都能优化图像质量，但是都会导致双倍的射频脉冲能量蓄积，使SAR超过安全阈值。

PASL是用一个选择性的射频脉冲标记成像层面近端的一个厚层块中的动脉血质子，对其进行持续标记，直至其进入到成像层面。PASL技术相对简单，射频能量蓄积小，在高场MRI上有一定优势，但其覆盖范围较小，不能获得全脑的PWI。且由于标记与成像间存在一定的时间间隔，标记质子会发生一定的T_1衰减，导致其信号较弱，只有CASL的1/3～1/2。根据标记的对称与否，可以将PASL分为对称式和非对称式。对称式PASL技术的做法是对全脑施加非选择性反转脉冲，然后对成像层面施加选择性反转脉冲，近端未被反转的质子流入成像层面，导致信号改变，该技术被称为流动敏感交变反转恢复(flow sensitive alternating inversion recovery，FAIR)。该技术固有的对称性可以有效补偿磁化传递效应。在该序列的基础上，研究人员还开发出非反转流动敏感性交变反转恢复序列(uninverted flow sensitive alternating inversion recovery，UNFAIR)、消除辐射阻尼流动敏感交变反转恢复序列(FAIR excluding radiation damping，FAIRER)、层面选择饱和恢复流动敏感交变反转恢复序列(FAIR exempting separate T1 measurement，FAIREST)、无预脉冲和选择性反转恢复交替采集序列(unprepared basis and selective inversion，BASE)等。非对称式PASL的发展基于交变性射频脉冲信号采集场平面回波序列(echo-planar imaging with signal targeting by alternating radiofrequency pulses，EPISTAR)，并在该序列的基础上发展出了改良的EPISTAR、近端反转控制偏共振效应(proximal inversion with control for off-resonance effects, PICORE)、传递不敏感标记技术(transfer insensitive labeling technique,TILT)、近端双图像标记双反转序列(double inversion with proximal labeling of both tagged and control images,DIPLOMA)等序列。以上技术中,以FAIR和EPISTAR两种技术应用最为广泛。

pCASL技术使用的是一连串小幅射频脉冲,并在射频发射期间施加梯度波来模拟CASL的连续脉冲方式进行标记,综合了CASL高信噪比及PASL高标记效能的优点。pCASL与CASL及PASL相比,磁化传递效应轻,标记效率高,图像信噪比高,射频能量沉积少,无需额外的硬件设备。此外,pCASL序列还具有良好的可重复性,使得pCASL成为目前最受欢迎的ASL扫描序列。新开发的3D ASL技术就采用了pCASL技术,实现了效率更高的螺旋K空间采集技术,提高了图像信噪比。pCASL不仅可以通过延长标记节段提高信噪比,而且还能减少磁敏感效应。3D ASL内源性示踪剂是全脑随意弥散的,不受血脑屏障的影响,能真实反映组织的灌注情况。3D ASL可用于颅内肿瘤的分级和鉴别诊断。

血管编码的动脉自旋标记(vessel-encoded arterial spin labeling,VE-ASL)也称供血区ASL(territory ASL,TASL),在常规ASL技术的基础上研发而来,是一种无创的、可以融合血管信息和灌注信息的方法,可以选择性地标记特定的血管,显示血管的供血区,利用血管分布图评估血管狭窄程度及肿瘤的供血情况。VE-ASL通常可以显示两支或者更多的血管分布情况,也可以通过测量不同脑区血流量来评估远端侧支循环的存在、来源和灌注功能,评价动脉支架植入后的治疗效果。目前,VE-ASL主要包括3种不同的实现方法:①使用独立的标记和采集线圈,置于靶血管位置;②使用一个头线圈,对标记范围进行空间上的限制,选择性标记靶血管区域;③使用多维度射频脉冲来直接标记靶血管。目前第二种方法使用最为广泛。

进行ASL成像时,标记层和对照层的信号差异、组织磁化矢量的变化与CBF是成正比的,因此可以根据下列公式计算出CBF的数值:$dM^t(t)/dt=(M_1^t-M^1(t))/T_1^1+f[M^2(t)-M^v(t)]$,其中$M^t$代表组织的磁化矢量,$M^a$和$M^v$分别代表动脉和静脉血液的磁化矢量,$M_0^t$是平衡状态的组织磁化矢量,$T_1^t$是组织的$T_1$值,f代表组织的CBF。不同的ASL技术由于成像方法的不同,实际计算公式和上述公式会有一定的差异。近年来,越来越多的影响因素被考虑进来,包括动脉通过时间、磁化传递效应、血液T_1值、标记效率、毛细血管通透性等,计算得到的CBF的准确性越来越高。

三、血氧水平依赖成像

(一) 概述

血氧水平依赖(blood oxygenation level dependent,BOLD)成像是应用最为广泛的功能磁共振(functional magnetic resonance imaging,fMRI)成像方法,该方法于1990年由S. Ogawa提出,之后全球众多科学家致力于脑功能的BOLD研究。到目前为止,这一领域已经从单纯研究大脑皮质定位,发展到了研究脑内不同区域之间的相互影响。

BOLD-fMRI的基本成像原理与血红蛋白相关。人的血液中包含两种血红蛋白:氧合血红蛋白和脱氧血红蛋白,脱氧血红蛋白具有顺磁性,可以明显缩短组织的T_2或$T_2{}^*$值,导致相应组织在T_2WI或$T_2{}^*$WI图像上信号降低;氧合血红蛋白具有轻度的抗磁性,可延长组织的T_2或$T_2{}^*$值,导致相应组织在T_2WI或$T_2{}^*$WI上信号增高。人脑皮质神经元的活动往往伴随着局部脑血流及血氧水平的变化,当大脑某个区域被激活时,该区域脑组织的耗氧量增加,血液中脱氧血红蛋白的含量增加。但同时,该区域脑组织的血流灌注量也相应增加,聚集更多的氧合血红蛋白。相比之下,脱氧血红蛋白增加的幅度较低,导致该区域氧合血红蛋白/脱氧血红蛋白的比例增高,使得该区域脑组织在T_2WI或$T_2{}^*$WI上信号增高。

BOLD-fMRI是一种对人体无伤害的脑功能检测技术,具有自身的特色和优势:①能准确、直观地观察到脑功能活动的部位和范围,与脑磁图和脑电图结合更能全面地定位大脑皮层的各功能区;②无创性地研究人脑在生理状态下的形态结构和功能活动;③从整体水平上研究脑的功能和形态变化;④使活体分子神经生物学和神经受体研究成为可能;⑤可早期、准确地定位脑功能性病灶的部位和占位性病变对脑功能的影响,为疾病的预防和临床提供更加精确的信息。因此,BOLD-fMRI已经作为脑功能成像的首选方法,广泛运用在现代科学领域,尤其在神经、认知和心理等科学领域得到了越来越广泛的应用,并取得了众多具有突破性的进展。

(二) BOLD-fMRI序列

在进行BOLD-fMRI成像时,需要快速获得成像数据。同时,BOLD-fMRI成像原理主要是成像区域内有效脱氧血红蛋白浓度降低导致局部的磁场更均匀,从而对延长的$T_2{}^*$进行成像。因此,BOLD-fMRI所选用序列必须对磁敏感变化十分敏感。目前,临床上常用的用于BOLD-fMRI成像的序列有扰相梯度回波序列、平面回波(EPI)和交变射频脉冲信号靶标(signal targeting by alternating radiofrequency,STAR),其中 FLASH 和 EPI 是最主要的序列。

fMRI 在临床上常用的序列常常是基于 FLASH 序列的。FLASH 序列具有常见、简单、高信噪比和高空间分辨率的优点。同时,采用 FLASH 序列得到的图像畸变不明显。但是,另一方面,由于该序列测量时间需要时间较长,在一定程度上限制了其在 BOLD 成像的应用。因此在进行功能成像时,需要分别测量激活相和非激活相的表现。同样,因为较长的采集时间,诸如呼吸和心跳等小的周期性变化信号也能通过 FLASH 序列观察到。虽然这些信号在较长的采集时间内能够被平均,但还是会影响信号的强度。目前已经有研究人员试图用参考回波等校正技术来消除这些周期性的信号变异。EPI 序列是超快速成像序列,成像时间仅为 20~300ms,使得亚秒成像成为可能,在一次 RF 激发后就能采集全部的图像信息。在总的采集时间不变的情况下,使用 EPI 序列能够得到更高的时间分辨率,无论是一层还是多层,使得数据具有更好的统计学稳定性。同时,EPI 序列因为采集速度快,其对周期性的生理活动如呼吸和心跳不敏感。但是,EPI 序列中主磁场的不均匀性容易造成图像的畸变,使得采集的图像必须经过畸形校正后才能较好地与解剖图像融合。STAR 序列通过对血液进行 180°翻转恢复脉冲进行标记,随后对邻近该层的感兴趣层面进行连续成像,标记和读出的血流之间的时间间隔可以在 800~1200ms 之间变化。读出数据时常常应用带有流动补偿的分段 FLASH 序列或者 EPI 序列。同时,由于该技术能够变换翻转角,得到几乎加倍的横向磁化矢量,在对背景信号进行抑制和标记血液信号进行加倍后,可以利用该技术的流入增强效应进行功能成像。快速自旋回波序列也可以用来进行功能成像,一般在一个 HF 序列后面紧接着一系列自旋回波。由于弥散效应,FSE 序列能够很好地区分毛细血管信号和大血管信号,并对非毛

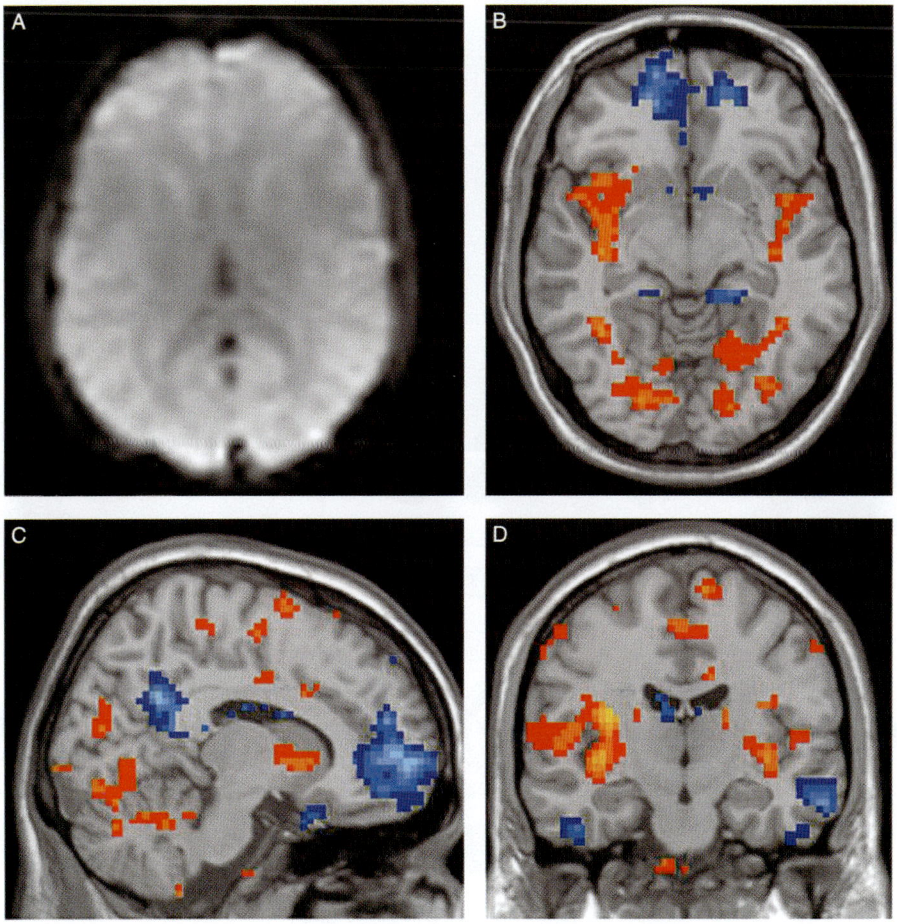

图 5-4-4　甲亢患者人脑静息态 BOLD-fMRI 图像

A. 原始图像;B~D. 分别为处理后的轴位、矢状位和冠状位功能激活图。图中红色区域表示活动增强区域,蓝色区域代表活动减弱区域

细血管信号进行抑制。但是由于需要高度稳定的扫描仪和位置固定非常好的患者，较少用 FSE 序列进行 BOLD-fMRI（图 5-4-4）。

（三）BOLD-fMRI 数据采集及分析

通常情况下，BOLD-fMRI 需要进行三种信号的采集。首先需要全脑的 T_2WI 图像采集，筛查受检查者是否具有器质性神经系统疾患；接着进行功能像的采集；最后进行三维结构像的采集。

一个典型的 fMRI 扫描持续时间较长，采集的数据量十分惊人，数据的处理方法也很复杂。常用的处理方法大致可分为兴趣区分析法和基于像素分析法两种。兴趣区分析法需要通过人工定位，找出兴趣区，然后对这些区域的数据做统计分析，从中得到这些区域的脑功能信息。兴趣区分析法直接、便捷，对于只关心特定区域脑功能的实验非常有效。但是，人工定位法选择兴趣区带有偶然性，对于寻找与任务有关脑激活区的实验不适用，此时可以使用基于像素的分析方法。基于像素的分析法是以脑功能成像图像的像素为基本单位，在计算机的辅助下，对逐个像素数据进行统计分析，得到某个显著性水平下的脑激活图，并可以给出某些激活区的生理信号时间变化或任务相关曲线。由于该方法逐个像素进行分析，且有计算机自动处理，已经被普遍采用。

fMRI 采集到的解剖像和功能像要分别处理。目前常用的功能成像处理软件包括 AFNI、SPM 等，具体的处理步骤一般包括预处理和统计分析两部分。预处理一般需要对图像进行三维重建、空间标准化、时间与空间平滑等。统计分析是通过相关性分析、反卷积运算来获得局部脑功能活动的统计参数图（图 5-4-5）。

（四）BOLD-fMRI 技术的进展

近年来，科学家在已有研究的基础上，发现正常人在无特定认知或心理活动状态下，部分脑区有着较在任务下更高的一致性和很强的血流响应。这些在闭眼清醒的状态下仍存在着大量神经元活动的扣带回后部皮质、楔前叶、前额叶内侧皮质构

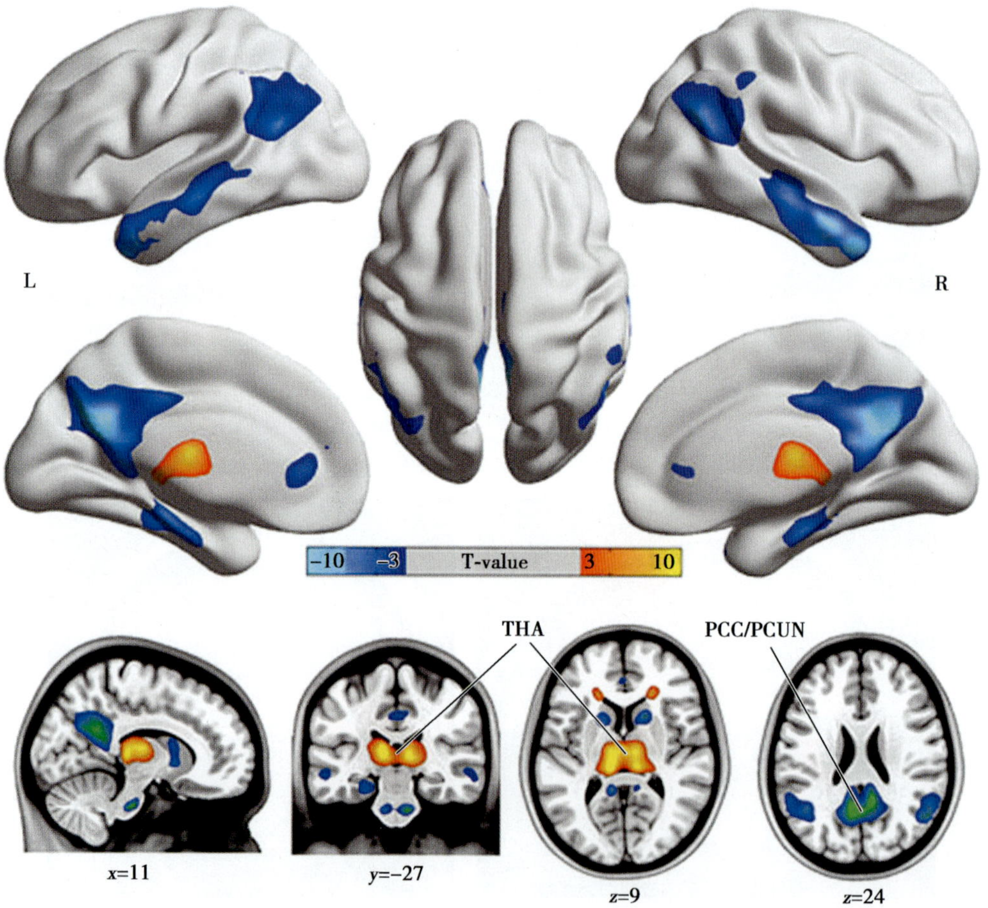

图 5-4-5 BOLD-fMRI 显示的甲亢患者的脑功能连接图

图中显示以后扣带回为种子点与全脑的功能连接强度变化，红色区域表示功能连接增强区域，蓝色区域代表功能连接减弱区域

成了人脑静息状态的默认功能网络。理解静息状态脑活动及其生理意义，对解释脑功能成像结果以及全面了解大脑功能具有重要意义。因此，研究人员开辟了人脑功能影像研究的一个新领域：静息态脑功能连接性研究。早期的静息态脑功能连接的研究主要通过认知实验或先验的解剖结构定位感兴趣区。将感兴趣的静息态脑功能成像数据作为“种子”与其他脑区的数据做相关性分析，得出静息状态下特定脑区活动的协同一致性，并提出了默认模式的概念。随着研究的深入，研究人员发现在静息状态下，部分脑区活动和在任务状态下呈负相关，具有很强的低频振荡血流动力学响应，这就进一步拓展了默认模式的概念。更有研究将数据驱动算法引入到功能连接的分析，利用 PCA、ICA 算法将静息态人脑分为基底节网络、听觉网络、感觉运动网络、视觉网络、默认网络、注意网络和额叶网络等7 个相对独立的功能网络。但是到目前为止，国内外关于静息态网络的看法不尽相同，对其是否存在以及以怎样的形式存在没有定论，需要相关假说的进一步证实和拓展。

传统的 fMRI 实验设计方法主要有组块设计和事件相关设计，但是由于都存在一定的缺陷，无法实现脑功能实验动态反应的观察。新出现的差分回归分析技术（differential regression analysis，DRA）为其提供了解决方法。DRA 分别吸取了组块设计和事件相关设计的优点，适用于生理学相关函数未知情况下的 fMRI 研究，以揭示其后复杂的脑生理现象。在痛觉 fMRI 中的应用表明，DRA 能有效地观测动态的功能活动模式。DRA 技术作为一种新出现的数据分析方法，其主要优点是时间分辨率高，可以把模型中变化迅速且短暂激活区域的信噪比最大化。但 DRA 技术也存在一些缺点，如方法相对简单、时间窗口小等。

fMRI 在神经成像领域占据着重要的地位，是人脑研究非常重要的工具。同时，遗传学在精神类疾病的研究中也非常重要。近年来在遗传学和功能成像方面的技术进展为两者的结合提供了可能，促使一门新的技术——影像基因组学的产生，为精神疾病、精神紊乱及认知功能的研究提供了更加优越的方法。影像基因组学能反映出基因表达和大脑结构、功能变化之间的潜在关系，通过判断基因对不同脑区结构和功能的影响，从而判断基因的功能，加深对神经系统疾病，尤其是精神类疾病及认知功能障碍相关基因功能的理解。基因的表达直接影响着细胞的代谢，进而影响行为或疾病的神经通路，因此影像基因组学将能为基因研究提供比常规临床检测更为有利和深刻的解释。到目前为止，大量的研究人员开始从事影像基因组学的研究，深入探讨 fMRI 对基因之间的相互作用、基因与环境之间的相互作用等，且取得了阶段性的成果。

光遗传学是一项崭新的技术，整合了基因工程学、电生理学、光学和电子工程技术的全新的多学科交叉的生物技术手段。基于此项技术，人们可以对复杂的生物系统，甚至哺乳动物体内某些已经被研究得非常清楚的生理活动进行定向控制。将光遗传学和功能磁共振成像技术结合就产生了光遗传功能磁共振（optogenetic functional magnetic，OfMRI）成像技术。OfMRI 能够特定刺激具有遗传同一性、特定胞体位置或特定轴突投射的靶神经细胞，并且记录刺激反应环路中各组分的因果关系，使系统的理解大脑功能成为可能。正是利用 OfMRI 技术，Lee 及研究小组对 BOLD 信号产生的原因进行了深入的研究，发现某个脑区的 BOLD 信号代表该区域兴奋神经元的活动。此外 Lee 等还指出，不存在 BOLD 信号并不代表不存在连接关系。OfMRI 能选择性地直接激活并且准确地在体监控其活性，在活体动物脑内分析具有特定遗传属性的网络连接模式。同时，OfMRI 为脑科学的研究提供了一个全新的渠道，能够系统地在整个细胞、组织乃至环境因素共同作用的整体环境下分析神经系统疾病的发生、发展过程。

fMRI 已经成为神经科学研究的重要方法，但一些缺点严重限制了 fMRI 的进一步应用。fMRI 的空间分辨率较低，介于 0.6～1.5mm 之间或者更大；其时间分辨率也低至数秒水平。以上缺点共同导致了 fMRI 不能对不同神经递质系统或连接模式的神经元活动进行很好的区分。将分子探针引入体内，通过 MRI 技术能较敏感地对神经元的信号传递过程进行分析，但是其自身的创伤性限制了其在人身上的应用。分子功能磁共振成像技术（molecular fMRI，MfMRI）将 fMRI 和分子成像结合，克服了上述缺点，实现神经信号传递的无创性敏感成像。到目前为止，多种对比剂被报道有可用于 MfMRI，包括顺磁性的 Mn^{2+} 和 SPIO 等。根据分子探针的位置及功能，可以简单分为细胞内信号转导探针（Mn^{2+}、BAPTA-Gd^{3+} 复合物、SPIO-钙调节蛋白）、细胞外分子探针（超极化 ^{13}C-碳酸氢盐、Gd^{3+}-钙感应蛋白、神经递质感应蛋白、Mn^{3+}-卟啉-锌感受器）、新陈代谢探针（外源性血红素、超极化 ^{13}C-丙酮酸盐）和基因相关性探针（铁蛋白和富含赖氨酸蛋白）。

大量报道已证实MfMRI在神经系统研究方面有非常大的优势，但是其和分子影像技术一样，面临诸多挑战，包括探针的靶向投递率较低和成像的敏感性较低等，有待进一步的研究来发展此项技术。

四、波谱成像

（一）概述

磁共振波谱（magnetic resonance spectroscopy, MRS）是利用磁共振现象和化学位移作用进行特定原子及其化合物定量分析的方法。原子核的共振频率不仅取决于外磁场强度和原子核本身物理性质，同时还受原子核在化合物中的化学环境的影响，使得即使是同一种原子核，即使在相同场强的外磁场中，如果其所在的化学环境不同，进动频率也会有差异，产生磁共振的频率也就不同，在频谱上的共振峰的位置就会存在差异，这就是所谓的化学位移。由于化学位移的存在，不同化合物中同一种元素的共振频率会发生微小的差异，这就是MRS图的产生基础。MRS由一系列的谱峰组成，每一个峰的面积对应于所探测原子核的数量，能反映化合物的浓度。MRS可以对多种原子核进行成像，包括氢核、磷核、氟核、钠核和碳核等，其中氢核旋磁比率最大，且在生物体内的含量也最丰富，产生的MRS信号最强，与常规MRI所用的激发和接收频率一致，因此，^{1}H-MRS是临床上应用最广泛的波谱技术。此外，研究较多的^{13}C MRS则主要应用于心脏和肿瘤组织的成像。

由于MRS检查易受心跳、呼吸及其他运动伪影干扰，且乳腺区富含脂肪组织，会掩盖大部分代谢产物信号，因此MRS在体部应用较少。目前，MRS主要用于人脑疾病和功能的研究。随着MR新技术的发展，MRS也有了崭新的发展，不但可以用于定性，也可用于定量分析；通过脑功能区局部代谢产物含量的变化，得到反映局部能量代谢的病理生理变化的频谱信息；从单体素MRS向多体素MRS发展；结合成像技术，多体素MRS发展成为了磁共振频谱成像（MRSI）；同时，MRS的空间分辨率和时间分辨率也在不断地提高。

（二）MRS定位技术

在进行MRS成像时，需要将检测范围局限在一定容积的感兴趣区内，这就需要空间定位技术的帮助，便于对病变区域的改变进行分析，与MRI结果相结合进行综合分析，提高兴趣区内化合物检测的敏感性，减少部分容积效应。目前，常用的空间定位方法有：深部分辨表面线圈频谱分析法（depth resolved surface coil spec-troscopy, DRESS）、点分辨表面线圈频谱分析法（point resolved sensitive spec-troscopy, PRESS）、激励回波探测法（stimulated echo acquisition mode, STEAM）、空间分辨频谱分析法（spatially resolved spectroscopy, SPARS）及化学位移成像定位方法（chemical shift imaging, CSI）。STEAM和PRESS是目前最常用的单体素频谱脉冲序列，用三维层面选择射频脉冲来激发三维立体空间。

STEAM采用3个90°选层脉冲，RF脉冲分别加在3个垂直梯度场中，产生3个相互垂直的平面，从而选择感兴趣区。由于STEAM使用的是回波方法，因此它适用于时间相对较长的原子核。STEAM序列的优点是其既可以使用长TE，也可以使用短TE。短TE的使用不仅可以大大缩短扫描时间，而且适合观察肌醇和脂质等短T_2代谢物。和PRESS序列比较，STEAM能获得较多对肿瘤的鉴别诊断很有意义的代谢物波峰。但是，STEAM序列的信噪比比较低，对运动更加敏感。PRESS是用2个180°重聚RF和1个90°RF产生1个自旋回波从而选择感兴趣区。PRESS技术采集的是感兴趣区的全部信号，其优点是对运动不敏感，信噪比较高，适用于MRS的定量分析。

以上两种定位技术是单体素MRS最常见的定位技术。由于病灶组织存在空间分布不均匀等特性，在同一病灶内可能并存有不同的坏死组织或液体，在进行单体素MRS检查时，得到的结果是各种成分的总和，不能准确显示病灶活性部分的代谢及各种成分的空间分布，因而不能对病灶进行更准确地分析。多体素频谱包括二维、三维及全覆盖位移成像，能对整个体层依据不同相位编码进行多次采集，经傅里叶变换得到各个体素的频谱信息。相对于单体素MRS，多体素MRS有如下优点：①获得较大范围的无数个小体素频谱，减少了平均容积效应；②视野较大，可一次性采集多个感兴趣信号，且可以反映同一时间内各个不同部位代谢产物的空间分布；③可以对病灶周围组织进行连续测量，能将病灶及其周边组织的边界较准确地勾勒出来；④多体素MRS可经一维、二维或三维采集数据，后处理后得到各种代谢物分布图，适用于对颅内弥漫性病变的评价；⑤能更准确地检测颅内代谢物，与功能MRI结合可以明确与功能区之间的关系，有助于评价患者的治疗以及治疗后的恢复情况。多体素MRS的定位通常采用化学位移成像定位方法来实现，因此多体素MRS也称为化学位移成像或磁共振频谱成像。

（三）MRS的研究进展

由于能对多种物质进行定量测量，MRS技术被形象地称为虚拟的组织活检，MRS的应用也主要是通过对不同的底物进行定量检测来为不同的疾病提供诊疗信息（图5-4-6）。

正常人脑的^{1}H-MRS有5个较明显的共振频谱波峰。N-乙酰天冬氨酸（N-acetylaspartate，NAA）的波峰最高，代表N-乙酰基，化学位移大约位于2.02ppm，在正常人的大脑内的浓度接近于12mmol/L。目前，绝大多数研究人员认为NAA仅存在于神经元和神经轴突内，被认为是神经元的标志物，NAA水平的变化反映了神经元细胞的脱失、修复或活性的代谢情况。胆碱复合物（choline containing compounds，Cho）包括磷酸胆碱、甘油磷酸胆碱和磷脂酰胆碱。MRS中Cho峰反映的是总胆碱的储存量，化学位移大约位于3.22ppm。Cho是乙酰胆碱和磷脂酰胆碱的前体，前者是一种非常重要的神经递质，影响记忆认知功能和精神状态，后者则参与细胞膜的构成。同时，Cho也是髓鞘形成、细胞代谢和胶质增生的指标以及髓鞘脂质降解的指标。肌醇（myoinositol，MI）的主要成分是肌醇，并有少量的磷酸肌醇和甘氨酸。MI的结构和葡萄糖相似，是磷脂酰肌醇和二膦酸磷脂酰肌醇的前体物质，化学位移大约位于3.56ppm和4.0ppm处，目前认为MI仅存在于神经胶质细胞中，是脑内神经胶质细胞的标志物。同时，MI还参与细胞渗透压的调节和细胞内第二信使的生成，以及肝脏和颅脑的解毒过程。因此，MRS图中MI水平的变化既可能预示神经胶质细胞的代谢改变，也可能反映了潜在的生化紊乱及第二信使的改变。磷酸肌酸和肌酸（phosphocreatine and creatine，PCr/Cr）包括肌酸、磷酸肌酸以及少量的γ-氨基丁酸、赖氨酸及谷胱甘肽，化学位移大约位于3.02ppm和3.96ppm处，在脑灰质内的含量高于脑白质，是ATP/ADP转换的高能磷酸键储备物质和细胞内ATP/ADP的缓冲剂，作为脑组织能量代谢的提示物，Cr在能量代谢减退的情况下增加，而在能量代谢增加的情况下降低。Cr/PCr的浓度在生理和病理状态下都相对稳定，Cr/PCr峰所以常被当作参照物来反映其他代谢物含量的变化。谷氨酰胺（glutamine，Gln）和谷氨酸（glutamic，Glu）的复合物在MRS上的峰很难区分开，总的化学位移位于2.1～2.5ppm处。Glu是一种兴奋性氨基酸，是抑制性神经递质γ-氨基丁酸的前体，在脑组织缺血缺氧和肝性脑病时增高。Glu具有灭活和调节神经递质的作用。另外，脑内还会出现乳酸、脂质、丙氨酸和γ-氨基丁酸等。通常情况下，出生后新生儿的MRS会有一个逐渐变化的过程，到2岁后，其MRS频谱和成年人基本相同。当步入老年后，由于神经元细胞功能减退，突触退化，胶质增生，NAA/Cr会降低，Cho/Cr升高（图5-4-6）。

除了氢质子，越来越多的其他原子核用于波谱成像中。^{13}C波谱成像是最近研究较多的一种成像方法。虽然^{13}C具有较长的弛豫时间和较大的化学位移范围，但是由于其回转磁率较低，^{13}C MRS敏感性较低，使得^{13}C MRS难以监测生理和病理状态下组织的代谢。新近出现的动态核极化技术能在一

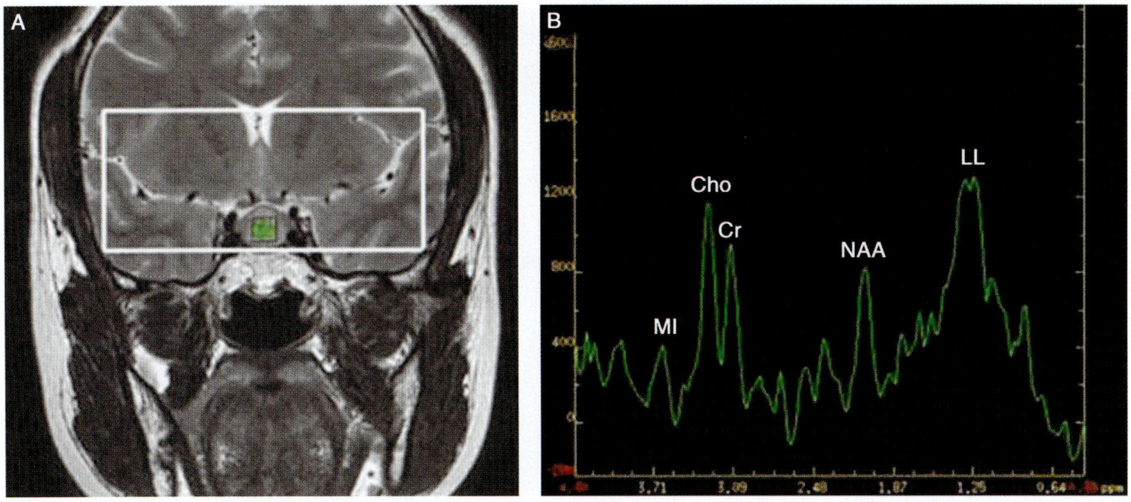

图5-4-6 非侵袭垂体腺瘤的^{1}H-MRS图

A. ^{1}H-MRS定位图；B. ^{1}H-MRS图，图中清晰地显示MI、Cho、Cr、NAA和LL的峰值

定程度上克服上述问题,能提高超极化后的^{13}C的检测敏感性 10 000 倍以上,使得^{13}C MRS 的应用成为现实。已经有研究表明用超极化^{13}C标记的分子进行 MR 血管成像显示出较高的空间和时间分辨率,而且还可以对血液灌注进行定量测量。使用丙酮酸盐作为^{13}C标记的底物,注射后进行心脏张力指数成像,能对代谢状态和心肌细胞的活性进行评估。在肿瘤代谢的 MRS 成像中,除了利用^{1}H和^{31}P监测胆碱代谢的改变,超极化的^{13}C可以对肿瘤中的丙酮酸盐和谷氨酰胺进行监测,从而实现肿瘤的治疗监测。此外,^{13}C MRS 还是能无创性对人大脑内神经能量和神经递质循环进行动态监测的唯一方法。

五、磁敏感加权成像

(一) 概述

磁敏感加权成像(susceptibility weighted imaging,SWI)是一组利用组织磁敏感性不同而成像的技术,具有三维、高分辨率和高信噪比等特点。SWI 最早由 E. Mack Haacke 等于 1997 年发明,称作"高分辨率血氧水平依赖静脉成像",主要应用于脑内静脉成像,后来逐渐发现其对血液代谢产物很敏感,甚至能检出微量出血。近年来的研究发现,SWI 还可以对人体内铁质沉积和非铁血红素铁含量进行定量,进而用于脑梗死、脑肿瘤、多发性硬化等疾病的诊断和病情评估。

SWI 的基础是磁敏感性,是组织中不同于质子密度、横向弛豫时间、纵向弛豫时间和弥散系数等的另外一种可以反映组织特性的变量,一般用磁化率来度量,反映物质在外磁场作用下的磁化强度。人体内常见的磁敏感物质包括不同状态的血红蛋白、非血红素铁和钙等。血液中的血红蛋白在不同的状态下有不同的磁敏感性。血红蛋白是血氧的载体,由 4 个球蛋白亚基组成,每个亚单位包含 1 个亚铁血红素分子,由卟啉环包绕一个亚铁离子组成。当亚铁离子和氧结合时,没有不成对电子,此时的血红蛋白为反磁性。当亚铁离子与氧分离时,脱氧血红蛋白形成,包含有 4 个不成对电子,表现为顺磁性。当脱氧血红蛋白分子中的亚铁离子被进一步氧化成铁离子时,就变成了高铁血红蛋白,此时铁离子具有 5 个不成对电子,在血红素铁和水之间产生质子、电子间的偶极子-偶极子效应。高铁血红蛋白仅有很弱的磁敏感效应,而且稳定性差,最终被巨噬细胞吞噬,产生超顺磁性物质含铁血黄素。非血红素铁是组织中另外一种具有磁敏感性的物质,常以铁蛋白的形式存在,表现为反磁性。钙化灶呈反磁性,其磁敏感性比铁弱,可引起局部组织的磁敏感性改变。SWI 对静脉结构进行显像主要是因为静脉血中引起磁场不均匀性的顺磁性脱氧血红蛋白导致 T_2^* 时间缩短,并能加大血管和周围组织的相位差(图 5-4-7)。

SWI 早期主要应用于脑内小静脉的显示,随着超高场磁共振设备的普及和成像技术的不断改进,SWI 对局部磁环境改变的异常敏感性特点使得其除了被应用于显示中枢神经系统静脉血管外,还能对脑微出血灶和缺血半暗带进行显示,尤其是高血压、脑血管淀粉样变性、糖尿病等危险因素引起的脑内微出血(cerebral microblooding,CMB)。CMB

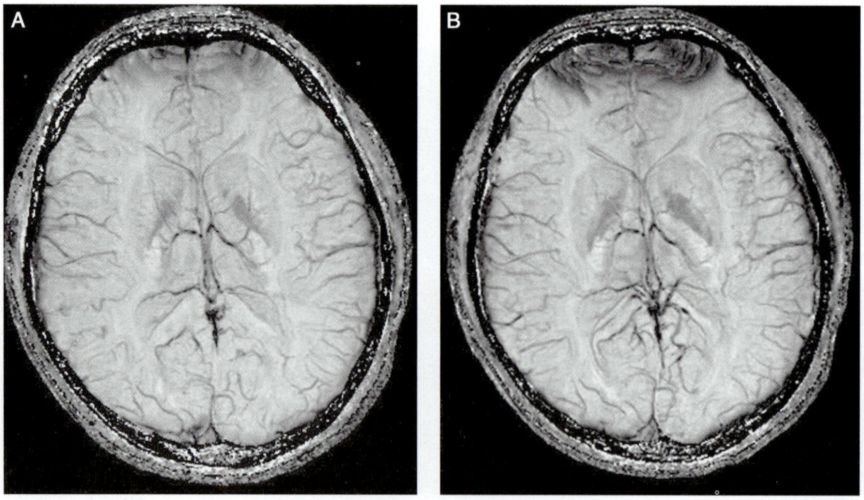

图 5-4-7 人脑实质的 SWI 图
图中显示脑实质内的中小静脉

是指脑内微血管破裂或渗漏出血所致的一种亚临床损害，通常无临床症状或症状不典型。基于SWI的CMB成像已经为临床多种疾病提供了重要诊疗依据。此外，SWI还能显示肿瘤病灶中的新、旧出血灶、钙化和肿瘤相关静脉。一些神经退行性疾病在病理上表现为某些神经核团中铁的异常沉积，SWI可以清晰显示这些铁质在脑内的分布。除了在神经系统中的应用，SWI也能为肝脏、肾脏、子宫以及骨关节系统疾病的诊断提供非常重要的影像学信息。

（二）磁敏感加权成像的图像采集及后处理

SWI是一种全新的有长回波时间和在三个方向上均有流动补偿的梯度回波序列。实际上，SWI是一种$T_2{}^*$技术，通过施加较长的TE、采用较大矩阵、完全流动补偿以及3D梯度回波伴滤过的相位信息来增加磁矩图的对比和组织间的磁敏感差异，使磁敏感效应最大化。顺磁性物质会导致组织的磁性产生变化，磁敏感性的差异导致亚体素磁场不均匀性的产生，使处于不同位置的质子的自旋频率不一致，在回波时间足够长的情况下，形成明显的相位差，在SWI相位图像上显示出来。

扫描后得到的SWI原始数据包括原始幅度图和原始相位图两部分。背景磁场不均匀性的存在对图像造成了低频相位干扰，导致原始图像的对比度较低，因此，原始图像还要进行后处理，来增加组织间的磁敏感对比度，更加清晰地显示解剖结构。常规的SWI图像后处理包括以下几个步骤：①产生滤过后相位图（filtered phase image，FPI）。将高通滤过因子叠加到原始相位图像上，以去除由于空气-组织界面以及主磁场的不均匀性对相位造成的低频干扰。同时在FPI图像上进行相位值的测量。②生成相位蒙片。③生成SWI重建图。将相位蒙片上的每个像素的相位值经过多次权重以后（常规为4次），与原始幅度图像中的相对应位置的幅度值相乘，就得到了重建后的SWI图像。最后，将重建得到的SWI图像用最小密度投影处理，得到SWI最小密度像，以便更好地观察脑内小静脉的改变。

后处理后生成三种图像：FPI、滤过后幅度图（filtered image，FMI）和SWI最小密度投影图（SWI_{MinIP}），不同的组织结构在以上三种图像中的信号强度各有特点。在人脑中，脑实质的SWI图像对比，尤其是FPI上的对比主要取决于非血红素铁的浓度。非血红素铁浓度在椎体外系最高，其次是大脑皮质，再次为大脑白质，因此脑深部的灰质核团在FPI和SWI_{MinIP}上均为低信号，且信号强度和非血红素铁浓度成反比。大脑皮质在FPI上也是低信号，尤其是运动皮质。相对而言，大脑白质的非血红素铁浓度最低，信号强度最高。非血红素铁在同一结构中的分布也存在不均匀性，所以其在FPI图上的信号强度也存在差异。另外，研究发现大脑深部灰质核团的相位值具有明显的年龄依赖性，随着年龄的增长，FPI信号强度逐渐降低，这和非血红素铁在该区域随着年龄的增长逐渐累积相关。利用血管内的脱氧血红蛋白作为内在对比剂，SWI能很好地显示低流速的静脉血流，且不受血流速度和方向的影响。此外，由于具有较高分辨率，SWI能显示直径小于1mm的静脉。后处理得到的SWI_{MinIP}图像对脑深部小静脉的显示有得天独厚的优势。由于脑静脉的相位值是由血管中脱氧血红蛋白和氧合血红蛋白的比例所决定，因此，通过对静脉相位值的测量，能对血管内血氧水平及局部组织的氧摄取分数进行检测。

（三）磁敏感加权成像的研究进展

SWI只能定性显示体内组织磁敏感性的差异，并不能对磁敏感物质进行定量分析。新近开发出了定量磁敏感成像技术（quantitative susceptibility mapping，QSM）和磁敏感张量成像（susceptibility tensor imaging，STI）技术来克服此限制。QSM是SWI序列的发展和延伸，将每个像素的磁敏感性进行定量计算，从而得出组织的磁敏感性定量图谱。QSM的图像对比完全源自图像的相位信息而非磁敏感信号的幅度。STI将磁敏感作为一种张量，利用磁敏感性的各向异性进行成像。由于能提供定量信息，QSM能分析体内不同位置的铁含量，尤其是在大脑基底节区、中脑。QSM能测量脑内静脉的氧饱和度，从而为卒中和颅内高压导致的灌注不足提供定量信息。由于血液的磁敏感性和钆对比剂浓度或者内源性脱氧血红蛋白相关，QSM也能对脑内的灌注情况进行定量分析，并且能进一步和fMRI相结合。此外，QSM还在外伤性颅脑损伤和颅内出血性疾病的诊疗中表现出很好的运用前景。STI已经发展成一种具有较高分辨率的纤维成像技术，并且已经表现出比DTI更好的应用优势。一项基于小鼠肾脏的研究表明STI技术可以显示整个肾脏的肾小管，而DTI由于髓质的影响仅能显示皮质的肾小管。STI对脑白质中髓磷脂的含量变化非常敏感，能用于脑白质的纤维成像。研究表明STI和DTI在显示脑白质微结构方面能互补，为脑白质病变提供更为全面的信息。更有研究表明相对于DTI，STI对髓磷脂变化更为敏感。然而由于需要多个取向以及较长的扫描时间，基于 STI 对脑白质进行在体成像仍然面临一定的困难。研究人员通过改善数据采集方式及利用白质纤维束的圆柱对称性来解决问题，但是基于 STI 对脑白质结构的磁敏感性进行定量分析还需要大量的研究。

六、磁化传递成像

（一）概述

磁化传递（magnetization transfer，MT）是一种选择性的组织信号抑制技术，在 MRI 过程中通过 MT 技术可以有目的地增加图像对比，另外也可以通过磁化对比图像来获得更多的组织结构信息。通常情况下，人体组织中的水分子存在着两种不同的状态，自由运动的水分子和与大分子结合的水分子，两者分别被称为自由水和结合水，也可被称为自由池和结合池。由于大分子的结合，结合水的 T_2 弛豫时间通常较短，只有短短的数十微秒，常规的 MRI 技术不能采集到结合水的信号。相反，自由水的 T_2 弛豫时间较长，可以直接产生 MR 信号。此外，自由水的进动频率范围很窄，结合水的进动频率范围明显大于自由水。但是，在同时包含两种水分子的组织中，两种水质子通过“偶极-偶极交换作用”产生了一个具有稳定速率的磁化交换作用，使两种水分子间的磁化保持一个动态平衡。如果一种水分子的磁化被饱和，则平衡状态被打破，通过磁化交换作用使另一种水分子出现部分饱和。在成像过程中，MT 的预饱和脉冲是同时偏离组织共振中心频率和自由水的共振频率的脉冲。激发后，组织中只有结合水被激活而信号饱和，自由水信号几乎不受影响。由于结合水在常规 MRI 并不产生信号，所以饱和状态的结合水不影响组织的 MR 信号。通过结合水与自由水中的质子交换，饱和状态的结合水将能量传递给自由水中的质子，引起自由水饱和。当真正的成像序列施加时，这部分被饱和的自由水将不能产生信号而导致组织信号的衰减（图 5-4-8）。

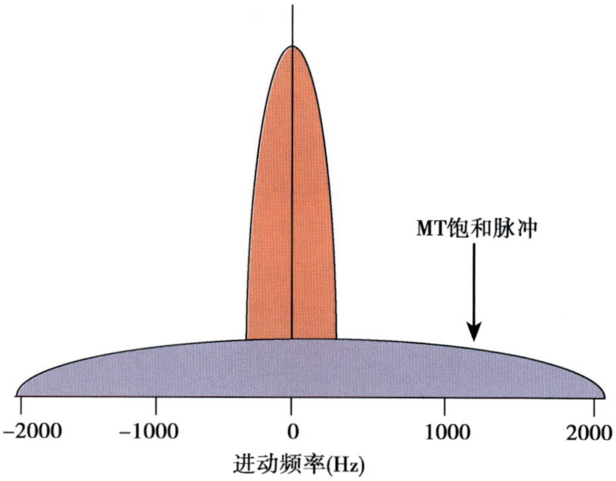

图 5-4-8 磁化传递技术原理图

图中中间部分高而尖的波峰（红色）为自由池的波峰，幅度很低且跨度很大的波峰为结合池的波峰。当给组织施加一个偏离中心频率的 MT 饱和脉冲时，结合水被激发，而自由水不能被激发。但结合水中的质子与自由水中的质子一直在不停地进行快速的化学交换，饱和状态的结合水把从 MT 脉冲获得的能量传递给自由水中的质子，发生 MT 效应。在临床应用方面，MT 技术和 3D TOF MRA 技术结合使远端分支小血管显示更清晰；与 MR 增强扫描结合使一些轻微强化的组织得以更好显示

（二）磁化传递成像技术的研究进展

随着磁化传递成像技术的发展，化学交换饱和转移（chemical exchange saturation transfer，CEST）成像技术出现了。从某种意义上说，常用的 MT 成像技术是一种非特异性饱和的磁化传递技术，而 CEST 成像技术是一种特异性预饱和的磁化传递技术。CEST 成像技术可以用较为经典的两池模型进行解释，包括自由水池（溶液池）和可交换池（溶质池）。成像过程中通过对可交换池预先施加饱和脉冲，使其氢质子信号饱和，饱和的质子通过与周围自由水池中的质子进行化学交换，使自由水部分饱和，导致磁共振信号降低，并提示周围大分子浓度等信息，实现分子成像。近几年，随着技术的发展以及算法的改进，有人提出了三池、四池模型。三池模型是在两池模型的基础上引入半固态池，而四池模型是进一步引入核奥氏效应（nuclear overhauser enhancement，NOE）质子池。

在进行 CEST 分析时，非对称性磁化转移率（magnetization transfer asymmetry，MTR_{asym}）是一种较常用的度量指标，其值的高低能表现 CEST 效应的大小，从而反映溶质大分子的浓度，对分子进行定量分析。但是由于体内成分复杂，磁场受到的干扰因素较多，包括直接水饱和效应、半固体池常规 MT 效应和 NOE 效应，使得测得的 MTRasym 值出现一定的偏差，需要通过修正后的公式来消除这些效应带来的影响。由于和体内水质子的固有频率存在一定的差值 Δ_{CS}，且该差值明显大于两者之间化学交换的速率（K），一些内源性的和外源性的物质能提供较好的 CEST 对比，被广泛用来进行 CEST 成像。外源性的 CEST 对比剂包括反磁性 CEST 对比剂、顺磁性 CEST 对比剂、脂质体 CEST 对比剂、纳米颗粒及超极化气体 CEST 对比剂。反磁性 CEST 对比

剂主要是小分子物质，如糖类、氨基酸类、铵离子等，顺磁性 CEST 对比剂主要指镧系元素物质。利用这些外源性的 CEST 对比剂可以对体内不同的细胞进行标记，从而对不同的细胞进行 CEST 成像。将能表达 CEST 对比分子的基因引入细胞内，同样可以实现细胞成像，同时还可以了解细胞内基因表达和代谢的信息，实现 CEST 的报告基因成像。引入外源性对比剂可以实现 pH 成像。不同 CEST 对比剂在不同 pH 环境中不同的对比效果，引入不同的对比剂可以实现不同组织器官的 pH 成像，反映不同组织器官的 pH 值范围。Penet 等基于钆螯合物开发出的顺磁性 CEST 对比剂被证明能对肿瘤进行 pH map 成像，从而对肿瘤的微环境进行监测。目前，HPDO3A 已经被证明对人体是安全的且已经被批准用于临床试验。

随着成像设备的发展和成像序列的完善，逐渐发展出基于内源性对比剂的 CEST 成像技术。同时内源性 CEST 对比成像的无创性使其已经成为目前研究的热点。内源 CEST 对比剂主要为一些人体内自身存在的含有—NH、—NH_2 或—OH 基的反磁性 CEST 对比剂，包括葡萄糖、糖胺聚糖、糖原、谷氨酸、肌酸以及肌醇。基于这些内源性 CEST 对比剂，研究人员开发出了氨基质子转移（amide proton transfer，APT）成像技术、糖胺聚糖化学交换饱和转移成像技术（GagCEST）、糖原化学交换饱和转移成像技术（glycoCEST）等，其中 APT 成像技术是目前研究最多、应用最广的一种 CEST 技术。APT 成像的原理和 CEST 技术的原理类似，只是 APT 技术的预饱和脉冲频率是特异性饱和氨基质子。APT 成像技术首先由 Zhou 和 van Zijl 等发现，他们的实验结果表明 APT 技术能清晰地显示肿瘤组织内一些含有氨基质子的蛋白质和多肽类含量的增高。在患者中的实验显示 APT 技术能更好地将肿瘤核心区域和瘤周水肿区区分开来，从而能对肿瘤的分级进行更好地判断。APT 成像技术在弥漫性胶质瘤的成像中发挥着重要的作用，对患者弥漫胶质瘤的组织学分级具有非常重要的参考价值。通过和 MRS 进行对比研究，APT 被证明是一种比 MRS 更好的肿瘤增殖的判断指标，尤其用于治疗后胶质瘤的评估。由于 pH 值的高低能明显影响氨基质子的化学交换速率，因此，利用 APT 成像技术，基于内源性的氨基质子也可以实现 pH 成像。糖胺聚糖是软组织的重要组成部分，因此 GagCEST 能在活体状态下直接测量 GAG 含量及显示 GAG 分布，评估软骨的成分和功能状态。糖原是哺乳动物体内葡萄糖的主要存储形式，在葡萄糖代谢中有着重要的地位。glycoCEST 能对糖原含量进行活体测量，较敏感地对肝内糖原进行成像。葡萄糖化学交换饱和转移成像技术（glucoCEST）能通过非侵入的方法了解组织葡萄糖含量及葡萄糖代谢情况，有助于肿瘤等疾病的早期诊断。谷氨酸、γ-氨基丁酸、肌酸及肌醇等代谢物在脑内含量的异常被认为与癫痫、抑郁、阿尔茨海默症等疾病相关，因此基于这些物质的 CEST 成像技术能无创性显示这些物质在脑内的含量，辅助这些疾病的临床诊疗。

除了上述研究较多的成像技术，CEST 技术还能对身体微环境中温度、无机离子包括 Zn^{2+} 和 Ca^{2+} 等的浓度进行成像。由此可见，磁化转移成像技术是一种非常优秀的成像方法，且由于其非侵入性、可以利用人体内的内源性物质作为对比剂，以及无辐射等优点，在近几年得到了广泛的研究。CEST 成像技术及 APT 技术的应用使得 MT 成像技术成功应用到分子和细胞磁共振成像领域，且表现出非常好的研究和应用前景。

（张 冬）

参考文献

[1] Bartelle BB, Barandov A, Jasanoff A. Molecular fMRI. J Neurosci, 2016, 36(15): 4139-4148.

[2] Caiazzo G, Trojsi F, Cirillo M, et al. Q-ball imaging models: comparison between high and low angular resolution diffusion-weighted MRI protocols for investigation of brain white matter integrity. Neuroradiology, 2016, 58(2): 209-215.

[3] Li C, Zhao J, Cheng K, et al., Magnetic resonance spectroscopy as a tool for assessing macromolecular structure and function in living cells. Annu Rev Anal Chem (Palo Alto Calif), 2017, 10(1): 157-182.

[4] Li J, Feng X, Zhu W, et al. Chemical exchange saturation transfer (CEST) agents: quantum chemistry and MRI. Chemistry, 2016, 22(1): 264-271.

[5] Mannelli L, Nougaret S, Vargas HA, et al. Advances in diffusion-weighted imaging. Radiol Clin North Am, 2015, 53(3): 569-581.

[6] Shin KE, Ahn KJ, Choi HS, et al. DCE and DSC MR perfusion imaging in the differentiation of recurrent tumour from treatment-related changes in patients with glioma. Clin Radiol, 2014, 69(6): 264-272.

[7] Even AJ, De RD, Van EW. The promise of multiparametric imaging in oncology: how do we move forward?. European Journal of Nuclear Medicine and Molecular Imaging, 2016, 43(7): 1195-1198.

[8] Laurent S, Henoumont C, Stanicki D, et al. MRI Applications: Classification According to Their Biodistribution [M]//MRI Contrast Agents. Springer Singapore, 2017:111-125.

[9] Mishra SK, Kumar BSH, Khushu S, et al. Increased transverse relaxivity in ultrasmallsuperparamagnetic iron oxide nanoparticles used as MRI contrast agent for biomedical imaging. Contrast Media Mol Imaging, 2016, 11(5):350-361.

[10] Liang Q, Wang YX, Ding JS, et al. Intra-arterial delivery of superparamagnetic iron-oxide nanoshell and polyvinyl alcohol based chemoembolization system for the treatment of liver tumor. Discov Med, 2017, 23(124):27-39.

[11] Wang X, Peter K. Molecular imaging of atherothrombotic diseases: Seeing is believing. ArteriosclerThrombVasc Biol, 2017, 37(6):1029-1040.

第六章 放射性核素分子成像

第一节 概 述

一、核素分子成像的发展史

单光子发射计算机断层扫描仪(single photon emission computed tomography, SPECT)和正电子发射断层扫描仪(positron emission tomography, PET)属于功能代谢成像设备,与 CT 及 MRI 等主要显示解剖结构的成像设备经历了相似的发展过程,在 20 世纪 60 年代,功能代谢影像与解剖平面影像的结合就已经有了初步应用。由于功能代谢成像与解剖结构成像之间存在一定的自由度,图像的共同特征较少,实现不同模态断层图像的融合是一个复杂的过程。图像融合经历了从简单的视觉融合、立体帧的方式融合发展到应用计算机软件实现容积融合。对于诊断影像而言,简单的视觉融合和立体帧的方式易于实现,但是不够精准。计算机图像融合的软件可以将颅脑的功能代谢图像与 CT、MRI 进行容积图像融合;而对于人体的其他部位(例如胸腹部),由于呼吸运动及胃肠道的蠕动等影响,进行不同模态影像的融合有一定困难。不同图像中共同特征的匹配是实现图像精准融合的前提条件,这些共同特征可以是从图像中获取定位信息,也可以采用设置于受检者身上的标记。与 CT 和 MR 的解剖图像相比,SPECT 和 PET 的功能代谢影像解剖结构显示不够清晰、空间分辨率也较低。

1950 年 Hal Anger 研制出井型晶体闪烁计数器,促进了体外放射分析的发展;1951 年美国加州大学 Cassen 成功研制第一台闪烁扫描机,并采用钙化钨晶体和准直器获得的第一幅人的甲状腺扫描图,奠定了核素分子成像的基础。1956 年 Hal Anger 在实验中发现,γ 射线照射 NaI(Tl)晶体时产生光闪烁效应,这是放射性探测的重大发现,为 γ 照相机的研制奠定了基础。1957 年 Hal Anger 研制出第一台 γ-照相机,实现了核医学显像检查的第一次成像,也使得核医学静态显像进入动态显像成为可能,是核素显像技术的一次飞跃性发展。之后的十几年间又有半导体探测器 γ-照相机和多晶体 γ-照相机等相继问世。1979 年 Kuhl 和 Edwards 成功研制了第一台 SPECT,实现了断层显像。SPECT 使用的 γ 射线断层成像技术是在 γ-照相机的基础上发展而来,可提供三维断层显像信息,获得横断、冠状断及矢状断面图像,也可以根据需要获得其他断面图像。SPECT 成像需要将发射 γ 射线的放射性药物引入患者体内,放射性药物可以是一种简单的同位素离子,如碘-131($Na^{131}I$),也可以是放射性核素标记特定配体构建的放射性药物,利用特定放射性药物的转运及靶向性进行诊断。SPECT 技术是临床核医学显像的主要方法之一,临床常用的 SPECT 显像剂已经商品化,广泛应用于临床核医学显像检查。SPECT 成像最常使用的放射性核素为锝-99m,半衰期为 6.02 小时,允许较长距离的运输,或通过核素发生器在核医学科现场获得。用于 SPECT 显像的示踪剂,通常可以通过一些配套的商业试剂盒进行现场制备。SPECT 成像主要显示组织脏器的功能代谢,对于解剖结构显示不如 CT、MRI 和超声。SPECT/CT 实现了 SPECT 与 CT 的同机图像融合,一次成像检查可同时获得 SPECT 的功能学影像和 CT 的解剖结构影像,实现两种图像的优势互补、相互印证,提高了临床应用价值。SPECT/CT 可以有效显示解剖和功能代谢图像,为临床提供更有价值的诊断信息。

PET 是利用正电子核素示踪原理进行的医学成像技术,正电子探测的应用最早可追溯到 20 世纪 50 年代初期,1974 年研制成功第一台 PET,此后经过不断改进完善,直到 90 年代初,PET 才进入临床应用阶段。随着回旋加速器技术、放射化学及标记技术的同步快速发展,特别是基础医学、分子生物学的进步,医学生物学对活体、超微量监测需求的增加,推动了 PET 技术的发展。PET 是间接探测 γ 射线的核医学功能代谢成像技术,将正电子核素标记的分子探针引入受检者体内,正电子核素标记的放射性药物经过代谢或靶向等作用聚集于病灶部位，正电子核素释放出的正电子在组织中穿行很短距离便与组织中的负电子结合，发生湮没辐射产生一对能量相等(511keV)方向相反的 γ 光子，经 PET 探测记录成像。PET 是大型医学影像诊断设备，可以从细胞分子水平显示机体的功能代谢情况，可对体内特定的物质代谢或药物代谢变化进行动态、定量检测，为恶性肿瘤及心脑血管疾病的诊断及治疗提供科学依据。PET 提供的是功能代谢影像，具有很高的探测灵敏度，但对解剖结构的分辨率不如 CT，同时还需要采用外置的"棒状或线状"放射源进行透射扫描，对 PET 图像进行衰减校正，增加了图像的采集时间。PET/CT(正电子发射计算机断层成像/X 线计算机断层成像)是两种成像技术的有机融合，实现了 PET 图像与 CT 图像的同机融合，而不是两者的简单的叠加。PET 可显示病灶的功能代谢信息，CT 可显示病灶位置及比邻结构关系，与单纯 PET 相比，PET/CT 使用同一个扫描床，采用 CT 成像扫描数据代替外置的"棒状或线状"放射源对 PET 图像进行衰减校正，大大缩短了图像的采集时间，CT 图像提供了病变的位置及周围比邻结构信息，实现了两种影像技术的优势互补，提高了诊断的准确性。PET/MR 是将 PET 与 MRI 两种成像技术进行同机融合，一次成像检查即可获得 PET 图像，也可获得 MRI 图像，对于在 MRI 成像具有优势疾病中的应用优于 PET/CT。PET/MR 与 PET/CT 相比，PET/MR 成像避免了 CT 扫描的 X 线辐射，降低了受检者的辐射剂量，PET/MR 实现了 PET 与 MRI 的同步数据采集，而且 MRI 具有灵活的扫描序列和多功能成像技术，可为临床提供更多有价值的诊断信息。近几年，PET/MR 一体机已经有了较大的进步与改进，但仍有一些技术问题没有得到彻底解决，随着科学技术的发展，将来一定会推出更加完善的 PET/MR 一体化系统。

二、核素分子成像的基础知识

（一）核素分子成像的概念

核素分子成像是基于放射性核素示踪原理，使用核素成像仪器在体外探测引入体内的放射性核素或其标记化合物(显像剂或分子探针)发射的射线，记录显像剂或分子探针在机体内的代谢、转运及分布状况，以解剖图像的方式从细胞及分子水平显示显像剂或分子探针在体内靶组织器官不同时相的分布状态，使靶组织器官的功能代谢可视化。

（二）核射线探测仪器

核射线探测仪器主要由射线探测器和电子学线路组成。射线探测器实质上是一种能量转换装置，可将射线能转换为可以记录的电脉冲信号；电子学线路是记录和分析这些电脉冲信号的电子学装置。

1. 基本原理 放射性探测的基本原理是基于射线与物质的相互作用产生的各种效应，主要有以下三种：

（1）电离作用：射线能引起物质电离，产生相应的电信号，产生电信号的量与射线的种类、能量及射线的量存在一定关系，记录这些电信号即可得知放射性核素的种类及放射性活度，如电离室(ionization chamber)、盖革计数器(Geiger-Müller counter)。

（2）荧光现象：带电粒子能使闪烁物质发射荧光。γ 光子在闪烁体中通过产生光电子、康普顿电子和电子对激发闪烁物质发出荧光，经过光电倍增管转换为电信号并被放大，由后续的电子学单元分析、记录下来，如闪烁计数器。

（3）感光作用：射线可使感光材料中的卤化银形成潜影，在进行显影处理时，将潜影中的感光银离子还原为黑色的金属银颗粒，感光材料形成黑色颗粒的数量与射线的量成正比。根据感光材料产生黑影的灰度及位置判断放射性核素存在的量及位置，如放射自显影。

2. 分类 射线探测器根据探测原理可分为闪烁型探测器(scintillation detector)、电离型探测器(ionization detector)、半导体探测器和感光材料探测器。闪烁型探测器主要用于核医学显像仪器、功能测定仪器，体外 β、γ射线测量仪器等；电离型探测器主要用于测定放射性核素的活度和辐射防护探测仪器。

（1）闪烁型探测器：闪烁型探测器是核医学仪器中应用最广泛的探测器，是利用放射线使荧光物质分子激发，激发态(excited state)的荧光物质分子回复到基态(ground state)时发射荧光光子的原理设计的探测器。闪烁型探测器主要由闪烁体、光导、光电倍增管等组成，各组成部分的作用如下：①闪烁体(scintillator)：闪烁体吸收射线能量后，闪烁体内的分子或原子被激发，并在回复到基态时发射荧光光子。依据闪烁体的形态可分为液体闪烁探测器和固体闪烁探测器，液体闪烁探测器的闪烁体为液态，主要用于低能 β 射线及契伦科夫效应等测量，称为液体闪烁测量；固体闪烁探测器的闪烁体为固态，晶体闪烁探测器(crystal scintillation detector)是核医学仪器最常用的固体闪烁探测器，如正电子核素探测选用锗酸铋(bismuth germinate,

BGO),硅酸镥(lutetium oxyorthosillicate,LSO)和硅酸钆(gadolinium orthosillicate,GSO)等晶体;单光子探测多选用碘化钠(NaI)晶体。在碘化钠晶体内按0.1%~0.4%分子比加入铊(Tl)可以增加能量转换效率,提高探测效率。因此碘化钠晶体通常表示为NaI(Tl)。碘化钠晶体透明度高、对射线吸收性能好、探测效率高,对核医学单光子显像最常用的核素^{99m}Tc的γ射线的探测效率可达到70%~90%。②光导(lightguide):光导填充于晶体闪烁探测器与光电倍增管之间,减少空气对荧光光子的全反射,提高荧光光子进入光电倍增管的效率,主要有硅油和有机玻璃两种。③光电倍增管(photomultiplier tube,PMT):光电倍增管是能将微弱的光信号转换成电流脉冲的能量转换装置(图6-1-1)。闪烁体发射的荧光光子经光学窗进入光电倍增管,在光阴极上打出光电子,距离光阴极不远处的第一打拿极上加有200~400V的正电压,光电子被它吸引和加速,高速光电子撞在打拿极上会产生多个二次电子;二次电子又被加有更高电压(+50~+150V)的第二打拿极吸引和加速,并在它上面撞出更多的二次电子,然后第三打拿极使电子进一步倍增,经过9~12个打拿极的连续倍增,二次电子簇流最后被阳极收集起来形成电流脉冲,每个打拿极的倍增因子一般为3~6,总倍增因子可以达到10^5~10^8。从阳极上得到的电子簇流与进入光电倍增管的闪光强度成正比,因而也与入射闪烁晶体的γ光子的能量成正比,所以闪烁探测器是一种能量灵敏探测器。外界磁场能影响在打拿极之间飞行的二次电子的运动轨迹从而使倍增因子发生变化,因此在光电倍增管外面通常包裹着高导磁系数材料制造的磁屏蔽层以降低外界磁场的影响。

随着科学技术的发展,光电倍增管也出现了全新设计,通过将低功耗数字电路集成到硅光电倍增管芯片,可将探测到的光子直接转换成可通过芯片计数的超高速数字脉冲,进而实现更快、更准确的光子计数,以及更好的时间分辨率,对于改善核医学影像设备的性能具有重要意义。

(2)电离型探测器:电离型探测器是采用玻璃、塑料或石墨等材料构成的一个充满空气的密闭的圆柱形管,管子的中央有一个金属丝为阳极(anode)与电源的阳极相连,管壁内衬一层薄金属为阴极(cathode)与电源阴极相连。电离型探测器的工作原理是射线使圆柱形管内的空气分子电离,在电场作用下带正电荷的离子向阴极移动,带负电荷的离子向阳极移动,在电路中就可产生一次电压变化,形成一个电脉冲,电脉冲的数量及电信号的强弱与射线的数量及能量呈一定关系。电离型探测器主要有电离室(ionization chamber),正比计数器(proportional counter)及盖革计数器(Geiger-Müller counter)等类型。

(3)半导体探测器:半导体探测器的探测原理与电离型探测器基本一致,主要利用射线对半导体材料的电离作用,将射线能量转换为可以记录的电脉冲,常用的半导体材料有硅、锗等。半导体探测器是20世纪60年代开始发展起来的探测器,新近研制出的半导体探测器为碲锌镉(cadmium-zinc-telluride,CZT)探测器。CZT探测器探测效率高,与传统的碘化钠闪烁体探测器相比,具有更高的能量分辨率;另外在常温下CZT半导体探测器可以直接将γ射线转化成电信号。目前,CZT探测器已经用于心脏专用型SPECT、乳腺专用γ-照相机、小动物PET、小动物SPECT等核医学仪器。

(4)感光材料探测器:感光材料探测器是利用射线可使感光材料感光的原理探测射线,可根据黑影的灰度及位置判断射线的量及部位,主要用于实验核医学的放射自显影。

3. 电子学线路 核射线探测仪器的另一组成部分为电子学线路,是记录和分析射线探测器输出的电脉冲信号的电子学仪器。射线探测器输出的电脉冲必须经过一系列电子学单元线路处理才能

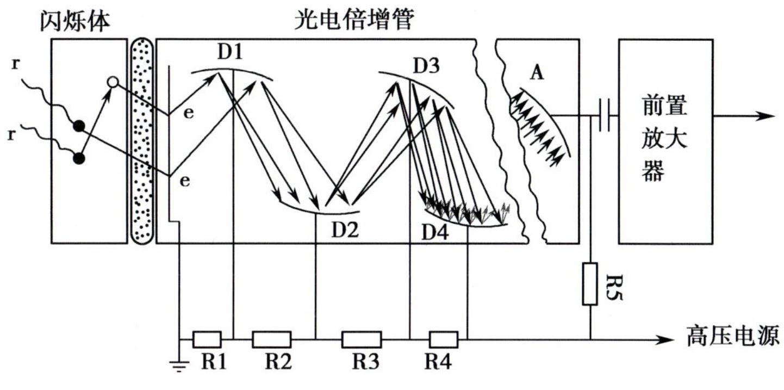

图6-1-1 光电倍增管工作原理

被记录和显示。电子学线路的基本电子学单元包括放大器、脉冲高度分析器、计数定量、记录、显示及供电线路等。

（1）放大器：放大器包括前置放大器（preamplifier）和主放大器（main amplifier）两部分。由探测器输出的电脉冲信号很弱小，而且形状也多不规整，需要放大整形后才能被有效地记录和显示。放大器就是对电脉冲进行放大、整形、倒相的电子学线路。

（2）脉冲高度分析器：脉冲高度分析器（pulse height analyzer，PHA）是选择性记录探测器输出特定高度电脉冲信号的电子学线路。电压脉冲高度与射线的能量成正比，所以，PHA 可选择待测射线的能量。通常将选择记录的脉冲那段电压区间或能量区间称为“道”或“窗口”，区间的宽度称为“道宽”或“窗宽”，此区间的下界，即允许通过的脉冲的最低幅度，称作“下阈”，区间的上界称作“上阈”。一次只筛选一道的电子部件称为“单道脉冲高度分析器”，可同时作连续多道筛选的部件则称为“多道脉冲高度分析器”。多道脉冲高度分析器可以对大量的核衰变事件按能量进行统计分类。如果把发射不同能量 γ 光子的几种放射性药物同时引入人体，使用数个独立的单道脉冲高度分析器，可根据 γ 光子的能量差异，同时对不同核素标记的药物进行测量，这就是“多核素测量技术”。

单道脉冲高度分析器是由两个比较器和一个反符合电路组成。下阈比较器将输入脉冲与下阈电压比较，当输入脉冲高度大于下阈电压时有脉冲输出。上阈比较器也是如此，当输入脉冲高度小于上阈电压时有脉冲输出。反符合电路则保证在两个比较器中有一个、并且只有一个有输出时才有信号输出，也就是说，只有当主放大器的输出脉冲幅度在上、下阈之间时，单道脉冲幅度分析器才有信号输出。由于能量信息已经提取出来了，单道脉冲高度分析器的输出信号通常为固定高度的矩形脉冲，表示探测到一个能量符合要求的 γ 事件。这种测量称为“微分测量”。另一种测量方式为脉冲幅度分析器只设下阈不设上阈，它们称作“甄别器”，作用是除掉低于下阈水平的噪声，幅度超过下阈的脉冲都可以测量记录，这种测量称为“积分测量”。

根据待测放射性核素射线的能量调节脉冲高度分析器高度和“窗宽”或“道宽”，选择性地记录目标脉冲信号，排除本底及其他干扰，可提高探测效率，脉冲高度分析器也可以用于测量射线的能谱。在临床工作中，“窗宽”或“道宽”除了用上、下阈表示以外，还常用窗口中心电压（或能量）的百分数表示。例如在 ^{99m}Tc 探测时，能量中心在 140keV、宽 20%（或±10%）的能量窗，其上阈为 140×110% = 154keV、下阈为 140×90% = 126keV。

核射线探测仪器是由上述核射线探测器和电子学线路组成（图 6-1-2）。核射线探测器的本质是能量转换装置，可将射线能量转换为可以记录的电脉冲信号；电子学线路是记录和分析这些电脉冲信号的电子学仪器。

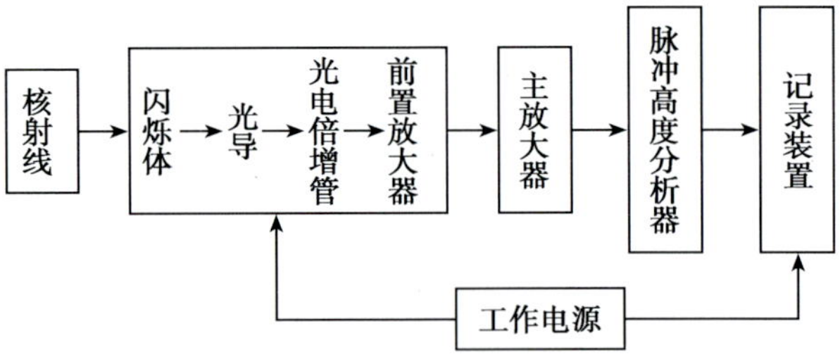

图 6-1-2 放射性测量仪器的组成示意图

（三）辐射防护

随着核技术越来越广泛的应用，核射线为人类的现代文明带来很大的效益，但如果使用不当对人类健康也存在着潜在的危害。辐射防护（radiation protection）的目的就是要把放射线对人的有害影响减至最小程度或避免可能发生的危害。

1. 电离辐射的来源 人类受到的辐射来自天然本底辐射和人工辐射两方面。天然本底辐射是指在人类生存的环境中，自然存在的多种射线和放射性物质，包括宇宙射线、宇宙射线感生放射性核素和地球辐射。天然本底辐射是人类受照射的最大来源，地域不同天然本底辐射量也不同，其中宇宙射线约占 1/3，地球及体内辐射约为 2/3，说明了人类长期以来受到低剂量辐射是安全的。人工辐射主要包括医疗辐射、职业辐射和核事故等多个方面。报告显示年个人辐射照射中，全世界平均天然本底辐射占 88.6%，人工辐射占 11.4%。

2. 电离辐射的生物效应 电离辐射作用后，生物效应是一个非常复杂的过程，生物效应的发展过程可分为以下三个阶段：

（1）物理阶段：电离辐射作用于机体的生物大分子和水，吸收能量引起电离或激发，这一过程在瞬间完成，然后进入化学阶段。

（2）化学阶段：发生能量的迁移和转换，电离或激发的分子发生重排，形成各种类型的自由基（free radical）。自由基是指能够独立存在、核外带有未配对电子的原子或分子。自由基的特点不稳定、反应活性很高、容易与另一个自由基或分子发生化学反应。自由基可以直接作用于生物大分子：①核酸分子、蛋白质分子等，对核酸分子主要作用于碱基、磷酸二酯键、核糖；②通过脂质过氧化作用造成体内包括细胞膜、线粒体膜、溶酶体膜、核膜等生物膜的损伤，使生物膜的能量传递、物质转运、信息识别等功能受到影响。

（3）生物阶段：生物大分子变化导致生理效应和生物化学损伤，在电离辐射所致分子变化的基础上，发生细胞代谢、功能和结构的改变，细胞辐射的生物效应开始出现。按辐射敏感程度可将人体组织、细胞区分为三大类：①高度敏感的组织有淋巴组织、胸腺和骨髓；细胞有淋巴细胞、胸腺细胞、原始红细胞、原始粒细胞、幼稚粒细胞和巨核细胞。②中度敏感的组织有性腺、胃肠上皮、皮肤和眼；细胞有生殖细胞、小肠隐窝上皮细胞、成纤维细胞、皮脂腺细胞、汗腺细胞和角膜晶体细胞。③低度敏感的组织有骨、肌肉、结缔组织；细胞有软骨细胞、成骨细胞、结缔组织细胞。

3. 电离辐射对人类的有害效应分类

（1）躯体效应与遗传效应：躯体效应是指受照者本身体细胞损伤引起的效应，可分为全身效应和局部效应。性细胞的损伤可引起遗传效应，是影响到受照者后代的效应。

（2）近期效应与远期效应：按生物效应出现的时间，可分为近期效应和远期效应。近期效应又可分为急性效应和慢性效应。急性效应是指急性放射病、急性皮肤损伤等。慢性效应是指慢性放射病、慢性皮肤损伤等。远期效应一般在接受辐射后几年甚至几十年后才出现，如辐射致白血病、癌变、白内障、遗传效应等。

（3）随机效应和确定性效应：国际放射防护委员会（ICRP）自 26 号出版物（1977 年）从辐射防护的角度，将电离辐射的生物效应划分为确定性效应（determinate effect）和随机效应（stochastic effect）。确定性效应是指辐射损伤的严重程度与所受剂量呈正相关，有明显的阈值，剂量未超过阈值不会发生有害效应；随机效应是指发生的概率随照射剂量增加而增加的效应，无剂量阈值，即使剂量很小也有可能发生，只是发生概率小，如癌症和遗传效应即为随机性效应，发生率与受照剂量呈正相关，随剂量增大而增大，严重程度与剂量无关，而且不存在阈值。

（4）电离辐射生物效应的影响因素：①与辐射射线的种类、辐射剂量、照射部位等有关。其中 α、β 粒子比 X 射线、γ 射线辐射影响大。②与受照生物种系敏感性和个体敏感性有关。个体敏感性包括年龄、性别、生理状态、营养状况、遗传特性等。胚胎对辐射更为敏感，孕妇原则上禁止接受核素检查。③与温度效应、氧效应、防护效应和增敏效应等因素有关。

4. 辐射防护的原则和措施

（1）辐射防护的目的：辐射防护的目的是使一切具有正当理由的照射保持在可以合理做到的尽可能低的水平。因此，在照射有益实践的基础上有效地保护人类，避免确定性效应的发生，并将随机效应的发生率降低到可以合理达到的尽可能低的水平。

（2）辐射防护的原则：辐射防护依照下列三大基本原则进行：①实践的正当化原则：要求该实践给个人或社会带来的利益大于付出的代价，获益远高于造成的电离辐射危害。即确定该放射性实践的合理性和必要性。②辐射防护最优化原则：指在实践的正当性确定后，应当避免一切不必要的照射。所有辐射照射都应保持在可合理达到的尽可能低的水平，用最小的代价，获得最大的利益。③个人剂量限制：在实现正当化和最优化的同时，个人剂量限制是为保护个体而设立的具体量化标准，即使受到来自不同源的照射也不致受到不合理的损害。ICRP 及我国《放射卫生防护基本标准》（GB4792-84）确立了个人剂量限值。受照射人员所接受的剂量当量不应超过规定的限值（表 6-1-1）。

表 6-1-1 ICRP60 号出版物建议的剂量限值

照射部位	职业照射	公众
有效剂量	20mSv/年*	1mSv/年
眼晶体	150mSv	15mSv
皮肤	500mSv	50mSv
手和足	500mSv	—

*在规定的 5 年内平均，任何一年内不超过 50mSv

（3）辐射防护措施：①严格执行《放射性同位素与射线装置放射防护条例》《放射性药品管理办法》等国家相关放射安全防护法规。从事放射性工作的单位应根据法规，结合本单位具体情况，建造放射性实验室，工作人员进行必要的培训，制定各项辐射安全防护管理制度，上报主管部门注册，经审批取得许可证后方可进行相应的放射性工作，依法管理，接受行政主管部门定期或不定期监督检查。②外照射防护措施包括三个方面：A 时间防护：照射量与受照时间成正比。放射性操作应熟练、迅速，要尽量减少接触放射源的时间。工作结束后避免在放射性工作场所的不必要停留。B 距离防护：加大人体与放射源的距离。离放射源越远，受到的照射就越小，所受照射剂量与距离的平方呈反比。采用机械手、长柄钳等分装、取用放射源，可有效减少辐射剂量。C 屏蔽防护：在人体与放射源之间设置屏蔽物，使射线衰减和被吸收，是安全而有效的防护措施。屏蔽 X、γ 射线常用铅、钨等重金属元素做屏蔽材料，墙壁可采用钢筋混凝土。β 射线常用有机玻璃、铝、塑料等低原子序数物质做屏蔽材料。用屏蔽物将放射源与人员分开，达到防护的目的。③内照射防护措施：加强个人防护，重在预防，尽一切可能防止放射性核素通过消化道、呼吸道、皮肤及伤口等途径进入体内。避免在工作场所进食、吸烟或使皮肤黏膜及伤口接触放射性物质。进入开放型工作场所要合理穿戴各种防护用品。遵守安全操作规程，防止放射性物质通过口、鼻、皮肤进入人体，同时也要防止对环境和他人造成污染。

（4）放射性废弃物的管理与处置：严格按照相关规定及环保要求，做好放射性固体废物、废液和废气"三废"的处理，确保公众及环境安全。

（5）放射性表面污染的去除：开放性放射性核素操作一旦造成表面污染，应按表面污染的去除原则及方法进行操作，以免扩大污染范围。放射性工作场所都应制定放射性污染应急预案。

（6）职业健康监护注册者、许可证持有者和用人单位，应按照有关法律、法规的规定，进行健康监护。健康监护应以职业医学的一般原则为基础，其目的是评价工作人员对于其预期工作的适任和持续适任的程度。

5. 辐射防护与剂量监测仪器　辐射防护与剂量监测仪器根据用途主要分为场所辐射剂量监测仪、表面污染检测仪和个人剂量监测仪。

（1）场所辐射剂量监测仪：场所辐射剂量监测仪是专门用于放射性工作场所的剂量监测装置，具有剂量率、累计剂量测量、超剂量声光报警、阈值记忆和多点扫描数据管理等功能。探测器安装在回旋加速器室或其他辐射剂量较高场所，通过电子计算机系统控制，可连接多路剂量监测，进行多点辐射剂量监控。回旋加速器室内的辐射剂量监测仪与门锁连动，当室内辐射剂量超标时，门锁不能打开，防止人员误入。

（2）表面污染检测仪：表面污染检测仪是用于检测放射性工作场所的工作台面、地板、墙壁、操作人员的手、衣服、鞋等表面放射性污染的仪器。可以分别测量 α、β、γ 放射性污染情况，多为便携式，也有固定式。测量结果以剂量率（mR/h、mGy/h）或每秒计数表示。

（3）个人剂量监测仪：便携式剂量仪（pocket dosimetor）由从事放射性操作的工作人员随身携带，用于监测个人受到的辐射剂量。便携式剂量仪采用电离室探测技术，使用时充以电荷，当电离室受到射线照射时，引起空气电离，使电离室内电荷减少。电离室内电荷减少的量与射线的照射量成正比。一般可探测到 100～200mR/h（0.1～0.2cGy），探测能量范围 50keV～2MeV。

热释光剂量仪是利用热致发光的具有晶体结构的固体材料测量核辐射的装置。具有晶体结构的某些固体，常含有多种晶格缺陷，如一些原子或离子缺位或加入某些杂质等，它们能吸引异性电荷形成"陷阱"。放射线照射这些固体材料后形成的电子（负电荷）和空穴（正电荷），被陷阱能级俘获而处于亚稳态。检测时加热固体，电子或空穴可获得足够能量从陷阱能级中逸出，与固体其他部分的异性电荷复合返回基态能级。在复合过程中的能量差即以光子形式释放出来。释放出的光子量或发光强度在一定范围内与放射线照射的剂量成正比。释放出的光子使光电倍增管产生光电流，经放大器放大，通过记录器记录。热释光剂量仪主要用于个人累积剂量的监测方法。具有体积小，重量轻，灵敏度高，量程范围宽，测量精度高，能量响应好，可测 β、γ、X、n 等多种射线，受环境的影响小，并可多次重复使用等优点。

（王全师）

第二节　核医学显像仪器

一、γ-照相机

1957 年 Hal Anger 研制出 γ-照相机，因此也称为 Anger 型 γ-照相机。γ-照相机可以显示放射性药物在机体内的分布及代谢状况，获取放射性药物在特定脏器或组织内的转运和分布信息，以二维图像的方式反映特定脏器或组织功能及代谢变化。γ-照相机主要由准直器（collimator），闪烁晶体，光电倍增管（PMT），预放大器，放大器，X、Y 位置电路，总和电路和脉冲高度分析器（PHA）及显示或记录器件等组成（图 6-2-1）。

（一）准直器

准直器位于探头的最前面，介于闪烁晶体与患

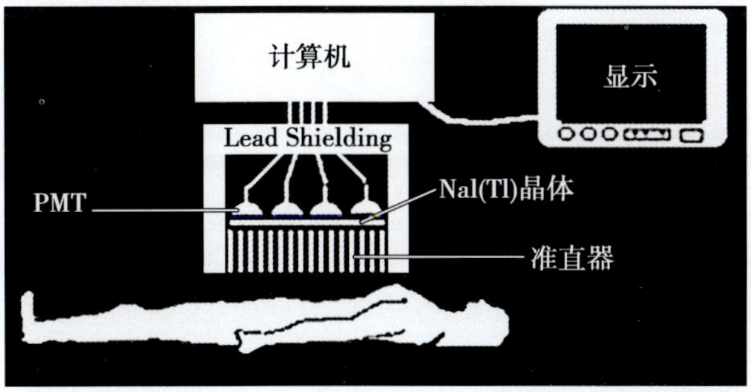

图 6-2-1 γ-照相机示意图

者之间，主要由铅或钨合金等重金属铸成不同类型的孔制成。准直器只允许特定方向γ光子和晶体发生作用，屏蔽限制散射光子，以保证γ-照相机的分辨率和信号定位的准确性。准直器的性能在很大程度上决定了探头的性能。准直器的主要参数包括孔数、孔径、孔长（或称孔深）及孔间壁厚度，这些参数决定了准直器的空间分辨率、灵敏度和适用能量范围等性能。

1. **准直器的空间分辨率** 空间分辨率表示对两个邻近点源加以分辨的能力，通常以准直器一个孔的线源响应曲线的半峰值全宽度（full width at half maximum，FWHM），简称半高宽作为分辨率的指标。准直器孔径越小，分辨率越好。准直器越厚，分辨率也越高。

2. **准直器的灵敏度** 灵敏度定义为配置该准直器的γ-照相机探头测量单位活度（如 1MBq）的放射性核素的计数率（计数/s）。准直孔越大，灵敏度越高；准直器越厚，灵敏度越低；孔间壁越厚，灵敏度越低。

3. **适用能量范围** 主要与孔间壁厚度有关，厚度 0.3mm 左右者适用于低能（≤150keV）γ射线探测，1.5mm 左右者适用于中能（150～350keV）γ射线探测，2.0mm 左右者适用于高能（>350keV）γ射线探测。

4. **准直器的类型** 按几何形状分为针孔型、平行孔型、扩散型和汇型四类。按适用的γ射线能量分为低能准直器、中能准直器和高能准直器三类。按灵敏度和分辨率分为高灵敏型、高分辨型和通用型（兼顾灵敏度和分辨率的一类准直器）三类。

（二）闪烁晶体

NaI（Tl）晶体是目前应用最为广泛的γ-照相机闪烁晶体。选用 NaI（Tl）晶体探测γ射线，主要是由于碘具有高密度（3.67g/cm^3）及高原子序数（Z=53）。NaI（Tl）晶体有吸湿性，吸收水后晶体变黄，导致穿透进入 PMT 的光子减少。因此，将 NaI（Tl）晶体密封在铝容器中。晶体的入射面和周边涂有反射物质（氧化镁），将光子反射到 PMT 的光阴极。NaI（Tl）晶体容易破碎，使用中必须小心。放置 NaI（Tl）晶体的房间温度必须恒定（每小时变化在 2～3℃之内），温度的急剧变化会导致晶体碎裂。

晶体厚度对射线的探测效率及图像的分辨率有明显影响。增加晶体厚度可增加射线被完全吸收的概率，可提高探测灵敏度；但是，也增加了多次康普顿散射的概率，降低图像的分辨率。可见探测效率与图像的分辨率是一对矛盾。因此，在选择闪烁晶体厚度要兼顾探测效率与图像分辨率。

（三）光电倍增管

早期的γ-照相机只有 19 个圆形光电倍增管，现在的γ照相机有 37～107 个光电倍增管，通常一台γ-照相机多采用 55 个光电倍增管。光电倍增管的形状也不仅是圆形，还有正方形、六角形等，这样可缩小光电倍增管排列间的间隔，减少死角。这些光电倍增管均匀地排列在晶体的后面，紧贴着晶体。当射线进入晶体，与晶体相互作用产生的信号，被该部位一个或多个光电倍增管吸收，转变成电压信号输出。由这些输出信号的综合和加权，最终形成显像图。在显像图中的定位取决于每一个光电倍增管接收到的信号的多少和强弱。光电倍增管的数量多少与定位的准确性密切相关。数量多则探测效率和定位的准确性高，图像的空间分辨率和灵敏性也高，图像质量得到很大的提高。

（四）*x*、*y* 位置电路

光电倍增管输出的信号比较微弱，需要放大后才能进行处理。γ照相机的信号放大包括预放大器和线性放大器两部分，其中预放大器对光电倍增管输出脉冲进行初步放大，同时匹配光电倍增管与后续电子学线路之间阻抗，以便系统地对脉冲进一步处理。脉冲经过预放大器放大后达到一定高度，再通过线路进入线性放大器。线性放大器进一步放大来自预放大器的脉冲信号，输出到 *x*、*y* 位置电路。光电倍增管数目越多，图像上所有脉冲的 *x*、*y* 位置精度越好，即图像空间分辨率越好。

（五）脉冲高度分析器

光电倍增管输出的电压脉冲高度与射线的能量成正比，脉冲高度分析器就是选择性地记录探测器输出的特定高度电脉冲信号的电子学线路装置，因此，脉冲高度分析器可以选择待测射线的能量。在临床工作中，可根据所应用的放射性核素发射的射线能量调节脉冲高度分析器，设置窗位和窗宽，选择性地记录特定的脉冲信号,排除本底及其他干扰脉冲信号。在设置能窗时,窗位中心要对准目标射线的能峰,窗宽要基本包括整个光电峰。通常窗宽设置为 20% 。例如,采用^{99m}Tc 标记的放射性药物进行显像时,窗位中心设在 140keV,窗宽设置为 20% 时,窗宽为 154 ~ 126keV。

(六) 模数转换器

模数转换器(ADC)是将 γ-照相机输出的模拟信号转化为数字信号的装置,转化后的数字信号才能进行电子计算机处理。常用的 ADC 为 8 位和 16 位,即将一个模拟信号转换为 8 位或 16 位二进制数。ADC 位数影响图像空间分辨率,一幅相同大小的图像,转换位数越多,图像就越精细。一台 γ-相机的 ADC 位数取决于硬件设计。

二、SPECT

SPECT 是 γ-照相机与电子计算机技术相结合发展起来的一种核医学显像仪器。SPECT 是在 γ-照相机平面显像的基础上,应用电子计算机技术增加了断层显像功能。SPECT 断层显像克服了 γ-照相机平面显像对器官、组织重叠造成的小病灶掩盖,提高了对深部病灶的分辨率和定位准确性。SPECT 与 CT 及 MRI 影像技术不同,主要显示人体组织器官的功能和代谢变化,对解剖结构及比邻关系显示不如 CT、MRI。

(一) SPECT 的分类

SPECT 由探头(探测器)、机架、检查床和图像采集处理工作站四部分组成,探头是 SPECT 的核心部件,根据临床需要设计探头数目,通常为 1 ~ 3 个,最常用 2 个探头。

1. 单探头 SPECT　单探头 SPECT 只有一个可旋转采集的探头,患者显像检查原始数据的采集是由单个探头旋转或平移完成。结构简单、价格便宜,但断层显像扫描速度慢,患者检查时间长。

2. 双探头 SPECT　双探头 SPECT 有两个采集探头(图 6-2-2),根据两个探头的相对位置分为固定角和可变角两种。固定角 90°是指两个探头相对位置为 90°,专门为心脏检查设计的机型。固定角 180°为探测器位于相对 180°的位置,主要用于全身扫描,如全身骨扫描及 SPECT 断层显像等。目前,SPECT 多设计为可变角,两个探头可设置成为 180°、90°、76°或 102°等不同角度,以满足不同脏器的显像检查。另外,还有一种双探头 SPECT 设计为悬吊式探头,这种悬吊式设计使得探头摆放和成角更加灵活。

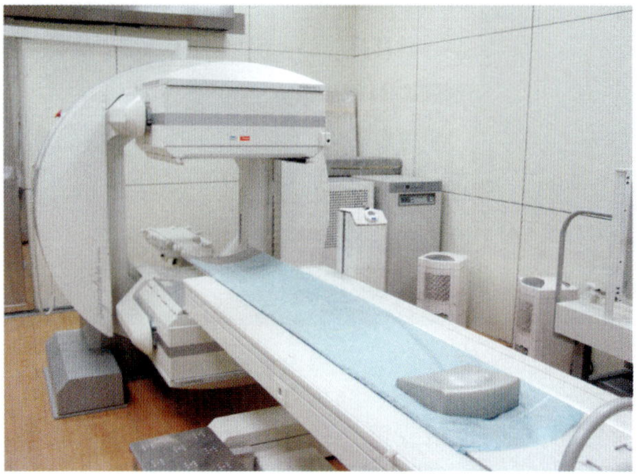

图 6-2-2 双探头 SPECT

3. 三探头 SPECT　三探头 SPECT 有三个探头构成,三个探头的相对角度可变。多用于脑及心脏 SPECT 显像检查。

(二) SPECT 的图像采集

SPECT 的图像采集根据临床需要可进行静态采集和动态采集,平面采集和断层采集,局部采集和全身采集,以及门控采集等。其中断层采集是利用 SPECT 探头绕患者旋转 180° ~ 360°,每隔一定角度(3° ~ 6°)采集 1 帧图像,获得靶器官各个方向的放射性分布信息,经过电子计算机重建断层图像。根据临床需要可进行单核素采集或多核素采集。

采集的矩阵是指将视野分割成若干正方单元,以 X 和 Y 方向分割数表示,如 64×64,128×128,256×256 等。在一定范围内矩阵越大,图像的分辨率越高,分辨率最终受到探头系统分辨率的限制,因此,像素的大小等于 1/2 FWHM(半高宽)最为合适。旋转型 γ-照相机的 FWHM 多为 12 ~ 20mm,因此要求像素为 6 ~ 10mm,对大视野探头采用的是 64×64 矩阵。如果矩阵增到 128×128,每一像素的计数将会下降 4 倍,这会大大降低统计学的可靠性。采集模式包括字节模式(byte mode)及字模式(word mode)。

(三) SPECT 的图像重建

由已知不同方向的物体投影值求该物体内各点的分布称为图像重建,也就是利用物体在多个轴向投影图像重建目标图像的过程。计算机从投影重建的断层图像是离散的、数字的,是很多像素组成的矩阵。重建算法可分为滤波反投影法(filtered back projection,FBP)和迭代法两大类。

(四) 图像的衰减校正

核医学显像所用核素 γ 射线的能量主要在 80 ~ 500keV 之间,人体组织的衰减(attenuation)对投影值有较大影响，例如，^{201}Tl 心肌灌注显像心肌中^{201}Tl 发射的 γ 射线仅有 25% 能穿过组织器官到达前胸壁，人体躯干外围组织很厚，导致断层图像越靠近中心部位，γ 射线衰减越多，计数损失也越多，肥胖病人尤明显。SPECT 断层重建算法忽略了人体组织对 γ 射线的衰减作用，使图像定量不准，出现伪影。

人体对 γ 射线的衰减是影响图像质量的主要因素之一，衰减校正（attenuation correction，AC）是解决人体衰减的主要方法。AC 是在探头的对侧设置放射源，利用放射源发射出的 γ 射线由患者体外穿透人体，在 SPECT 探头上成像。在同一台 SPECT 上同时获得透射（transmission）图像和发射（emission）图像，从透射图像求得被显像部位的三维衰减系数分布图，对发射型断层图像进行衰减校正。

（五）SPECT 的质量控制和性能评价

SPECT 的性能及工作状态是影响检查结果可靠性的重要因素之一，为了使 SPECT 的检查结果最大限度地接近真实，尽量消除差错或伪影，为临床提供客观、真实的诊断信息，就必须对仪器进行质量控制（quality control，QC）。由于 SPECT 是在 γ-照相机平面显像的基础上，应用电子计算机技术增加了断层显像功能。因此，将 γ-照相机和 SPECT 的质量控制一起介绍。

1. 均匀性 均匀性指在探头的有效视野内，各部位对均匀分布的放射源的响应差异，也就是探头有效视野内各部位放射性计数率的一致性，是 γ-照相机和 SPECT 最基本的性能参数。均匀性包括固有均匀性（intrinsic uniformity）和系统均匀性（system uniformity）。固有均匀性是指 γ-照相机探头不使用准直器时的均匀性；系统均匀性则是指使用准直器的 γ-照相机探头的均匀性。

2. 空间分辨率 空间分辨率是指 γ-照相机分辨两个点源或线源最小距离的能力，距离越小分辨率越高。空间分辨率同样分为固有分辨率和系统分辨率。系统分辨率（Rs）取决于探测器不配准直器的固有分辨率（Ri）和准直器的分辨率（Rc）。三者之间的关系是：$Rs^2 = Ri^2 + Rc^2$。空间分辨率的测定包括四象限铅栅测定法、线伸展函数测定法、线性模型测试法三种方法。

3. 平面源灵敏度 平面源灵敏度指某一采集平面对平行于该面放置的特定平面源的灵敏度，单位为计数/（min · μCi）。测量平面源灵敏度所用的模型为深 5mm、内直径 100mm 的圆盘。首先采用活度计准确测量将要注入容器内的放射源活度，活度计的精确度应校正到±5%。然后进行测量，测量方法同均匀性测量，采集总计数要达到 10^4，并记录采集时间。采集完毕，移去平面源模型，测量本底计数 1 分钟，将平面源计数经衰减校正和扣除本底后，以计数/（min · μCi）表示。平面源灵敏度测试的目的主要是检测 γ-照相机和 SPECT 的性能状态，比较各种准直器的计数效率。

4. 空间线性 空间线性是描述 γ-照相机的位置畸变。按 NEMA 标准，空间线性测定应采用圆形线性模型，该模型与测量空间分辨率的模型为同一模型。测量条件和模型放置均与空间分辨率测定相同。空间线性也分为固有线性和系统线性两种。空间线性应在中心视野（CFOV）和有效视野（UFOV）中测量。

5. 最大计数率 最大计数率是反映 γ-照相机对高计数率的响应特性指标，包括 20% 的输入计数率，最大计数率，入射计数率与观察计数率关系曲线，75 000cps 时的固有均匀性及 75 000cps 时的固有空间分辨率五个方面的性能。

6. 多窗空间位置 重合性采用不同能量窗对一个点源图像在 x、y 方向上的最大位置偏移是检测多窗重合性的指标。测量采用经准直的点源。分别将点源置于 x 轴和 y 轴的两个不同位置，窗位分别设置在能量 93keV、184keV 和 296keV，以 mm 为单位表示测量点源在两个位置的位移。

7. 固有能量分辨率 卸下探头的准直器，将点源置于探头下方，使点源照射探头全视野，用多道分析器测量能谱曲线，以能谱曲线峰值为分母，半高宽为分子计算相对百分比即为固有能量分辨率。

8. 旋转中心 SPECT 采集图像需要探头绕人体旋转，因此旋转中心（center of rotation，COR）是 SPECT 质量控制的一个重要指标。其实 SPECT 的旋转中心是一个虚设的机械点，该点位于旋转轴上，它是机械坐标系统、探头电子坐标和电子计算机图像重建坐标的共同重合点。如果不重合，则表现为旋转轴倾斜和旋转中心漂移。

9. 其他 对于 SPECT 还应进行断层均匀性、断层厚度、断层灵敏度和总灵敏度、对比度等质量控制。

10. 显像系统的综合评价 为获得与临床实际相近的 SPECT 整体性能状况，可采用充有放射性核素的体模对仪器进行性能测试，得到图像对比度、显像噪声、视野均匀性、衰减校正的准确性等参数，对显像系统进行综合评价。

三、PET

正电子发射型电子计算机断层(positron emission computed tomography,PET)是利用正电子核素标记或合成的显像剂,通过湮没符合探测来获得体内正电子核素的断层分布图,从而显示病变的位置、形态、大小、代谢和功能,对疾病进行诊断。

(一) PET 显像原理

1. 湮没符合探测 采用正电子核素标记的药物作为示踪剂,注射入体内后在靶器官聚集。正电子核素在衰变过程中发射正电子,与周围物质中的电子相互作用,发生湮没辐射,发射出方向相反、能量相等(511keV)的两个 γ 光子。PET 探测利用一系列成对的互成 180°排列的探测器,来探测湮没辐射光子,从而获得机体正电子核素的断层分布图(图 6-2-3)。

2. PET 采集的计数类型

(1) 单个计数:指每一个探头采集到的计数。一个探头采集到的计数需要通过符合线路才能成为符合计数,一般单个计数中只有 1% ~10% 成为符合计数。

(2) 真符合计数:两个探头同时探测到的来自同一个湮没辐射事件的两个 γ 光子,且这两个光子均没有与周围物质发生作用而改变方向。真符合计数是 PET 采集的有效计数。

(3) 随机符合计数:符合线路有一定的分辨时间限制,在限定的时间范围内,两个探头探测到的任何无关的两个光子也会被记录下来。这种不是由同一个湮没辐射事件产生的两个 γ 光子出现的符合计数称随机符合计数。随机符合计数增加图像本底,降低信噪比。

(4) 散射符合计数:γ 光子在飞行过程中还会与物质中的电子产生康普顿散射,改变电子动能的同时,也改变 γ 光子的运动方向,如果这个光子与它相对应的另一个光子同时进入两个探测器,记录下来的计数为散射符合计数。它虽然是一次湮没辐射事件,但反映出的位置不准确。

(二) PET 的组成

PET 扫描仪是由机架(Gantry)、扫描床、电子柜、操作工作站、分析工作站及打印设备等组成。

1. 机架

(1) 探测器环:由若干个晶体排列而成,是决定 PET 性能的最重要部分。探头晶体的材料不同,接收光子并转化为可见光的性能也有差异。目前,PET 探测器主要采用锗酸铋(bismuth germinate,BGO)、硅酸钆(gadolinium orthosillicate,GSO)、硅酸镥(lutetium oxyorthosillicate,LSO)及 LYSO 等。

(2) 棒源(pin source):是将 ^{68}锗(^{68}Ge)均匀地封装在中空的小棒内,根据设备不同可有 1 ~3 个活度不同的棒源;也有采用半衰期较长的 ^{137}Cs 棒源。棒源的作用是对 PET 扫描仪进行质量控制及透射扫描进行图像衰减校正。

(3) 隔板(speta):隔板包括 2 部分,一部分是探测器环两边的厚铅板,作用是屏蔽探测器外的射

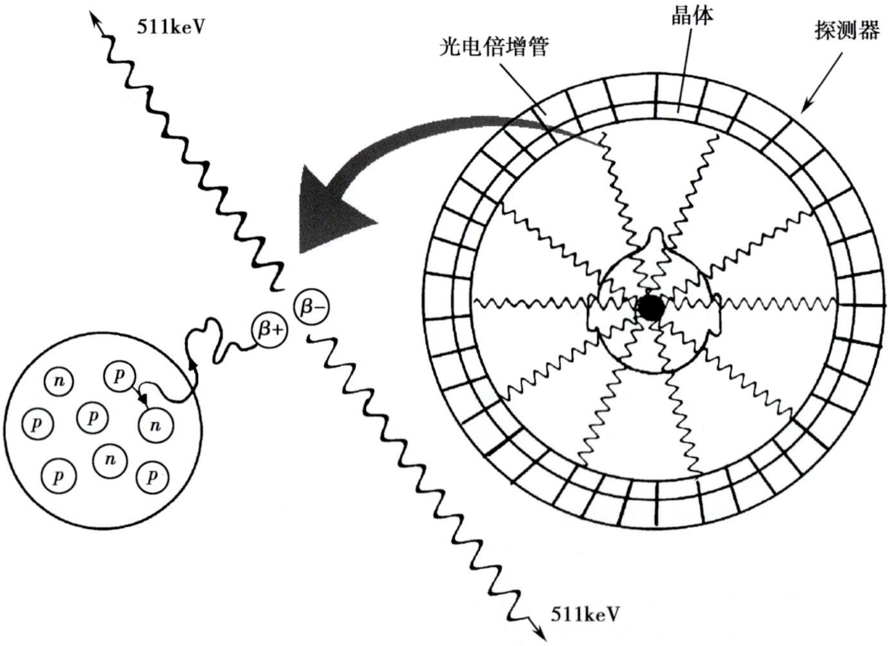

图 6-2-3 湮没符合探测原理示意图

线；另一部分为厚度为 1mm 的环状钨板，位于探测器环与环之间，将轴向视野分隔成若干环，钨隔板的作用是屏蔽其他环视野入射的光子对，与准直器的作用相似；当进行 3D 采集时，将钨隔板撤出显像视野，取消这种屏蔽作用。目前，仅有 3D 采集模式的 PET 已经无隔板。

（4）其他事件：探测系统的作用是采集探测器传来的电子信号，并将有效的 γ 光子事件传给符合线路。符合线路用来确定从事件探测系统传来的 γ 光子哪些是来源于同一湮没事件，并确定其湮没事件的位置。激光定位器用于患者扫描定位。

2. 扫描床 扫描床是承载检查对象，进行 PET 显像的部件。可根据检查需要移动扫描床，将检查部位送到扫描野。

3. 电子柜 电子柜主要由 CPU、输入、输出系统及内外存储系统等组成，主要作用是进行图像重建，并对数据进行处理及储存。

4. 操作工作站及分析工作站 工作站主要由电子计算机和软件系统组成，它的作用主要是控制扫描仪进行图像采集、重建、图像显示和图像储存等。

5. 打印设备 主要由打印机、激光照相机等图像输出系统组成，主要作用为输出图片或文字等资料。

（三）PET 图像采集

PET 图像采集包括发射扫描（emission scan）和透射扫描（transmission scan）。发射扫描方式有 2D 采集、3D 采集、静态采集、动态采集、门控采集、局部采集和全身采集等。

1 发射扫描 进入人体内的正电子核素，衰变时发射 1 个正电子，正电子在组织内运行很短距离动能消失后即与 1 个负电子发生湮没辐射，产生方向相反、能量均为 511keV 的一对 γ 光子。PET 对这些光子对进行采集，确定示踪剂位置及数量的过程，叫做发射扫描。

（1）2D 采集和 3D 采集：2D 采集是在环与环之间有隔板存在的条件下进行的采集方式，2D 采集时，隔板将来自其他环的光子屏蔽掉，只能探测到同环之间的光子对信号；3D 采集是在撤除隔板的条件下进行的一种快速立体采集方式，探头能探测到来自不同环之间的光子对信号，使探测范围扩大为整个轴向视野。3D 采集探测到的光子对信号高于 2D 采集的 8～12 倍，使系统的灵敏度大大高于 2D 采集。但散射符合及随机符合量也明显增多，信/噪比低，需要进行散射校正。目前 PET 主要采用 3D 采集。

（2）静态采集和动态采集：静态采集是临床最常用的显像方式。将显像剂引入体内，经过一定时间，显像剂在体内达到平衡后进行采集的一种显像方式；动态采集是在注射显像剂的同时进行的一种连续、动态的数据采集方法，获得连续、动态的图像序列，观察显像剂在体内的时间和空间变化，研究显像剂在体内的动态变化过程。

（3）门控采集：包括心脏门控采集和呼吸门控采集：心脏和呼吸运动具有周期性特点，利用门控方法采集心动、呼吸周期的同步信息，以消除心脏及呼吸运动的影响。

（4）局部采集和全身采集：局部采集多用于某些脏器（如脑、心脏等）或身体的某些部位的显像；全身采集主要用于恶性肿瘤的诊断及全身评估。

2. 透射扫描 透射扫描是利用棒源围绕身体旋转，采集射线从体外透射人体后所剩余的光子。透射扫描和空白扫描的结果相结合可以计算得到组织的衰减系数。透射扫描的目的是对发射扫描数据进行衰减校正。

（四）图像重建

PET 图像重建常用滤波反投影法（filtered back-projection）和有序子集最大期望值法（ordered subsets expectation maximization，OSEM）两种方法。滤波反投影法属于解析变换方法类，其理论基础是基于傅立叶分片定理（Fourier slice theorem）。滤波反投影法的优点是图像重建的速度快，SUV 计算准确；缺点是在放射性分布急剧变化的相邻部位出现明显的伪影，身体轮廓欠清晰、边缘有较多模糊伪影，尤其是脑部外周更明显，图像质量欠佳。OSEM 属于代数迭代方法类，是建立在两种迭代重建方法基础上的图像重建方法。优点是具有较高的分辨率和抗噪声能力，重建的图像解剖结构及层次清楚，伪影少，病灶变形少，定位及定量较准确，身体轮廓清楚，图像质量好（图 6-2-4）。OSEM 重建方法已基本取代了滤波反投影重建法。

（五）PET 的质量控制

为了保证 PET 扫描仪处于最佳工作状态，获得准确的诊断数据及图像，必须对 PET 进行质量控制。不同制造商生产 PET，推荐的质控项目及间隔时间不完全相同，一般包括以下项目：

1. 空扫（blank scan） 空扫是每个工作日病人显像前必须进行的质控项目。空扫是在扫描视野内没有其他物品的条件下，棒源进行 360° 扫描。空扫的目的是监测探测器性能随时间发生的飘移，

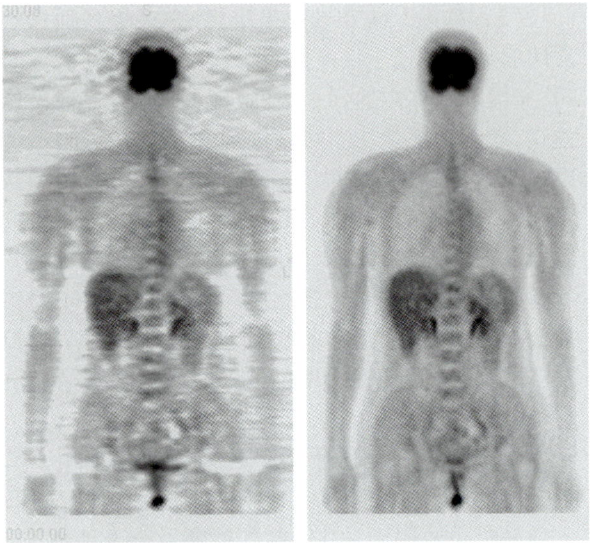

图 6-2-4 滤波反投影与 OSEM 法图像质量比较

并与透射扫描一起用于 PET 图像的衰减校正。

2. 符合计时校准(coincidence timing calibration) 符合计时校准是采用低活度棒源，校准各个信道的符合时间差异，一般每周进行 1 次。

3. 光电倍增管增益调节(PMT single update gain adjustment) PMT 增益调节包括位置增益和能量增益两部分。位置增益调节是校准晶体的光子信号与光电倍增管之间空间位置；能量增益是能量甄别阀窗与晶体光子信号之间的校准。建议每周校准 1 次。

4. 归一化校准(normalization calibration) 归一化校准是采用棒源进行 360°扫描，测量各个晶体的探测灵敏度差异，用以校正发射扫描数据。建议每 3 个月进行一次校准。

5. 井型计数器校准(well counter calibration) 井型计数器校准的目的是将图像放射性计算单位(counts/pixels)换算成井型计数器单位(Bq/ml)。具体方法是将 100MBq 的正电子核素(如^{18}F)注入 1 个柱状中空模型(体积为 5640ml)，并用水补充填满模型，计算比活度(Bq/ml)，并对模型进行 PET 显像，获得 35 帧图像，在 35 帧图像内画感兴趣区(ROI)，即可得到 ROI 放射性计数值(counts/pixel)，据此，可以得到这两个单位之间换算的校准参数。主要用于单位转换，对病变进行定量或半定量分析，如标准化摄取值(standardized uptake value，SUV)等。

(六) PET 的性能评价

美国电器制造商协会(National Electric Manufacturers Association，NENA)于 1994 年制定了 PET 性能评价标准及测试方法 NEMA NU 2-1994，2001 年对其进行了更新，更新后版本为 NEMA NU 2-2001。国际电工委员会(International Electronic Committee，IEC)于 1998 年制定了 IEC61675-1 PET 性能评价标准，此外，日本、澳大利亚、新西兰等国家也制定了相应的标准。2003 年，我国颁布了《放射性核素成像设备性能和测试规则》第一部分：正电子发射断层成像装置(GB/T18988.1-2003/IEC61675-1：1998)。PET 的性能评价需要使用标准模型进行测试，测定结果与使用的模型有关，使用的模型不同，结果也有差异。目前，国际上多采用 NEMA 标准。PET 性能参数测试主要包括空间分辨率、灵敏度、探测器效率、噪声等效计数率、时间和能量分辨率等。

四、图像融合技术

图像融合是将两种不同成像技术的图像经过变换处理使它们的空间位置坐标相匹配，图像融合处理系统利用两种不同成像技术各自成像的特点对两种图像进行空间配准与结合，将两种图像数据合成为单一图像。PET/CT 是临床应用最早、也是最成熟的图像融合技术，随后 SPECT/CT 及 PET/MR 也逐步应用于临床及研究。在融合图像中，通常 CT 的密度及 MR 的信号以灰阶显示，PET 及 SPECT 的放射性分布以伪彩色显示，以便更清楚地突出病灶。

(一) SPECT/CT

SPECT/CT 是 SPECT 和 CT 两种成熟技术相结合的一种新的核医学显像仪器，实现了 SPECT 功能代谢影像与 CT 解剖形态学影像的同机融合。一次 SPECT/CT 显像检查可获得 SPECT 图像、CT 图像及 SPECT/CT 融合图像，可以采用 CT 图像对 SPECT 图像进行衰减校正。

SPECT/CT 中 SPECT 与 CT 的结合有两种设计方式，一种是在 SPECT 探头机架上安装一个 X 线球管，对侧安装探测器，也就是 SPECT 和 CT 位于同一机架；另一种是在 SPECT 机架后再并排安装一个高档螺旋 CT，SPECT 与 CT 位于不同的机架。

(二) PET/CT

CT 是利用 X 射线对人体解剖结构的密度差异进行成像的断层显像技术。CT 可显示机体组织脏器解剖结构的改变，发现病变并可以确定其范围及与周围组织脏器的比邻关系。PET/CT 是将 PET 和 CT 融为一体的大型医学影像诊断设备。

1. PET/CT 的结构及功能　PET/CT 是由 PET 和多排螺旋 CT 组合而成,在同一个机架内有 PET 探测器、CT 探测器和 X 线球管,共用同一个扫描床、图像采集和图像处理工作站。如果受检者在 CT 和 PET 扫描期间体位保持不变,重建的 PET 和 CT 图像在空间上是一致的。

PET/CT 是将 PET 的功能代谢显像与 CT 的解剖结构显像两个影像学技术相融合,实现了 PET、CT 图像的同机融合。一次 PET/CT 成像可获得 PET 图像、相应部位的 CT 图像及 PET 与 CT 的融合图像,使 PET 的功能代谢影像与 CT 的精细结构影像两种显像技术的优点融于一体,形成优势互补,提高了诊断效能,同时采用 CT 采集的数据代替棒源透射扫描对 PET 图像进行衰减校正,大大缩短 PET 扫描时间。

2. PET/CT 的图像采集　PET/CT 图像采集包括 CT 扫描和 PET 扫描,通常先进行 CT 图像采集,再进行 PET 图像采集。关于 PET 图像采集,发射扫描与前面所述的 PET 图像采集相同,但是,采用棒源进行的透射扫描可由 CT 扫描代替,因此,可以不用进行 PET 透射扫描。在 PET/CT 检查中,CT 扫描可以用于衰减校正、解剖定位或 CT 诊断。如果 CT 扫描仅用于衰减校正和解剖定位,可采用低毫安/秒设置,以减少病人的辐射剂量;如果用于 CT 诊断,建议采用标准毫安/秒设置,以优化 CT 扫描的空间分辨率。

3. PET/CT 的性能评价　PET/CT 包括 PET 和 CT,首先应分别对 PET 和 CT 进行性能评价,再对 PET/CT 整体进行性能评价。PET 性能评价方法及参数如前所述。CT 性能测试按我国国家质量技术监督局与原卫生部于 1998 年 12 月 7 日颁布的《X 射线计算机断层摄影装置影像质量保证检测规范》(GB/T17589-1998)进行。检测项目共有 9 项,包括定位光精度、层厚偏差、CT 值、噪声、均匀性、高对比分辨率、低对比分辨率、CT 剂量指数、诊断床定位精度。PET/CT 整机的性能测试主要是采用 PET 图像与 CT 图像进行融合精度评价。目前,尚无权威机构制定的标准测试方法。

(三) PET/MR

PET/CT 显示了融合图像的强大优势,也预示了医学影像的发展方向。MR 比 CT 具有更好的软组织对比度及空间分辨率,还能提供一些功能信息,如水弥散成像、灌注成像及 MRS 等。因此,PET/MR 可能为临床提供更丰富的解剖及功能代谢诊断信息。

目前,PET/MR 中的 PET 和 MR 有 3 种组合模式:①将 PET(或 PET/CT)和 MR 设置在不同房间,采用一套运送和支持系统将 2 个房间的设备连接起来以减少患者在两次检查间的体位变化,图像通过软件进行融合。②将 PET 和 MR 以同轴方式分开置于两侧,中间设置一个可以旋转的共用扫描床,分别扫描 PET 和 MR 后进行图像融合。以上 2 种组合模式的问题是 PET 和 MR 分步采集,易产生体位变动,需要时间长,给临床和科研带来一些问题及不便。③PET/MR 一体机,也是真正意义上的 PET/MR。然而,PET/MR 一体机的研发需要设计一种既能在磁场中正常工作,又不影响 MRI,还要能承受射频场影响的 PET 探测模块。PET 探测器常规采用的 PMT,磁场能使电子偏离运动轨迹,导致 PMT 不能正常工作。因此,解决 PET 和 MR 的相互干扰是关键问题,MR 强静态磁场、梯度场和射频场会影响 PET 性能。PET 电气部分引入的射频噪声、PET 材料插入导致的磁场不均匀、位于 PET 机架和电路板的传导结构内的梯度系统诱导涡电流产生,这些都会降低 MR 图像质量。另外,PET/MR 一体机还要解决 PET 图像的衰减校正问题。PET/CT 的衰减校正数据可通过将 CT 透射扫描图像转换为 511keV 的衰减系数图获得,PET/MR 则无法提供这样的透射扫描数据。这是因为 PET/MR 中没有空间容纳一个发射源,而且一个旋转的含金属的发射源,无论是 X 线球管、棒状或点状都会与 MR 磁场产生串扰。同时 MR 是基于质子密度成像,不同于 CT 扫描是基于组织密度成像。因此,PET/MR 要求采用 MR 扫描数据进行衰减校正的新方法。

为解决 PET 的探测问题,尝试了以下几种解决方案:①使用 3~5m 长的光纤将磁场内闪烁晶体产生的光子传输到磁场外的 PMT 和电子学元件,以减少磁场的影响。缺点是较长的光纤导致 50%~75% 的光子丢失,降低了 PET 的性能。②采用分裂磁体(split-magnet)低场强的 MR 制造 PET/MR,将 PET 探测器置于场强几乎为 0 的磁体间隙内。缺点是低场强降低了 MR 的性能。③采用对磁场不敏感的雪崩光电二极管(avalanche photodiode, APD)代替 PMT。经检测在 9.4T 场强下,仍能保持 APD 的性能。APD 探头为 PET/MR 一体机的研制提供了可能。

目前,PET/MR 设计中的技术问题已基本得到解决。PET/MR 一体机是在 MR 大孔径磁体和紧凑型 PET 探测器的基础上,PET 与 MR 的同机和同中心复合设计。采用 APD 代替受磁场干扰的 PMT，节省了空间，也解决了强磁场对 PET 探测器的干扰。将 APD 探测器植入 MR 磁体内，采用有效的屏蔽系统消除磁场对 PET 数据处理链的干扰，使 PET 与 MR 融于一体。PET 是由内置于磁体腔内的 PET 探测器环系统和设置在磁体外部安全区域的电子学系统及连接两者的电缆组成。因此 MR 磁体腔的直径越大，其所能容纳的内置 PET 探测器系统的有效内径也就越大。另外，一体化 PET/MR 要实现广泛的临床应用，必须突破传统 MR 线圈的限制。常规 MR 扫描会受到线圈及其扫描范围的限制，一次只能扫描一个部位，如果扫描多个部位，需要更换线圈和重新摆位；而常规 PET 显像多为全身扫描，两者难以相互匹配。MR 的全景成像矩阵（total imaging matrix，TIM）技术，实现了全身 PET/MR 的图像采集。TIM 技术的特点是矩阵线圈概念，它允许在 32 个射频信道中最多组合 102 个线圈元件，通过加长的并行接收链来完成全身成像矩阵、自动病床移动、自动线圈开关控制以及在线技术，无需更换线圈及重新摆位，数据采集一次完成。TIM 技术解决了 PET/MR 的全身扫描问题。

关于 PET/MR 一体机 PET 图像的衰减校正问题，由于 PET/MR 没有附带透射衰减校正源，对 PET 图像的衰减校正是通过 MR 图像来实现的。采用 MRI 图像分割方法在脑部应用良好，但在其他部位则不佳，主要是由于骨和空气在 MRI 表现相似，并且在 FOV 边缘存在伪影。因此，基于 MR 衰减校正的分割算法难以得到精确的 PET 衰减校正图。如果将骨和空气区分开，对于体部 PET/MR 显像需要更复杂的方法。采用图集算法和机器学习算法相结合可以从获得的 MR 图像估计 PET 衰减图，具体方法是将 MR 和 CT 的容积对进行配准，获得 MR-CT 数据对的数据库，对 PET/MR 扫描获得的 MR 图像与 MR-CT 数据对的数据库中的 MR 图的每 1 像素进行比较，间接获得对应的 CT 图像，用以计算 PET 的衰减校正系数。因此，采用 MR 数据进行衰减校正必须实现将 MR 的像素值充分转化为恰当的 PET 衰减值，而且还要解决其他问题，如患者体积超过 MR FOV 外所产生的截断效应等。

PET/MR 一体化系统的临床应用时间尚短，难免会存在一些问题没有彻底解决，如 PET 与 MR 探测器的相互影响，一方面 PET 探测器会影响 MR 磁场的梯度和均匀性，另一方面 MR 的磁场也会影响 PET 探测器的稳定；MR 图像不是组织脏器的密度图像，采用 MR 对 PET 图像进行衰减校正的准确性还需要进一步在实践中验证。

五、小动物核素显像仪器

小动物核素显像仪器是基于核医学临床诊断技术发展起来的专门用于小动物的断层显像装置，主要包括小动物 PET（Micro-PET）、小动物 SPECT（Micro-SPECT），主要提供功能代谢和生物分布等信息，解剖形态及比邻关系显示不如 CT 清晰。Micro-CT、Micro-MR 则主要提供解剖结构信息，空间分辨率非常高，解剖结构、定位及比邻关系信息非常准确。因此，随着各项技术的日益发展和成熟，小动物影像设备从单功能显像仪器逐步发展为双功能显像仪器（Micro-PET/CT、Micro-PET/MR、Micro-SPECT/CT）及三功能（Micro-PET/SPECT/CT）显像仪器等多功能成像设备。小动物显像仪器比临床用的设备具有更高的灵敏度和空间分辨率，可显示小动物的组织器官结构。对小动物进行活体、定量检查，获得活体内的动态信息，实验结果可直接类推至临床。对同一只小动物进行无损伤的反复实验，大大减少了实验动物的使用数量，缩短了实验周期，节省了实验费用。对同一只动物在不同时间点进行研究，体现连续的动态定量测定，消除了小动物的个体或种属差异，在基础动物实验研究和临床应用之间架起了桥梁，为生物医学研究提供了新的方法。

（王全师）

第三节 核素分子成像探针

一、基本概念

放射性药物（radiopharmaceutical）是指含有放射性核素的，用于医学诊断或治疗目的的一类特殊分子或制剂。获得国家食品药品监督管理部门批准文号的放射性药物称为放射性药品。核素分子成像探针是指核素分子成像中使用的显像剂或示踪剂，属于放射性药物中用于成像诊断的部分。核素分子成像探针包括内源性探针和外源性探针，采用放射性核素标记受体的配体、酶的底物、特异性抗体、多肽、核苷酸及特异性寡核苷酸片段等均可得到放射性核素标记的分子成像探针，不同的分子探针可以提供不同的诊断信息。

分子成像探针必须带有易于探测的“标识”进

行信号放大,根据采用的“标识”物不同衍生出不同的分子影像学技术。例如,“标识”物采用放射性核素标记的物质即为核医学,采用顺磁及超顺磁物质即为 MRI,采用微泡即为超声,采用荧光物质即为光学成像等。分子探针要符合以下三个条件:①与靶分子有高的特异性及亲和力;②能穿透生物屏障,如血管、血脑屏障和细胞膜等;③有对应的探针信号放大系统,可以灵敏地探测。

核素分子成像采用放射性核素探针,由于标记方法相对简便,可对各种物质进行标记,而且探测的灵敏度高,是目前最成熟的分子影像技术。其缺点是核医学图像空间分辨率低,解剖结构欠清晰。随着图像融合技术的发展与广泛应用,核素分子成像与 CT、MRI 进行同机图像融合,可弥补核素分子成像的不足。根据使用的标记核素不同可分为 PET 分子成像探针和 SPECT 分子成像探针,采用正电子核素标记的称为 PET 分子成像探针,采用单光子核素标记的称为 SPECT 分子成像探针。

二、核素分子成像探针的质量控制

核素分子成像探针属于应用于核素显像诊断部分的放射性药物,应当按照放射性药物的要求进行质量控制与质量检验,以保证核素分子成像探针安全有效。其内容主要包括物理性质、化学性质和生物学性质三个方面。

(一) 物理鉴定

1. 性状 在有防护措施的条件下,观察核素分子成像探针的物理状态、颜色、透明度,观察有无异物、异常絮状物或沉淀等。

2. 放射性核素纯度 放射性核素纯度(radionuclide purity)是指探针含有的特定放射性核素的活度占总活度的百分比。放射性核纯度与探针中含有的放射性杂质数量有关,与非放射性杂质的量无关。核素分子成像探针中如果混有其他放射性核杂质,会影响显像的质量,同时也给受检者增加了不必要的辐射危害。

3. 放射性活度与比活度 放射性活度是核素分子成像探针的重要物理指标,准确测定放射性活度对于获得高质量成像图及降低不必要的辐射剂量具有重要意义。比活度(specific activity)是指单位质量的核素分子成像探针中所含的放射性活度。

(二) 化学性质鉴定

1. pH 核素分子成像探针主要为注射液,特定的 pH 对于保证探针的稳定性非常重要。通常放射性探针的 pH 允许在 3 ~ 9 之间,但最佳 pH 为 7.4 的等渗溶液。

2. 放射化学纯度 放射化学纯度(radiochemical purity)简称放化纯度,是指特定化学形式存在的放射性活度占总放射性活度的百分比。探针中的放射化学杂质可以从制备过程中或其自身分解中产生,可影响核素分子成像探针的体内分布,并可能对人体造成不必要的危害。放射化学纯度是衡量放射性药物质量最重要的指标之一,核素分子成像探针具有足够高的放化纯度才能应用于临床,通常放射化学纯度应不低于 90% 或 95% 。

3. 化学纯度 化学纯度(chemical purity)是指以特定化学形式存在的化合物的质量占总质量的百分比,与放射性无关。化学杂质通常是在探针制备过程产生或引入的,过量的化学杂质可引起患者的毒副反应,甚至干扰探针的制备和使用。化学纯度的质控内容主要是控制化学杂质或载体含量。

(三) 生物学性质鉴定

1. 无菌及无热原 体内使用的核素分子成像探针必须无菌和无热原。无菌通常采用灭菌或除菌方法,对于热稳定性好的制品,多选用灭菌方法;对于热稳定性差或短半衰期核素标记的核素分子成像探针,多采用微孔滤过膜过滤法除菌。热原亦称内毒素,是黏多糖或微生物代谢产生的蛋白。主要通过在探针制备过程中严格无菌操作来预防,可用家兔法和鲎试剂法查验。

2. 毒性 核素分子成像探针的毒性包括两方面,一是被标记物的化学毒性,另一个是放射性核素产生的辐射安全性。通常被标记的探针一次成像使用量很小,其化学毒性甚微。放射性核素产生的辐射安全性问题主要为内照剂射量,估算体内辐射剂量(MIRD)值应符合国家有关法规。也需要通过异常毒性及急、慢性毒性实验。

3. 生物活性与生物分布 生物活性指放射性探针在体内的生物学行为特征。例如受体显像中标记配体与受体的结合能力,放射免疫显像中标记的抗体与特异性抗原的免疫结合能力等。生物学分布是指放射性探针在生物体内的分布状态,特别是在靶器官或靶组织中的浓聚程度、摄取量及清除速率等。动物实验及放射自显影对探针的生物活性及生物分布的检测有重要价值。

三、SPECT 分子成像探针

SPECT 分子成像探针是指采用单光子核素标记的分子成像探针，也称为单光子放射性药物或示踪剂。目前文献报道的 SPECT 分子成像探针种类很多，下面介绍几种 SPECT 分子成像探针（表 6-3-1）。

表 6-3-1　SPECT 分子成像探针

中文名称	英文名称	分子式	用途
高锝[^{99m}Tc]酸钠	sodium pertechnetate [^{99m}Tc]		主要用于甲状腺显像、脑显像、唾液腺显像、异位胃黏膜显像及制备含锝[^{99m}Tc]放射性药品
碘[^{131}I]化钠	sodium iodide [^{131}I]	$Na^{131}I$	主要用于诊断和治疗甲状腺疾病及制备碘[^{131}I]标记化合物
锝[^{99m}Tc]双半胱乙酯 ^{99m}Tc-ECD	technetium[^{99m}Tc] bicisate		脑血流灌注显像
锝[^{99m}Tc]六甲基丙烯胺肟 ^{99m}Tc-HMPAO	technetium[^{99m}Tc] hexamethylpropylen eamine oxime		脑血流灌注显像
碘[^{123}I]安非他明 ^{123}I-IMP	N-isopropyl-[^{123}I]-p-iodoamphetamine		脑血流灌注显像
碘[^{123}I]氟潘	[^{123}I] N-ω-fluoropropyl-2β-carbomethoxy-3β-(4-iodophenyl) nortropane		疑似帕金森症患者的评估
锝[^{99m}Tc]甲氧异腈 ^{99m}Tc-MIBI	technetiume [^{99m}Tc] methoxy isonitrile		心肌血流灌注及肿瘤显像等

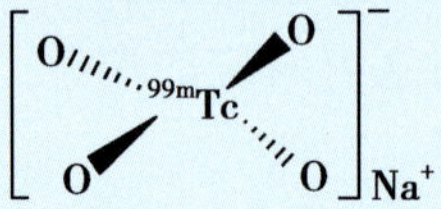

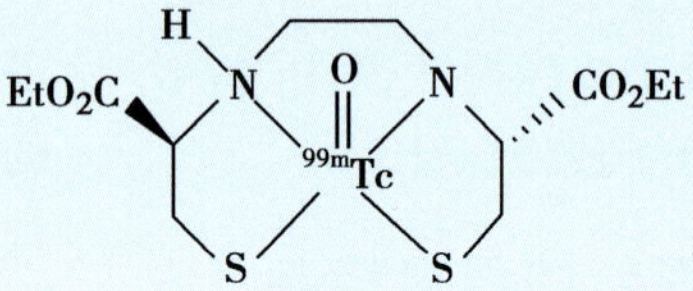

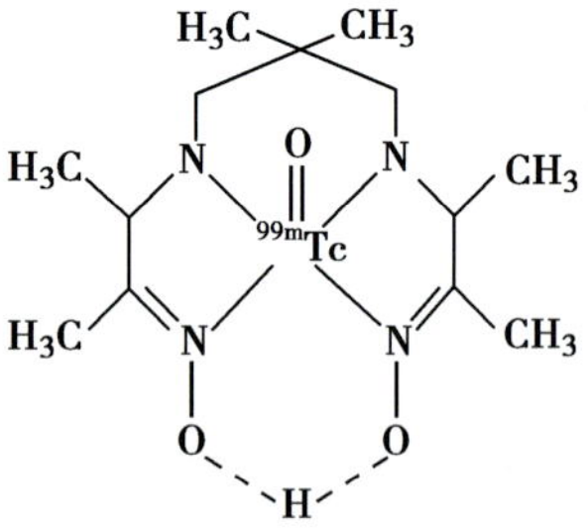

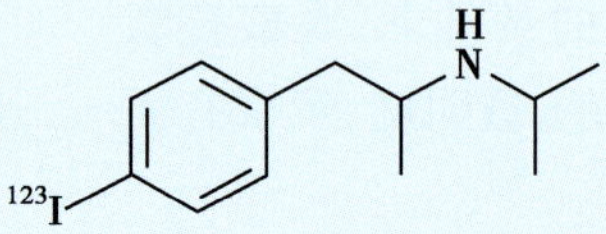

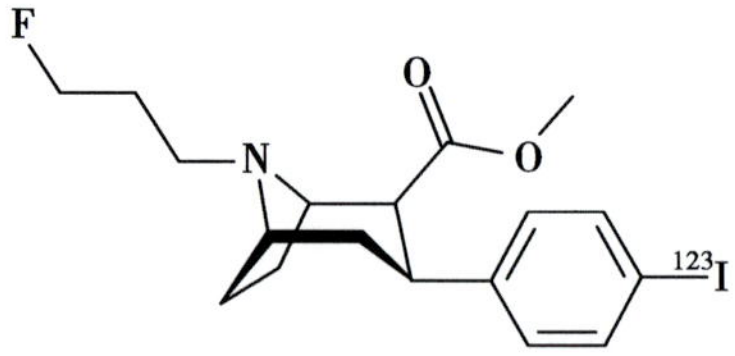

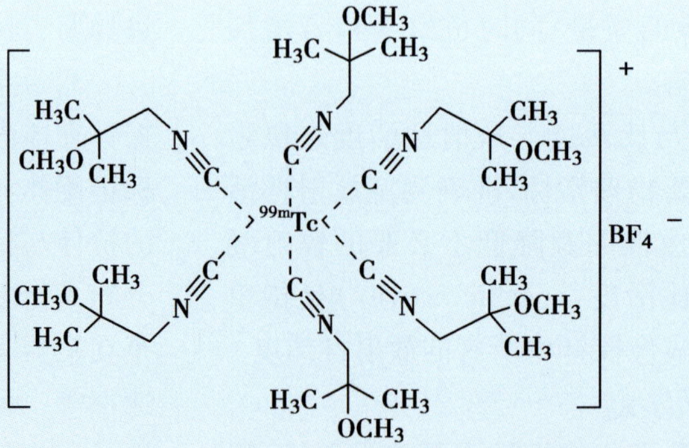

续表

中文名称	英文名称	分子式	用途
锝[^{99m}Tc]替曲膦 ^{99m}Tc-TF	Technetium[^{99m}Tc] tetrofosmin	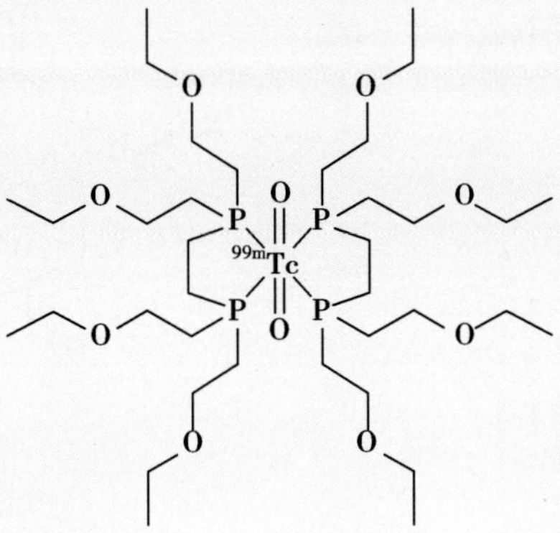	心肌血流灌注显像
锝[^{99m}Tc]亚甲基二膦酸盐 ^{99m}Tc-MDP	Technetium[^{99m}Tc] methylenediphosphonate	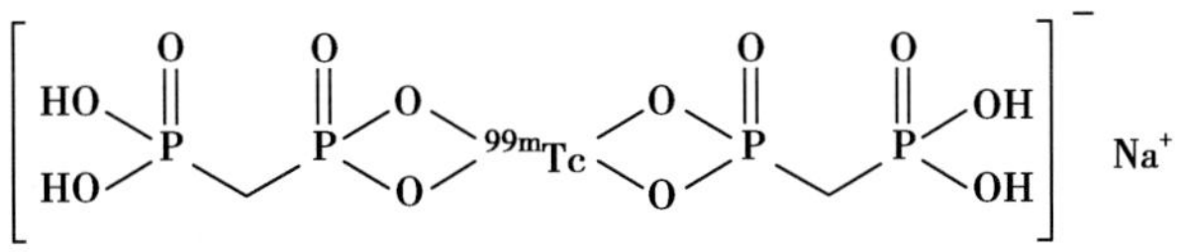	骨显像
锝[^{99m}Tc]焦磷酸盐 ^{99m}Tc-PYP	Technetium[^{99m}Tc] pyrophosphate	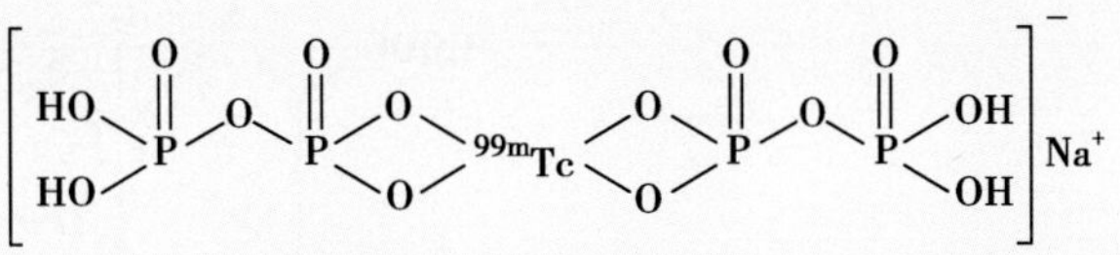	骨显像、急性心肌梗死病灶显像
锝[^{99m}Tc]依替菲宁 ^{99m}Tc-EHIDA	Technetium[^{99m}Tc] Etifenin	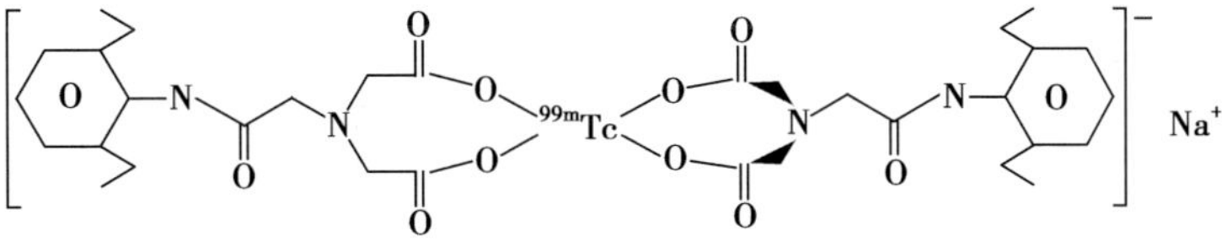	肝胆动态显像
锝[^{99m}Tc]甲溴菲宁	Technetium[^{99m}Tc] mebrofenin	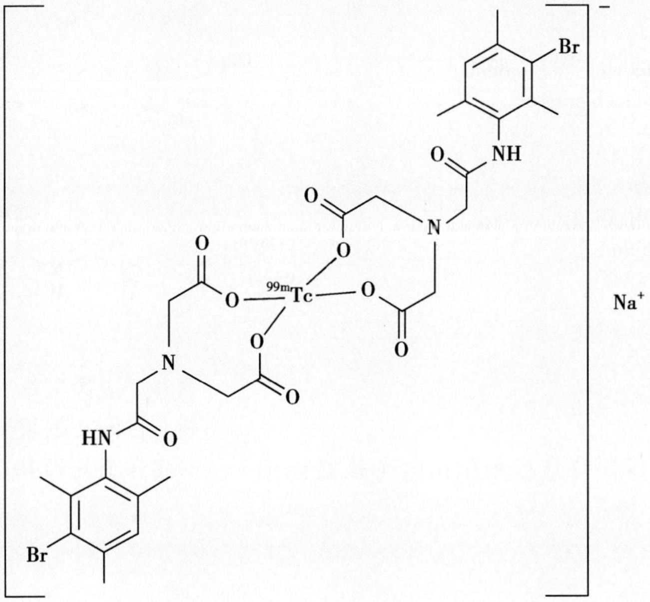	肝胆动态显像
锝[^{99m}Tc]地索芬宁	Technetium [^{99m}Tc] disofenin	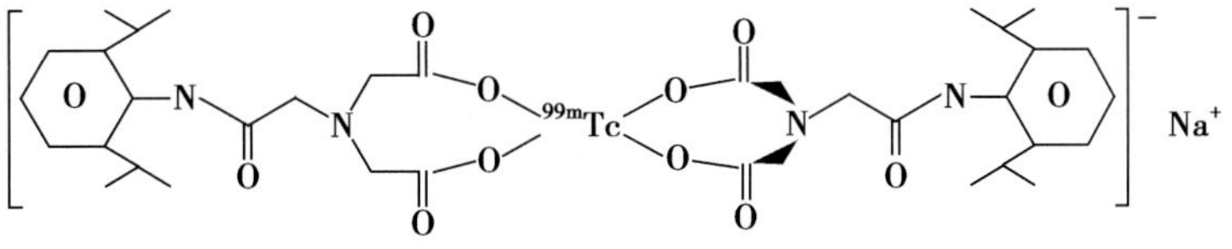	急性胆囊炎诊断

续表

中文名称	英文名称	分子式	用途
锝[^{99m}Tc]喷替酸盐(二亚乙基三胺五乙酸) ^{99m}Tc-DTPA	Technetium[^{99m}Tc] pentetate	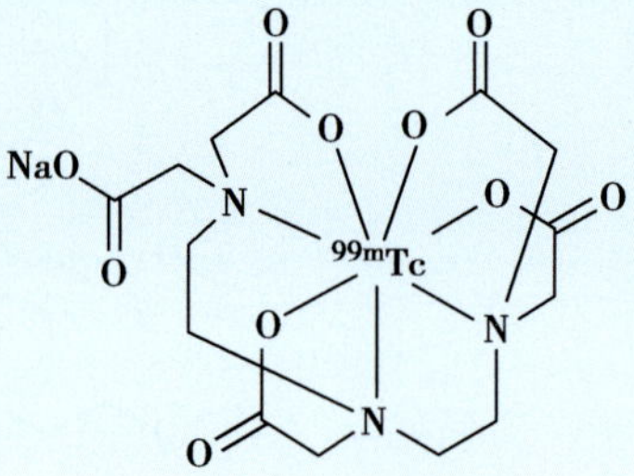	肾动态显像
锝[^{99m}Tc]巯基乙酰基三甘氨酸 ^{99m}Tc-MAG$_3$	Technetium[^{99m}Tc] mercaptoacetyltriglycine	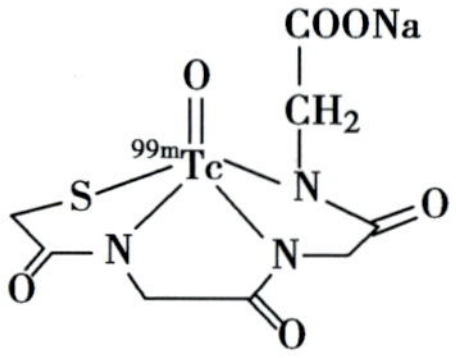	肾动态显像
锝[^{99m}Tc]二巯丁二酸 ^{99m}Tc-DMSA	Technetium[^{99m}Tc] succimer	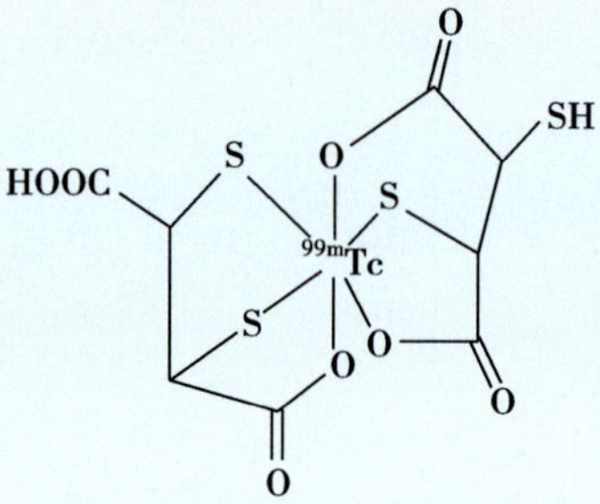	肾静态显像
锝[^{99m}Tc]双半胱氨酸 ^{99m}Tc-EC	Technetium[^{99m}Tc]-1,1-ethylenedicysteine	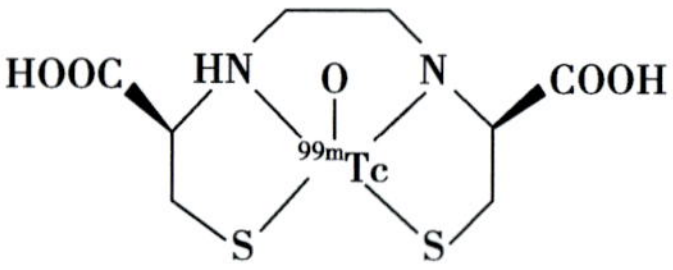	用于肾脏功能测定
邻碘[^{131}I]马尿酸钠 ^{131}I-OIH	Iodine[^{131}I] sodium iodohippurate	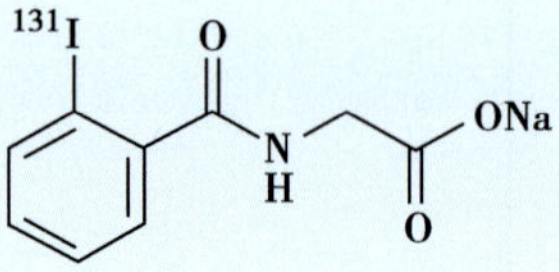	肾功能测定
$^{123/131}$I-MIBG	Meta-iodobenzylguanidine	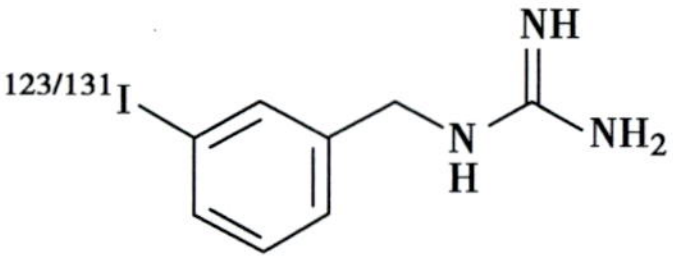	原发或转移性嗜铬细胞瘤或神经母细胞瘤的辅助诊断

四、PET 分子成像探针

PET 分子成像探针是指采用正电子核素标记的分子成像探针，也称为正电子放射性药物或示踪剂。目前文献报道的PET分子成像探针种类繁多，下面介绍几种PET分子成像探针(表6-3-2)。

表 6-3-2 PET 分子成像探针

简称	全称	分子式	原理及用途
^{18}F-FDG	[^{18}F] Fluoro-2-deoxy-2-D-glucose	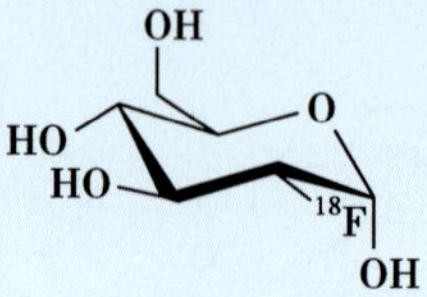	糖代谢显像
^{18}F-NaF	Sodium [^{18}F] fluoride	$Na^{18}F$	骨代谢显像

续表

简称	全称	分子式	原理及用途
^{18}F-FLT	3'-Deoxy-3-[^{18}F]fluorothymidine	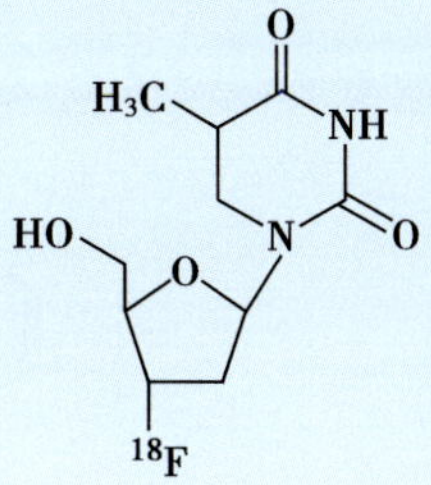	DNA 合成显像
^{18}F-FET	O-(2-[^{18}F]fluoroethyl)-L-tyrosine	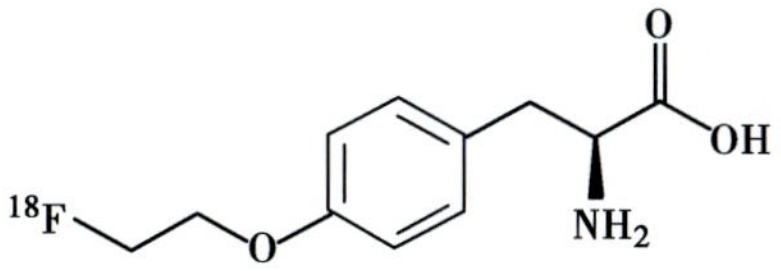	氨基酸代谢显像
^{18}F-Fluciclovine	Anti-1-amino-3-[^{18}F]fluorocyclobutane-1-carboxylic acid	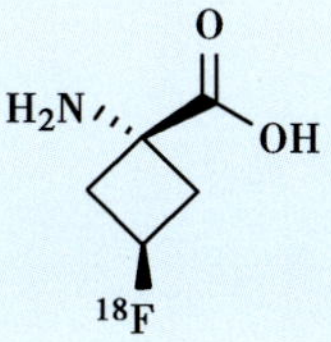	氨基酸代谢显像
^{18}F-FDOPA	2-[^{18}F]Fluoro-5-hydroxy-L-tyrosine	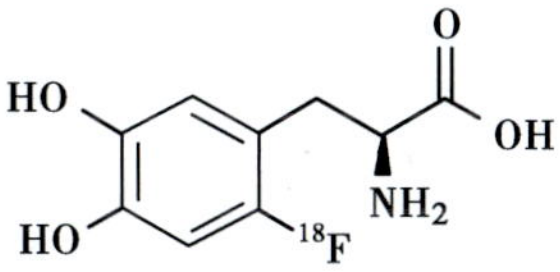	氨基酸代谢显像
^{18}F-FCH	[^{18}F]Fluorocholine	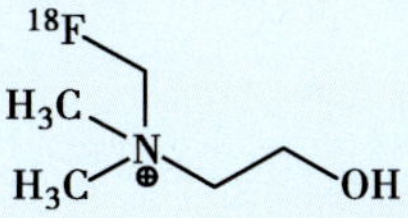	磷脂代谢显像
^{18}F-FMISO	1-(2-Hydroxy-3-[^{18}F]fluoropropyl)-2-nitroimidazole	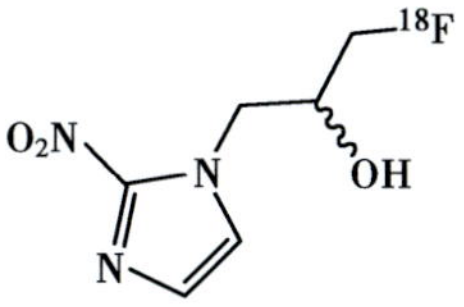	乏氧显像
^{18}F-FAZA	[^{18}F]Fluoroazomycin arabinoside	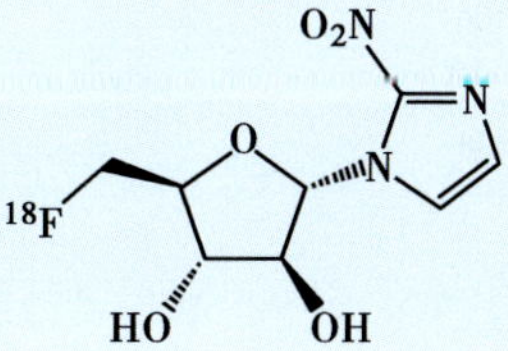	乏氧显像
^{18}F-FES	16-α-[^{18}F]Fluoroestradiol	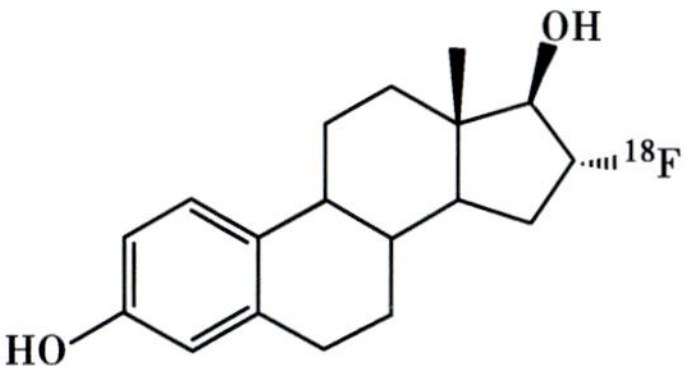	雌激素受体显像
^{18}F-FPEB	3-[^{18}F]Fluoro-5-(2-pyridinylethynyl)benzonitrile	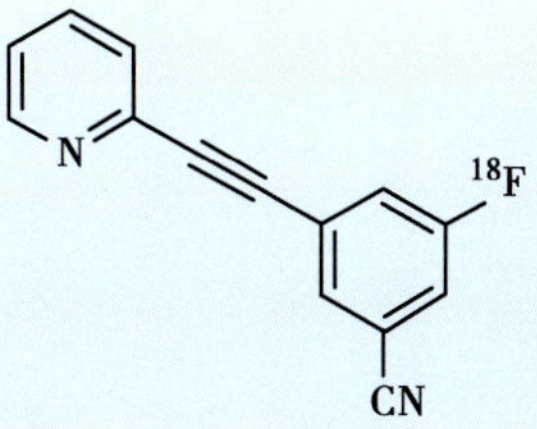	代谢型谷氨酸受体第 5 亚型的配基显像

续表

简称	全称	分子式	原理及用途
^{18}F-FEOBV	[^{18}F]Fluoroethoxybenzovesamicol	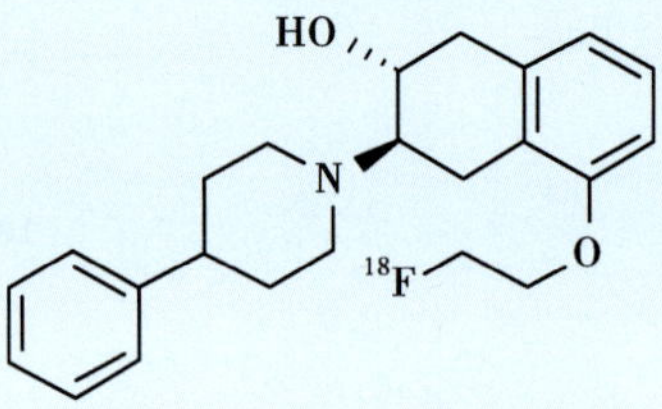	囊泡乙酰胆碱转运体的配基显像
^{18}F-2FA	2-([^{18}F]Fluoro)-3-[(2S)-2-azetidinylmethoxy]pyridine	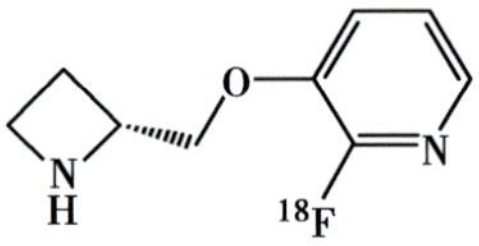	烟酸乙酰胆碱受体的 $\alpha_4\beta_2$ 受体亚型配基显像
^{18}F-FZ	[^{18}F]Flumazenil	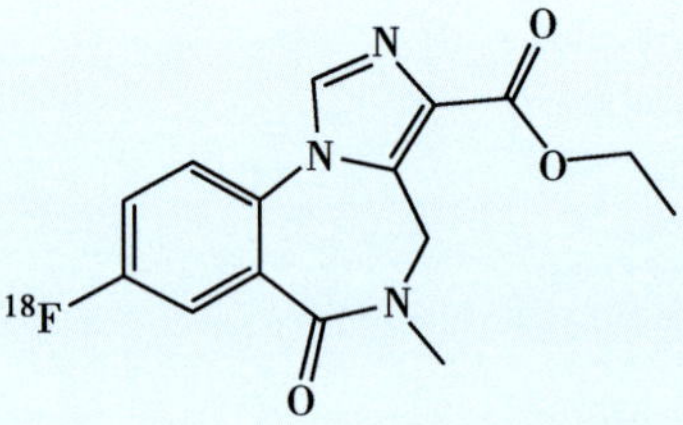	苯二氮䓬类受体配基显像，用于癫痫诊断
6-[^{18}F]FDA	6-[^{18}F]Fluorodopamine	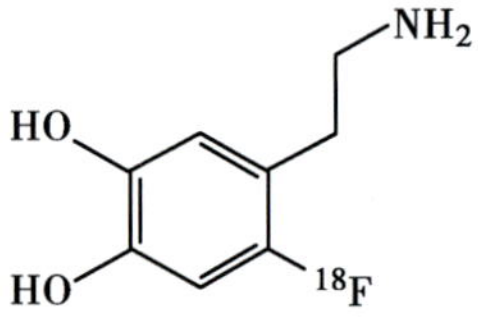	多巴胺的类似物，用于PD研究
^{18}F-FLBT	(-)-[^{18}F]Flubatine	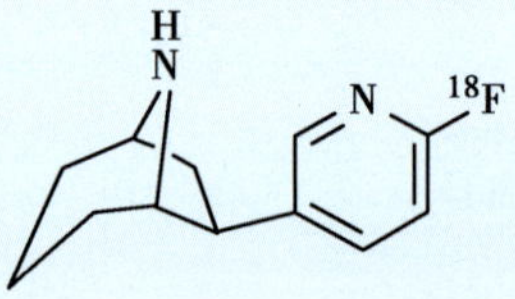	烟酸乙酰胆碱受体的 $\alpha_4\beta_2$ 受体亚型配基
^{18}F-AV-45	(E)-4-(2-(6-(2-(2-([^{18}F]-Fluoroethoxy)ethoxy)ethoxy)pyridin-3-yl)vinyl)-N-methyl benzenamine	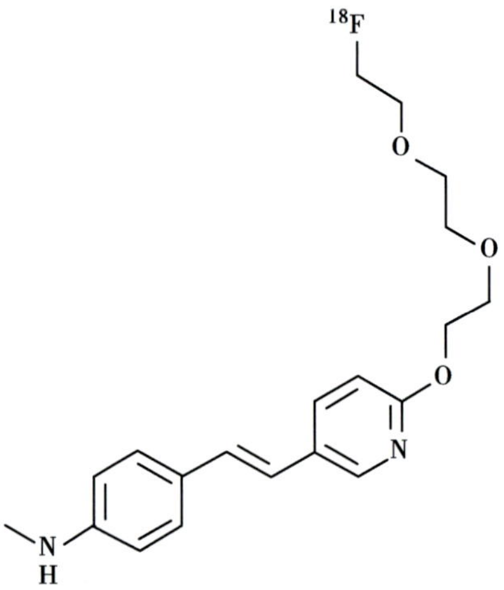	与Aβ蛋白有较高的亲和力，用于AD诊断
^{18}F-Florbetaben	4-{(E)-2-[4-(2-{2-[2-(^{18}F)Fluoroethoxy]ethoxy}ethoxy)phenyl]vinyl}-N-methylaniline	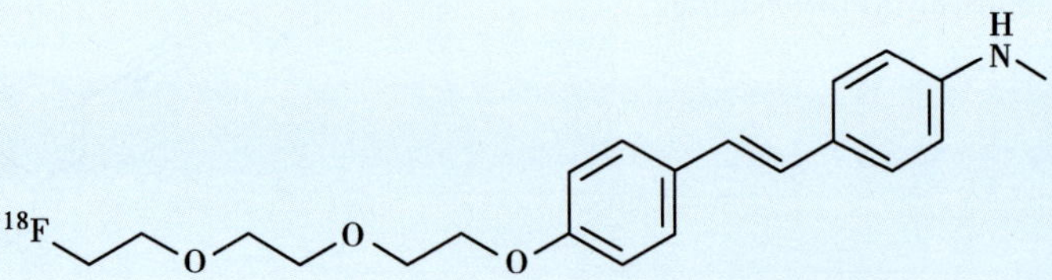	AD诊断

续表

简称	全称	分子式	原理及用途
^{11}C-Choline	Carbon-11-choline	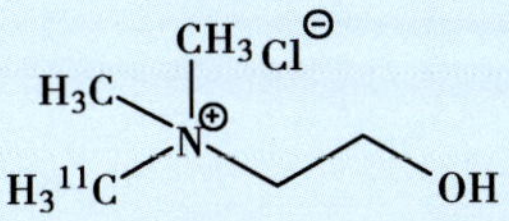	磷脂代谢显像
^{11}C-MET	L-[Methyl-^{11}C]methionine	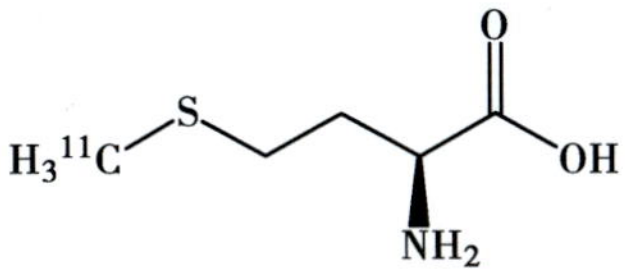	氨基酸代谢显像
^{11}C-Acetate	Carbon-11-acetate	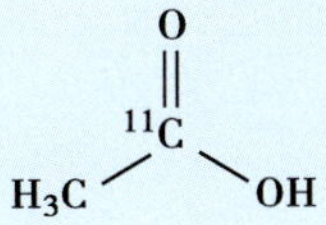	磷脂合成及胆固醇代谢显像
^{11}C-FMZ	[^{11}C]Flumazenil	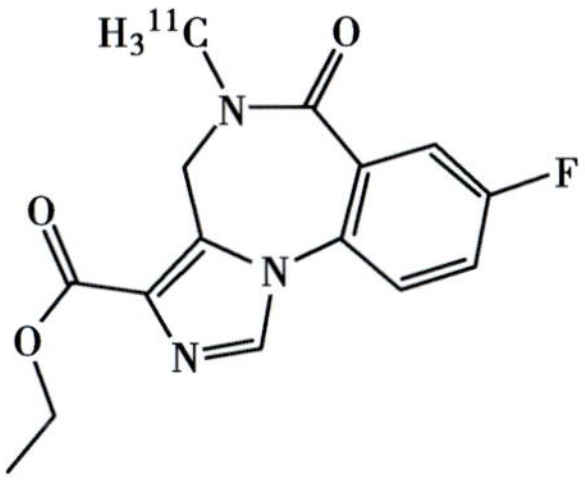	苯二氮䓬类受体拮抗剂
^{11}C-Raclopride	Carbon-11-raclopride	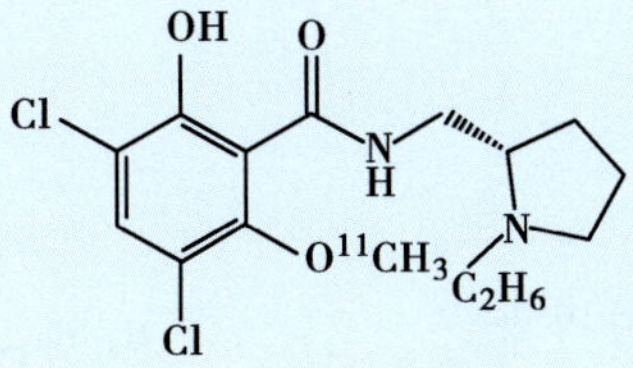	多巴胺 D2 受体的配基
^{11}C-PIB	2-(4-N-[^{11}C]Methylaminophenyl)-6-hydroxybenzothiazole	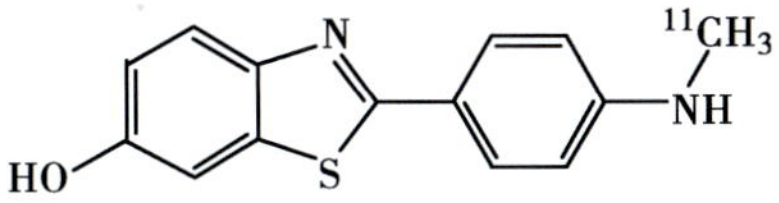	与 Aβ 蛋白有较高的亲和力，用于 AD 诊断
^{11}C-MHED	[^{11}C]-Meta-hydroxyephedrine	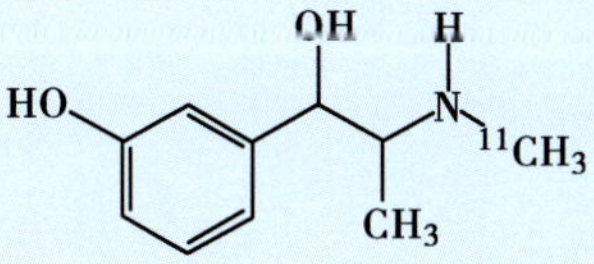	去甲肾上腺素类似物，用于心脏交感神经元完整性评价
^{11}C-DTBZ	(+)-α-[^{11}C]Dihydrotetrabenazine	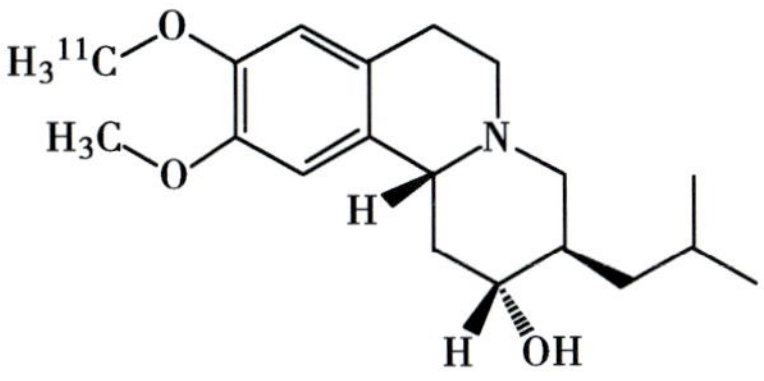	囊泡单胺转运蛋白 2(VMAT2)的配基，用于帕金森病诊断
^{11}C-MTO	[O-Methyl-^{11}C]metomidate	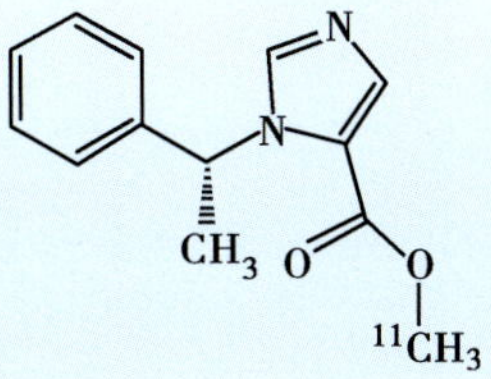	11β-羟化酶的底物，用于诊断肾上腺皮质下病变和肾上腺偶发瘤

续表

简称	全称	分子式	原理及用途
^{11}C-CFN	[^{11}C]Carfentanil	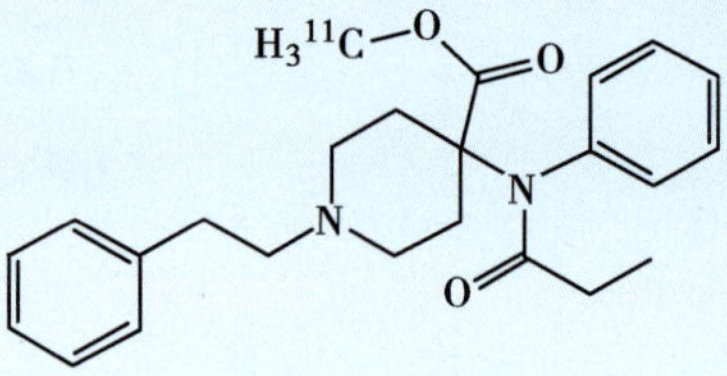	μ-阿片受体的配基
^{11}C-DASB	3-Amino-4-[2-(N-methyl-N-[^{11}C]methyl-Aminomethyl)phenylsulfanyl]-benzonitrile	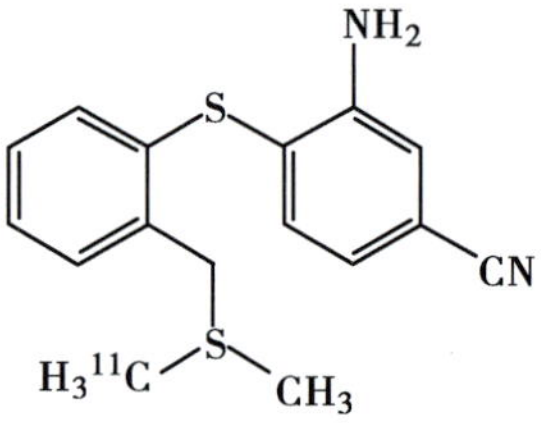	5-羟色胺转运体的配基，用于诊断精神分裂症、情绪障碍、抑郁及焦虑
^{11}C-PBR28	N-(2-[^{11}C]Methoxybenzyl)-N-(4-phenoxypyridin-3-yl)acetamide	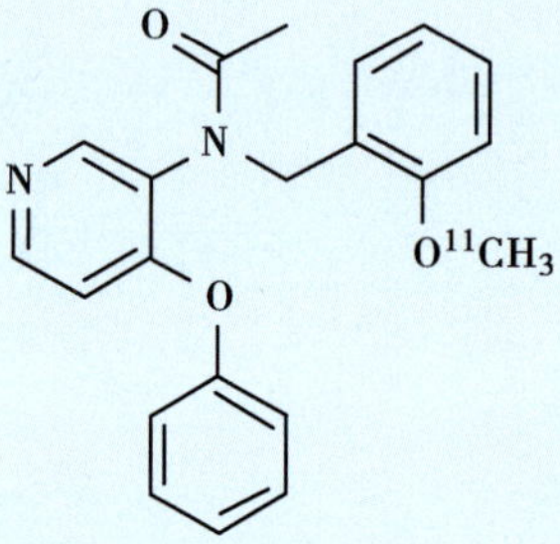	外周苯二氮䓬类受体的配基，用于癫痫、脑缺血、神经损伤、神经退行性疾病
^{11}C-CFT	2β-Carbomethoxy-3β-(4-fluorophenyl)-(*N*-^{11}C-methy)tropane	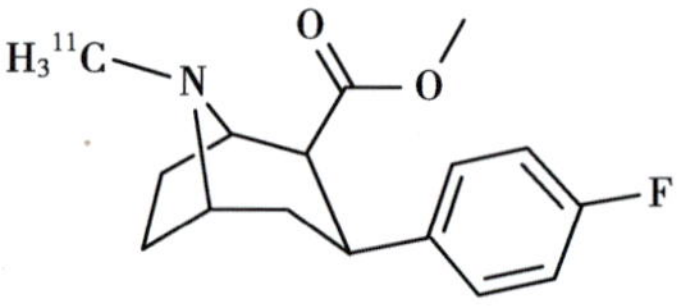	多巴转运体显像
^{11}C-NMSP	N-Methylspiperone	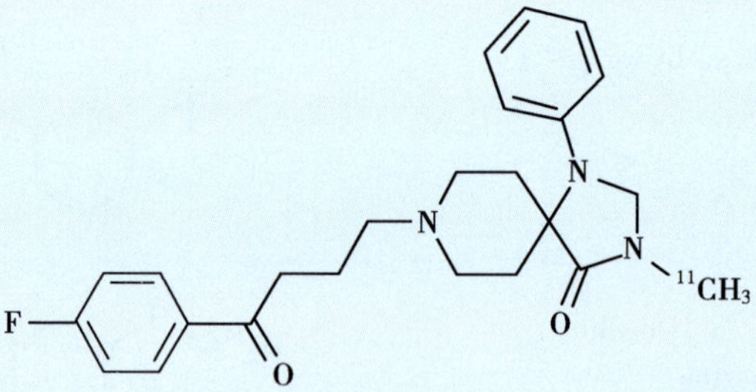	5-羟色胺转运体的配基，用于研究多巴胺和5-羟色胺神经递质系统
^{13}N-NH_3	[^{13}N]Ammonia	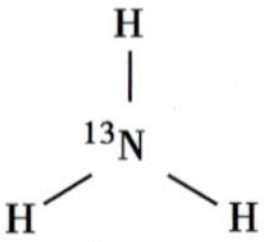	心肌血流灌注显像
^{15}O-H_2O	Oxygen-15 water	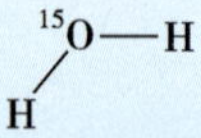	扩散，用于血流灌注显像

续表

简称	全称	分子式	原理及用途
^{68}Ga-DOTA-TOC	[^{68}Ga] Gallium DOTA-(Tyr3)-octreotide acetate	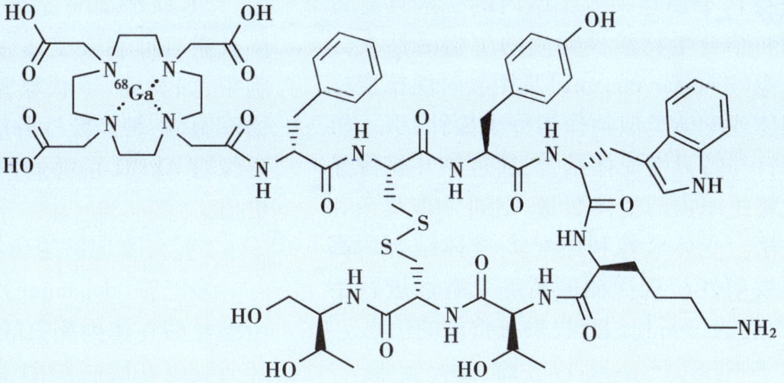	生长抑素受体配基，可用于受体阳性肿瘤的鉴别

（王全师）

第四节　核素分子成像的主要内容

核素分子成像包含的内容十分广泛，而且正在不断发展和逐步走向成熟。目前已用于临床或研究较多且具有应用前景的核素分子成像技术主要有代谢显像、受体显像、基因显像、放射免疫显像及其他多种显像方法。

一、代谢显像

代谢显像可显示肿瘤的异常代谢特征。肿瘤细胞具有高增殖的特点，因此肿瘤细胞对能量和细胞增殖相关物质的代谢需求较大部分正常细胞高。

（一）^{18}F-FDG

^{18}F-FDG 是葡萄糖的类似物，主要用于恶性肿瘤的诊断及良、恶性的鉴别诊断、临床分期、评价疗效、监测复发及预后判断等。根据大脑的葡萄糖的代谢特点，^{18}F-FDG 可用于癫痫灶定位、早老性痴呆、脑血管疾病、抑郁症诊断及研究；也用于研究大脑局部生理功能与糖代谢关系，如视觉、听觉刺激、情感活动、记忆活动等引起相应的大脑皮质区域的葡萄糖代谢改变。对于心肌主要用途是估测心肌存活。

（二）^{11}C-乙酸盐

^{11}C-乙酸盐可被心肌细胞摄取，在线粒体内转化为^{11}C-乙酰辅酶 A，并进入三羧酸循环氧化为二氧化碳和水。能反映心肌细胞的三羧酸循环流量，与心肌氧耗量成正比，可用于估测心肌活力；肿瘤细胞对^{11}C-乙酸盐的摄取机制尚不完全清楚，但大多数的研究表明乙酸盐可以进入肿瘤组织的脂质池中进行低氧代谢和脂质合成。^{11}C-乙酸盐可作为β氧化的代谢底物，也可以作为脂肪酸、氨基酸和类固醇的前体。^{11}C-乙酸盐可用于肿瘤显像，特别是对于高分化肝细胞癌及肾脏透明细胞癌的诊断具有重要价值。

（三）氨基酸

氨基酸代谢显像诊断恶性肿瘤主要是基于两方面的机制，一是肿瘤组织氨基酸转运体高表达，使氨基酸进入肿瘤细胞的速度加快；二是肿瘤细胞增殖快，对氨基酸需求量增加。^{11}C-MET 是临床应用较广泛的氨基酸显像剂，主要反映肿瘤细胞氨基酸的转运状态，临床多用于恶性肿瘤的鉴别诊断及放化疗疗效监测，特别对脑胶质瘤诊断及疗效监测意义很大。^{11}C-TYR 在体内产生的组织代谢产物少，有利于量化蛋白质合成过程，获得肿瘤组织的蛋白合成率，量化肿瘤的氨基酸代谢率。可用于评价肿瘤的放化疗疗效，指导选择治疗方案。氨基酸显像有助于肿瘤组织与炎症或其他糖代谢旺盛病灶的鉴别。

（四）^{11}C-胆碱

胆碱通过特异性转运载体进入细胞，最终代谢为磷脂酰胆碱而整合到细胞膜上。恶性肿瘤增殖快、细胞膜成分代谢高，摄取胆碱增加。胆碱在肿瘤细胞内磷酸化后被滞留在细胞内，并且参与细胞的增殖与分化的调节。^{11}C-胆碱主要反映细胞磷脂代谢水平，是较常用的胆碱代谢显像剂。优点是血液清除快，脑组织本底低，而且不经泌尿系统排泄，对于泌尿系统恶性肿瘤的检出不受尿液中放射性的影响。因此，对于颅内肿瘤、前列腺癌、膀胱癌的诊断具有肿瘤/非肿瘤放射性比值高，肿瘤显像清晰等优点。^{11}C-胆碱也可用于肺癌、食管癌、结肠癌、甲状腺癌及肝癌等的诊断，在一定程度上可弥补^{18}F-FDG 的不足。

二、受体显像

受体是存在于细胞膜或细胞内的一些具有特异性地识别和结合生物活性物质的生物活性大分子。受体显像(receptor imaging)是用放射性核素标记特异性配体或配体类似物作为分子探针,引入机体后分子探针与特异性受体结合,通过体外显像显示靶器官或靶组织内的受体数量、空间分布及亲和力的显像方法。受体显像利用配体-受体结合的高度特异性及放射性核素探测的高度灵敏性进行活体显像,为疾病的诊断和治疗提供有价值的信息。

(一) ^{18}F-FES(16 α-氟-17 β-雌二醇)显像

^{18}F-FES是雌激素受体显像剂,主要用于评价乳腺癌肿瘤组织的雌激素受体表达状况。传统的雌激素受体检测采用免疫组化方法对手术标本进行分析,属于离体标本检测,特别是在肿瘤复发或转移时,仍采用原来手术标本结果推断复发或转移病灶的情况会产生较大误差。^{18}F-FES PET/CT 显像可无创伤地显示活体的雌激素受体空间分布及密度(图 6-4-1),为临床雌激素治疗提供依据。

(二) ^{18}F-FDHT 显像

^{18}F-FDHT 是雄激素受体显像剂,^{18}F-FDHT PET/CT 显像可无创伤地显示活体组织的雄激素受体空间分布、密度及亲和力,主要用于指导前列腺癌的抗激素治疗。

(三) ^{11}C-4-(3-溴苯氨基)-67-双甲氧喹唑啉(PD153035)显像

^{11}C-PD153035 是表皮生长因子受体酪氨酸激酶(EGFR-TK)抑制剂,对 EGFR-TK 具有高度选择性,属于表皮生长因子受体显像剂。初步研究结果表明^{11}C-PD153035 在肺腺癌中有 40% 左右的过度表达,在原发肝细胞肝癌中有 35% 过度表达。^{11}C-PD153035 是监测人体肿瘤,特别是非小细胞肺癌 EGFR 水平的有前途的示踪剂,有助于指导肿瘤的靶向治疗。

(四) ^{18}F-Octreotide 显像

^{18}F-Octreotide 是生长激素抑制素受体显像剂,生长激素抑制素受体主要表达于 APUD 系肿瘤细胞中,如类癌、甲状腺髓样癌、小细胞肺癌、恶性嗜铬细胞瘤、神经源性肿瘤等。生长激素抑制素受体显像对 APUD 系肿瘤的诊断和靶向治疗具有重要价值。

(五) 多巴胺受体显像

多巴胺(dopamine)是一种重要的神经递质,是由酪氨酸在体内酪氨酸羟化酶作用下生成多巴,再经芳基氨基酸脱羧酶催化脱羧生成多巴胺。多巴胺存在于突触前神经元,通过与突触后神经元受体结合发挥作用。多巴胺的变化与帕金森氏病、遗传性舞蹈病及精神病等密切相关。

氟代多巴在体内的生物学行为类似 L2 多巴,^{18}F标记的 L2 多巴主要用来研究多巴胺功能。^{18}F-氟代多巴临床上主要用于研究和诊断多巴胺功能失调性疾病,如帕金森病、精神分裂症、遗传性舞蹈病等。^{11}C-Nomifensine 能特异性与突触前多巴胺黑质 2 纹状体通路结合,对帕金森病的研究价值较大。

(六) 多肽靶向显像

多肽靶向显像(peptide target imaging)也称为多肽介导的受体显像,是采用放射性核素标记能与靶点特异性结合的多肽,引入机体后在体外进行显像获得特定临床诊断信息的方法。标记的多肽是由 2~50 个氨基酸通过肽键连接形成的小分子物质,一般不具有特定的三维空间结构,可以自然存在,也可以人工合成,种类繁多。多肽靶向显像原理是基于多肽与特异性靶点的高亲和力结合,一些恶性肿瘤可出现特异性靶点的过度表达,利用放射性核素标记特异性多肽作为分子探针进行多肽靶向显像。肿瘤细胞膜表面或细胞内具有与多肽高

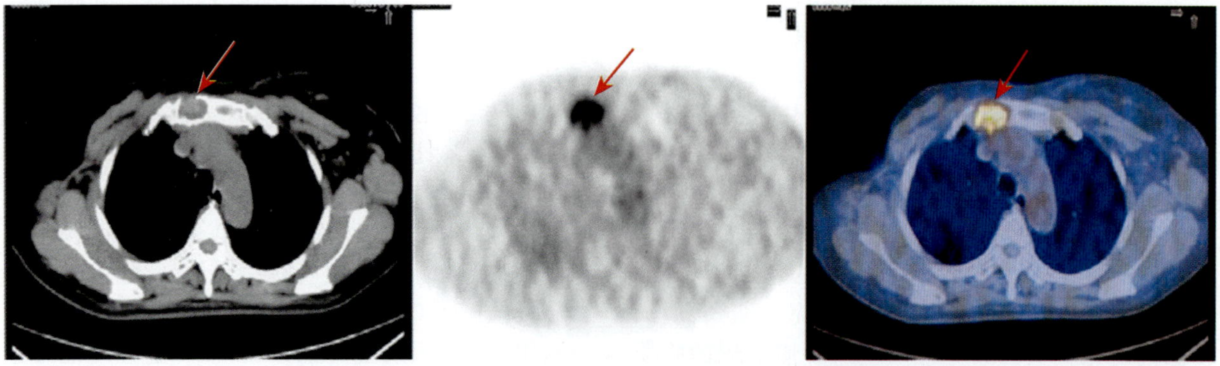

图 6-4-1 乳腺癌术后胸骨转移灶^{18}F-FES PET/CT 受体显像图

亲和力的靶向位点是肿瘤多肽靶向显像的基础，放射性核素标记多肽与特异性靶点结合的数量直接影响显像的质量，肿瘤受体的表达水平或密度高、与多肽的亲和力大，可提高多肽靶向显像的灵敏度。一般放射性核素标记的多肽与肿瘤细胞膜表面或细胞内特异性靶向位点结合，通过细胞内化作用进入肿瘤细胞使肿瘤显像。多肽类分子探针分子量小，组织的渗透性高，容易进入肿瘤组织；同时具有稳定性好、副作用小等优点。

（七）其他

用于受体研究的还有5-羟色胺（5-HT）受体显像、苯并二氮䓬类受体显像、阿片受体显像、整合素受体显像、蛙皮素受体、胆囊收缩素（cholecystokinin，CCK）受体显像及神经肽Y受体显像等。

三、基因显像

基因显像是指采用放射性核素标记的特异性探针，从基因水平直接或间接观察机体细胞功能代谢过程的空间和时间信息的方法，它是以解剖图像方式显示基因的表达。基因显像将会对分子医学、基因诊断学及基因治疗等产生巨大的推动作用。PET在目前应用的影像设备中检测灵敏度最高，因而成为基因显像研究中的最佳显像设备。基因显像的关键是特异性探针的选择和标记技术，随着分子影像技术和放射性药物标记技术的飞速发展，基因显像已经从基础研究、临床前期研究进入初步临床应用阶段。

（一）反义显像

反义显像（antisense imaging）是将放射性核素标记的人工或生物体合成的特定反义寡核苷酸引入机体，利用核酸碱基互补原理，通过体内核酸杂交特异性地显示癌基因过度表达的肿瘤组织，这种显像方法称为反义显像。反义结合可以抑制、封闭或裂解靶基因，使其不能表达，对肿瘤起到治疗作用。放射性核素标记的反义寡核苷酸（radiolabelled antisense oligonucleotides，RASON）可同时起到内照射和反义治疗的双重作用，这种治疗称为反义治疗。反义显像要求寡核苷酸容易获得，在体内核素标记的反义寡核苷酸要稳定，通透性强，能与靶细胞特异性结合，不发生非靶序列特异反应等。

目前，采用^{18}F及^{68}Ga标记ras、myc、Neu、EGFR和bcl-2反义的寡核苷酸等已用于肿瘤反义显像，取得了满意的效果。反义显像具有简单、直接进行显像的优点。但是，由于每一个细胞靶mRNA和DNA分子数是有限的，进入细胞内标记的寡核苷酸探针更是有限，以致显像的本底高，因此仍然需要进行更多的前期研究以提高图像质量。

（二）报告基因表达显像

报告基因表达显像（reporter gene expression imaging）是指报告基因表达的蛋白质与放射性核素标记的报告基因探针发生反应或特异性结合，通过体外显像显示报告基因表达的位置和数量的显像方法。目前常用的方法有酶/底物法、受体/配体及基因诱导受体显像等。

1. 酶/底物法　报告基因表达的蛋白质是一种酶，采用放射性核素标记该酶的底物作为探针，酶与底物作用产生的代谢物在相应的细胞内集聚，通过体外显像显示报告基因表达的位置和数量。常用的反应体系有胞嘧啶脱氨酶（cytosine deaminase，CD）、单纯疱疹病毒1胸苷激酶（herps simplex virus type 1 thymidine kinase，HSV1-TK）与尿嘧啶、无环鸟苷类衍生物。

（1）胞嘧啶脱氨酶（*CD*）报告基因：表达*CD*基因的细胞可将无细胞毒性的5-F-胞嘧啶转变成有细胞毒性的5-F-尿嘧啶。因此，*CD*基因也是一种自杀基因，转染肿瘤细胞后，与5-F-尿嘧啶联合应对肿瘤具有治疗作用。

（2）单纯疱疹病毒1胸苷激酶（HSV1-TK）报告基因：将HSV1-TK基因通过载体（如逆转录病毒，腺病毒，脂质体等）转染靶细胞，在靶细胞内HSV1-TK基因转录成HSV1-TK mRNA，在核糖体上翻译成蛋白（酶）HSV1-TK。放射性核素标记的FIAU或FHBG进入细胞后在HSV1-TK的作用下磷酸化。磷酸化的标记探针不能通过细胞膜在细胞内聚积。因此，标记探针在细胞内浓聚量反映了HSV1-TK的酶活性水平以及HSV1-TK基因表达水平。

2. 受体/配体法　报告基因表达的蛋白质是一种受体，放射性核素标记探针是该受体的配体，受体和配体发生特异性结合，在相应的细胞内聚积。通过体外显像显示报告基因表达的受体的位置和数量。

3. 基因诱导受体显像　采用基因工程的方法人工诱导产生新受体进行受体显像。

4. 转运体报告基因显像　报告基因还可以编码一种转运蛋白，可以特异性的将示踪剂转运入细胞内，从而使信号扩增，检测低水平的基因转染。目前成功应用的报告基因为钠碘转运体（NIS），另外还有去甲肾上腺素转运体。NIS主要在甲状腺中表达，另外在唾液腺、胃、胸腺、乳腺及其他组织中也有少量表达。异位表达 NIS 蛋白的细胞并不能使碘有机化，但是在转染细胞中可聚集足够的放射性示踪剂通过 γ-相机或 PET 探测到。如 GrootWassink 等以 hNIS 基因作为报告基因，静脉注射 ^{124}I 后，成功应用 PET 监测 *hNIS* 基因的表达。

（三）核苷酸类显像

^{11}C-胸腺嘧啶核苷（^{11}C-thymidine）可直接参与 DNA 合成，但是因其在体内代谢速度快，在掺入 DNA 之前已被代谢成其他物质而不能参与 DNA 合成，因此临床表现为该显像剂的灵敏度和特异性低。^{18}F-FLT 能有效克服 ^{11}C-thymidine 的缺陷，是应用较广泛的显像剂。目前，^{18}F-FLT 已经用于临床研究，对于肿瘤的诊断展示出较好的应用前景。^{18}F-FLT 是胸腺嘧啶的异构体，其代谢水平反映了胸腺嘧啶激酶-1 的活性水平。胸腺嘧啶激酶-1 在高增殖细胞内的活性增加，在静止期细胞中的活性减低。因此肿瘤细胞内 ^{18}F-FLT 摄取的水平可以间接反映肿瘤细胞的增殖活性。

四、放射免疫显像

放射免疫显像（radioimmunoimaging，RII）是利用恶性肿瘤细胞合成和分泌的一些肿瘤相关抗原，制备相应的多克隆或单克隆抗体。采用放射性核素标记该抗体，引入人体后，可与相应肿瘤抗原特异结合，经体外显像诊断恶性肿瘤。放射免疫显像曾引起核医学工作者的广泛关注，但是随着研究的不断深入，发现该方法仍有许多技术难题尚未解决，影响了进一步的临床应用，如使用鼠源性单克隆抗体产生的人抗鼠反应（HAMA）、单克隆抗体分子量大、穿透能力差、在血液清除慢、血液本底高、在靶组织内分布不均匀、靶与非靶（T/NT）比值低等缺点。一般标记抗体引入人体后，肿瘤部位含量仅为注入总量的 0.1% ~0.6%，T/NT 比值一般在 1.4~3.2 之间。为了提高放射免疫显像的图像质量，近 10 年来已从技术上进行了很多革新，如多种单克隆抗体联合应用，去本底技术应用以及显像仪器更新换代等。人们已经注意到，RII 未取得根本性突破的主要原因仍然是单克隆抗体本身，筛选特异性强且性能稳定的单克隆抗体是 RII 成败的关键。

1. 应用嵌合抗体显像 标记抗体注入人体后，在肿瘤内的聚集是一个缓慢过程，肿瘤结合足够显像量的标记抗体所需时间较长，往往得不到良好的显像效果。嵌合抗体具有双向特异性，即在抗体分子中，一半抗肿瘤，另一半抗小分子载体。显像过程一般是先注入未标记的抗体，经一定时间肿瘤内聚集有足量抗体后，注入放射性标记的小分子载体，一段时间后即可与肿瘤细胞上的嵌合抗体结合，使放射性聚集于肿瘤组织，在短时间内获得高质量图像。^{99m}Tc 等短半衰期核素适合标记嵌合抗体，进行核素显像。

2. 给予第二抗体标记 标记抗体注入人体后在血中滞留时间较长，注射未标记的抗标记抗体的抗体（即第二抗体）后，在血液中与标记抗体形成抗体免疫复合物而被网状内皮系统吸收，可降低血液放射性本底，提高图像质量。

3. 预定位技术 预定位技术的原理是首先将抗肿瘤的抗体在体外偶联生物素（Ab-B）静脉注入患者体内，3 天后 Ab-B 可与肿瘤结合，未结合的 Ab-B 偶联物被机体清除。再静脉注射亲和素（A），2 天后再静脉注射放射性核素标记的生物素。由于生物素与亲和素之间有很强的结合能力（$k=10^{15}$），是抗原抗体之间的结合力（$k=10^9$）的 10^6 倍；同时由于标记生物素分子量小（400D），标记生物素可很快结合到肿瘤组织，提高 RII 的图像重量。

4. 背景显像技术 利用 ^{111}In 标记抗体进行 RII 的同时进行 ^{99m}Tc-MDP 双核素显像，使骨骼和膀胱影像作为肿瘤显像的解剖“背景标志”，以利于图像的判读。

5. 图像融合技术 RII 中正常组织的非特异性结合能够干扰显像结果，导致肿瘤定位有一定困难。将 RII 图像与 CT 图像融合可解决 RII 中肿瘤精确定位问题。目前新推出的 SPECT-CT 扫描仪可实现图像的同机融合。

此外，Affibody 及微型抗体或纳米抗体等技术的研究已经取得了一定的进展，将大大促进放射免疫显像临床应用的进程。

五、其他显像

（一）细胞凋亡显像

细胞凋亡（apoptosis）又称为程序性细胞死亡（programmed cell death，PCD），是有别于细胞坏死的由多种基因调控的主动性细胞死亡过程，可见于胚胎发育、组织发生、组织分化、免疫调节等生理现象和恶性肿瘤、心肌梗死、自身免疫性疾病、病毒感染性疾病、艾滋病等多种病理情况。细胞凋亡程序通过死亡受体或线粒体途径启动之后，会产生一系列病理生理改变，并产生或暴露多种特异性的靶向位点。其中磷脂酰丝氨酸（phosphatidyl serine，PS）

是研究较为深入的凋亡细胞表面位点之一。PS 是一种带负电荷的磷脂，正常情况下分布于细胞膜脂双层的内层。细胞凋亡的早期，细胞内 Ca^{2+} 水平增加，PS 由内膜移向外膜，暴露于细胞表面。而 AnnexinV 是一种人体内源性蛋白，可与凋亡早期细胞外在表达的 PS 快速而紧密的结合，因此利用 AnnexinV 和 PS 的高度亲和作用可以早期检测细胞凋亡的发生，具有较高的时效性。采用放射性核素、顺磁性物质、荧光素及微泡等标记 AnnexinV 作为分子探针，通过无创伤性分子影像学技术，如 PET、SPECT、MRI、光学成像及超声显像，是检测活体细胞凋亡的有效方法。

采用正电子核素标记 AnnexinV 可用于细胞凋亡显像，可以无创、定量检测早期细胞凋亡。PET 细胞凋亡显像剂主要有 ^{11}C-AnnexinⅤ和 ^{18}F-AnnexinⅤ；单光子核素标记的细胞凋亡显像剂 ^{99m}Tc-AnnexinⅤ可以用于 SPECT 显像。肿瘤治疗有效可导致肿瘤细胞凋亡或死亡，出现 PS 暴露，PET 显像显示 ^{11}C-AnnexinⅤ或 ^{18}F-AnnexinⅤ摄取增加，表现为放射性浓聚影，可用于肿瘤的治疗疗效监测与评价。

（二）乏氧显像

恶性肿瘤内多存在乏氧组织，是肿瘤侵袭性及对放化疗抵抗的重要原因之一。乏氧显像可以显示肿瘤乏氧状态，为制定肿瘤放疗计划提供客观依据。乏氧显像剂主要有硝基咪唑类和非硝基咪唑类两类化合物。

^{18}F-FMISO 是一种硝基咪唑化合物，与乏氧细胞具有电子亲和力，可选择性地与肿瘤乏氧细胞结合，是一种较好的乏氧显像剂。^{18}F-FMISO 可通过主动扩散通过细胞膜进入细胞，在乏氧细胞内，其还原产物与细胞内大分子物质发生不可逆结合，无法自由通过细胞膜，滞留于细胞内，因此其浓聚程度与乏氧程度成正比（图 6-4-2）。研究结果证明，对于放射治疗，细胞在有氧状态下比在乏氧状态下更敏感，因此，乏氧显像可用于预测放疗效果，指导放疗。此外，常用于乏氧显像的硝基咪唑类显像剂还有 ^{18}F-FAZA、^{18}F-FETNIM、^{18}F-EF5 等。非硝基咪唑类显像剂主要包括核素标记的酮肟（AO）类化合物和放射性 Cu 标记的二硫半巴肼（BTS）衍生物。后者主要包括 ^{62}Cu-PTSM 和 ^{64}Cu-ATSM 等。

（三）炎症显像

炎性疾病病因和种类繁多，不同病理阶段的临床表现复杂多变，常给临床诊疗造成困难，其中炎症病灶的早期定位诊断和鉴别诊断是诊疗的关键。

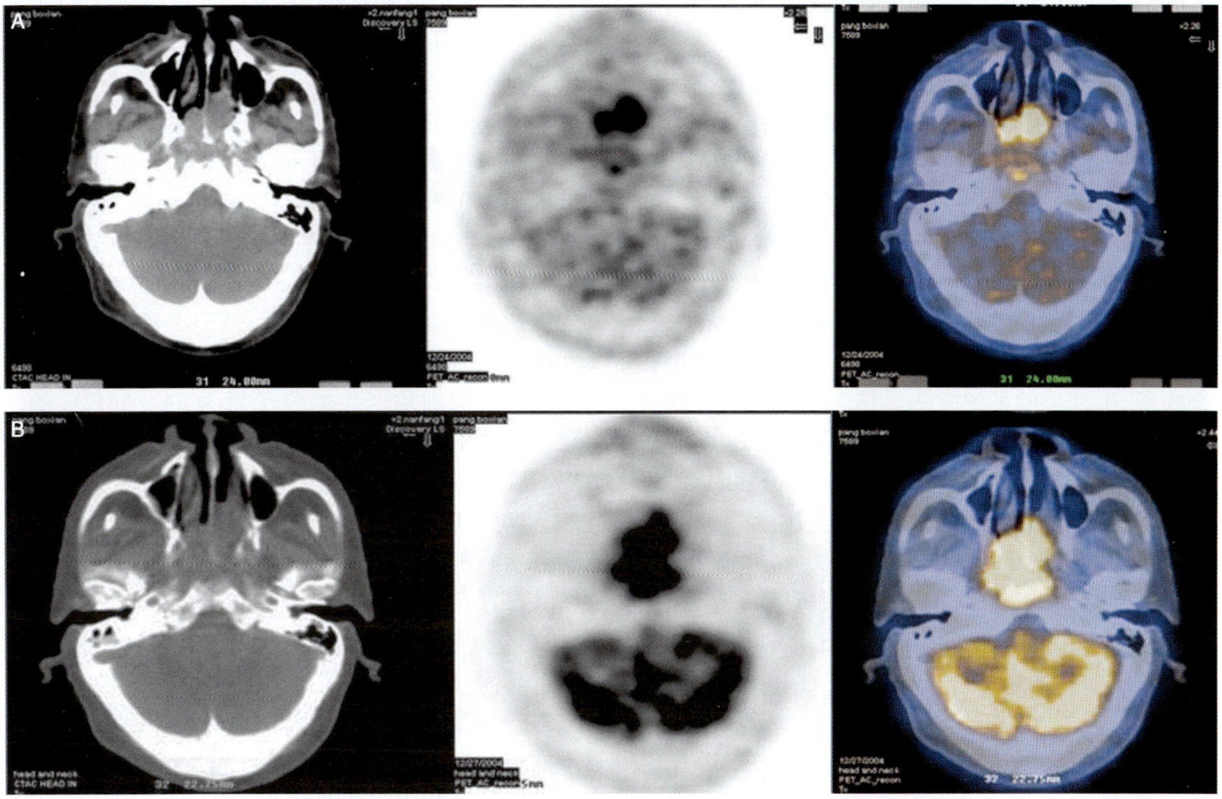

图 6-4-2 鼻咽癌 ^{18}F-FMISO、^{18}F-FDG PET/CT 显像图比较

A. ^{18}F-FMISO 乏氧显像；B. ^{18}F-FDG 显像。以上两种显像比较证明鼻咽癌肿瘤组织中部分肿瘤组织乏氧

放射性核素显像是功能影像技术，基于炎症的病理和病理生理变化，利用不同显像剂探测炎症病灶，可以早期、特异、全面地检出病灶，有助于临床及时了解病变的部位和范围，制定合理的治疗方案，减少并发症和提高疗效。炎症显像剂主要有^{18}F-FDG、^{67}Ga-柠檬酸盐，放射性核素标记的白细胞、抗粒细胞单克隆抗体、人非特异性免疫球蛋白和环丙沙星等。目前也有一些新型诊断炎症病灶的显像剂的研究报道，如放射性核素标记的抗菌肽、细胞因子及其拮抗剂、血管黏附蛋白、核苷类似物等。

1. ^{18}F-FDG 炎症显像 ^{18}F-FDG 结构与葡萄糖类似，由于炎症过程中活化的中性多核粒细胞、单核巨噬细胞、淋巴细胞等均利用葡萄糖作为主要能量来源，具有高葡萄糖代谢特征。因此炎症病灶^{18}F-FDG PET 显像表现为放射性异常浓聚。

2. ^{67}Ga 炎症显像 镓属于元素周期表上第ⅢA族元素，其生物学特性在许多方面与3价铁离子相似，常用的^{67}Ga 炎症显像剂为^{67}Ga-枸橼酸(^{67}Ga-citrate)。^{67}Ga-citrate 静脉注入体内后，到达炎症病灶的成像原理有以下三个方面：①^{67}Ga 可与白细胞内乳铁蛋白结合，随趋化移动到炎症部位；②可随血流聚集或与转铁蛋白转移到炎症部位；③可与炎性组织中的铁蛋白及含铁血黄素巨噬细胞结合，到达炎症部位。

3. 放射性核素标记白细胞炎症显像 炎症反应最重要的功能是将白细胞输送到损伤部位，白细胞游出是炎症反应最重要的指征。白细胞从血管内到血管外的游出是复杂而连续的过程，包括白细胞的边集(leukocytic margination)、黏着(adhesion)和游出(transmigration)，随后在趋化因子的作用下运动到炎症病灶，在局部发挥防御作用。因此，利用放射性核素标记白细胞进行炎症病灶显像是符合病理、生理学的显像方法。核素标记的白细胞可集聚于炎症病灶，通过体外显像即可显示炎症病灶。核素标记白细胞可特异性地显示炎症病灶，反映局部病灶白细胞浸润聚集病理学变化。

(四) 肿瘤新生血管显像

血管生成是指在原有的毛细血管和(或)微静脉基础上以芽生或非芽生形式形成新的、以毛细血管为主的血管系统的过程，是肿瘤的生长、转移、侵袭的必要进程，因此肿瘤血管生成显像是肿瘤分子影像的一个重要的分支。在血管生成过程中，$\alpha_v\beta_3$和$\alpha_v\beta_5$整合素、血管内皮生长因子受体(VEGFR)、氨肽酶N(APN/CD13，aminopeptidase N)等被称为血管的编码，也是肿瘤血管生成显像的潜在靶点。放射性核素成像是目前肿瘤血管生成成像较为成熟的技术。这种成像技术的优点是可将新生血管与原有正常血管分开，对新生血管的结构和功能进行定量分析和长期无创的监测。此外，这种特异性影像对比剂经过修饰后还可转变成具有治疗性的物质，使治疗和诊断合二为一。

1. 整合素$\alpha_v\beta_3$显像 整合素$\alpha_v\beta_3$属细胞黏附受体，由α、β两条链通过非共价键连接而形成的异二聚体跨膜糖蛋白质，广泛地表达于肿瘤组织新生血管内皮细胞及部分肿瘤细胞膜上，而在成熟血管内皮细胞和绝大多数正常组织中不表达或极少量表达。在肿瘤血管生成过程中，血管内皮细胞表面的整合素对细胞的迁移和存活具有调制作用；在肿瘤转移过程中，肿瘤细胞表面的整合素还具有促进细胞侵入和穿过血管的作用。整合素$\alpha_v\beta_3$的配体——RGD 肽，是一类含有精氨酸-甘氨酸-天冬氨酸(Arg-Gly-Asp)序列的短肽，^{111}In、^{99m}Tc、^{64}Cu、^{18}F和^{68}Ga 等标记的 RGD 可以进行体内整合素$\alpha_v\beta_3$的 SPECT 或 PET 显像，受体亲和力高，肿瘤靶向性和特异性高，非靶组织清除快。其中，^{18}F-Galacto-RGD 已成功用于肿瘤患者$\alpha_v\beta_3$表达显像，显示了良好的瘤/非瘤放射性摄取比值。

2. VEGF/VEGFR 显像 血管内皮生长因子(vascular endothelial growth factor，VEGF)及其受体信号通路在血管新生(angiogensis)、淋巴管形成(lymphogenesis)和血管形成(vasculogenesis)过程中都具有重要的作用。目前认为 VEGF 在血管生成过程中处于核心地位，是已知活性最强、专属性最高的血管生成因子，在肿瘤生长的各个环节中起着重要作用。其他血管生成因子大都通过增强 VEGF 的表达产生血管生成的作用。VEGF 亦称血管通透性因子(vascular permeability factor，VPF)，是由正常细胞或肿瘤细胞产生的分子量为 34 ~ 45kDa 的二聚体糖蛋白。SPECT 较 PET 更早应用于 VEGF/VEGFRs 分子成像，但是 PET 成像具有更高的敏感性，PET/CT 使得图像分辨率得到提高，临床应用更为直接、便利和广泛。常用的放射性核素有^{123}I、^{111}In、^{99m}Tc 和^{64}Cu 等。

(五) 多模态及诊疗一体化分子显像

随着分子影像设备的进步和计算机软件技术、材料科学和分子探针研究的发展，利用不同影像技术发挥各自优势进行图像融合的多模态显像将成为未来分子影像发展的趋势。研制适用于多模态分子成像的特异性探针是实现多模态成像的基础。目前已经有许多多模态分子探针，如 PET-MRI 探针、PET-光学探针、MRI-荧光探针等已成功应用于小动物活体成像。虽然多模态分子探针的研究快速发展，但仍有许多问题有待解决，如何提高特异性、亲和性、稳定性，避免细胞毒性都有待探索。相信随着对多模态分子探针的深入研究，多模态分子成像的临床应用会得到更大的发挥，进而为临床疾病的研究和有效诊治提供更加全面的影像信息。

诊疗一体化是医学研究发展的新趋势，旨在分子水平诊断的基础上，依据患者的个体情况指导治疗，提高疗效。诊疗一体化分子探针是在原有用于分子显像探针的基础上增加治疗药物，此结构比单纯显像的分子探针更复杂。这类探针一般由显像对此剂、治疗药物和靶向配体共同构成。理想的诊疗一体化探针既可主动靶向活体内特异性靶点，实现疾病诊断和治疗，同时还可以动态监测药物递送、评估治疗效果。

在分子影像研究及临床应用领域，应用放射性核素示踪技术建立起来的核素分子成像具有独特的优势，是当今最成熟的分子影像技术，PET/CT、SPECT/CT 等分子影像技术已经广泛用于临床，并在临床上发挥越来越重要的作用；另外在分子影像基础上建立起来的一些分子靶向治疗也已显示出良好的应用前景。核素分子成像以放射性核素示踪原理为基础，以分子识别为理论依据，其临床应用及基础研究中的多数显像技术均属于分子影像学，在分子影像研究中具有重要的地位。核素分子成像的方法较多，许多分子显像剂已在临床上应用多年，成为某些疾病诊断的重要方法，其中代谢显像临床应用最为广泛且成熟，受体显像、乏氧显像等也已经成功地用于临床，而其他显像方法还需要进一步完善，进而进行临床转化。核素分子成像的发展与成熟，关键取决于放射性核素分子探针，因此研发新型核素探针，包括多模态探针及诊疗一体化探针是目前核素分子成像的主要研究方向。

（王全师）

参考文献

[1] Mankoff DA, Chin B, Eckelman W, et al. A definition of moleclar imaging. J Nucl Med, 2007, 48(6): 18-21.

[2] Feinendegen LE, Shreeve WW, Eckelman, WC, et al. Molecular nuclear medicine. Berlin Heidelberg: Springer-Verlag, 2003.

[3] Delbeke D, Coleman R. E, Guiberteau MJ, et al. Procedure guideline for tumor imaging whith ^{18}F-FDG PET/CT 1.0. J Nucl Med, 2006, 47: 885-895.

[4] Boellaard R, Delgado-Bolton R, Oyen WJ, et al. FDG PET/CT: EANM procedure guidelines for tumour imaging: version 2.0. Eur J Nucl Med Mol, Imaging. 2015, 42(2): 328-354.

[5] Cerci J, Fanti S, Delbeke D. Oncological PET/CT with Histological Confirmation. New York: Springer, 2016.

[6] Özülker T, Özülker F. Atlas of PET-CT Imaging in Oncology. Germany: Springer Cham Heidelberg New York Dordrecht London© Springer International Publishing Switzerland 2015.

[7] Nanni C, Fanti S, Zanoni L. Radiology for PET/CT Reporting. New York: Springer, 2014.

[8] Fanti S, Farsad M, Mansi L. Atlas of PET/CT-A Quick Guide to Image Interpretation. Springer-Verlag Berlin Heidelberg, 2009.

[9] 黄钢，李亚明. 核医学. 北京：人民卫生出版社，2016.

[10] 黄钢，申宝忠. 影像核医学与分子影像. 第 3 版. 北京：人民卫生出版社，2016.

[11] 杨卫东. 多模态分子探针的研究进展。功能与分子医学影像学，2016，5(2)：944-948.

第七章　光学分子成像

第一节　概　　述

随着现代医学和分子生物学的发展，医学研究已经进入到细胞和分子水平，传统的检测技术和方法仅限于体外实验，目前迫切需要一种能够在生物活体揭示细胞和分子水平异常的成像方法。光学分子成像（optical molecular imaging，OMI）分辨率高、成像迅速、无放射性危害，在分子影像研究中应用广泛。

一、光学分子成像的发展史

光学成像技术的历史已经有几个世纪，显微镜和望远镜帮助人类对微观和宏观世界进行观察。生物医学研究中荧光显微镜的发明，尽管实现了单细胞水平成像，但不能应用于活体动物研究。新型光学成像技术的出现，特别是生物发光成像（bioluminescence imaging）和荧光成像（fluorescent imaging）的应用，使光学成像技术实现飞跃，活体成像能够深入到细胞内部，甚至对蛋白、基因等进行成像。

自 1985 年 Dewet J. R. 等首次克隆并获得具有活性的萤光素酶，其作为一种生物发光物被广泛应用到生物、化学、医学等各个学科。1994 年，斯坦福大学的 Christoher 等研制以原型电荷耦合器件（charge-coupled device，CCD）为核心的光学成像系统，活体观察到萤火虫荧光素酶报告基因在小鼠体内的表达。同年，美国加州大学钱永健等将绿色荧光蛋白（green fluorescent protein，GFP）报告基因用于细胞和活体小动物成像（图 7-1-1）；并利用基因突变技术，使发光的蛋白不只绿色一种，发出的光更强也更稳定。

水母发光蛋白是一个 21.4kDa 的脱辅基蛋白质、分子氧和咪唑化合物的复合体。当水母发光蛋白被 Ca^{2+} 激发，它就会催化咪唑化合物氧化，即变成了激发态，回到基态（浅褐色）时，纯化的水母发光蛋白发出 470nm 的蓝光。活体状态能量由咪唑化合物转移到 GFP，GFP 作为次级荧光蛋白吸收了来自受激水母蛋白的能量，发出可见绿光。

此后，建立了采用绿色荧光蛋白标记的肿瘤模型，无需处死动物，能够活体动态对肿瘤的生长和

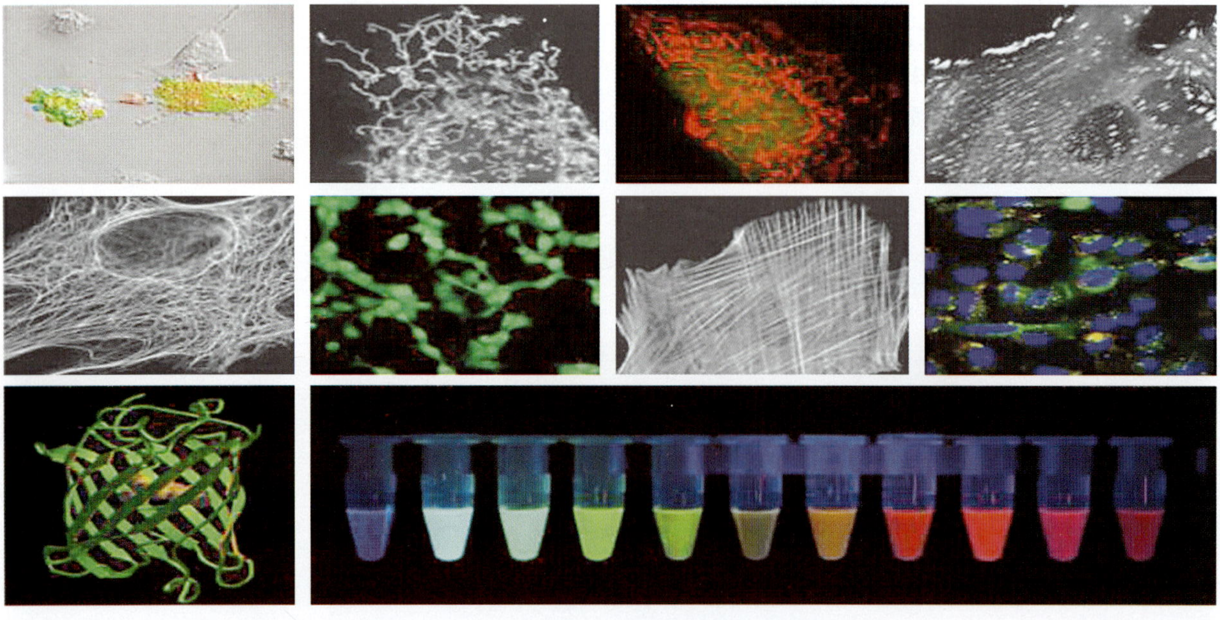

图 7-1-1　A. victoria 水母的生物发光机制

转移机制进行研究(图 7-1-2,图 7-1-3)。该模型也可用于抗肿瘤药物的疗效监测和光学分子成像导引下的手术治疗。

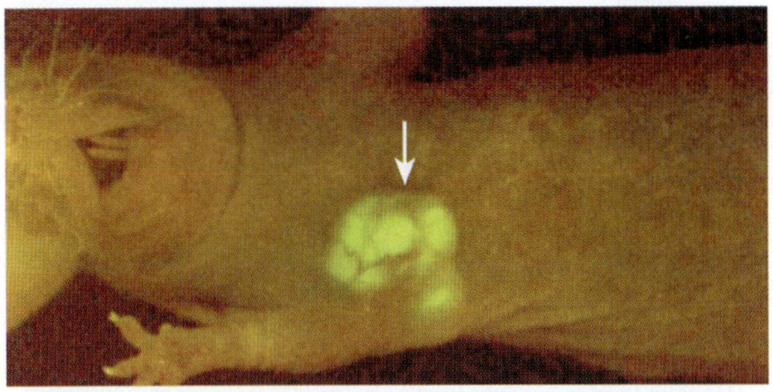

图 7-1-2 绿色荧光蛋白标记的乳腺癌原位移植瘤模型
图中显示绿色荧光的部分为肿瘤组织(白色箭头)。成像时不用麻醉或处死小鼠,为活体状态拍摄

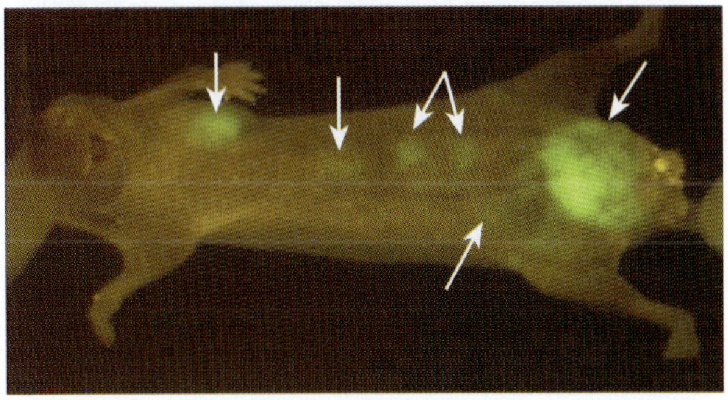

图 7-1-3 绿色荧光蛋白标记的膀胱癌原位移植瘤模型
图中绿色荧光部分为肿瘤组织(白色箭头)。图中可见下腹部绿色荧光范围为肿瘤原发灶,沿脊柱方向可见多发转移灶,图像获取时小鼠不用麻醉、活体状态下拍摄

1995 年,美国哈佛大学 Weissleder 等实现了近红外区的荧光成像(near infrared fluorescence imaging,NIR),因其可以穿透较大深度的组织,且背景干扰信号少,成为光学分子成像理想手段之一。近年来,荧光量子点(quantum dots,QDs)发展迅速,是一项非常有应用前景的光学成像技术(图 7-1-4)。除了有机染料和量子点之外,一系列 NIR 发光特性的新型材料,如纳米晶、金属纳米簇、碳量子点和碳纳米管也正在受到重视。

目前应用于近红外线光学成像的设备很多,包括反射荧光成像(fluorescence reflectance imaging,FRI)、弥散光学断层成像(diffuse optical tomography,DOT)、光学相干层析成像(optical coherence tomography,OCT)、激光斑点成像(laser speckle imaging,LSI)、偏振光成像(polarization imaging,PI)、荧光共振成像(fluorescence resonance imaging,FRI)、荧光介导的分子断层成像(fluorescence molecular tomography,FMT)等。

以光学分子探针的发展为基础,2002 年国际上明确提出 OMI 的概念,随后 2006 年中国体视学与图像分析学术会议上将光学分子影像学的概念引入国内。过去十年,光学分子探针的发展极大促进光学分子成像的发展。近年来,光学信号更加稳定的 QDs 系统作为一系列靶向和活化光学探针的组成部分。在活体成像中,制备能显示与疾病相关分子事件的 NIR 光学探针的目标范围和激活方法也大大扩展。更亮、更稳定有机荧光团、波长超过 850nm 的发光材料等方面的进展,将会促进更高效光学探针的研发。此外,靶向修饰和纳米载体的应用,有可能进一步提高光学成像特异性及信噪比。

光学分子成像技术操作简便、直观,应用广泛,成为动物研究的一种理想方法。利用这种新型成像技术,可活体直接、实时地观察标记的基因、分子

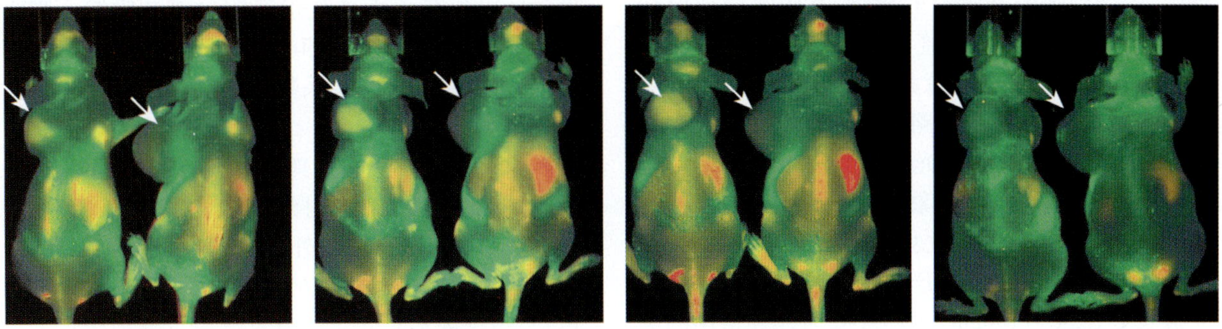

图 7-1-4 QD-RGD 量子点探针介导的近红外荧光分子成像
发射波长约 705 nm 的量子点用来标记 RGD,合成近红外光学分子影像探针,并成功用于小鼠的皮下移植瘤的肿瘤血管生成成像。左侧鼠为实验组,右侧鼠为对照组,可见左侧鼠探针引入 1 小时后,皮下移植瘤出现荧光信号强度明显增加,直至 6 小时达到高峰,27 小时基本消失。右侧对照组则引入未标记 RGD 的量子点,显示探针注入后,肿瘤荧光信号强度没有增加

及细胞动态代谢过程，如受体、蛋白酶、蛋白质和酶的活动。可活体观测动物体内肿瘤的生长及转移，特定基因的表达等生物学过程，以及监测疾病的发生发展过程和新药的研发及筛选等。光学分子成像也有不足：荧光信号有时不稳定，存在不同程度的细胞毒性。另外，由于光学成像的穿透力有限，更适于表浅器官成像。

近年来，融合成像已经成为光学成像的重要发展方向，如光声成像和切伦科夫成像都是光学分子成像技术的发展方向，已成功用于肿瘤早期筛查、手术导航、基因治疗、新药研发和诊疗一体化研究等。2012 年，Sanjiv S. Gambhir 教授等设计了三模态分子影像探针，可同时进行光声、MRI 和拉曼成像，通过这种融合成像的新方法实现精准脑肿瘤组织边界划分，指导手术切除，肿瘤边界的划分精度达到微米级，在切除肿瘤的同时最大限度保留正常脑组织。

二、光学成像基本原理、设备及成像技术

（一）基本原理

1. 光的电磁波谱 光是一种可以引起视觉、具有波粒二象性的电磁波，在整个电磁波谱中，只有波长范围很窄的一段才能引起视觉，称为可见光。

可见光波长范围大约为 400～760nm，其中，紫光最短，范围为 400～430nm；红光波长最长，范围为 620～760nm。比红光波长（760nm）更长的一段是红外线，比紫光波长（400nm）更短的一段是紫外线，二者都是非可见光。根据波长的不同，常规应用的活体光学成像技术见图 7-1-5。

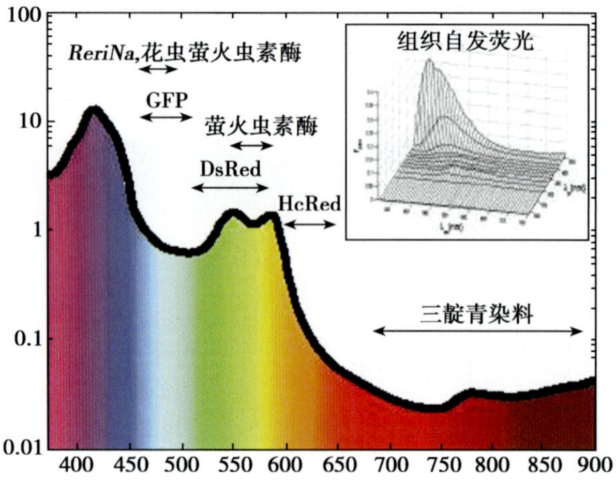

图 7-1-5 光与组织的相互作用

光在组织内的吸收系数依赖波长，并且被吸收剂（例如血红蛋白、脂类和水）吸收。图中所示为 70% 的血氧饱和度，血红蛋白浓度 50mmol/L，水和脂类的含量分别为 50%、15%。图中也列举了几种常见的荧光染料和用于成像的虫荧光素酶的发射光波长范围。插图显示在不同激发光下活体内自发荧光光谱，激发光谱为 337～610nm，发射光谱为 360～750nm。从图中可以看出，波长较长时自发荧光要低得多

2. 光的传播特性 光子在生物组织的传播过程中，会受到吸收和散射的影响，且吸收和散射程度依赖于波长和穿透深度。传播中当光子的能量被吸收，总光子的能量就减少。当光子发生散射时，就导致光偏离最初的路线。

3. 荧光的原理 荧光是指当一个分子或原子吸收能量后，引起发光现象，停止能量供给，发光瞬间停止。当一定波长的光照射到荧光物质上时，会激发出波长更长的荧光，产生的荧光波长要比激发光波长要长 50～150nm。图 7-1-6 为几种常用的荧光染料的吸收和荧光发射光谱以及这些荧光染料的生色基团的结构式。

将荧光分子与人体内（与生理、病理功能相关的）生物靶标结合，通过荧光激发，并检测荧光信号，就能对人体进行分子水平的成像研究，这种荧光分子被称作荧光探针（fluorescent probe）。

为实现活体检测人体组织的分子信息，要求荧光信号穿透几厘米厚度以上的组织。因同时受吸收和散射的影响，光波在生物组织内传输过程中产生衰减，波长在近红外区域内的荧光信号衰减最小，到达体表可被检测到的荧光信号强，有利于定量研究。

4. 光子在组织内的传播 光学成像主要受穿透深度和分辨率的影响，二者依赖于组织的光学特性；由于在细胞中有许多细小的结构和边界，在可见光区组织对光子具有很强的反射和吸收。吸收和散射以吸收系数 μ_a 和散射系数 μ_s 来衡量，单位是 cm^{-1} 或 mm^{-1}。这些系数值的倒数就是平均自由距离。

组织对短波长的光具有很强的吸收能力，这些吸收作用主要由细胞内细胞色素和血红素产生。在 600～900nm 的近红外线能够穿透几厘米的组织，这个波长区域被界定为“水窗”。因为如果波长更长，组织内水对光线的吸收将占主导地位。由于组织对近红外波长范围内的光吸收率低，已经发展了许多近红外荧光分子。

（二）成像设备

光学成像设备三个主要的组成部分：光源、滤器和光子探测器。

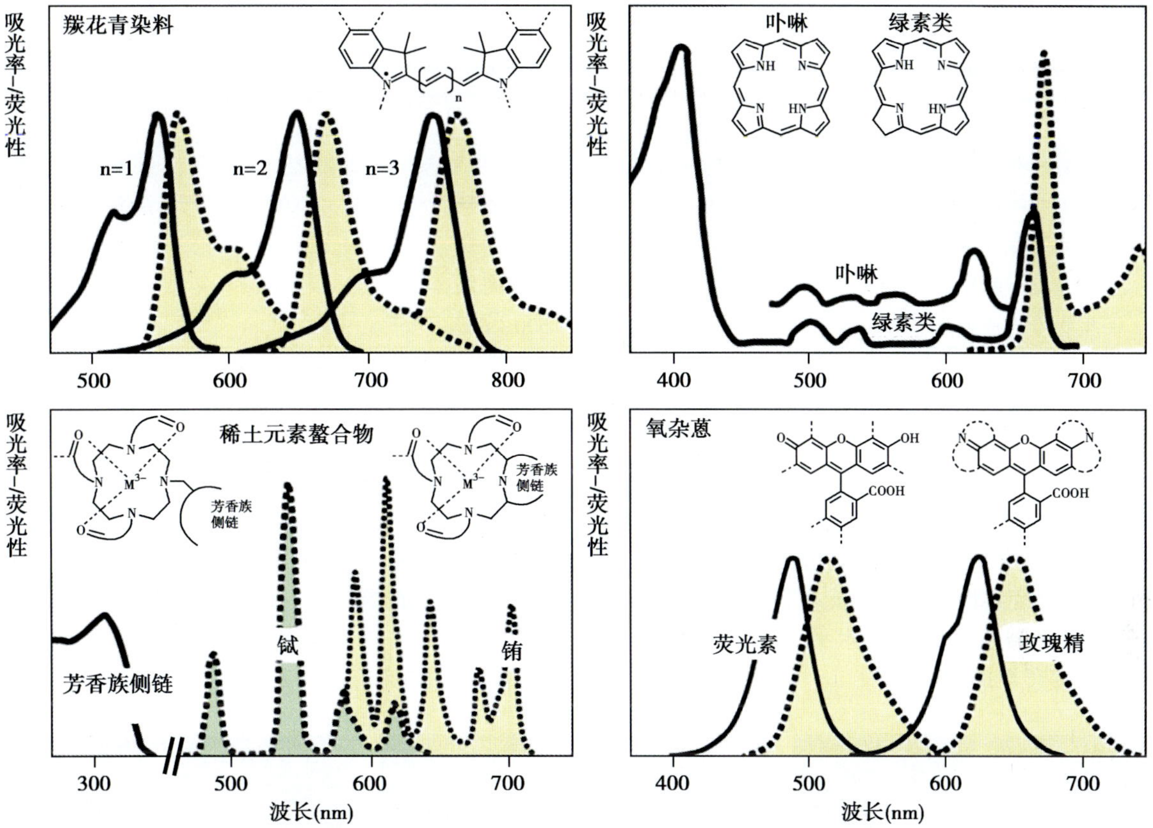

图 7-1-6 几种常用的荧光染料的吸收和荧光发射光谱

花青染料、四吡咯、夹氧杂蒽、稀土元素螯合物的生色基团的典型吸收和荧光发射光谱，以及这些生色基团的化学结构式（吸收光谱为实线、荧光发射光谱为虚线）

光源的分类一般依据发射光谱，发射能量和发射脉冲或调频的能力。光源主要有三类：高压弧光灯、发光二极管和激光。

对光学系统的信噪比起决定作用的是滤光器的使用。光学信号通常很微弱，最大的问题是激发光的消除。由于其波长接近发射光，并且在同一时间，由于有限的量子产量和有限的立体角，激发光信号很强。目前，大部分使用的滤光器是以吸收、干扰或是散射为基础的。

光子探测器特性包括：探测通道的数目（单通道或多通道）、动力学（数字化信号通常用比特表示）、敏感性和时间分辨率。

光学分子成像设备种类繁多，根据成像深度的不同要求可以选择不同的成像方法（表 7-1-1）。

（三）光学成像技术

光学成像方法主要有弥散光学成像、生物发光成像、近红外线荧光成像、多光子成像和表面共聚焦成像等，以荧光成像和生物发光成像应用较多。

生物发光成像是用荧光素酶基因作为报告基因标记细胞或 DNA。目前，应用较多的报告基因是萤火虫荧光素酶（firefly luciferase）基因，其基因表达产物萤火虫荧光素酶，在有氧条件下可以和注入体内的萤火虫荧光素（firefly luciferin）发生反应而发出荧光信号，并被高度灵敏的 CCD 相机捕获。

荧光成像技术则采用荧光报告基团标记细胞或 DNA。目前，标记技术最成熟的报告基因是绿色荧光蛋白基因，其表达后产生的绿色荧光蛋白，在体外激发光激发下发出荧光，也可被 CCD 相机捕获。

因为荧光信号的穿透能力有限，因此很多学者对穿透能力更强的近红外荧光成像更感兴趣。近红外荧光成像与报告基因成像原理不同，它的成像探针包括非特异性荧光探针和特异性荧光探针，特异性荧光探针能特异性与分子靶点结合，成像效果更好。近红外荧光成像就是利用荧光染料作为标记物与生物靶点结合，用特定波长的红光激发荧光染料，荧光染料受激发后发出波长更长的近红外荧光信号，应用光学成像设备进行信号采集和检测。近红外光学成像技术因穿透能力强，成像迅速，操

表 7-1-1　光学分子成像系统

技术	深度	常用的波长范围	应用于临床的可能
高频波谱成像	<5mm	可见光	有
偏振光成像	<1.5cm	可见光，近红外线	有
反射荧光成像	<7mm	近红外线	有
弥散光成像	<20cm	近红外线	有
荧光共振成像	<7mm	近红外线	有
荧光分子断层成像	<20cm	近红外线	有
生物发光成像	<3cm	500～600nm	无

作简便，在肿瘤疾病、基因表达监测和药物筛选等方面有着很大的应用潜力。

光学成像较突出的优点有：敏感性高、非离子低能量辐射、连续性好、实时监测、无创、价格经济。肿瘤的恶性程度和预后与组织蛋白酶表达水平高度相关，应用特异性近红外荧光探针，可活体、动态观察肿瘤组织中蛋白酶表达水平，实现从分子水平判断肿瘤侵袭性的高低。

光学成像技术的不足是穿透能力有限，从数毫米到数厘米不等（图 7-1-7）。利用近红外线成像技术，乳腺组织的成像深度可达 10cm，而在脑组织仅为 4cm。由于光学成像穿透能力有限，目前仅用于小动物模型的研究和浅表部位脏器的成像。但如能联合其他成像技术，如 MR 或 PET 成像，形成多模态成像技术或者与内镜或手术中成像技术相结合，则将在临床应用中具有更加广泛的应用前景。

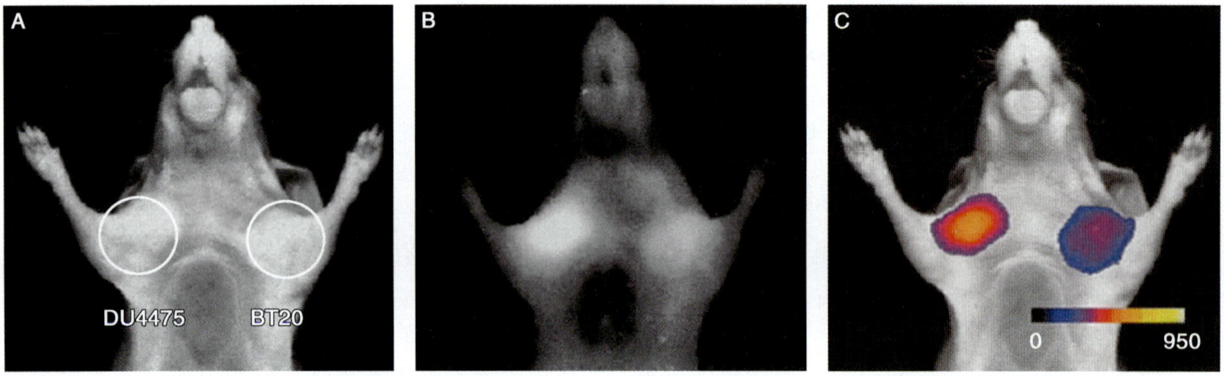

图 7-1-7　应用蛋白水解酶敏感的近红外线分子探针对不同类型肿瘤的成像

小鼠胸骨左侧为高分化人类乳腺腺癌（BT20），胸骨右侧为高侵袭性人类乳腺腺癌（DU4475）移植瘤。A. 静脉注射组织蛋白酶 B 敏感的自行淬灭的分子探针 24 小时后，在可见光下，肿瘤无信号；B. 进行 NIR 反射荧光成像，可见肿瘤的信号要明显高于可见光下的肿瘤信号，同时，高侵袭性的乳腺癌显示更强的荧光信号；C. 对应的伪彩成像。由此可见，应用蛋白水解酶敏感的近红外线分子探针对不同类型肿瘤的成像，可以看出高侵袭性的乳腺癌显示更强的荧光信号

（黄　涛）

第二节　生物发光分子成像

生物发光成像是一类使用荧光素酶作为报告基因，在表达载体构建过程中，位于目的基因之后，导入细胞或体内表达荧光素酶，标记目的基因，当腹腔或静脉注射其底物荧光素时，产生发光现象的成像方式。成像时由于哺乳动物体内没有荧光素酶，背景噪声低，提高了信噪比，可灵敏地显示酶在体内位置和数量。构建用于靶点和荧光蛋白编码序列的融合蛋白的基因，就可用于体内的分子探针成像。

一、生物发光分子成像的原理

荧光素酶以荧光素（luciferin）为反应底物，可将化学能转变成光能的生物催化剂。荧光素酶是一类能够催化不同底物（如荧光素或腔肠素）发生氧化，并产生荧光信号的酶，荧光素酶催化产生荧光的数量与 ATP 和荧光素酶的多少成正比。其作用机制如下：

$$荧光素+ATP+O_2 \xrightarrow[Mg^{2+}]{荧光素酶} 氧化荧光素+AMP+PPi+CO_2+h\nu$$

上述特性表明荧光素酶与 ATP 能构成非常好的生物传感器。

常用的荧光素酶包括：细菌荧光素酶、萤火虫荧光素酶、花虫荧光素酶等。最常用的荧光素酶为萤火虫荧光素酶，简称虫荧光素酶。虫荧光素酶是从北美萤火虫（photinus pyralis）中提取出来，发射谱线的两个波峰是 560nm 和 600nm。虫荧光素酶因敏感性高、线性范围宽、波长长，已经成为小动物活体成像最常用的报告基因（图 7-2-1）。

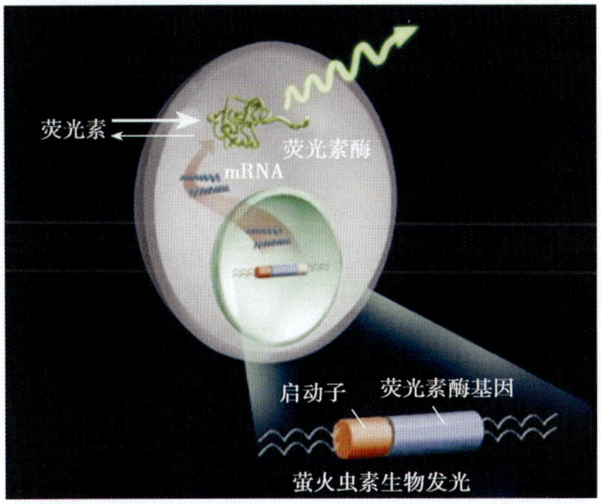

图 7-2-1 荧光素酶报告基因表达机制

将外源基因转入细胞是研究基因表达调控的基本方法，即荧光素酶基因与细胞染色体 DNA 整合，当该基因表达荧光素酶并与通过腹腔或静脉注射的外源性底物荧光素作用时，就会发生生物发光现象，应用灵敏的光学成像设备捕捉这种荧光信号就可实现生物发光成像。

但是，荧光素酶成像的条件也是十分苛刻的，必须在 ATP 及氧存在的条件下，才能催化荧光素的氧化反应。因此，只有活细胞内才会产生发光现象，而且光的强度与标记细胞的数目成线性相关。为降低背景噪声，生物发光成像需要在超低温（低于-180℃）条件进行信号采集，成像时间较长，而且成像个体需要长时间制动。

二、生物发光成像的设备与成像过程

（一）生物发光成像设备的组成

生物发光成像设备由 CCD 镜头、成像暗箱和软件系统 3 部分组成。

1. CCD 镜头 合适的 CCD 镜头对于生物发光成像是非常重要的，选用的 CCD 镜头对波长大于 600nm 的光必须具有非常高的灵敏度和量子效率，而且其噪声要尽可能低。

2. 成像暗箱 成像暗箱内部必须保持完全黑暗，屏蔽宇宙射线及一切光源，保障检测的信号完全由被检动物发出，避免外界环境的光污染。

3. 软件系统 软件系统负责仪器控制和图像分析。

生物发光成像系统中最关键的组成部分就是敏感的 CCD 相机。为探测深层组织的光信号，CCD 机必须在波长大于 600nm 的波段具有很高的灵敏度和量子效率以及低噪音。目前，应用较好的有两种 CCD 像机：强化 CCD 机（intensified CCD）和超薄背照射冷 CCD 机（back-thinned，back-illuminated，cooled CCD）。

新型制冷技术可以使 CCD 机的温度达到-120℃，这样的温度可以使冷 CCD 机的暗电流减少到可忽略不计的水平，减少了热噪声的影响，信噪比明显提高，检测的特异性也更强。伴随 CCD 相机效率的逐步提高，活体生物发光技术的灵敏度也不断提升。

（二）生物发光成像过程

成像生物麻醉后置于暗箱内，选择合适的视野，在照明灯下拍摄第一次成像背景图；关闭照明灯，在无外界光源的条件下采集生物体内的生物发光信号，获得生物发光图像，之后利用软件对背景图和生物发光图像进行融合和定量分析。

三、生物发光成像分子探针的设计及应用

（一）生物发光成像分子探针的设计

已经有多种报告基因用于生物发光成像，一些具有特异性的蛋白质可以作用于标记的化合物，使其光学信号发生变化。在这个报告系统中，用于生物发光成像的报告基因编码发光的荧光素酶，荧光素酶来自陆地和海洋生物体的基因，在体内监测荧光酶活性的光学原理，要求所有的光谱都在可见区和近红外区，这些基因编码的酶产生的发射峰在 490～620nm，符合上述要求。荧光素酶在哺乳动物体内没有，使得背景噪声低，提高了信号的信噪比，可灵敏的显示酶在体内位置和大范围的生物进程。

然而，酶在活体动物内的靶细胞中表达，由于组织不透明，有限的可见光通过哺乳动物的组织，

较大一部分通过吸收或散射被衰减,在可见光和红外区域的光谱已经被成功用于活体内的生物过程成像。利用光子计数设备或 CCD 图像传感器,通过测量生物发光发射的光子数,可对外源性的标记蛋白进行定量分析,这种方法敏感性极高,可在体外实现单细胞成像。同样,由于哺乳动物的生物发光成像的背景噪声极低,可在活体内探测到数量极少的荧光素酶阳性细胞。研究人员在大鼠腹膜腔中注射不同数量的荧光素酶阳性的宫颈癌细胞并进行成像,证实利用生物发光成像能够探测数量在 1000 个左右的荧光素酶阳性细胞。

由于荧光素酶成熟周期短,在细胞内存留的时间短,如在哺乳动物细胞中,从翻译到降解大约 3 小时。因此,荧光成像在转基因模型的细胞增殖动力学研究中及活体进行启动子功能分析中都有应用。不同类型的荧光素酶的发射波谱不同,据此可通过应用色谱成像检测荧光素酶实现光源深度的检测,并具有很好的前景。

(二) 生物发光成像分子探针的应用

应用活体生物发光成像技术,可以动态观测到疾病的发生、发展进程,早期判断药物治疗反应,并可用于肿瘤、代谢疾病、干细胞研究、转基因动物模型构建、siRNA 研究和蛋白质相互作用研究等领域。具体应用如下:

1. 标记肿瘤细胞或干细胞　活体生物发光成像能够直接快速地测量各种肿瘤的生长和转移,灵敏度和特异性高,可检测肿瘤的微小转移灶,有报道称可以检测到体内约 100 个细胞的微转移,并对癌症治疗中癌细胞的变化进行实时监测和评估。

在体外进行造血干细胞的荧光素酶基因标记,标记好的细胞移植入小动物体内,可动态观察动物体内干细胞参与造血过程的过程及数量变化。此外,通过对荧光素酶标记基因的小鼠淋巴细胞的研究,可早期判定放射治疗及化学治疗的疗效,帮助研究者了解抗肿瘤免疫治疗的复杂生物机制。

2. 标记病毒　单纯疱疹病毒、腺病毒、腺相关病毒和慢病毒等都能进行标记,如单纯疱疹病毒 1 型(HSV-1)经过荧光素酶基因标记,标记后通过成像系统的连续监测可发现该病毒在体内肝脏、脾及淋巴结的作用过程。

3. 标记细菌　适于感染性疾病研究,可揭示细菌在体内的侵袭过程,包括细菌的繁殖部位、数量变化及对治疗的反应等。2014 年 Chang 等用两种发射波长不同的萤火虫素酶基因标记两种细菌,可实现同时观察两种细菌在体内的侵袭和感染过程。

4. 蛋白质相互作用　首先将荧光素酶基因分成两个片段,分别与感兴趣的两种蛋白质的编码 DNA 连接,然后分别导入小动物体内,其表达产物为融合蛋白。当两种目标蛋白在体内发生相互作用时,荧光素酶两个片段由于相互靠近,形成具有活性的荧光素酶,此时与底物相互作用而产生生物发光现象(图 7-2-2),判断蛋白质相互作用的情况。

例如,首先构建载体 pA-gal4-x 和 pB-vp16-y,通过启动子 pA 和 pB 来分别启动 *gal4-x* 和 *vp16-y* 基因的转录,其表达产物是蛋白 *GAL4-X* 和 *VP16-Y*(图 7-2-2A)。如果蛋白质 X 和 Y 存在相互作用,则能介导蛋白 GAL4-X 和 VP16-Y 发生相互结合,生成融合蛋白 GAL4-X-Y-VP16。虫荧光素酶报告基因模板上有 5 个 GAL4 的结合位点,融合蛋白 GAL4-X-Y-VP16 可以与 GAL4 结合位点结合,通过启动其下游的小启动子,激活萤火虫荧光素酶报告基因的转录表达。

有学者利用该系统成功检测了 MyoD 和 ID 两种蛋白质的相互作用。方法是用虫荧光素酶报告基因转染肿瘤细胞,并在小鼠腹膜下种植形成肿瘤。用 NF-κB 启动子驱动 VP16-MyoD 和 GAL4-ID 的表达,并且用 TNF-α 调节 NF-κB 启动子的活性,结果见图 7-2-2B。

5. 转基因动物模型　利用分子生物学技术将荧光素酶基因插入动物生殖细胞的基因组,从而获得具有插入基因特性而又能正常繁殖的细胞。将荧光素酶基因插入目的基因启动子的下游,并稳定整合于实验动物染色体中,形成转基因动物模型。Christopher Contag 等应用该技术监测基因治疗的疗效,并且在不需要处死动物的情况下多次成像,判断基因表达水平。转基因动物模型在生物学和医学领域广泛应用,对探索基因调控机制、基因表达及传递、转基因药物研发和癌基因作用机制等具有重要意义。

四、生物发光分子成像的现状与展望

生物发光分子成像的技术已经非常成熟,应用也十分广泛,标记不同的分子靶点可对肿瘤、心脑血管疾病、感染性疾病和干细胞示踪等领域进行快速高效率的研究。而且,与 MR 分子成像和核素分子成像对比,生物发光分子成像设备价格低,操作简便,成像迅速,易于推广。

然而,因为受光子波长的限制,光子在体内穿透能力有限,这一特性也限制了生物发光分子成像

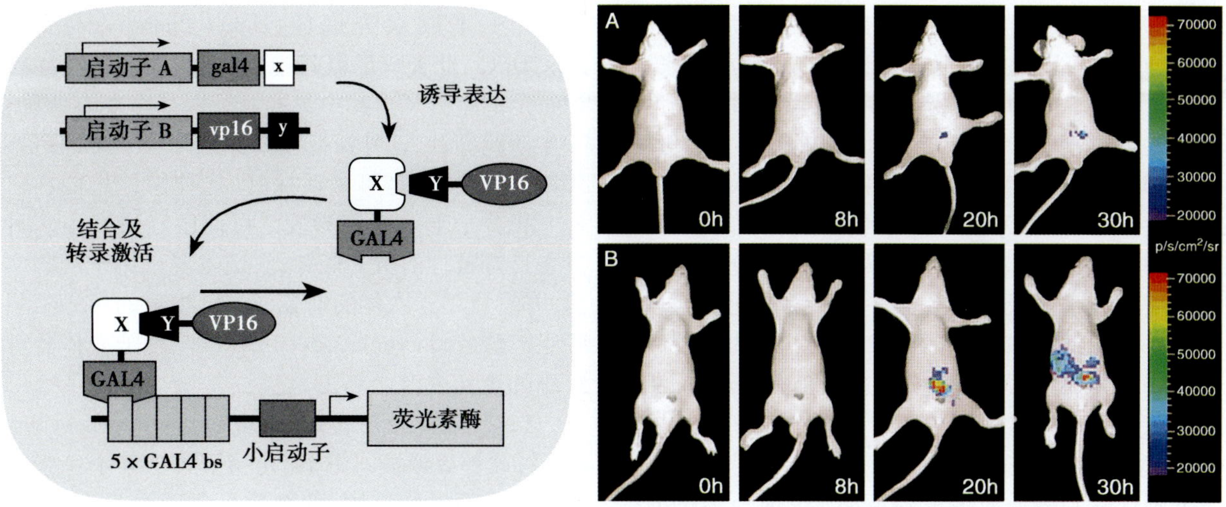

图 7-2-2　小鼠体内生物发光双标记成像，监测蛋白质相互作用

图像的荧光信号标尺为每秒每平方厘米球面的光子数（P/S/CM2/SR）。A. 没有用 TNF-α 诱导情况下注射底物后进行的成像。B. TNF-α 诱导情况下注射底物后进行的成像，显示在 30 小时内腹膜部位的信号明显增强，而虫荧光素酶（*Fluc*）基因的表达是由 MyoD 和 ID 间的相互作用激活的

在临床深部脏器的应用。光学断层成像设备研究的成功，有望解决光学成像深度受限的问题。

光学分子探针需要好的信号放大机制和提高穿越各种生理屏障，如血管、细胞间隙、细胞膜、血-脑脊液屏障等的能力，这是分子探针研究面临的最大的难点和挑战。成像空间分辨率和光学敏感性需要进一步提高，依赖多种成像技术的融合，如双报告探针技术、联合光学和成像探针，很好地实现了两种成像技术的优势互补。

光学分子成像技术在小动物肿瘤模型研究中取得了巨大的成功，已经为生物医学研究提供了一个全新的研究平台，使活体、动态研究疾病的发生、发展成为可能。不过，对一只体重仅有 30g 的小鼠成像和对 70kg 的人体成像相比较，这是一个巨大的挑战，包括尺寸的大小、获得有价值的解剖数据和功能数据所需的空间分辨率，获得完整图像信息所花费的总时间等。

（黄　涛）

第三节　荧光分子成像

荧光分子成像（fluorescence molecular imaging，FMI）技术是一项必不可少的成像技术，它用特异性的荧光分子探针来对特定的细胞或分子进行标记，最终实现对各种生理、病理过程的探查。荧光分子成像的空间分辨率能达到毫米级，并且其使用的荧光分子探针具有诸多优点。所以，荧光分子成像的发展前景比较乐观，值得我们深入研究。

一、荧光分子成像的原理与分类

（一）荧光分子成像的原理

1. 荧光的产生机制　分子在不同情况下所处的能级不同，吸收光子的波长也不尽相同。当分子吸收光子以后，可以在不同能级间跃迁，即由高能级向低能级跃迁，或由低能级向高能级跃迁。分子荧光的形成主要与荧光物质对能量的吸收及释放相关。当某一分子吸收能量后会发光；相反，停止给予能量后发光则会立刻停止，这种方式的发光就叫荧光。总之，荧光的形成过程就是荧光分子获得能量后跃迁至激发态，经过一定的方式转移至激发态的最低能级，短暂停滞后发出荧光，而后又回到基态。

2. 描述荧光性质的参数

（1）吸收光谱：荧光分子吸收了光子后，由基态跃迁为激发态，测量不同吸收波长处的吸光度，得出的吸光度与吸收波长的关系曲线即为吸收光谱。

（2）发射光谱：明确荧光物质的激发波长（一般是最大吸收波长），根据荧光物质的发射光强度与发射波长所作出的曲线即为发射光谱。

（3）Stokes 位移：在外界光源的照射下，荧光物质自身发射一定波长的光，发射光与吸收光的波长的差值即为 Stokes 位移。

（4）量子产率：量子产率指的是发出光子数与吸收光子数的比值。尽管大部分物质都可以吸收

光子，但其中仅有极少数物质才可形成荧光。并且在这部分能形成荧光的物质中，仅有拥有高量子产率的物质才可以把能量通过荧光的方式释放出来。而低量子产率的物质会把大多数能量通过其他途径释放出来。

（5）荧光强度：荧光分子探针发射的荧光的光的强度。影响荧光强度的因素包括激发光的强度、量子的效率、发射荧光走过的路程、荧光分子探针的浓度以及摩尔吸收系数等。其中激发光的强度越大，探针的量子效率越高，发射光走过的路程越短，探针的浓度越大，摩尔吸收系数越大，最终探测到的荧光强度就越大。

（6）荧光寿命（荧光周期）：宏观上是分子的荧光强度降到激发时最大强度的 1/e 时所需的时间，微观上是分子受到光脉冲激发后回到基态之前在激发态平均停留的时间。

3. 成像机制

（1）稳态成像机制：将连续波激光器发出的激光射到物体上，利用 CCD 相机接收发射光。构建连续波形式的系统所需费用最少，系统亦最简单，但是，所获得的信息量也最低，而且不可以测量荧光寿命。

（2）频域成像机制：使用正弦强度调制的激发光源射向物体。成像所得的数据有相移、光流密度等。频域成像机制可以获得荧光效率（量子产率）和荧光寿命的分布信息。

（3）时域成像机制：利用短脉激光器照射物体，激光脉冲不仅可以在物体内传播，同时也可以携带物体光学特性的信息，成像设备必须要有很高的时间分辨率。构建时域成像系统所需系统最繁杂，同时获得的信息也最多。

（二）荧光分子成像分类

1. 按成像方式的不同，可以分为荧光寿命成像和荧光光谱成像。

（1）荧光寿命成像：荧光寿命的测量只与荧光团的微环境有关，一般不受激发光强度的转变及荧光团的浓度干扰，也不受其他限制因素的制约，可以了解很多与分子所处的微环境有关参数的分布信息。

（2）荧光光谱成像：在已知组织的光学特性参数前提下，通过激发光激发提前标记在组织上的荧光分子探针产生荧光，探测组织表面发射光的分布，通过一组扩散方程模型，重新构建分子探针的荧光强度。

2. 按照荧光物质的不同，将 FMI 分成直接荧光成像和间接荧光成像。

（1）直接荧光成像（direct fluorescence imaging，DFI）：此种成像模式中，荧光物质能够直接标记特定的靶分子。其中荧光分子探针主要有两种：一是活跃探针，这种探针在未标定靶分子时即可被外源光激发；二是可激活探针，这种探针只能在已标定靶分子上才能被激发。目前已经研发出多种具备良好特性的荧光探针，它们主要试用于动物实验，并有应用于人体的前景。如已报道的荧光染料吲哚乙酸（indocyanine green，ICG）应用于人体乳腺组织的荧光成像。

（2）间接荧光成像（indirect fluorescence imaging）：此种成像模式中，荧光物质属于某一荧光蛋白。首先通过转基因，使细胞生成荧光蛋白，因为荧光蛋白可以直接同特定细胞相关联，此种成像方法里不存在荧光物质寻靶的过程。由于此成像模式需要通过转基因处理，还无法在人体内应用。常用的荧光分子有 CY5.5、GFP、红色荧光蛋白（red fluorescent protein，RFP）、黄色荧光蛋白（yellow fluorescent protein，YFP）和 ICG 等。其中 ICG 是唯一得到美国 FDA 认证的可用于人体的荧光分子。

3. 按照激发荧光的成像方法不同分为二维 FMI 和三维 FMT。

（1）二维 FMI：在这种成像方式中，通过 CCD 相机直接对组织表面产生的荧光进行成像，最终获得体内荧光的大概分布情况，但因为组织本身的高散射性，此方法获得的荧光图像不能准确地体现组织内的荧光物质的空间分布，也难以形成定量的分析，这也限制了它在一些领域中的应用；根据成像系统构成的差别，FMI 系统可分为以下两种情况：一种是利用反射光成像的荧光反射成像系统（fluorescence reflectance imaging，FRI）；另一种是利用透射光成像的透射荧光成像（trans-illumination fluorescence imaging，TFI）。

（2）三维 FMT：这种成像方式是光在组织体内的吸收和散射，通过接收体表的光强，利用数学方法重建出组织体内的荧光物质分布和浓度，是一种相对准确、定量的分析方法。根据成像装置的差别，FMT 系统可以分为接触与非接触式两种。接触式系统需要通过光纤作为光传播的媒质，而不是让光在空间（空气是传播媒质）中自由传播。接触式系统的造价比非接触式系统高，并且系统的集成也较复杂；非接触式系统，又叫自由空间系统，指的是激发光及发射光均不是通过传输，而是通过自由空间传播的系统。非接触式系统在算法上较接触式系统困难。

（三）荧光分子成像技术的特点

1. 优点　相比传统的医学检测手段，FMI技术具有无痛、无创性的优势。相比放射性核素成像，FMI技术具有无电离辐射的优点。相比生物发光成像技术，FMI技术还能够使用多种荧光分子探针实现多重标记。

2. 缺点　FMI技术的非特异性荧光局限了检测灵敏度。进行多光谱成像时，要求有多种波长的激发光。由于有激发光的干扰，FMI技术的信噪比降低。生物体内有多种物质在经过激发光激发后，可以形成强度较高的自体荧光，这些自体荧光将严重降低检测的灵敏度，尤其是发光细胞深埋在组织内部，要求高能量的激发光时，所生成的背景噪声更高。因此需要尽可能去除这部分信号。

二、荧光分子成像的设备与成像过程

通过活体生物光学成像系统的光学测量仪，能够直接探测活体生物体内产生的荧光信号，经过转换和计算机处理，可以直接得到生物体内荧光信号的位置和强度等信息。这是把分子及细胞生物学技术由体外研究延伸到体内的有效方法，并且正在被推广到医学以及生物学的各个方面。其技术优势主要表现为无创性、可重复性、快速扫描使实验动物整体成像等。

目前，在荧光成像设备的研制方面，Kodak、Xenogen、Cri等公司纷纷推出了自己的产品。以Xenoogen公司的IVIS Spectrum系统为例，该系统可以实现二维荧光成像，并利用谱分离技术实现多标记和自体荧光去除的功能；另外，该系统可以实现三维荧光重建，并与内置的数字鼠进行配准，在一定程度上显示了荧光物质的空间位置信息，但该系统在三维重建时将生物组织看作是匀质的，这并不符合组织的实际情况，因此影响了重建的结果。

成像过程以精诺真（Xenogen's）为例，活体动物荧光成像系统主要包括CCD照相系统、成像室、低温及成像控制系统和工作站等。将具有荧光标记的实验动物麻醉后放入成像室，在激发光照射下，收集荧光信号进行软件分析处理，可将数据和图像直接通过显示器观察。

活体动物荧光成像一般步骤：

第一步，建立实验动物模型，根据需要通过尾静脉注射、皮下移植等途径将已标记的细胞或组织接种到动物体内，而后利用荧光探针的激发、发射及穿透能力，确定肿瘤接种的情况。

第二步，根据接种肿瘤的实验动物肿瘤生长情况，通过静脉注射等手段将荧光探针注入到实验动物体内。将已经常规麻醉的动物置于成像暗箱上，通过软件调控明暗场背景图的拍摄。明暗场的背景图叠加后能够对体内特异性荧光的位置及强弱进行直观观察。

第三步，数据处理。动物活体成像图像处理软件不仅可以形成标有荧光强度标尺的图像，还能处理并分析荧光强度等相关参数。

三、荧光分子探针

荧光分子探针是荧光分子成像的基础。目前主要分为有机染料、无机纳米材料和荧光蛋白三类。其中有机染料是使用最多的一类荧光分子探针。有机染料合成简单、应用范围广泛，但是它的光化学稳定性偏低，容易进行光漂白和降解；并且大部分有机染料的Stocks位移偏小，容易被干扰导致检测灵敏度下降；所以有机染料在生物医学领域的使用具有局限性。无机纳米材料荧光分子探针的代表是量子点（QDs）。QDs具有独特的光谱特性，包括激发谱宽、发射谱窄、荧光强度高、稳定性及抗光漂白能力强等优点，但是QDs的生物毒性较大，目前用于体内研究有局限。荧光蛋白较荧光素酶相比不需要与底物结合，只需用激发光照射，就能自己发出荧光，且性质稳定、耐漂白、能在细胞中稳定表达便于进行活体细胞成像。从绿色荧光蛋白的发现迄今，已有近百种光学或化学性质各异的荧光蛋白被发现或改造出来，但应用最广泛的荧光蛋白主要有GFP和RFP等。GFP是蓝光激发，所以其穿透深度有限。RFP较之GFP，能发出穿透力较强的红光，可以改善荧光成像的深度。

四、荧光分子影像探针的设计及应用

（一）荧光分子影像探针的设计

通常情况下，荧光分子探针应具有如下性质：

光物理性质：利于激发与检测，但不是和生物基质一起被激发，生物背景干扰少；拥有较高的摩尔消光系数及量子产率。

化学性质：在相应的体液、缓冲液及细胞培养液中具有良好的分散性；应用条件下的热、光稳定性良好；标记的位点具有特异性。

生物相容性：标记所致的空间立体干扰效应及与体积有关的干扰效应小；易穿透细胞；标记应具有极低的生物毒性。

1. 荧光探针结构　荧光探针为一种新兴的生

物分子传感器，具有高灵敏度、多通量、安全、低成本等优势，可以快速便捷地进行荧光分析与荧光成像，特别是在检测小分子等方面具有得天独厚的优势，如细胞凋亡的检测、细胞表面特征的检测等，在分子生物学、基因组学等方面有广阔的发展前景。荧光探针主要由三部分构成：识别基团、连接基团和发射基团，识别基团可以和检测底物特异性结合，是决定荧光分子探针灵敏度与选择性的组成部分；发射基团是发出光学信号的信息源，可以将分子信息转换成不同形式的荧光信号；连接基团用以连接识别基团和荧光团，起到分子识别枢纽的作用。

2. 荧光探针设计原理　基于荧光探针的结构，其主要组成部件有三部分。

（1）识别基团（receptor）：为一种由共价键结合的有机单元，最大的作用即为"识别物质"，具有高灵敏性、高选择性与强专一性的特点，其存在的意义是实现对目标的特异性选择，从而决定着荧光探针的选择性、探针的性质和性能。识别基团的组成部分可通过弱相互作用被不同的离子或小分子选择性地结合，形成两分子或多分子的超分子体系，它们与识别物种间主要通过配位作用力、氢键、范德华力等不同形式的作用力结合。最常见的识别基团有冠醚、杯芳烃、环糊精、环状多铵盐类和胍类等。

（2）发射基团（fluorophore）：是发出光学信号的信息源，可将实时探测的信息转变为荧光信号。不同的发射基团由于性能的差异性，如不同的发射波长、荧光量子产率及 Stokes 位移等，均可在一定程度上影响识别信号的表达。在进行探针设计、选择荧光基团作为发射基团时应根据实际需求进行选择，常见的有萘酰亚胺类、罗丹明类、香豆素类、氟硼吡咯类、菁染料类等有机荧光染料，量子点和功能纳米粒子等。

（3）连接基团（spacer）：是连接发射基团和识别基团的重要桥梁，起到分子识别枢纽的作用。发射基团和识别基团相结合后，通过连接基团将识别信息按照某种特定传递机制传递给报告物，从而推动相应信号响应。传递机制直接决定着信号的性能，从而影响整个识别事件的表达。目前，共价键连接和置换式为探针设计过程中发射基团和识别基团连接的典型方式。

荧光探针的设计具有多样性和不可预测性，是一个烦琐而严谨的过程，需要设计者充分考虑各方面因素，如探针的应用范围、毒性、使用的 pH 范围、生物相容性等。一般来说，当发射基团和识别基团已知时，基本可以对目标探针的选择性和荧光性能进行预测。识别基团的选择性与荧光性能受多种因素的影响，如报告物的选择，连接基团的选择以及外部环境因素（溶剂、温度、pH 等）的影响。正是因为探针设计的多样性和不准确预测性，给科研工作带来了巨大的挑战，也正是如此，需要科研工作者开拓创新、勇于进取，克服设计中的难题，解开未知世界的奥秘。

3. 荧光探针的设计与发展战略　荧光探针是分子影像探针的研究热点，其常见的探针设计发展战略就是在某一种母体结构的基础上，进行不断的修饰或功能化的衍生。例如，罗丹明类染料，就是以氧杂蒽为母体结构进而演变而来的一类碱性染料。另一种设计发展战略为靶标导向策略，如活性氧物种（reactive oxygen species，ROS）。ROS 是正常氧代谢的副产物，包括氧离子、过氧化物和含氧自由基等，与人类的生命活动息息相关，在细胞信号传导和保持机体恒常性方面起很大作用，拥有巨大的发展潜力。线粒体作为细胞内氧气的主要消耗者，是 ROS 的根基，同时线粒体损伤与 ROS 密切相关，因此线粒体是 ROS 研究过程中的关键环节。以线粒体为靶向的 ROS 荧光探针可为 ROS 发生发展机制的研究提供强有力的辅助作用。其设计方案是：以功能要求为基本出发点，在结构上分为两部分：①靶向载体部分，将分子定向运送到线粒体；②高选择性和高特异性的分子开关部分，与特定 ROS 作用后，激发荧光。以 Chang 等报道的探针 MitoPY1 为例，其将亲脂性的阳离子三苯基膦（triphenylphosphonium，TPP）基团作为靶向线粒体的分子载体。其具体机制是利用跨线粒体内膜的质子梯度即 H^+浓度差将阳离子基团定位于线粒体。分子开关部分的机制是利用硼酸基团与 H_2O_2的反应解开罗丹明类荧光染料的闭环结构，产生大共轭体系进而激发荧光生成。Guo 等报道了一种 H_2O_2和氧还金属离子"串连双开关模式"的荧光探针，即在满足一定浓度的 H_2O_2条件下（开关 1），同时含有氧还金属离子（开关 2），此时的荧光探针才会被"点亮"。此种荧光探针在细胞的氧化胁迫情况（H_2O_2水平）下的实时检测及活体组织的抗 Fenton 反应方面具有较大的应用前景。

（二）荧光分子成像探针应用

荧光分子成像自出现以来，充分发挥其自身的独特优势，不断更新发展，尤其为细胞学、基因组学等各学科带来了巨大成果，为提高人类生活质量奠定了坚实的基础,同时也为医学、生物学等方面难题的攻克提出了新的解决方案。

1. 一氧化氮分子特性的研究　一氧化氮(NO)是一种新型生物信使分子、一种极不稳定的生物自由基,广泛分布于生物体内各组织中,脂溶性,微溶于水,可快速扩散通过生物膜。NO 作为人体内重要的舒血管物质,在心、脑血管,神经及免疫调节等方面发挥了非常重要的生物学作用。

NO 由于其自身不稳定、浓度低等特性,很难使用常规手段进行活体细胞内的检测与研究。而荧光分子显像技术利用其多种优势,在 NO 的作用机制等方面的研究取得了重大进展。Brown 等利用荧光素指示剂 4,5-二氨基荧光素(4,5-diaminofluorescein,DAF-2)检测脑血管内壁周围 NO 的浓度水平。Broillet 等研究结果显示 DAF-2 对 NO 的检测能力不仅受 NO 自身的浓度影响,还与生物体内二价阳离子的浓度及入射光的强度等因素有关。

2. 细胞作用机制的研究　细胞是组成生命体的最基本单位,其异质性决定了生物个体的异质性,细胞学作为分子细胞生物学中最基础的一个环节,其研究的深度与广度决定着整个分子细胞生物学发展的前景与方向。因此,对于细胞进行全面、翔实而又深入的研究势在必行,是人类探索生命奥妙的过程中最坚实的铺路石。

Manunta 等对单步灰度梯度亚细胞分段法进行了阐述,并将其与荧光检测模式相融合,利用这种新技术来解释聚合物疗法中细胞内吞作用的运输机制。基于活动形式的批量内吞过程是中央神经末梢在强烈的神经元活动后突触小泡的主要恢复模式,Clayton 等利用荧光葡萄聚糖的大量摄入来实时定量分析该恢复模式。Li 等对活细胞进行核酸染色(SYTO13 染色剂),并使用阿奇霉素催化细胞凋亡过程,比较细胞两种状态下的荧光寿命。他认为可能是由于 DNA 在细胞凋亡过程中不断凝固,增加了探针之间的距离,导致自猝灭的发生,从而产生荧光寿命之间的差异。Maxwell 的课题组研发了一种细胞渗透型近红外荧光可激活型探针来检测活体状态下细胞凋亡的一系列蛋白酶活动。Xi 等研制出一种荧光感应器,其独特的内酰胺成环可以可逆的、选择的、高灵敏的对铜离子进行荧光增强反应。此外,其高细胞渗透性使其有望成为活体状态下铜离子探测器。

3. 蛋白质和酶的研究　蛋白质作为生命体的重要组成部分,参与并调节机体内一切重要的生命活动。酶是一种高效率、高度专一性以及活性可调节的生物催化剂,产生于生物体内的活细胞,绝大部分属于蛋白质,起着催化机体各类生物化学反应、促进新陈代谢的作用。运用荧光探针技术研究蛋白质与酶的机制推动了人类对生命活动的理解。

环己酰亚胺(cycloheximide,CHX)是一种蛋白质合成抑制剂,其蛋白衍生物的广泛应用受到了较高的关注。Paoletti 等通过修正了经荧光染料标记的 CHX 的功能基,来研究功能基的多样性对 CHX 生物活动的影响。Dubois 等对碳酸酐酶抑制剂(carbonic anhydrase inhibitor,CAI)进行荧光标记,以研究 CAI 在不同氧分压状态下的黏合性差异,结果显示在低氧状态下,15min 后 CAI 的黏合度高于常氧状态,提高氧分压后,黏合度降低。此实验说明 CAI 的黏合性与缺氧诱导因子(hypoxia inducible factor,HIF)和氧自身缺乏性均相关。

(姜慧杰)

第四节　契伦科夫光学分子成像

契伦科夫光学分子成像(Cerenkov luminescence imaging,CLI)是一种新型的光学分子成像技术,它利用放射性核素衰变产生的高能带电粒子运动过程中可以产生光子的特点(即契伦科夫光,约 200~1000nm),以光学成像设备检测临床放射性药物发出的光学信号。

一、契伦科夫光学分子成像的原理与特点

1934 年,前苏联物理学家契伦科夫(Pavel Alekseyevich Cerenkov)发现放射性物质中产生了人类肉眼可见的微弱的蓝色辉光,该光学效应因而被命名为"契伦科夫辐射(Cerenkov radiation)",基于契伦科夫辐射产生的蓝色辉光被称为"契伦科夫光(Cerenkov luminescence)"。

契伦科夫辐射是一种电磁辐射,当一定能量的带电粒子(如正电子或负电子等)在某种介质运动时,如果其速度大于光在该介质中的速度时,粒子与介质间的相互作用就会产生契伦科夫辐射。具体而言,具有能量的带电粒子在介质中运动时,会将部分能量传递给其周围的介质分子,并使得介质分子发生极化;随着带电粒子继续向前运动,原先被极化的介质分子会逐步恢复到基态,并释放掉原先接收的能量。如果带电粒子在介质中的运动速度高于介质中的光速时,则在带电粒子的运动轨迹上,先后

被极化的介质分子会陆续恢复到基态，而这一过程中，将会出现一个相干波前（coherent wavefront），并且根据惠更斯原理（Huygens principle），这一过程会释放出光子，契伦科夫光由此而来。

契伦科夫辐射频谱是连续谱，涵盖了从紫外光、可见光到近红外光，特定波长的频谱分量强度与波长的平方成反比，契伦科夫辐射频谱中能量集中在紫外谱段，这也就解释了人类肉眼观察到的契伦科夫光是蓝紫色光的原因。

近年来，契伦科夫光被应用到生物医学成像中。当放射性药物（radiopharmaceuticals）特异性地聚集在病灶组织时，通过高灵敏的光学成像设备捕获这些放射性药物在衰变过程中产生的契伦科夫光信号，可实现对病灶的高灵敏度光学成像，获得病灶的位置、形状、尺寸等多种影像信息。

二、契伦科夫光学断层成像

契伦科夫光学断层成像（Cerenkov luminescence tomography，CLT）是一种三维断层成像方式，通常是在已知表面二维契伦科夫光信号分布的情况下，融合组织结构信息、生物组织特异性光学参数等信息，然后通过有效的光传输数学模型和重建算法，揭示成像对象内部放射性药物三维分布的成像技术。契伦科夫光学断层成像的主要研究内容包含：①构建数学模型，描述契伦科夫光在生物组织中的传输过程；②设计高效的重建算法，反演放射性药物的三维分布等信息。

构建契伦科夫光传输模型，主要是指通过特定的数学、物理方程来描述契伦科夫光子在生物体内的传输过程，将光的传输问题用数学函数表示，并利用有限元等方法进行空间上的离散，通过离散的基函数对函数空间的基函数进行逼近，建立出契伦科夫光信号源在体内三维分布和体表二维分布之间的系统方程。契伦科夫光子在生物体内的传播过程常用辐射传输方程（radiative transfer equation，RTE）进行描述，针对复杂的生物组织光学特性通常使用扩散近似模型和简化球谐近似模型进行描述。

设计高效的契伦科夫光源重建算法，主要任务是通过成像对象表面契伦科夫光信号的分布和组织光学特性，求解未知的成像对象内部的契伦科夫光信号的三维分布。由于光在生物组织中的高散射特性，导致成像对象内部的契伦科夫光源重建是一个病态、不适定性问题。因此常用的重建算法都引入正则化约束算子进行求解。目前常用的重建算法主要包含：水平集重建算法、Tikhonov 正则化算法、非负最小二乘算法、预处理共轭梯度算法和正交匹配追踪算法。

CLT 技术最早是由 Li 等人，Hu 等人，Zhong 等人于 2010 年同期开展研究。Li 等人使用商用的光学成像系统（Caliper IVIS 100）和 microCT 成像系统，实现了匀质模型下的契伦科夫断层成像；Hu 等人自主研制了一套 CLI/CT 双模成像系统，实现了非匀质模型契伦科夫断层成像，相较于匀质模型，重建精度更高；Zhong 等人基于非匀质模型，利用简化球谐近似模型描述光在生物组织中的传输过程，实现了契伦科夫光源的准确重建。

CLT 的一般操作流程是：首先对成像对象注射放射性药物，利用高灵敏的 EMCCD 采集契伦科夫光信号和白光信号；其次利用 CT 成像设备采集成像对象的组织结构信息，并进行有限元网格离散；然后将 EMCCD 采集的契伦科夫光信号通过配准算法映射到有限元网格表面，结合光传输模型，建立体内光源三维分布和体表光信号二维分布之间的系统方程；最后通过高效的重建算法来反演核素探针的三维定位与定量信息。

三、核素放射激发荧光成像

放射性药物在衰变过程中，除了会产生契伦科夫光，同时还会产生 γ 射线等其他衰变产物。而以镧系稀土元素为基础的荧光纳米颗粒不仅能被契伦科夫光激发，还能被高能 γ 射线激发，同时发出可见光及近红外光，利用这种机制的成像模式称为核素放射激发荧光成像（radiopharmaceutical-excited fluorescence molecular imaging，REFI）。REFI 不仅克服了有机荧光材料存在的自体荧光干扰的问题，还能通过契伦科夫光和 γ 射线的双内源激发来实现光信号强度的显著增强，这一新型成像策略相比于传统 CLI 及 CRET 均能更显著地增强光学信号。Hu 等人使用氧化铕（europium oxide，EO）纳米颗粒将放射性药物发出的契伦科夫光及 γ 射线转化为荧光信号，在提高光信号强度的同时还显著提高了信噪比，并增强了组织穿透性。研究结果表明 REFI 可以检测到 PET、FMI、传统 CLI 没有检测到的微小肿瘤（图 7-4-1），展示了 REFI 在早期微小肿瘤的高灵敏检测中的应用潜力。

为了进一步实现微小肿瘤的精准定位的问题，Hu 等人在 REFI 成像研究的基础上，进一步融合了活体 CT 结构信息，提出了“核素放射激发荧光断层成像（radiopharmaceutical excited fluorescence tomography，REFT）”，REFT 成像方法将二维的光学成像

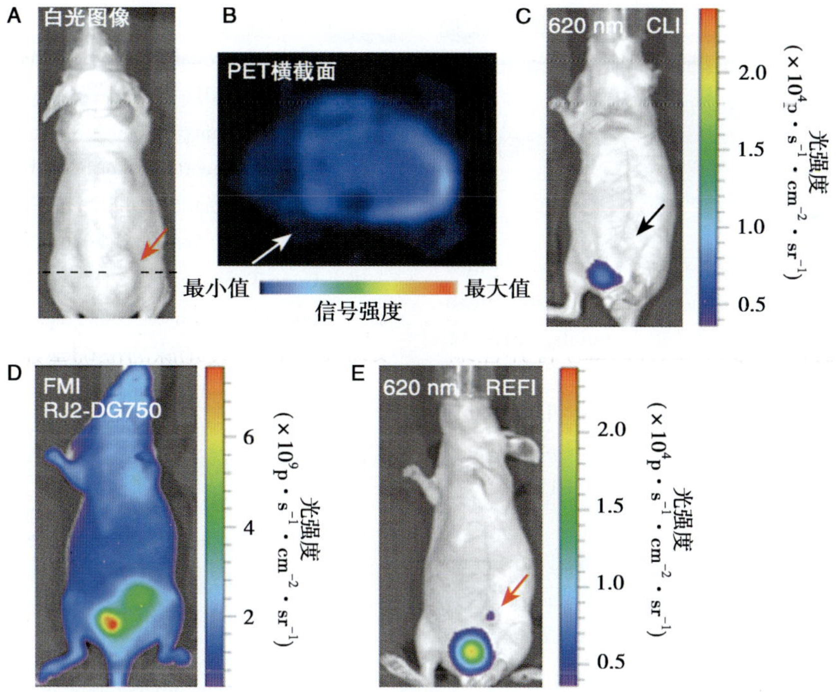

图 7-4-1　微小肿瘤的早期高灵敏检测

A. 皮下乳腺癌小鼠的白光图像；B. PET 显像；C. CLI 显像；D. FMI 显像；E. REFI 显像。REFI 可以检测到 PET、FMI、传统 CLI 没有检测到的微小肿瘤

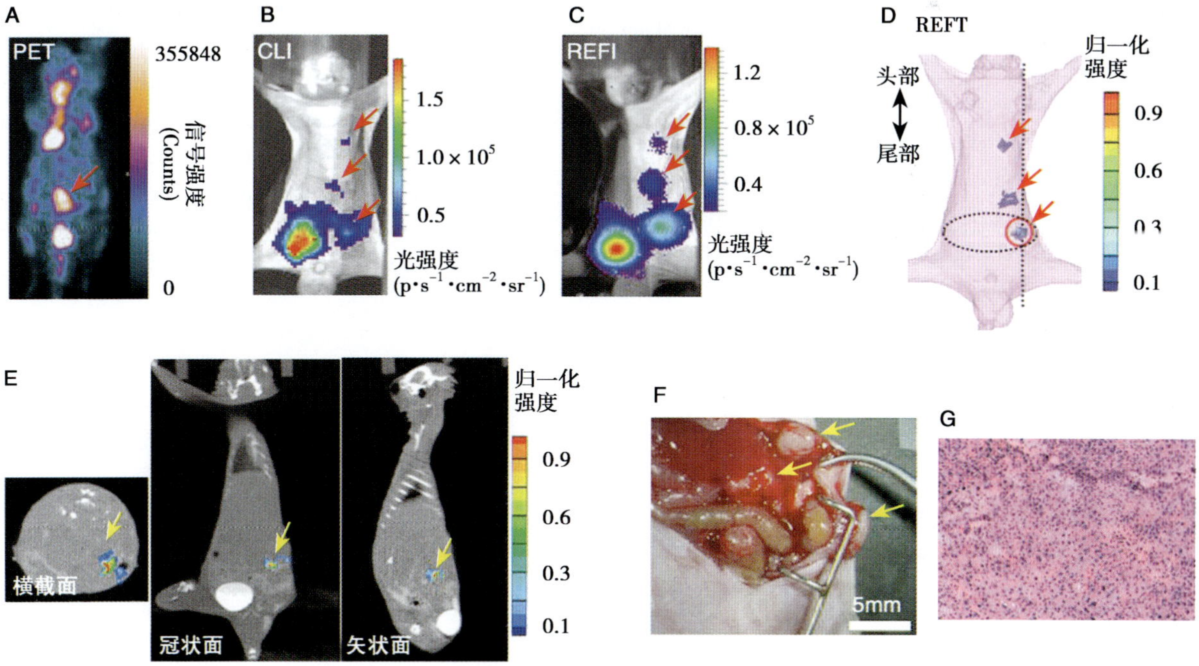

图 7-4-2　微小肿瘤的早期检测与精准定位

A. 肝癌小鼠的 PET 显像；B. CLI 显像；C. REFI 显像；D. REFT 显像；E. REFT 显像的横断面、冠状面和矢状面；F. 开腹手术；G. HE 结果。REFT 成像方法将二维的光学成像结果映射到三维重建模型中，为肿瘤的术前检测提供了高精确度的定位结果

结果映射到三维重建模型中，为肿瘤的术前检测提供了高精确度的定位结果。研究结果表明三维REFT结果，准确地反映出了二维光学图像无法提供的病灶深度信息，从而为肿瘤的精准检测和切除手术的实施提供了精确指导（图7-4-2）。

（田 捷）

参考文献

[1] Yan X, Niu G, Lin J, et al. Enhanced fluorescence imaging guided photodynamic therapy of sinoporphyrin sodium loaded graphene oxide. Biomaterials, 2015, 42: 94.

[2] Yan X, Hu H, Lin J, et al. Optical and photoacoustic dual-modality imaging guided synergistic photodynamic/photothermal therapies. Nanoscale, 2015, 7(6): 2520.

[3] Yang Y, Shao Q, Deng R, et al. In vitro and in vivo uncaging and bioluminescence imaging by using photocaged upconversion nanoparticles. Angew Chem Int Ed Engl, 2012, 51(13): 3125.

[4] Wang LV, Hu S. Photoacoustic tomography: in vivo imaging from organelles to organs. Science, 2012, 335(6075): 1458.

[5] Fan Q, Cheng K, Yang Z, et al. Perylene-diimide-based nanoparticles as highly efficient photoacoustic agents for deep brain tumor imaging in living mice. Adv Mater 2015; 27(5): 843.

[6] Chao J, Cao W, Su S, et al. Nanostructure-based surface-enhanced Raman scattering biosensors for nucleic acids and proteins. Mater Chem B, 2016, 4: 1757.

[7] Kim S, Park J E, Hwang W, et al. Opto kinetically Encoded Nanoprobe-Based Multiplexing Strategy for MicroRNA Profiling, J Am Chem Soc, 2017, 139(9): 3558.

[8] Wang F, Zhang B, Zhou L, et al. Imaging dendrimer-grafted graphene oxide mediated anti-miR-21 delivery with an activatable luciferase reporter. ACS Appl Mater Interfaces, 2016, 89(14): 9014.

[9] Zhang K, Wang K, Zhu X, et al. One-pot strategy for the sensitive detection of miRNA by catalyst-oligomer-mediated enzymatic amplification-based fluorescence biosensor. Sens Actuators, 2016, 223: 586.

[10] Guan T, Shang W, Li H, et al. From detection to resection: photoacoustic tomography and surgery guidance with indocyanine green loaded gold nanorod@ liposome core-shell nanoparticles in liver cancer. Bioconjug Chem, 2017, 28(4): 1221.

[11] 杨杰，张智红，骆清铭. 荧光蛋白研究进展. 生物物理学报, 2010, 26(11): 1025-1035.

[12] Li C, Mitchell G S, Cherry S R. Cerenkov luminescence tomography for small-animal imaging. Optics Letters, 2010, 35(7): 1109-1111.

[13] Hu Z, Liang J, Yang W, et al. Experimental Cerenkov luminescence tomography of the mouse model with SPECT imaging validation. Optics Express, 2010, 18(24): 24441-24450.

[14] Zhong J, Tian J, Yang X, et al. Whole-body Cerenkov luminescence tomography with the finite element SP3 method. Annals of Biomedical Engineering, 2011, 39(6): 1728-1735.

[15] Hu Z, Qu Y, Wang K, et al. In vivo nanoparticle-mediated radiopharmaceutical-excited fluorescence molecular imaging. Nature Communications, 2015, 6: 7560.

[16] Hu Z, Zhao M, Qu Y, et al. In vivo 3-dimensional radiopharmaceutical-excited fluorescence tomography. Journal of Nuclear Medicine, 2017, 58(1): 169-174.

第八章　超声分子成像

第一节　概　　述

一、超声分子成像的发展史

传统超声医学与现代分子生物学、药学、材料学等多学科技术的密切结合形成了超声分子成像技术，它是分子影像的一个新分支。超声分子成像技术可以将受体表达、生物信号传递等复杂、微观的过程变成直观的图像，使临床能更好地了解疾病在微观水平的发生、发展与转归机制及特征，发现疾病早期的分子信号及病理改变，在体监控药物或基因治疗的疗效，为疾病的早期诊断、治疗及监控提供有效的方法。

超声分子成像技术的出现源于二十世纪末超声对比剂的发明。人工制备的微气泡能够显著增强超声的信号，并且能够随血液循环到达全身各组织器官。进一步对这些微气泡进行靶向修饰后，能够在受体分子水平对炎症、血栓、肿瘤新生血管等进行实时、无创、动态的显像。国内关于“超声分子成像”的概念最早是由郑元义、王志刚教授团队率先提出，与国际上明确提出超声分子成像（ultrasound molecular imaging）概念的时间同步（表 8-1-1）。

表 8-1-1　超声分子成像的发展史

作者	提出时间	明确提出概念	杂志及日期	提出的内容	国籍
M. J. K Blomley 等	2003. 09	否	British Journal of Radiology. 2003,76,S140-150	The role of ultrasound in molecular imaging（超声在分子影像中的作用）	英国
Lanza GM. 等	2003. 12	否	Curr ProblCardiol. 2003; 28（12）:625	Targeted ultrasonic contrast agents for molecular imaging and therapy（靶向超声对比剂在分子显像与治疗中的应用）	美国
Hamilton AJ 等	2004. 03	是	J Am Coll Cardiol. 2004;43（3）:453	Intravascular ultrasound molecular imaging of atheroma components in vivo（血管内超声分子显像粥样硬化斑块）	美国
郑元义、王志刚	2004. 06	是	中国医学影像技术. 2004;20（6）:965-968	超声分子成像（ultrasound molecular imaging）	中国
Alexander Klibanov	2005. 01	否	Ernst Schering Res Found Workshop. 2005;（49）:171	Molecular imaging with targeted ultrasound contrast microbubbles（靶向超声微泡的分子影像）	美国
Alexander Klibanov	2007. 06	是	J. of Nuclear Cardiology. 2007,14（6）:876-884	Ultrasound molecular imaging（超声分子成像）	美国

与传统的 CT、MRI 和光学分子影像技术相比，超声分子成像技术具有它的一些特点，例如：①安全性好，无放射性；②能实时、动态、多次重复地对靶组织或器官显像；③易于实现精准诊疗：既可以在实时超声影像引导下介导微泡装载药物的靶向控释，也易于构建具有光热、磁热等功能的诊疗一体化超声分子影像探针；④易于设计实现单靶点、多靶点和多模态的超声分子影像探针；⑤具有很好

的解剖分辨率，随着高频超声技术的发展，超高频超声如800MHz可以实现活体细胞的超微结构显像；⑥灵敏度高：可以探测到单个超声微泡的信号（微泡直径约1～3μm）。

近十年来，随着超声分子影像探针以及超声成像设备的发展，超声分子成像研究取得迅猛发展。但受限于微气泡的粒径为微米级，不能穿过血管内皮细胞间隙，在初始阶段，超声分子成像仅能够实现血管内的分子显像。随着稳定、粒径小的全氟辛溴液态氟碳纳米粒的出现与发展，超声分子成像开始向血管外拓展。近年来，随着具有液气相转变特性的全氟己烷、全氟戊烷液态氟碳纳米粒的兴起，血管外超声分子成像受到了广泛的关注，已成为多学科研究热点。液气相变的触发方式，也从最初的单纯超声触发液气相转变技术发展成激光触发技术、磁场触发技术等多种触发方式，分别被命名为声致相变、光致相变与磁致相变。液气相变型超声分子影像探针是未来血管外超声分子成像的重要发展方向之一。

此外，由于各种影像技术都有其优缺点，超声分子成像也逐渐与其他多种分子影像技术，如CT、MRI、光学与核素显像等产生了交叉融合，形成了多模分子影像技术。这种多模态分子影像技术不仅仅体现在各种成像设备的融合，更多地体现在具有多模态显像潜能的分子影像探针的设计和制备上。根据不同的需要，人们制备了系列具有超声/MRI、超声/光学、超声/核素等多模态显像能力的分子影像探针。

目前国内众多单位的研究团队，涉及超声医学、工程学、材料学及其他临床学科等多个学科，均在超声分子成像领域进行了大量的研究，促进了多学科的交叉与发展。在超声分子影像研究基础上，针对微纳米分子探针靶向效率低下的关键科学问题，上海超声医学研究所等研究机构研发了大型磁调控科学装置，有望推动微纳米分子探针在诊疗一体化方面的进展。相信随着分子生物学和现代超声医学的进一步发展，超声分子成像在疾病早期诊断和靶向治疗领域将具有广阔的发展潜力和应用前景。

二、超声分子成像基本技术

常规灰阶超声成像往往难以获得良好的对比图像，借助超声频率与分辨率成正比的属性，人们通过提高超声频率到800～1000MHz，可以实现活体细胞超声结构的显像，但仍然难以实现分子水平的显像。超声分子成像主要还是通过利用超声分子影像探针来实现对细胞分子水平的显像。超声分子影像探针的核心就是微气泡。其粒径小于红细胞，内含气体，在血液中可以成为超声的散射体。当静脉注射超声微泡后，超声设备通过捕获微气泡的散射信号，应用常规超声条件设置，也可获得具有一定增强效果的图像。但是，由于微气泡产生的背向散射信号与周围组织的背向散射信号差别不是太显著，而且增加微泡剂量也会同时增大后方声衰减的程度，影响组织结构的显示，所以常规二维超声成像技术难以获得良好的对比增强图像。此外，虽然通过微气泡增强的散射信号可以明显增强超声多普勒信号，从而提高了血管显示率，但是由于多普勒超声声输出较高，对微气泡产生的破坏较大，导致微泡持续时间很短，不能满足临床所需的较长成像时间的需要。

研究发现，超声微泡在超声声场中表现出复杂的理化属性，主要与入射声压有关。入射声压可以间接通过超声设备上显示的机械指数（mechanical index，MI）来反映。当声压较小时，微泡主要表现为线性的背向散射；随声压增加，微泡出现非线性共振现象，产生多种谐波成分，其中最显著、在超声造影显像中用途最大的是二次谐波（second harmonic），即2倍于基波频率的谐波；当声压继续升高，超过某临界点时，微泡发生破裂，释放出瞬间的较高强度宽频信号。在适当声压下，组织产生的二次谐波信号很弱，但微泡可以产生强烈的二次谐波信号，利用二者之间的谐波信号差异，可以实现具有良好对比度的超声图像，这是传统超声造影成像技术的基础，在此基础上进一步产生了系列新型的超声造影成像技术。

（一）传统造影成像技术

1. 谐波成像（harmonic imaging） 谐波成像技术是超声造影成像的基础，其原理是：超声探头发射一定频率与声压的基波，而选择性的接收二次谐波信号进行成像。由于组织产生的谐波信号非常弱，通过超声设备抑制或滤过掉组织的基波信号，便可获得微泡产生的强烈谐波信号，形成良好对比的超声图像。谐波成像技术分为两种：灰阶谐波成像（gray-scale harmonic imaging）与多普勒谐波成像（Doppler harmonic imaging）。灰阶谐波超声造影应用最广、造影效果也最好。在此基础上，新的宽频复合脉冲技术在减低或排除基波信号的同时，最大可能地保留了图像分辨率，减少对解剖结构成像的影响，成为超声造影显像的主流技术。多普勒谐波成像技术可用于彩色多普勒、能量多普勒与脉冲多普勒的信号增强。由于微泡产生的谐波信号可以大大提高多普勒血流探测的敏感性，从而可利用多普勒谐波成像技术进行低流速小血管或者深部血管的探测。由于彩色多普勒显像的空间分辨率较弱，在对组织微血流灌流显像时效果并不满意，通过实时灰阶谐波成像可以弥补不足。

2. 间歇谐波灰阶成像（intermittent harmonic gray-scale imaging）　实时灰阶谐波成像发射的是较高能量的连续声波，声波辐照范围内的微泡持续的破裂而得不到有效补充，导致产生的谐波信号较弱，因而显像效果不佳。间歇谐波灰阶成像又名闪烁成像技术（flash echo imaging，FEI）、对比剂检测成像（agent detection imaging，ADI）等，它是通过探头连续发射低功率、低机械指数（MI<0.1）的声波，组织微血管中的微泡可以通过血循环适时得到补充，经过一定的时间间隔，产生一次高能量超声波（MI：1.0～1.3）以击破微泡而获得瞬时的强谐波信号，从而获得具有良好对比度的超声图像。研究表明，在微泡被击破时产生的二次谐波最大峰值较常规峰值高50%，并且造影增强持续时间是常规实时成像的5倍。虽然间歇谐波灰阶成像技术不能够进行实时显像，但可以明显提高血管探测的敏感性、显像质量与显像时间，用于肿瘤灌注显像时估计肿瘤相对血流量以及评估局部心肌组织的血流灌注差异。

3. 声触发彩色多普勒成像（induced acoustic emission color Doppler imaging）　通过发射瞬时的高能量声波（如彩色多普勒超声），可以造成微泡即刻破裂，在微泡破裂的过程中，产生了大量的瞬间频移信号，在多普勒彩色取样框内表现为随机分布、五彩相间的闪烁图像，称之为声触发彩色多普勒成像。主要用于确定超声微泡是否存在于某一部位或组织，也可利用超声微泡对某些肿瘤组织的特异性或靶向性聚集来探查肿瘤，如：嗜网状内皮系统超声微泡被注入体内后，被肝组织内的枯否细胞吞噬，而肝内的恶性肿瘤组织缺乏网状内皮系统，因此，在声触发式彩色多普勒成像时，正常组织表现为强烈的闪烁图像，与恶性肿瘤低或无的闪烁信号形成鲜明对比，从而实现肿瘤的显像。

（二）现代超声造影成像方法

传统的超声造影成像技术，其分辨率和灵敏度仍然相对较低。单纯的二次谐波成像技术可以实时显像，但因频率带宽的限制，使图像分辨率降低，并且由于发射的声能量较高，导致微泡的快速损失，显像时间缩短。间歇式、触发式成像技术不能进行实时显像。在对这些技术研究的基础上，新的造影成像技术应运而生，力图在降低入射声能量以减少微泡破坏的同时，利用多个声脉冲之间的相位或振幅差异来有效地提取微泡非线性信息，以提高超声造影成像的对比度、灵敏性以及持续时间，并减少超声微泡的用量。

1. 反向脉冲谐波成像（pulse inversion harmonic imaging，PIHI）　反向脉冲谐波成像的基础仍然是二次谐波成像技术，它是通过超声设备首先发射一个正向脉冲波，紧接着发射一个相同幅度但相位相反声脉冲，并同时对返回的基波信号和谐波信号进行采集和全数字化存储，然后通过叠加正向和反向的基波信号实现基波信号的相互抵消，而谐波成分却由于相加作用而增强，从而获得纯净的宽频谐波信号。该技术允许宽带短脉冲技术的使用，因而获得更高的空间分辨率，同时提高了超声微泡检测的灵敏度，减少对比剂的用量。

2. 功率调制成像（power modulation imaging，PM）　功率调制成像是利用多个脉冲相互间的振幅关系，而不像反向脉冲谐波成像那样利用脉冲间的相位关系。它可以克服反向脉冲谐波成像时对比增强效果不足的问题。其工作原理为：首先发射一个较低振幅的声脉冲来评估组织的线性响应，然后发射一个较高振幅的声脉冲来激发同一扫描区组织的非线性反应。通过对接收信号中高、低振幅间的比例进行重新调节，将低幅回波信号从高幅回波信号中减去，从而实现较彻底地消除组织产生的基波信号，获得较纯净的谐波信号。与反向脉冲成像技术相比，功率调制成像的对比增强更好，对深部小血管的检测灵敏度也更高，但是其图像分辨率较反向脉冲成像技术弱。

3. 功率调制的反向脉冲成像（power-modulated pulse inversion imaging，PMPI）　功率调制的反向脉冲成像技术是反向脉冲成像技术与同功率调制成像技术（PM）的结合，有时也称为造影脉冲序列成像（contrast pulse sequence，CPS）。该技术优势是显示强度高、持续时间较长、相应超声微泡用量较少。该技术对正、负脉冲的相位和振幅都进行调制，从而实现在基波和二次谐波两种频域里均能够检测非线性回波信号，同时兼顾图像分辨率和检测灵敏度。并且由于发射和接收非线性基波的频率范围是一致的，故可以在较宽的频率范围内进行成像（1.5～14.0MHz）。该技术适用于各种类型的超声微泡，既保护了微泡的稳定性以持续产生非线性信号，又避免了对微泡的破坏。其技术优势在于：显像对比度高、持续时间较长、超声微泡用量较少。

4. 三脉冲组织运动消除成像（three transmis-

sions for tissue motion suppression） 三脉冲组织运动消除成像技术是针对双脉冲的回波信号提取方法常受组织运动的干扰导致组织基波信号不能有效消除的问题而产生的。它的原理是：①在反向脉冲成像方面，通过发射三个交替反向的声脉冲信号，第一个脉冲信号与第三个脉冲信号的相位一致，将第一个和第三个脉冲回波信号平均后与第二个脉冲回波信号叠加，二者平均后正好与第二个脉冲回波信号完全反向，从而可以有效地抑制组织运动的影响。②在功率调制成像方面，第一个脉冲信号与第三个脉冲信号的相位相同，但振幅仅仅是第二个脉冲振幅的一半，然后将第一个和第三个脉冲的回波信号相加后与第二个脉冲回波信号相减。③在功率调制的反向脉冲成像方面，第一个脉冲信号与第三个脉冲信号相位相同，但振幅是第二个脉冲振幅的一半，且与第二个脉冲反相。通过将三个脉冲的回波信号相加来实现超声造影成像，其显像的对比度好。

5. 造影跟踪技术（contrast tracking method） 造影跟踪技术又名微血管成像技术（micro-vascular imaging，MVI）或微血流成像技术（micro flow imaging，MFI）。它的原理是：首先通过多脉冲成像的方法，获得具有高灵敏度、高分辨率并且可以实时显像的图像，然后通过计算机识别与测量连续几幅图像中的信号的影像变化，并通过数字减影消除背景组织信号，提取出血流中微弱的微泡回声信号，从而勾画出微泡在微血管内的运动轨迹。该技术可以显著提高血管造影的清晰度，获得精细的组织微循环灌注形态。

三、超声分子成像相关设备

具有超声造影功能的各种超声设备均可用于超声分子显像研究。因超声频率越高，分辨率越高，但穿透深度越浅。根据不同的研究需要，目前用于小动物超声分子显像的超声频率为 2～50MHz。

在超声分子成像的基础上，人们进一步发现低频（500kHz～2MHz）、低强度/功率（<2W）超声与超声分子影像探针相结合还具有治疗作用。国内重庆医科大学超声研究所、上海超声研究所、第三军医大学等机构均研发了各自的系列低频、低强度/功率超声仪器设备，用于超声分子影像探针的爆破治疗，或者用于触发纳米液态超声分子影像探针的液气相转变。此外，国内王志刚教授团队还在国家重大仪器专项的资助下，将超声分子成像设备与低强度超声治疗设备以及超声图像定量分析设备进行了整合，研发了集超声分子成像监控、定量分析、治疗于一体的低强度聚焦超声系统（low intensity focused ultrasound，LIFU）。

（郑元义）

第二节 超声分子影像探针

一、超声分子影像探针种类

靶向超声对比剂即超声分子影像探针是指将特异性配体结合或连接到对比剂表面，这些对比剂经血液循环聚集到特定的目标组织上，使目标组织在超声影像中特异性增强。理想的靶向超声对比剂需要有较长的体内循环半衰期和靶区停留时间；与靶位可以高度特异性的牢固结合，并在超声检查过程中保持稳定；可以在小用量，如毫克级以下达到诊断成像的目的；毒性小；具有携带治疗药物或基因的潜力。超声分子成像学的发展主要伴随以各型分子影像探针的不断改进，根据其发展和应用情况，超声分子影像探针主要分为以下几种类型：

（一）靶向超声微泡

目前唯一被批准在临床应用的超声对比剂是超声微泡，因此研究最多的超声分子影像探针是靶向超声微泡，包括脂质微泡、白蛋白微泡和生物聚合物微泡等。自 Gramiak 等首次在临床应用超声造影技术后，目前微泡已经经过了三代发展。第一代是游离微气泡，第二代是包裹空气微气泡，目前最新的是以脂质、白蛋白、表面活性剂或高分子多聚物为膜，内部注以氟碳气体的第三代微泡。与前两代相比，第三代微泡的稳定性和有效性大大提高，是一种优良的血池显像剂，可对血管内皮细胞进行分子成像。但微泡类超声分子影像探针存在着几个严重缺陷：①微泡粒径较大，不能穿过血管内皮间隙，靶向能力受到严重制约；②微泡稳定性不够，体内循环时间短；③制备方法上存在缺陷，产率低或具抗原性；④微泡其作为药物或基因载体，有效负载量低。

当然，对于微泡微米级尺寸（1～5μm）的特性，既有不利的一面，也存在具有优势的一面。一方面，因其微米级的尺寸，普通的超声微泡只能停留在血管腔内，不能到达血管外部位，因而在血管外没有非特异性的蓄积，那么在进行超声分子成像时非特异性的背景噪声就非常低；另一方面，由于不能穿过血管壁，分子影像就只能针对血管内的靶点，导致其应用范围较为局限，其显像功能应用主要局限于能反映在血管内皮细胞上的疾病，比如血管生成、炎症过程及血栓形成等。当然，血管内皮上仍存在许多反映血管新生和炎症病变的靶点，可有助于超声分子成像技术在疾病诊断和治疗监控的应用。

BR55是首个应用于临床评价中的靶向超声微泡，它是通过将VEGFR2靶向的异二聚肽整合到磷脂壳内形成的靶向微泡，实验表明BR55在乳腺癌、前列腺癌的移植瘤的新生血管中有很强的聚集性，并且在结肠癌移植瘤模型中能够敏感地反映抗血管生成的治疗效果。BR55可区分两种不同乳腺癌的新生血管情况，并可评估较小乳腺癌的血管新生能力。此外，在转基因动物模型上，应用BR55超声分子成像技术，能较敏感地对乳腺肿块进行良恶性鉴别，并可精准地探测原位导管癌和浸润性乳腺癌。通过巯基键携带PSGL-1构建靶向E/P选择素的脂质靶向超声微泡，已在炎症性肠病小鼠模型中用于炎症程度评估及治疗效果监测。针对BR55毒性及有效性评估的临床研究已经在前列腺癌患者中开展。临床应用中，BR55可应用于前列腺病灶VEGFR2阳性区域的引导穿刺，以提高前列腺癌穿刺的成功率。当然，靶向超声微泡应用于临床，还需要经过严格、漫长及高成本的临床试验。

（二）靶向超声纳泡

由于肿瘤血管壁不完整，具有相对较大内皮间隙，约为380～780nm，而且肿瘤组织存在淋巴引流障碍，因此肿瘤血管壁对药物和基因载体如脂质体、高分子微球/囊泡和一些生物大分子具有高通透性和滞留性，即高通透性和滞留效应（enhanced permeability and retention effect，EPR）。亚微米级（$<1\mu m$）的靶向超声纳泡也可能穿过通透性增高的肿瘤血管内皮，进而达到与肿瘤细胞靶向结合的目的。有研究者制备了一种直径在436.8±5.7nm的超声纳泡，发现其不仅可以增强超声显像，还可以通过被动靶向作用穿过肿瘤血管内皮间隙，在肿瘤部位长时间积聚，而普通微米级的微泡超声则无法穿过肿瘤血管壁，并迅速被体内网状内皮系统清除。在超声纳泡表面连接了靶向前列腺特异性膜抗原的单克隆抗体后，在前列腺癌裸鼠移植瘤模型中，可对肿瘤主动靶向显影，与非靶向超声纳泡相比，靶向超声纳泡在移植肿瘤部位超声显像的峰值时间和强度均明显增加。由于单克隆抗体分子量较大，穿透力较弱，采用分子量相对较小的特性纳米抗体（nanobodys，NBs）即单域抗体（single domain antibody，sdAb）与超声纳泡连接，还可以进一步增强其靶向穿透力。Affibody分子是一类新的由58个氨基酸残基组成、相对分子质量约为6.5×10^3的亲和性配体，其功能类似于抗体却又有着一些抗体所不具备的性质，如相对分子质量小、折叠速率快、选择性和亲和力高，以及结构稳定，可耐受化学修饰等，因此被称为“人工抗体”。靶向HER2的Affibody已被广泛应用于HER2阳性乳腺癌的靶向显像与治疗研究中，将HER2靶向的affibody连接到脂质纳泡制备成靶向超声纳泡，在体内外实验中均显示了较好的穿透能力和靶向成像效果。小分子量抗体和超声纳泡的应用为肿瘤血管外超声分子成像提供了一种新的途径。但与普通微泡相比，超声纳泡的背向散射信号明显减弱，其显影效果也将大大减低。

（三）靶向液态氟碳纳米粒

为了克服超声微泡粒径较大、稳定性欠佳、不能穿过肿瘤血管内皮间隙等不足，国内外学者研制了另外一种新型的纳米级超声对比剂-液态氟碳纳米粒。其核心是氟碳液体，外层为脂质包裹，最外可连接配体，其粒径小，直径可小于100nm，安全稳定性好，在体内的循环半衰期长，其聚集时半衰期可延长至数天（图8-2-1）。不同于气体全反射成像的超声微泡，它们可以穿过血管内皮间隙，实现血管外显像；并且只有当聚集于组织细胞表面时，才具有较强的反射和背向散射性能，从而在清晰的背景环境下有效地探测到强化突出的靶区病灶，可大大提高诊断的准确性。另外，液态氟碳纳米粒不仅可作为一种超声对比剂，而且还具有对比增强CT和MRI的属性。国外研究者将这种纳米粒与抗组织因子抗体偶联，显像猪血管成形术后发生过度拉伸的颈动脉，发现靶向液态氟碳纳米粒大量结合于受到过度牵拉的那段血管平滑肌（正是这部分平滑肌细胞高度表达组织因子），而使其影像对比度显著增强；但对血管内皮的信号无明显影响，该结果有力佐证了液态氟烷纳米粒具有穿越血管内皮间隙的能力。但是，由于聚集显影与微泡类对比剂成像原理不同，氟碳纳米粒在声场中具有较弱的谐振性，因此其显影效果远不如超声微泡。

（四）相变型超声分子影像探针

为了解决超声分子影像探针显像与穿透力之间的矛盾，国内外学者近年又研制了一种极具潜力的新型超声分子影像探针-液-气相变型氟碳纳米粒，并将其应用于肿瘤血管外分子显像与治疗，目前已成为超声分子成像诊断与治疗研究领域的一大热点。研究发现，部分种类液态氟碳在一定条件下可以发生相变，由液态转变为氟碳气体。国外研

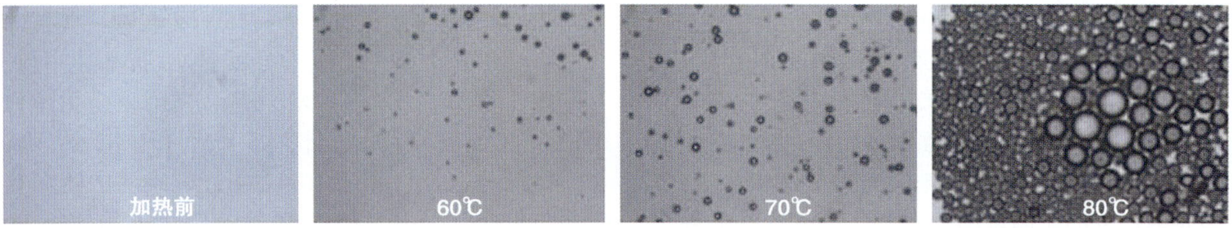

图 8-2-1 聚乳酸-羟基乙酸共聚物包裹的相变型液态氟碳纳米粒在体外随温度变化发生相变

加热前，小粒径的纳米粒在显微镜下无法显示；随温度升高，纳米粒发生相变，形成显微镜下可见的纳泡或微泡

究者以高分子材料为膜，全氟戊烷为核心制备的多功能纳米微球（泡）。刚注入体内时温度尚低，全氟戊烷呈液态，使得拥有极小液体核心的纳米粒较易携带抗癌药物穿过肿瘤血管内皮间隙，进入肿瘤组织内部。然后，由于温度上升或在外力作用下全氟戊烷发生气化，以液体为核心的纳米微球转变成以气体为核心的纳泡；并且纳泡之间相互融合、扩大，进而转变成超声微泡，从而在肿瘤组织内产生显著的超声增强显影，并可在超声辐照下破裂，释放出药物，从而靶向、有效地杀伤肿瘤细胞（图 8-2-1）。

相变型液态氟碳纳米粒较好地解决了微泡（球）穿透力与增强超声显像之间的矛盾，成为一种理想的新型超声分子影像探针。一定能量的热、光、声均可促使液态氟碳产生相变，由于超声良好的穿透性和聚焦性能，声致相变（acoustic droplet vaporation，ADV）技术在研究中备受青睐。常用的几种液态氟碳 PFOB、PFH、PFP 和 PFCE 沸点分别为 142℃、56℃、29℃和 146℃。但 Rapoport 等的研究结果显示，产生相变的阈值还与微球的内（P_{inside}）外（$P_{outside}$）表面张力（σ）差有关，他们在研究中发现由脂质或高聚物外壳表面张力所产生的外部压力使 PFP 微球显示了超乎正常的热稳定性，在生理温度范围内并未发生液气相的转变。这种球形乳剂特有的性质是因为物理学中拉普拉斯压力（ΔP，Laplace 式 8-2-1）的存在，不同粒径大小的 PFP 微球相变温度可以通过安托万方程（式 8-2-2）进行估算：

$$\Delta P = P_{inside} - P_{outside} = \frac{2\delta}{r} \qquad \text{式 8-2-1}$$

$$\log_{10} P = A - \left(\frac{B}{T+C}\right) \qquad \text{式 8-2-2}$$

式 8-2-1 中 P_{inside} 代表微球内部压力，$P_{outside}$ 代表微球外部压力，δ 代表表面张力，r 代表微球半径，式 8-2-2 中 T 代表绝对温度，A、B 和 C 均为常量，通过上述方程可以估算出当 δ = 30mN/m 和 δ = 50mN/m 时，PFP 微球在生理温度下产生液气相变的半径阈值分别为 4μm（δ = 30mN/m）和 6.4μm（δ = 50mN/m），若微球半径小于此阈值就不能克服外界压力产生液气相转变。由脂质或高聚物包裹的 PFP 微球 δ 值均大于上述估算值，所以可以得出结论：当 PFP 纳米微球在没有超声辐照情况下，在机体正常生理温度范围内是不会发生液气相转变的。这对于相变纳米粒通过肿瘤组织特有的 EPR 效应在肿瘤局部渗透、聚集是非常有利的，目前该氟碳纳米粒已在乳腺癌、胰腺癌移植瘤模型上进行了超声显影研究。

根据公式不难发现，相变阈值跟微球的粒径成负相关，微球粒径越小，其发生相变的温度要求越高，反之则越低。虽然 PFP 在常温下即可气化，但将其包入 PLGA 高分子微球后，其相变温度明显上升，而在制备包裹 PFOB 脂质微球时加入铁剂则可显著降低其相变温度。在 ADV 研究中，超声频率、脉冲和强度也会影响相变的阈值，随超声频率及辐照时间增加，相变阈值降低，但相变形成微泡后，低频超声辐照能更好地产生治疗效应所需的空化效应。另外，将几种不同的液态氟碳混合，其相变阈值也会发生变化。因此，通过各种条件的控制，可根据需要研制具有合适相变阈值的纳米粒，并可利用合适的超声条件实现对其相变的安全可控。而且，液态氟碳纳米粒具有很好的生物相容性，在体内最终通过肺部呼吸的方式清除，因此有望成为一种理想的新型超声分子影像探针。

（五）智能型超声分子影像探针

近年来，有国外学者等采用 DNA 适配子交联技术研制了一种新型的智能型超声微泡作为分子影像探针，用于急性血栓的超声检测以及急性血栓与慢性血栓的鉴别。这种智能型微泡的外壳为磷脂乙醇胺丙烯酸，其末端再链接与凝血酶 DNA 序列对应互补的单链寡核苷酸（DNA 适配子），另外再加入聚乙二醇化磷脂乙醇胺 DSPE-PEG5000 进一步增加其体内稳定性。这种携带凝血酶适配子交联链的超声微泡表面由于 DNA 适配子单链覆盖，外壳呈刚性，无法自由振动，因此不产生谐波信号，但当其到达急性血栓部位时，微泡携带的适配子单链会与急性血栓周围的凝血酶 DNA 链发生交联配对，DNA 单链随即从微泡表面解离，微泡进而变得富有弹性，在声场中可自由振动而产生谐波信号，从而增强超声显像。这种表面连接适配子的智能型超声分子影像探针只对凝血酶敏感，它只有在凝血酶水平明显升高的急性血栓周围才产生谐波超声信号，因此就可应用于深静脉血栓的早期诊断以及急性血栓与慢性血栓的鉴别诊断。同样的道理，也可针对肿瘤及其他病变组织周围微环境与正常组织的差异，设计相应特异性的智能型超声分子影像探针，对相关疾病进行靶向显像。

二、超声分子影像探针构建

（一）超声分子影像探针构建的要求

任何超声对比剂的设计需优先考虑如何满足不同的临床应用需要。诊断的目的就是在检测部位获得安全、快速、有效的造影图像；治疗的目的是将超声微泡作为载体，利用超声波与微泡的相互作用及生物学效应，实现携载药物或基因向靶组织的转移释放，达到靶向治疗的目的。靶向性超声对比剂即超声分子影像探针的出现，是超声分子成像发展的基础，它使病变的靶向超声显像成为可能。然而，理想的超声分子影像探针需达到以下要求：

1. 粒径大小适宜（约 450～700nm），均匀一致，能够流动经过靶区，顺利通过心肺循环和微循环而不造成栓塞。

2. 性能稳定，循环半衰期长（30～60 分钟），且在靶区有足够的停留时间，可提供配体与靶组织受体充分的接触机会，以便于微泡有足够稳定的时间以便在靶位循环和积聚。

3. 能高效率、选择性地与感兴趣区的表面抗原决定簇等进行敏感性结合，靶向特异性高，且与靶点能牢固结合，不会在血流作用下分开。

4. 靶位显像的探针用量应少，最好是 mg 级或更少，使用较小的剂量即可产生显著的造影效果。

5. 无毒副作用，对组织无刺激，不影响生理平衡，最终可降解或排除体外。

6. 给药方便，能经外周静脉注射，适用于常规的超声成像仪器。

7. 可携带治疗药物和基因，具有靶向治疗的潜力。

（二）超声分子影像探针构建的方法

超声分子影像探针的主动靶向能力是通过在微泡或微球上结合特定的配体来实现，这些配体可以是抗体、肽类、多糖或适配体（图 8-2-2）。将特异性的配体直接装配于微泡/球外膜表面，通过配体与受体的特异性结合来实现靶向微泡/球定位于靶细胞表面，其制备是一个相当复杂的过程（图 8-2-3）。本部分主要以靶向超声微泡的构建为例，介绍常用的超声分子影像探针构建方法。将配体连接于微泡，需注意：①这种连接不能削弱配体与靶点的结合能力；②必须选用可经静脉给药的配体；③微泡表面连接的配体密度要足够大。目前制备超声分子影像探针时，配体与微泡结合的方法大概有以下几种：

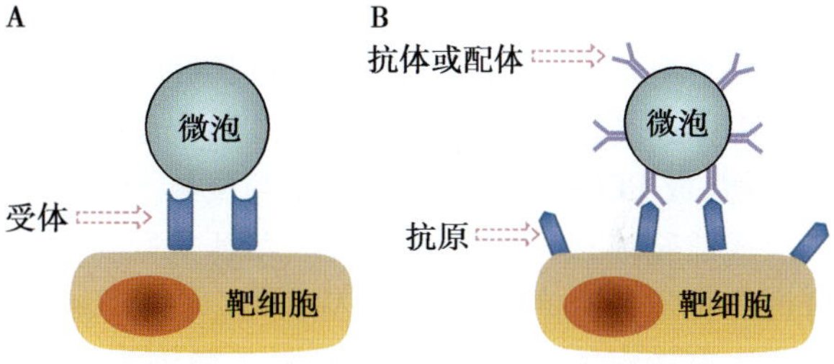

图 8-2-2 超声微泡的主动靶向示意图

A. 被动靶向，无配体受体相互作用；B. 主动靶向，配体与受体或抗体与抗原特异性相互作用提高靶向能力

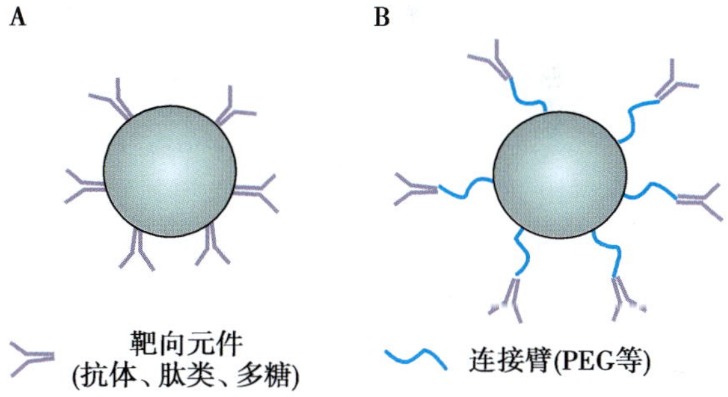

图 8-2-3 靶向超声微泡结构示意图

1. 吸附法 这种方法靶向配体直接吸附到微泡壳膜上。例如利用脂膜微泡外壳和抗体的电荷相反相互吸引的特性，可以在将靶向配体直接连接到微泡壳膜成分上。此类方法制备靶向超声微泡的过程比较简单，不需改变探针的制备过程，在制备完成之后，根据泡膜材料的化学组成和配体性质以及电荷特性。调节溶液的物理参数（如：pH、离子强度、温度、时间的选择）等，将靶向配体吸附到微泡膜的表面，形成靶向超声微泡。但该方法存在微泡与配体之间连接不稳定的缺点。即使两者体外连接良好，但进入体内后，体内环境的变化会影响他们的连接从而导致靶向聚集浓度低，显影效果

不佳等。

2. 锚残基(anchor residue)连接法 锚残基法有两种:一种方法是将配体直接与成壳物质自由的锚残基共价结合;另一种方法是首先将锚残基与微泡外壳结合,再将配体共价结合到外壳上。锚残基可以是脂质、蛋白质或多聚体等物质,连结方法取决于配体本身的性质。例如,单克隆抗体在微泡的制备过程中易分解,多在微泡制备完成后再连接。但糖类配体、寡肽或仿肽类物质制备过程中相对稳定,可以在微泡制备过程中加入反应。此外,锚残基分子与配体之间可以插入一个长臂高分子,如聚乙二醇。这种链绳结构有助于增强微泡上的配体分子与靶受体之间的黏附,使微泡和靶器官之间的结合更加紧密,在靶器官停留更长的时间。

3. 共价链连接法 构成超声微泡壳膜的磷脂衍生物(或PEG-磷脂)的活化羧基与配体分子的氨基形成酰胺连接。这种方法的优点是多数抗原拥有商品化的IgG单抗,原料较易获得。而且IgG分子中含有较多的赖氨酸,可以黏附于微泡表面,进一步增强连接的牢固程度。但是这种方法的连接效率低,必须加入超量的抗体才能保证微泡表面连接的抗体密度足够大,因此制备成本高。

4. 化学修饰法 这种方法利用化学基团对锚残基进行修饰,然后再与相应的配体结合。

5. 生物素-亲和素(biotin-avidin)连接法(图8-2-4) 生物素与亲和素之间具有高亲和力的牢固结合以及多级放大效应,可在微泡成膜材料中掺入生物素化的脂质、蛋白质等,再将微泡与生物素化的靶向配体以链霉亲和素偶联即可构建靶向微泡。生物素-亲和素偶联法适用于体外研究和动物实验。

三、定量超声分子成像技术

要成为一种理想的显像模式,必须能够进行定量分析,尽管超声分子成像在过去十年中取得了显著的进步,但要实现定量分析仍面临着一些挑战。定量超声分子成像过程中存在着诸多技术难点,首先要明确成像靶组织中的分子靶点是否存在,表达水平是否足够高;然后要求靶向微泡能选择性结合于相应的分子靶点,并且保证结合数量足够多,明显超过微泡非特异性滞留引起的信号增强;最后,还要求超声成像系统具有足够的灵敏度能对与靶组织结合的微泡信号进行定量分析,并将其与非特异性停留的微泡进行区分。目前,定量超声分子成像面临的关键技术问题主要有以下几方面:

(一)靶向超声微泡与病变组织血管内皮的结合能力

超声分子成像获得的信号强度与结合于靶点的靶向超声微泡数量相关,因此,微泡与病变组织血管内皮的靶向结合能力对于成像效果至关重要。提高微泡与分子靶点的结合能力可采取以下方式:①选择小型化、高亲和力的配体连接微泡。②在微泡表面连接双配体甚至多个配体。比如针对动脉粥样斑块的超声分子成像,由于大动脉管腔内血流速度高,剪切力大,靶向微泡很难与血管内皮上的靶点稳定结合。为让靶向微泡对抗血流冲刷,与血管内皮形成牢固结合,可在微泡上同时连接双配体,其中快速反应型配体可促使微泡迅速结合于血管内皮(如唾液酸路易斯配体,Sibyl Lewis^{X}),另外一个为稳定型配体(如炎症相关黏附分子VCAM-1及ICAM-1抗体),则能让微泡牢固结合于血管内皮。③通过一系列低频脉冲超声的机械作用即超声辐射力将微泡推动至血管内皮细胞壁,借此可增

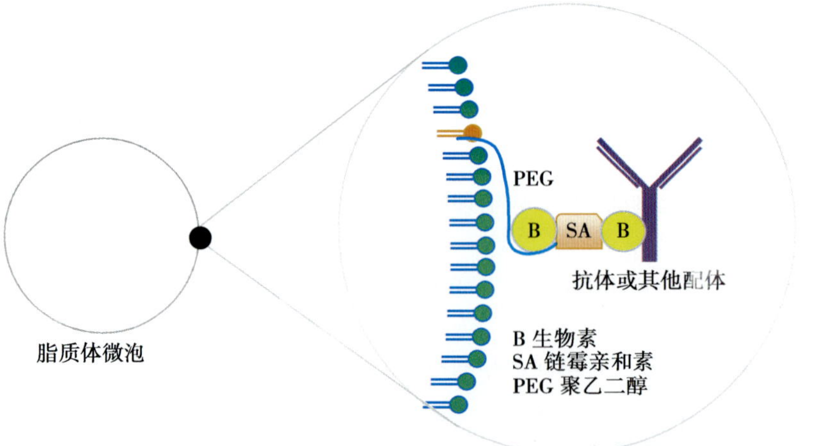

图8-2-4 生物素-亲和素偶联法构建靶向微泡示意图

加微泡与血管壁接触而提高其结合能力。研究显示，使用超声辐射力可促进微泡黏附，同时又不会大幅度增加非靶向微泡黏附到血管内皮细胞。但超声辐射力随超声频率降低而增强，而频率过低又不利于提高图像分辨率。因此，有学者提出应用两种不同的超声频率，低频超声产生辐射力（1～2MHz）推动微泡到达血管内皮表面，用来激发微泡与分子靶点结合；相对较高频率超声则用来探测微泡以获得高分辨率图像。

（二）靶向微泡定量分析

定量超声分子成像要求对靶向微泡进行绝对或相对定量，对于绝对定量而言，要求根据超声造影信号强度计算靶部位累积微泡的绝对数量，除需考虑超声信号衰减、超声成像仪器参数设置等因素外，还需清楚微泡和血管内皮细胞之间的相互作用，以及靶向微泡与内皮细胞的非特异性结合情况，需计算结合到每个细胞的微泡数量，从而推断细胞表面的分子表达水平。迄今为止，超声分子成像绝对定量分析的研究极为少见，在目前商用超声成像系统中，尚未见相关报道。

相比较而言，相对定量方法以靶向微泡数量的动态变化趋势反映感兴趣区域分子表达水平的相对变化，更具实用性。主要通过比较病变和正常组织内微泡信号强度得到病变区域分子表达水平的相对值。比如，在同一深度、同一切面时，超声衰减等影响因素可忽略不计，病变区分子标记物的表达水平则可采用公式 M1/M2 来表达（M1 和 M2 分别代表病变区域和正常区域组织内微泡信号强度的平方根），这个公式以简单的线性比例关系表示病变区域靶分子标记物表达水平相对于正常区域的相对值，定量方法比较直观。因此，目前大部分有关微泡的定量超声分子成像研究中，基本都采用相对定量分析方法来推断目标分子表达水平的情况。

（三）靶向结合微泡与非特异性停留微泡的区分

靶向超声微泡注射入体内后通常仅有很少量的微泡能靶向结合于病变组织微血管内皮，循环系统中非靶向微泡的超声散射背景信号远高于靶向微泡信号，使得检测少量黏附的靶向微泡信号面临极大挑战。

目前超声分子成像中主要采用帧减法检测靶向微泡，通过“充盈-击碎微泡-再充盈”的超声造影模式将靶向微泡信号和自由循环的微泡信号进行区分，并将靶向微泡信号以彩色编码后叠加在 B 模图像上。其原理及具体操作方式以靶向肿瘤新生血管的微泡为例（图 8-2-5）：超声微泡经静脉进入血循环后，便同红细胞一起随血液流动。由于普通微泡对肿瘤血管壁没有亲和力，因此几乎全部游离于血管腔中；而靶向微泡可主动识别肿瘤新生血管内皮上的分子靶点并与之结合，从而使其中一部分特异性黏附、停留下来；经过一定时间后（约 4 分钟），靶向微泡已充分与靶点结合，此时，开始记录一定时间段（10 秒）目标区域的超声造影信号，即为游离于血管腔和黏附于血管内壁的靶向超声微泡信号之和。随后，发射高能量 CDFI 超声（5 秒）以击碎该区域内所有微泡，再转回造影模式，此时，循环系统中自由流动的微泡又将随血流迅速重新充填该区域，但在较短的时间内，靶向微泡还来不及与血管壁形成稳定的结合，再次记录同样长时间（10 秒）的目标区域的超声造影信号，即为该区域自由流动微泡的信号。将前后记录到的两次超声造影信号强度相减，即得到目标区域靶向微泡的信号强度。

也有研究通过“等待期”的方式来区分靶向结合微泡与自由流动的非特异性滞留的微泡。即弹丸式注射靶向超声微泡后，在成像之前设置一个介于几分钟到几十分钟之间的“等待期”。在此期间，

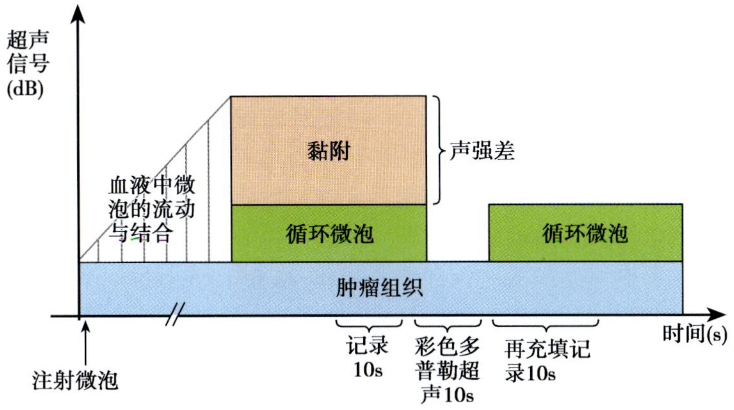

图 8-2-5 “充盈-击碎微泡-再充盈”超声成像模式图

目标区域自由流动的非特异性滞留的微泡逐渐缓慢地被网状内皮系统从循环系统中清除，余下靶向结合于血管内皮的微泡则可被探测到。虽然采用“等待期”的方法没有很高的技术要求，较容易实现，但在此期间，结合于靶点的微泡可能与靶点分离或出现崩解，导致超声分子成像的灵敏度降低。

最近，有研究还提出了另外一种新的方法，即采用高帧频的超声成像（500Hz）系统，通过微泡破裂后溶解时间上的差异来辨别靶向微泡与自由流动的微泡。靶向微泡在破裂后溶解非常迅速，仅为10ms左右，较非靶向微泡破坏后溶解时间快约20～30ms，这种时间上差异可被高速超声成像系统追踪和显示。

也有研究证实通过超声信号处理算法可区分靶向黏附微泡及自由流动微泡，首先检测并提取所有微泡的非线性超声信号，然后应用多普勒原理滤除自由流动的非靶向微泡信号，即可得到黏附于血管内皮的靶向微泡信号。使用此种方法不需要破坏微泡。不仅减少了所需的成像靶向微泡的时间（也无需“等待期”），而且还可以对结合的微泡进行较长时间的观察。

目前，对于组织中靶向微泡的数量及分布与其产生的声学信号之间的确切关系仍不十分清楚，单个靶向微泡散射信号与微泡粒径、周围组织声阻抗及局部其他微泡作用等多方面有关，此外，还受超声信号衰减及发射声束形态等条件影响，这给超声分子成像技术准确定量分子标记物的表达水平带来很大的挑战。但近年来，随着新型超声分子影像探针研制、超声成像技术及定量检测方法等方面快速发展，定量超声分子成像技术也可望取得突破。

（郑元义）

第三节 超声分子成像在疾病诊断中的应用

一、恶性肿瘤的超声分子成像诊断

恶性肿瘤在发生与进展的过程中，脉管系统的构建速度远落后于肿瘤细胞的生长速度，导致肿瘤组织的血管发育不完全并存在明显的缺陷。与正常组织致密的毛细血管不同，肿瘤组织的血管存在迂曲扩张、管径不均匀、基底膜缺陷、内皮间隙明显增宽等明显缺陷。报道指出，不同类型肿瘤的血管内皮间隙差异甚大，生长速度快的肿瘤其血管内皮间隙甚至可达0.2～1.2μm。血液循环中小粒径的粒子能通过肿瘤增宽的血管内皮间隙到达肿瘤组织，该现象称为“被动靶向聚集效应”。

用于超声分子成像的靶向超声微泡多通过不同方式将特异性配体（如抗体、多肽、核酸片段等）链接于常规超声对比剂表面而形成，在体内主动识别靶细胞上的受体。根据直径大小的不同，可将超声分子影像探针分为直径在1～8μm的微米级超声分子影像探针（靶向超声微泡）和直径小于800nm的纳米级超声分子影像探针（靶向超声纳泡）。靶向超声微泡由于直径大，穿透能力低，在体内被局限于血液循环中；而靶向超声纳泡能通过肿瘤增宽的血管内皮间隙向肿瘤组织内渗透，可直接与肿瘤细胞膜接触。

恶性肿瘤发生发展与正常组织存在明显差异，其组织中会产生大量特异性的分子，包括分泌型和非分泌型。常见的分泌型分子包括前列腺癌分泌的前列腺特异性抗原（prostate specific antigen，PSA）、肝癌分泌的甲胎蛋白（alpha fetoprotein，AFP）。这类分子大多在血液循环中能被检出，用于恶性肿瘤的实验室检查诊断。而非分泌型分子分布广泛，可表达于肿瘤细胞的细胞膜、胞质、核膜，也可表达于肿瘤细胞外基质、肿瘤血管表面等。根据超声分子影像探针的特点，常将特异性表达于血管内或细胞膜的分子作为肿瘤超声分子成像诊断的靶点。因此，肿瘤超声分子成像可分为肿瘤血管超声分子成像和肿瘤血管外超声分子成像两大类。

（一）肿瘤血管超声分子成像

肿瘤新生血管生成（angiogenesis）是指从毛细血管以出芽方式产生新的血管的过程，是肿瘤发生、发展的关键步骤。肿瘤发生时仅为数个细胞形成的细胞团，生长速度缓慢。当肿瘤直径达1～2mm时，肿瘤即可启动新生血管生成。肿瘤细胞释放大量细胞生长因子，与血管内皮中表达的相应受体特异性结合后，即可刺激肿瘤新生血管的形成。由于恶性肿瘤生长迅速，肿瘤血管往往高表达甚至过表达相应生长因子的受体，而且这些受体大多位于肿瘤血管内皮表面，直接暴露于血液循环中，可作为超声分子成像的理想靶点。

目前研究最成熟的肿瘤血管超声分子成像靶点是血管内皮生长因子受体（vascular endothelial growth factor receptor，VEGFR），其配体是肿瘤分泌的血管内皮生长因子（vascular endothelial growth factor，VEGF）。VEGFR分为三个亚型，即VEGFR-1、VEGFR-2、VEGFR-3，具有相似的结构，但功能有明显差异。其中VEGFR-3主要表达于淋巴管内皮，促进淋巴管形成。VEGFR-1 和 VEGFR-2 均存在于血管内皮表面，但 VEGFR-2 对 VEGF 的亲和力高于 VEGFR-1，对肿瘤的血管生成进行调节，在肿瘤发展的过程中起重要作用。因此，针对 VEGFR-2 的超声分子成像也最多。

另一类研究较多的肿瘤血管超声分子成像靶点是整合素（integrin），是以非共价键链接 α、β 两条多肽而成的跨膜异二聚体糖蛋白。目前已发现的 18 种 α 和 8 种 β 亚基可组成多达 24 种的整合素异二聚体。其中，整合素 $\alpha_v\beta_3$ 在肿瘤新生血管内皮和肿瘤细胞中高表达，在正常组织中表达量低，在新生血管生成、肿瘤侵袭和转移过程中起重要作用，成为另一种超声分子成像的理想靶点。此外，整合素 $\alpha_v\beta_3$ 的 α_v 亚基胞外区能与含有精氨酸-甘氨酸-天冬氨酸（Arg-Gly-Asp）的 RGD 短肽特异性结合。RGD 短肽又可分为线性 RGD 肽、环状 RGD 肽和穿膜 RGD 肽等。但不管何种 RGD 短肽，均具有分子量小、容易修饰、与整合素 $\alpha_v\beta_3$ 亲和力高的特点，链接于超声微泡表面形成靶向超声微泡后对其性能影响小。因此针对整合素 $\alpha_v\beta_3$ 的超声分子成像也备受关注。

其他类型的肿瘤血管超声分子成像靶点还包括：转化生长因子-β（transforming growth factor-β，TGF-β）、P-选择素（P-selectin）、血管细胞黏附因子-1（vascular cell adhesion molecular-1，VCAM-1）等。尽管不同靶点的配体和功能不一，在肿瘤发生、生长、侵袭、转移过程中起不同作用。但对于肿瘤血管超声分子成像，理想的靶点存在以下特征：①在恶性肿瘤中高表达，而在正常组织中表达量低甚至不表达；②在肿瘤血管内皮表达量高，能与血液（或微泡）直接接触；③表达量与肿瘤的生物学行为相关。

与传统的超声造影（contrast enhanced ultrasound，CEUS）技术，肿瘤血管超声分子成像具有以优势：

1. 有效提高超声对恶性肿瘤的诊断能力　传统超声造影在肝脏局灶性占位病变（focal liver lesion，FLL）的鉴别诊断中的应用价值已得到广泛的认可，但在其他恶性肿瘤诊断中的价值尚不明确。大量临床前研究表明，肿瘤血管的超声分子成像对多种恶性肿瘤的检出和定性诊断具有较高的价值。①提高恶性肿瘤的检出能力。Anderson 等将单链 VEGF（single-chain vascular endothelial growth factor，scVEGF）链接于脂质微泡表面形成的 scVEGF 微泡（scVEGF MB），在超声分子成像的延迟期有效检出结肠癌。Willmann 等的一项研究表明，利用抗-VEGFR-2 和抗-整合素 $\alpha_v\beta_3$ 抗体同时标记的微泡，比单一的抗-VEGFR-2 或抗-整合素 $\alpha_v\beta_3$ 微泡对肿瘤血管生成的显示效能提高 1.5～2 倍。②提高恶性肿瘤诊断的敏感性。目前超声造影成像技术成熟，临床使用的超声成像系统甚至能捕获单个微泡的背向散射信号并对其进行实时显示和追踪。以 VEGFR-2 抗体标记的微泡作为靶向超声对比剂，能以极低（5×10^4 微泡/小鼠）剂量的靶向超声微泡即可有效检测出肿瘤血管中的 VEGFR-2。在极低微泡剂量条件下的超声分子成像，能有效降低血液循环中游离微泡对成像效果的影响，有效提高诊断的敏感性。③提高恶性肿瘤诊断的特异性。相对于超声造影，肿瘤血管超声分子成像最大的优势就是对恶性肿瘤血管新生的诊断具有高特异性。Yan 等利用 RGD 肽修饰微泡，能显示乳腺癌血管中的整合素 $\alpha_v\beta_3$；Lutz 等用基因改造的方式建立了高表达和不表达 CD276 分子的卵巢癌小鼠模型，以 CD276 抗体修饰的微泡分别对两种模型进行成像，结果显示超声分子成像能有效鉴别出高表达 CD276 的卵巢癌。目前，评价肿瘤血管生成状态的"金标准"是通过病理学手段（免疫组化 CD31 染色）对肿瘤的微血管进行定量，称微血管密度（microvessel density，MVD）。但该方法必须获取手术切除标本或活检标本的病理组织，存在有创、离体、无法实时获取结果等不足，并非评估肿瘤新生血管生成的首选方法。利用肿瘤新生血管生成过程中肿瘤血管内皮表达许多血管生成因子或细胞黏附因子相关的蛋白，可通过超声分子成像技术对 MVD 进行无创的实时定量检测。

2. 成像方法多样，定量分析精细　超声造影是超声成像的新技术，实时二维对比成像模式能观察感兴趣区域的血流供应情况，基于时间-强度曲线（time-intensity curve，TIC）的定量分析使超声对肿瘤等疾病的诊断效能有质的飞跃。超声分子成像是以超声造影为基础的一项新技术，除常规实时二维对比成像和的 TIC 分析外，超声分子成像特有的成像方式和定量分析方法更进一步推动超声对肿瘤病变的精确诊断。①高频成像技术。目前，由于肿瘤的超声分子成像多在临床前验证阶段，观察对象多为小动物，故使用高频（5～12MHz）或超高频（>18MHz）成像技术能有效提高图像的分辨率。研究表明利用靶向超声对比剂，该技术甚至能显示直径小至 50μm 的肿瘤新生血管。②延迟成像技术。靶向超声微泡在可黏附并固定于肿瘤血管内皮，不易被体内网状内皮系统清除。当成像进入延迟期后，残留在血管内皮表面的靶向超声微泡能显示肿瘤血管表面的相关分子，提高诊断的特异性。③击破-再灌注（destruction-replenishment）技术。击破-再灌注技术是在超声分子成像检查的过程中，对感兴趣区域部位进行高能量的超声脉冲辐照击破区域内的所有微泡；随后区域外的微泡再灌注到感兴趣区域内，此时仅血液循环中的游离微泡对成像有贡献；将击破前后的图像信息进行减影处理，即可获取黏附微泡的成像信息。该技术的优势在于能剔除肿瘤本底血供差异对成像效果的影响，使定量分析更加客观（图 8-3-1）。

3. 可用于肿瘤抗血管形成治疗的靶向疗效评估 如前所述，肿瘤新生血管形成是肿瘤发生、发展的重要阶段，是分子影像技术对肿瘤进行靶向诊断的重要靶点，同时也是抗肿瘤治疗的重要切入点。抗肿瘤血管生成治疗（anti-angiogenesis therapy）是近年来肿瘤靶向治疗的新方向。目前影像技术多通过检测肿瘤体积大小来判断疗效，但肿瘤体积的变化远落后于肿瘤细胞或血管的损伤，单纯观察肿瘤体积的变化往往引起对疗效的错误评估，造成肿瘤的过度治疗。因此，能敏感地反映肿瘤新生血管生成情况的超声分子成像技术在肿瘤抗血管生成治疗中具有重要价值。早期的研究表明，在对胰腺癌进行抗肿瘤血管治疗后，以 VEGFR-2 为靶点的超声分子成像一方面能记录肿瘤体积的变化，另一方面能检测肿瘤部位 VEGFR-2 的表达情况。定量超声分子成像检测出的信号水平与病理免疫组化检测的相关蛋白表达水平密切相关。一项最近的研究利用 VEGFR-2 靶向超声微泡对经贝伐单抗（bevacizumab）治疗后的结肠癌裸鼠皮下移植瘤模型进行三维超声分子成像。治疗 24 小时后肿瘤体积尚未发生变化前，三维超声分子成像技术即可发现肿瘤血管生成的改变：VEGFR-2 的靶向超声信号明显减低，其减低程度与离体病理 MVD 检测结果相一致。

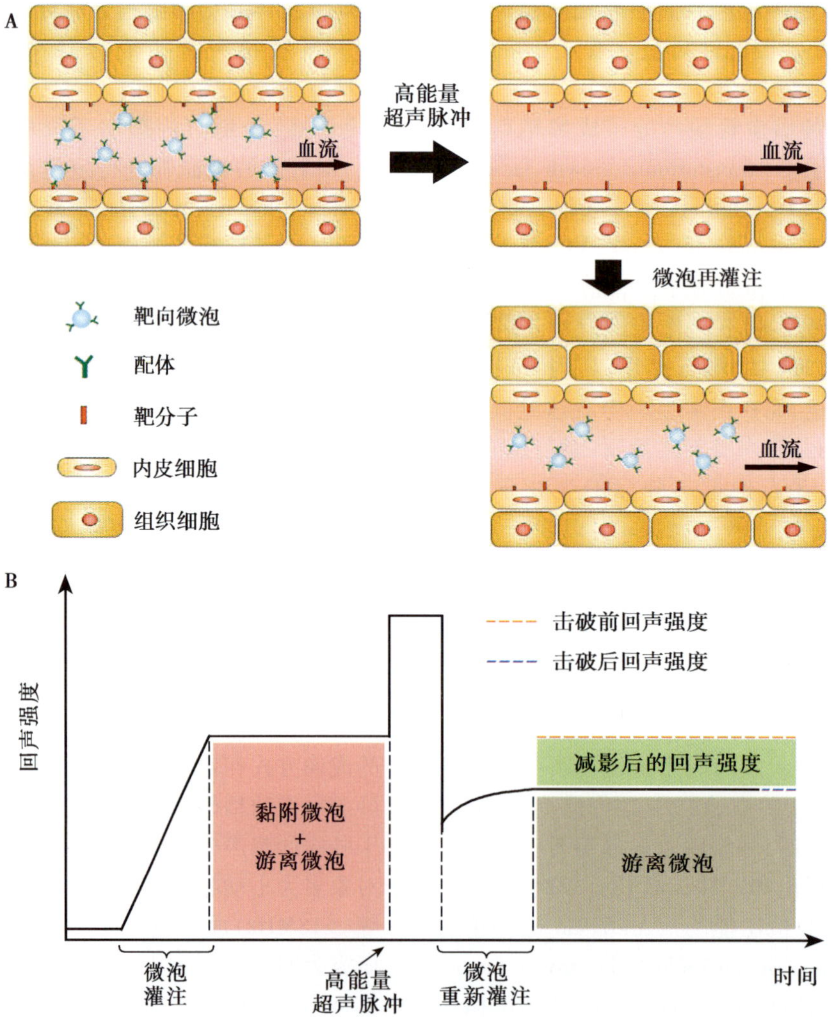

图 8-3-1 击破-再灌注法对进行超声分子成像定量分析的原理示意图

此外，肿瘤血管超声分子成像的临床转化研究进程在超声分子成像领域中处于领先地位。意大利 Bracco 公司将靶向于 VEGFR-2 的异二聚体脂肽以共价键链接于微泡表面，形成首个也是唯一一个达到临床应用级别的靶向超声微泡(BR55)。大量临床前期的研究已表明 BR55 在恶性肿瘤的诊断、鉴别诊断、抗肿瘤血管疗效评估方面具有较高的应用价值。Tardy 等对大鼠原位前列腺癌进行超声分子成像诊断，BR55 能有效地鉴别大鼠的前列腺癌组织与正常前列腺组织；此外，与对照的 SonoVue 比较，BR55 体现出对 VEGFR-2 特异性的延迟成像效果。Wang 等利用 BR55 对贝伐单抗治疗后的结肠癌进行疗效评估，结果显示利用 BR55 为超声分子影像探针的三维超声成像技术能在抗血管治疗肿瘤体积发生改变前敏感地反映血管 VEGFR-2 的表达情况。

目前，在欧洲和美国有多项临床试验开始对 BR55 的临床应用进行研究。如阿姆斯特丹大学医院的研究团队在前列腺癌患者中对 BR55 的安全性、成像条件等进行了研究。一项由斯坦福大学研究团队正在进行的临床试验用 BR55 对前列腺癌进行超声分子成像诊断，在前列腺癌根治术后利用切下标本作为超声分子成像的金标准。另外，以 BR55 为基础的乳腺癌、卵巢癌的临床诊断试验也在进行，该研究以手术切除组织或活检组织病理为诊断金标准。这些研究大部分均在进行阶段，但在进行中的研究结果已有令人振奋的趋势。这些临床试验的完成和成果的推广，将客观地揭示超声分子成像技术在恶性肿瘤诊断中的应用价值，为推动超声分子成像技术的临床转化具有重要价值。

（二）肿瘤血管外超声分子成像

由于恶性肿瘤的细胞生物行为与正常组织有明显的差异，在肿瘤细胞膜表面也同样有许多肿瘤相关分子，甚至细胞特异性的分子(能对某种恶性肿瘤进行病理水平诊断)表达。临床工作中对肿瘤进行分子水平的无创、实时动态定量观察，是恶性肿瘤诊断、鉴别诊断、制订治疗方案、评估治疗效果的重要依据。肿瘤血管外的超声分子成像与血管内的超声分子成像不同，分子影像探针的粒径必须足够小，才能到达肿瘤细胞表面进行特异性的成像(图 8-3-2)。近年来，纳米级超声对比剂(纳泡)的出现，使超声对比剂能穿透肿瘤增宽的血管内皮间隙到达肿瘤组织内，从而使肿瘤血管外的超声分子成像成为可能。然而，与肿瘤血管超声分子成像相比，血管外超声分子成像的难度明显较大。其原因在于：①超声成像效果与超声微泡的粒径密切相关。临床常用的腹部诊断超声的频率多在 2.5～5.0MHz，与其最匹配的超声微泡直径在 2～8μm。超声纳泡的直径大多小于 700nm，成像往往效果不佳。②靶向超声纳泡通过的 EPR 效应被动靶向聚集于肿瘤组织中，但未与肿瘤表面受体结合的探针不能及时被清除，成像结果容易出现假阳性。③不同肿瘤组织间存在明显的异质性，即肿瘤血管内皮间隙、肿瘤内压力、肿瘤内纤维分隔等均存在差异。故超声分子影像探针进入肿瘤实质的效能因肿瘤类型不同存在明显差别，影响定量分析的可重复性。因此，恶性肿瘤血管外的超声分子成像研究相对较少，但多年来经国内外众多研究团队的不懈努力，取得令人鼓舞的临床前研究成果。

Yang 等制备了多肽亲和体修饰的靶向超声纳泡，对人表皮生长因子 2(human epidermal growth

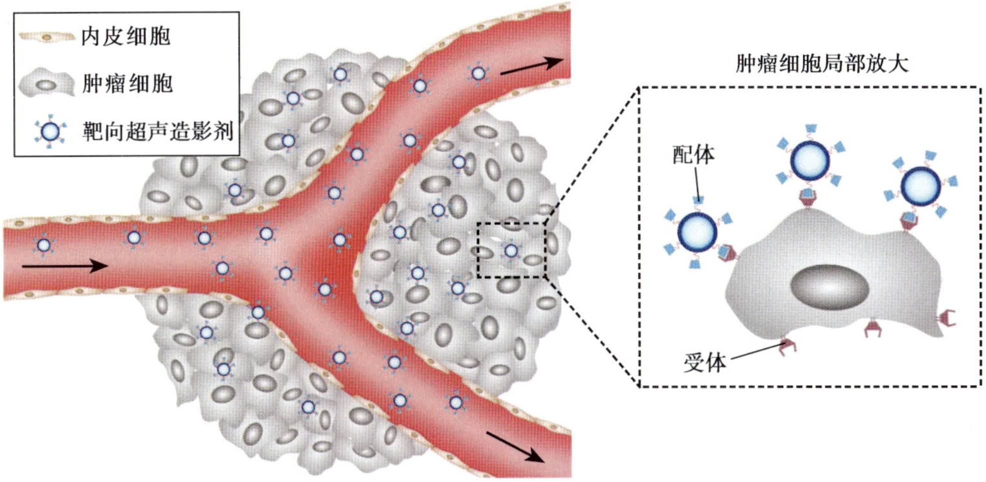

图 8-3-2　肿瘤血管外超声分子成像的原理示意图

factor receptor type 2,HER2)具有特异亲和力,用于HER2高表达乳腺癌的超声分子成像诊断。该靶向超声纳泡的直径约500nm,在体外对BT-474细胞(HER2高表达乳腺癌细胞株)有较高的特异性结合效能。在动物实验中靶向超声纳泡也比非靶向的超声纳泡或微泡有更强的成像能力,有望为HER2高表达型乳腺癌的诊断和治疗提供新手段。Fan等制备靶向于前列腺特异性膜抗原(prostate specific membrane antigen,PSMA)的超声纳泡,在体内外前列腺癌的超声分子成像诊断方面均具有一定的效能。随后,该研究团队进一步将PSMA核酸适配体A10链接于超声纳泡表面,同样取得了一定的前列腺癌靶向诊断效果,为解决前列腺癌诊断困难提供一种新思路。

与小粒径的纳米粒子相比,超声纳泡的粒径依然较大(300~800nm),穿透肿瘤血管内皮间隙的能力有限,故肿瘤超声分子成像的效果欠佳。有学者将引入包裹液态氟碳化合物的纳米粒子作为纳米级超声分子影像探针,具有小粒径、性质稳定的特点。这类型超声分子影像探针本身具有一定的超声成像能力,在肝脏等组织中聚集后能实现长时间的超声成像效果。另一方面,大量研究证实在低频超声的激励下,低沸点液态氟碳(如PFP、PFH等)能发生液-气相变。液态氟碳纳米粒在肿瘤部位聚集后,再施加低频超声辐照,可实现肿瘤的超声成像。上述新型的超声分子影像探针不但能进行超声成像,同时能负载药物/核酸片段等肿瘤治疗分子及其他模态成像分子,具有作为超声"诊疗剂"和多模态对比剂的潜能。然而,液态氟碳纳米粒的制备工艺相对复杂,性质多样,其在肿瘤超声分子成像诊断方面的应用价值尚需要进一步深入研究。

二、心血管疾病的超声分子成像诊断

心血管疾病是严重威胁人类健康的一类疾病。对心血管疾病进行早期干预,是改善患者预后、减轻医疗卫生资源负担的重要措施。早期干预的基础在于疾病的早期诊断,除常规的体格检查、实验室检查和影像学检查外,分子成像技术在心血管疾病的早期诊断方面更具优势。其中,超声是心血管领域应用最广的影像学手段,具有无创、实时、灵活、安全等优势,故超声分子成像技术在心血管疾病的诊断方面有重要价值。

(一)心脏疾病的超声分子成像

1. 心肌缺血性疾病 心肌缺血性疾病是临床上常见的心血管疾病,由冠状动脉硬化引起管腔狭窄、梗阻导致节段性心肌缺血而造成。心肌缺血性疾病的严重程度与缺血的时间、范围密切相关。在冠状动脉梗阻的早期,局部的心肌处于缺氧、缺血状态,随后缺血中心部位的心肌发生坏死(心肌梗死,myocardial infarction);若梗阻因素未能解除,心肌梗死的范围逐渐扩大,影响心功能,甚至造成患者死亡。因此,临床上对心肌缺血性疾病进行快速、特异性诊断,及时解除梗阻因素、恢复心肌血流灌注,保存更多心肌细胞是关键。心肌缺血性疾病的病理生理学机制是心肌的缺血-再灌注损伤(ischemia-reperfusion injury,IRI)。局部心肌发生缺血再灌注损伤后,局部的血管过表达多种受体,介导白细胞的局部聚集和激活。这些分子生物学变化是对心肌缺血性疾病进行超声分子成像的基础。

最初心肌缺血的超声分子成像利用了缺血-再灌注损伤后大量激活的白细胞在缺血部位的血管内皮表面聚集的现象。Christiansen等制备了含磷脂酰丝氨酸(phosphatidylserine,PS)成分的靶向超声微泡,该探针与激活的白细胞有较强的结合能力。以犬心肌缺血-再灌注损伤动物模型为例,在再灌注损伤后第5分钟、60分钟、120分钟后分别对心脏进行超声分子成像,结果提示超声分子成像显示的心肌缺血范围与放射性核素成像、病理大体成像均非常相近。该研究说明利用含PS靶向超声微泡能及时、准确、安全、便利地显示心肌缺血再灌注损伤范围,具有较高的临床实用价值。

心肌缺血记忆成像(myocardial ischemic memory imaging)是超声分子成像技术应用的一个典型代表。发生心肌缺血部位的血管内皮表达大量炎症相关的受体:如介导白细胞在血管内皮表面滚动的选择素(P-选择素、E-选择素、PSGL-1等),介导白细胞黏附的血管细胞黏附分子(vascular cell adhesion molecule,VCAM)、细胞间黏附分子(intercellular adhesion molecules,ICAMs)等。这些分子在缺血性疾病发生的急性期及亚急性期均可高表达,利用超声分子成像技术可发现正在发生或近期发生的缺血心肌事件,故称为心肌缺血记忆成像。

心肌缺血记忆成像的本质也是一种超声分子成像技术,成像方法包括延迟成像法和击破-再灌注法。延迟成像法的最佳成像时机在血液循环中的探针几乎完全被清除，黏附与靶部位的探针尚未被破坏的时刻（常在探针注射后5～15分钟）。该方法的优点是完全遵循超声造影的流程，对靶向超声微泡没有人为破坏；但不足在于往往黏附探针的浓度很低，成像效果不理想。击破-再灌注法与肿瘤超声分子成像的方法相同，优势在于能获取高质量的定性、定量图像；不足在于必须用高能量的超声脉冲击破微泡。

心肌缺血记忆成像多以选择素为超声分子成像的靶点，其中P-选择素最常见。在发生心肌缺血前，P-选择素已存在与内皮细胞质的Weibel-Palade小体中。当心肌缺血事件发生后，P-选择素在数分钟内转移到血管内皮细胞表面，并能在缺血后数小时内持续存在。用于制备P-选择素靶向超声微泡的配体包括P-选择素抗体、SialylLewis^{x}残基、P-选择素糖蛋白配体（P-selectin glycoprotein ligand，PSGL）等。Kaufmann等于2007年用P-选择素单克隆抗体修饰超声微泡，在小鼠缺血-再灌注模型上研究心肌缺血记忆成像的可行性。结果在活体显微镜上发现靶向超声微泡大量黏附于缺血心肌节段的血管内，超声分子成像可在恢复血供后45分钟清晰显示心肌缺血的范围。同年，Villanueva等用Sialyl-Lewis^{x}残基修饰脂质超声微泡，对大鼠冠状动脉结扎后恢复灌注的大鼠进行心肌缺血记忆成像，获得与Kaufmann等的研究相似的结论。

然而，P-选择素持续表达时间相对较短（数小时），在心肌缺血事件发生后可能难以及时进行检测。因此，研究人员开始寻找持续时间更长的靶点。E-选择素是在组织发生缺血-再灌注损伤后表达的选择素分子，持续时间可达24小时。Davidson等制备了能同时与P-选择素、E-选择素结合的PSGL-1修饰超声微泡。该研究利用PSGL-1修饰的超声微泡与P-选择素抗体修饰的超声微泡对心肌缺血进行超声分子成像。结果提示在恢复血流灌注早期，PSGL-1靶向超声微泡与P-选择素靶向超声微泡对心肌缺血的成像效果相当（早期缺血部位以P-选择素表达为主）；随着时间推移，PSGL-1靶向超声微泡的成像效果持续高效，而P-选择素靶向超声微泡的成像效果降低（血管内皮中P-选择素逐渐减少，E-选择素表达量依然较高）。因此，同时靶向与两种选择素的PSGL-1能延长心肌缺血分子成像的时间窗，是心肌缺血记忆成像的更优配体。

此外，心肌缺血-再灌注后血管快速表达ICAM-1分子，24小时达到高峰。因此该分子同样能作为心肌缺血记忆成像的靶点。Yan等用ICAM-1单克隆抗体修饰超声微泡，对缺血-再灌注损伤后的小鼠进行超声成像，结果显示ICAM-1靶向超声微泡能对缺血组织进行持续成像，24小时后的信号强度明显高于1小时和8小时。利用该靶点的优势在于能获得比选择素类更长的成像时间窗。

为进一步推进心肌缺血记忆成像技术向临床的转化，近年来学者做出许多尝试，并取得令人鼓舞的成果。2016年，Mott等将含PS超声微泡与PSGL-1超声微泡在小鼠缺血-再灌注损伤模型中进行成像效能比较，发现在缺血后1.5小时、3小时、6小时PS超声微泡（靶向于血管表面激活白细胞）与PSGL-1超声微泡（靶向于P-选择素）均能有效检出心肌缺血部位。提示在缺血-再灌注损伤的超声分子成像方面，PS超声微泡与PSGL-1超声微泡的效能相当。商品化的超声对比剂Sonazoid，同样是一种PS超声微泡，并且在欧洲、亚洲部分地区已有近10年的临床使用历史，其安全性已获得认可。Mott等随后将Sonazoid用于犬的心肌缺血-再灌注损伤检查，Sonazoid与PS超声微泡的成像效果相似，Sonazoid在缺血部位的超声分子成像信号强度是对照组织的5倍以上。该研究展示了商品化的超声分子影像探针Sonazoid在心肌缺血记忆成像中应用的潜能，为该技术的临床转化提供重要的临床前实验证据。

综上所述，心肌缺血记忆成像在心肌缺血性病变中的应用具有较明确的优势：①能快速评估急性或近期胸痛事件是否为心肌缺血；②能有效发现非梗死性心肌缺血；③可评估心肌缺血的程度与范围。超声分子成像的心肌缺血记忆成像技术以其快速、准确、安全、便捷的优势以获得临床的认可，该技术的研究已从小鼠等小动物到犬类大动物再到非人灵长类动物的研究，均取得良好的效果，具有非常明确的临床应用转化前景。

2. 心脏移植术后急性排斥反应 急性排斥反应是造成心脏移植术后的常见并发症，与20%的心脏移植术后患者死亡相关，临床上对其诊断的“金标准”为病理活检，目前并无理想的无创性检查手段。心脏移植术后急性排斥反应的关键病理过程是血管内皮细胞功能障碍，损伤的血管内皮表达白细胞黏附分子引发机体白细胞在心肌组织中募集和激活，攻击心肌细胞，导致心功能异常，甚至受体的死亡。因此，及时对损伤的血管内皮进行特异性的显示，是早期发现心脏移植术后急性排斥反应、及时作出临床干预的重要途径。

与心肌缺血性病变的超声分子成像诊断相似，心脏移植后急性排斥反应的超声分子成像同样可以将靶点定位于发生炎症反应的血管内皮细胞或黏附于血管内皮的激活白细胞。

Weller 等利用心脏移植后急性排斥反应时血管内皮过表达 ICAM-1 的现象，制备了靶向于 ICAM-1 的超声微泡。经静脉向异种心脏移植大鼠注射 ICAM-1 靶向超声微泡，对移植后的心脏进行超声成像，结果显示靶向超声微泡对排斥反应心肌的成像能力是非靶向超声微泡的 10 倍。

急性排斥反应发生时，心脏血管内皮中有大量激活白细胞聚集黏附。2004 年，Kondo 等利用靶向于激活白细胞的超声微泡对心脏急性排斥反应进行超声分子成像。与病理金标准结果比较，超声分子成像的信号强度与排斥反应的严重度及范围呈高度相关。此外，该成像技术还能无创地评估环孢素 A（抗排斥的免疫抑制剂）的治疗效果。上述研究提示，超声分子成像技术是一种对心脏排斥反应无创性评估的技术，具有进一步临床应用潜能。

（二）动脉粥样硬化的超声分子成像

动脉粥样硬化（atherosclerosis，AS）是引起多种心脑血管事件的重要因素，其发生率、致残率和致死率一直高居不下。早期识别并干预动脉粥样硬化是改善患者预后、降低社会医疗负担的重要举措。目前，对动脉粥样硬化进行无创性评估的手段包括超声、MRI、CT、放射性核素显像等。由于超声具有灵活、简便、安全的特点，特别在评估血管内中膜厚度（intima-media thickness，IMT）方面具有独特的优势，成为临床上评估动脉粥样硬化的主要手段之一。超声分子成像技术作为一种疾病特异性诊断技术，能对动脉粥样硬化的病变部位、性质进行靶向诊断，是超声诊断动脉粥样硬化的重要补充手段和发展趋势。

心脑血管事件的发生多与动脉硬化血管壁的斑块形成相关。动脉硬化与斑块形成的假说很多，其中炎症假说获得较普遍的认可。该假说认为斑块的形成起始于低密度脂蛋白在血管内膜的渗入。经氧化形成低密度脂蛋白颗粒诱导血管内皮细胞，表达大量不同的白细胞黏附因子（如 P-选择素、E-选择素、ICAM-1、VCAM-1、整合素、血小板内皮细胞黏附分子等），促使单核细胞向血管内膜迁移并分化成巨噬细胞。随后巨噬细胞吞噬低密度脂蛋白颗粒转变成泡沫细胞。血管中膜的平滑肌细胞迁移至内膜并增殖、产生细胞基质蛋白，形成斑块表面的纤维帽，最终形成动脉硬化斑块，此时的斑块相对较稳定。但随病情进展，平滑肌细胞的不足和细胞基质蛋白缺乏，导致纤维帽变薄、不稳定，有破裂的趋势。再加上斑块内的内皮细胞、巨噬细胞（泡沫细胞）和平滑肌细胞因缺氧和营养不足发生凋亡或坏死，形成斑块内的坏死核，加剧斑块的不稳定性。此外，进展期的斑块内还会发生新生血管形成。斑块内的缺氧坏境及坏死核诱发的炎症反应，释放大量血管生成相关的因子（如 VEGF、组织生长因子、肿瘤坏死因子、蛋白水解酶等），诱导大动脉滋养血管向斑块内形成新生血管。根据上述机制，超声分子成像对动脉粥样硬化有多方面的应用潜能。

1. 动脉粥样硬化的特异性诊断 Kaufmann 等用基因敲除鼠及高脂饮食建立了动脉粥样硬化模型，此模型的主动脉内中膜明显增厚，而且内皮细胞高表达 VCAM-1。利用该因子作为早期诊断动脉粥样硬化的靶点，制备 VCAM-1 靶向微泡，以超声技术进行主动脉成像。相对于非靶向微泡，VCAM-1 靶向微泡能有效发现动脉硬化病灶。Metzger 等用同样的方法建立了不同病变程度的动脉粥样硬化模型，以糖蛋白-Ⅵ（glycoprotein-Ⅵ）为靶点进行相似的研究。结果发现超声分子成像能定量评估动脉粥样硬化的程度，影像信号强度与血管病变程度成正比。此外，研究报道指出 ICAM-1、CD81、P-选择素等靶点均有动脉粥样硬化的超声分子成像潜能。

2. 动脉粥样硬化的早期诊断 常规超声对动脉粥样硬化的诊断除了直接发现硬化斑块以外，对动脉内中膜厚度的检测在临床工作中有较高的价值。及早发现内中膜厚度的改变能提示临床及早对患者进行干预。研究表明，在血管内中膜增厚前，已出现胰岛素抵抗和血管的炎症。Chadderdon 等利用这种现象，在高脂喂养的恒河猴中研究超声分子成像对动脉粥样硬化超早期诊断的可行性。该研究制备了 P-选择素靶向超声微泡，在高脂喂养两年后的恒河猴颈动脉中检测出炎症因子的表达，其效能是非靶向超声微泡的5～7倍。而此时常规超声尚未在相同颈动脉节段检测出内中膜的增厚。该研究充分体现了超声分子成像在动脉粥样硬化防治工作中的价值，可使临床干预的时间窗大幅度提前。

3. 动脉粥样硬化的高敏感性诊断 动脉粥样硬化多发生在血流速度快、血管内皮剪切力大的人体的大血管（如主动脉、颈动脉、肢体动脉等）。大血管中流动的微泡因轴流效应倾向于向血管中心移动，容易造成靶向超声微泡与血管内皮接触不佳，影响超声分子成像的效果。Wu等制备了具有磁敏感性的VCAM-1超声分子影像探针，在外加磁场的作用下增强对动脉粥样硬化的诊断效能。该技术的应用提高了超声分子成像的诊断敏感性。

4. 易损斑块的诊断检出 对于进展期的动脉粥样硬化患者，即时发现易损斑块并进行临床干预（如放置支架、内中膜剥离手术等），是预防心脑血管事件发生的重要手段。但临床上尚无特异性地评估斑块稳定性的手段。研究发现，内皮细胞表达的链接黏附因子A（junctional adhesion molecule A，JAM-A）参与单核细胞的募集，其表达量与斑块的不稳定程度密切相关。Zhang等在新西兰大白兔的颈动脉上分别建立了稳定斑块和易损斑块模型，并使用JAM-A靶向超声微泡对两种模型分别进行成像。两种斑块在二维超声上无法分辨，但使用超声分子成像技术，能敏感地鉴别易损斑块和稳定斑块。

三、超声分子成像在其他诊断领域的应用

（一）炎症性肠病的靶向诊断

炎症性肠病（inflammatory bowel disease，IBD）是一类原因未明的慢性非特异性肠道炎症疾病，包括克罗恩病（Crohn disease，CD）和溃疡性结肠炎（ulcerative colitisuc）。随着人民生活水平的提高和工业化、城市化的发展，炎症性肠病的发病率有明显上升的趋势。尽管炎症性肠病的病因和发病机制较复杂，但其本质同样为炎症反应。在病情发生和发展的过程中，血管内皮细胞的炎症因子在白细胞的募集、黏附、迁移等病理阶段起关键作用。因此，超声分子成像技术在靶向诊断炎症性肠病、定量评估病变程度方面具有独到的优势。

研究表明，血管内皮细胞黏膜地址素细胞黏附分子-1（mucosal addressin cellular adhesion molecule-1，MAdCAM-1）的表达量在克罗恩病病变肠道明显高于正常肠道。2006年，Bachmann等以MAdCAM-1靶向超声微泡对克罗恩病小鼠进行成像，并有效发现病变的肠道。相似地，Tlaxca等于2013年的研究报道，MAdCAM-1靶向微泡和VCAM-1靶向微泡均能敏感地显示克罗恩病病变肠道，其效能分别是常规超声微泡的8.5倍和3.6倍，证实了超声分子成像在炎症性肠病中应用的可行性。

Willmann的团队针对炎症性肠病发病过程中血管内皮细胞高表达P-选择素的特点，设计超声分子成像实验。利用单克隆抗体制备P-选择素靶向超声微泡后，在动物体内无创定量评估炎症性肠病的程度，与病理评估结果相吻合。随后，该研究团队进一步制备了能同时靶向于P-选择素和E-选择素的PSGL-1微泡，在小鼠急性肠炎动物模型上进行超声分子成像验证。结果PSGL-1微泡的超声分子成像能敏感地发现并定量评估病灶，其结果与PET-CT结果相吻合。

（二）缺血-再灌注损伤的诊断

缺血-再灌注损伤（ischemia-reperfusion injury）是多种疾病的重要病理过程。目前临床上对缺血-再灌注损伤的诊断只有病理活检，而缺乏有效的无创性评估手段。但缺血-再灌注损伤的程度往往预示着疾病的不同转归，及时对其进行定量评估能对疾病进行及早干预，故临床亟须一种简单、高效的无创性定量评估手段。与心肌缺血性疾病相似，其他组织的缺血-再灌注损伤也是一种以炎症细胞募集的病理过程，因此超声分子成像技术在缺血再灌注损伤无创性评估方面有其独特的优势。

由于器官移植术的供体器官有冷/热缺血过程，缺血-再灌注损伤是器官移植术后常见的病理改变，是术后多种并发症发生的基础。Boesen和Xie分别利用P-选择素、ICAM-1为靶点，验证了超声分子成像技术在肾脏和肝脏缺血-再灌注损伤中的应用价值。郑荣琴等通过制备ICAM-1靶向的微泡，对大鼠缺血-再灌注损伤进行成像研究。结果发现超声分析成像技术不但能对损伤进行定量分析，还能准确地评估缺血-再灌注损伤的预后，其敏感性明显高于临床常用的血清学分析。

（三）子宫内膜容受性评估

子宫内膜容受性（endometrial receptivity）即子

宫内膜接受胚胎的能力，是子宫内膜处于允许胚胎着床的状态，又称为子宫内膜的“种植窗”。随着体外受精-胚胎移植技术日渐普及，对于子宫内膜容受性的无创性评估显得尤为重要。目前评估子宫内膜容受性的影像学方法主要为利用超声或 MRI 测量子宫内膜的厚度。但该方法仅能评估子宫内膜的形态结构，无法了解内膜的功能。在子宫内膜的“种植窗”，子宫内膜的形态结构和功能均发生明显的变化。其中，最显著的变化是内膜的新生血管生成。利用新生血管生成过程中血管内皮 VEGFR-2 的变化，能以分子影像技术评估子宫内膜的容受性。

2015 年，Liu 等制备 VEGFR-2 靶向的微泡超声对比剂，建立受精后 0 天、2 天和 4 天的孕鼠模型，用于研究超声分子成像技术评估子宫内膜容受性的可行性。通过静脉注射 VEGFR-2 靶向超声微泡，受精后 0 天的小鼠子宫未见超声成像信号；受精后 2 天可见少量信号；到受精后 4 天达到高峰。而对照超声微泡（非靶向）成像在三组小鼠子宫中均发现相应的成像信号。超声分子成像所发现的变化趋势与病理 VEGFR-2 染色、微血管密度染色的结果相一致。因此，该研究成功使用超声分子成像技术无创地评估子宫内膜的容受性，为推动体外受精-胚胎移植技术的进一步发展提供新的手段。

（郑荣琴）

第四节 超声分子探针在肿瘤治疗中的应用

自 1968 年 Gramiak 和 Shah 首次报道双氧水产生的游离小气泡能显著增加回声强度以来，超声造影的研究进入快速发展阶段，迎来了超声成像技术的第三次革命。特别是纳米医学、生物医学工程学和超声医学的多学科交叉合作发展，新型多功能超声分子影像探针研究逐渐增多，不仅拓展了超声在疾病诊断方面的应用，同时还赋予超声治疗疾病的潜能。超声联合超声对比剂在几乎每个系统的疾病治疗方面均有应用，本节将以肿瘤为例，介绍超声分子影像探针在疾病治疗方面的应用研究现状。

一、微泡超声造影剂的结构特征和肿瘤治疗机制

传统超声微泡膜-核结构是实现超声成像的基础，最开始的超声微泡以氧气或者空气为核心，随后发展为血液扩散效能低的惰性气体（如 C_3F_8、SF_6 等），有效地延长超声微泡在血液循环中的半衰期。微泡膜以双亲性材料为主（包括磷脂、白蛋白、聚合物材料等），材料的亲水段位于膜外层，而疏水段靠近气体核心的内层，使微泡更加稳定。同时，该双亲性膜结构赋予超声微泡负载肿瘤治疗药物（化疗药/核酸等）的能力。

超声微泡在不同的声场条件下能产生振动，从而产生系列不同的物理效应和生物学效应。超声能量较低时，微泡在声场中发生反复的压缩/膨胀振动，产生强烈的散射波和谐波信号，成为超声对比成像的基础。当超声微泡处于高能量超声场（高最大负压）时，振幅明显增大，状态极不稳定，最终发生内爆炸，即“空化效应”。

超声微泡在发生“空化效应”的过程中，瞬间释放巨大能量（如光、热、冲击波、喷射流等），在生物体中引发系列的生物学效应：①当超声微泡在肿瘤毛细血管内并被击破时，能使管径小于 7μm 的微血管破裂，产生“外溢孔”，增加血管的通透性。②当超声微泡在细胞膜周围发生“空化效应”时，伴随的冲击波、流射可使细胞膜发生短暂的可逆性穿孔，即产生“声孔效应”，使药物或基因片段等分子进入细胞内。这些增加肿瘤血管和细胞的通透性的机制，一方面有利于使携带药物/核酸的微泡在肿瘤部位聚集；另一方面有利于微泡在肿瘤局部释放药物或核酸，显著提高肿瘤部位的药物浓度。这种利用超声微泡联合超声辐照向局部递送药物/核酸的新技术又被称作超声靶向微泡击破（ultrasound targeted microbubble destruction，UTMD）技术。

二、微米级超声造影剂在肿瘤治疗中的应用

恶性肿瘤化疗主要依靠小分子药物，但抗癌药物对肿瘤细胞的选择性低，全身用药时对机体的毒副作用大。UTMD 技术使抗癌药物在肿瘤局部聚集，提高化疗的靶向性，具有广阔的应用前景。超声微泡负载化疗药物的方式主要有两种：①包裹于超声微泡膜内：通过亲疏水作用力使脂溶性药物阿霉素（Dox）、紫杉醇（PTX）等自行组装在微泡膜的疏水内层。②链接于超声微泡膜表面：通过化学键将药物或载药纳米粒子连接在微泡膜的表面。

目前的报道以超声微泡直接负载药物为主，该

类型的超声微泡一方面在被击破的过程中,将负载的药物释放出来;另一方面通过细胞膜上产生的“声孔”,使药物直接递送入肿瘤细胞内。另外,为提高超声微泡对肿瘤细胞的靶向性,研究者在微泡表面修饰肿瘤特异性的抗体/多肽等配体,使超声微泡具备肿瘤主动靶向能力,显著提高 UTMD 技术递送药物的效能。虽然超声微泡是一种血池显像剂,平均粒径较大(1 ~ 8μm),在血液循环时无法穿透肿瘤血管内皮间隙。但 UTMD 的技术特点是在肿瘤局部进行超声辐照,载药微泡在肿瘤血管内被击破,同样可达到局部释放药物的目的。为回避超声微泡无法穿透血管内皮的局限,Pu 等改变传统的静脉给药方式,经腹腔将载药靶向超声微泡注射到卵巢癌腹腔转移病灶区域,增加微泡与肿瘤细胞的接触频率,从而获得更好的转移瘤治疗效果。但这种给药方式只对腹腔种植转移的肿瘤有效,应用范围局限。此外,微泡直接负载抗癌药物的方法还面临着另一个巨大挑战:以磷脂的分子量较小(约700 ~ 800),形成的微泡膜较薄,再加上整个微泡结构的绝大部分体积被气体占据,其负载药物的效能低。

为解决上述难题,研究人员将目光逐渐转移到载药效能更高的纳米粒子上,继而出现了微泡链接纳米粒子的复合物(MPCs)结构。MPCs 既有微泡的超声响应性,又具备纳米粒子的特性,与传统的载药超声微泡相比,具有明显的优势:①药物负载量高:纳米粒子的结构致密,没有气体占据的核心,而且形成纳米粒子的材料多样,载药效能远高于微泡。②载药类型多样:纳米粒子本身形式多样,如能载疏水药物的纳米胶束、既能载疏水药物又能载亲水药物的纳米囊泡/脂质体等,突破了超声微泡只能载疏水性药物的局限。③可能实现药物的“二次递送”:连接在微泡表面的纳米粒子本身不具备超声响应性,当 MPCs 被超声辐照时,只有微泡发生“空化效应”。在此过程中纳米粒子从微泡上解离,形成小粒径的结构,可能实现在肿瘤部位的进一步药物递送。

Yan 等报道的脂质体-微泡复合物(liposome-microbubble complexes,LMC)能有效地将 PTX 递送到肿瘤组织内。LMC 在超声辐照下与单纯的载 PTX 脂质体比较,能将肿瘤部位的 PTX 浓度提高 3.5 倍,且明显降低肝、肾组织中的 PTX 浓度。Gong 等用载 Dox 纳米粒子-微泡复合物治疗肿瘤,发现该复合物联合超声在肿瘤局部辐照后,能同时减低 Dox 对心肌的毒性。另外,Deng 等通过对载 Dox LMC 的研究,提出在超声辐照下,载 Dox 的脂质体被直接递送到肿瘤细胞内,经溶酶体溶胀后释放 Dox。该现象能避开肿瘤耐药细胞表面的外排泵,实现肿瘤细胞的高 Dox 聚集,从而逆转肿瘤的耐药性。虽然用 MPCs 的方法负载药物能在一定程度上克服传统载药超声微泡的缺陷,但依然存在着明显的不足,如复合物结构复杂,制备工艺烦琐,最终 MPCs 的产率低等。

核酸(nucleic acid)包括质粒 DNA(plasmid DNA,pDNA)、小干扰 RNA(small interfering RNA,siRNA)、microRNA 等,能用于肿瘤的基因治疗,也是多年来肿瘤治疗的研究热点。与小分子抗癌药物相比,核酸有其独特性:核酸是以脱氧核糖核苷酸或核糖核苷酸组成的大分子结构,能溶于水,表面带负电荷,但结构不稳定,在体内容易被核酸酶降解。早期微泡负载核酸的研究多以微泡与核酸直接混合,通过 UTMD 技术使微泡和肿瘤细胞分别发生“空化效应”和“声孔效应”,促进增加核酸的入胞效能,虽然操作简便,但可行性不高。因为核酸和微泡始终以简单混合的形式存在,若应用到活体,核酸缺乏保护,容易被降解。因此,如何将核酸有效地负载于微泡上是超声对比剂的重要研究方向。

与负载小分子抗癌药物相似,微泡负载核酸的方式也分为两大类:即直接负载于微泡表面和微泡-纳米粒子复合物的形式。阳离子微泡表面携带正电荷,可直接通过电荷吸引力将核酸吸附于表面。制备阳离子微泡的方法包括“直接法”和“间接法”:“直接法”是指用阳离子材料作为微泡膜,直接制备表面带正电荷的 MBs。Wang 等用含正电荷的磷脂 1,2-二硬酯酰基 3-甲基铵丙烷(1,2-Distearoyl-3-trimethylammonium-propane, DSTAP)制备阳离子微泡,与电中性的微泡比较其基因转染效能提高了 20 倍。但正电荷材料(特别是正电荷磷脂)制备的微泡结构不稳定、微泡产率低,在一定程度上制约了“直接法”制备微泡的应用和转化。“间接法”是指先制备结构稳定的阴离子微泡,用正电荷材料在表面修饰,形成阳离子微泡,再吸附核酸分子。由于“间接法”制备的微泡负载核酸后的表面电位会降低,甚至电位发生翻转成表面负电,若再在微泡表面修饰阳离子材料将其电位逆转，将可以继续负载核酸，该方法即纳米技术中的“层层组装（layer-by-layer）”法。微泡修饰的层数越多，负载的核酸也越多，能明显提高核酸的负载量。然而，微泡的结构不如纳米粒子稳定，修饰每一层都需要经过离心去除过量的材料，微泡容易破坏受损。层层组装法虽然能增加单个微泡的核酸负载量，但负载量增加与微泡产量降低的矛盾始终难以克服。

以阳离子微泡为基础的载核酸方式在体外细胞实验中能获得较高的基因转染效能。但阳离子微泡通过电荷力将核酸吸附并直接暴露于微泡表面，难以对其进行有效保护。在活体应用中（特别是经静脉注射）核酸容易被核酸酶降解，从而降低核酸递送效能。因此，与载药微泡相似，通过脂质体、聚合物等纳米粒子包裹并保护核酸，再组装成微泡-纳米粒子复合物可能有更好的效果。如较简单的方式是通过正电荷材料包裹核酸形成阳离子纳米粒，通过电荷作用力吸附于阴离子微泡表面形成复合物，通过局部超声辐照后，能有效增加辐照部位的 pDNA 或 siRNA 转染效能。这种通过电荷力将载核酸纳米粒与微泡复合体系的结构相对不稳定，在血液循环中可能发生解体，因此报道的文献均以细胞实验和肿瘤局部注射实验为主。为进一步提高载核酸纳米粒与微泡的结合强度，出现了以化学键连接二者形成复合物的报道。如 Sirsi 等利用两前段阳离子聚合物（polyethylenimine-b-polyethylene glycol，PEI-PEG）为载体，包裹 pDNA 形成纳米胶束，再通过生物素-亲和素系统将 pDNA 胶束连接于微泡表面形成复合物。经静脉注射复合物后，在肿瘤局部进行超声辐照，结果提示肿瘤部位的基因转染效能为无超声辐照的心肌部位的 40 倍，从而使基因治疗获得良好的组织特异性。

三、纳米级超声造影剂在肿瘤治疗中的应用

恶性肿瘤在发生与进展的过程中，脉管系统的构建速度远落后于肿瘤细胞的生长速度，导致肿瘤组织的血管发育不完全并存在明显的缺陷。与正常组织结构致密的毛细血管不同，肿瘤组织的毛细血管内皮缺乏基底膜、内皮间隙明显增宽（可达 0.2～1.2μm）。利用肿瘤组织独特的脉管结构，血液循环中的小粒径纳米粒子能特异性地进入肿瘤组织，在纳米医学上，该现象被称为纳米粒子的“被动靶向聚集效应”。在加上恶性肿瘤组织缺乏淋巴回流系统，导致进入肿瘤部位的纳米粒子无法清除，在肿瘤部位聚集。该整个过程称为增强的通透和滞留效应（enhanced permeability and retention，EPR），是肿瘤靶向治疗的生物学基础。传统的超声对比剂直径范围在 1～8μm 之间，虽然有良好的超声显像效果，却无法通过肿瘤血管内皮间隙到达肿瘤组织，很大程度上局限了微泡向肿瘤组织靶向递送药物/核酸。

为获得既能穿透肿瘤血管内皮又能进行超声显像的纳米级超声对比剂，研究者们尝试了多种不同的材料和技术。如 Casciaro 等报道了以粒径为 160～660nm 的二氧化硅球作为超声对比剂，在 7.5MHz 的高频超声下具有一定显影效果。Diaz-Lopez 等报道了用聚合物 Poly（lactide-co-glycolide）50∶50（PLGA）和磷脂 1，2-distearoyl-sn-glycero-3-phosphoethanolamine-N-［biotinyl（polyethylene glycol）2000］（PEG2000-DSPE）为膜材料，制备包裹液态氟碳化合物 Perfluorooctyl bromide（PFOB）形成纳米胶束，在体外和体内进行超声显像。然而，这类纳米级超声对比剂缺乏气体核心，在超声场中不能产生“空化效应”，局限了其应用。

近年来，纳泡逐渐受到人们的关注。纳泡与微泡的结构相似，其粒径却远小于微泡，可达 300～800nm。纳泡的粒径小，在临床诊断用超声（3～15MHz）的频率激励下，难以产生共振，实现二次谐波显像，人们对其超声显像效果一直持怀疑的态度。然而，大量的研究发现，用磷脂作为膜材料的纳泡在临床诊断超声下具有良好的显像效果，推测与磷脂膜柔软、容易发生形变，能产生强烈的散射信号有关。有结果证实，粒径在 300～700nm 范围内的纳泡不但在体外、体内均有良好的超声显像效果，还能通过 EPR 效应到达并滞留于肿瘤组织内。另外，因纳泡存在气体核心而具有超声响应性，在高能量超声场中发生“空化效应”，具有向肿瘤靶向递送药物和核酸的广阔应用前景。

由于纳泡与微泡的结构及超声响应性相似，纳泡载药或核酸的方法与微泡也类似。如通过小分子药物的疏水性将其负载在纳泡膜内，通过正负电荷作用力将核酸吸附于纳泡表面，或将核酸纳米粒链接于纳泡表面复合形成复合物，这些载药/核酸纳泡在肿瘤局部的超声辐照下，均能将药物/核酸

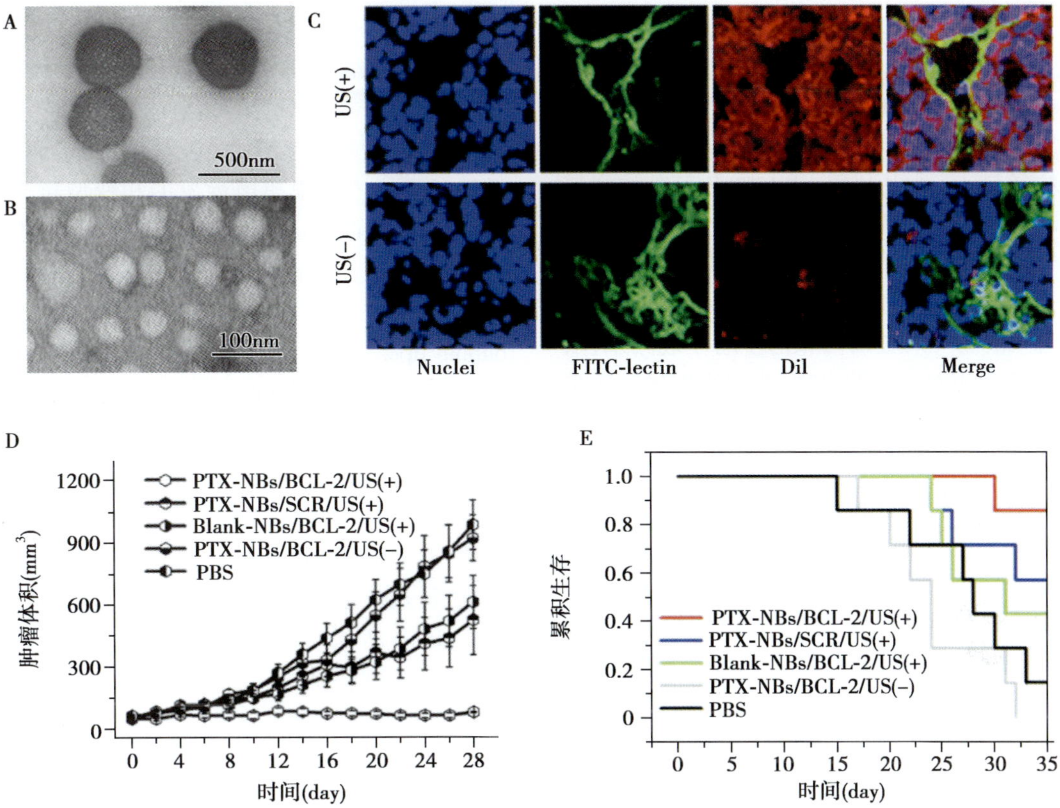

图 8-4-1　同时负载 PTX 与 siRNA 的纳泡复合物用于肝癌协同治疗

A. 复合物的形态；B. 超声辐照后复合物转化为小粒径纳米粒子；C. 超声辐照促进药物向肿瘤组织递送；D. 治疗后的肿瘤生长曲线；E. 实验动物的生存曲线

递送到肿瘤细胞内，靶向性和肿瘤治疗效果。另外，将纳泡直接负载药物与纳泡-纳米粒复合物的方法联合应用，制备出同时负载抗癌药物 PTX 和 siRNA 的纳泡复合物，在肿瘤局部超声辐照下，PTX 和 siRNA 纳米粒从纳泡中释放。一方面用 PTX 直接杀伤肿瘤细胞，另一方面利用针对抗肿瘤凋亡基因 BCL-2 的 siRNA 逆转肿瘤的耐药性，达到协同治疗肿瘤的效果（图 8-4-1）。

除了上述与微泡相似的药物/核酸负载方式外，近年来研究人员研发了一类新型的纳米级超声对比剂。这类对比剂以脂质体为基础，亲水性核不被气体取代，而是在水腔中形成更小粒径的微小气泡，称为脂质体气泡（bubble liposomes，BLs）。与 MBs 或纳泡比较，BLs 具有明显的特征：①BLs 粒径比纳泡更小，可达 200～400nm；②BLs 中含气，具有超声显影能力；③BLs 对超声辐照敏感，在声场中能产生“空化效应”，促进药物和核酸的释放。由于 BLs 具有超声响应性，与核酸直接混合后局部超声辐照，或用正电荷磷脂制备 LBs 均能获得良好的转染效能。另外，BLs 在肿瘤免疫治疗方面的研究更取得令人兴奋的结果：Suzuki 等报道在超声辐照下，利用 BLs 将白介素-12 基因转染到肿瘤组织内，诱导免疫细胞在肿瘤组织聚集从而杀伤肿瘤。该课题组还报道了 BLs 能将卵清蛋白（ovalbumin，OVA）递送到树突状细胞内，通过主要组织相容性复合体（major histocompatibility complex，MHC）classI 分子产生 OVA 特异的细胞毒性 T 细胞，从而实现对表达 OVA 抗原的肿瘤进行肿瘤免疫治疗。相似地，该课题组进一步通过制备甘露糖修饰的 BLs，能靶向地将 OVA 基因靶向递送到抗原呈递细胞内，诱导针对表达 OVA 抗原肿瘤细胞的肿瘤免疫治疗。

目前对 BLs 的研究主要集中于核酸的递送，然而 BLs 的特殊结构赋予其更多的应用潜能：①脂质体的亲水核心只被少量气体占据，因此其核心还能负载核酸或微泡/纳泡无法负载的亲水性化疗药物、多肽、蛋白等；②脂质体的双层磷脂膜的中间疏水层，是良好的疏水性药物负载系统；③BLs 的粒径与常规脂质体相当，在全身系统给药时能通过 EPR 效应在肿瘤部位被动聚集，将可能获得比微泡/纳泡更好的靶向药物/核酸递送效果。

四、相变型超声造影剂在肿瘤治疗中的应用

常规微泡超声对比剂因绝大部分体积被气体占据而粒径较大，难以利用 EPR 效应实现肿瘤局部的被动靶向聚集。而小粒径的纳泡虽然能穿透肿瘤血管内皮间隙，但其超声显像效果依然需要进一步的论证。因此，超声对比剂的粒径大小与其超声显像效果成为一对难以调和的矛盾。近年来，随着“相变型”超声对比剂的出现，为解决上述矛盾带来了希望。相变型超声对比剂的理论基础在于在生理条件下，对比剂的粒径足够小，能实现在肿瘤部位被动聚集；当受到外加刺激条件激发后，小粒径的纳米粒产生气体，使其粒径迅速增大形成微泡，从而实现超声造影的显像。相变型超声对比剂的基础在于用纳米粒子包裹在刺激下能产生相变的材料，应用最多的是沸点较低的液态氟碳化合物，如沸点为 29℃的全氟戊烷、沸点为 40℃的五氟丁烷、沸点为 57℃的全氟己烷等。由于全氟戊烷沸点过低，在室温和生理温度（37℃）均不稳定，故目前的相变型超声对比剂的以五氟丁烷或全氟己烷为相变材料为主。

根据激发相变的条件不一，相变型超声对比剂大致可分为三大类：热致相变型超声对比剂、声致相变型超声对比剂和光致相变型超声对比剂。相变型超声对比剂包裹的低沸点液态氟碳化合物是其相变的基础，因此，以加热的方法直接激发对比剂相变，是最简单的方式。Zhou 等报道以磷脂材料包裹 PFH 制备纳米乳滴，体外实验发现加热后能产生微泡；由于纳米乳滴的粒径小，动物在体实验发现乳滴能有效在肿瘤组织聚集；对肿瘤局部进行高强度聚焦超声（HIFU）治疗，更能获得增强肿瘤治疗面积。Chen 等报道了一种较特殊的热致相变超声对比剂，其相变的材料为碳酸氢铵，在局部加热后，碳酸氢铵降解产生二氧化碳，从而产生超声显像效果和释放药物。热致相变型超声对比剂必须与能明显加热的治疗方式联合应用，较理想的应用模式是与肿瘤的射频消融治疗联合，利用射频消融的热量促发相变，从而产生微泡并阻塞局部血流，增加消融疗效。

声致相变型超声对比剂是研究最多的一种类别。声致相变型超声对比剂的结构与热致相变超声对比剂相同，均为膜材料包裹低沸点的液态氟碳纳米乳结构。但声致相变的机制可分为两大类：低频超声激发和 HIFU 激发。在低频超声场中，对比剂处于正压和负压交变的声压中，当最大负压超过一定阈值，低沸点的液态氟碳化合物处于负压状态并发生气化；相变产生的微泡在低频超声辐照下可进一步发生“空化效应”促进对比剂携带的药物/核酸局部释放。低频超声激发的相变型超声对比剂有一种特殊的 eliposome 结构，其特点在于以脂质体为基础，液态氟碳化合物以小液滴的形式分散在脂质体水腔内，该 eliposome 结构与前文提到的 bubble liposome 结构类似，比传统的胶束结构相变型超声对比剂有更大的药物/核酸负载潜能，如负载亲水性药物或核酸。HIFU 激发既具有热激发的特点，又有低频超声激发的特点：因为 HIFU 本身属于热消融的一种方式，通过局部加热能引起对比剂相变；而 HIFU 又是一种聚焦超声，能通过声压促进相变，通过产生“空化效应”促进药物/核酸局部释放。如 Ma 等报道用二氧化硅膜材料包裹液态氟碳化合物和抗癌药物喜树碱，在 HIFU 作用下，一方面能有效促进喜树碱的释放，另一方面能明显增大肿瘤的消融范围。最近，Zhang 等更是报道了一种能产生固-液-气三相变的介孔氧化硅纳米粒，L-menthol 在加热时能产生固-液相变；在 HIFU 条件下能产生固-液-气或固-气相变，直接促进药物释放。并提出与液-气两相变的超声对比剂比较，三相变的对比剂具有更高的治疗精准度、可控性和生物安全性。

除传统的热致相变和声致相变型超声对比剂外，还出现了以激光激发纳米粒子相变的光致相变型超声对比剂。光致相变型超声对比剂发生相变的基础条件有两个，即能够发生相变的核心材料和对激光敏感的材料。发生相变的材料与热、声致相变型超声对比剂相似，也是低沸点的氟碳化合物。而对激光敏感的材料主要是吸光效能高的材料，如金属纳米粒子、荧光染料、半导体材料等。Jian 等报道了一种用聚合物 PLGA 包裹 PFH 和印度墨水的纳米粒作为光致相变型超声对比剂。印度墨水对 532nm 波长的激光具有很高的吸光效能，将光能转化为热能，从而使纳米粒在激光辐照下能产热，引起 PFH 发生相变。该研究发现光致相变型超声对比剂在激光辐照后不但有良好的超声成像效果，而且还能进行光声成像；在治疗的同时，能对肿瘤细胞进行杀伤，诱导肿瘤细胞凋亡，是一种能双模态成像的多功能“诊疗剂”。

（郑荣琴）

第五节 声动力治疗在肿瘤治疗中的应用

声动力治疗(sonodynamic therapy,SDT)是在20世纪80年代由日本的Umemura等在光动力治疗基础上首先发现的。其基本原理为先对肿瘤细胞给予声敏剂,再用超声照射肿瘤细胞,产生一系列声化学反应,激活声敏剂分子进而杀伤肿瘤细胞。由于声敏剂的无毒或低毒性及其在肿瘤组织的聚集性,加之超声的可聚焦性、穿透性和照射部位的选择性,使SDT能够特异性地杀伤肿瘤细胞,而对周围正常组织的损害较小。另外,因超声治疗装置简单,造价低廉,因此,SDT抗肿瘤研究具有重要的理论意义和潜在的临床应用前景。

与传统治疗方式相比,SDT具有以下优势:①靶向性强:与正常细胞不同,恶性肿瘤细胞过表达与卟啉类化合物具有高度亲和力的低密度脂蛋白受体,因此可以实现声敏剂在恶性胶质瘤细胞内的靶向聚积,另外通过聚焦超声可以准确地将超声波聚集于靶区;②安全性高:以Photofrin为代表的卟啉类声敏剂,分子量小,可有效进入肿瘤组织甚至可以跨血脑/血瘤屏障进入中枢神经系统,在20世纪90年代就已获美国FDA批准,在临床上安全使用多年,而超声波为机械震荡波可以无创伤的穿透深部组织,聚焦后仅影响靶区内的组织细胞,对周围组织不产生明显损伤;③多途径抗肿瘤效应:超声激活声敏剂产生的自由基,既可以直接导致肿瘤细胞坏死和凋亡,又可以损伤肿瘤内的血管内皮细胞,影响肿瘤细胞血供,间接地导致肿瘤细胞坏死和凋亡;④治疗无"禁区":随着医学工程技术的进步,一些曾被视为超声波"盲区"的器官,如颅内,由于半球形超声相控阵列换能器的出现,超声波已可以完全覆盖颅骨的外表面,并能够将声能准确地、安全地聚焦于颅内靶区。

近年来,多项研究利用SDT对多种肿瘤进行无创性治疗,在获得一定的肿瘤治疗效果的同时尝试阐明SDT治疗肿瘤的相关机制。其中,目前比较认可的机制主要包括以下方面:

1. 超声的热效应　一些研究认为,因SDT过程中用于辐照组织的超声能量高于常规诊断超声,其产生的超声热效应可能是造成肿瘤细胞死亡或抑制肿瘤生长的原因。

2. 超声的空化效应　当超声辐照区域存在液体时,超声场中的负压会在液体内部产生微小的气泡;同时,随后的超声正压破坏微气泡,瞬间释放巨大的能量,局部形成高温、高压、喷射流等物理效应,从而杀伤肿瘤细胞。

3. 单线态氧($^1O_2$)机制　发生超声空化时局部会同时发光(即声致发光),产生的光子会激活邻近的光敏剂,释放的$^1O_2$通过氧化作用、破坏DNA、诱导细胞变形、改变酶活性等多种途径杀伤肿瘤细胞。

4. 自由基理论　部分研究对SDT的单线态氧机制提出质疑,认为SDT的关键并非$^1O_2$,而在于超声发生空化过程中,邻近声敏剂被激活产大量生以烷氧基、过氧化氢等为代表的自由基,利用氧化效应杀伤肿瘤细胞。

5. 活性氧机制　另有部分研究认为活性氧(reactive oxygen species,ROS),如过氧化氢、$^1O_2$、脂氢过氧化物等,在细胞内可引起细胞代谢异常诱导肿瘤细胞凋亡,也同样为SDT治疗肿瘤的机制。

6. 肿瘤免疫理论　目前主要认为SDT通过以下机制改变集体的肿瘤免疫:①诱导巨噬细胞转化;②促进树突细胞成熟;③使肿瘤局部炎症因子增加;④诱导免疫细胞对肿瘤的识别与杀伤。

SDT肿瘤治疗目前尚处于临床前阶段,还有以下问题亟须解决。①防止或减轻SDT过程中超声辐照引起的正常组织损伤,可通过提高声敏剂在肿瘤组织中聚集的靶向性、超声辐照的准确性和缩短SDT治疗的时间来实现;②寻找高效低毒的声敏剂;③突破含气组织(如胃肠道、肺等)对超声的限制。SDT作为一种新的治疗方法,与传统放疗、化疗比较有其独特的优势,具有较广阔的应用前景。

(郑元义)

参考文献

[1] Baetke SC, Rix A, Tranquart F, et al. Squamous cell carcinoma xenografts: Use of VEGFR2-targeted microbubbles for combined functional and molecular US to monitor antiangiogenic therapy effects. Radiology, 2016,278(2):430.

[2] Carson AR, McTiernan CF, Lavery L, et al. Ultrasound-targeted microbubble destruction to deliver siRNA cancer therapy. Cancer Res, 2012, 72(23):6191.

[3] Chadderdon SM, Belcik JT, Bader L, et al. Proinflammatory endothelial activation detected by molecular imaging in obese nonhuman primates coincides with onset of insulin resistance and progressively increases with duration of insulin resistance. Circulation, 2014, 129(4):471.

[4] Davidson BP, Chadderdon SM, Belcik JT, et al. Ischemic memory imaging in nonhuman primates with echocardiographic molecular imaging of selectin expression, J Am Soc Echocardiogr, 2014;27(7):786.
[5] Johri A M, Herr JE, Li TY, et al. Novel Ultrasound methods to investigate carotid artery plaque vulnerability. J Am Soc Echocardiogr, 2017, 30(2):139.
[6] Leong-Poi H. Contrast Ultrasound ischemic memory imaging: Path to clinical translation. JACC Cardiovasc Imaging, 2016, 9(8):947.
[7] Wang H, Lutz AM, Hristov D, et al. Intra-animal comparison between three-dimensional molecularly targeted US and three-dimensional dynamic contrast-enhanced US for early antiangiogenic treatment assessment in colon cancer. Radiology, 2017, 282(2):443.
[8] Yin T, Wang P, Li J, et al. Tumor-penetrating codelivery of siRNA and paclitaxel with ultrasound-responsive nanobubbles hetero-assembled from polymeric micelles and liposomes. Biomaterials, 2014, 35(22):5932.
[9] Yin T, Wang P, Zheng R, et al. Nanobubbles for enhanced ultrasound imaging of tumors. Int J Nanomedicine, 2012, 7:895.
[10] Zhou Y, Wang Z, Chen Y, et al. Microbubbles from gas-generating perfluorohexanenanoemulsions for targeted temperature-sensitive ultrasonography and synergistic HIFU ablation of tumors. Adv Mater, 2013, 25(30):4123.

第九章　光声分子成像

第一节　概　　述

一、光声成像的发展史

光声效应指的是一个物体被脉冲或者调制光照射后，产生并发射声波的现象。该效应在1880年首次被贝尔报道，他发现用周期性的光照射一个吸收体时，该物质吸收光会产生声信号，这种声信号的频率与入射光的调制频率相同，而且声信号的强度随物质吸收光的增加而增加。由于缺乏合适的光源，光声效应的研究在此后的80年内几乎没有进展。20世纪60年代以后，伴随整个工业技术的进步，相继出现了微信号检测技术，高灵敏超声探测技术以及强光源（如激光器）等，光声成像技术逐渐被发展起来。同时期，L B Kruezer利用光声效应在气体成分检测方面取得突破，由此光声效应及其应用又引起了人们的极大兴趣，相关研究也日益活跃起来。

光声技术用于生物医学领域的研究起始于20世纪70年代，但是最初进展非常缓慢，直到20世纪后十年，随着计算机技术的日臻成熟，许多开创性的工作证明了光声效应在光散射介质和生物组织中成像的显著优势。以Lihong Wang、Alexander Oraevsky、Robert Kruger等为代表的研究人员为推动光声技术的快速发展做出了先驱性的卓越贡献。2003年，Lihong Wang小组率先在Nature Biotechnology报道了光声技术用于小动物活体脑部成像的研究成果，展示了该技术在突破生物组织扩散极限深度范围内的高分辨成像结果。由此，光声技术进入一个飞速发展时期。过去十多年来，光声成像在理论算法构建、成像技术、系统集成等研究领域诞生了一大批研究成果，这一技术被用于不同组织部位，从微米级的单个红细胞到厘米级的组织和器官，进行跨尺度的结构、功能和分子成像。除此之外，光声效应还被用于监测体内温度、组织微环境和血流特性的变化。如今，光声成像已被证明能够用于人体多数解剖区域，并且在乳腺癌、皮肤癌、消化道肿瘤等领域具备良好的临床应用与转化前景。

二、光声成像基本原理、成像技术及设备

（一）光声成像基本原理及技术特点

光声成像技术的基本原理可以简单地概括为光学激发与声学探测。在脉冲激光（通常为纳秒脉冲）的照射下，样本中的光学吸收体吸收脉冲激光能量，并转化为热能，导致样本瞬时受热膨胀，产生高频机械压力波，也即超声波，这一超声波经过媒介传输到体表，被超声换能器等超声检测装置探测，通过计算机处理后，就可以得到一幅光声图像（图9-1-1）。采用脉冲光进行光声信号激发时，通常需要满足两个条件，一是在激光脉冲时间范围内吸收体向外的热传输可以忽略，二是在激光脉冲时间范围内吸收体向外的压力波传输可以忽略；也就是说，激光脉冲的脉宽要小于吸收体的热弛豫时间和压力弛豫时间。因此，一般采用脉宽范围在几十纳秒以内的脉冲激光进行光声信号激发。

与传统生物医学光学和超声成像方法相比，光声成像分别在成像深度和分辨率以及成像特异性方面具有优势。相比超声成像，光声成像的对比度来自于样本中不同成分光学吸收特性的差异，因此保留了传统光学成像方法高对比度和高特异性的优点；与传统光学成像方法不同的是，光声成像采用的是声学探测，所探测的超声信号在生物组织内的散射系数比光学散射系数低2～3个数量级，因此光声成像能够有效克服传统光学成像对于深层组织（大于几个毫米）成像时，由于强烈光散射而导致分辨率不足的缺点，在对深层组织进行成像观察时，仍具有很高的分辨率（与超声成像相当）。光声成像技术的出现，为生物医学成像领域提供了一种新的具有颠覆价值的成像思路和方法。总体而言，光声成像的优势体现在：①突破了传统光学成像方法在组织内的光学扩散极限（约1mm），在这一极限外仍能够得到高分辨率的图像；②具备跨尺度成像能力，能够跨越细胞、组织、器官多个尺度进行高

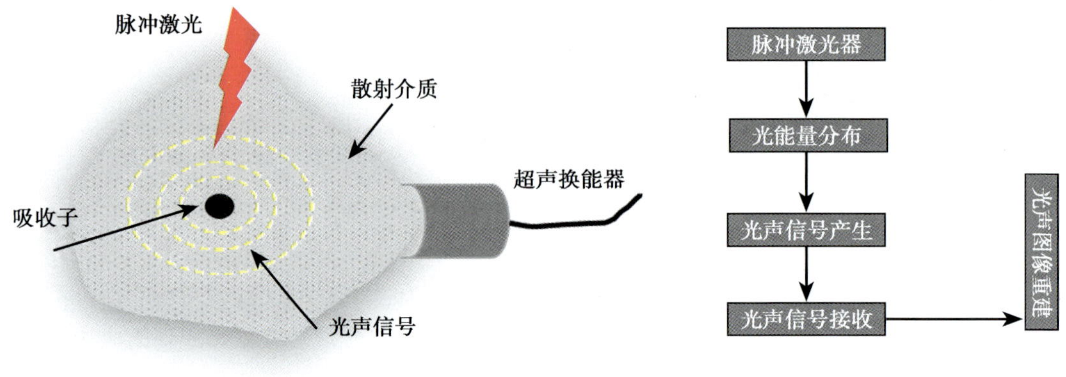

图 9-1-1 光声信号产生示意图

分辨或大视场成像，且保持相同的成像对比机制；③利用多光谱激发手段，能够对组织内多种不同成分进行区分和定量；④对于组织的光学吸收特性具备 100% 的相对探测灵敏度。目前，光声成像已被用于肿瘤成像、脑部成像、眼部成像、皮肤成像、消化道成像以及心血管成像等多个研究领域，展现出巨大的临床转化和产业化潜力。

（二）光声成像设备

光声成像设备具备多种不同的构建形式。根据分辨率的差异，可以分为声学分辨率和光学分辨率光声成像系统；根据后期图像重建算法的不同，可以分为光声显微成像系统（一般采用单个换能器）和光声计算断层成像系统（一般采用阵列式换能器）；此外，在现有技术条件下，由于光在生物组织内的传输深度仍具有一定局限性，光声成像在对体内器官成像时通常采用内窥的构建形式，即光声内窥成像系统，包括心血管内窥和消化道内窥光声成像系统等。

根据组织中激发光与超声的聚焦程度差异，光声成像可以分为光学分辨率光声成像和声学分辨率光声成像两种。当光在组织中的传输路程小于光学弹道传输极限（约 1mm 深度）时，可以实现光学紧聚焦，此时，激发光能够被聚集到接近光学透镜的衍射极限范围，光学聚焦尺度一般远小于超声聚焦尺度，光声成像的横向分辨率主要取决于光学聚焦的大小，因此是光学分辨率光声成像系统。反之，当光在组织中的传输路径超出光学弹道传输极限（>1mm 深度），由于组织对光子的多次散射作用，使光学传输的方向性变的杂乱无序，失去了原有弹道传输特性和固有方向信息，光学聚焦不再成立，此时，由于超声在组织中的低散射特性，超声聚焦仍能够实现，超声聚焦尺度一般远小于光学聚焦尺度，光声成像的横向分辨率取决于超声聚焦大小，因此是声学分辨率光声成像系统。

根据后期图像重建算法以及超声探测的不同（单阵元或者超声阵列），光声成像可以分为光声显微成像系统和光声计算断层成像系统。光声计算断层成像系统一般是同时采用多个超声换能器阵元进行一定区域范围内的光声信号采集，并通过数学重建算法（如反投影算法等）构建出光声图像。而光声显微成像系统通常采用单个阵元的超声探头进行逐个 A-Line 信号采集，并通过机械或光学扫描获得三维数据，它不需要复杂的数学算法进行图像恢复重建，且单阵元超声探头相比多阵元超声阵列，系统成本更为低廉。但是由于采用逐点扫描方式进行数据采集，光声显微成像系统的成像速度一般都比较慢，在临床应用和转化研究中仍具有一定挑战。相比而言，基于超声阵列探测的光声计算断层成像系统在成像速度上大幅提高，特别是基于手持式探头的光声断层成像系统，由于与现有临床手持阵列超声检测设备具有非常高的兼容性，同时提供与超声结构成像互补的功能信息，能够在很大程度上弥补现有超声成像仅观察结构信息以及对比度差的不足，因此具备非常好的临床应用与转化前景。

代表性光学分辨率光声显微镜（图 9-1-2A）和声学分辨率光声显微镜（图 9-1-2B）的系统示意图如图 9-1-2。两个系统均采用光声共轴设计，即光学激发与超声检测在与样本表面垂直的同一条轴线上，因此每个扫描位点得到的是沿样本深度方向的一维信息（通过分辨超声到达的时间获得深度信息），配合二维机械扫描就可以获得三维数据和图像。图 9-1-2A 中，光学分辨率光声成像系统一般是采用显微镜物镜（物镜 A 和物镜 B）将光聚焦为衍射极限大小的光斑，同时采用光声耦合元件对激发光和超声信号进行传输耦合。图中所示耦合元件由两块光学棱镜拼装而成，棱镜之间注有硅酮油夹层，与棱镜产生光学折射率匹配以及声学阻抗差异，达到透射激发光和反射光声信号的目的。样本中产生的光声信号进入平行四边形棱镜后，分别在棱镜两侧斜边固液界面发生反射，最终被置于棱镜上方的高频非聚焦超声探头探测。图 9-1-2B 中，声学分辨率光声成像系统的光声耦合通过锥形透镜以及具有倾斜面的反射聚光镜实现，从光纤出射的光经过聚焦透镜准直后，通过锥形透镜产生环形光，该环形光在聚光镜侧面经反射汇聚，照射到样本表面。这种环形光设计不仅能够有效避开超声换能器对于激发光的遮挡，还有利于将超声探头置于与光学激发相同的轴线上，且通过调节锥透镜与聚光镜的相对距离，可以实现明场与暗场照明切换（明场暗场分别对应激发光在样本表面为圆斑和圆环）。由于光声成像的深度信息通过探测光声信号到达换能器的时间获得，因此光学分辨率和声学分辨率光声成像系统的纵向分辨率均由超声探头的带宽决定，计算公式为 $R_A=0.88\times v_s/\Delta f$，其中 R_A 表示纵向分辨率，v_s 表示超声传播速度，Δf 表示超声换能器的带宽。横向分辨率方面，光学分辨率光声显微镜的横向分辨率计算公式可以近似表示为 $R_{L,OR}=0.51\times\lambda/NA$，其中 $R_{L,OR}$ 表示横向分辨率，λ 表示光学激发波长，NA 表示光学聚焦透镜的数值孔径；声学分辨率光声显微镜的横向分辨率计算公式可以表示为 $R_{L,AR}=0.71\times v_s/(NA\times f_0)$，其中 $R_{L,AR}$ 表示横向分辨率，v_s 表示超声传播速度，NA 表示声学聚焦的数值孔径，f_0 表示超声换能器的中心频率。

虽然光声成像技术大幅提高了光学成像方法在生物组织内的成像深度和分辨率，但在现有技术条件下，通过体外方式对人体内脏器官进行活体无创光学成像，仍具有很强的技术挑战性，因此有必

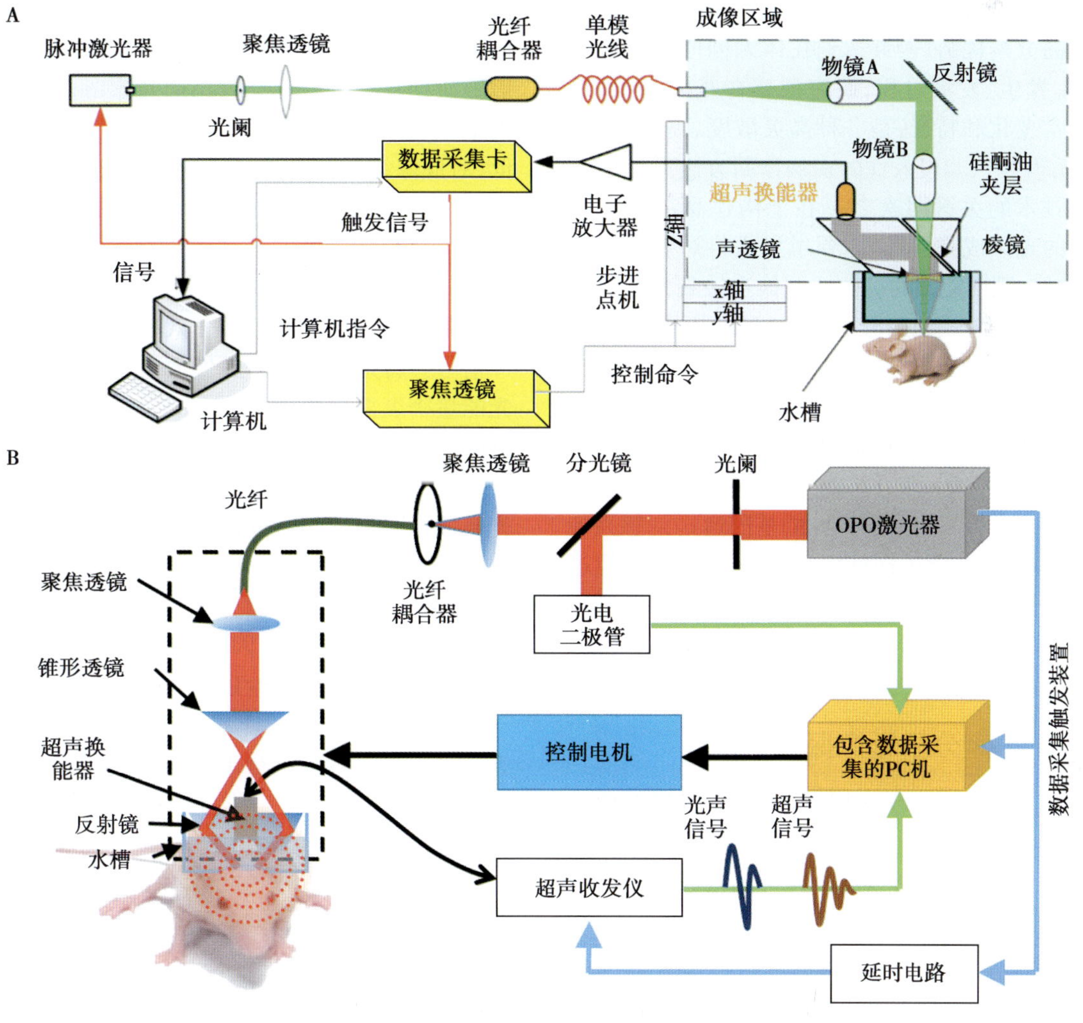

图 9-1-2
A. 光学分辨率光声显微镜示意图；B. 声学分辨率光声显微镜示意图

要研究光声内窥成像方法和系统，以用于心血管和消化道等深层组织和器官成像。

（郑海荣）

第二节 光声成像在分子成像方面的临床应用

一、光声分子成像技术的成像机制和优势

光声分子成像技术是一种融合了光声成像技术和分子标记技术的新型成像方法，具有光声成像与分子影像技术的共同优点。分子影像是观察对疾病特异性分子标记物具有靶向能力的外源性成像探针，从而在活体层面实现分子水平的病理成像，可使疾病的诊断水平提前至细胞和分子阶段，并显著增强影像方法的灵敏度和特异性。与此同时，光声分子成像充分利用光声成像的高对比度和跨尺度高分辨优势，能够达到在体无创地观察疾病的起因、发生、发展过程，研究疾病在基因、分子水平的异常变化和特征，是一种高灵敏度、高特异性、安全（无辐射）、非侵入性的疾病诊断方法。光声分子成像技术的关键因素之一在于构建高灵敏度和特异性的光声成像探针，主要思想是将对病灶区域具有特异性靶向能力的抗体或配体连接到光声对比剂表面构成靶向性光声分子影像探针，依靠抗原-抗体或配体-受体之间的特异性结合，以及分子影像探针本身在病灶区域的非特异性滞留效应，使光声探针主动或被动地结合到病变组织，实现特异性光声分子探针靶向标记，并进行成像（图 9-2-1）。或者是通过基因技术将表达分子探针的基因递送到感兴趣的成像区域，表达分子探针后，进行成像。在成像过程中，通过特异性选择激发光波长，利用目标分子与背景区域的光吸收差异，显著提升光声成像对比度，实现高灵敏、高特异性的光声分子成像。

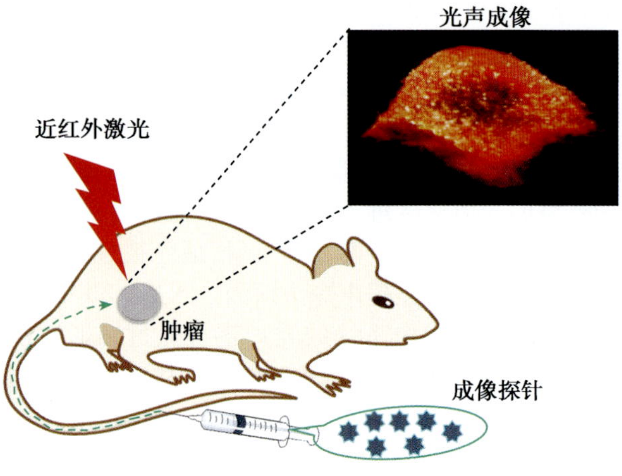

图 9-2-1 光声分子成像示意图

尾静脉注射成像探针后主动或被动靶向机制聚集到肿瘤区域，然后在光声成像系统上对肿瘤部位进行成像

二、光声分子影像探针的设计与应用

目前已经有多种不同种类的光声成像对比剂（分子探针）被报道，并用于临床前期小动物成像，甚至是临床影像研究。对于对比剂的选择，应当以应用为导向，并不存在普适性或者最优的对比剂，一个好的光声成像对比剂应该具备高光学吸收系数，从而更容易获得高信噪比。除此之外，一系列其他因素仍需要被考虑，例如光谱吸收范围、生物相容性、毒性、在体分布和代谢情况、在体稳定性、对比剂形状、大小、组成成分、表面化学特性、靶向性等。在进行光声成像对比剂设计时，这些因素应该得到足够的重视和考虑。例如，长时间的光学照射可能导致有机染料类对比剂光漂白，以及金属类纳米颗粒熔融形变，这些都会导致光声信号的降低，对成像结果造成严重影响。一般来说，在光声对比剂设计、制备以及应用时，需要考虑以下几个方面：

（1）对比剂光学吸收系数应尽可能提高，同时应具备较高的光声信号转化效率，以获得优良的光声信号。特别是对在体成像而言，由于所使用的激光能量密度需要控制在美国国家标准局规定的安全阈值范围之内（这一阈值具体与激光的波长、脉宽、重复频率、照射时间长度相关，一般来讲，对于光声成像采用的纳秒脉冲激光，其单脉冲能量在可见光范围要低于 $20mJ/cm^2$，在近红外光范围要低于 $100mJ/cm^2$），光声信号不能够通过增加激光能量的方法无限制增大，因此就需要纳米颗粒本身具备较好的光学吸收特性以及光声信号转化效率。

（2）对比剂应当具备较窄的光谱吸收峰，以便采用光声光谱技术区分不同对比剂，以及内源性光声吸收物质。

（3）对比剂的毒性应当尽可能降低，这里的毒性包括短期毒性以及长期潜在毒性。

（4）对比剂应当具备足够的稳定性，比如光热稳定性，在体成像稳定性；同时，还要易于体内降解以及从体内排出。

（5）对比剂光学吸收波长范围应尽可能在近红外波段，从而能够充分利用生物组织对近红外窗

波长的高穿透性，增加成像深度，降低组织内源性吸收物质的背景信号干扰。

下面我们就从不同合成材料、不同设计方法以及不同应用范畴三个方面来阐述光声成像对比剂（分子探针）的特性和应用。

（一）不同合成材料的光声分子影像探针

近年来，越来越多的材料被用于合成光声分子影像探针，总体可以分为有机、无机以及有机和无机复合材料。有机材料主要包括：小分子染料、高分子材料等；无机材料主要包括：碳及其衍生物、贵金属、过渡金属以及硅酸盐材料等。

1. 有机光声分子影像探针

（1）有机小分子染料：有机小分子染料用于荧光成像已被广泛报道，目前同样有多种有机小分子染料被用于光声成像研究。对于光声成像而言，由于其成像原理是基于对吸收光学能量的热转换，如果荧光转换效率过高，则意味着光声转换效率的降低。因此，荧光产率较低或者无荧光发射特性的小分子染料，其光声成像效果更佳。外源性对比剂用于生物医学成像领域时，其安全性或者生物毒性是首要考虑因素，有机小分子染料得益于其优良的生物相容性以及易于从体内排出，受到研究人员的青睐。Kim 等首先采用小分子染料吲哚菁绿（ICG）作为光声分子影像探针，用于小鼠前哨淋巴结成像。但是另一方面，由于有机小分子染料一般很快从生物体血液循环中清除，难以在感兴趣的组织成像区域聚集，同时对外界环境，如光照等比较敏感，容易发生变性，因此并不适合直接作为对比剂用于肿瘤成像等应用。

针对小分子染料的缺点，有研究人员尝试将其包被到聚合物、脂质、二氧化硅等有机或无机纳米颗粒的壳内，或者是将其与石墨烯、碳纳米管等纳米材料进行链接整合，结果证明可以有效克服其不稳定性等缺点。Chen 等发明了一种能够将 ICG 装载到还原的片层氧化石墨烯上的技术，合成制备出一类新型有机无机复合纳米颗粒，并开展了在体小动物光声成像实验研究。研究结果表明，ICG 的稳定性在还原氧化石墨烯装载后得到了很大程度的改善，且相比未装载任何光学染料的碳纳米材料而言，复合纳米材料的光声信号强度得到大幅度的提升。但是这一研究成果存在一个潜在问题，由于所采用的小分子染料载体为无机碳纳米材料，其长期的在体生物相容性仍有待论证，因此这一研究成果的临床转化潜力受到很大限制。针对这一问题，Wang 等设计和制备出一种采用 PLGA 与脂质体双层包被的 ICG 纳米颗粒，并用于小动物在体光声成像研究（图 9-2-2）。由于这一纳米颗粒中包裹 ICG 的 PLGA 是一种 FDA 批准用于临床的材料，具备很高的在体稳定性、生物相容性、且血液循环周期长；而脂质体同样具备良好的生物安全性以及表面易于修饰等特性，被广泛用作药物载体，因此，采用这一有机包被方式得到的 ICG 纳米颗粒，具备很高的临床转化潜力。

除了研究比较广泛的 ICG，近年来，亚甲基蓝、伊文思蓝、卡马斯亮蓝、普鲁斯兰等一些小分子染料也被用作光声分子探针，但是小分子探针仍然存在体内代谢快、易发生变性等缺点，将其制备成纳米复合物是一个发展方向。

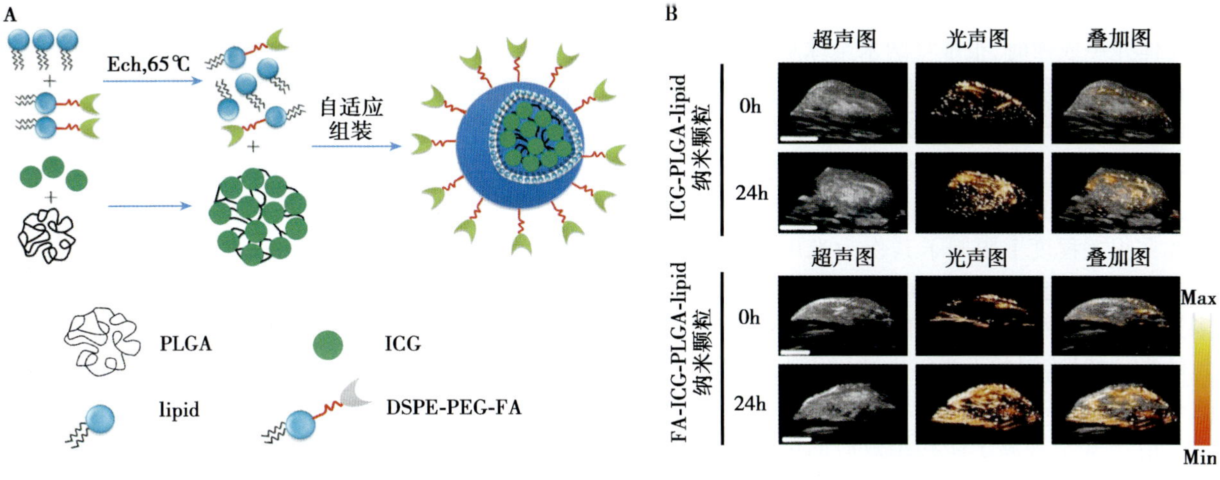

图 9-2-2 采用 PLGA 与脂质体双层包被的 ICG 纳米颗粒用于小鼠在体光声成像

A. 纳米复合物的合成示意图；B. 小鼠皮下瘤光声三维成像图，图中显示了注射靶向（上半图）与非靶向（下半图）ICG 纳米颗粒后，肿瘤区域三维超声、光声以及融合图像。PLGA：poly（D，L-lactide-co-glycolide），聚乙丙交酯；ICG：Indocyanine Green，吲哚菁绿

（2）高分子聚合物纳米颗粒：半导体 π 连接的聚合物材料（SPs）具有优异的光学和电学特性，被广泛用于电学器件、传感器以及生物组织工程等领域中。Pu 等开发了一种基于吡咯并吡咯二酮的半导体聚合物材料（SPN4），发现其具有很高的近红外吸收强度，能够产生很强的光声信号。在体光声成像实验表明尾静脉注射半导体有机聚合材料 SPN4 后，聚合物材料可以很好的在肿瘤区域聚集。此外，Zha 等也成功制备出具有很好生物相容性的聚吡咯聚合物纳米颗粒（PPy），在近红外 700 ~ 900nm 区域具有很高的吸收。在仿体实验中，通过光声成像系统可以看到在鸡胸肉以下 4.3cm 处的纳米颗粒，充分表明 PPy 纳米颗粒具备很高光声信号灵敏度。

2. 无机光声分子影像探针 无机纳米材料相比小分子染料而言，虽然在生物相容性方面不具备优势，但是通常具有高光学吸收特性和良好的稳定性。目前已经报道的用于光声成像研究的无机纳米材料包括金属及过渡金属类纳米颗粒、碳纳米颗粒等。

（1）贵金属类纳米颗粒：贵金属类纳米颗粒得益于表面等离子体共振作用能够产生独特的理化和光学特性，通过改变纳米颗粒的形状和大小，研究人员能够有效地对金属类纳米颗粒的光学特性进行调整。目前已经有包括纳米金球、纳米金棒、纳米金壳、纳米金笼、纳米金星、纳米金盘、纳米银盘、纳米钯盘等多种金属类纳米颗粒被用于光声成像研究。纳米金系列中，金纳米球的合成相对容易，但是球状纳米颗粒的吸收峰一般位于 520nm 左右，与血红蛋白的 β-band 吸收峰非常接近，因此用于在体光声成像时，很难将纳米金球从血液信号中进行分离。金纳米壳用作光声成像对比剂时，可以通过改变金质球壳与非金质球核的厚度比例，对吸收峰的位置在可见和近红外波长区域进行调整，但是，金纳米壳的缺点在于它对光具有强散射特性，因此在很大程度上限制了其作为光声成像对比剂的应用。相比金纳米壳，具有中空多孔结构的金纳米笼能够在更小的尺寸条件下获得与纳米金壳类似的光学特性，因此近些年也被用作光声成像的对比剂。

由于基于等离子体共振效应的纳米颗粒的吸收强度在很大程度上取决于其表面积与体积比，因此表面积相对较大的纳米金颗粒也被合成出来，包括纳米金盘、纳米金星、纳米金棒等。这其中，对于纳米金棒的研究与应用最为广泛，一方面是因为纳米金棒相对容易合成，更重要的是，它的光学吸收峰能够通过改变金棒尺寸灵活地在近红外区域进行调整。纳米金棒通常具备两个光学吸收峰，分别对应其横、纵截面的表面等离子体共振，其中，纵截面对应的吸收峰能够通过将纳米棒拉长的方法红移至近红外波段，且这一吸收峰值通常比较高，因此纳米金棒有潜力成为一种优良的光声成像对比剂。Qin 等合成了血管内皮生长因子靶向的金纳米棒（AuNRs-Abs），可以主动靶向到血管内炎症区域，从而实现血管内斑块的光声成像造影（图 9-2-3）。对于纳米金棒而言，高光学吸收强度也导致其容易出现由于光热效应导致的不稳定性形变，致使其不利于长时间成像。有研究表明，在纳米金棒表面涂覆二氧化硅包层，可以有效解决这一问题，二氧化硅包层能够将纳米金棒产生的热量向外界进行传输，从而避免其内部由于热量累积导致的温升形变。研究发现，涂覆二氧化硅包层后的纳米金棒在 $20mJ/cm^2$ 的激光能量照射下仍能够保持非常稳定的特性，并未出现由于形变导致的吸收特性的改变。此外，为降低纳米金棒在体应用的毒性，提升其在体稳定性和血液循环时间，还可以在纳米金棒表面进行 PEG 修饰。Chen 等采用硅来包裹金纳米棒，形成热稳定的金纳米复合物，并用作光声成像探针以及成像引导的光热治疗。

金纳米星是一种相对较新的多枝形貌的金纳米颗粒。与金纳米棒相比，金纳米星合成不需要表面活性剂，具有更好的生物相容性，也更容易进行复杂的表面修饰。Nie 等在金纳米星表面连接靶向肿瘤新生血管的 RDG 多肽，用于肿瘤血管靶向性光声成像和光热治疗。Wang 等在金纳米星表面连接杂电荷 PEG 链，实现了肿瘤酸性微环境的可逆性智能识别，提高了金纳米星颗粒在肿瘤的聚集量。

（2）过渡金属类纳米颗粒：大多数过渡金属都是以氧化物或硫化物的形式存在于地壳中，这其中，过渡金属硫化物在生物医学成像中的研究最为广泛，主要包括二硫化钨、二硫化钼、二硫化钛等。过渡金属硫化物最大的优点是其可以形成片层结构，且具有优异的物理特性，如近红外光吸收强、比表面积大等。但是他们共同的缺点是水溶性和生物相容性差，因此在生物医学应用中受到很大限制。采用表面活性剂能够对过渡金属硫化物进行有效修饰，改善其在体成像性能。刘庄团队利用聚乙二醇对二硫化钨和二硫化钛表面进行修饰，使其具有很好的生物相容性，同时研究表明片层的纳米

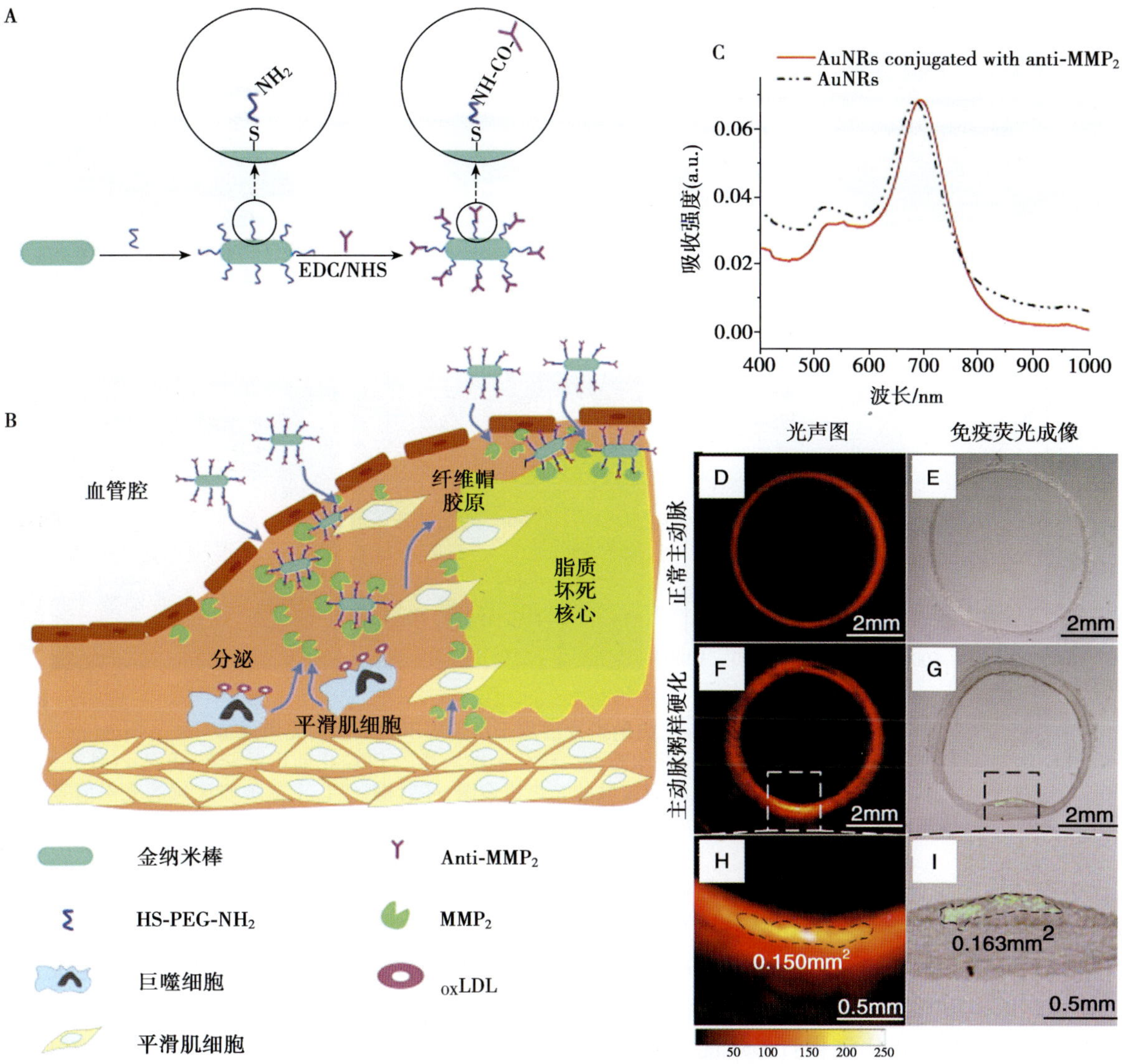

图 9-2-3　金纳米棒颗粒用于血管内光声靶向成像

A. 金纳米棒制备示意图；B. 金纳米棒颗粒血管内炎症区域靶向示意图；C. 金纳米棒的紫外-可见光-红外光谱图；D、E. 分别为正常主动脉的光声和免疫荧光图；F、G. 分别为注射金纳米棒探针后动脉粥样硬化斑块的光声成像图和免疫荧光图；H、I. 分别为图 F 和图 G 的放大图。D～I 中左列红色表示光声信号，右列中绿色为免疫荧光图

结构具有很强的近红外吸收，非常适于作为光声成像探针(9-2-4)。

此外，Chen 等采用白蛋白辅助超声剥离的方法制备得到水溶性的单层的二硫化钼纳米片，发现二硫化钼的近红外吸收强度随着片层的减少而增加，更有趣的是，随着片层减少，其物理弹性增加，这两种机制均有助于增强二硫化钼的光声信号强度。采用小鼠皮下移植瘤和原位脑胶质瘤模型，Chen 等进一步证明了纳米探针的在体高灵敏光声成像性能。尾静脉注射单层二硫化钼后，通过光声成像可以高灵敏地检测到颅骨下 1.8mm 处原位脑胶质瘤中纳米颗粒的聚集现象。

(3) 碳类纳米颗粒：目前已被报道用于光声成像的碳纳米颗粒主要包括碳纳米管、石墨烯、氧化石墨烯、还原氧化石墨烯等。单壁或多壁碳纳米管具有非常宽的吸收光谱，跨越紫外-可见-近红外多个波段，Zharov 等首先尝试了碳纳米管作为光声对比剂用于对循环大肠埃希菌细胞进行体外和在体探测，Zerda 等采用 RGD 靶向标记的碳纳米管，进行了在体小鼠肿瘤光声成像，结果显示，相比非靶向标记的碳纳米管，采用 RGD 靶向标记的碳纳米管在肿瘤区域的富集程度明显更高，能够产生 8 倍以上的光声信号增强。

石墨烯是一种具备二维独立蜂巢式晶格结构的体系，一般成三维片状结构，组成成分为碳原子。与碳纳米管相比，石墨烯的表面积更大，纵横比更

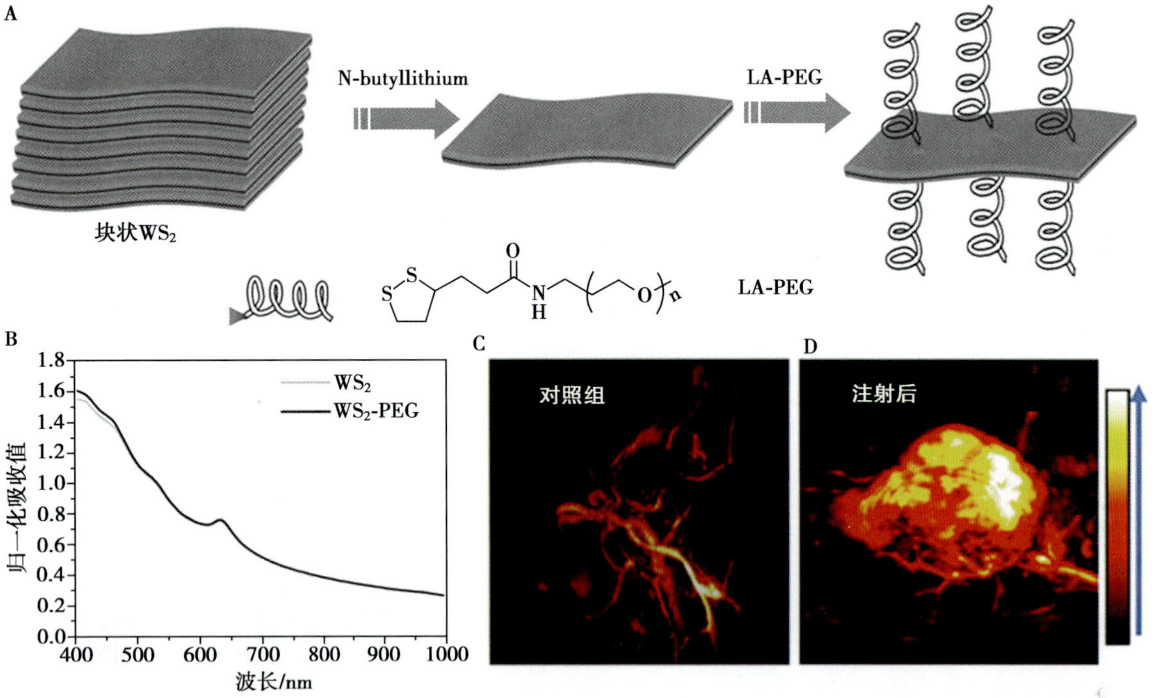

图 9-2-4 水溶性二硫化钨纳米片层用于小鼠皮下移植瘤的光声成像

A. PEG 化二硫化钨纳米片层的制备示意图；B. 水溶性二硫化钨纳米片层 PEG 化前后的紫外-可见-红外光谱图；C、D. 分别为尾静脉注射二硫化钨前后小鼠肿瘤区域的光声成像图，注射探针后，小鼠肿瘤区域的光声信号显著增强，说明二硫化钨在肿瘤区域聚集

低，在生物体内的单分散性更好。采用强氧化剂对石墨烯进行氧化作用，可以制备出具备更高生物相容性的亲水性氧化石墨烯，在此基础上，还可以进一步通过还原作用制备出还原氧化石墨烯，其在近红外波段的吸收强度相比氧化石墨烯能够提升几倍。不论是石墨烯、氧化石墨烯，还是还原氧化石墨烯，都可以通过表面修饰的方法提升其在体成像性能以及生物相容性。研究表明，在 755nm 波长处，浓度约为 5mg/ml 的氧化石墨烯光学吸收强度相比血液有 5～10 倍增强。Sheng 等报道了一种采用蛋白辅助合成方法制备出的还原氧化石墨烯，并用于在体光声成像以及光热治疗研究，结果表明，制备出的还原氧化石墨烯纳米材料具备良好的在体稳定性及低细胞毒性，通过尾静脉注射到小鼠体内后，能够在肿瘤区域明显富集，证明所制备的还原氧化石墨烯具备良好的肿瘤被动靶向成像效果，有潜力成为一种良好的在体光声成像外源对比剂。

（二）不同设计方法的光声分子影像探针

光声分子影像探针的信号强度（灵敏度）是探针设计中首先要考虑的因素。传统的光声分子医学探针的光声成像机制是通过热膨胀效应实现的，光声效应的强弱往往只取决于光吸收剂本身的吸收强度。Emelianov 课题组发展了一种基于液态氟碳（PFH）的相变纳米颗粒，在常温下，PFH 为液态有机物，温度高于 56℃时，可以发生汽化现象变为气态。单独的 PFH 是非水溶性试剂，很难用于生物医学成像，将 PFH 用 PLGA 或者 BSA 包裹，同时加入光吸收剂，形成一个纳米复合物。在脉冲激光照射下，吸收剂吸收光能量产热，使 PFH 发生汽化现象，这一相变过程能够产生很强的光声压力波而形成很高的光声信号，气化后气泡产物还会增强超声回波信号。研究表明，这一相变材料相比传统光声分子探针，具有 1～2 个数量级的光声信号增强（图 9-2-5）。

在设计光声分子影像探针时，除了考虑探针本身的光声灵敏度、生物相容性、毒副作用外，还有一个重要因素就是探针对病灶或成像部位的靶向性。高靶向性可以增加探针在成像部位的聚集程度，减少探针在其他非成像区域聚集，从而实现成像部位的高信噪比，同时还可降低探针的毒副作用。从靶向途径上来分，通常可以分为被动靶向和主动靶向。被动靶向是指探针经过静脉注射进入血液循环系统后，非特异性的在目标区域停留聚集。以肿瘤成像为例，由于实体瘤的高通透性和滞留效应

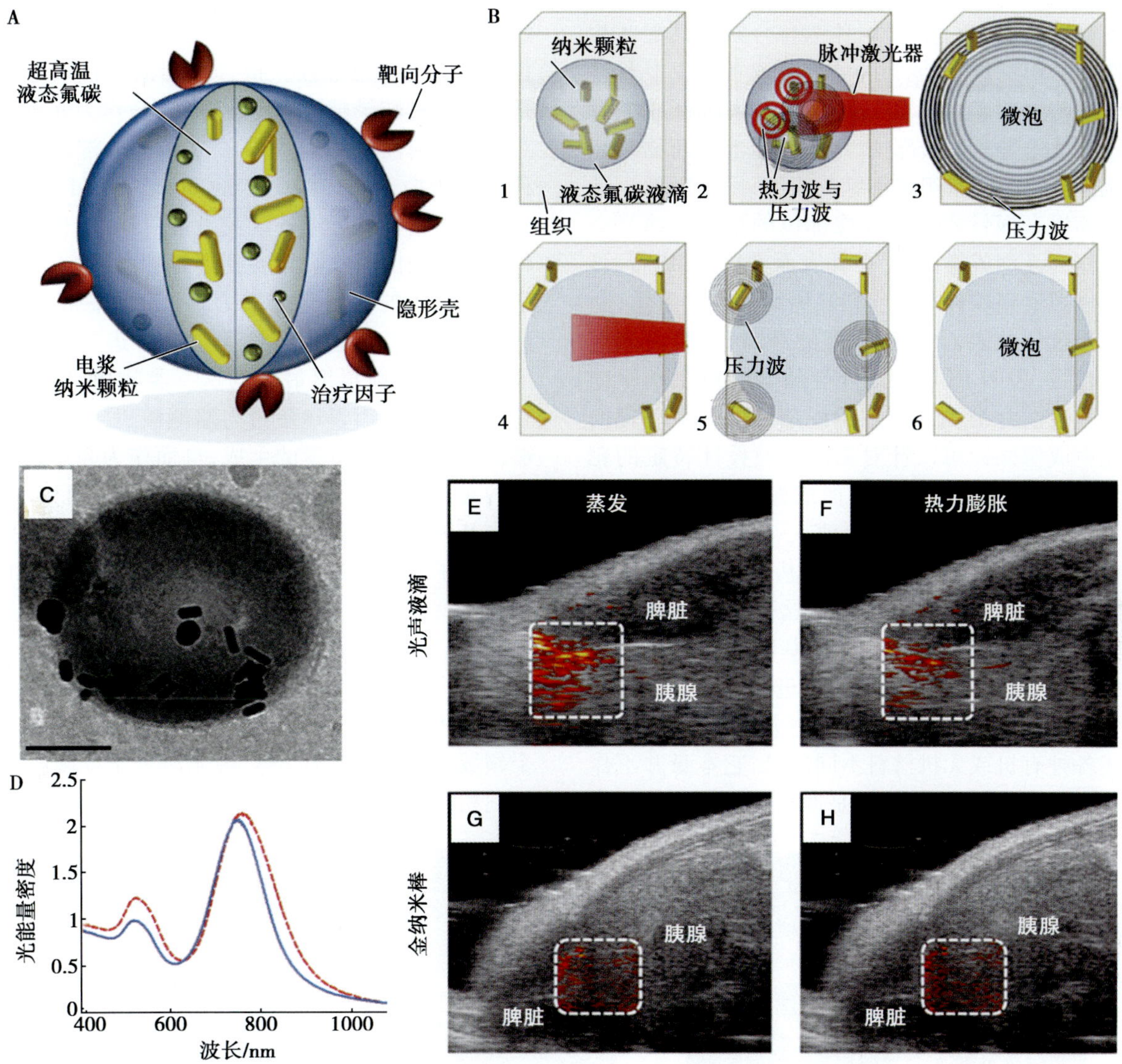

图 9-2-5　基于液态氟碳的相变纳米材料用于增强光声成像效果

A. 相变纳米材料的结构示意图；B. 纳米颗粒有液态变为气态的过程示意图；C. 纳米颗粒的透射电镜图；D. 纳米颗粒的可见光-近红外吸收光谱图；E. 小鼠胰腺中相变材料发生汽化时的光声成像结果；F. 相变材料汽化完全后泄漏的纳米金颗粒在胰腺中的光声成像结果；G、H 为胰腺中纳米金颗粒的光声成像结果。图中灰度图为超声图，彩色图为光声成像图

（EPR 效应），能够将探针非特异性地滞留在肿瘤内部。探针的被动靶向效果一般跟其本身的尺寸、电荷、形状有关。有研究表明，纳米探针尺寸在 20～200nm、带负电荷、长条形的时候，肿瘤的 EPR 效应最为明显。由于被动靶向的靶向效率不高、特异性不强、局限于肿瘤环境和探针本身诸多因素，因此，被动靶向成像的临床应用前景受到很大制约。

主动靶向作为一种特异性更高的靶向方式，受到研究者的青睐。在主动靶向光声成像中，起关键靶向作用的是成像探针上修饰的靶向因子，主要包括小分子类、蛋白类等。以叶酸为例，它是一种水溶性维生素，叶酸受体（FR）在许多上皮源性和非上皮源性恶性肿瘤细胞显著高表达，表达水平大大高于正常细胞，具有组织特异性。FR 是细胞摄取叶酸的重要途径，其机制为受体介导的内吞效应，这种机制具有亲和力高、特异性强的特点，有良好的物质转运应用潜能。大量研究结果表明，标记光声成像探针的叶酸分子与 FR 特异结合，采用光声成像方法，能够高灵敏地检测到阳性表达 FR 的肿瘤组织区域的光声信号。如图 9-2-2 所示，包裹有 ICG 的纳米脂质体光声成像探针，连接叶酸分子后，通过光声成像系统可以观察到探针高效地聚集到肿瘤区域。RGD 序列是另外一种非常有效的探针修饰靶向因子，这一序列是由精氨酸、甘氨酸和天冬氨酸组成的一种短肽，作为整合素和其配体相互作用的识别位点，能与肿瘤细胞或者新生血管特异表达的某些整合素如 $\alpha_v\beta_3$ 结合，从而将成像探针靶向性地导入肿瘤部位，用于肿瘤治疗药物时能够减少药物对正常组织细胞的损害，用于影像探针时能够提高探针本身在成像部位的聚集。纳米金颗粒作为光声成像探针，在其表面连接 RGD 后，可以明显观察到探针在人前列腺癌细胞内的聚集，随着纳米金颗粒表面 RGD 浓度的升高，细胞内光声信号越强，表明 RGD 可以介导纳米颗粒主动靶向到细胞表面并被内吞至细胞内部。由于主动靶向的光声成像探针可以针对靶向区域设计特定的靶向分子，从而实现特异的靶向成像，对于病灶的特异性诊断具有很大的临床价值。

随着基因技术的快速发展，基于报告基因的光声分子成像技术也得到应用。这一技术是通过基因转染方法将表达分子探针的基因递送到感兴趣的成像区域，在分子探针表达后进行成像。报告基因作为一类相对比较特殊的光声分子影像探针，与前述各种有机或无机材料不同的是，它本身并不作为光声成像的探测目标，而是通过其直接或间接表达产物，对激发光进行吸收，生成光声信号。且表达产物为生物体内源性产生的可代谢物质，因此具备完美的生物相容性。报告基因的直接表达产物是指它经过转录翻译后生成的蛋白，作为光声成像对比剂。目前肿瘤光声分子成像中最常见的是各种荧光蛋白，如 RFP、GFP mCherry、dsRed 等，特别是近几年报道的近红外区荧光蛋白 iRFP，由于首次将荧光蛋白的吸收峰拓展到近红外区域，大大增强了这一技术的在体应用潜力。报告基因的间接表达产物一般是指它的表达蛋白能够进一步诱导生成的物质，目前报道最多的这一类物质是黑色素，它所对应的基因表达蛋白为酪氨酸酶，该蛋白酶能够诱导细胞内黑色素的生成，进而作为光声肿瘤成像的对比剂产生优良的光声对比信号。图 9-2-6 为报告基因诱导人源肿瘤细胞表达黑色素，进而采用光声分子成像方法对肿瘤发生发展进行观察的成像结果。

（三）不同应用范畴的光声分子影像探针

光声成像目前在脑功能成像、肿瘤成像、前哨淋巴结成像、血管内窥成像、消化道内窥成像等多个领域已经有许多应用。将光声分子影像探针应用到相关领域，利用光声分子成像技术，能够对病

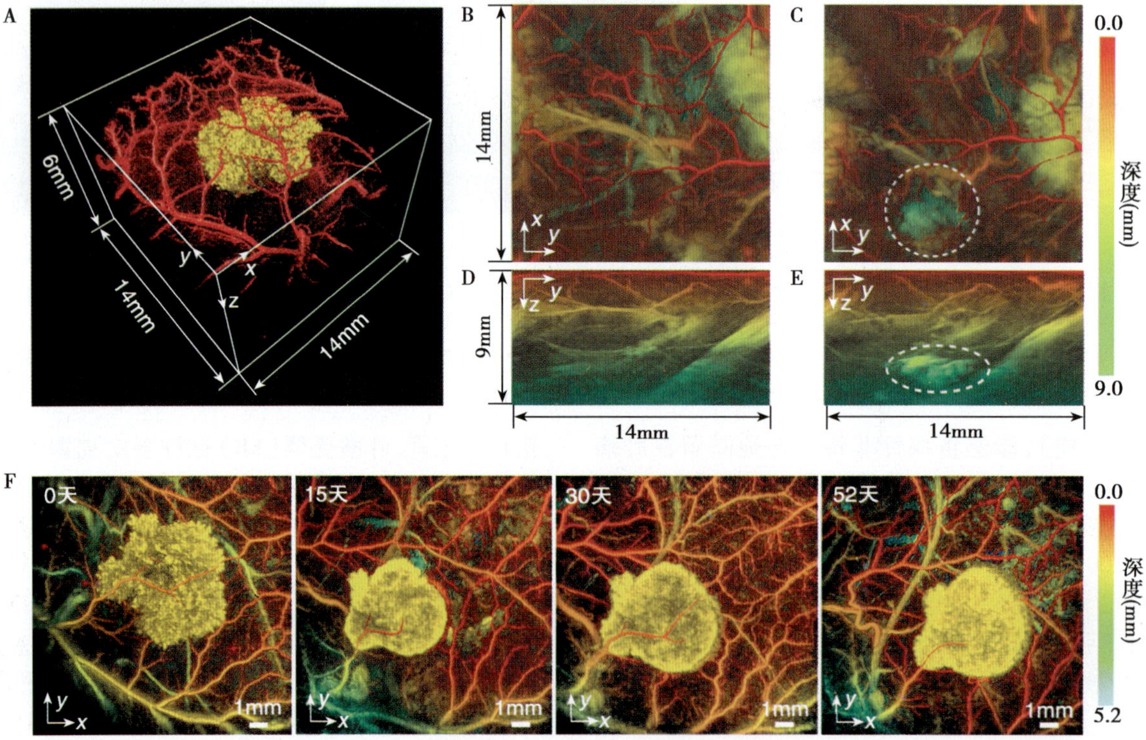

图 9-2-6 报告基因诱导人源肿瘤细胞表达黑色素，构建小鼠皮下瘤，进行光声分子成像

A. 肿瘤三维成像结果图；B～E. 肿瘤成像区域在水平与竖直方向最大值投影结果，对肿瘤细胞注射前（B、D）后（C、E）成像进行对比，图 C 与图 E 中虚线圈内为肿瘤区域；F. 肿瘤细胞注射后不同时间点的光声分子成像结果，能够看出肿瘤的发生发展过程

灶区域进行特异性增强，显著提升成像效果。本章节前述部分已列举涉及光声分子成像的多种应用，此处将进一步结合具体实例，进行介绍：

1. 血管成像　心血管疾病是目前危害人类健康最严重的疾病之一，且发病率呈逐年递增趋势。现阶段，冠状动脉造影仍然被作为这一疾病检测的金标准，然而，这一成像方法一般只对管径宽度进行二维成像，在对动脉粥样硬化程度评估方面仍具有局限性。以血管内超声成像和血管内光学相干层析成像为代表的血管内成像方式在很大程度上推进了临床对于冠状动脉粥样硬化疾病的认识，这两种成像方法均能够得到动脉粥样硬化斑块的三维图像，但仍各自具有局限性。血管内超声成像技术虽然能够对血管壁的宏观结构进行很好地显示，但是其分辨率和对比度均不足以对斑块的精细结构（如斑块纤维帽厚度）进行分辨；血管内光学相干层析成像技术虽然能够对斑块的显微结构进行刻画，但是其成像深度非常有限（约 1mm）。更为重要的是，在易损斑块的探测和区分方面，不论是血管内超声成像或者血管内光学相干层析成像，均不能够对粥样硬化斑块的成分进行探测，因此无法区分出易损斑块。光声成像得益于其跨尺度及分子信息成像能力，恰好能够弥补超声成像与光学相干层析成像的不足。通过设计对血管内斑块具有特异性靶向能力的光声分子影像探针进行血管内光声成像是一种很好的策略。根据病理学分析，血管内斑块区域聚集的大量巨噬细胞为斑块的靶向造影提供新的途径和思路。Emelianov 团队设计了一种纳米金颗粒作为光声成像探针，利用巨噬细胞对纳米金颗粒的吞噬效应，在探针进入血液循环后，可以靶向聚集在血管内斑块区域，再用血管内光声成像系统对血管进行成像，特异性地获取了斑块的诊断、位置信息。Xing 等也设计了一种靶向血管内易损斑块的金纳米棒光声成像探针。如本章节前述图 9-2-3（A 和 B）所示，金纳米棒颗粒表面修饰 MMP2 抗体（MMP2 是基质金属蛋白酶 2，是一种促血管生长因子），可以靶向易损斑块内新生血管，从而实现血管内斑块光声靶向成像。图 9-2-3（C）显示靶向纳米金颗粒的最大吸收峰在 700nm 左右，血管内光声成像图和免疫荧光成像图中血管斑块位置吻合[图 9-2-3（D）]。

2. 消化道成像　光声成像向临床转化的一个非常有前景的潜在应用是消化道光声内镜。现阶段，消化道超声内镜已经在临床中得到较为普遍的应用，但是由于超声成像是基于物质的机械特性差异进行成像，无法提供如血管、淋巴管生理状态等与疾病密切关系的信息。近些年出现的光学内窥相干层析成像、光学内窥共聚焦成像等传统光学成像手段，在成像深度方面仍具有局限性。光声内窥成像得益于其高分辨率以及大穿透尺度，在消化道内窥成像中展现出巨大的应用潜力。由于消化道领域仍缺少特异性的光声分子影像探针，因此目前对消化道的光声成像一般是检测消化道内壁血管内血液信号，以此来勾画消化道内管壁的信息。但有理由相信，伴随光声内镜技术以及分子影像探针技术的快速发展，消化系统领域的光声分子成像研究将来也会有很大的发展空间。

3. 肿瘤成像　肿瘤是目前威胁人类健康最严重的疾病之一。尽管其诊断和治疗水平近些年不断提高，但肿瘤患者的年生存率和生活质量提升仍不太理想，其中一个重要原因是缺乏能够精准获得肿瘤早期病理、生理、生化代谢信息的检测技术。早期诊断和治疗，仍是目前应对肿瘤最有效的途径。光声分子成像技术在肿瘤早期诊断领域，具有重要发展前景，有望成为一种新型的肿瘤早期诊断成像检测方法。光声成像既能够无创地获得肿瘤组织的结构图像，同时还能提取与肿瘤特异性密切相关的分子和功能信息，有潜力为肿瘤无创检测提供一种信息丰富、实时快速的新技术。目前，肿瘤光声成像研究已经处于临床预实验阶段，基于小动物模型的肿瘤光声成像及光声分子成像研究更是如火如荼地开展。

除了用于肿瘤早期精准检测，光声成像还可通过对肿瘤边缘进行快速检测，引导手术过程对肿瘤进行精准切除。肿瘤手术的切除程度，对于肿瘤的最终治疗效果，具有决定意义。Gambhir 团队设计出一种多模态、多功能的分子影像探针，对原位脑瘤进行术中边缘检测，引导肿瘤手术切除。

三、光声技术及光声分子成像的现状与展望

经过近二十年的飞速发展，光声成像技术已经成为了一种比较成熟的新型生物医学成像技术。伴随大量实验室和临床前研究的不断深入，这一技术仍然具有很大的发展和提升空间。得益于其大穿透深度、高成像分辨率和对比度，光声成像在包括肿瘤、神经和心血管疾病等多个临床应用领域已展现出较大的发展前景和转化潜力；与此同时，光声成像技术也为基础医学和生物学研究提供了前所未有的机遇，它具备从亚细胞/细胞到组织/器官

多个不同尺度的成像能力，对于系统生物学研究具有重要价值和意义。未来，光声成像的主要发展方向将围绕光声光谱、定量光声、多模态成像、光声分子成像等方面展开，这些领域和应用也将成为光声成像技术发展的主流。

基于不同物质存在的光学吸收谱特征差异进行测量的光声光谱技术，能够对特定物质成分进行区分和定量，将是光声成像技术的一个重要发展方向。以血氧饱和度测量为例，采用光声光谱技术，能够对血液中氧合血红蛋白和脱氧血红蛋白浓度进行定量，从而计算出血液中的氧含量，或者血氧饱和度值；而通过测量血氧饱和度或者氧合血红蛋白浓度的改变还可以对组织中氧气的新陈代谢速率进行评估，这对于衡量机体新陈代谢具有重要意义，能够用于肿瘤等疾病的诊断与病理状态的评价。然而，对生物组织中物质成分通过光声光谱成像方法进行精确定量分析，目前仍存在挑战，这主要是由于光在生物组织中传输受到组织吸收和散射作用的干扰，造成组织内不同深度和位置光能流量密度存在明显差异，而现有技术一般不考虑这些差异，认为光在组织内均匀分布，造成定量分析过程出现较大误差；因此光声光谱技术需要与定量光声技术有机结合，首先对组织中光能流量分布差异进行精确模拟，这一领域的研究仍有大量工作需要开展。

光声成像与其他成像方式相融合，构建多模态成像手段，也是光声成像技术的一个重点发展方向。与传统荧光成像方法相比，光声成像对深层组织进行探测时，具备更高的分辨率，且能够获得深度信息；而荧光成像在灵敏度和成像速度方面目前仍具有优势，因此将光声成像与荧光成像进行结合，能够为药物动力学等领域研究提供更为强大的影像学手段和方法。此外，光声成像与光学相干层析成像以及超声成像进行融合，能够在光学相干层析成像或者超声成像获得的结构信息基础上，进一步获取功能性互补信息，这对于一系列临床研究和应用都具有重要价值和意义。

结合外源分子影像探针的光声分子成像技术有助于在疾病的早期从分子层面和活体水平对疾病的发生发展机制进行研究。结合分子靶向技术，还能够实现疾病的特异性早期诊断，大幅提升诊断的灵敏度和准确性。尽管近年来光声分子成像技术得到了快速发展，但在临床应用方面仍面临很大挑战。①成像灵敏度：由于组织内源性的光吸收体（例如血红蛋白、黑色素）会产生较强的背景光声信号，在成像过程中，需要影像探针能产生足够强的光声信号，从而提高成像目标的信噪比。在体实验中，注射高浓度的分子影像探针有助于产生高的信噪比，但是高浓度的分子影像探针对生物组织具有潜在的毒副作用。因此，研发具有更强光学吸收能力，或者改善对比剂的理化特性及生物相容性是光声成像探针研发的一个重要方向。②生物安全性：纳米探针的生物安全性与其生物相容性、体内分布、半衰期等相关。目前在动物实验中较为成功的光声分子影像探针多数采用纳米颗粒，包括金属纳米颗粒、碳纳米颗粒以及基于天然或人工小分子染料制备成的有机纳米颗粒。尽管其中不少被证明具备很好的光声增强成像效果，但是长期或短期的生物毒性限制了其临床的使用。通过化学方法对探针表面进行改性或控制纳米颗粒的尺寸来降低纳米粒子或染料的生物毒性，让对比剂最终能被生物体分解为无害物质或排出体外，也将是这一领域需要不断开展的重要课题。

相信，随着科研人员的不断努力，光声分子成像必将成为分子影像领域的重要组成部分，在一系列重大疾病（例如肿瘤、心脑血管疾病）的临床早期诊断等方面发挥重要作用。光声成像及光声分子成像技术终将在不远的将来实现临床应用转化与产业化，造福人类健康。

（郑海荣）

参考文献

[1] Wang L. Multiscale photoacoustic microscopy and computed tomography. Nature Photonics,2009,3:503-509.

[2] Kim C,Favazza C,Wang J. In vivo photoacoustic tomography of chemicals:high-resolution functional and molecular optical imaging at new depths. Chemical Review,2010,110:2756-2782.

[3] Wang L,Hu S. Photoacoustic tomography:in vivo imaging from organelles to organs. Science,2012,335:1458-1462.

[4] Chen J,Liu C,Hu D,et al. Single-Layer MoS2 Nanosheets with Amplified Photoacoustic Effect for Highly Sensitive Photoacoustic Imaging of Orthotopic Brain Tumors, Advanced Functional Materials. 2016,26:8715-8725.

[5] Weber J,Beard P,Bohndiek S. Contrast agents for molecular photoacoustic imaging, Nature Methods. 2016, 13:639-650.

[6] Jathoul A,Laufer J,Ogunlade O.,et al. Deep in vivo photoacoustic imaging of mammalian tissues using a tyrosinase-based genetic reporter. Nature Photonics, 2015,9:239-246.

[7] Knieling F, Neufert C, Hartmann A, et al. Multispectral optoacoustic tomography for assessment of crohn's disease activity. The New England Journal of Medicine, 2017, 376:1292-1294.

[8] Pu K, Shuhendler A, Jokerst J, et al. Semiconducting polymer nanoparticles as photoacoustic molecular imaging probes in living mice. Nature nanotechnology, 2014, 9:233-239.

[9] Yang J, Favazza C, Chen R, et al. Wang. Simultaneous functional photoacoustic and ultrasonic endoscopy of internal organs in vivo. Nature Medicine, 2012, 18:1297-1302.

[10] Kircher M, Zerda A, Jokerst J, et al. A brain tumor molecular imaging strategy using a new triple-modality MRI-photoacoustic-Raman nanoparticle. Nature Medicine, 2012, 18:829-834.

[11] Nie L, Wang S, Wang X, et al. In vivo volumetric photoacoustic molecular angiography and therapeutic monitoring with targeted plasmonicnanostars. Small, 2014, 10:1585-1593.

[12] Wang S, Teng Z, Huang P, et al. Reversibly Extracellular pH Controlled Cellular Uptake and Photothermal Therapy by PEGylated Mixed-Charge Gold Nanostars. Small, 2015, 11:1801-1810.

第十章　细胞示踪技术

第一节　细胞的标记与示踪技术

细胞治疗是近年来医学研究的热点，具有较好的临床前景，其治疗疾病谱广，尤其是应用于退行性疾病、终末期器官衰竭性疾病、缺血损伤性疾病、糖尿病、自身免疫性疾病、甚至肿瘤等领域。移植细胞不仅自身及分泌的多种生长因子和细胞因子能直接参与宿主的损伤组织修复、免疫调节以及再生，也可作为基因治疗的生物学载体。移植细胞在生物体内的迁移、分布、增殖及分化转归直接关系到治疗的疗效。细胞示踪分子影像技术能够在不损伤移植细胞和靶器官的前提下，动态长程监测移植后细胞在体内的功能及存活情况，从而成为指导细胞治疗的重要手段。目前常用的体内细胞示踪技术包括核素显像、光学成像、MR以及超声成像技术等，这些成像方式在特异性、敏感性、成像方式等方面都各有特点。在运用时，需根据分子探针的特点、在体成像的要求、实验对象、成像目的等因素，并结合各种成像手段的优势综合考虑。近年新兴的多模态分子影像技术通过联合多种成像技术手段形成优势互补，可以更准确有效地实现细胞活体示踪，大大推动了细胞治疗研究的临床转化。

随着人们对细胞治疗认识的不断加深，细胞治疗成为现代医学治疗的一类重要方法，并越来越受到重视。如胰岛细胞移植给糖尿病患者带来治愈的希望，神经干细胞治疗帕金森病、缺血性脑损伤等显示了较为满意的效果，植入T淋巴细胞介导免疫反应用以杀伤肿瘤细胞等。细胞治疗的成功临床转化将需要直观了解移植后的细胞命运的分子影像技术。细胞分子成像技术，建立在细胞标记与示踪基础上，可以由直接标记或者报告基因技术来实现，随后使用多种成像系统例如荧光成像、生物发光成像、SPECT、PET、MRI等可视化呈现移植后细胞在体内的迁移、分布、定位及其时间动态生物学过程。

一、细胞标记策略

目前的细胞标记策略主要分为以下两大类：

（一）外源性标记

外源性细胞标记是通过将分子探针标记物采用主动或被动方式转运入细胞并被细胞捕获来进行直接标记。这类标记物可以是荧光染料等荧光标记物，^{18}F-FDG等核素标记物，超顺磁性氧化铁纳米粒子、纳米金等MRI对比剂，或微泡超声对比剂等。此类非靶向和靶向探针经过与细胞的简单孵育就可以进入细胞内或者锚定在细胞膜，细胞吞噬这些标记物通常通过转运体、胞吞作用或吞噬作用实现，几种常见的直接标记策略见图10-1-1。外源性标记方法简单、直接，但存在标记效率低、标记过程不稳定、标记物在细胞内保持时程短、难以全程示踪等弊端。

（二）内源性标记

内源性标记是利用病毒或非病毒载体，将蛋白编码报告基因转导并整合到细胞基因组中，通过特异性报告基因的过表达来标记细胞，又称间接比较。报告基因一经整合，转录成信使RNA并翻译成与分子探针相互作用以产生信号的蛋白质后，可用于细胞示踪成像。几种常见报告基因的标记策略见图10-1-2。报告基因成像需要基因组操作，具有潜在的安全问题。由于报告基因的信号生成依赖于细胞活性，而且不随细胞分裂增殖而消失，示踪的准确性高，且可以实现长程的细胞示踪，能克服外源性标记的一些不足。

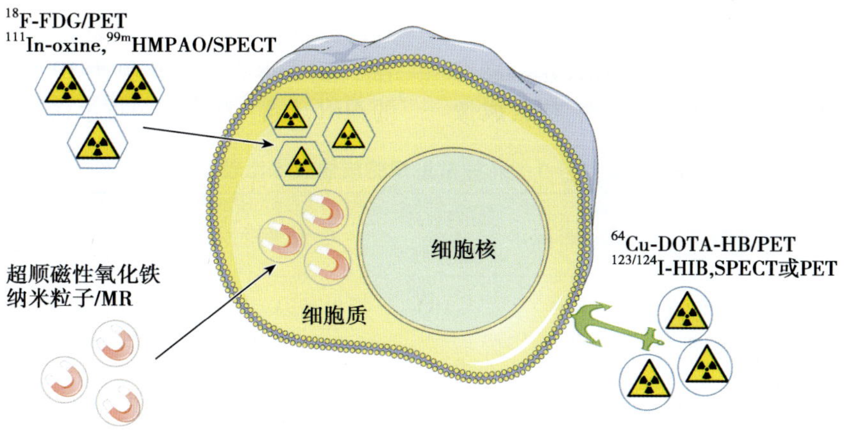

图 10-1-1 几种常见的直接标记策略示意图

SPECT 标记包括 ^{18}F-FDG 即氟[^{18}F]氟代脱氧葡萄糖、^{111}In-oxine 即铟[^{111}In] 8-羟基喹啉、^{99m}Tc-HMPAO 即锝[^{99m}Tc]六甲基丙二基胺肟，MRI 标记物如超顺磁性氧化铁纳米粒子（SPIO）都是进入细胞内实现标记，PET 标记包括 ^{64}Cu-DOTA-HB 即铜[^{64}Cu]N，N-二乙基正辛硫基乙酰胺血红蛋白、$^{123/124}$I-HIB 即碘[$^{123/124}$I]十六烷基碘代苯甲酸锚定细胞膜实现标记

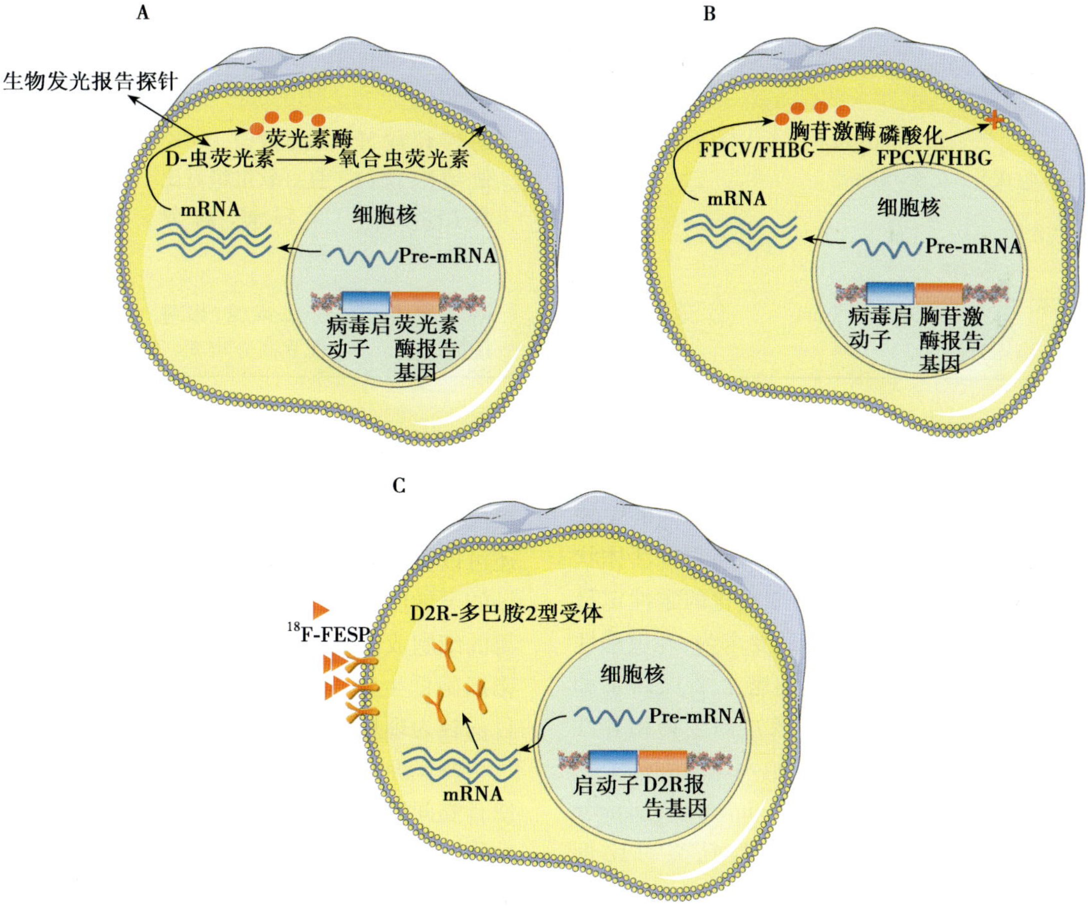

图 10-1-2 几种常见报告基因的标记策略示意图

A. 萤火虫荧光素酶报告基因（Fluc）生物发光成像：D-荧光素（D-luciferin）作为 Fluc 的底物，两者在表达 Fluc 的活细胞内发生化学反应，产生光学信号；B. 胸苷激酶（TK）报告基因的 PET 成像，FRCV（氟代喷昔洛韦）与其他无环鸟苷如 FHBG 可以作为 TK 的底物，两者在表达 TK 的活细胞内反应使细胞显像；C. 多巴胺 D2 受体报告基因 PET 成像：^{18}F-FESP（氟乙基螺环哌啶酮）作为多巴胺 D2 受体的配体与之结合，使细胞显像

二、细胞示踪成像技术

目前细胞成像的技术主要包括MRI、光学成像(包括生物发光成像及荧光成像)、超声、核素成像技术(包括SPECT及PET)、CT等,各种成像方法因其成像原理不同,空间分辨率、探测能力及优缺点各不相同,其差异对比见表10-1-1。下面对较常用的MRI、光学、核素成像技术逐一进行简单介绍。

表10-1-1 几种常见细胞成像技术比较

成像技术	空间分辨率	成像时间	探测界限(细胞数)	标记策略	优势	劣势
生物发光(仅临床前)	5~20mm 取决于信号深度	秒	~103	报告基因	灵敏度高,费用低,高生产能力	仅限小动物 低空间分辨率
荧光成像(仅临床前)	2~3mm	秒-分	~106	报告基因 荧光染料	简单,费用低	低空间分辨率 组织穿透性差
超声(临床前+临床)	150μm; ~2mm 取决于深度	秒-分	不详	报告基因 抗体微泡	简单,相对便宜	三维成像能力弱, 低空间分辨率 低信噪比
SPECT(临床前+临床)	1~2mm; 8~12mm	分	~105	报告基因 核素标记	三维成像	需要解剖参考,放射性示踪剂
PET(临床前+临床)	~1mm;4~6mm	秒-分	~104	报告基因 核素标记	三维成像 高灵敏度	放射性示踪剂,价格昂贵
磁共振(临床前+临床)	25~500μm; 0.5~5mm	分-小时	~104	铁颗粒或其他纳米颗粒直接标记	三维成像 良好软组织对比 无辐射,高分辨率	昂贵复杂
CT(临床前+临床)	<50μm; <1mm	秒-分	不详	纳米颗粒直接标记	三维成像,相对便宜高分辨率	电离辐射

(一) MR细胞示踪成像技术

MR细胞示踪技术是利用MRI连续监测活体细胞内作为成像依据的特殊分子,将活体内的生物学行为转化为特异性磁共振信号,从而实现活体状态下对细胞、生物组织结构及功能变化的定性定量研究。理想的MRI探针标记物的要求为:高敏感性(检测单元能够接近或达到单细胞水平)、高亲和力、半衰期长(有充足的时间成像)、高生物相容性(对标记细胞安全可靠)等。目前MRI细胞标记物主要有3类:超顺磁性氧化铁(superparamagnctic iron oxide,SPIO)纳米粒子、顺磁性钆类对比剂(Gd^{3+})和MR报告基因等。

SPIO是目前最常用的干细胞超顺磁性标记物,多由葡聚糖包裹修饰而成,是一种MRI负性对比剂,可以通过胞吞、阳离子转染试剂介导胞吞及电穿孔法等方法来标记细胞,标记方法简单,安全有效。因为SPIO粒子以缩短T_2为主,所以观察SPIO标记细胞在体内的生物过程多采用T_2/T_2^*加权成像。利用超短回波(ultrashort TE, UTE)序列还可以实现SPIO的正性对比成像。SPIO对外加磁场的灵敏度高,在相对较低的标记浓度即可达到所需的细胞成像效果,并且其具有生物可降解性及对靶细胞低生物毒性的特性,这些优点使SPIO成为目前较为理想的MRI示踪剂。

Neri等的研究提示适当提高SPIO孵育浓度可使骨髓间充质干细胞标记率达到100%,且对细胞生物特性无明显损害。Busato等在2016年报道SPIO标记技术可以在不改变物理特性和形状的前提下较安全地标记脂肪间充质干细胞来源的外泌体,外泌体近年来被认为在干细胞疗效以及植入细胞与宿主微环境的交流中(cross talk)发挥重要作用。纳米氧化铁(Ferumoxytol)是目前已被FDA批准用于治疗成年慢性肾病(CKD)患者的缺铁性贫血(IDA)的铁剂,Lee 等在 2016 年采用 Ferumoxytol 标记人脐带间充质干细胞,观察到 Ferumoxytol 应用于干细胞移植 MRI 示踪安全、有效。Zhang 等发现使用 SPIO 标记 C6 胶质瘤细胞,可通过 MRI 显示胶质瘤在大鼠脑组织中的侵袭迁移过程。然而外源性磁标记细胞,由于示踪剂的代谢,细胞的增殖分裂等导致 SPIO 逐渐稀释,会引起细胞内对比剂逐渐减少,其 T_2弛豫逐渐恢复,细胞示踪成像能力随时间逐步衰减,难以实现细胞的长期示踪,这是 SPIO 标记的主要缺陷。

顺磁性钆对比剂是细胞外液正性对比剂,一般细胞标记效率较低,产生正性 T_1对比效应常需要较高的浓度。钆对比剂在细胞示踪方面已有较多报道,如 Modo 等首先用葡聚糖修饰及负载红色荧光物质的钆螯合物体外标记神经干细胞,将标记细胞移植到卒中大鼠脑内后,其迁移过程能被 MRI 监测。此外 Modo 等在 2016 年进一步将上述钆螯合物与纳米金颗粒连接并应用于神经干细胞 MRI 示踪。Wilso 等首次合成负载 Gd 的碳纳米管(Gad nanotubes)材料,该纳米管材料具有较出色的正性 T_1对比效应,将其标记猪骨髓间充质干细胞,发现该纳米管材料对干细胞的增殖分化等特性均无明显影响,可以作为一种较好的干细胞示踪材料。MR 报告基因成像是通过对靶细胞的报告基因修饰,使其稳定过表达导致 MRI 信号改变的蛋白,如某些受体、酶类等。目前应用的 MR 报告基因有酶相关报告基因,如肌酸激酶、β-半乳糖苷酶等报告基因,受体相关报告基因主要包括转铁蛋白受体等报告基因。Naumova 等首次利用铁蛋白 MR 报告基因修饰鼠骨骼肌成肌细胞,成肌细胞过表达铁蛋白,在 T_2加权像呈低信号,从而实现移植干细胞在缺血心肌的存活及转归的示踪。Wang 等发现 C6 胶质瘤细胞内过表达铁蛋白(Ferrtin),具有较长示踪时间。

除了以上的常用示踪技术,近年来一些新技术也用于细胞示踪。化学交换饱和转移(chemical exchange saturation transfer, CEST)通过饱和质子的交换和磁化转移,减低目标组织的水分子信号,产生阴性对比。CEST 也可以标记细胞进行示踪成像,具有背景信号低的优势。此外,^{19}F-MRI 是新兴的示踪技术,不仅可以进行干细胞量化,而且可实现体内两种不同细胞类型的可视化。2016 年加州理工大学学者采用^{19}F-MRI 在动物体内示踪标记的神经细胞。当干细胞增殖时,磁性颗粒被稀释,成像效果会下降。2016 年斯坦福大学利用含有磁小体的趋磁细菌感染动物心肌细胞进行 MRI 成像,应用此技术在干细胞内导入磁小体合成蛋白基因,使干细胞能在体内自主合成磁小体合成蛋白,进而采用 MRI 成像对干细胞的增殖、分化、迁移过程长期示踪。Brewer 等在 2017 年的一项研究中证实,通过调整趋磁细菌的细胞内定位,形成磁内共生菌,进而实现了乳腺癌细胞在小鼠大脑内的示踪,磁内共生菌成像技术具有接近甚至达到超顺磁性氧化铁纳米颗粒的横向弛豫。

(二)光学细胞示踪成像技术

OI 为一种无创性成像技术,主要依赖于应用光的波长。目前应用于光学成像技术的探针主要有各类内源性生物分子、有机荧光染料、荧光镧螯合物等,这些对比剂均有不同程度的光致漂白效应并可因生物化学代谢作用被稀释。而近年来活跃的光学纳米粒子的发展突破了这些局限性,尤其是半导体纳米晶体及量子点已成为近年来光学成像的研究热点。光学成像技术可分为以下两类,即生物发光成像和荧光成像。

生物发光成像是一类报告基因技术,通过将各类荧光素酶基因(包括细菌来源,萤火虫来源及海紫罗兰来源荧光素酶等)整合入细胞的基因组,存活的细胞可经转录翻译产生内源性荧光素酶,在外源性添加底物荧光素后,荧光素底物与荧光素酶发生酶促反应而产生光学信号,这一过程需要在氧和 ATP 存在的情况下,产生的光信号可以被 CCD 相机检测到而成像。生物发光成像因此常被用于显影特定基因报告蛋白,蛋白与蛋白的相互调控作用,细胞示踪等。相关研究报道,将生物发光与多重融合报告基因成像技术结合对胚胎干细胞在心肌内移植后的存活、增殖和迁移进行了研究,从基因表达谱及蛋白质组学方面的比较研究发现报告基因的修饰不改变干细胞的增殖分化,并研究了干细胞分化不同阶段的致瘤性及移植后安全性。在一项新的研究中,来自日本理化研究所的学者们通过优化荧光素酶和荧光素这两种组分,构建出在体内使用的一种全新的经过生物工程改造的生物发光系统,这种技术被称作 AkaBLI 技术,其产生的生物发光信号比天然的荧光素酶-荧光素反应产生的信号强 1000 倍,从而可实现单细胞生物发光技术。

使用标记细胞内的荧光蛋白被特定波长高能量激发光激发时会产生特定的光信号，荧光成像技术就是通过探测这种光信号而产生光学图像。实际应用较多的荧光标记物质包括各类荧光蛋白及多种近红外荧光染料等。荧光成像技术可以实现来自同一个体的不同亚单位(如蛋白、细胞器等)被不同激发波长的荧光标记物标记，进而实现多通道细胞成像。荧光成像由于本底自发荧光的干扰，容易产生背景噪声，信噪比远不如生物发光。随着时域荧光成像技术的发展，荧光成像技术的信噪比提升有望得到飞跃和提高。

此外量子点(Quantum Dots, QD)技术有望实现高分辨率单分子水平的细胞成像。QD 一般由Ⅱ2Ⅵ族元素(如 Cd、Se 和 Te)或者Ⅲ2Ⅴ族(如 P、In 和 As)元素构成，直径在 2～100nm 范围内，形状接近圆球形的半导体粒子。量子点标记具有激发光谱宽、发射光谱窄、量子产率高、颜色可调、不易漂移、光化学稳定性高等诸多优点；其发光强度是荧光染料的 20 倍以上，稳定性是荧光染料的 100 倍，相较于荧光染料更有优势。量子点的高分辨率加上其良好的稳定性使其成为活体示踪细胞的前沿技术。QD 还可以通过其大小、形状的调节及表面修饰而调节细胞对其的摄取。传统含铬 QD 的具有较大的细胞毒性，随着无铬 QD 的发现和 QD 表面新修饰技术，传统含铬 QD 细胞毒性已经基本得到解决。量子点的激发光谱较宽而发射光谱窄，光谱重叠小，容易实现多重荧光团的区分。此外与荧光染料相比，其代谢相对较慢，组织存留时间较长，在活体成像应用方面更具优势。目前研究认为 QD 可以发生荧光共振能量转移(fluorescence resonance energy transfer, FRET)，而生物体一般情况下都存在可利用的原位生物发光，所以衍生了很多新的成像技术。如使用荧光素所发的光去激发 QD，或者使用放射性核素去激发 QD 荧光，这样可以避免使用外源激发光，屏蔽自发荧光的干扰，这类技术有广阔的发展前景。2016 年中国科学院自动化所报道了一种与 TAT 穿膜肽生物结合的光学纳米粒子(LPLNP-TAT)，其标记间充质干细胞具有较高的信噪比和较深的探测深度，较长示踪时间，有望在干细胞示踪领域得到进一步应用。

(三) 核素细胞示踪成像技术

放射性核素细胞标记示踪技术主要包括 γ 相机、SPECT 和 PET 等技术，SPECT 和 PET 技术在细胞示踪应用方面充分显示了其高灵敏度的特点。PET 常用的放射性核素多为 ^{18}F、^{11}C、^{13}N 和 ^{15}O 等，这类核素的半衰期较短，如 ^{13}N 的半衰期约为 10min、^{18}F 的半衰期约为 110min，SPECT 常用的放射性核素是 ^{99m}Tc、^{123}I、^{67}Ga 和 ^{111}In，这些核素半衰期较长，^{111}In 半衰期约为 67h，^{99m}Tc 的半衰期约为 6h。Bansal 等在 2015 年的报道中将 ^{89}Zr (T1/2 = 78.4h) 应用于干细胞的 PET 标记示踪，由于其较长的半衰期可以对干细胞进行时长可达 3 周的连续监测。在细胞核素成像示踪中标记物的选择需要根据细胞的不同来调整，还要防止标记物泄漏，以及半衰期长短和被标记细胞存活时间等问题。此外胸苷激酶基因可作为 PET 成像的报告基因，如 PET 可应用于携带胸苷激酶报告基因的干细胞在心肌的分布成像，进而推测干细胞治疗心肌梗死的疗效。核素显像技术应用于示踪细胞其灵敏度高于 MRI，因此是目前临床试验中最常用的干细胞标记成像技术，但其受限于以下因素：空间分辨率不足、辐射问题、标记细胞信号因为衰减较快、成像设备比较昂贵。表 10-1-2 总结了部分使用核素显像进行的干细胞临床试验及其主要发现。

(四) 超声细胞示踪成像技术

超声分子成像是将靶分子特异性抗体或配体连接到声学造影剂表面构建靶向声学造影剂探针，使声学造影剂通过血液循环主动结合到靶区，进行特异性的超声分子成像。超声成像应用于细胞示踪有如下一些优势：首先，超声是迄今为止世界上最常见的成像设备。第二，超声具有较高的空间分辨率(～50μm)。第三，超声具有极好的时间分辨率(高达每秒 1000 帧)，这对于了解细胞的瞬时定位至关重要。第四，超声提供了一种可用于增强细胞示踪数据的互补成像序列的组合。超声可以收集周围解剖和组织行为的成像数据，以补充来自细胞的功能信息。已有研究应用聚己酸内酯和白蛋白合成造影剂微泡标记骨髓间充质干细胞，发现注射至裸鼠肌肉 7 天仍可检测微泡信号。近年来，随着技术的快速发展，超声微泡造影剂发展迅速，出现了如携带有超顺磁性氧化铁(SPIO)纳米颗粒的微泡(s-PLGA)、包被金纳米棒-液态氟碳的纳米级微泡造影剂等。这些造影剂可以实现多模态的分子影像技术，并可实现诊疗一体化。

表 10-1-2 部分使用核素显像进行的干细胞临床试验及其主要发现

研究	疾病及例数	细胞类型	移植途径	标记核素	主要发现
Hofmann et al.	STEMI(9)	自体单个核细胞和 CD34 阳性细胞	经静脉/经冠状动脉	^{18}F-FDG PET	1 小时后,经冠状动脉途径在心肌检测到 1.3% ~2.6% 的放射活性;经静脉途径只能检测到本低值,细胞定植于梗死中心与周边区,$CD34^+$ 细胞在梗死周边区归巢更明显
Bloclet et al.	STEMI(9)	自体 CD34 阳性细胞	经冠状动脉	^{18}F-FDG PET	1 小时后,在心肌检测到 5.5% 的放射活性;细胞归巢主要发生在梗死周边区
Goussetis et al.	慢性 IHD(8)	自体 CD133 阳性而 CD34 阴性细胞	经冠状动脉	^{99m}Tc-HMPAO SPECT	1 小时后,在梗死心肌检测到 9.2% 的放射活性;24 小时后,在梗死心肌检测到 6.8% 的放射能
Kang et al.	STEMI(20)	自体造血干细胞	经静脉/经冠状动脉	^{18}F-FDG PET/CT	2 小时后,经冠状动脉途径在心肌检测到 1.5% 的放射活性;经静脉途径检测不到
Penicka et al.	STEMI and 慢性 IHD (10)	自体单个核细胞	经冠状动脉	^{99m}Tc-HMPAO SPECT	2 小时后,放射活性可以在所有急性期患者检测到(1.31% ~ 5.10%);在 9 个慢性期患者检测到(1.1% ~3.0%)。20 小时后,放射活性只能在急性期患者检测到
Schachinger et al.	STEMI and 慢性 IHD (19)	自体心脏干细胞	经冠状动脉	^{111}In-oxine SPECT	1 小时后,在心肌检测到 5.5% 的放射活性

注:STEMI,急性心肌梗死;IHD,缺血性心脏病

(五) 干细胞光声示踪技术

光声成像(PAI)技术巧妙结合了光学成像的高灵敏度、高对比度以及超声的穿透深度和分辨率,具有低成本和易于操作的巨大潜力。常用作光声造影剂的对比剂包括小分子染料、碳材料、金属纳米颗粒等。作为新一代的无损医学成像技术,光声成像可以无标记地对单个细胞成像,可以对血管形态的高分辨成像,对不同组织的成份进行解析和对血液参数高特异性的功能检测。光声成像实现了从细胞到组织结构的多尺度示踪及功能成像。在一项研究中,斯坦福大学学者成功设计了一种具有光声效应的有机半导体纳米粒子,并将该纳米粒子用于 iPS 来源心肌细胞(iPSC-CMs)的活体细胞标记。与现有的纳米粒子相比,他们研发的纳米粒子可标记超过 90% 的 iPSC-CMs,成功解决了 iPSC-CM 难以被标记的难题。同时他们发现,这种纳米粒子不具有细胞毒性,对细胞功能没有实质影响。在进一步的体内心脏成像实验中,通过利用超声和光声双模态成像引导,行胸腔穿刺术直接将 iPSC-CMs 注射入高速跳动的心脏受损区域,24 小时后,光声成像可以实时追踪定位植入的 iPSC-CMs,由于其高灵敏度,研究人员可以成功检测到至少 2000 个细胞,是目前为止基于分子成像方法的最灵敏体内细胞成像技术之一。

(六) 多模态细胞示踪成像技术

以上每种细胞示踪成像方式都有其优缺点,因此目前的研究较多关注多模态成像方法。目前在干细胞示踪中,一般是以 Luc、GFP 或 RFP 等为光学成像报告基因,再将另一种分子探针如 SPIO 或 ^{18}F、^{125}I 等放射性核素标记干细胞,获得光学成像与

MRI 或核素成像融合的多模态影像，进行优势互补。此外，多重报告基因技术也可以用来实现多模态干细胞成像。采用 GFP 和 Luc 双重报告基因标记干细胞，可在组织水平和活体水平同时示踪干细胞，将生物发光技术与病理组织学金标准结合，为干细胞示踪提供更有力的证据，如小鼠下肢缺血模型及心肌缺血中脂肪源性间充质干细胞的示踪（图 10-1-3）。目前的多重报告基因技术是三标报告基因，由生物发光（萤火虫萤光素酶，Fluc）、荧光（单体红色荧光蛋白，mRFP）和 PET（单纯疱疹病毒胸苷激酶，HSV-tk）报告基因组成，可以实现对细胞 PET/OI 双重示踪及组织学金标准验证。

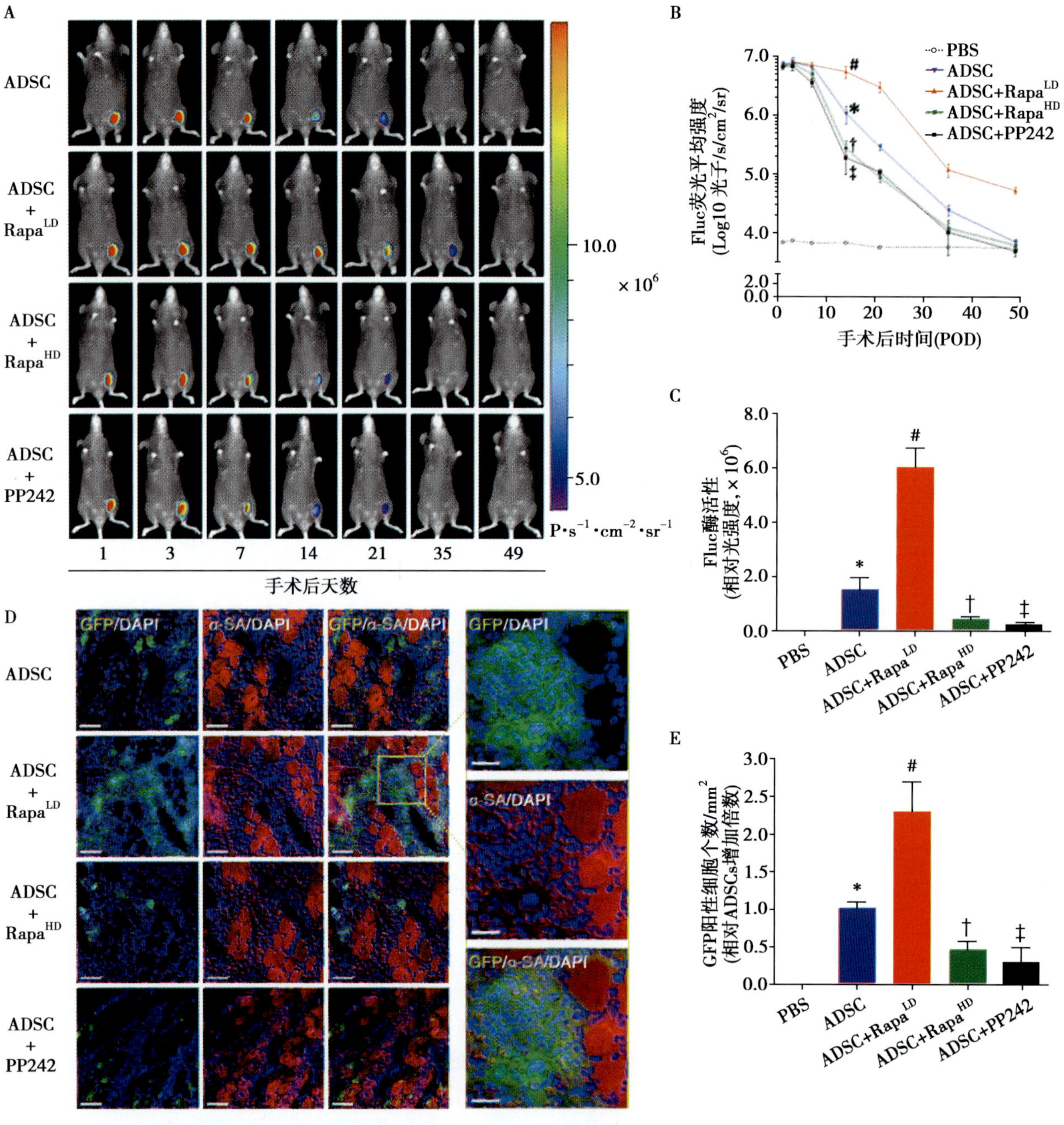

图 10-1-3 GFP 和 Luc 双重报告基因标记的间充质干细胞在小鼠缺血后肢的存活情况及定量分析

各种体内示踪技术的发展为细胞示踪提供了很多有价值的工具，但是各项技术均有其优势和劣势。实际研究应用中一般有以下几个原则：①必须设立严格的对照组，如靶向探针与非靶向探针的对照。②根据研究设计的要求选择相应的成像技术。③注意示踪细胞的体内生物学过程如增殖、细胞死亡等对成像信号的影响，细胞增殖时，对比剂产生稀释效应，导致可检测到的细胞偏少。此外移植细胞的死亡裂解会将对比剂释放并被宿主巨噬细胞等吞噬可产生假阳性信号。④注意整合的基因对细胞功能状态的影响，尽可能避免导入基因对宿主的影响，如诱发机体的免疫反应等。

（曹 丰）

第二节 细胞示踪技术在治疗中的应用

干细胞移植后的损伤修复及再生作用在治疗终末期器官功能衰竭性疾病中已展示出广阔的应用前景，但其临床转化仍存在挑战。由于传统手段无法实现干细胞在靶器官中归巢及其存活转归的全程、无创实时监测是其临床转化的重要限制。细胞示踪的兴起，为检测干细胞在体内的存活转归提供了契机。细胞示踪能够在活体水平呈现细胞移植后的动态过程，成为干细胞研究的重要手段，极大地促进了干细胞在再生医学领域的应用和发展。

一、干细胞治疗的存活监测

传统的干细胞生物学的研究多采用离体的组织学方法，在固定的时间点观察细胞在组织的定植和存活，但难以实现全程无创的细胞示踪，不能获得全面的信息。细胞示踪为干细胞治疗的存活机制研究提供了有力的工具。细胞直接标记示踪技术，包括放射性核素标记、铁纳米粒子磁性标记、微泡标记和报告基因标记技术，在此领域的研究已有大量的报道和结果。

干细胞直接标记，采用^{18}F-FDG、^{99m}Tc 标记进行核素成像，以及 SPIO 标记进行 MRI 示踪等。大量干细胞示踪实验表明干细胞进入人体后的存活率很低。Karpov 等在较早一项^{18}F-FDG 标记示踪干细胞研究中证实经冠状动脉注射 2.5 小时后，仅 6.8% 的自体骨髓单个核细胞存活。Hofmann 等发现经冠状动脉注射干细胞 1.5 小时后，在心肌检测到骨髓单个核细胞放射活性为 1.3% ~2.6%，而未能检测到经静脉途径注射后的放射信号，有趣的是，$CD34^+$细胞在梗死周边区归巢更明显，存活率接近 25%。此外 Silva 等用^{99m}Tc-HMPAO 标记 SPECT 成像示踪，进一步发现细胞存活量与六个月的心脏射血分数改善直接相关，这一结果与 Vrtovec 等用^{99m}Tc-HMPAO 标记的 γ 相机示踪结论一致，提示提高干细胞的留存与存活量与增强其疗效直接相关。这些发现促使人们寻找新的措施增强干细胞的存活以提高其疗效。常见方法包括生长因子及各类药物的预处理，包括 VEGF、六磷酸肌醇激酶-1 抑制剂 TNP、缺氧预处理等，抗凋亡基因如 *Akt*、*SOD* 修饰干细胞，以及一些改善心肌炎症及氧化应激微环境的药物，如褪黑素、肝孤束核受体激动剂等，这些方法均可在不同程度上促进干细胞在缺血心肌的存活，进而提高其疗效。

报告基因成像是将报告基因整合到细胞内基因组中，胞内表达的报告蛋白再与探针结合产生稳定的细胞信号，可以准确反映干细胞的存活和功能。在一项以铁蛋白为报告基因的 MRI 示踪研究中发现，移植入梗死心肌组织的骨骼肌细胞信号可在 3 周后仍能检测到。另外一项以 *TK* 为报告基因的 PET 示踪研究发现，移植的 $CD34^+$细胞可以存活超过 12 个月。此外报告基因技术另一大应用是可以定量检测干细胞向特定细胞的在体分化情况，这类细胞分化情况的"传感器"通常选用组织特异性的启动子。如 Behfar 等使用 α 重链肌动蛋白作为增强绿色荧光蛋白（eGFP）的启动子，再转染小鼠胚胎干细胞，可以有效反映移植细胞向心肌细胞分化的情况。表 10-2-1 总结了部分使用报告基因成像技术的干细胞移植实验及发现。

表 10-2-1 部分使用报告基因成像技术的干细胞移植研究

研究	种属	细胞类型	报告基因	报告探针	移植途径	主要发现
Wu et al.	Rats	异体心肌细胞	HSV1-sr39tk	^{18}F-FHBG PET	经心肌	2 天后，心肌放射活性细胞移植组是对照组的 4.5 倍
Cao et al.	Rats	异体胚胎干细胞	TF1	^{18}F-FHBG PET	经心肌	生物发光和 PET 证明胚胎干细胞存活和增殖至少持续 4 周
Terrovitiset al.	Rats	异体心脏干细胞	NIS	^{99m}Tc SPECT	经心肌	细胞在术后显像至少可以持续 6 天，NIS 表达不影响心中心脏干细胞活力及增殖

续表

研究	种属	细胞类型	报告基因	报告探针	移植途径	主要发现
Wang et al.	Mice	异种 $CD34^+$细胞	HSV1-tk	^{18}F-FEAU PET	经心肌	生物发光证实 $CD34^+$细胞在心脏存活超过 12 月,PET 信号可以在左室壁检测到
Naumova et al.	Mice	异体骨骼肌细胞	HA-ferritin cDNA	MRI	经心肌	3 周后,MRI 仍可检测到干细胞信号;铁蛋白表达不影响干细胞活力及增殖
Gyöngyösi et al.	Swine	自体间充质干细胞	TF2	^{111}In-oxine SPECT	经心肌	7 天后,心脏摄取活性下降,十天后,组织学确认仍有干细胞在心肌内存活

二、干细胞治疗的疗效评价

在干细胞治疗领域除了示踪干细胞外,分子影像还可以应用于干细胞治疗的功能评价。近年来,旁分泌作用被认为可能是干细胞治疗心肌梗死的基础,其所释放的促血管生成因子、抗凋亡因子、炎症因子等有助于心肌细胞抗凋亡,促进新生血管形成侧支循环进行内源性修复,抑制胶原纤维合成和心肌纤维化及心肌重构。既往的功能评价中多用心脏超声、心肌灌注这一类较宏观指标来反映心脏功能的改善,缺乏对心肌纤维化、心肌血管新生、微环境改善等干细胞治疗机制的动态观测。分子影像技术的发展,为更全面客观动态评估干细胞的疗效提供了有力的支持。在血管新生领域,$\alpha_v\beta_3$靶向的 SPECT 已经被证实可以较好反映心肌梗死后的血管新生。Abdul 等将^{99m}Tc-NC100692(一种 $\alpha_v\beta_3$ 靶向肽)SPECT 成像应用于评估骨髓干细胞治疗慢性缺血性心力衰竭的患者,发现 SPECT 成像检测到的血管新生与心脏射血功能的改善有很好的相关性,并且其心肌基础摄取值可以很好地反映陈旧性心肌梗死患者的持久性血管新生。此外,以胶原、凝血因子ⅩⅢ等为靶向的分子影像可以较真实反映心肌梗死后的心肌纤维化和心室重塑。Helm 等发现靶向Ⅰ型胶原的小分子肽段钆对比剂(EP-3533)在注射 10 分钟后富集在心肌瘢痕区域,该区域的钆浓度比正常心肌高 2 倍左右。另外,分子影像在无创检测梗死后微环境方面也有较好的应用前景,通过炎症细胞,如中性粒细胞、巨噬细胞及炎症标志物,如髓过氧化物酶等分子成像,可检测梗死后的心肌炎症微环境,为干细胞改善炎症微环境的评价提供了有力的手段。以上所列举的干细胞示踪的应用,目前仍处于基础实验阶段,因为成本昂贵或其他问题暂未应用于临床干细胞治疗,随着技术的进步,将能够应用于临床干细胞治疗的评估和监测,推动干细胞治疗的临床转化(图 10-2-1)。

三、肿瘤干细胞的分子影像研究

肿瘤干细胞(cancer stem cell,CSC)被认为是肿瘤具有多种恶性生物学行为包括增殖、复发、转移和耐药的主要原因。肿瘤干细胞是肿瘤组织中一群极少量的细胞,具有生成肿瘤的所有类型肿瘤细胞异质谱系的能力,因而决定了肿瘤的预后。更好地理解肿瘤病理学基础的分子细胞生物学将有助于开发新的治疗靶点和新的策略以成功根除肿瘤。此外,高灵敏度分子影像学技术可实现更准确的分期、治疗计划和监测靶向治疗的体内有效性的能力,进而促进肿瘤的诊断与治疗。

肿瘤干细胞存在各种独有的细胞表面标志物,与肿瘤非干细胞相区别,这一特性为利用分子影像学技术对其进行示踪监测提供了契机。肿瘤干细胞分子影像可以通过设计各类不同的标志物靶向探针实现对肿瘤干细胞的显像和示踪。由于肿瘤组织中 CSC 的丰度相对较低,因此有必要对检测 CSC 的空间分辨率和灵敏度进行要求。通过将单克隆抗体与荧光磁性纳米探针偶联,对非靶器官损伤小,肿瘤背景比高,能够检测直径为 5mm 的肿瘤。各类纳米探针还可以通过同时负载抗癌药物以及超顺磁性氧化铁(SPIO)纳米颗粒实现诊疗一体化,从而同时对肿瘤细胞进行成像和杀伤。在早期肿瘤干细胞分子影像研究中多使用其表面标志物抗体实现靶向,如使用 CD133 抗体和近红外荧光分子成像技术在异种移植模型中可成像 $CD133^+$细胞,但是抗体介导的体内成像的缓慢背景清除特性可能对其临床转化带来了挑战。除了直接靶向肿

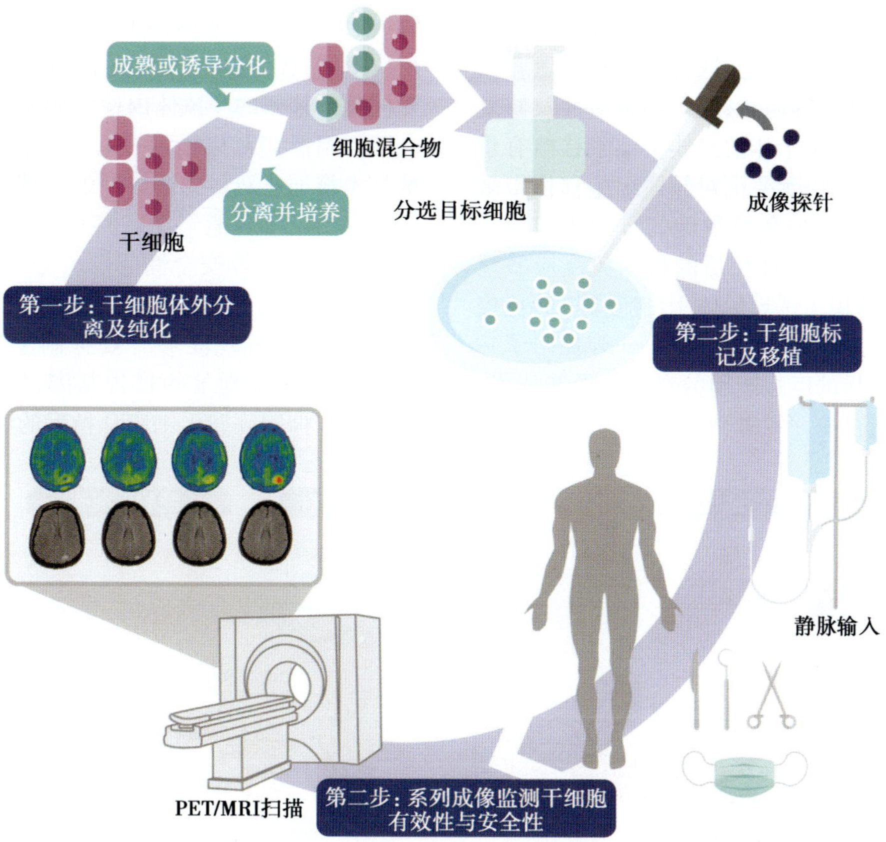

图 10-2-1　分子影像应用于干细胞治疗安全性和有效性检测的治疗流程

瘤干细胞，靶向肿瘤干细胞相关微环境也可介导成像，如通过荧光标记小鼠鸟氨酸脱羧酶，能够靶向胶质瘤中与 CSC 相关的低蛋白酶体活性，该酶被蛋白酶体降解，从而在异种移植模型中实现荧光信号的积累。由于组织穿透深度和光散射的限制，光学成像方式在临床上不太可能成为常用的成像方式，然而由于其优越的灵敏度、通用性和易于定量的特点，光学分子影像是目前 CSC 分子影像研究最常用到的技术。

分子影像技术的应用加深了我们对肿瘤干细胞的定位和分布变化的认识，多模态分子影像学技术在肿瘤干细胞的诊断、治疗以及预后评估方面发挥了越来越重要的作用。携带靶向药物的示踪剂可对肿瘤同时进行精确诊断及靶向治疗，这类分子影像技术是目前最具前景的研究热点。活体示踪分子影像学技术的开展，可以不断加深我们对肿瘤恶性生物学行为的认识，并促进肿瘤诊疗一体化平台的发展。

四、分子影像指导细胞移植策略与展望

分子影像学技术对于干细胞临床应用研究的重要指导意义在于它能够帮助科研工作者和临床医生更好地认识和解决干细胞治疗在临床转化和应用中遇到的困境和难题（图 10-2-2）。比如，心肌干细胞移植治疗中：①损伤心肌组织中干细胞定植少、存活率低及增殖能力较低。干细胞分子影像学技术可以通过在体研究筛选出最佳的细胞类型、移植时机、移植路径等，可以不断优化干细胞治疗方案。Hou 等用核素标记示踪方法，发现经心肌内点注射、冠状动脉与静脉注射三种途径移植外周血单个核细胞，心肌存留的细胞数量变化为：经心肌内点注射（11% ± 3%）>经冠状动脉注射（2.6% ± 0.1%）>经静脉注射（3.2% ± 1%），提示经心肌内注射是最高效的移植途径。②干细胞在损伤心肌组织中分化、成熟及整合能力受限。再生的心肌细胞只有与原有心肌之间形成耦合性与同步性时，才能形成功能合胞体来发挥正常心肌的泵血功能。通过构建含心肌分化特异性启动子的报告基因载体，研究者有望在体检测并通过干预来提高移植干细胞向心肌组织的分化效率，解决与原有心肌的整合问题。Franchi 等在 2016 年构建了 NQO1 为启动子的 Fluc 报告载体，其转染细胞后经生物发光成像

可准确无创地检测移植干细胞进入宿主微环境后的线粒体功能。③异体干细胞移植中面临潜在的免疫排斥反应问题。临床上，缺血性心脏病患者因为衰老或罹患糖尿病等因素，其干细胞活性及修复能力都较差，来自健康个体的异体干细胞移植有望能解决这个问题，却仍然要面对异体细胞移植带来的免疫原性挑战。靶向免疫细胞的分子影像学技术能够在体检测干细胞移植后的机体免疫应答反应，有望寻找可适用于诱导异体干细胞移植的免疫耐受或降低免疫原性的方法。Christen 等提出了一种对参与移植排斥的巨噬细胞的直接成像新技术，巨噬细胞释放蛋白酶并吞噬凋亡或坏死细胞，研究人员使用荧光蛋白酶传感器和磁-荧光吞噬标记物，创建了 3D 功能图，MRI 图像显示，在移植排斥反应期间，接受心脏同种异体移植的小鼠体内比接受同基因移植的小鼠体内检测到更高的吞噬活性，在断层图像 FLI，也提示为更高的蛋白酶活性，这样的技术将加速新耐受诱导剂的发现，以改善移植细胞的存活。④多能干细胞移植中可能存在的致瘤性（如畸胎瘤）等安全性问题。分子影像学技术尤其是 MRI 可以实时在体检测多能干细胞移植后的成瘤性，便于发现能够有效抑制干细胞成瘤的技术，已有研究发现某些报告基因，如胸苷激酶报告基因可以抑制胚胎干细胞移植后的成瘤能力。

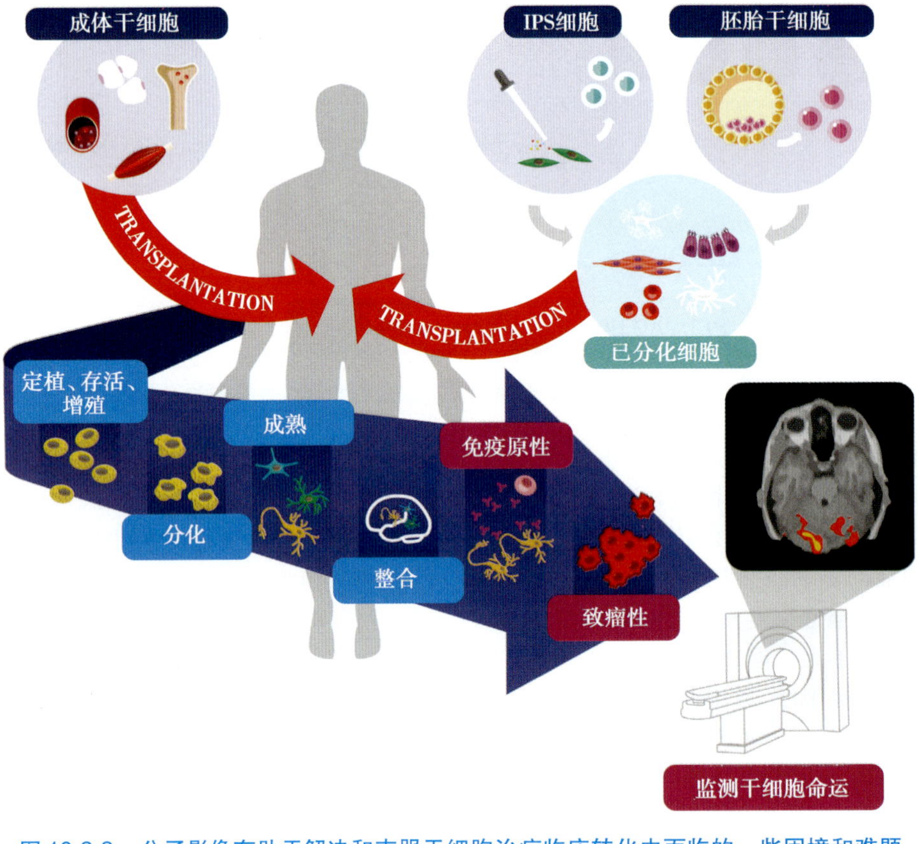

图 10-2-2　分子影像有助于解决和克服干细胞治疗临床转化中面临的一些困境和难题

尽管目前分子影像技术已初步阐明干细胞移植后在体内的生物学行为，但仍有许多干细胞生物学问题亟待分子影像学技术的解决。同时，干细胞示踪成像的发展需要更高的灵敏度和分辨率的设备，仍需进行新成像设备与技术的研究和开发，以实现单细胞水平的成像，并更好地解决干细胞生物学及临床转化的相关问题，促进干细胞治疗的发展。未来的重点是将分子影像在干细胞临床前研究取得的成果应用于干细胞治疗的临床实践，用分子影像技术帮助干细胞治疗，提高干细胞治疗疗效，最终建立安全、可定量的干细胞移植治疗技术方法。

（曹　丰）

参考文献

[1] Kim MH, Lee YJ, Kang JH. Stem Cell Monitoring with a direct or indirect labeling method. Nucl Med Mol Imaging, 2016, 50(4):275-283.

[2] Zhang F, Xie J, Liu G, et al. In vivo MRI tracking of cell invasion and migration in a rat glioma model. Mol Imaging Biol, 2011,13(4):695-701.

[3] Wang J, Xie J, Zhou X, et al. Ferritin enhances SPIO tracking of C6 rat glioma cells by MRI. Mol Imaging Biol, 2011, 13(1):87-93.

第十一章　介入分子影像学

第一节　概　　述

随着分子生物学研究的飞速发展，迫切需要通过某种手段来监测其研究对象在活体内的变化过程。于是，以细胞、基因或分子及其传递途径为成像对象的分子影像学成为当今医学影像学发展的前沿和方向。目前已有多种影像技术应用于分子影像学的临床前研究，但是，每种影像技术均存在自身局限性。光学成像的组织穿透力有限；MRI 的敏感度较低；分子影像探针大多被肝脏处理或被肾脏排出体外，难以与靶标充分结合。分子影像学技术的诸多局限性使其难以广泛应用于临床工作。

介入放射学是源自放射诊断学的微创诊疗亚专业。如今，介入放射学已发展成为包括介入影像诊断和影像技术引导下微创治疗的综合学科，并成为与内科、外科并驾齐驱的三大临床治疗学科之一。介入放射学以影像引导下经皮或身体自然腔道，将诊断和治疗制剂或器械精准输送到靶部位为其独特优势，介入放射学的诊断和治疗范围十分广泛，并且仍在不断扩大。介入放射学医师应具有以下共性：①具有影像诊断和辐射安全的专业知识和技能；②具备影像引导下微创操作的专业知识和技能；③具有评估是否适合介入放射诊疗的专业知识和技能；④具有对介入新技术、器材以及术式的不断发明和创新的能力。

近年来，介入放射学和分子影像学的发展相互延伸，因此形成了一门新的学科——介入分子影像学，相互依存、相互支持，不断拓宽各自的研究和应用领域，提升各自的实用性。

2010 年，美国华盛顿大学的杨晓明教授首次提出了介入分子影像学的概念，即将介入放射学技术融合于分子影像学中，以弥补各自的不足，扩展各自的功能。一方面，介入放射学可以弥补分子影像学的多种不足，主要表现在：①可以监测更深的靶部位；②可以监测更微小的靶部位；③辅助传送非靶向分子探针和治疗剂；④超选择提高靶向成像和治疗的有效性；⑤辅助建立分子影像学研究所需的可控动物模型。另一方面，分子影像学融入介入放射学，可更加精准地监测介入治疗及对其进行疗效评价，进一步提高介入治疗的安全性和有效性。

（杨晓明）

第二节　介入分子影像学的应用

一、介入放射辅助分子影像学

（一）介入放射辅助深部脏器的分子影像

光学成像是利用光学的探测手段结合光学对比剂对细胞或者组织甚至生物体进行成像，获得生物学信息。通过光学分子影像系统，可以监测活体动物体内肿瘤的生长及转移、感染性疾病的发展过程、特定基因的表达、干细胞的修复等生物学过程。活体动物体内光学分子影像主要采用生物发光与荧光成像两种技术。生物发光成像技术采用荧光素酶标记靶细胞或基因及其产物，而荧光成像技术则依赖于荧光染料或携带荧光报告基团的细胞、基因载体。由于生物组织属于光高散射和高反射介质，光束无法到达深在部位或从深在部位检测目标基因，使得光学成像技术无法应用于检测大型动物或人体的深层组织或器官病变。因此，在体生物光学分子影像的研究大多仍停留在动物实验阶段。

介入放射学的技术可弥补光学成像的不足。通过经皮穿刺或体内自然管腔路径，将穿刺针型或导管型微光学成像系统置入体内，使其接近深在的目标，从而弥补光学成像系统无法探测深在组织的不足。换言之，影像学引导的微创介入方法可缩短光学分子影像仪与深在目标之间的距离，避免深在组织的多层解剖结构对光束的散射和反射，从而实现活体深在目标的光学分子影像。

（二）介入放射辅助微小靶部位的分子影像

介入分子影像学的另一优势是将管腔内成像系统与分子影像学结合，用于诊断和治疗早期微小病变。例如，经管腔内光学分子影像和 MRI 结合可精准地显示管腔壁内的微小病灶，如动脉硬化斑块和消化道早期癌。

1. 动脉粥样硬化诊断中的应用　动脉粥样硬化是血管壁的一种慢性炎性疾病，是以脂质、炎性细胞和结缔组织在动脉壁沉积为特征的一种全身性渐进性疾病。目前临床应用的血管造影技术虽然可以判定血管狭窄程度，但无法直接观察斑块的形态，不能评估斑块的稳定性。

最近开发的光声成像导管集成了多模光纤、光学反射元件和微型超声换能器。利用血管介入技术可将光声成像导管送达病变血管内实现局部成像。血管壁的不同成分具有不同的光吸收系数，因此具有不同的光声信号强度。通过对血管壁进行光声成像，可以反映血管壁的组织成分、代谢状态和病变特征，进而判断动脉粥样硬化斑块的发展阶段。

介入光声成像与对比剂结合，可进一步增强动脉组织不同成分之间的光吸收差异，精准判断动脉粥样硬化的进程。金属纳米粒子的光吸收效率比传统染料更高，且能趋向聚集在斑块内活跃的巨噬细胞，同时纳米粒子形貌和尺寸的变化可改变吸收光谱，因此，金属纳米粒子是分子光声成像的理想对比剂。小动物实验证实，使用金属纳米粒子对比剂，可实现介入分子光声成像，了解斑块相关巨噬细胞的活动，进一步了解斑块进展程度。脂质体纳米粒子同时具有光吸收性和磁性，使用脂质体纳米粒子进行磁光声组合成像，能降低背景组织的干扰，进一步提高图像对比度和分辨率。

上述研究目前仍处于实验研究阶段，介入光声成像系统和对比剂的安全性、可操作性和成像可靠性等都未达到临床应用标准。成像导管的小型化、可移动性以及提升成像稳定性和可靠性是今后需要努力的方向。

2. 消化道肿瘤早期诊断中的应用　管腔内介入分子影像学已从心血管系统延伸到消化系统，形成独立的亚专业——消化内镜分子影像学。消化内镜检查是消化系统疾病最直观的检查方法，在消化道疾病的诊疗过程中发挥着至关重要的作用。目前，消化内镜结合病理活检是诊断消化系统肿瘤的“金指标”。早期诊断是提高胃肠道肿瘤存活率的关键，但是，消化道早癌形态学改变不明显，加之病变活检定位缺乏准确性，容易造成漏诊，为胃肠道肿瘤的早期诊断带来了很大的困难。

肿瘤的发生是由多个基因异常变化和过度表达引起的复杂连续的过程。随着现代分子生物学快速发展，尤其是基因组学、蛋白组学及相关技术的进展，多种在肿瘤发生、发展过程中出现的相关生物分子被陆续发现，使得肿瘤在形态学变化之前的分子机制逐渐被揭示出来。

消化内镜分子影像学是通过构建肿瘤靶向的光学分子探针，将其局部注射至消化道可疑病灶处，与肿瘤分子标志物靶向性结合，再利用内镜技术对肿瘤标志分子进行显像，从而实现肿瘤的早期诊断，甚至是靶向治疗。消化内镜分子影像技术包括大视野荧光靶向成像和高分辨率显微组织成像。理论上讲，这些技术可实现实时组织病理成像与特异性功能成像，对病灶的探查能力由原有的组织结构水平提高到分子功能水平，可提高消化道早癌的检出率。但是，该领域的研究尚处于起步阶段，多数研究还只用于动物模型体内。消化内镜分子影像学转化成临床应用需要突破以下瓶颈：①研发适用于不同分子影像技术的低毒性、高特异性分子探针；②研发便携式的内镜分子影像设备。

（三）介入放射辅助传送非靶向分子探针和药物

介入放射学可利用其影像引导的优势，将非靶向性的分子影像探针和治疗剂传送到特定靶部位。例如，莫特沙芬钆（motexafin gadolinium，MGd）是一种广谱抗癌药，其特有的化学结构还赋予其放化疗增敏剂、MRI 的 T_1 加权像对比剂和释放红色荧光的功能；MGd 可以选择性定位于代谢活跃的组织，如动脉粥样硬化斑块和各种实体肿瘤。利用介入分子影像学手段，向管腔壁内局部注射 MGd，可辅助诊断和治疗相关疾病。

Yang 等的研究证实，MRI 监测下以介入手段向冠状动脉壁内局部注射 MGd 可清晰地检测冠状动脉管壁结构。体外实验证实，人动脉管壁平滑肌细胞能摄取 MGd，MGd 能达到最佳显像浓度。体内实验将 MGd 和医用台盼蓝混合物局部注入冠状动脉壁内行 MRI，MGd 可做为 MRI 标记物显示血管壁的强化，而蓝色染料则可用做病理学对照评价，结果显示，MRI 可以清晰显示 MGd 在冠状动脉壁内的分布，这为开展 MR 分子影像监测下冠状动脉腔内治疗提供了依据。后续实验成功地在管腔内 MR 分子影像监测下行冠状动脉内局部基因或药物治疗冠状动脉粥样硬化疾病。

上述治疗理念和手段也被应用于胆管癌的局部治疗上。在 MRI 监测下经皮经肝穿刺路径使用特制的球囊导管向胆管壁局部注射 MGd 和药物的混合液，MGd 用做 MRI 对比剂以显示胆道壁的强化，蓝色染料则用做病理学对照评价。结果证实，MRI 可以清晰显示 MGd 在胆道壁内的分布(图 11-2-1)，实现 MR 分子影像监测局部治疗胆管癌的目的(图 11-2-2)。这为 MR 分子影像监测下胆管癌局部治疗提供了理论依据，也使局部治疗晚期胆道恶性梗阻成为可能的治疗选择。

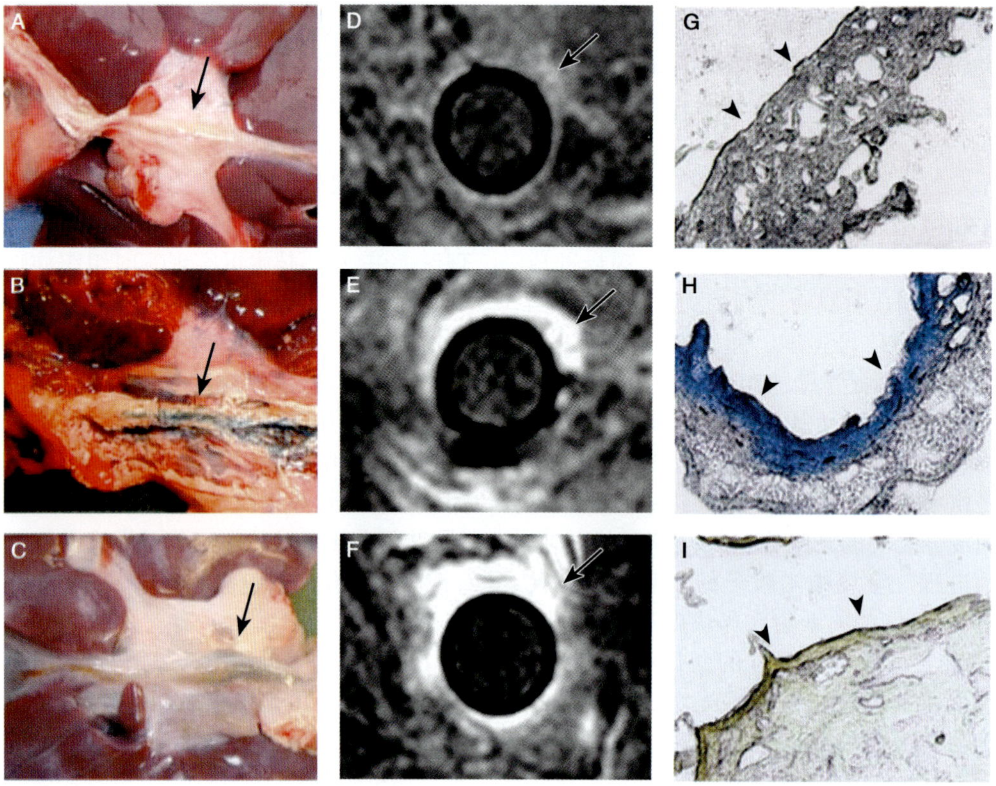

图 11-2-1 MRI 显示 MGd 在胆道壁内的分布

A～C. 胆道壁局部注射不同制剂的大体标本图。A. 胆道壁未注射制剂；B. 胆道壁注射 MGd 和台盼蓝的混合液，胆道壁蓝染(箭头)；C. 胆道壁只注射 MGd，胆道壁黄染(箭头)。D～F. 轴位 MRI 显示胆道壁局部注射不同制剂情况。D. 胆道壁未注射制剂组，胆道壁周围无强化；E. 胆道壁注射 MGd 和台盼蓝的混合液组，胆道壁周围强化(箭头)；F. 胆道壁只注射 MGd 组，胆道壁周围强化(箭头)。G～I. 胆道壁局部注射不同制剂的病理学对照图片。G. 未注射制剂，胆道壁无异常染色；H. 注射 MGd 和台盼蓝的混合液，胆道壁蓝染(箭头)；I. 只注射 MGd，胆道壁黄染(箭头)

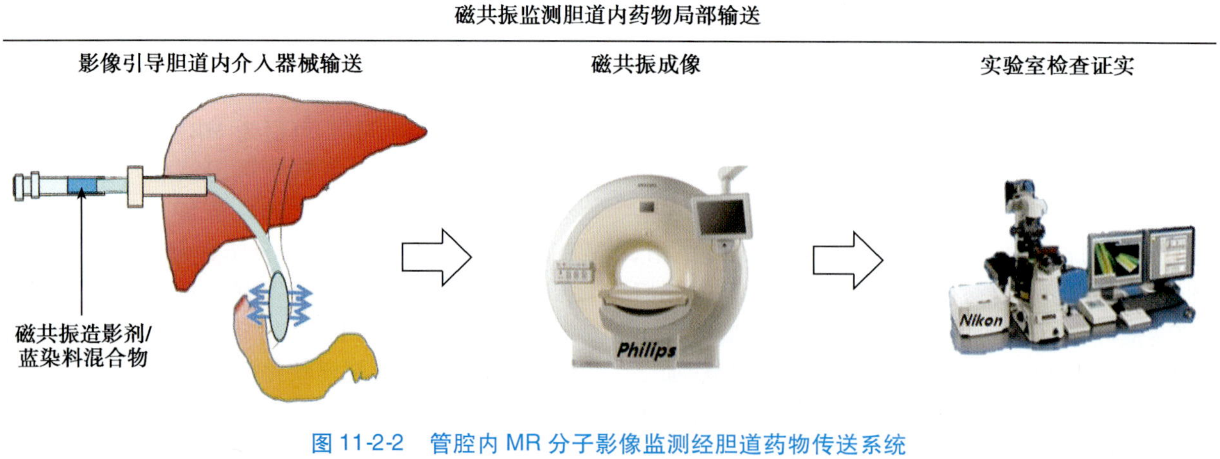

图 11-2-2 管腔内 MR 分子影像监测经胆道药物传送系统

经皮经肝胆道穿刺路径置入特制的球囊导管，球囊到达指定胆道后扩张固定，经球囊上的侧孔向胆道壁注射 MGd 和治疗药物的混合液，以实现精准局部治疗。整个胆道内介入过程在 MR 分子影像监测下实施，再与病理学检查对照核实

（四）介入放射辅助传送靶向分子探针和药物

分子影像学最具潜质的临床价值是可将全身用药的分子影像探针与人体内特定分子靶点进行特异性标记成像和治疗。理论上，分子影像探针可以靶向性地分布、定位于组织器官的特定分子靶点。然而，全身用药后，这些分子影像探针到达特定分子靶点前，多数会被肝脏、肾脏清除和代谢，这也是分子影像学技术需要解决的主要问题之一。

利用介入分子影像学技术可解决这一问题。介入放射学技术可以作为影像引导手段，通过超选导管或经皮穿刺针将分子影像探针准确地传送至特定靶部位，而分子影像学技术可负责监测整个介入输送过程。通过两种技术的结合，分子影像探针可避免体内清除机制，被超选择传送至靶向组织、器官，从而发挥其最佳效能。介入分子影像学技术可使基因治疗和纳米粒子等靶向治疗药物应用于临床成为可能（图 11-2-3）。

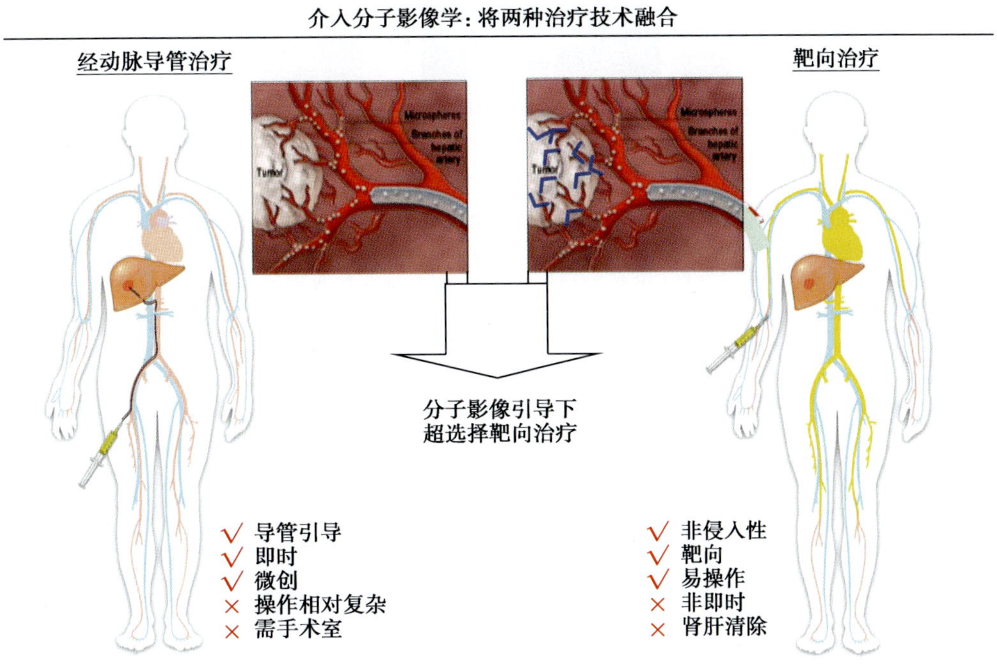

图 11-2-3　分子影像指导下经动脉导管超选择靶向治疗示意图

经血管介入治疗是将导管选择性插入到肿瘤滋养动脉，然后将治疗药物直接注入肿瘤。该治疗方法的优点是微创、实时、全身反应小；但操作相对复杂、需要专用操作室。纳米颗粒靶向治疗是以纳米颗粒作为治疗药物的载体，将药物包裹在纳米颗粒之中或吸附在其表面，同时在颗粒表面耦联特异性的靶向头，如单克隆抗体；通过静脉注射，将纳米颗粒注入人体内，使其与相应的特定靶点结合达到治疗目的。该治疗方法的优点是非侵入性、靶向性、易操作性；缺点是非即时起效、易被肝肾清除。介入分子影像学将影像学引导介入治疗与纳米颗粒靶向治疗结合起来，导管选择性插入到肿瘤滋养动脉后，将纳米颗粒药物直接注入肿瘤内。这样可避免纳米颗粒药物被肝肾清除，最大程度发挥其靶向治疗功能

Yang 等通过自行研制的食管内药物注射联合射频加热系统对原位食管癌裸鼠模型进行影像学引导下瘤体内直接化疗联合射频加热治疗，再用分子光学和超声成像动态检查瘤体生长状态（图 11-2-4）。该实验研究证实了介入手段辅助诊断和局部治疗实体瘤的可行性和有效性，为介入放射学辅助管腔内靶向传送诊疗剂的临床应用拓展了思路。

（五）介入放射辅助建立动物模型

实验动物模型是研发新的成像系统和治疗技术必不可少的工具之一。介入分子影像学技术可协助建立各种分子影像学新技术所需的动物模型。

Yang 等在微分子影像系统监测下利用介入手段建立了动脉损伤和动脉粥样硬化的小动物模型（小鼠和大鼠）和大动物模型（猪和狗）。这些动物模型的建立，为研究分子影像引导下动脉粥样硬化性心血管疾病的发病机制、预防措施和介入治疗奠定了基础。例如，为建立小动物动脉损伤模型，首先特制了一种微介入导管和头端为弯钩的微导丝。这套微介入器械可以通过实时超声引导的介入手

段经大鼠颈动脉送至升主动脉，精准地损伤主动脉内膜，建立升主动脉内膜损伤模型。高频超声分子影像系统可全程监测微创建模过程，明确和掌握心脏、大血管以及微创器械的位置，保证建模的可控性、安全性和成功率。在上述基础上，还可使用干细胞移植治疗大鼠升主动脉内膜损伤模型，并利用分子 MRI 技术示踪干/祖细胞的分布、归巢，及其修复动脉壁损伤过程。

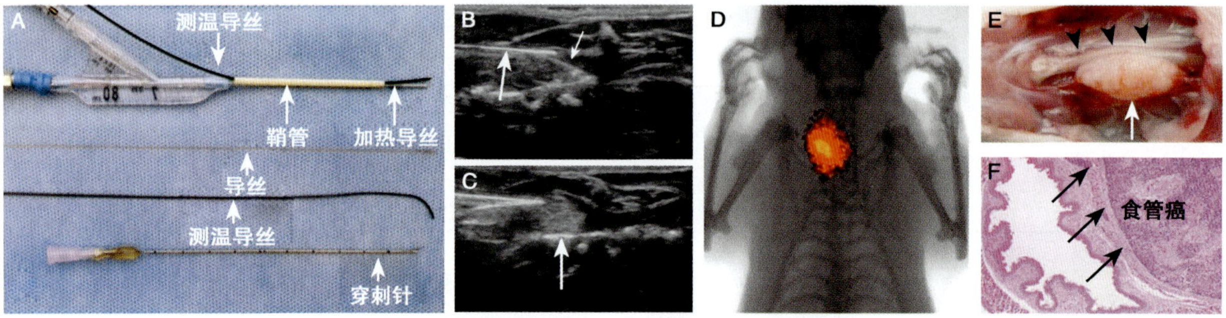

图 11-2-4 实验过程

A. 食管内药物注射联合射频加热系统；B. 超声实时引导下将药物注射和射频加热系统（大箭头）置入食管内，并通过头端可弯曲的穿刺针在食管壁种植表达荧光蛋白的食管癌细胞（小箭头）；C. 癌细胞局部注射成功后，超声显示食管壁内高回声细胞团（箭头）；D. 光学成像系统检测到原位食管癌的荧光信号表达；E. 大体标本可见食管癌（白箭头）侵犯食管壁（黑箭头）；F. 病理学检查证实食管癌侵犯食管壁（箭头）（H-E 染色，×4）

二、分子影像技术评价介入手术疗效

利用分子影像学的独特功能能更加精准地监测介入治疗并对其疗效进行评价，进一步提高介入治疗的安全性和有效性。

相比于常规的成像手段，介入分子影像技术可以更为准确地监测和评价介入治疗的疗效。Yang 等通过慢病毒载体将绿色荧光蛋白（green fluorescent protein，GFP）基因转染于人胆管癌细胞，建立表达 GFP 的胆管癌裸鼠模型，在影像学引导下行局部射频加热联合局部化疗，再利用分子光学成像技术，动态监测治疗过程中瘤体光学信号变化。

该技术也成功地应用于肝细胞癌射频消融治疗的监测和评价疗效。射频消融技术已经成为肝细胞癌的三大治愈性手段之一。但是，与外科切除相比，射频消融治疗肝细胞癌的最大不足是被消融肿瘤边界的残留癌发生率较高，是影响肝癌预后的最主要原因。因此，有效处理好癌灶残留是提升射频消融治疗肝癌疗效的关键。Yang 等用慢病毒载体将荧光蛋白基因转染人肝癌细胞系（HepG2 细胞），建立表达荧光蛋白基因的肝癌细胞，体外行射频加热联合化疗，利用光学分子影像技术评价联合治疗的体外杀伤癌细胞效果，并建立表达荧光蛋白基因的肝细胞癌裸鼠模型，在影像学引导下行局部射频加热联合局部化疗，利用光学分子影像技术动态监测和评价介入治疗效果（图 11-2-5）。

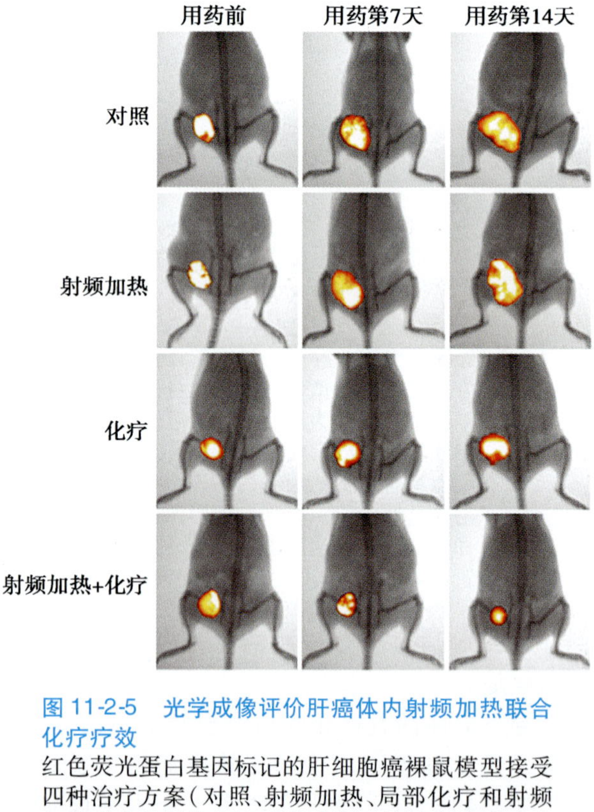

图 11-2-5 光学成像评价肝癌体内射频加热联合化疗疗效

红色荧光蛋白基因标记的肝细胞癌裸鼠模型接受四种治疗方案（对照、射频加热、局部化疗和射频加热联合局部化疗），光学成像系统动态监测治疗过程中肿瘤荧光信号表达情况。对照组和单纯射频加热组的肿瘤荧光信号随着时间推移，表达逐渐增强。单纯化疗组随着时间推移，表达未见明显增强，射频加热联合化疗组的肿瘤荧光信号随着时间推移，表达逐渐减弱、几近消失，提示联合治疗的抑瘤效果最显著综上，分子影像学技术尚存在诸多不足和瓶颈，使该技术大多停滞于动物实验阶段或临床前阶段，无法广泛应用于临床。介入放射学则可弥补分子影像学的部分不足。随着介入放射学和分子影像学的快速地渗透和融合，介入分子影像学的理念和技术逐渐趋于完善，介入分子影像技术最终会应用于临床实践，并将对恶性肿瘤的诊断和治疗模式产生深刻的影响。

（杨晓明）

参考文献

[1] Yang X. Interventional molecular imaging. Radiology, 2010, 254(3): 651.

[2] 高君，张峰，杨晓明. 介入分子影像学进展. 中国肿瘤临床，2016，43(11)：457-463.

[3] Sheth RA, Heidari P, Esfahani SA, et al. Interventional optical molecular imaging guidance during percutaneous biopsy. Radiology, 2014, 271(3): 770.

[4] van Leeuwen FW, Hardwick JC, van Erkel AR. Luminescence-based imaging approaches in the field of interventional molecular imaging. Radiology, 2015, 276(1): 12.

[5] Shi Y, Zhang F, Bai Z, et al. Orthotopic esophageal cancers: Intraesophageal hyperthermia-enhanced direct chemotherapy in rats. Radiology, 2017, 282(1): 103.

[6] Liberale G, Vankerckhove S, Caldon MG, et al. Fluorescence imaging after indocyanine green injection for detection of peritoneal metastases in patients undergoing cytoreductive surgery for peritoneal carcinomatosis from colorectal cancer: a pilot study. Ann Surg, 2016, 264(6): 1110.

[7] Gao J, Jin Y, Zhang F, et al. Intratumoral radiofrequency hyperthermia-enhanced chemotherapy of liposomal doxorubicin on hepatocellular carcinoma. American Journal of Translational Research, 2018, [Epub ahead of print]

[8] Qiu L, Zhang F, Shi Y, et al. Gliomas: motexafin gadolinium-enhanced molecular MR imaging and optical imaging for potential intraoperative delineation of tumor margins. Radiology, 2016, 279(2): 400.

第十二章　肿瘤分子影像

第一节　概　　述

肿瘤是严重威胁人类健康的重大疾病，肿瘤的早期诊断和有效治疗是提高患者生存质量、延长生存时间关键。现代的影像技术经历了从宏观到微观，先有结构影像，再到功能影像、分子影像的发展过程。虽然在过去的几十年里，传统的肿瘤影像学检查手段包括超声、电子计算机断层扫描（computed tomography，CT）、磁共振成像（magnetic resonance imaging，MRI）以显示肿瘤解剖细节为基础，已经在肿瘤的诊断、分期和疗效评估等方面取得很大发展并在临床中广泛应用。但分子成像与传统的解剖成像不同，它可以在细胞和分子水平上对相关生物过程进行定量、非侵入性和重复性的成像；这使得它能够在明显的解剖变化之前就能显示肿瘤的分子或病理生理变化。分子成像还可以对肿瘤发生过程中的特定分子（如蛋白激酶）以及生物过程（如血管生成、缺氧、细胞凋亡）的表达和活性进行成像。因此，分子影像在肿瘤的早期诊断与鉴别诊断、分期、分子分型、预后评估、疗效评价与监测等方面具有巨大的潜力和临床应用前景。近年来，随着人工智能和影像组学的发展，医学影像学包括分子影像在精准诊疗方面将发挥更加重要的作用。分子成像的核心技术主要包括分子探针和分子成像探测技术。分子探针可与靶分子特异性结合产生影像信号并为分子成像仪所探测。分子成像设备主要包括正电子发射型计算机断层扫描（PET）、单光子发射型计算机断层扫描（SPECT）、超声成像、光学成像、光声成像和磁共振成像（MRI）等。不同分子探针和成像技术在肿瘤的诊治中也具有各自的优势和特点。

一、肿瘤的早期诊断

肿瘤的早期发现和诊断在肿瘤诊治过程中起着重要的作用。传统医学影像方法只能观察肉眼可分辨的肿瘤病灶，而分子成像能发现细胞和亚细胞层面的异常，更具体地说，分子影像探针可以直接针对恶性肿瘤细胞的一些独特分子特征进行显像。由于肿瘤分子成像是针对细胞水平上的改变，所以可以在更早的时间点发现癌变（图 12-1-1）。

在现代临床诊疗中，核素成像已成为至关重要的分子成像技术，可使用不同的显像剂获得肿瘤的多个病理生理学信息。例如利用^{18}F-FDG PET 显像可发现大部分肿瘤组织呈高葡萄糖代谢，在头颈部、肺、乳腺、胃肠道、宫颈和卵巢等部位的大多数恶性肿瘤吸收率均增加。临床上^{18}F-FDG PET 已经用于对疑似肿瘤的确诊、恶性肿瘤的分期、药物疗效评价及肿瘤复发的监测等。利用放射性核素标记的配体与肿瘤组织中高表达的对应受体特异性结合，PET、SPECT 等能在较短时间获得高对比度的肿瘤影像；对微小和弥散肿瘤诊断的敏感性和特异性都较高，可以发现其他检查不能发现的亚临床病灶并获取更详细的生物学信息。奥曲肽、RC-160、P587、TOC 等生长抑素类似物被广泛的应用于临床及研究中，其中奥曲肽已常规应用于生长激素抑制素受体（SSTR）阳性的神经内分泌瘤的显像。雌激素受体（ER）显像已用于乳腺癌的初诊、分子分型、疗效监测及 ER 表达水平的监测。

超声具有高空间和时间分辨率，实时成像，无辐射，便携性和低成本的优点。进而开展的超声分子成像可对肿瘤血管或淋巴管上异常的靶点如 VEGFR、整合素 $\alpha_v\beta_3$ 和内皮素等进行分子成像。针对上述靶点制备单靶或多靶向微泡可对癌前病变、肿瘤形成的微环境进行早期检测。其中有部分靶向微泡已进入临床试验阶段，说明超声分子影像有望提高肿瘤早期诊断的准确率。

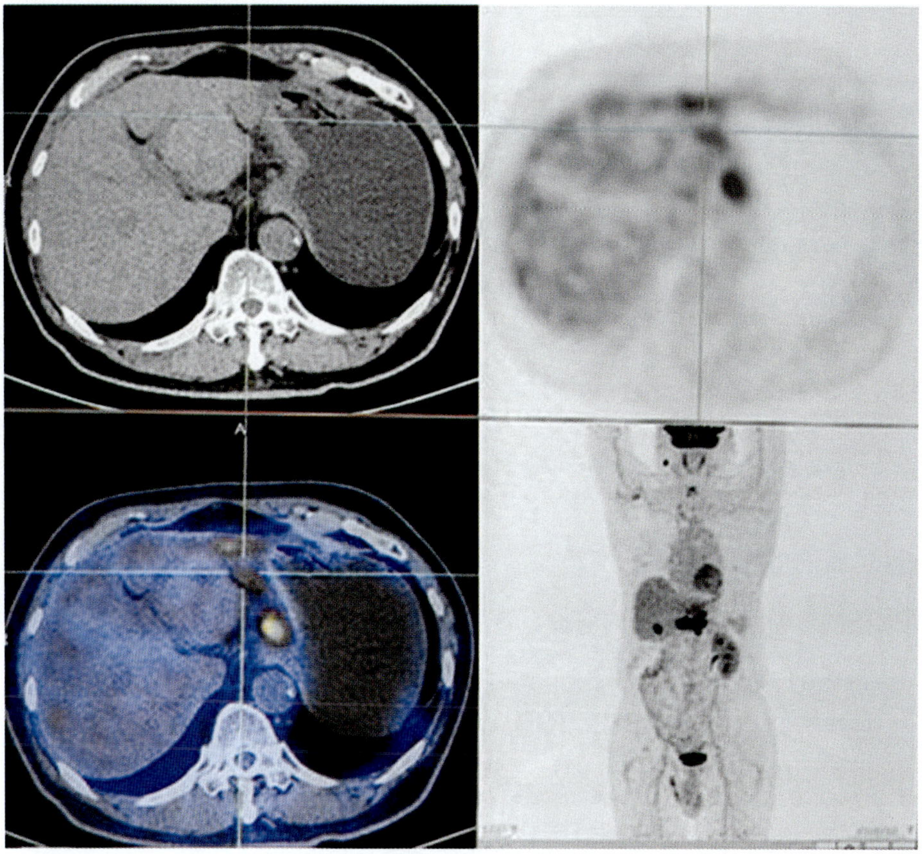

图 12-1-1　胃窦部腺癌

CT 横断位示胃窦部胃壁局限性增厚，相应 PET 显像可见明显放射性摄取浓聚；PET/CT 融合影像示胃窦部胃壁 FDG 代谢显著增高

MRI 具有无放射性，软组织分辨率高，良好的解剖成像等优势，已成为检测肿瘤的重要手段。近年来，随着 MRI 成像技术的发展，如更高场强和并行采集技术及压缩感知技术的引入，已使得在不应用分子探针的情况下亦能进行某种程度的功能磁共振成像。例如，在大多数癌症组织中，水分子的扩散比正常组织慢，磁共振弥散加权成像（DWI）可利用这一现象产生对比增强。例如，相对于 MRI-T2WI 成像，DWI 对前列腺癌的检出更具有优势。全身磁共振弥散加权成像（类 PET 成像）对发现肿瘤小病灶也具有一定优势，在肺癌转移的检测中已被证实与 PET/CT 准确性一致。磁共振靶向对比剂是近年来肿瘤细胞靶向成像研究热点，通过顺磁性纳米颗粒标记的配体，在受体介导下在病灶部位特异性聚集，使病灶产生强化。利用超顺磁性氧化铁（USPIO）只被肝枯否细胞吞噬的特性，可以明显提高微小肝细胞癌的检出率。利用超顺磁性氧化铁纳米颗粒聚合物涂层修饰特异靶向受体分子或蛋白制备的分子影像探针，已成功地用于检测前列腺癌的淋巴结转移以及黑色素瘤荷瘤小鼠的血管生成活性。

光学分子成像技术可利用生物体自发荧光或者荧光素酶生物发光对分子和分子作用途径进行监测。目前，光学分子影像技术主要应用于恶性肿瘤的示踪以及疗效评价，还可应用于恶性肿瘤的手术导航如前哨淋巴结活检、确定病灶范围等。例如，自体荧光成像技术对消化道恶性肿瘤的诊断具有高度敏感性，利用该技术与消化内镜结合可以提高肿瘤的早期检出率。

此外，肿瘤基因成像可借助于各种成像技术包括核医学成像、磁共振成像以及光学成像等，通过引入特定的分子探针对肿瘤反义基因进行成像，此技术不仅可以用于肿瘤的早期精准诊断，还可以在肿瘤基因治疗方案的选择，药物疗效的评价等方面发挥重要作用（图 12-1-2）。但绝大多数肿瘤基因成像技术还处于临床前研究阶段，离临床应用仍有相当大的差距。

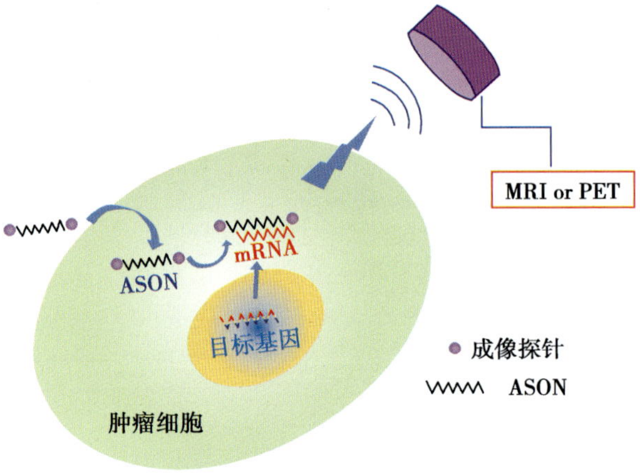

图 12-1-2 肿瘤反义基因成像示意图

二、肿瘤的良恶性鉴别诊断

肿瘤的早期精准诊断是有效治疗的前提。常规 CT、MRI、超声等影像学检查解剖结构显示清楚，空间分辨率高，但仅凭形态学改变，仍难以判定某些病灶的良恶性。分子影像可从分子水平提供病灶的生物学特征信息，为肿瘤良、恶性鉴别提供科学依据。由于绝大多数恶性肿瘤细胞增殖具有旺盛糖酵解的特点，葡萄糖类似物^{18}F-FDG 已成为 PET 临床应用中最常见的肿瘤代谢显像剂，广泛应用于肿瘤的良恶性鉴别诊断。大部分肿瘤病理类型如非小细胞肺癌、结直肠癌、恶性淋巴瘤等在^{18}F-FDG PET 影像中均显示为高摄取病灶。然而，部分低级别胶质瘤、黏液腺癌、支气管肺泡癌、原发性肝细胞肝癌、肾透明细胞癌及前列腺癌等由于葡萄糖转运蛋白表达水平较低、去磷酸化水平较高、肿瘤组织中恶性度高的肿瘤细胞数量较少等因素亦可能表现为低摄取病灶。这时需根据多模态影像信息做出综合判断，利用其他亲肿瘤或肿瘤标志物显像来提高这类肿瘤的诊断敏感性（图 12-1-3）。

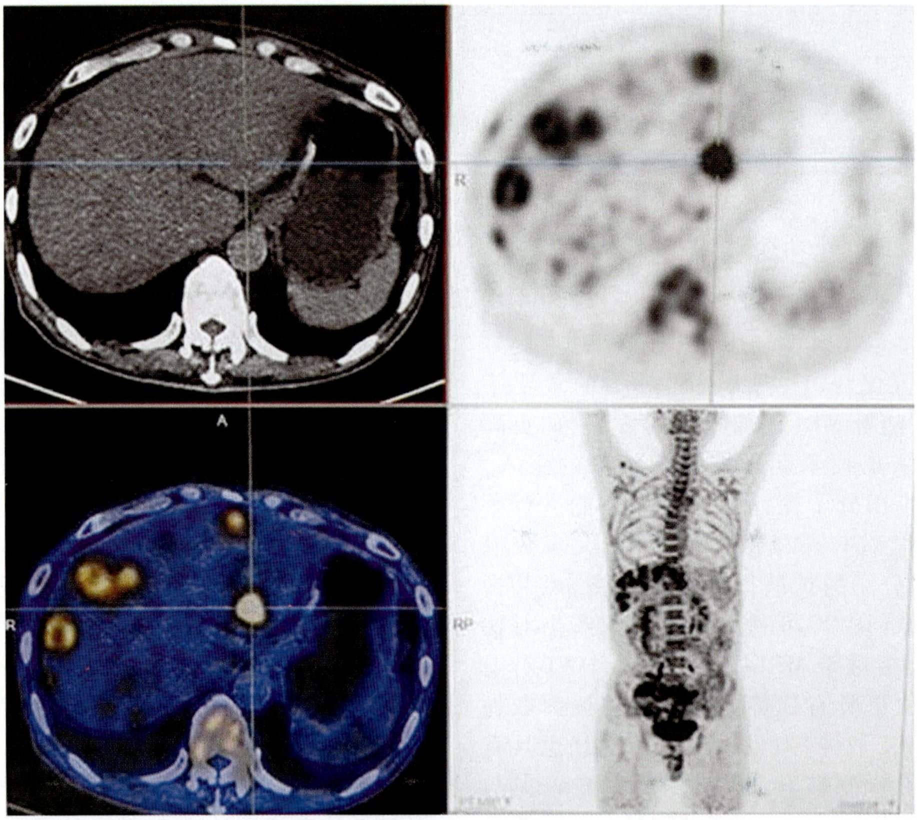

图 12-1-3 肝转移癌

CT 横断位示肝内未见明显异常灶，PET 显像可见放射性异常浓聚；PET/CT 融合影像示肝左叶局限性 FDG 代谢增高灶

MRI 的一些功能成像技术，如 MR 弥散加权成像、灌注成像和波谱成像也可通过检测组织水分子运动变化、微循环状态 、代谢物浓度等功能信息，间接达到良恶性肿瘤鉴别诊断的目的。在临床上，这些技术已应用于脑肿瘤、前列腺肿瘤、乳腺肿瘤的鉴别诊断。一些 MRI 靶向对比剂可以反映恶性病

变的某些生物学特征，这对良、恶性肿瘤的鉴别诊断有很大帮助。例如，锰福地匹三钠（mangafodipir trisodium，Mn-DPDP）为锰离子螯合物，可被肝细胞摄取，使肝组织特异性显影，能够有效鉴别诊断肝脏良恶性病变。肝脏新型肝细胞特异性造影剂Gd-EOB-DTPA（普美显）已在肝脏局灶性病变的良恶性鉴别诊断中显示出良好的应用前景。

现阶段临床超声对比剂微泡尺寸多为微米级别，无法穿越血管内皮，属血池内对比剂，可通过靶向检测血管和毛细血管的血管内皮上异常表达的特异性分子对病变进行评估。靶向超声微泡可利用肿瘤血管生成中特异性表达的分子标志物作为靶点，对比靶向微泡和非靶向微泡在生物组织中的聚集程度，达到区分肿瘤良恶性的目的。例如，BR55、血管生成相关的因子，如整合素$\alpha_v\beta_3$、细胞外基质、基质金属蛋白酶（matrix metalloproteinase，MMP）等靶向微泡，均可利用其更多聚集于肿瘤部位增强肿瘤成像效果的特点，对肿瘤组织和正常组织定性诊断，利用时间-强度曲线（time-intensity-curve，TIC）对靶区和非靶区微泡行定量分析，更准确进行肿瘤的良恶性鉴别诊断。然而，超声分子影像要作为肿瘤筛查和鉴别分期的手段，离临床应用仍有相当大的差距。

三、肿瘤的分期

恶性肿瘤确诊后，全面了解病变全身的累及范围，准确进行分期不仅有利于制订治疗计划，而且作为治疗前基准检查有助于后续疗效评估。传统的影像学检查通过肿瘤的解剖学特征来进行TNM分期。由于恶性肿瘤的转移灶与原发灶具有相似的生物学行为特征，分子影像在探测局部/远处转移方面明显优于常规CT、MRI、B超等传统影像技术。例如，T1期膀胱癌患者约20%发生淋巴转移，传统影像以其短径大于1.0cm为诊断标准，由于小于1cm的淋巴结仍有转移风险，这一标准存在明显缺陷。PET成像可以通过病灶的代谢改变来判断有无转移。分子成像技术在显示功能或代谢异常的肿瘤病灶方面很灵敏，而CT、MRI在反映精细的解剖结构并对病灶进行定位方面具有明显的优势。将PET和CT或MRI融合可明显提高恶性肿瘤分期的准确性。以多中心发生的淋巴瘤为例，^{18}F-FDG PET/CT或PET/MRI一次检查可以发现全身各处病灶，有利于更精准分期。国内外研究证实，PET/CT检查使20%～40%的肿瘤患者改变了临床分期（图12-1-4）。比起PET/CT检查，近年研究显示PET/MR在头颈部癌、结直肠癌、乳腺癌及盆腔等多种肿瘤分期中具有更好的诊断效能，提供了更加精确的T分期，为选择合理的个性化治疗方案提供了更多的客观依据。

在临床应用中，高场强MRI的全身弥散加权成像（类PET成像）亦可利用多数恶性肿瘤细胞水分子较正常组织弥散受限的现象来进行肿瘤的检出和分期。文献报道表明，在对非小细胞肺癌的分期中，弥散加权成像准确率与PET/CT相当。

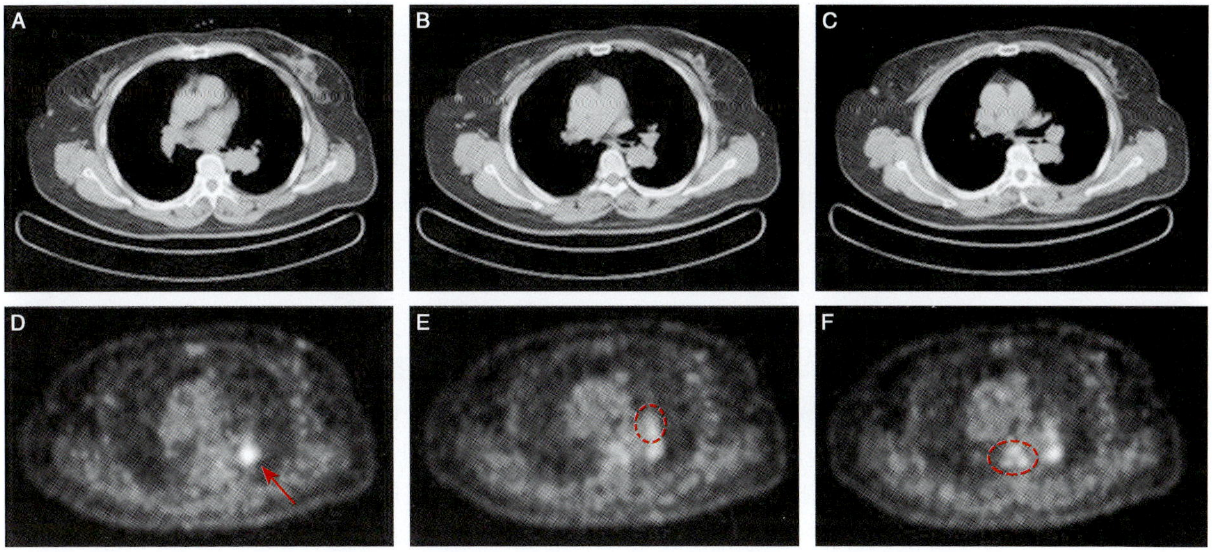

图12-1-4　^{18}F-FDG PET/CT显像用于肺癌患者术前淋巴结转移预测

女性，64岁，手术病理：左下肺腺癌，伴第9，10组淋巴结转移。图A-F为患者术前PET/CT。CT示左肺下叶占位（A），纵隔（C）及肺门（B）未见明显淋巴结肿大，PET示左肺下叶（D红箭头）及左肺门、后纵隔（E、F虚线红圈）高摄取，考虑肺癌，并伴有左肺门及后纵隔淋巴结转移

四、肿瘤的分子分型

恶性肿瘤在组织学层面和基因层面均具有明显的异质性。随着蛋白组学和基因组学的发展，肿瘤的分子分型也应运而生。分子分型可精确地反映肿瘤的生物学行为，可以提供肿瘤治疗反应和预后的相关信息，临床工作中，可根据肿瘤特定的分子亚型制定更具针对性的治疗方案并预测疗效。

近年快速发展的一些功能磁共振新技术，如磁共振波谱（MRS）、弥散加权成像（DWI）、动态磁敏感灌注成像，可在功能、代谢及分子水平对肿瘤进行评估。例如异柠檬酸脱氢酶-1（isocitrate dehydrogenase 1，IDH-1）突变在脑胶质瘤的发生及预后评估中有重要作用。研究表明，IDH-1 表型和肿瘤的位置以及 MRI 影像特征存在关系。IDH-1 突变型好发于额叶、颞叶及小脑，而野生型以间脑或脑干多见，MRI 上 IDH-1 突变的胶质瘤，病灶边缘比较锐利，信号强度较均匀，几乎没有强化，利用 MRI 的弥散张量成像（diffusion tensor imaging，DTI）的各向异性分数和表观弥散系数在监测星形细胞胶质瘤 *IDH-1* R132H 的突变也有较高的敏感性。携带有 1p/19q LOH 的少突神经胶质瘤对化疗反应较为敏感，联合动态磁敏感灌注成像和磁共振波谱能较好地鉴别 1p/19q LOH 和 1p/19q 等位基因完整的少突神经胶质瘤。通过影像组学分析，MRI 的这些特点证实了影像表现与特异分子之间的相关性。

PET/CT 是一种很有前途的用于预测生物标志物和分子表型的功能性影像学技术。雌激素受体（ER）、孕激素受体（PR）和人表皮生长因子受体 2（HER2）是乳腺癌预后的强标志物。不同分子分型乳腺癌在治疗反应、预后和复发转移等方面有很大的差异。通过评估预后免疫组化因子与 ^{68}Ga-RGD PET/CT、^{18}F-FDG PET/CT 定量功能成像参数之间的相关性研究和乳腺癌亚型与功能 PET 参数的联系发现，在未经处理的患者中，^{68}Ga-RGD 摄取与病理 HER2 状态呈正相关，^{18}F-FDG 摄取与激素受体状态呈负相关。乳腺癌不同分子亚型与 ^{18}F-FDG PET/CT 代谢特性的关系研究也发现，代谢半定量参数与分子表型显著相关，生物侵袭性越强的肿瘤中呈现越高的 SUV 值。

2018 年，国内有专家成功构建了一种 PET 成像的分子探针——^{18}F-MPG。该探针能够实时、动态、精准识别肺癌 EGFR 分型，指导临床靶向药物治疗的决策，预测并评价癌症靶向治疗效果。该分子探针筛选出的靶向治疗敏感患者群治疗后平均肿瘤无进展生存时间是 348 天，而未筛选的患者群平均肿瘤无进展生存期是 183 天，数据显示，该探针敏感的肺癌患者群有更好的治疗效果，更长的肿瘤无进展生存期及更佳预后，这说明核素探针可以用于临床肿瘤病人分子分型，并预测癌症靶向治疗的治疗效果。

五、肿瘤的疗效预测和评估

传统方法通常将肿瘤大小作为检测肿瘤对化学药物是否敏感的指标，然而，肿瘤治疗效果在体积变化之前已发生了肿瘤微环境（tumor microenvironment，TME）的变化，这些变化包括分子表达水平、信号通路的变化。CT、MRI 和超声等传统影像学检查依据 RECIST 标准通过治疗前后肿瘤缩小或强化程度降低能够一定程度上评价肿瘤疗效，是目前临床肿瘤治疗指导用药方案设计的主要标准之一。但是这种评估存在一定缺陷，不仅误差较大，更是存在严重的滞后性。恶性肿瘤对放疗、化疗有效首先表现为功能、代谢降低，肿瘤增殖减缓或停止，随后才出现肿瘤的体积缩小或消失。基础研究和临床研究结果证明 ^{18}F-FDG PET 显像可以早期监测肿瘤化疗和放疗的治疗反应，甚至在实施治疗后 24h 就有代谢活性的变化，病灶代谢活性随着治疗实施而减低。例如，淋巴瘤在治疗期间病灶的形态学改变滞后于代谢改变，CT 检查不能鉴别这些残存肿块是否仍具有肿瘤活性，^{18}F-FDG PET/CT 可同时提供代谢与解剖信息，对淋巴瘤患者的疗效评价准确性明显提高。

肿瘤细胞的增殖活性是反映肿瘤细胞恶性生物学行为的重要指标之一，与放疗计划的制定密切相关。反映 DNA 合成水平的示踪剂 ^{18}F-FLT、^{11}C-thymidine 和反映氨基酸转运水平的示踪剂 ^{11}C-MET 都可反映细胞的增殖状态及其在体内的生长情况，可作为风险评估和调整治疗方案的有效工具，在肿瘤治疗前，^{18}F-FLT、^{11}C-thymidine、^{11}C-MET PET/CT 可以在分子水平进行疗效预测及监测，并根据监测结果及时调整治疗方案，避免不必要的治疗。

抗肿瘤新生血管是肿瘤治疗的一大趋势。临

床上，MRI 灌注成像和 CT 灌注成像等可通过提供相对的血流量、血容量和血管通透性等信息，评估肿瘤微血管的结构和功能，具有一定的临床应用价值，针对肿瘤新生血管的分子影像技术具有较高的灵敏度，例如，整合素与肿瘤血管生成的关系最为密切，利用分子影像技术监测整合素的分子表达已成为了解肿瘤血管生成状态的重要手段。肿瘤新生血管显像能更准确地对处于研究阶段的抗新生血管疗法进行疗效评估，肿瘤新生血管显像阳性、显像剂浓聚往往提示该患者对抗新生血管疗法敏感，从而指导临床为患者制订准确、及时的个性化治疗方案。

超声分子影像学可在肿瘤体积变化之前检测分子变化来反映治疗是否有效。当对胰腺癌、结肠癌、前列腺癌小鼠抗血管生成治疗肿瘤后，肿瘤由于血管生成减少导致 VEGFR 表达和微血管密度表达减少而使靶向微泡聚集显著降低（降低约 40%），且超声微泡信号降低早于肿瘤形态学改变；BR55 在首次人体的临床实验中验证，乳腺癌和卵巢癌患者抗血管生成治疗 24 小时后，其靶向超声成像信号强度发生明显的变化，可明确评估肿瘤的治疗效果。故超声分子影像对肿瘤治疗效果评估具有较高的价值。

乏氧可导致肿瘤新生血管生成，使得肿瘤细胞对放射治疗和化学药物治疗耐受并增加肿瘤转移的风险，许多传统治疗手段对乏氧的肿瘤治疗效果欠佳。肿瘤病灶的乏氧状态可为个体化治疗提供重要依据，分子影像例如^{18}F-FMISO PET 与 BOLD-MRI 作为肿瘤乏氧的无创检查方式得到了日益广泛的应用。

细胞凋亡（apoptosis）又称固缩坏死或程序性细胞死亡，是存在于细胞中受机体严密调控的一种生理性自毁机制。规避细胞凋亡几乎是所有肿瘤细胞的共性，肿瘤细胞逃避凋亡是多个基因、多种蛋白共同参与的复杂级联反应，分子影像技术通过分子探针标记配体与肿瘤凋亡细胞中特异靶标结合，可进行肿瘤细胞凋亡分子显像。目前，在临床实践中实施的放射性治疗、化学药物治疗、分子靶向治疗等均可通过促凋亡通路或抑制抗凋亡通路来促进肿瘤细胞凋亡达到治疗目的。因此，肿瘤细胞凋亡分子显像，可用于评估治疗疗效，优化治疗方案，提高肿瘤治疗效果。

六、监测复发和转移

恶性肿瘤治疗后常出现局部复发和（或）远处转移，影响患者的预后。尤其是在治疗后的随访过程中发现相关肿瘤标志物呈渐进性升高时，寻找相关的证据显得尤为重要，这决定了后续治疗方案的选择。传统的形态学检查方法如 CT、MRI、超声等在针对肿瘤复发和转移的诊断时常遇到两方面的难题：一方面需鉴别是治疗后局部纤维瘢痕增生还是肿瘤复发，单纯依靠 CT、MRI 难以明确区分这两者。虽然 CT 和 MRI 可以显示病变的形态、大小，但局部纤维瘢痕增生和肿瘤复发在影像学上表现相似，难以区分；近年来涌现出的 MR 功能成像，在这方面有了一定的进步，比如动脉自旋标记（3D ASL）技术，以胶质瘤为例，手术后术区胶质细胞增生，在 MR 增强扫描时呈现明显强化，但 3D ASL 则显示局部为低灌注，这说明强化病灶不是肿瘤复发，因为 3D ASL 技术能真实反映组织的微循环灌注水平，引起手术区强化的原因是血脑屏障的破坏，而不是肿瘤的新生血管。PET/CT 在这方面具有显著的优势，例如鼻咽癌放疗后出现肉芽组织增生、纤维瘢痕形成，亦可导致局部鼻咽部软组织增厚，此时依靠传统形态学检查方法常难以准确鉴别。^{18}F-FDG PET/CT 显像除了能获得鼻咽部形态改变的解剖学信息外，还可获得病灶的代谢信息。残余肿瘤组织的代谢率明显高于治疗后形成的纤维瘢痕或坏死组织，表现为明显的^{18}F-FDG放射性浓聚。PET/CT 大大提高了诊断鼻咽癌残余和复发的敏感性和特异性，同时还可以发现全身其他部位的潜在转移灶。又如结直肠癌手术后，局部常出现复发灶，加之可能的肿瘤组织残留，很难与术后纤维瘢痕组织相鉴别，^{18}F-FDG PET/CT 通过肿瘤组织对葡萄糖高代谢的特点，能够清晰显示出异常浓聚的肿瘤复发灶或残留灶，同时还可以了解全身的转移情况，因此^{18}F-FDG PET/CT 对肿瘤残余和治疗后纤维组织形成或坏死的鉴别具有较高的价值。

另一方面对于远处转移灶的确定也存在一定的困难。当发现某个部位的转移灶时，是否存在其他的转移灶也难以确定，需进行大范围的扫描。全身 MR 弥散加权成像（DWI）是一种类 PET 的功能成像方法，其敏感性较高，但特异性相对不高。^{18}F-FDG PET/CT 是基于恶性肿瘤葡萄糖代谢特征的非侵入性功能成像方式，实现了功能代谢与 CT 解剖形态学影像的融合，比单一的 PET 或 CT 能更准确地诊断局部复发或远处转移，并能早期评估原发性化疗患者的治疗反应。由于复发肿瘤组织的代谢率明显高于治疗后形成的纤维瘢痕组织，并且转移灶与原发灶具有相似的代谢特征，因此 PET 显像能够更准确的鉴别出局部复发和远处的转移灶，再结合 CT 的解剖学定位，可以提高对潜在疾病诊断的敏感度和特异度，更全面、直观、准确地反映肿瘤患者的全身荷瘤情况，及时指导临床治疗方案的调整。以乳腺癌为例，^{18}F-FDG PET/CT 检查除了能够准确评估局部复发和转移外，还对常规乳腺检查阴性而肿瘤标志物持续升高的潜在复发患者的诊断具有很高的价值。一项研究跟踪了 30 名肿瘤标志物升高而常规影像检查阴性的患者，最终经手术及病理证实有 28 例患者复发，共有 38 个复发病灶，PET/CT 发现了其中 25 例患者，共检测到 35 个复发灶，敏感度和特异度达到了 96% 和 90%。对于骨转移 PET/CT 检查也优于传统的 ECT 骨显像和 CT、MRI-DWI，但对成骨性转移敏感性不高。此外，值得注意的是^{18}F-FDG PET/CT 检测恶性肿瘤复发和转移时也有一定的局限性，如病灶太小、部分黏液腺癌、囊腺癌及印戒细胞癌等可出现假阴性；增生活跃的结肠腺瘤、肉芽肿及某些感染性病灶可出现假阳性，此时需结合 MRI、消化道内镜等其他检查综合考虑。

七、寻找原发灶

临床中常常遇到以转移瘤为首发表现的患者，传统常规影像学检查方法如 CT、超声等可能无法明确检出原发灶，磁共振全身 DWI 成像作为一种功能性成像方法可弥补这方面的不足，Gu 等的研究表明其探测原发肿瘤的敏感度、特异度达到了 95.8% 和 90%。由于恶性肿瘤的转移灶与原发灶具有组织学的同源性，因此转移灶与原发灶具有相似的代谢特点，^{18}F-FDG PET/CT 检查利用肿瘤组织对葡萄糖高代谢的特征，一次注射显像剂后可以全身成像，有利于恶性肿瘤原发灶的检出，有研究表明 PET/CT 检查对恶性肿瘤原发灶检出的敏感性为 30% ~50%。如结直肠癌是常见的消化道恶性肿瘤，中晚期多出现淋巴结和远处器官的转移，部分患者就以肝脏等远处器官的转移瘤为首发疾病就诊，其血清 CEA 可能升高，而肠镜、超声、CT、MRI 等传统检查又找不到原发灶，^{18}F-FDG PET/CT 检查可帮助检出潜在的原发灶，同时全面评估肿瘤累及范围，明确转移灶的位置及数量，准确进行临床分期，对选择治疗方案具有重要意义。需要注意的是某些特殊部位的肿瘤，如膀胱癌，前列腺癌等，因^{18}F-FDG 主要由尿路排泄，而膀胱内蓄积的放射性浓聚会影响原发灶的显示。这种情况下需使用呋塞米利尿，尽量减少或消除尿液放射性的影响，才能充分地显示出肿瘤原发灶。

八、指导临床活检

病理学诊断是肿瘤诊断的金标准，对于化疗方案的选择具有十分重要的指导意义，同时还可以检测能否应用某些靶向药物，但得到病理学诊断的前提是要有一定量的肿瘤组织。获取肿瘤组织的方法主要有两个，一个是手术切除，这种方法创伤相对较大，并且不是每个患者都具有手术指征；另一个方法是活检（biopsy），是指采用有创性方法（如穿刺、吸取、钳取或切取等）从患者体内获取病变组织，进行组织病理学检查的诊断技术，可获得病变组织病理学诊断。众所周知，肿瘤具有异质性，如何才能取到准确反映肿瘤最主要病理特征的组织就显得尤为重要。MR 多参数的功能性成像有助于穿刺点的确定，Tan 等研究表明融合 MR 的经直肠靶向前列腺穿刺优于系统的活检穿刺。^{18}F-FDG PET/CT 可显示恶性肿瘤的代谢情况，高代谢部位多为肿瘤细胞集中而且增殖活跃的部位，由于肿瘤具有异质性，在穿刺活检时选择这类高代谢部位有助于获得更加准确的病理组织学结果，相反，如果没有 PET/CT 检查的指导而选择了那些代谢低的部位，则有可能穿刺出坏死或黏液等组织，无法取得正确的诊断信息，同时也会影响后续治疗方案的选择。

九、指导放疗计划

放射治疗（Radiotherapy）作为一种肿瘤局部治疗方法，其追求的目的是尽可能的将放射剂量精确分布到所要照射的肿瘤靶区（gross target volume，GTV）内，同时尽可能降低肿瘤靶区外正常组织的受照剂量，以获得最大的治疗效益。目前靶区的勾画主要依靠 CT、MRI 等传统形态学检查手段。功能和代谢磁共振如 MRS 能够提供组织的生物代谢信息，一定程度上能够提示肿瘤组织中恶性程度更高、更可能复发的区域从而指导靶区剂量的调整。以前列腺癌为例，(肌酸+胆碱)/枸橼酸盐比值增高被认为是前列腺癌的特异性代谢指标，根据 MRS 的结果可以勾画肿瘤的生物靶区，在增加生物靶区照射剂量的同时减小周围剂量以更好地保护周边组织器官。PET 作为一种反映组织代谢水平的分子影像学手段，能够提供多种示踪剂的代谢成像，比如目前临床中常用的^{18}F-FDG 可示踪肿瘤组织的葡萄糖代谢，^{18}F-FMISO、^{18}F-FAZA 和^{64}Cu-ATSM 可显示肿瘤组织的乏氧状况，^{18}F-FLT可示踪肿瘤组织的增殖状况。这些代谢显像可能会发现靶区外组织的异常摄取，从而影响肿瘤原始靶区勾画的范围，如为了将 CT 上遗漏的转移性淋巴结包含在内而扩大高剂量计划靶区的范围，也可能因为排除不摄取的阴性淋巴结而缩小低剂量靶区的范围。由于肿瘤的异质性，PET 代谢显像上肿瘤也不是均匀一致的放射性浓聚，针对肿瘤内部的高浓聚区域可以勾画出所谓的“亚靶区”，在照射时这些亚靶区的剂量提高，以更大程度地杀死肿瘤这些高活性区域。因此，PET/CT 检查可以提供多种肿瘤生物学因素决定的治疗靶区内放射敏感性不同的区域，即生物靶区(biological tumor volume，BTV)。随着新的 PET 显像剂的研发，将 CT 解剖靶区与 PET 显示的生物靶区相结合进行综合分析，可以为放疗计划提供更加精准、可靠的信息。

（李亚明　卢光明　石洪成）

第二节　肿瘤相关的主要分子影像技术

一、代谢成像

代谢显像可显示肿瘤的异常代谢特征。肿瘤细胞的高增殖特点决定了肿瘤细胞对能量及细胞增殖相关物质代谢需求增加。肿瘤细胞对葡萄糖的供能需求及氨基酸的转运 mRNA 表达增加，对核苷酸的高需求及细胞内氧化磷酸化酶系的不健全，加剧了代谢物质的消耗。

（一）核素显像

将放射性核素标记在特定的代谢物或药物上引入体内，通过探测放射性核素在体内的分布，可通过 PET 扫描仪从体外无创、定量、动态地观察标记化合物进入生物体后的生理、生化变化，观察标记分子在正常或病理状态下体内的分布和活动。因此，PET 也被称为“活体生化成像”。PET 利用的是发射正电子的放射性核素，如碳-11(^{11}C)、氮-13(^{13}N)、氧-15(^{15}O)和氟-18(^{18}F)等。通过使用不同的标记物做示踪剂，PET 可以检测组织的各种代谢功能。

1. ^{18}F-FDG 显像　肿瘤组织的生长代谢特点有异于正常组织，其生长迅速，分裂情况及肿瘤组织内的乏氧环境等导致糖酵解增加，对氨基酸、胆碱及核苷酸的利用也较正常组织明显增加，这些差别是肿瘤代谢成像的基础。目前临床应用最成功的肿瘤代谢成像是^{18}F-FDG PET。

(1) 肿瘤的良恶性鉴别诊断：^{18}F-FDG 于 20 世纪 80 年代由 DiChiro 第一次应用于肿瘤研究，结果表明脑肿瘤的恶性程度与^{18}F-FDG 的摄取相关。因为^{18}F-FDG 在大多数肿瘤细胞中的富集比正常细胞明显增多，所以^{18}F-FDG PET 成为一种常用的肿瘤成像方式。可用^{18}F-FDG PET 进行成像的常见肿瘤包括淋巴瘤、头颈部肿瘤、肺癌、结肠癌、乳腺癌、食管癌、宫颈癌、甲状腺癌、胰腺癌。其中一些肿瘤，比如侵袭性淋巴瘤、头颈部鳞状细胞癌、黑色素瘤在 FDG PET 上通常表现为“热灶”(图 12-2-1)。其他诸如前列腺癌、神经内分泌肿瘤、高分化肝细胞肝癌表现为“冷灶”，这限制了^{18}F-FDG PET在这些肿瘤中的应用。还有其他一些肿瘤，诸如乳腺癌、甲状腺癌，^{18}F-FDG 摄取在一定范围内波动，这可能跟目前未完全了解的生物学因素相关。

(2) 肿瘤的分期及分子分型：治疗前准确分期和病情评估有利于制订治疗计划，而且作为治疗前基准检查，有助于治疗疗效评估，所以^{18}F-FDG PET 的治疗前检查很重要。大部分组织学分型的恶性淋巴瘤^{18}F-FDG PET 成像均为高摄取，病灶检出灵敏度较高。据报道，对于 HD、弥漫大 B 细胞 NHL、滤泡性 NHL、穹隆细胞 NHL 等病理类型，病灶的检出率 >90%。对于边缘带、黏膜相关淋巴组织(MALT) NHL 和小淋巴细胞 NHL，病灶的检出率 50% ~90%。^{18}F-FDG PET 对肝细胞肝癌(hepatocellular carcinoma，HCC)诊断的灵敏度与肿瘤分化程度有关。高、中分化 HCC 为分化较好的 HCC，这种 HCC 病灶常与周围正常肝脏组织的代谢活性相似，^{18}F-FDG PET 诊断灵敏度仅为 40% ~50%。对于低分化 HCC 病灶，^{18}F-FDG PET 诊断灵敏度可达到 100%，肿瘤病灶放射性摄取明显增高。

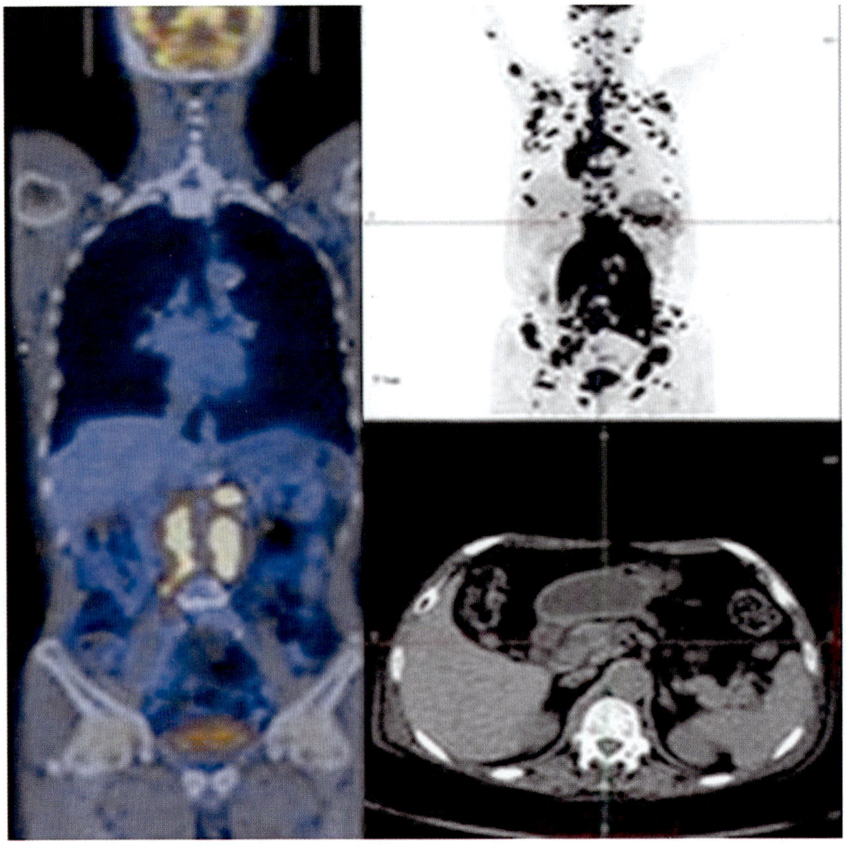

图 12-2-1 淋巴瘤

CT 横断位示腹腔内可见增大淋巴结并融合成团;PET/CT 融合影像示相应部位放射性浓聚

(3) 评价疗效:CT 等传统影像学检查根据治疗前后肿瘤的增大或缩小来评价疗效,而^{18}F-FDG PET 是根据肿瘤的代谢活性升高或下降来判断,研究表明,化疗后最早 6~72 小时内病灶的^{18}F-FDG 摄取会有明显减低,所以^{18}F-FDG PET 反映疗效更早、更灵敏。有报告指出,最早可根据 1 个疗程后的化疗反应预测治疗转归。早期正确评价治疗反应有利于避免无效治疗,减少药物毒性;对那些化疗方案不敏感或耐药患者可以改变化疗方案或改用其他治疗方法,使部分患者达到临床缓解。所以早期评价治疗反应对恶性淋巴瘤显得尤为重要。

(4) 其他:^{18}F-FDG PET 具有一次全身成像特点,治疗前后^{18}F-FDG PET 肿瘤代谢成像对比,在准确评估疗效方面很有优势,可用于随访和检测复发。对于放化疗后病灶区,CT、MRI 很难鉴别肿块内是坏死、瘢痕组织或尚有残存肿瘤细胞,而^{18}F-FDG PET 反映的是组织的代谢活性,易于鉴别肿块的成分,^{18}F-FDG PET/CT 显像高代谢部位多为肿瘤细胞集中,而且增殖活跃的部位,有助于临床医师选择表浅、远离血管、神经等重要结构部位的高代谢病灶进行活检,容易获得正确诊断信息。在确定肿瘤放疗靶区方面,随着新的 PET 显像剂的研发,将 CT 解剖靶区与 PET 显示的生物靶区相结合进行综合分析,可以为放疗计划提供更加精准、可靠的信息。

2. ^{11}C-胆碱显像

胆碱通过特异性转运载体进入细胞,最终代谢为磷脂酰胆碱而整合到细胞膜上。恶性肿瘤增殖快,细胞膜成分代谢高,摄取胆碱增加。胆碱在肿瘤细胞内磷酸化后被滞留在细胞内,并且参与细胞的增殖与分化的调节。

^{11}C-胆碱主要反映细胞磷脂代谢水平,是较常用的胆碱代谢显像剂。优点是血液清除快,脑组织本底低,而且不经泌尿系统排泄,对于泌尿系统恶性肿瘤的检出,不受尿液中放射性的影响。因此,对于颅内肿瘤、前列腺癌、膀胱癌的诊断具有肿瘤/非肿瘤放射性比值高,肿瘤显像清晰等优点。在诊断鼻咽癌颅内及颅底骨侵犯方面,^{11}C-胆碱可避免正常脑组织对^{18}F-FDG 高摄取产生的干扰,病灶显示清楚。^{11}C-胆碱在中、高分化肝细胞癌及甲状腺癌

的诊断中可弥补^{18}F-FDG 的不足。由于^{11}C 半衰期短,使用不方便,也可使用^{18}F 标记胆碱,^{18}F-胆碱在体内的代谢特性及磷酸化速率与^{11}C-胆碱相似,然而^{18}F-胆碱经尿液排泄,且在肿瘤的沉积较^{11}C-胆碱低。

3. 氨基酸显像　氨基酸是人体必需的营养物质,在体内主要代谢途径为合成蛋白质,转化为具有重要生物活性的酶、激素等;氨基酸转运、脱氨、脱羧,变成二氧化碳、尿素等,而被其他组织利用或排出体外。其中蛋白质合成是主要代谢途径,疾病或生理、生化改变可出现蛋白质合成的异常,核素标记氨基酸可显示其异常变化。

(1) 肿瘤的良恶性鉴别诊断:氨基酸代谢显像诊断恶性肿瘤主要是基于两个方面的机制:一是肿瘤组织氨基酸转运体高表达,使氨基酸进入肿瘤细胞的速度加快;二是肿瘤细胞增殖快,对氨基酸需求量增加。氨基酸显像有助于肿瘤组织与炎症及其他糖代谢旺盛病灶的鉴别。^{11}C-蛋氨酸是临床应用较广泛的氨基酸显像剂,主要反映肿瘤细胞氨基酸的转运状态,临床多用于恶性肿瘤的鉴别诊断及放化疗疗效监测。脑胶质瘤对^{11}C-蛋氨酸高摄取,特别是对低级别脑胶质瘤可弥补^{18}F-FDG 摄取不高的不足。

(2) 评价疗效:^{11}C-酪氨酸在体内产生的组织代谢产物少,有利于量化蛋白质合成过程,获得肿瘤组织的蛋白合成率,量化肿瘤的氨基酸代谢率。可用于评价肿瘤的放化疗疗效,指导选择治疗方案。

4. ^{11}C-乙酸盐显像　^{11}C-乙酸盐可被心肌细胞摄取,在线粒体内转化为^{11}C-乙酰辅酶 A,并进入二羧酸循环氧化为二氧化碳和水。能反映心肌细胞的三羧酸循环流量,与心肌氧耗量成正比,可用于估测心肌活力。

肿瘤细胞对^{11}C-乙酸盐的摄取机制尚不完全清楚,但大多数的研究表明乙酸盐可以进入肿瘤组织的脂质池中,进行低氧代谢和脂质合成。^{11}C-乙酸盐可作为 β 氧化的代谢底物,也可以作为脂肪酸、氨基酸和类固醇的前体。^{11}C-乙酸盐可用于肿瘤显像,特别是对于高分化肝细胞癌及肾癌的诊断具有重要价值。

5. ^{18}F-NaF 显像　^{18}F-NaF 是一种亲骨性代谢显像剂,^{18}F-NaF 中的^{18}F 离子可与骨骼中的羟基磷灰石晶体中的羟基交换而沉积在骨骼中使全身骨骼显影。^{18}F-NaF 积聚的量与骨骼局部血流量及骨代谢更新的活跃程度有关,而且,无论是溶骨性还是成骨性病变^{18}F-NaF 均有积聚。^{18}F-NaF 中的^{18}F 离子大约有 50% 结合到钙羟基磷灰石晶体而滞留在骨骼组织中,其余经过肾脏排泄。^{18}F-NaF 与^{99m}Tc-MDP相比具有半衰期短、骨骼系统辐射剂量小、图像分辨率高、对肿瘤检测灵敏度高等特点。^{99m}Tc-MDP 和^{18}F-NaF 的成像机制有一些不同,^{18}F-NaF仅与骨质代谢有关,而^{99m}Tc-MDP 除与骨磷酸钙代谢有关外还与骨有机成分代谢有关。

(二) MRI

近年来,肿瘤代谢领域的研究受到了越来越多的关注,异常的代谢变化是恶性肿瘤的重要特征,在肿瘤的发生、发展、复发、转移等过程中发挥着非常重要的作用,肿瘤代谢的研究可为肿瘤的诊疗提供新的指标和干预靶点。采用影像学方法活体、无创性地研究肿瘤的代谢特征,对肿瘤的早期诊断及鉴别诊断、判断肿瘤范围、指导治疗及判断预后等具有较大的临床价值,成为目前的研究热点。肿瘤组织的代谢特点不同于正常组织,其生长迅速,代谢明显活跃,分裂情况及肿瘤组织内的乏氧环境等导致糖酵解增加,对氨基酸、胆碱及核苷酸的利用也较正常组织明显增加,这些代谢物质之间的差别是肿瘤代谢成像的基础。肿瘤代谢成像主要以核医学 PET/CT 为主,已广泛运用于临床。近年来,随着 MR 仪器及成像技术、MR 分子影像学理论与研究的不断进展,MR 在肿瘤的代谢成像方面受到了越来越广泛的关注。目前,用于研究肿瘤代谢成像的 MRI 技术主要包括 MRS 与化学交换饱和转移等。

1. MRS 成像　^{1}H 质子 MRS 是目前最常用的波谱分析技术,能够提供正常脑组织与肿瘤组织的特定的代谢信号,通过检测肿瘤内特定的代谢物质的含量,能够反映肿瘤的特征性信息。目前,常用于^{1}H 质子 MRS 测定的代谢物主要为 N-乙酰天冬氨酸、胆碱、肌酸、乳酸、脂质、谷氨酸、丙氨酸、γ-氨基丁酸、肌醇等。通过测定肿瘤内各种代谢物的含量实现对肿瘤的早期诊断、监测治疗效果及评估预后等。目前,^{1}H 质子 MRS 在临床上已广泛应用,尤其以胶质瘤应用得最为成熟及深入,在其他部分的肿瘤如:前列腺癌、肝癌、乳腺癌、肾癌等已展开了初步的应用。除了氢质子,越来越多的其他原子核如^{31}P、^{23}Na、^{19}F、^{13}C 等均已用于波谱成像中,其中^{13}C波谱成像是最近研究较多的一种成像方法。虽然^{13}C 具有较长的弛豫时间和较大的化学位移范围,但其回转磁率较低,成像的敏感性较低,新近出现的动态核极化技术能在一定程度上克服上述问题，能显著提高超极化后的^{13}C 的检测敏感性，目前^{13}C-MRS 已初步应用于肿瘤组织的成像，超极化的^{13}C 可检测肿瘤组织中的丙酮酸盐和谷氨酰胺。

2. CEST 成像　CEST 成像技术是近年来新发展的 MR 分子成像序列，利用机体内存在的大分子物质作为天然 CEST 对比剂进行成像，能够测量多种肿瘤代谢物在肿瘤内的含量。肿瘤代谢物如葡萄糖、蛋白质、糖胺聚糖、糖原、肌醇、肌酸、乳酸等内均含大量氢质子，在进行磁共振扫描时通过对其施加预饱和脉冲使其氢质子得到饱和，饱和的氢质子与周围水中的氢质子进行化学交换，通过测定水分子信号的变化，可以间接反映这些代谢物在肿瘤内的含量，利用这一技术可以对肿瘤的早期诊断与治疗提供诸多有用信息，成为研究肿瘤代谢极具临床应用前景的方法。

（三）光学成像

光学成像是一种基于使用生物发光或荧光作为对比源，通过检测可见光光谱中的光子进行成像的检查方法。虽然在肿瘤生长过程中荧光成像可以监测接近病变表面的血管生成，但是迄今为止这种技术大部分仍处在临床前研究中，部分技术已经向膀胱肿瘤、口腔肿瘤和头颈部肿瘤等浅表肿瘤诊疗和肿瘤术中导航领域转化。在纵向研究中，光学成像能对小啮齿动物的整个身体进行无创性成像。

在代谢成像方面，比较有代表性的光学染料是δ-氨基酮戊酸（ALA）。ALA 是一种二代光敏剂，是体内血红蛋白合成过程的前物。正常情况下，ALA 在细胞内的浓度非常低。当外源性的 ALA 进入体内后，可被增生活跃的肿瘤细胞选择性吸收和积累，并在细胞内转化为原卟啉Ⅸ（PPⅨ）等卟啉类物质。PPⅨ具有很强的荧光，可以在内镜系统下观察。此外 PPⅨ还具有光敏性，可以进行光动力治疗，从而实现诊疗一体化。

1. 肿瘤的早期诊断和早期治疗　目前白光膀胱镜检查通常能发现突出表面并且体积较大的膀胱癌，但对于识别其他类型的膀胱癌效果不佳。荧光成像技术为膀胱癌的检测带来了新的希望。Kriegmair 等发现膀胱内灌注 ALA 进行荧光镜检，能够检测出多种膀胱病变，并且敏感性可达 100%。研究者经过多项实验证明，相比于传统的成像技术，易被膀胱镜忽略的原位癌能被 ALA 诱导的 PPⅨ荧光技术识别。然而，ALA 的生物利用度在恶性肿瘤组织中比较低，因此亲脂性的已基氨基酮戊酸（HAL）被研究开发用于膀胱癌诊断。HAL 能更好地渗透膀胱各层，并能更均匀地分布在肿瘤组织中，只需低剂量 HAL 便能产生较高的荧光发射强度。Skyrme 等在内镜下对 ALA 检测到的膀胱癌进行了同步光动力治疗，4 个月后复查肿瘤治愈率接近 100%，2 年以后复发率为 54%。近年来其他光敏剂，例如金丝桃素荧光检测等也被用于膀胱癌检测。此外，光敏剂荧光数据不仅能用于疾病的检测还能用于病理分级。

2. 肿瘤的分期　口腔癌的预后与确诊时肿瘤的发展阶段密切相关。Ebihara 等进行了仓鼠颊囊口腔癌模型试验，他们发现注射 ALA 药液后，癌症初期和癌症演变期间肿瘤部位所释放的荧光量不同，未来有望实现利用光学成像明确肿瘤分期。

3. 评价疗效　Kennedy、PoRer 和 Pross 最早阐述了外用 ALA-PDT 对于皮肤基底细胞癌和鳞状细胞癌的治疗作用。由于 ALA 容易渗透入异常角蛋白组织，肿瘤组织 PPⅨ的荧光强度增强。最近，Hewett 等人利用多激发光源的光谱荧光成像系统，检测体表皮肤癌在 PDT 治疗前、中、后 PPⅨ光漂白动力学特征，通过改变光传输比率和分次方案可以优化治疗效果。

4. 监测复发和转移　监测肿瘤转移的载体荧光成像技术特别适合评价肿瘤的转移情况，包括肿瘤是否转移、转移瘤的靶器官及瘤体生长速度等方面。在观察肿瘤转移的过程中，可以通过荧光位置的转移实时监测肿瘤发生转移的时间及转移部位。

目前使用光敏剂荧光成像技术诊断卵巢癌也获得较好的效果。卵巢癌复发率很高，而且微小的转移瘤不易被非光学成像检查和二次腹腔探查手术发现。Chan 等和 Ludicke 等的研究分别使用 AL 诱导或 HAL 诱导的 PPⅨ，病变组织与正常组织的荧光强度比大约为 4∶1，成功检测到微小病变。此外，微米级的卵巢癌结节也被 Zhong 等人结合了 PFD 的分辨率较高的荧光显微镜成功地检测到。

5. 术中导航　光学成像能有效地鉴别肿瘤组织与肿瘤周围的正常组织。例如，荧光引导切除术（fluorescence-guided resection，FGR），人们逐渐开始关注 FGR 在脑部肿瘤治疗中的作用。在切除恶性肿瘤过程中，周围正常组织区域的损伤程度与患者无进展生存率和生活质量密切相关。Stummer 等人在恶性胶质瘤细胞中加入 ALA 后观察到了卟啉大量聚集，他们将荧光成像应用到脑肿瘤的切除手术中，并在部分患者中证实了这项发现。在此基础上，Zimmermann 等评估了替莫泊芬（四间羟基苯基二氢卟吩，mTHPC）用于恶性脑胶质瘤 FGR 的作用，由于其细胞毒性更大、穿透性更深，更适用于较大的脑部肿瘤。

另一方面，光学术中导航需要成像设备支撑。中科院分子影像重点实验室田捷研究员自主研制了国内首台乳腺癌光学分子影像手术导航系统，并成功开展临床应用。临床研究发现，在实际手术过程中，注射光学分子探针后 3 分钟左右便可以看到前哨淋巴结的位置，医生可以在图像引导下准确切除前哨淋巴结组织。在组织切除后，还可以根据荧光的反馈判断是否有荧光残余，是否达到准确切除的目的。与传统技术相比，光学术中导航缩短了手术时间，改进了手术的方法。

二、受体成像

肿瘤受体成像是以肿瘤细胞表面特异性或过度表达的受体为靶点，以受体对应的配体或配体结合物为载体，利用受体和配体的特异性反应，将信号分子送至受体表达阳性的肿瘤细胞的一种成像方法。该成像方法的优点是亲和力高、特异性强、血液清除速度快、图像对比度高、免疫反应较少。当前，肿瘤受体成像方法主要有：核医学肿瘤受体成像、磁共振（MRI）分子成像及光学分子成像。

（一）核素显像

核医学肿瘤受体显像利用放射性核素标记可与受体选择性结合的配体，与肿瘤组织中高表达的受体特异性结合，从而对肿瘤受体的空间分布、密度及亲和力进行活体显像。这种显像方法具有亲和力高、特异性强、血液循环时间短、组织穿透能力强等特点，可以在较短时间内获得高对比度的肿瘤影像，且几乎不引起人体免疫反应，因此不仅有助于肿瘤的诊断和分期，还可指导治疗方案选择和评价肿瘤预后。放射性核素肿瘤受体成像使用较多的核素有^{18}F、^{124}I、^{111}In、^{99m}Tc、^{67}Ga、^{68}Ga、^{64}Cu 等。生长激素抑制素受体、表皮生长因子受体、类固醇受体等受体目前研究较多，已经在某些肿瘤的诊断、分期、治疗与预后评估中显示出较好的作用。

1. 生长激素抑制素受体显像　生长激素抑制素（SST）是一种环状多肽，在神经系统、消化道以及胰腺中分布较多，它的受体 SSTR 除了在正常组织存在广泛的表达以外，还经常表达在许多种类的肿瘤组织之中，例如神经内分泌肿瘤、神经系统肿瘤、乳腺癌、甲状腺髓样癌和小细胞肺癌等，因此，使用放射性核素标记的 SST 及其类似物可以用作核医学分子探针。目前，SSTR 共发现 5 种亚型，即 SSTR1，SSTR2，SSTR3，SSTR4 和 SSTR5，大部分生长抑素类似物主要亲和 SSTR2 亚型。不同类型的肿瘤表达不同亚型的 SSTR：神经内分泌肿瘤及脑膜瘤常高表达 SSTR2，头颈部的嗜铬细胞瘤、副神经节瘤及甲状腺髓样癌主要表达 SSTR3，肠道腺癌高表达 SSTR3 或 SSTR4。

奥曲肽（octreotide）、RC-160、P587、TOC 等生长抑素类似物被广泛的应用于临床及研究中，其中奥曲肽是研究较多而且较为成熟的一种生长抑素类似物。^{111}In-DTPA-octreotide（Octreoscan™）对 SSTR2 有高亲和力，目前已经通过 FDA 批准用于临床使用，进行 SSTR 阳性的神经内分泌瘤的显像。目前一种新型 SST 衍生物^{99m}Tc-octreoscan（^{99m}Tc-HYNIC/EDDA-TOC）逐渐应用于临床，研究发现^{99m}Tc-octreoscan 能被神经内分泌肿瘤组织快速摄取，其生物学分布与^{111}In-Octreoscan 相同，但 T/NT 比值更高，而且可以发现更多病灶。^{99m}Tc-octreoscan 较^{111}In-octreoscan 成本低，显像的敏感性更高，更适合 SPECT 诊断 SSTR2 高表达的肿瘤的。

^{68}Ga、^{66}Ga、^{18}F、^{86}Y 和^{64}Cu 等核素标记的多肽探针也已经开始应用。常用的^{68}Ga 标记 SSTA 主要有^{68}Ga-DOTA-TOC（^{68}Ga-DOTA-[Tyr3]-octreotide），^{68}Ga-DOTA-NOC（^{68}Ga-DOTA-[Tyr3]-octreotite）和^{68}Ga-DOTA-TATE（^{68}Ga-DOTA-[Tyr3]-octreotate）。^{68}Ga-DOTA-NOC 对 SSTR2、SSTR3 和 SSTR5 均有亲和力，^{68}Ga-DOTA-TOC 主要亲和 SSTR5（稍低于 NOC），^{68}Ga-DOTA-TATE 主要对 SSTR2 有较高的亲和力；对 SSTR2、3、5 均有亲和力的^{68}Ga-DOTA-NOC 比仅对 SSTR2 有特异性结合的^{68}Ga-DOTA-TATE 检测到的病灶更多。Henze 等研究发现^{68}Ga-DOTA-TOC PET/CT 可以清楚检测到 1cm 以下的脑膜瘤，具有良好的敏感性、特异性和 T/NT 比值。Venkitaraman 等的研究表明，^{68}Ga-DOTA-TOC 可以有效评估肺部良性肿瘤，其敏感性、特异性及准确性明显优于^{18}F-FDG。

最近，多种^{18}F 标记的奥曲肽成为研究热点，其中^{18}F-FET-G-TOCA 和^{18}F-FET-β-AG-TOCA 标记率最高，在条件合适的情况下可达到 100%，临床转化的条件较为容易实现。通过 PET 显像发现这两种探针在肿瘤中的摄取均高于此前较为热门的^{18}F 标记的奥曲肽探针^{18}F-AlF-NOTA-TOCA，而且可以高特异性并且快速地在靶点位置浓集，药代动力学也相对较快，具有非常大的临床使用潜力。^{64}Cu 标记的 SarTATE 是一种最新报道的分子探针，其合成所需条件要求较低并且具有较高的放化产率和纯度，研究表明，^{64}Cu-SarTATE 对肿瘤细胞所表达的 SSTR2 具有较高的选择性，具有临床应用的潜能。

2. 表皮生长因子受体显像 表皮生长因子受体(EGFR)属于酪氨酸激酶型受体，属于 ErbB 受体家族的成员。表皮生长因子与该受体在细胞外的结构域结合，从而使胞内的酪氨酸激酶结构域出现磷酸化，EGFR 激活，导致 DNA 的转录增加，进而出现抗细胞凋亡、血管生成和细胞增殖的结果。目前的研究发现，几乎全部的头颈部肿瘤都有 EGFR 的过度表达，肾细胞癌、结肠癌、胰腺癌、乳腺癌、卵巢癌、前列腺癌、非小细胞肺癌和恶性胶质瘤也显示出 EGFR 的过度表达。因此，可以根据这一特性设计针对 EGFR 过度表达的肿瘤显像分子探针。

EGFR 显像可以成为检测 EGFR 是否过量表达的一个非常可信的指标，而且，在经过靶向肿瘤的治疗后，对治疗有反应的肿瘤组织会出现变性坏死，在检查时肿瘤对 EGFR 显像剂的摄取，较治疗前会出现明显下降，因此有助于评价疗效和制定下一步的治疗计划。目前，^{11}C-厄洛替尼 PET 显像在临床已经用于评价厄洛替尼靶向治疗肿瘤的效果。^{11}C-PD153035 是表皮生长因子受体酪氨酸激酶(EGFR-TK)抑制剂，对 EGFR-TK 具有高度选择性，在肿瘤细胞及组织内的摄取浓度均与 EGFR 的表达水平有明显的正相关性。^{11}C-PD153035 在胃肠道分布浓度高，影响腹部器官及肿瘤的分辨，但其在肺内活性较低，为肺内肿瘤的检测提供了有利依据，是监测人体肿瘤，特别是非小细胞肺癌 EGFR 水平的有前景的示踪剂，有助于指导肿瘤的靶向治疗。^{68}Ga-DOTA-hEGF 是将 EGFR 的天然配体通过核素标记后开发出的探针，研究者使用其进行了肿瘤显像，发现其对 EGFR 亲和性和特异性较高，具有临床使用的潜力。

3. 血管内皮生长因子受体显像 血管内皮生长因子(VEGF)属于酪氨酸受体激酶家族，是一种非常重要的促进血管形成和增加血管通透性的诱导因子，可以对血管生成进行调控。VEGF 在多种肿瘤中过量表达，是目前研究比较活跃的肿瘤显像和治疗靶点。

^{18}F-FBEM-scVEGF 的受体结合特异性非常高，合成相对容易，其在乳腺癌、人恶性胶质母细胞瘤等 VEGFR 大量表达的肿瘤中，会出现很高的特异性摄取，可以用于肿瘤的诊断以及治疗效果的评价。

4. 类固醇受体显像 类固醇激素受体(SHR)常见的有雌激素受体(ER)、孕激素受体(PR)、雄激素受体(AR)，是针对激素分泌类肿瘤的诊断和治疗靶点。类固醇受体蛋白在多种肿瘤细胞中会过量表达，并且与某些特定配体的特异性结合，对肿瘤的诊断以及疗效评估都有价值。

ER 在乳腺癌中作用巨大，提示乳腺癌的发生和发展，研究表明接近 75% 的乳腺癌患者会出现 ER 过度表达，并且 ER 的表达水平可以用来预测内分泌治疗疗效。^{18}F-FES 是雌二醇的衍生物，可以特异性结合 ER，对体内 ER 水平进行评估，研究发现^{18}F-FES PET 显像可以用来评估 ER 表达水平，其在乳腺癌的诊断、分期、预后及疗效评价方面有非常重要的参考价值，还可以协助治疗方案的制定。^{18}F-FES PET 显像还可以对抗雌激素疗法对乳腺癌患者的疗效作出有价值的评价。另外，约 70% 的卵巢癌患者也会出现 ER 过度表达。对于复发或转移性乳腺癌、卵巢癌患者，肿瘤的 ER 状态和^{18}F-FES 摄取密切相关。研究表明，虽然原发性肿瘤 ER 呈阳性，但其转移性病变可能不再表达 ER 或只表达非功能性的 ERs。在临床上不可能对所有病灶进行活检来确定整体的 ER 表达情况，也不能反复进行活检以评估肿瘤的表型演变，因此，^{18}F-FES PET 成像可以用作疾病进展或整个治疗过程中监测 ER 表达的重要辅助手段。

研究发现，^{18}F-FES 摄取量及^{18}F-FDG/^{18}F-FES 摄取比值在子宫内膜增生及子宫内膜癌的鉴别方面具有一定意义。与子宫内膜不典型增生相比，低级别子宫内膜癌^{18}F-FES 摄取量更低，^{18}F-FDG 摄取量更高，即^{18}F-FDG/^{18}F-FES 值较高。相反，高级别子宫内膜癌比低级别子宫内膜癌的^{18}F-FDG/^{18}F-FES 值更高。^{18}F-FES 摄取量和^{18}F-FDG/^{18}F-FES 值还可以鉴别子宫肌瘤和恶性子宫肉瘤，恶性子宫肉瘤的^{18}F-FES 摄取量较低，^{18}F-FDG/^{18}F-FES 值较高。

PR 常见于乳腺癌和子宫内膜癌，是肿瘤显像的潜在靶点。PR 的表达对乳腺癌患者接受内分泌治疗的决策及预后有很好的指导作用。研究者设计了一种新的 PR 探针^{18}F-FFNP,对 PR 有很强的特异结合能力,是孕酮结合力的 60 倍,对乳腺癌患者的 PR 水平评估有一定价值,并且也是确认患者对抗雌激素治疗是否适合的重要评估因素。

迄今为止,多种核素标记雄激素类似物的分子探针已有报道,其中^{18}F-FDHT 可以用来监测前列腺癌中 AR 的表达水平,从而指导选择合适的治疗方案,并且可以判断前列腺癌是否出现转移或者复发,还可以用于评估前列腺癌的治疗效果,以及确定抗雄激素 ARN-509 和 MDV3100(恩杂鲁胺)的最佳剂量。研究发现,去势治疗无效的前列腺癌的代谢活动可分为三种模式:AR 占主导地位、糖酵解占主导地位和 AR-糖酵解整合。这些现象有助于对个性化治疗进行观察,并指导治疗药物的开发。

5. 叶酸受体显像 叶酸受体(FR)是很有潜力的肿瘤诊断或者治疗靶点,它分为 FR-α、FR-β、FR-γ 和 FR-δ 四种。其中,前两种受体亚型对叶酸及其衍生物具有高度的亲和力,并且通过内吞作用可以实现内在化。FR-α 在多种肿瘤表面高度表达,如卵巢癌、子宫癌、脑瘤、肺癌、肾癌、乳腺癌等,但在正常组织中呈低表达。FR-β 在激活的非静息状态下的巨噬细胞中会出现高度表达,如风湿性关节炎。

目前用于标记 FR 靶向药物所使用的核素有^{67}Ga、^{111}In、^{99m}Tc、^{64}Cu、^{18}F、^{11}C 等。^{99m}Tc-EC20 是^{99m}Tc与叶酸的螯合物,与 FR 亲和力极高,可以从血液中快速清除,其摄取量与肿瘤 FR 受体水平以及肿瘤的体积成正比关系,在 FR 高表达肿瘤的诊断、分期、预后及疗效评价方面具有应用潜力。叶酸-NOTA-Al^{18}F 是以 FR 为靶点的 PET 显像剂,具有改善的体外性能,并对表达叶酸受体的肿瘤具有高特异靶向性。Chen Q 等的研究表明,它的性能超过^{99m}Tc-EC20,具有更高的分辨率和更短的成像时间,可以替代^{99m}Tc-EC20 用于表达 FR 肿瘤的鉴别、诊断和分期。

^{99m}Tc-HP3FA 同样对 FR 有很强的靶向性,其优势在于肝脏和肺的摄取非常低,可以用来对 FR 阳性肿瘤进行早期诊断以及判断该肿瘤有无侵袭性,具有非常大的临床应用价值。

6. 胃泌素受体显像 胃泌素在消化系统中分布极为广泛,在消化生理调节中有重要作用。研究表明,胃泌素通过其受体介导细胞内一系列信号传导,促进细胞分裂和 DNA 合成,对肿瘤细胞尤其对胃癌、结直肠癌等胃肠道肿瘤有促生长作用。胃泌素受体(GR)在甲状腺髓样癌、小细胞肺癌、星形细胞瘤、间质瘤和胃胰分泌肿瘤等肿瘤中均过量表达,从而使用胃泌素类似物进行同位素标记制备探针在胃泌素受体阳性肿瘤的诊断方面具有较大的潜力。

甲状腺髓样癌和小细胞肺癌中过度表达的 CCK-B 受体与胃泌素类似物结合,亲和力和选择性都非常好;在靶向诊疗甲状腺髓样癌和小细胞肺癌等肿瘤的放射性药物研究中,胃泌素类似物被作为优先选择的配体,胃泌素受体相关探针的研发和应用已经成为目前肿瘤受体显像研究的热点之一。

7. 血管活性肠肽受体显像 血管活性肠肽(VIP)是一种神经递质,功能较多,可以通过它的受体对正常组织以及肿瘤细胞的增殖分化进行调节。VPAC 是 VIP 的受体,其在各种正常组织和肿瘤组织中都呈现出广泛的分布,但是它在正常组织中的表达密度远远低于肿瘤组织,这说明针对血管活性肠肽受体设计探针对肿瘤进行诊断和疗效评估具有很高的价值。

目前^{99m}Tc、^{123}I、^{18}F 和^{64}Cu 标记的 VIP 分子或类似物作为 VIP 受体的显像剂在研究中。尽管这些显像剂的临床应用有限,但能灵敏探测人体 VIP 受体阳性的结直肠癌、乳腺癌、胃肠道神经内分泌肿瘤、胰腺癌等肿瘤原发和转移灶。

现在^{99m}Tc 标记的 VIP 已经应用于消化系统肿瘤的诊断分期和预后监测等,而且可以借此评估肿瘤对 VIP、VIP 类似物或 VIP 受体拮抗剂的治疗疗效,从而对治疗方案的选择提供足够有价值的信息。此外用^{99m}Tc 标记的 VIP 类似物进行 SPECT 扫描可用于早期或转移性乳腺癌患者的检查。

^{64}Cu-TP3805 显像与 CT 扫描相比,灵敏性高,^{64}Cu-TP3805 能检测出高表达 VPAC 受体的所有恶性肿瘤,提高了肿瘤显像的准确性。

88% ~100% 的前列腺癌存在高表达的 VIP 受体,以 VPAC1 亚型占主要地位。核素显像能够发现前列腺癌原发灶和转移灶,并可评价疗效。^{64}Cu-TP3939 可清晰地显示组织学Ⅳ级的前列腺上皮内瘤变,有望成为前列腺癌 PET 显像的分子探针,有助于前列腺癌的定位和治疗效果评估。

^{123}I-VIP 受体显像是一种高灵敏度的结肠癌核素显像方法，^{123}I-VIP 作为配体用于 VIP 受体核素显像，可对胃肠道恶性肿瘤进行显影。

8. 多巴胺受体显像 多巴胺（DA）受体是脑功能活动中的重要受体，与多种神经系统疾病密切相关，在神经和精神疾病中发挥至关重要的作用。DA 受体显像剂是对多巴胺受体的拮抗剂或激动剂进行适当的结构改造或修饰，用放射性核素标记后与脑内 DA 受体特异性结合，从而显示受体的数量、部位以及活性。DA 受体中，D2 受体成像研究较多。在一些疾病早期未经治疗时，D2 受体可以因为代偿而出现上调从而表达增多并且活性增强，从而会使特异性放射性配体摄取增加。

6-^{18}F-FDOPA 是左旋多巴的类似物，可以透过血脑屏障，并且与 DA 受体特异性结合。研究发现 6-^{18}F-FDOPA 也可以准确诊断神经内分泌肿瘤，而且可以用于骨损伤的评价。

^{18}F-Fallypride 也是一种常用的多巴胺受体显像剂，属于苯甲酰胺类化合物，对多巴胺受体选择性好、亲和力强，^{18}F-Fallypride 能在体、无创地显示纹状体及纹状体外核团的 D2 和 D3 受体分布情况，^{18}F-Fallypride PET/CT 显像可以用于脑神经疾病研究。

^{18}F-Fethypride 与常用的^{18}F-Fallypride 相比，原料廉价易得、合成方法简单、产率高，在动物体内生物分布实验表明其能与纹状体中富含的多巴胺受体特异性结合且亲和力高，因此^{18}F-Fallypride 有望成为多巴胺受体显像剂，用于 PET/CT 诊断神经系统疾病。

9. 其他 除了上述受体显像，还有多种肿瘤大量表达其他受体，例如唾液酸糖蛋白受体在肝细胞肝癌及肝转移肿瘤过度表达，σ 受体在多种人类恶性肿瘤中高表达，促胃液素释放肽受体在前列腺癌和乳腺癌中大量表达（图 12-2-2）。这些受体在理论上可以作为肿瘤的靶向标记物，但是目前还没有能成功应用到临床中，所以仍需要进一步研究具有更高亲和力、更高稳定性的分子探针，争取临床转化。

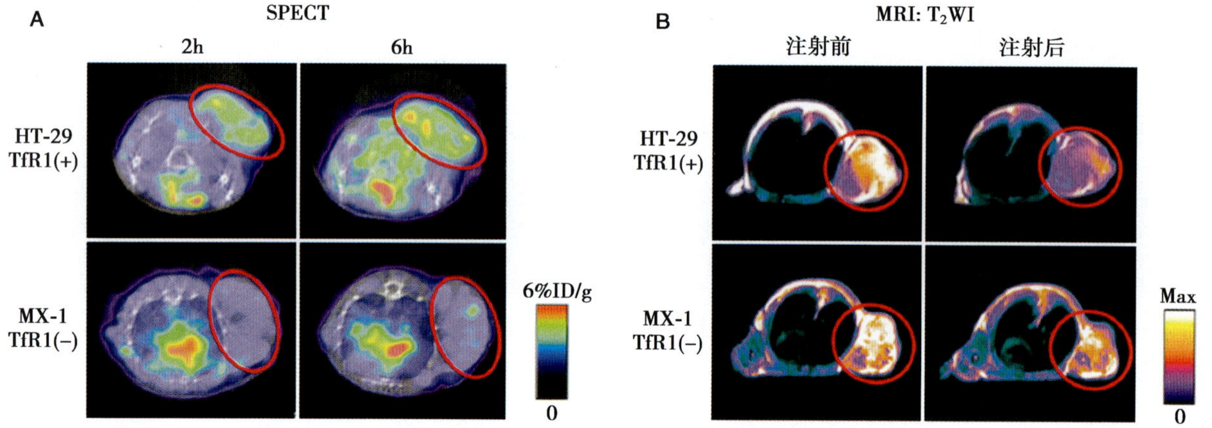

图 12-2-2 ^{99m}Tc-HYNIC-SP94 对肿瘤移植小鼠的 SPECT 显像

（二）MRI

以肿瘤细胞表面特异性高表达的受体为靶点，将对应的配体或配体结合物与常用的 MR 对比剂偶联构建 MR 分子探针，就能实现肿瘤受体的 MR 分子成像。与放射性核素肿瘤受体成像相比，MR 肿瘤受体成像的空间分辨率和软组织对比具有明显的优越性，但是其较低的敏感度导致其成像灵敏度较差，使得 MR 肿瘤受体成像既具有很好的研究和应用前景，又面临着诸多挑战。到目前为止，MR 肿瘤受体成像还处于临床前阶段，常用的对比剂包括：分子对比剂-钆螯合物和磁性纳米颗粒；而研究较多的靶向肿瘤受体包括：叶酸受体、酪氨酸激酶受体、转铁蛋白受体和类固醇类受体等。

1. 叶酸受体 也称叶酸结合蛋白，是一种糖基磷脂酰肌醇锚定的膜蛋白，分子量约为 38～40kDa，能和叶酸（又名维生素 B_9）和叶酸偶联药物高亲和力结合（Kd 值约为 100pM）。由于具有不同的结构和糖基化位点，叶酸受体分为 3 种亚型，分别为 FR_α、FR_β和 FR_γ。FR_α在大多数正常组织中表达水平较低，只在脉络丛、肠组织和肺组织上皮细胞以及基底部肾小管、胎盘中少量表达。同时，除了肾脏外，其他正常组织中的 FR_α 限制性地表达在极化上皮组织的顶端，通过静脉注射的叶酸及其类似物无法与其特异性结合。因此，在正常人体组织中，叶酸及其类似物只能和肾脏中表达的 FR_α 结合。相反，在多种上皮癌的细胞表面，FR_α 的表达量明显上调。研究表明，这些高表达 FR_α 的上皮细胞癌包括：卵巢癌、宫颈癌、子宫内膜癌、肺癌、肾癌、脑肿瘤和头颈癌。进一步的研究表明，随着卵巢癌的进展，FR_α 的表达量会进一步增加；侵袭性乳腺癌和结肠癌的 FR_α 表达量和患者生存期存在明显的负相关。与 FR_α 不同，FR_β 的表达高度保守，只表达在活化的巨噬细胞、单核细胞和成熟的中性粒细胞表面，在其他正常组织中几乎不表达。FR_β 在造血系统肿瘤细胞中高表达，尤其是像 AML 和 CML 等髓系白血病。需要指出的是，最近的研究表明，在一些不同来源的实体肿瘤中也发现了 FR_β 的高表达，而 FR_γ 主要表达在造血细胞表面特别是淋巴细胞表面。

由于叶酸受体的肿瘤特异性高表达及和叶酸及其类似物的高亲和力结合，使其成为了肿瘤靶向成像和治疗的理想靶标而受到人们的广泛关注和深入研究。钆（gadolinium，Gd）螯合物是一种顺磁性复合物，能显著缩短邻近质子的纵向弛豫时间，由于具有较高的弛豫效能和较好的生物安全性，Gd 螯合物已经成为临床上最常用的磁共振对比剂。常规的 Gd 螯合物没有靶向性，但是将其和叶酸或者叶酸类似物偶联，构建分子探针，就能实现肿瘤叶酸受体的特异性 MRI，Wiener 较早对 Gd-叶酸复合物的肿瘤受体成像进行探索，通过将叶酸分子和 Gd 分子结合构建了 Gd-叶酸树枝状大分子探针，对荷瘤裸鼠进行 MRI。结果表明 FR 阳性肿瘤的对比剂摄取量显著高于 FR 阴性肿瘤（3.64% vs 0%），除了肾脏，对比剂在其他器官的聚集可以忽略不计，证明了基于 Gd-叶酸复合物对肿瘤叶酸受体进行特异性 MRI 的可行性。Sheela、Saborowski 和 Sideratou 等也分别将叶酸和 Gd 分子结合，构建了 Gd-叶酸树枝状大分子探针用于肿瘤受体特异性 MRI。但是 Gd-叶酸树枝状大分子探针的分子量较大，在肿瘤间质内压力升高的情况下，通过血管壁和肿瘤间质到达肿瘤细胞表面存在一定的难度，会延迟成像过程中强化峰值出现的时间，同时也会影响成像的增强效果。构建低分子量的叶酸-Gd 复合物能一定程度上避免上述问题。Kalber 等将叶酸连接在一个乙二醇（ethylene glycol，EG）分子一端，并将 EG 分子的另一端连接在［mono-amide-GdDO3A］螯合物分子上，构建低分子量探针 FA-GdDO3A，实验结果表明 FR 阳性细胞在短短的 1 小时后就大量摄取对比剂，证明小分子复合物对实体肿瘤的渗透性更好。将叶酸分子偶联在氧化铁纳米粒表面，同样可以实现肿瘤的叶酸受体特异性 MRI，Zhao 等首次将合成的 FR 靶向性荧光葡聚糖分子包被在氧化铁纳米粒表面，对肿瘤细胞进行荧光和磁共振成像。Hong 等用两亲嵌段共聚物聚乙二醇-聚己内酯（PEG-PCL）修饰 SPIO 纳米粒，形成 SPIO 胶束，增大纳米粒的横向弛豫效能的同时降低其纵向弛豫效能，显著提高纳米粒的阴性增强效能，进一步在胶束表面偶联 FA 分子，实现了肿瘤细胞叶酸受体的体外和体内特异性 MRI。Tatsuya 等用介孔二氧化硅纳米粒包裹敏感性 ^{19}F MR 对比剂 PFCE，并在纳米粒的表面偶联叶酸分子和荧光分子 Cy5。实验结果证明了 ^{19}F MRI 在肿瘤的叶酸受体成像中具有很好的应用前景。

2. 转铁蛋白受体 转铁蛋白受体（transferrin receptor，TfR）是一种参与铁代谢和调节细胞生长的非常重要的蛋白质，是一种Ⅱ型跨膜糖蛋白，由两个完全相同的单体经二硫键交联而成的二聚体（分子量为 180kDa）。每个单体由 760 个氨基酸组成，分子量约为 90～95kDa，含有一个由 671 个氨基酸组成的长的细胞外 C-末端、一个单程跨膜结构域（28 个氨基酸）和一个由 61 个氨基酸组成的较短的细胞内 N-末端，C-末端有 3 个 N-糖基化位点和 1 个 O-糖基化位点，同时，也是转铁蛋白的结合位点。TfR 在脊椎动物的所有成核细胞表面存在普遍表达，但是表达水平各异，在增殖率较高的细胞表面表达水平较高，包括基底部上皮细胞、肠上皮细胞、活化的外周血单核细胞等。在需铁量大的细胞表面 TfR 的表达量也较高，包括胎盘滋养细胞和合成血红素的红细胞；而在非增殖细胞表面，TfR 的表达量较低，成熟的红细胞甚至不表达 TfR。与正常细胞相比，多种癌细胞表面的 TfR 表达量显著升高，这主要是因为快速分裂的癌细胞需要大量的铁参与 DNA 的合成（图 12-2-3）。另有研究表明包括膀胱癌、乳腺癌、胶质瘤、肺癌、慢性淋巴细胞白血病和非霍奇金淋巴瘤在内的多种肿瘤细胞表面的 TfR 表达水平和肿瘤的分期以及预后存在明显的相关性。将 MR 对比剂偶联在转铁蛋白上，通过其和 TfR 的特异性结合，可将 MR 对比剂特异性地聚集在肿瘤细胞内，实现肿瘤细胞的 TfR 特异性 MRI。Verma 等将转铁蛋白偶联在钆螯合物末端，对肿瘤细胞进行特异性标记，结果表明，细胞对 Tf-Gd 复合物的摄取远远高于对照组。Kresse 等通过共价键将转铁蛋白偶联在超小超顺磁氧化铁纳米粒表面，得到转铁蛋白-USPIO 纳米探针并对荷 SMT/2A 肿瘤大鼠进行体内 MRI 研究。实验结果表明，该探针在正常大鼠体内的半衰期为 17 分钟，在纳米探针注射到大鼠体内 150 分钟后，肿瘤的信号强度下降了 40%，显著高于单纯 USPIO 和非特异性人血清白蛋白-USPIO 实验组（信号下降约 10%），且强化的时间窗可以持续约 8 小时，证明基于转铁蛋白-USPIO 纳米探针，能很好地对肿瘤组织进行 MR 特异性受体成像。需要指出的是，和单纯增加铁离子的摄取不同，通过 TfR 介导进入细胞的 USPIO 不会马上解离出铁离子，能有效逃避细胞自身抑制 TfR 继续向胞内转运 USPIO 的负反馈机制，使纳米粒在细胞内逐渐积聚，在 MRI 中起到放大增强效能的作用。

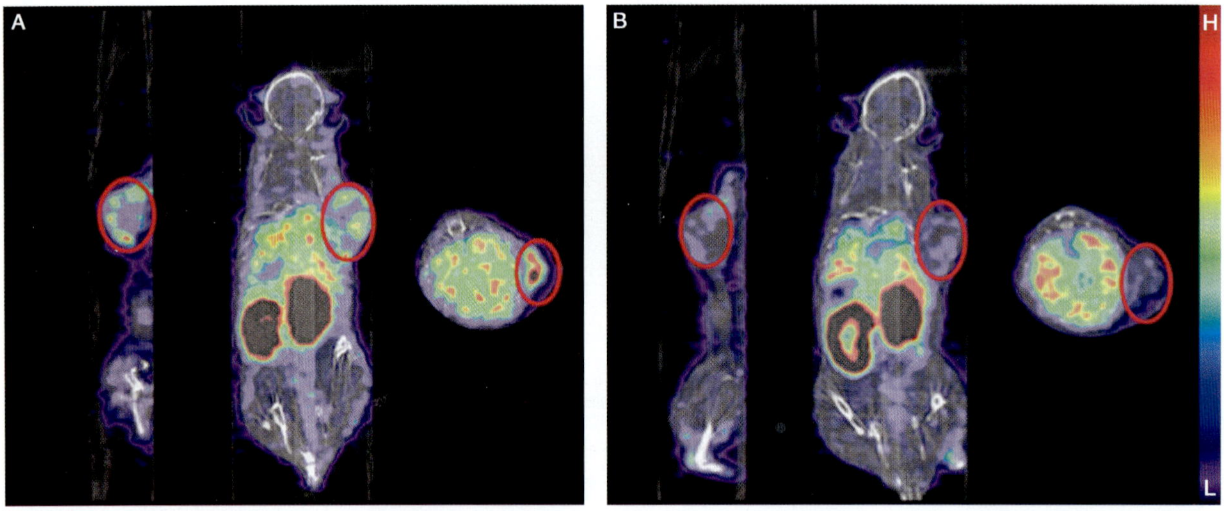

图 12-2-3 ^{125}I-M-HFnNPs 在结肠癌模型小鼠上的核医学/MRI 多模态成像

3. 胰岛素样生长因子 1 受体 胰岛素样生长因子 1 受体（insulin-like growth factor 1 receptor，IGF1R）广泛表达于多种类型的细胞表面，参与细胞的多种功能活动，包括生长、分化，在胚胎的发育过程中也扮演着非常重要的角色。IGF1R 是一种跨膜蛋白，由 2 个 α 亚基和 2 个 β 亚基构成，其中 α 亚基主要位于细胞外，是配体结合的部位，β 亚基则构成受体的跨膜结构，其胞内末端包含酪氨酸激酶活化结构，发挥着信号转导的作用。最近的研究表明，IGF1R 在多种肿瘤细胞表面过表达，在肿瘤细胞恶性表型的形成和维持、肿瘤细胞的浸润和转移上起着不可替代的作用，已经成为抗肿瘤治疗的潜在靶点，将磁共振对比剂和 IGF1 偶联，可以实现肿瘤细胞的 IGF1R 特异性 MRI。Zhou 等将人类重组 IGF1 和磁性氧化铁纳米粒结合，同时携带抗肿瘤药阿霉素，合成了具有诊疗双功能的 IGF1R 靶向分子探针 IGF1-IONPs-Dox，对胰腺癌进行靶向磁共振成像和治疗研究。结果显示探针具有非常好的肿瘤靶向性，能够在肿瘤部位特异性聚集，实现胰腺癌的靶向 MRI。

虽然已经报道了众多配体分子标记的磁共振分子探针，实验结果也证明这些探针能够显著提高肿瘤组织和正常组织之间的信号对比，具有很好的临床应用前景，但是由于磁共振成像的低敏感性，肿瘤受体磁共振成像的临床应用还面临着一些困难。

（三）光学成像

光学成像具有速度快、价格低廉、显像环境防护要求低的特性，可以用于肿瘤的快速筛查。其中，荧光成像作为光学显像的一种技术，具有高灵敏性、快速响应、高空间分辨率、多参数测试和低损伤等一系列的优点，可以早期在微观水平上检测肿瘤组织及其环境的改变和演化，从而对肿瘤的早期诊断以及分期和预后评估有着相当重要的应用价值。目前研究较多的有荧光染料探针、量子点和近红外成像。

1. 叶酸受体成像 大量分子生物学研究的结果表明：许多肿瘤细胞（如胃癌、肺癌、卵巢癌、乳腺癌和结直肠癌等）膜表面能过度表达叶酸受体，并与肿瘤细胞的生长增殖密切相关。因此探测叶酸受体的表达和分布具有重要意义。叶酸受体（FR）除了应用于放射性核素肿瘤受体成像和磁共振肿瘤受体成像以外，在光学肿瘤受体成像中也存在重要的应用价值。

叶酸荧光探针复合物 FA-ED-BEA-NIR2 对叶酸受体阳性肿瘤具有良好的选择性成像效果，例如该复合物对卵巢癌 OVCAR3 细胞有良好的成像作用。Moon 等用叶酸修饰的花菁染料来对肿瘤细胞进行荧光标记，结果表明，过量表达 FR 的肿瘤细胞由于对叶酸有很强的亲和作用，从而表现出荧光增强的现象，而且荧光保留时间延长，对肿瘤细胞标记的靶向性也有明显提高，含有 FR 的肿瘤细胞呈现明亮光度，正常组织则几乎无荧光显示，此方法可将邻近正常组织与肿瘤组织明显区分开来。Miki 等使用开环易位聚合，铜催化偶极点击反应和锇催化的双羟基化反应合成了容易与叶酸和吲哚菁绿结合的双亲性聚合物，可以有效且选择性地在肿瘤组织中积累，而在正常细胞中的集聚减少，具有早期诊断肿瘤的潜力。

基于叶酸受体靶向的吲哚菁绿的近红外纳米探针具备良好的在体稳定性、光学特性、肿瘤靶向特性以及长时间在体循环特性的同时，还具有非常优秀的光声成像特性，从而可用于早期肿瘤的检测和靶向成像等研究。

此外，聚酯光声纳米探针对叶酸过度表达的 MDA-MB-231 细胞具有良好的寻靶能力，可以有效地增强光声信号对比度，是一种良好的叶酸受体靶向探针，有望在乳腺癌早期诊断分子影像与影像辅助治疗中得到广泛应用。

2. 透明质酸受体成像 透明质酸黏附分子广泛存在于结缔组织和神经系统中，是有特定结构域的线性生物多聚糖，透明质酸与受体特异性结合成蛋白多糖复合物，因此实现了靶向性，这为使用放射性核素标记透明质酸制作为分子探针从而对肿瘤进行诊断奠定了基础。

CD44 是一种研究较多较成熟的透明质酸受体，变异型 CD44 广泛表达于多种肿瘤细胞的表面，肿瘤侵袭性增强时，结合透明质酸的能力也大大提高，在某些肿瘤细胞表面变异型 CD44 过度表达又会导致肿瘤的侵袭和转移性增加，转移后的肿瘤细胞上 CD44 也有过度表达，而正常细胞 CD44 表达较少或不表达，因此癌细胞上的 CD44 是抗癌治疗的靶标。

已知透明质酸受体 CD44 能通过选择性剪接产生各种异构体，一些异构体与胃癌相关。胃癌是第三大常见的癌症死亡原因，远处转移的晚期胃癌（AGC）患者的存活率非常低，因此，通过靶向 AGC 中的细胞表面分子来检测和消灭播散性癌细胞，将改善患者的存活率。根据这一原理设计制备 CD44 相关的肿瘤靶向探针，来对肿瘤进行诊断和疗效评估具有很大的潜力。Yang 等使用透明质酸连接 Cy5.5，发现可以在活体内直接靶向胃癌干细胞，并进行近红外荧光成像。Kim 等使用透明质酸包裹 Gd 剂和荧光染料 Cy5.5 制备纳米颗粒，发现这种纳米颗粒可以被高表达 CD44 的肿瘤细胞大量吞噬，进行靶向性光学和磁共振双模态成像。Choi 等使用自组装的透明质酸纳米颗粒装载光敏剂 Ce6，发现不仅在活体靶向 CD44 高表达的肿瘤细胞，还可以进行同步光动力治疗，实现诊疗一体化。

3. 血管内皮生长因子受体成像 早期也称作血管通透因子。在正常组织中，VEGF 与抗血管内皮细胞生长因子同时存在，且保持相对平衡，使血管可以正常地生成和分化。而在肿瘤组织中，多种致癌因素触发致使 VEGF 的分泌激增，远远超过抗血管内皮细胞生长因子的作用。因此肿瘤血管大量生长，为肿瘤生长提供了优越的环境。

利用 VEGF 标记荧光探针，可以直接对肿瘤高表达的 VEGFR 进行成像。陈小元教授在氨基修饰的量子点表面连接 VEGF，并同时修饰^{64}Cu，进行近红外荧光和 PET 双模态成像。在小鼠模型中，发现胶质瘤细胞 U87MG 对修饰的 VEGF 量子点的吞噬量大幅增加。离体实验表明这种吞噬现象来源于 VEGF 和 VEGFR 之间的高亲和力。

三、基因显像

基因显像是指采用放射性核素标记的特异性探针，从基因水平直接或间接观察机体细胞功能代谢过程的空间和时间信息的方法，它是以解剖图像方式显示基因的表达，基因显像将会对分子医学、基因诊断学及基因治疗等产生巨大的推动作用。基因显像的关键是特异性探针的选择和标记技术，随着分子影像技术和放射性标记技术的飞速发展，基因显像已经从基础研究、临床前期研究进入初步临床应用阶段。

（一）核素显像

基因核素显像是目前基因成像中灵敏度较高、发展较快的一种技术。目前在肿瘤的早期诊断、良恶性鉴别诊断、疗效预测和预后评价、治疗效果监测等方面有着广泛的应用。

1. 肿瘤的早期诊断 肿瘤的早期诊断是影响肿瘤患者治疗和预后的重要因素。目前，基因核素显像在肿瘤的早期诊断已实现了临床应用，例如用核素^{11}C 标记生存素 mRNA 的反义寡核苷酸 LY2181308（已完成急性髓系白血病、正进行非小细胞肺癌和激素难治性前列腺癌的Ⅱ期临床试验的基因治疗药物），很少的剂量便可成功实现实体肿瘤的 PET/CT 显像，为多种恶性肿瘤的早期诊断以及基因治疗实时示踪在临床层面的应用提供了可行方法。

2. 肿瘤的良恶性鉴别诊断 肿瘤的术前良恶性鉴别在临床上仍面临着重要挑战，而 CT、MR、核医学等现有影像技术在这方面仍有比较大的局限。^{18}F-FLT 是胸腺嘧啶的异构体，尽管不直接参与 DNA 合成，但它的代谢高低反映了胸腺嘧啶激酶-1（thymidine kinase-1，TK1）的活性高低，而该激酶和细胞增殖密切相关。因此，肿瘤细胞内^{18}F-FLT 摄取的高低，可以间接反映肿瘤细胞增殖活性的水平，目前^{18}F-FLT 已经广泛用于临床研究，对肿瘤的诊断展现出较好的应用前景。

3. 疗效预测和预后评价 ^{18}F-FLT PET 作为一种可以反映细胞扩增程度的影像技术，除了应用在肿瘤良恶性鉴别诊断方面，在预测肿瘤放化疗疗效上也有了临床应用，恶性肿瘤对放疗、化疗有效首先表现为肿瘤的增生减缓或停止，随后出现肿瘤缩小或消失，使用^{18}F-FLT PET 可以在病灶体积变化之前预测疗效，便于治疗方案的及时调整。目前，在高级别胶质瘤、非小细胞肺癌、食管癌、头颈癌、前列腺癌、乳腺癌脑转移等多种恶性肿瘤放疗、化疗和放化疗的疗效预测评价上，^{18}F-FLT PET 的应用已经十分广泛。除了以上的应用，也有研究显示^{18}F-FLT 摄取与患者的预后呈负相关。

4. 治疗效果监测 单纯疱疹病毒胸苷激酶（HSV1-TK）及其突变体 HSV1-SR39TK 是最常用的一种用于肿瘤基因治疗监测的报告基因。它不仅可作为 PET 基因成像中的报告基因，也是抗肿瘤基因治疗的前体药物转换酶，可以将低毒性阿昔洛韦转化为高毒性的化合物而导致细胞死亡（图 12-2-4）。HSV1-TK 可将核素标记的分子探针磷酸化，使其不能自由出入细胞而被捕获并聚集在细胞内，由 PET 检测到放射性信号，反映治疗基因的表达情况。目前^{18}F-FHBG 及^{124}I-FIAU 在此方面显示出较好的应用前景。

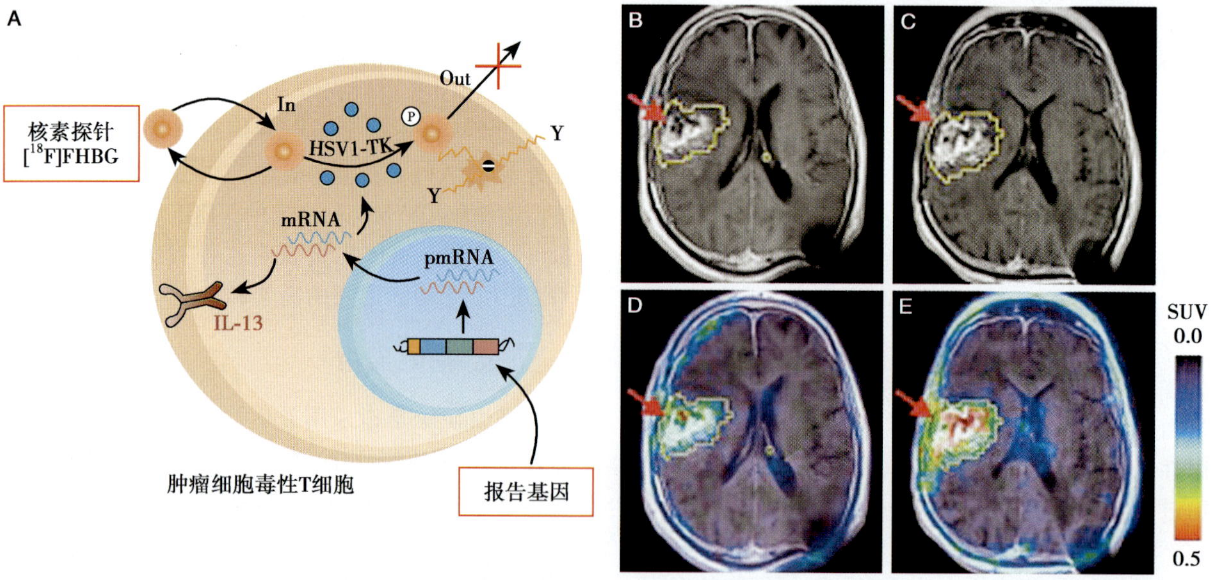

图 12-2-4 报告基因成像用于脑胶质瘤术后复发患者 T 细胞植入免疫治疗细胞示踪

A. 核素探针^{18}F-FHBG 与报告基因产物单纯疱疹病毒胸苷激酶（HSV1-TK）在肿瘤细胞毒性 T 细胞内相互作用聚集显像示意图；B～C. T 细胞肿瘤区植入前后 T_1W MRI。B. 植入前，C. 植入后（红箭及黄线标注区为复发肿瘤）；D～E. T 细胞肿瘤区植入前后 PET-MR；D. 植入前，E. 植入后（红箭及黄线标注区为复发肿瘤）

（二）MRI

报告基因通过表达特定的蛋白质，改变局部组织的磁共振对比度，从而实现报告基因的磁共振成像与其他成像模态的基因成像相比，MR 报告基因成像不仅具有非常好的空间分辨率和软组织对比度，还能同时为基因的表达提供解剖和功能信息，具有一定优势。到目前为止，研究人员已经开发出多种磁共振报告基因成像系统（表 12-2-1），其成像策略包括以下几种：①基因表达能催化金属对比剂进行化学修饰的酶，利用其代谢物进行成像；②基因表达铁结合蛋白或者铁储存蛋白，利用他们聚集铁的特点进行成像；③表达能进行化学交换饱和转移的蛋白质。目前，MR 报告基因成像已经在细胞示踪、干细胞治疗疗效观察等方面发挥着不可替代的作用，在肿瘤成像方面也发挥着越来越重要的作用。

表 12-2-1 已有的磁共振报告基因

基因名称	增强方法	底物
肌酸激酶（creatine kinase，CK）	^{31}P-MRS	ATP
酪氨酸激酶（tyrosinase，TYE）	$T_2/T_2{}^*$	铁
β-半乳糖苷酶	T_1	EgadMe
转铁蛋白受体（transferrin receptor，TfR）	$T_2/T_2{}^*$	转铁蛋白-氧化铁纳米粒复合物
铁蛋白（ferritin）	$T_2/T_2{}^*$	铁
Mag A	$T_2/T_2{}^*$	铁
高赖氨酸蛋白（lysine-rich protein，LRP）	CEST	无

铁蛋白是一种广泛存在于动物细胞中的蛋白质，与铁特异性地结合来储存机体中过剩的铁，和转铁蛋白、转铁蛋白受体共同维持细胞内铁的稳态。人体中，铁蛋白主要分布在肝脏、脾脏和大脑的细胞中。铁蛋白外形结构呈球形，包括蛋白壳和铁核。研究证明，铁蛋白的结构具有高度保守性，由 24 个轻亚基和重亚基构成，重亚基提供氧化铁的结合位点，同时由于具有亚铁氧化酶的活性，具有调节铁蛋白活性的功能；相反，轻亚基没有亚铁氧化酶的活性，其主要功能是增强重亚基的活性以及保持铁蛋白的稳定性。由于铁蛋白铁核中储存有大量的铁离子，使得其可以显著缩短周围水质子的横向弛豫时间，因此铁蛋白是一种较为理想的磁共振内源性对比剂，铁蛋白基因作为内源性 MR 报告基因，通常是将铁蛋白整体或者重亚基基因转染到目标细胞基因组中，使其高表达铁蛋白或者铁蛋白重亚基，从而实现 MRI。在肿瘤应用中，铁蛋白可以用于肿瘤的 MRI，并基于 MRI 对肿瘤生长进行观察，对肿瘤的疗效进行评估，Cohen 等将鼠的铁蛋白基因整合到 C6 胶质瘤细胞中，用该胶质瘤细胞构建裸鼠动物模型，MRI 结果显示胶质瘤的 MR 弛豫率显著升高，且其增加幅度和细胞铁蛋白表达以及细胞内铁含量的升高具有明显的相关性。

TfR 是一种Ⅱ型跨膜糖蛋白，和铁蛋白类似，TfR 的高表达能使细胞内铁的含量上升，可以显著缩短周围水质子的横向弛豫时间，实现 TfR 的 MRI。TfR 报告基因的成像策略通常是采用基因工程的方法将 TfR 基因整合到靶细胞的基因组里面，使其高表达 TfR，导致靶细胞内的铁摄取量增加，显著缩短靶细胞的横向弛豫效能，从而实现 TfR 报告基因 MRI，Weissleder 等采用基因工程的方法将人 TfR 基因转染到神经胶质瘤细胞中，使其可以稳定地高表达 TfR，然后将 Tf-MION（单晶氧化铁纳米粒）注射到种植了转染胶质瘤的裸鼠体内，结果显示在注射 24 小时后，胶质瘤表现出明显的 MRI 信号增强。

TYE 是一种具有儿茶酚酶活性的细胞内蛋白酶，具有调控黑色素合成的功能。TYE 调控黑色素合成中的两个基本反应，包括：产生多巴胺的羟基化反应和产生多巴醌的氧化反应，是黑色素合成的限速酶。黑色素是一种阴性金属螯合物，能与顺磁性的铁离子螯合，从而导致周围水质子的弛豫率升高，在 T_1 加权图像上表现为高信号，达到 MR 增强成像的效果，因此，Weissleder 和 Enochs 将 TYE 作为 MR 报告基因，无创地显示基因的表达情况，Qin 等也很好地证明了 TYE 能在体外和体内作为报告基因进行 MRI。作为报告基因，TYE 有很多优点：①除了作为 MR 的报告基因，用于肿瘤成像，TYE 基因也可以作为光声成像和 PET 成像的报告基因；②TYE 的表达是可诱导的，这对降低 TYE 的毒性非常有利。TYE 报告基因系统仍然存在一定的缺陷：①黑色素在细胞内存在的时间较长，累积到一定浓度后能诱导细胞内产生活性氧成分，对细胞产生明显的毒性，这个问题通过构建嵌合体 TYE 蛋白且将其定位于细胞外得到了一定的改善；②目前构建的 TYE 报告基因序列较大，不利于基因整合，需要降低其分子量；③到目前为止，TYE 的诱导水平仍然较低，达不到 MRI 的理想水平。

β-半乳糖苷酶是一种广泛存在于动植物和微生物中的蛋白酶，由 *LacZ* 基因编码。利用其能酶解半乳糖苷底物的特性，β-半乳糖苷酶作为报告基因已经在基础研究中得到了广泛的应用，利用其基本原理，其同样也可以作为 MR 的报告基因，进行活体基因表达成像。和其他的 MR 报告基因成像不同，β-半乳糖苷酶 MRI 是一种间接基因成像，常常需要引入外源性的对比剂，目前，应用最多的外源性对比剂就是 EgadMe[(1-(2-(β-galactopyranosyloxy)propyl)-4,7,10-tris(carboxymethyl)-1,4,7,10-tetraazacyclododecane)gadolinium(Ⅲ)]。EgadMe 是一种顺磁性 Gd^{3+} 的螯合物，大致包括 3 个部分：1 个正三价的钆离子、1 个由 4 个氮杂环十二烷组成的超级环以及 1 个与含氮超级环相连的吡喃半乳糖基。由于 EgadMe 分子中钆离子的配位点基本都被占据，与水分子的络合能力大大降低，因此其缩短水分子 T_1 弛豫时间的能力非常有限。当 β-半乳糖苷酶存在时，EgadMe 分子中吡喃半乳糖基与含氮超级环之间的化学键就会被切断，释放出钆离子的配位点，使得周围水分子的 T_1 弛豫时间大大降低，实现 β-半乳糖苷酶的 MRI。β-半乳糖苷酶报告基因系统的成像策略通常是以 Lacz 作为报告基因，将其和目的基因一起整合到细胞基因组中，通过表达的 β-半乳糖苷酶酶解在细胞中积聚的 EgadMe 分子，实现基因的 MRI。常用的 EgadMe 分子存在一定的缺陷，比如 β-半乳糖苷酶对 EgadMe 分子的酶解活性较低，同时注射入体内的 EgadMe 分子很容易从肾脏排出体外。为了解决这些问题，Arena 等合成了一种新型对比剂 Gd-DOTA-tyr-gal，能显著提高黑色素瘤 MRI 的敏感性。Chang 等设计了一种含有钆 β-半乳糖苷螯合物的智能对比剂 [Gd(DOTA-FPG)H_2O]，用于 β-半乳糖苷酶基因成像，可以显著提高 β-半乳糖苷酶成像的强化程度。

CEST 成像技术是一种特异性预饱和的磁化传递技术，其成像原理可以用较为经典的两池模型进行解释，包括自由水池（溶液池）和可交换池（溶质池）。成像过程中通过对可交换池预先施加饱和脉冲，使可交换池中的氢质子得到饱和，进而与周围的自由水池中的氢质子进行化学交换，使其部分饱和，降低其磁共振信号，最终通过测定水分子信号的变化获得大分子的浓度等信息，实现分子成像。由于和体内水质子的固有频率存在一定的差值 Δ_{CS}，且该差值明显大于两者之间化学交换的速率（K），一些内源性的和外源性的物质能提供较好的 CEST 对比，被广泛用来进行 CEST 成像，包括糖类、氨基酸类、镧系元素等。同样，将能表达 CEST 对比分子的基因引入细胞内，可以实现细胞成像，同时还可以了解细胞内基因表达和代谢的信息，实现 CEST 的报告基因成像。目前，研究人员已经开发出多种 CEST MR 报告基因，Gilad 等一种富含赖氨酸的蛋白质 LRP 的基因克隆、转染到 9L 大鼠胶质瘤细胞中，成功在体外和体内对表达 LRP 胶质瘤细胞进行了 CEST MRI。

（三）光学成像

目前应用最多的光学基因显像是光学报告基因成像系统，它由一个启动子和一个编码荧光蛋白或生物发光蛋白的光学基因载体构成。

荧光的光学显像因其高敏感度、多色检测可行性和可达到亚细胞水平的优势，在光学成像上应用最为广泛。最早发现同时也是应用最广泛是绿色荧光蛋白，有研究者用腺病毒胸苷激酶（herpes simplex virus 1 thymidine kinase，HSV1-TK）和荧光素酶基因以及连接有 p53 启动子的化疗药顺铂构建的分子探针，转染肺腺癌细胞系 A549（p53 野生型）后，可以通过荧光成像，观察报告基因荧光素酶的表达情况来反映肿瘤细胞内 p53 的转录活性。使用 HSV1-TK 和绿色荧光蛋白（green fluorescent protein，GFP）双报告基因（TKGFP），以 ^{124}I-FIAU（Fialuridine）和 Cis-TKGFP 为探针可以实现核医学和荧光双模态显像下对 p53 信号转录通道的基因转录调节情况的有效反映。由不同发射光谱的荧光蛋白可以构建多色成像系统，如绿色荧光蛋白、黄色荧光蛋白、红色荧光蛋白。

目前光学基因成像技术多应用于荧光肿瘤动物模型的建立，例如卢光明教授等将绿色荧光蛋白（GFP）标记的人 NCI-H460 肺癌细胞接种于裸鼠皮下，建立肺癌荧光模型。通过光学成像、动态增强 MRI 和弥散加权成像监测抗血管生成治疗后肿瘤反应，发现利用多模态成像技术能够提供肿瘤抗血管生成治疗后解剖形态、血管功能及细胞分子水平的动态信息，有利于及时评估治疗效果。但由于光学成像检测深度低、背景信号高等问题，光学基因成像目前还很难应用于活体肿瘤诊断，真正走向临床还需要更多的验证和创新。

四、免疫成像

免疫成像是指以分子探针标记相关抗体或抗体片段、免疫效应细胞，通过抗体、抗体片段免疫效应细胞与抗原的特异性结合，将探针导入到靶向目标（如肿瘤组织）内，借助于探针所对应的成像技术，如核医学成像、磁共振成像、光学成像等，通过探测靶区域探针产生的信号，实现对抗原分子的特异性成像，从而为疾病的早期、精准诊断提供可靠的影像学资料。

（一）放射性免疫成像

放射性免疫成像（radioimmunoimaging，RII）技术是用放射性核素标记特异性抗体，引入机体后，与肿瘤表面相应抗原特异性结合在肿瘤组织内的特异性浓聚，借助于核医学成像设备实现对肿瘤及肿瘤转移灶的高灵敏度检测。

RII技术在结直肠癌、肝癌、卵巢癌、乳腺癌、肺癌等恶性肿瘤诊断中有着较多的应用，并表现出了良好的应用前景。例如，在结直肠癌的诊断中，有无淋巴结转移是决定结直肠癌临床分期和治疗方案选择、判断预后的一个重要指标，常规的影像学检查方法对淋巴结转移，特别是小的转移病灶敏感性较低，仅为22%左右，而基于放射性核素^{111}In、^{99m}Tc标记的抗癌胚抗原（carcinoembryonic，CEA）单克隆抗体（monoclonalantibody，McAb）免疫成像技术对结直肠癌除肝脏外的转移灶的诊断灵敏度和特异度可分别高达约70%和90%。选择手术的结肠癌患者，约50%在术后出现肿瘤复发。而在复发病灶的早期发现，以及与炎症、水肿或纤维增生性病灶的鉴别诊断方面，RII具有比常规影像学技术更明显的优势。在肝癌的诊断中，虽然CT和B超等常规检查手段对肝脏肿瘤的诊断具有很高的临床价值，但在原发性肝癌和转移性肝癌的鉴别诊断方面仍具有一定的局限性。通过放射性核素^{131}I或^{99m}Tc标记抗甲胎蛋白（alphafetoprotein，AFP）McAb进行的放射免疫成像可对原发性肝癌作出定性诊断，进而与其他肝脏恶性肿瘤（如转移性肝癌）作出鉴别。当然，基于单一抗AFP McAb的RII技术在原发性与继发性肝癌的鉴别诊断方面仍具有一定的局限性。肝癌肿瘤组织的血供情况、肿瘤细胞表达AFP的能力以及肿瘤是否存在坏死、坏死组织占整个肿瘤组织的比例等因素会对分子探针在肿瘤内的富集程度造成影响，因此，原发性肝癌RII的诊断阳性范围可宽达30%～90%，个体差异性较大。有研究者提出，当使用抗原发性肝癌抗体行RII呈现阴性结果时，可进一步应用针对结肠癌的分子探针行RII，两种检测方法的联合使用可有效提高诊断的特异性和敏感性。在卵巢癌的诊断方面，RII技术能够发现直径为1.0cm甚至1.0cm以下的小病灶，因而可以用于卵巢癌的早期诊断、复发性和转移性病灶的早期发现，提高患者的预后。用放射性核素^{111}In标记的抗肿瘤相关糖蛋白72（tumorassociatedglycoprotein-72，TAG-72）McAb对卵巢癌患者进行RII检查，其诊断结果的敏感性、准确性、阴性预测值分别为100%、72%和100%，明显高于普通CT成像检查的结果（敏感性16.7%、准确性33.0%、阴性预测值28.6%）。在肺癌的诊断方面，RII技术的诊断效能由于肺癌病理类型的不同而表现出一定的个体差异性：肺鳞癌对核素标记的单克隆抗体摄取率最高，小细胞肺癌次之，二者的检出率均可达或接近100%，而肺腺癌对分子探针的摄取较低，其检出率仅为33%左右，因此，RII技术可作为常规CT或X线检查技术的有力补充用于肺癌诊断。RII技术在乳腺癌的诊断方面也具有很好的诊断效能，人类表皮生长因子受体2（human epidermal growth factor receptor 2，HER2）阳性的乳腺癌是乳腺癌中恶性程度较高的一种类型，但其对分子靶向药物（如曲妥珠单抗）具有较好的敏感性，如何对这类患者作出有效且无创的诊断，RII技术无疑提供了一种较好的选择，用放射性核素^{89}Zr、^{111}In标记曲妥珠单抗的分子探针可以有效靶向并结合HER2受体，并且这种结合与肿瘤细胞受体表达的程度呈正相关，因此，基于这类分子探针的RII技术能够有效地对HER2受体阳性的乳腺癌患者作出定性诊断，并筛选出分子靶向药物的优势治疗人群。此外，除了用于肿瘤的直接定性、定量诊断外，RII技术还可用于肿瘤血管生成的评价。用放射性核素标记抗血管内皮生长因子（vascular endothelial growth factor，VEGF）的McAb构建分子成像探针，借助于RII技术可以有效实现对肿瘤血管生成情况的定量评价，例如，用放射性核素^{124}I标记抗VEGF单克隆抗体$HuMV_{833}$，构建分子探针^{124}I-$HuMV_{833}$，通过PET成像，能够有效反映出$HuMV_{833}$在肿瘤患者体内的分布，进而反映出肿瘤血管的生成情况。

（二）磁共振免疫成像

磁共振免疫成像（magnetic resonance immunoimaging，MRII）技术是借助于纳米材料科学的方法将顺磁性或超顺磁性物质标记到抗人肿瘤单克隆抗体或免疫效应细胞上构建分子成像探针，利用单克隆抗体或免疫效应细胞与肿瘤抗原的特异性结合，引起分子成像探针在肿瘤内的特异性聚集，产生与正常组织明显差异的磁共振（magnetic resonance，MR）信号对比，进而实现肿瘤早期、精准诊断的一种新型的磁共振成像（magnetic resonance imaging，MRI）方法。由于MRI具有较高的空间和软组织的分辨率,无电离辐射,多参数成像等诸多优势,因此 MRII 具有很好的潜在应用价值。

MRII 技术中抗肿瘤单克隆抗体的标记多是通过使用双功能螯合剂实现的:首先用双功能螯合剂偶联 McAb,再将各类顺磁性或超顺磁性对比剂,如钆剂(Gd^{3+})、锰剂(Mn^{2+})、超顺磁性氧化铁(supermagnetic iron oxide,SPIO)或超小超顺磁性氧化铁(ultra supermagnetic iron oxide,USPIO)等与其结合(图 12-2-5)。由于不同的肿瘤常常表达不同的肿瘤特异性抗原,设计构建针对不同肿瘤抗原的 MRII 分子探针,借助于 MRI 技术,有望实现对恶性肿瘤的特异性和个性化诊断。虽然,目前 MRII 技术仍处于实验室研究阶段,还未有实现临床应用转化的案例,但相当数量的实验研究已取得令人鼓舞的成果,为 MRII 技术未来的临床转化奠定了坚实的基础。例如用生物素化的曲妥珠单抗预先标记乳腺癌细胞的 HER2 受体,一定时间后注入亲和素化(avidin)的钆螯合物(Gd-DTPA)分子探针,avidin-Gd-DTPA 分子探针与生物素化的单克隆抗体结合,引起 Gd^{3+} 在肿瘤区特异性富集,实现对 HER2 阳性乳腺癌组织的特异性 MR 识别。用 SPIO 标记抗肝细胞癌特异性 McAbHab18 构建的 MR 分子成像探针 Hab18-SPIO,通过尾静脉注入荷瘤鼠体内,借助于抗体 Hab18 与肝癌细胞(抗原)的特异性结合,实现 SPIO 在肿瘤内的特异性富集,进而引起肝癌组织横向弛豫时间的明显缩短,产生特征性的 MR 信号。此外,用于 MRII 技术的抗肿瘤 McAb 还包括:抗人肺腺癌细胞膜糖蛋白的单克隆抗体(3D3)属 IgG1;抗结直肠癌单克隆抗体 A7;抗胶质瘤单克隆抗体等。但是,目前基于抗肿瘤单克隆抗体的 MRII 技术仍具有一定的局限性:由于肿瘤类型的众多,不同肿瘤的抗原明显不同,造成 MRII 技术设计的复杂性;MRI 的探测浓度为微摩尔级,诊断敏感性相对较低,为了达到信号放大的目的,MRII 技术常常需要使用大量的抗体;基于 McAb 的 MRII 分子成像探针的稳定性欠佳,可导致对机体的毒性反应和免疫应答反应,易于被机体内的网状内皮系统识别并吞噬,影响其到达靶区的有效数量等。将标记的对象由单克隆抗体转向抗体片段实现抗体的小型化,或标记免疫效应细胞,如效应 T 细胞、细胞因子诱导的杀伤(cytokine-inducedkiller,CIK)细胞,利用免疫效应细胞对肿瘤的主动靶向作用,提高探针对肿瘤组织的靶向效能,已经成为研究的热点。

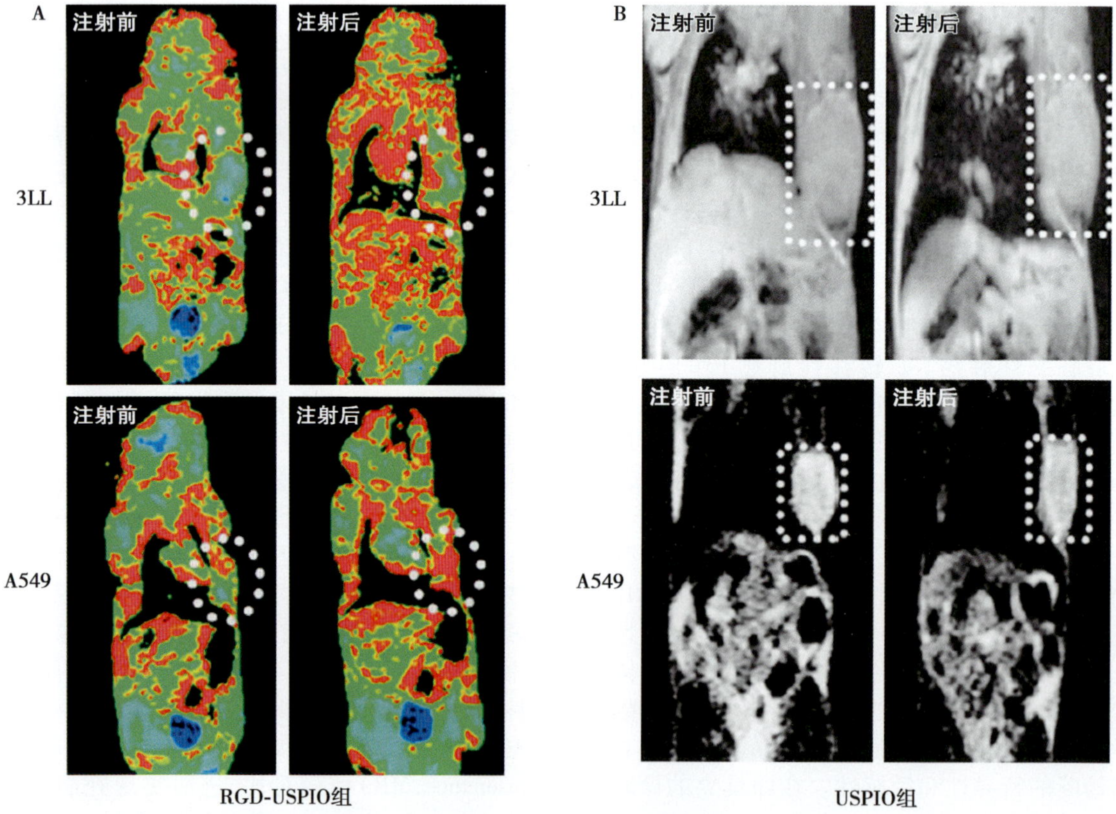

图 12-2-5 肿瘤移植小鼠注射过 RGD-USPIO 后 MRI 成像

（三）光学免疫成像

光学免疫成像技术是用光学分子探针标记靶向肿瘤标志物的多肽、单克隆抗体或抗体片段，甚至免疫效应细胞，构建靶向性光学分子成像探针，通过多肽、抗体或免疫效应细胞与肿瘤抗原的特异性结合，实现光学分子成像探针在靶病灶区的特异性聚集，产生可以被光学成像设备探测的且明显高于正常组织的光学信号。光学成像具有无电离辐射的优点，是目前的研究热点之一，但光学成像的低穿透浓度限制了其临床转化。

目前，用于光学免疫成像的光学分子探针主要包括：有机荧光染料和无机纳米粒子（如量子点、金纳米棒等）两类。分子探针标记的对象主要有单克隆抗体及其片段、免疫效应细胞等。

1. 整合素成像 整合素是细胞表面受体的主要家族，参与肿瘤的血管生成、侵袭转移等重要病理过程，在多种肿瘤表面和肿瘤新生血管内皮细胞中有高表达。

在整合素家族中对整合素的 $\alpha_v\beta_3$ 的研究较为深入。含精-甘-天冬序列的多肽（Arg-Gly-Asp，RGD多肽）可为整合素 $\alpha_v\beta_3$ 受体识别，是光学免疫成像的研究热点之一。Nie 等在金纳米星的表面修饰 RGD 多肽，发现其可以靶向胶质瘤新生血管，并进行胶质瘤微小血管的光声成像，成像分辨率高达 5μm。在肿瘤治疗后，利用 RGD 多肽修饰的金纳米星进行血管光声成像，可以在治疗后早期发现肿瘤血管的微小变化，预测肿瘤治疗疗效。

2. 表皮生长因子受体成像 EGFR 在许多实体肿瘤表面高表达或异常表达，与肿瘤细胞的增殖、血管生成、肿瘤侵袭、转移和凋亡抑制息息相关。因此 EGFR 除在放射性核素肿瘤受体成像和磁共振肿瘤受体成像外，在光学肿瘤受体成像中也有重要的价值。

EGFR 受体靶向的光学成像可以用于妇科肿瘤的诊断。Kortum 等在金纳米颗粒表面标记 EGFR 的抗体，在内镜下进行活体无创的 EGFR 靶向性成像，研究发现靶向性金纳米颗粒可以在肿瘤细胞悬液、三维肿瘤球模型和正常人与宫颈癌病人的活检样本上进行 EGFR 靶向性的光学成像。

口腔肿瘤这类表浅肿瘤也可以应用 EGFR 靶向成像的光学技术。El-Sayed 等在金纳米颗粒表面装载 SERS 染料和抗 EGFR 的抗体，利用 SERS 成像高灵敏的特点，可以检测到微量的口腔肿瘤细胞，并和正常细胞相区分，显示出抗 EGFR 抗体的金纳米颗粒在活体成像和体外检测上面的巨大价值。

3. HER2 成像 HER2 是部分乳腺癌和胃肠道肿瘤表面高表达的细胞受体，与肿瘤的分子分型、侵袭性、生存时间和治疗方案紧密相关。对 HER2 进行靶向性成像，可以在活体层面深入认识肿瘤的分子特征，对临床精准治疗有指导作用。

光学成像在 HER2 成像中发挥重要作用。Sanjiv S. Gambhir 课题组构建了靶向 HER2 的亲和体，并与荧光染料 AlexaFluor680 连接构建光学探针。该探针可用于光学成像下监测原位乳腺癌模型瘤组织 HER2 表达水平。实验结果显示，其准确度与 PET 成像相仿，因此该探针有望指导用药，并用于筛选适合分子靶向治疗方案的病人，以实现个体化精准医疗。

4. MG7 成像 MG7 是第四军医大学樊代明院士率领的肿瘤生物学国家重点实验室发现的胃癌新靶点。实验组利用肿瘤病人组织免疫，筛选了成千上万病人的胃癌样本后发现胃癌病人 MG7 高表达。构建靶向 MG7 的光学探针，可以对胃肠道肿瘤进行早期诊断。Li 等通过胃镜观察到 MG7 特异性荧光探针在小鼠胃癌模型中显示高信号。在临床样本的对照实验中发现，MG7 特异性荧光探针处理的 23 例胃癌样本中有 22 例显示高信号，而 23 例正常组织中仅有 5 例显示高信号。Wu 等进一步通过契伦科夫光学成像在人体上进行了胃癌成像研究，说明肿瘤特异性光学探针在胃肠道肿瘤早期诊断中具有重要价值。

5. 多通道光学成像 利用多通道（不同发生光谱）光学成像可同时检测多种生物标志物，提高诊断的准确性，扩大诊断的应用范围。例如，分别用不同波长的量子点（quantum dot，QD）去标记抗 CEA、基质金属蛋白酶 9（matrix metalloprotein 9，MMP-9）、基质金属蛋白酶 14（matrix metalloprotein 14，MMP-14）单克隆抗体，构建光学分子探针，这种 QD 标记抗体构建的分子探针不仅可以检测小鼠结肠癌的离体切片以及体外新鲜的肿瘤组织，还可以在体检测人结肠腺瘤组织，染色时间长达 30 分钟，成像深度可达 100μm。

高灵敏度的光学探针除了可以检测肉眼可见的肿瘤外，还能对非肉眼可见的增生和腺瘤区域进行诊断，表现出良好的应用价值。通过光学分子探针标记具有免疫效应的细胞，利用效应细胞对抗原（如肿瘤组织）的主动靶向作用，可以实现对靶组织的有效显像，例如用制备的金纳米棒体外标记 CIK 细胞构建分子探针，经尾静脉注入荷胃癌的裸鼠模型体内后，在不同时间点通过光声成像设备采集信号,结果显示,分子探针能够高效聚集于肿瘤区域,产生明显增强的光声信号,表现出其作为光学免疫成像的分子探针的潜在应用价值。

相比于核医学成像,光学免疫成像没有电离辐射,且具有比磁共振免疫成像更高的检查敏感度。但是,光学免疫成像亦具有一定的局限性,如较小的发射光组织穿透深度,较低的空间分辨率等。更多的研究将焦点聚于如何克服光学成像的局限性,例如与其他成像设备如内镜成像的有机融合,新的成像模式如光声成像技术的研发等,极大地拓展了光学免疫成像的应用范围,有些甚至已经进入临床试验或临床应用阶段,表现出了极好的应用前景。

五、其他成像

(一) 凋亡成像

细胞凋亡又称固缩坏死或程序性细胞死亡,是存在于细胞中受机体严密调控的一种生理性自毁机制。生理情况下,细胞凋亡在维持组织器官正常的生长发育、内环境稳态以及机体防御功能等方面发挥了重要作用,细胞凋亡功能出现异常时,可导致许多疾病的发生,其中,根据凋亡程度的不同分类,主要可分为凋亡过度与凋亡不足两大类疾病。与细胞凋亡过度相关的疾病有组织器官发育异常,如房室间隔缺损等;中枢神经系统退行性变,如Parkinson病等;以及由于免疫细胞凋亡过度导致的免疫缺陷病等。

另外,细胞凋亡在肿瘤的发生、发展的进程中也发挥了关键性作用。规避细胞凋亡作为肿瘤的十大特征之一,几乎是所有肿瘤细胞的共性。肿瘤细胞逃避凋亡是多个基因、多种蛋白共同参与的复杂级联反应。目前,在临床实践中实施的放射性治疗、化学药物治疗、分子靶向治疗等均可通过激活该类级联反应中的促凋亡通路或抑制抗凋亡通路来促进肿瘤细胞凋亡,达到治疗目的。因此,基于凋亡的研究,不仅可对肿瘤进行诊断,也可评估治疗效果,从而进一步优化治疗方案,指导个体化用药,提高肿瘤治疗效果。

与传统的肿瘤凋亡检测手段,如电镜或光镜的形态学检测、凋亡相关基因及蛋白水平检测、肿瘤组织活检或手术标本的免疫组织化学检测等相比,分子影像技术可无创、直观、连续动态地评价活体内凋亡相关的基因、蛋白的表达水平及变化情况,为肿瘤凋亡检测提供了一种简便、无创的手段。目前,凋亡检测研究较为深入的分子影像学成像技术主要包括核素凋亡显像、磁共振波谱分析与磁共振成像技术、荧光分子断层成像、超声成像、多模态成像等。

1. 核素凋亡显像　分子核医学的凋亡显像技术是目前研究最广泛、最成熟的活体水平凋亡探测技术,可直观地反映形态学改变之前、分子水平层面上的凋亡变化。将放射性核素标记的凋亡探针注射至生物体内,利用PET或SPECT探测放射性示踪剂在体内组织分布或浓聚情况,可对肿瘤及治疗后的肿瘤组织凋亡水平进行定性、定量的评估。分子核医学在检测细胞凋亡方面具有重要的作用,细胞凋亡的核素显像是分子影像学研究领域的热点之一。

放射性核素标记凋亡探针的靶向受体主要为凋亡细胞膜上的磷脂酰丝氨酸、磷脂酰乙醇胺,与细胞膜去极化、线粒体去极化过程相关的电位变化以及凋亡通路中的激活酶(如Caspase-3)等相关。具体凋亡受体及相应的分子探针如下:Annexin V及Duramycin。Annexin V是一种Ca^{2+}依赖的磷脂结合蛋白,由319个氨基酸残基组成,分子量约35~36kDa的膜联蛋白。其187位上的色氨酸可与PS发生特异性结合,且亲和力高达纳摩尔水平(7nmol/L)。放射性碘(^{123}I、^{125}I)标记的Annexin V作为最早用于凋亡显像的放射性探针放射性碘(^{123}I、^{125}I)通过直接和间接标记法标记到Annexin V上,但体内脱碘效应严重影响了图像质量,降低了该类显像剂对凋亡检测的精确度,限制了其应用范围。

Christophe等选取20位头颈部肿瘤患者,进行术前^{99m}Tc-HYNIC-Annexin V SPECT显像与术后标本TUNEL染色,结果表明在无坏死或坏死较少区域,TUNEL染色与^{99m}Tc-HYNIC-Annexin V的放射性浓聚相关性较好,另外,^{99m}Tc-HYNIC-Annexin V SPECT显像可为肿瘤治疗反应提供可靠、精确信息,临床研究表明,肿瘤病人化学药物治疗后5~7小时及40~44小时进行^{99m}Tc-HYNIC-Annexin V扫描,可精确地将肿瘤组织无明显放射性浓聚的耐药病人(精确度达94%)筛选出。目前,^{99m}Tc-HYNIC-Annexin V已用于肿瘤、心血管疾病、神经系统疾病、眼科疾病等多种疾病的临床研究中。

与SPECT相比,PET灵敏度更高,更易获得高分辨率图像,有助于微小病灶或转移病灶的检出。目前,^{18}F、^{68}Ga、^{64}Cu等正电子核素与Annexin V进行标记的新型探针多用于临床前试验。Zijlstra等利用^{18}F标记Annexin V进行凋亡研究,与含有PS的脂质体结合实验证明^{18}F-Annexin V与PS能特异性结合,与诱导凋亡的人T白血病Jurkat细胞结合实验证实^{18}F-Annexin V与凋亡细胞选择性结合。

Hu 等用^{18}F-Annexin V PET 探测荷瘤鼠多柔比星化疗诱导的凋亡，在化疗后 6h、24h、3d、7d，^{18}F-Annexin V PET 能清晰显示化疗诱导凋亡情况的改变，化疗后 3 天肿瘤细胞摄取^{18}F-Annexin V 达最高峰，第 7 天肿瘤对^{18}F-Annexin V 的摄取回归至基线水平。Lu 等合成了正电子探针^{18}F-AIF-NOTA-MAL-Cys-Annexin V，动态 PET 显像结果显示该分子探针主要经肾脏代谢，肝脏背景较低，构建肝脏损伤模型进行显像，结果显示^{18}F-AIF-NOTA-MAL-Cys-Annexin V 可精确显示肝脏损伤部位。

（1）磷脂酰乙醇胺（Phosphatidylethanolamine，PE）和磷脂酰丝氨酸（Phospha-tidylserine，PS）：PE 和 PS 是两种细胞膜膜磷脂，在正常细胞中，PE 和 PS 主要分布于细胞膜内侧，当细胞发生凋亡时，这两种酶的活性受抑制而磷脂爬行酶活性被激活，磷脂双分子层结构成分发生变化，PE 和 PS 会外翻至细胞膜外表面，从而成为探测细胞凋亡的分子靶点。Duramycin 是一种含有 19 个氨基酸的链霉菌属小肽，分子量约 2kDa，整个 Duramycin 结构呈环形，通过 3 条含硫链保持结构稳定，其内有一个特异性结合 PE 的位点。近年来，^{99m}Tc 标记的 Duramycin 基于其简洁高效的标记方法、高的靶向性及优越的药代动力学特性，在肿瘤治疗疗效监测方面展现出良好的应用前景（图 12-2-6）。

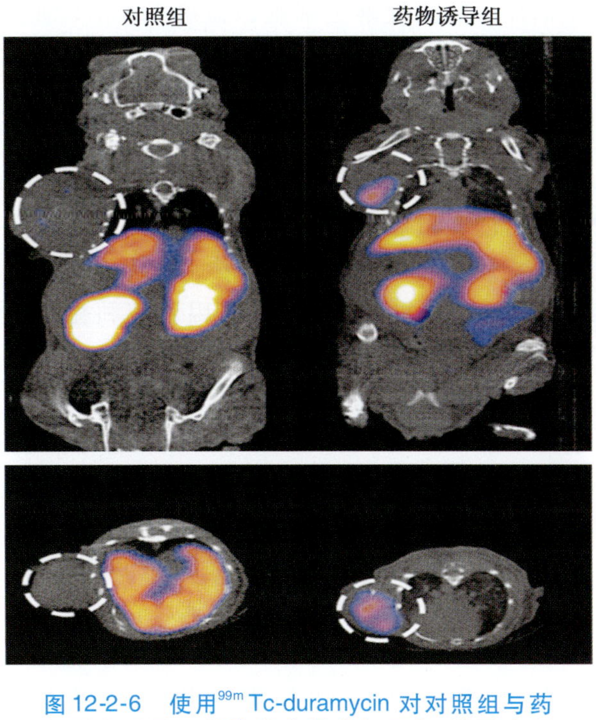

图 12-2-6 使用^{99m}Tc-duramycin 对对照组与药物凋亡诱导组的荷瘤小鼠进行显像，结果表明^{99m}Tc-duramycin 可在凋亡受体高表达的组织特异性浓聚

（2）Annexin B1：Annexin B1 为膜联蛋白家族中的一种，分子量约 38kDa，与 PS 亲和力较高（10nM），Annexin B1 同样具有较强的 Ca^{2+} 依赖性磷脂结合活性，对翻转到凋亡细胞表面的 PS 具有很高的亲和力。Luo 等研究发现^{99m}Tc-Annexin B1 与^{99m}Tc-HYNIC-Annexin V 相比，可更早期地探测到治疗后胸腺组织、肝脏及肿瘤细胞的凋亡情况。另外，Wang 等研究表明^{18}F-SFB-Annexin B1 PET/CT 显像能够较早期地探测到环磷酰胺诱导的肿瘤细胞及组织凋亡水平。

（3）C2A 片段：突触结合蛋白 I 是神经细胞突触囊泡上的一种膜整合蛋白，该整合蛋白的近膜胞质片段 C2A，在 Ca^{2+} 存在的条件下，可与 PS 结合，分子量约为 Annexin V 的三分之一，有 130 个氨基酸残基组成，对组织穿透能力较强，且 C2A 片段血液清除快，信噪比高，与大分子配体相比，更易获得高质量的凋亡图像。C2A 与谷胱甘肽（GST）结合可增加其空间结构的稳定性，C2A 相关的探针多为^{99m}Tc 或^{18}F 标记的 C2A-GST。在肿瘤治疗评价方面目前均为临床前研究，其中^{99m}Tc-C2A-GST 在化学药物治疗 12 小时后即可探测到肿瘤组织的凋亡变化，王峰等采用^{99m}Tc-C2A-GST 对荷人 H460 非小细胞肺癌裸鼠紫杉醇化疗后体外研究表明，治疗前肿瘤有少量放射性摄取（1.21±0.51% ID/g），化疗诱导后肿瘤摄取明显增加。化疗后 12h、24h、48h，肿瘤摄取分别为 2.82±0.90% ID/g、3.13±0.48% ID/g 和 3.52±1.18% ID/g；T/NT 半定量分析结果表明，治疗前肿瘤为 1.48±0.23，化疗后 12h、24h、48h 分别为 1.79±0.34% ID/g、2.23±0.33% ID/g 和 2.78±0.34% ID/g，各组之间差异均有统计学意义（$p<0.05$）。另外，Wang 等合成了^{18}F-C2A-GST，生物分布实验显示^{18}F-C2A-GST 经肾脏代谢，在 VX2 肿瘤模型显示肿瘤组织中放射性摄取较高，与^{99m}Tc-C2A-GST 相比，腹部非特异性摄取降低。

（4）凋亡细胞膜去极化：细胞凋亡的早期阶段细胞发生了一系列环境、结构的改变，如爬行酶激活、线粒体膜电位消失、Caspase 激活、细胞内液 pH 值的变化、DNA 片段化等。ML-10 属于 Aposense 家族中的一种，分子量仅为 206Da，参与细胞凋亡涉及的生理变化，可特异性地聚集在凋亡细胞内。ML-10 作为小分子化合物，经^{18}F 标记后稳定性好，相关的临床研究表明，^{18}F-ML-10 可较早期探测到脑转移瘤病人对放射治疗的反应，与放疗敏感的病人相比，放疗耐受病人的病灶无明显^{18}F-ML-10摄取。除了对治疗反应进行评估外，Bao等应用^{18}F-ML-10及^{18}F-FDG对分化程度不同的两种鼻咽癌模型进行放射治疗前后显像，结果显示，对于分化较好的肿瘤组织，放射治疗后^{18}F-ML-10在肿瘤组织的聚积明显高于治疗前，而对放射性不敏感的差分化肿瘤组织，治疗前后无明显放射性摄取变化，因此可应用^{18}F-ML-10对肿瘤组织的放射敏感性进行初步判断。

（5）线粒体膜去极化：细胞凋亡早期，细胞内的氧化磷酸化作用，使得线粒体膜表面产生大量负电荷。^{18}F-FBnTP（氟苯三苯基磷阳离子）是一种对电位敏感的阳离子探针，线粒体膜表面的负电位阻碍该类探针的浓聚，造成信号的降低。体外诱导乳腺癌细胞凋亡实验显示，^{18}F-FBnTP的摄取在Caspase-3活化之前，与Bax-Bcl_2两者的比值（r^2=0.83）以及Cytochrome C（r^2=0.92）的释放量相关。体内诱导前列腺癌原位模型凋亡48小时后，^{18}F-FBnTP在肿瘤组织的浓聚明显下降（52.5%），而^{18}F-FDG在治疗前后变化较小（12%）。

（6）半胱天冬氨酸蛋白酶3（Caspase-3）：活化的Caspase-3是凋亡级联反应的最终执行者。目前，以Casepase-3为靶点的放射性核素主要分为靛红磺胺基类小分子化合物及多肽类抑制剂两种：^{18}F-靛红磺胺基类化合物可与Caspase-3稳定结合，^{18}F-ICMT-11（异戊烯半胱氨酸羧基甲基转移酶）主要经肝胆代谢，腹部脏器如肝脏、胆囊和小肠的非特异性摄取较高不利于腹部肿瘤的凋亡显像。Nguyen等分别用环磷酰胺和birinapant（一种促进凋亡的小分子化合物）处理多种肿瘤小鼠模型后进行PET显像，发现环磷酰胺化疗后^{18}F-ICMT-11摄取高峰在24h，而birinapant处理后^{18}F-ICMT-11摄取高峰在6h，与立体检测的caspase-3活性高峰时间一致，提示各种肿瘤治疗诱导凋亡的高峰时间不尽相同。设计修饰的多肽序列Asp-Glu-Val-Asp（DEVD），与靛红磺胺基类化合物相比，腹部脏器非特异性摄取明显降低，体外实验证明了其摄取与凋亡比例呈明显正相关，但是其在体内肿瘤组织的非均匀性浓聚有待于进一步研究。Shen等合成了含DEVD序列的^{18}F-C-SNAT分子探针，被caspase-3切割后能发生环化及聚合反应而积聚在细胞内，荷HeLa肿瘤小鼠瘤内注射多柔比星治疗后，PET显示肿瘤内^{18}F-CSNAT的摄取量为（1.29±0.07）% ID/g，比化疗前（0.67±0.24）% ID/g明显增高，化疗后肿瘤内caspase-3活性增加1.9倍，两者密切相关。

2. 磁共振波谱分析与MRI 细胞凋亡是一种发生在多细胞生物体内的程序性细胞死亡，是一种自然、受调控、主动耗能的生理过程，与胚胎发育、个体形成、器官细胞的稳态有关，同时还在肿瘤的发生、发展中扮演着重要的角色。同时，在肿瘤的放化疗中，凋亡也被认为起着非常重要的作用，研究认为大多数的化疗药物通过包括细胞凋亡在内的机制杀死肿瘤细胞，同时肿瘤耐药性的产生也是因为肿瘤细胞产生了能抑制凋亡发生的突变，对肿瘤细胞凋亡进行成像，有利于了解肿瘤细胞凋亡的机制和原理，同时能对放化疗的疗效进行很好地评估。在此主要讨论肿瘤细胞凋亡的MRI。

研究人员通过MRS可以对凋亡细胞中的生物化学改变进行探索，Hakumaki等利用^{1}H-MRS技术对胶质瘤基因治疗后累积的多不饱和脂肪酸进行成像，从而对细胞凋亡进行评估，同时也证明多不饱和脂肪酸的累积和胶质瘤的凋亡有着显著的关联性。Francis等也发现经过多柔比星治疗后的急性淋巴细胞白血病Jurkat T细胞的MRS成像中膜脂质亚甲基（CH_2）的共振信号强度将会增加两倍以上，通过这种方法可以实时、定量评估肿瘤的化疗疗效。Poptani和Papaevangelou等分别利用DWI技术对基因治疗和化疗前后的大鼠胶质瘤进行成像，发现DWI成像技术能通过观察ADC值来评估治疗后的细胞凋亡，从而在体内预测肿瘤对基因治疗和化疗的早期反应。

细胞凋亡早期，细胞膜上的磷脂酰乙醇胺和磷脂酰丝氨酸会从内小叶转移到外小叶。基于此，研究人员提出可以用磁共振对比剂标记能和磷脂酰丝氨酸高亲和力结合的膜黏连蛋白V（Annexin V），对肿瘤细胞的凋亡进行磁共振成像。Scbellenberger等人将Annexin V偶联在氧化铁纳米粒（crosslinked iron oxide，CLIO）的表面，合成磁共振分子探针AnnexinV-CLIO，并用该探针对喜树碱处理后的肿瘤细胞Jurkat T细胞进行特异性标记，显示该探针能和凋亡细胞高特异性、高亲和力结合，凋亡细胞磁共振信号的显著降低。Zhao等人则利用另外一种能和凋亡细胞高亲和力结合的蛋白片段-突触结合蛋白的第一个 C2 结构域-对肿瘤细胞凋亡进行了 MRI。他们将 SPIO 和 C2 结构域偶联制备 MRI 分子探针,通过体外和体内实验证明该探针能和凋亡细胞高特异性、强亲和力结合,且能导致被标记凋亡细胞横向弛豫时间的显著降低。Ye 等基于 Gd 和半胱氨酸蛋白酶-3/7,利用自组装的方法构建了一种能检测小鼠肿瘤细胞凋亡的可激活智能探针。在被还原或者 Caspase-3/7 被激活后,该探针将发生分子内环化,并自组装成 Gd 纳米粒,导致探针的纵向弛豫效能升高,并在表达 Caspase-3/7 的肿瘤凋亡细胞聚集,从而实现肿瘤凋亡的在体 MRI。与 ^{1}H MRI 相比,^{19}F MRI 的选择性更高,但灵敏度更低。为了解决这个问题,Yuan 等合成了一种智能 ^{19}F 探针,用 ^{19}F 标记谷胱甘肽,并将其自组装成纳米胶束结构。当该纳米胶束遇到凋亡细胞高表达的 Caspase-3/7,将自动解聚,实现 Caspase-3/7 控制的 ^{19}F 磁共振信号的"关闭"和"开启",从而实现凋亡细胞的磁共振成像。

3. 荧光分子断层成像 目前,此技术在细胞凋亡成像方面进展较大。Dumont 等通过标记 Annexin V 制成荧光探针,采用高倍放大实时光学成像系统实现单个细胞水平对受损发生凋亡时细胞膜变化过程的实时成像,以评价 Caspases 抑制剂对细胞凋亡的调控作用,成为活体状态下研究细胞生物学的高效、可视化手段,进一步促进对细胞内凋亡相关信号途径的认识。荧光共振能量转移技术也是光学凋亡成像中常用的技术,可提供细胞内各种分子间相互作用的信息,根据细胞凋亡通路上蛋白之间的相互作用,Reiko 等将 Bid 蛋白两端分别与 CFP 与 YFP 荧光基团融合,一旦凋亡路径被激活,活化的 Caspase-8 裂解 Bid,荧光波长发生改变,从而检测 caspase-8 酶的活性。另外,采用荧光共振能量转移技术检测 caspase-3 酶活性变化的融合蛋白也被设计合成。同样,Shah 等则应用双报告基因(Rluc/Fluc)生物发光成像,不仅实现了在活体内对 *TRA IL* 基因的 H SV 载体传递进行实时成像,而且可以实时评价 *TRA IL* 诱导肿瘤细胞凋亡抗肿瘤效能的时空特点。Petrovsky 等将荧光 Cy5.5 与 Annexin V 共价偶联成具有活性的荧光探针 Cy5.5-Annexin,应用 NIRF 在活体内成功地对细胞凋亡进行成像。N tziachristos 等通过构建 PS 敏感性荧光探针对化疗诱导的细胞凋亡进行 FMT 后,结果显示与对照组相比,对环磷酰胺敏感的肿瘤的局部荧光探针浓度比对照组增加了 10 倍;且对环磷酰胺耐药的肿瘤也增加了 7 倍。研究表明,FMT 是定量研究组织内荧光探针的理想工具,能够突破常用的光学平面成像不能定量、穿透力差等局限。并且,这些光学成像方法均为非放射性的,与核医学分子成像方法比较,具有无辐射且费用低廉的优势。在临床药物开发与肿瘤疗效监测方面具有潜在应用价值。

4. 超声成像 细胞凋亡出现形态改变,如染色体固缩和 DNA 呈阶梯状断裂,凋亡组织可发生回声增强的改变。应用化疗药物进行体外宫颈癌细胞凋亡,药物作用 24 小时后,凋亡组回声较正常空白对照组明显增强。由于细胞形态改变常处于凋亡晚期,因此,应用该技术进行早期细胞凋亡检测仍存在困难。

5. 多模态成像 基于各种成像技术可优势互补,实现解剖显像与代谢显像的结合,大大提高疾病的诊断效能。成像技术相互融合和多模态成像技术为未来分子影像学发展的趋势。

(1) 核素/荧光双模态分子探针:荧光成像空间分辨率高、敏感性高、对活体生物没有电离辐射。但由于荧光成像所采用的光信号组织穿透性差,难以用于临床;核素成像可以提供组织穿透性强和可定量分析的图像,因此将核素成像与荧光成像融合可以弥补各自的缺陷 Zhang 等用 ^{111}In 标记含荧光素的 Annexin V-CCPM 纳米粒子进行 SPECT/光学双模态凋亡显像研究表明,^{111}In-Annexin A5-CCPM 与凋亡的肿瘤细胞具有很强亲和力,且能被 Annexin V 阻断,荷瘤小鼠化疗后,SPRCT/荧光显像可以清楚观察到肿瘤细胞凋亡。

(2) 核素/磁共振双模态分子探针:核素显像的高灵敏度与磁共振的高空间分辨率结合,可显著提升凋亡组织的诊断水平。Cheng 等应用超顺磁性的 USPIO 将 Annexin V 与 ^{99m}Tc 进行偶联构建分子探针,可精确反映 $APOE^{-/-}$ 模型鼠动脉粥样硬化情况,说明该类探针在微小肿瘤或转移肿瘤的疗效评估方面具有潜力。

(二) 乏氧成像

在肿瘤学领域,对于肿瘤乏氧的研究已经超过 60 余年。由于乏氧导致肿瘤细胞对放射治疗和化学药物治疗的耐受和肿瘤转移风险的增加,许多传统治疗手段对乏氧的肿瘤治疗效果欠佳。相关研究已经证明肿瘤乏氧较为严重的患者,其总的临床治疗效果较差,肿瘤乏氧的程度亦可作为重要的预后因子,所以发展针对肿瘤乏氧的无损及有损探测技术对于临床肿瘤治疗是有必要的。分子影像作为肿瘤乏氧的无损检查方式得到了日益广泛的应用。

1. 核素显像 乏氧显像时,放射性标记物在乏氧细胞内聚集,然后通过 PET 或 SPECT 显像仪进行探测。PET 和 SPECT 能够广泛用于组织氧化的检测,主要取决于多种乏氧标记物的开发。第一个乏氧标记物是在 1986 年引入的,在过去的 10 年间开发出了大量 PET 和 SPECT 显像剂,并用于临床评价肿瘤治疗后的乏氧状态。目前常应用的放射性标记物包括硝基咪唑类和非硝基咪唑类,除了^{64}Cu-ATSM 和^{99m}Tc-HL91 之外,大多数乏氧标记物都是硝基咪唑相关化合物。

(1) ^{18}F-FMISO:在所有 PET/SPECT 乏氧显像剂中,^{18}F-FMISO 是研究最多、应用最广的肿瘤乏氧显像剂。^{18}F-FMISO 最早是在 1986 年开始作为肿瘤乏氧显像剂的,并被作为标准的临床 PET 乏氧显像剂。当^{18}F-FMISO 弥散进入细胞内,它首先被硝基降解酶降解,在有氧条件下,该放射性标记物氧化后被细胞的清除程序排出细胞外。而在乏氧时,该标记物与细胞内的大分子结合,在细胞内聚集。几乎所有的硝基咪唑类化合物在乏氧组织内的停留和聚集机制都是一致的,不同之处在于溶解度、氧分压的依赖程度和合成难易程度。Chang 等最近研究出一种 FMISO 自动合成系统,其放化纯度高达 97%以上。

在对直接氧分压的测量值和^{18}F-FMISO 的残留关系研究中发现,^{18}F-FMISO 对乏氧区域有高度特异性,^{18}F-FMISO 通常结合在氧分压 2~10mmHg 之间的组织,^{18}F-FMISO 对分化细胞的低氧分压敏感,而对坏死组织则不敏感。该放射性标记物的运输不受限制,也不受 2 小时循环时间后灌注的影响,并且放射剂量的要求也很低,每个患者只需大约 250MBq 活度。^{18}F-FMISO PET 显像在临床的应用很广,包括头颈癌、NSCLC、软组织肉瘤、肾癌和脑肿瘤。乏氧显示剂^{18}F-FMISO 的摄取和治疗预后强相关,Arvold 等对 EGFR 突变的非小细胞型肺癌(NSCLC)裸鼠模型及 EGFR 突变的 NSCLC 患者在 EGRF 靶向治疗前后进行^{18}F-FMISO PET 成像,并对其 SUV 值进行比较,结果显示^{18}F-FMISO PET 作为一种乏氧功能成像,可以对 EGFR 突变的非小细胞型肺癌(NSCLC)靶向治疗前后肿瘤内部缺氧水平变化进行评价,但是对于^{18}F-FMISO PET 是否可以用作评估治疗反应的早期生物学标志物则需要更大的样本量进行试验证明。Sorace 等首次使用^{18}F-FMISO PET 成像预测和评估 HER2 阳性的乳腺癌模型鼠对曲妥珠单抗的治疗反应,揭示了曲妥珠单抗治疗后缺氧-时间变化,进一步支持了^{18}F-FMISO 在乳腺癌治疗疗效预测和评估中的可行性。

^{18}F-FMISO 因为合成简单而应用较广,但也有一些不足,包括血液清除缓慢,在注射后 2~3 小时后才能显像,肿瘤/血液或肿瘤/组织比值相对低,导致信噪比不高,另外,因为肝脏的高摄取和膀胱的聚集,使得该示踪剂不适用于肝脏和泌尿系统的检查。

(2) ^{18}F-EF5/EF3:^{18}F-EF5 是另一种具有高度特异性的硝基咪唑类 PET 乏氧显像剂。EF5 是免疫组化中标准的乏氧标记物,具有高度的特异性和专一性,不受肿瘤类型或灌注的影响。EF3 是 EF5 的类似物,也可作为乏氧显像剂,但是因为合成相对困难,^{18}F-EF5 和^{18}F-EF3 的应用受到一定限制。最近,随着技术的改进,^{18}F-EF5 的合成时间也在缩短。而^{18}F-EF5 和^{18}F-EF3 主要的不足是生物半衰期长,大约 12 小时,导致其与有氧细胞结合,降低了它从血液和正常组织的清除率,一定程度上影响了乏氧显像的特异性。^{18}F-EF5 和^{18}F-EF3 已进入临床研究,用于头颈癌患者体内分布和药代动力学的研究。

(3) IAZA/IAZG/FAZA:^{18}F-FMISO 和^{18}F-EF5/EF3 都因为较长的生物半衰期而影响整个图像的信噪比。所以,合成血液清除更快的化合物,引起了大家的关注,如 sugar-couple 2-nitromidazole derivatives iodoazomycin arabinoside (IAZA)、iodoazomycin galactopyranoside (IAZG) 和 fluoroazomycin arabino-furanoside (FAZA)。这几种化合物都可由^{123}I 或^{124}I 标记用于 SPECT 显像或 PET 显像。^{124}I 的物理半衰期较长(4.2 天),注射几天后也可显像,因此有充足的时间清除背景噪声,获得更高的肿瘤/肌肉和肿瘤/血液比。而^{18}F 标记这些化合物则不可能,因为半衰

期太短(1.83 小时)。^{18}F-IAZA 是在 1991 年发现的,它因在乏氧条件下能够很好地保留,并能快速在血液中清除而用于 PET 显像。与^{18}F-IAZA 相似,IAZG 也比^{18}F-FMISO 的代谢更快。然而,Riedl 等在 Morris Mca-R-7777 肝癌模型的研究中发现,用^{18}F-FMISO 进行诊断,其图像质量比^{124}I-IAZG 更好,这是由于^{124}I-IAZG 在肿瘤和正常组织的放射性沉积比值更低的原因。相反,当注射放射显像剂 24 ~ 48 小时后,^{124}I-IAZG 图像要比^{18}F-FMISO 更好,因为这时整个体内的背景信号都已被清除。^{18}F-FAZA 是最近发明的,与^{18}F-IAZA 和^{18}F-IAZG 具有类似的结构,只是标记方法更为简单。Sorger 等在鼠肉瘤模型中对比^{18}F-FMISO 和^{18}F-FAZAPET 成像发现,无论体外还是活体实验,在早期 PET 显像时,这两种显像剂在乏氧区都有相似的浓聚,但是^{18}F-FAZA 在血液和肌肉组织中清除得更快。另外鼠乳腺癌模型研究显示,^{18}F-FAZA 与^{18}F-FMISO 相比具有更高的肿瘤/肌肉比和肿瘤/血液比,并且^{18}F-FAZA 在正常组织的清除更快。

(4) ^{18}F-FETNIM:研究显示 misonidazole 和它的同源物质 FMISO 会产生副作用,例如引起周边感觉神经病变。因此研发出了一种更具亲水性的乏氧标记物^{18}F-fluoroery-thronitroimidazole(^{18}F-FETNIM),它的弥散更差,通过血-脑脊液障能力弱,因此降低了周围神经病变发生率。在一项对小鼠乳腺癌模型的研究中发现,^{18}F-FETNIM 和^{18}F-FMISO在肿瘤内的摄取并无差别,与^{18}F-FMISO 相比,^{18}F-FETNIM 在正常脑组织的摄取更低。

(5) ^{64}Cu-ATSM:除了上述硝基咪唑类乏氧标记物外,金属胆碱化合物如^{64}Cu-ATSM 也用来进行乏氧显像。^{64}Cu-ATSM 是小分子物质,通过细胞膜的能力强,它的血液清除时间较^{18}F-EF5 和^{18}F-FMISO更短,显像时间更短,细胞内的^{64}Cu-ATSM 被降解并进入氧分压低于 10mmHg 的活细胞。宫颈癌、肾癌和肺癌的临床研究发现^{64}Cu-ATSM 的摄取与预后呈负相关,但是这种乏氧标记物的机制并不清楚。Yuan 等报道^{64}Cu-ATSM 的乏氧特异性与肿瘤类型有关,研究显示鼠胶质瘤和乳腺腺癌严重乏氧而纤维肉瘤乏氧不明显。O'Donoghue 等同样指出^{64}Cu-ATSM 是肿瘤依赖性的。人鳞状细胞癌移植瘤显示^{64}Cu-ATSM 的摄取与^{18}F-FMISO 相关,而在鼠前列腺癌细胞系的研究中二者却不同,^{64}Cu-ATSM 注射相当长时间后(16 ~ 20 小时),才发现与^{18}F-FMISO 的相关性。^{64}Cu-ATSM 作为有潜力的乏氧显像剂仍需要进一步的研究。

(6) ^{99m}Tc-HL91:^{99m}Tc-HL91 发现于1997 年,因适宜的半衰期(6 小时)和制备容易,而成为优良的 SPECT 乏氧显像剂。合成^{99m}Tc-HL91 化合物时,^{99m}Tc(V)是螯合到 HL91 配体(4,9-diaza-3,3,10,10-tetramethyldodecan-2,1-dione dioxime)形成 1 个大环,锝原子处于中心位置。^{99m}Tc-HL91 已被用于头颈癌和 NSCLC 的临床研究。然而,最近研究显示^{99m}Tc-HL91 在坏死肿瘤中肿瘤/正常组织比低,在心肌缺血中乏氧特异性差。

2. MRI 由于肿瘤乏氧和肿瘤放化疗耐受的发生存在着非常密切的关系,且在促进原发肿瘤远处转移中也起着非常重要的作用,因此,对肿瘤乏氧进行成像对肿瘤治疗方案的制定和治疗后的疗效评估都具有非常重要的意义。目前,用于肿瘤乏氧成像的主要成像方法包括核素成像、光学成像和磁共振成像。虽然相对于其他两种成像模态,MRI 的敏感度不够,但是也占据了一定的地位,且 MR 肿瘤乏氧成像研究越来越多。

血氧水平依赖(blood oxygen-level dependent,BOLD)成像能检测氧合血的组织灌注情况,已经被广泛用于功能磁共振成像。研究人员也基于 BOLD 成像对肿瘤乏氧进行了成像,取得了一定的成果,但是,BOLD MRI 对肿瘤乏氧进行成像只能基于支配的血液的氧合情况间接评估,存在明显的缺点。为了更直观地对肿瘤乏氧进行 MRI,Gulaka 等开发出了一种能在缺氧细胞中选择性积聚的磁共振 T1 对比剂-2-硝基咪唑偶联的四氮杂环十二烷四乙酸单酰胺钆络合物,并在体外实验中证实了该对比剂对缺氧细胞特异性聚积。进一步将该对比剂用于大鼠前列腺癌的在体 MRI,发现 GdDO3NI 在肿瘤中央灌注不良区的浓度明显高于对照药物。同一肿瘤的不同区域比较,发现中央区域积聚了比周边更多的 GdDO3NI,证实了该对比剂用于肿瘤乏氧 MRI 的可行性。由于全氟化碳分子中含有^{19}F,其信号强度和氧分压存在明显的相关性,因此基于 PFCs 可以实现氧敏感 MRI,对肿瘤乏氧进行 MRI。基于氧增强磁共振(oxygen enhanced magnetic resonance imaging,OE-MRI)同样可以实现肿瘤乏氧的

MRI,氧分子是含偶数电子的弱磁性物质,通过局部磁敏感效应可以显著缩短^{1}H的纵向弛豫时间,延长T_2^*值,由于其对T_2^*的延长时间较短,少于10ms,因此在磁共振图像上,氧分子主要表现为T_1增强。正是利用溶解在血液中或周围组织间液中的分子氧对^{1}H纵向弛豫率影响的高度敏感性,OE-MR可以用来进行肿瘤乏氧MRI。到目前为止,已经有多项研究证明了基于OE-MRI对肿瘤乏氧进行MRI的可行性。

3. 光学成像

(1) 光声成像:医用光声成像是一种基于光声效应建立的混合模式生物/医学成像方法。血红蛋白是光声成像最主要的内源性造影剂。乏氧血红蛋白和氧合血红蛋白的光声吸收谱不同。因此光声成像可以给出血管内血红蛋白浓度和血氧饱和度的定量数据,对肿瘤的发生发展和治疗反应进行研究。王守巨等通过光声成像实时监测乳腺癌在光动力治疗前后的血氧饱和度情况,发现光动力治疗会造成肿瘤内部氧饱和度急速下降,对治疗产生耐受。

(2) 光谱分析:活体中组织乏氧有两个内在对比剂,叫做血红蛋白饱和度和氧化还原反应率。因为氧合血红蛋白(HbO_2)和无氧血红蛋白(Hb)有不同的吸收光谱,光谱分析对血红蛋白饱和度非常敏感。血液中同时含有氧合血红蛋白和无氧血红蛋白,组织的吸收特性可以由波长显示,下列公式表示血红蛋白结合位点和氧的关系:

$$\mu_a(\lambda)=2.303Hb_{tot}((1-S)\varepsilon_{Hb}(\lambda)+S\varepsilon_{HbO_2}(\lambda))$$

其中μ_a代表吸收系数的波长,Hb_{tot}是总血红蛋白浓度,ε是摩尔消光系数,S是局部的氧饱和度。这个公式也可简化为血氧饱和度等于$HbO_2/(HbO_2+Hb)\times100\%$。通过血红蛋白解离曲线,可以直接将组织的氧分压和血红蛋白饱和度联系起来。

光谱分析主要有四种形式,包括弥散反射、高频显像、弥散光学拓扑分析和弥散光学断层成像。弥散反射、弥散光学拓扑分析和断层成像在研究和临床均有应用。而高频显像只能用于临床前研究。

(3) 氧化显像:这项技术首先是由Chance等提出的,利用了电子传递链中NAD和FAD的荧光特性。这种技术的优势在于能探查乏氧的物理反应,但并不能直接反映氧浓度。Jobsis最早应用这项技术近对脑和心脏组织的氧合程度进行检测。

(4) 磷素寿命显像:Wilson和Cemiglia最早应用了磷寿命显像技术。活体应用最多的磷是Pcl-卟啉,其他的包括Oxyphor G2和Green 2W等。这些染料的波长在近红外区,从620到1000mm。该波长范围内组织对光的吸收较少,因此显像方法的特异性高。磷素寿命显像的其他优点包括可对氧浓度进行绝对定量,可提供整个组织体积内的氧浓度,并且对低氧分压环境的测量也有高度的准确度。

(三) 炎症成像

炎症是机体最基本的病理过程之一,炎症反应可分为"可控性炎症"和"非可控性炎症"。一般情况下,致炎因素消除后,炎性反应随即终结,称为"可控性炎症",但在某些特殊情况下,如持续性或低强度的刺激使靶组织处于长期或过度变态反应时,炎症无法从抗感染和组织修复损伤的模式下转变为稳定的平衡状态,导致炎症反应持续进行,称为"非可控性炎症"。这类炎症可对机体产生意外损害,例如,可诱导细胞DNA损伤进而导致肿瘤发生、发展,这已被认为是恶性肿瘤的主要发病机制之一。炎症成像可通过核素显像、超声成像、MRI、光学成像等多种影像技术实现。

1. 核素显像　核素显像是炎症显像最重要的成像方式和检查方法。目前临床上主要用于感染性炎症或免疫性炎症的监测和评估,用于肿瘤相关性炎症监测的报道较少。根据标记方法的不同,主要的核素成像方法有以下几种:

(1) 放射性核素标记物直接用于炎症显像:^{67}Ga是最早进行炎症显像定位的放射性核素。1971年Lavender JP等首先尝试采用^{67}Ga-柠檬酸盐进行体内炎症显像并获得成功。^{67}Ga可与白细胞膜表面的乳铁蛋白结合,随白细胞迁移至炎症病变处,并通过通透性增加的血管壁,以游离形式或转铁蛋白结合形式沉积在炎症病灶的组织间隙中,从而达到炎症显像的目的。但是^{67}Ga衰变发射的γ光子能量并非单一的,因此成像图像的分辨率差;另外,^{67}Ga的半衰期较长(约78小时),进行显像需要较长的时间(一般为24h小时),使^{67}Ga在临床上的应用受到限制。

(2) 放射性核素标记自体中性粒细胞进行炎

症显像：炎症部位血管壁通透性增高，^{111}In-oxine或^{99m}Tc-HMPAO标记的自体白细胞经静脉注射后，在炎症部位透过血管壁，在趋化因子的作用下，逐渐在炎症病灶聚集。这种方法可显示中性粒细胞在体内的分布与位置，进而定位炎症病灶。该检测方法灵敏度和特异性较高，是目前公认的最好的炎症显像方法，是进行炎症显像的“金标准”。但是由于标记过程复杂，标记效率较低；标记的过程中需对血液进行处理，不可避免会发生细胞损伤或失活，处理过程较为困难，处置不当又可能发生污染，对患者和操作人员均有危险，这些在一定程度上限制了其广泛的应用。

（3）放射性核素标记免疫球蛋白进行炎症显像：根据免疫球蛋白的不同，分为非特异性免疫球蛋白抗体的核素显像和特异性免疫球蛋白抗体的核素显像。①核素标记的IgG炎症显像是目前应用最广的一种非特异性免疫球蛋白抗体核素显像。核素标记的IgG可在炎症病灶聚集，其显像的灵敏度和特异性高，在诊断效能上几乎与核素标记的白细胞等同，因此广泛应用于炎症显像的研究，亦能用于不具备白细胞标记条件和粒细胞缺乏病人的替代炎症显像。此外，人免疫球蛋白的制备安全、简便，不会引起过敏反应和副作用，可制成药盒，使用方便。主要的不足之处在于IgG在血液、肝、脾、肾、肠等器官具有不同程度的分布和沉积。②采用核素标记的特异性免疫球蛋白抗体可以靶向针对引起炎症反应的病原菌表面抗原或内部组成成分、中性粒细胞表面糖蛋白、中性粒细胞表面抗原95/90（Granuloscint/LeukoScan核素单抗）、中性粒细胞趋化因子（^{99m}Tc核素标记的趋化肽），直接在炎症部位发生特异性的抗原-抗体反应，进行炎性病变的显像。Fischman等通过核素标记的靶向细菌表面多糖的特异性抗体成功进行了炎症显像。采用核素标记的特异性单克隆抗体在应用过程中更加安全，而且还具有显像时间短、图像质量高、显像剂制备简便的优势。

（4）放射性核素标记炎症趋化因子及炎症介质进行相关炎症显像：这类显像应用较多的是在肿瘤相关性炎症的显像。随着对肿瘤相关性炎症机制的逐渐了解，采用核素标记相关炎症信号通路的炎症介质和炎症细胞，使肿瘤相关性炎症的显像逐渐成为可能。例如，VandeLaken等采用^{125}I标记IL-1，注入体内24小时后可以在肿瘤组织周围炎症部位观察到明显的特异性活性沉积，是比较有效的肿瘤炎症显像方法之一。IL-1在血液和正常组织清除很快，临床安全性较高。但是IL-1同趋化肽一样，可能会引起机体发热和血液学方面的副反应，这在一定程度上限制了其应用。核素标记的IL-1受体拮抗剂（IL-1ra）可以作为IL-1最佳替代物用于肿瘤炎症显像，它具有与IL-1相似的分子量和受体亲和力，并且可以有效避免IL-1的生物学副反应。动物实验研究显示，IL-1ra在肿瘤炎症部位的摄取和活体内的生物学分布是特异性的，虽然可能会因为不同动物模型的影响而有所不同，但是图像质量较好，优于核素标记的趋化肽的显像。^{123}I标记IL-2、^{125}I标记IL-8也可用于相关炎症的显像。此外还可以采用核素标记细胞因子反映炎症信号通路的激活情况，采用核素标记的脂质体反映单核巨噬细胞系统的活性，核素标记的纳米金胶体进行炎症局部显像等，这些研究目前正在逐渐开展过程中。

（5）其他放射性核素进行的炎症显像：^{18}F-FDG代谢成像也可用于炎症显像，由于炎症局部血流增多、局部组织代谢升高，故通过^{18}F-FDG代谢显像间接反映机体炎症的状态，但是与肿瘤等其他疾病导致的代谢增高无法进行鉴别，故临床应用缺乏特异性。

2. MRI MR炎症成像能够通过靶向示踪肿瘤炎症微环境中的炎症细胞、炎症趋化因子及炎症介质等，实现肿瘤炎症微环境的特异性成像。依据靶向炎症细胞的MR分子探针的不同，其研究方法主要包括：采用Gd-DTPA等顺磁性对比剂产生正性对比、采用SPIO等超顺磁性对比剂产生负性对比、基于CEST技术的分子探针、基于^{19}F的MR分子探针等。其中以靶向炎症细胞的MR分子探针研究最多，常用的靶向炎症的细胞包括：巨噬细胞、淋巴细胞及中性粒细胞等，以巨噬细胞运用的最广泛及成熟。SPIO对比剂均为网状内皮对比剂，能被单核-巨噬细胞特异性吞噬，且能明显缩短弛豫时间而被用于T_1、T_2加权成像，从而能够被MR所示踪，是目前针对炎症成像应用最多的MRI对比剂。基于全氟化碳（perfluorocarbon，PFC）纳米乳剂的^{19}F-MRI示踪炎症及免疫细胞近几年得到迅速的发展，PFC是现有人工合成的生物惰性最强的有机分子，在体内没有已知的酶类可以代谢PFC，且PFC也不会在溶酶体内降解，因此以 PFC 为基础的细胞示踪可以实现高特异性的细胞检测和细胞定量，适用于长期的显像研究。由于人体内天然的^{19}F 含量很低，^{19}F-MRI 在组织中几乎没有背景信号。因此只有被标记的细胞才可以被敏感地观察到，从而克服了以 SPIO 及 Gd-DTPA 等外源性对比剂标记炎症或免疫细胞时假阳性高的缺陷。并且，^{19}F-MRI 信号强度与目标区域中被标记的细胞数量或者炎症的严重程度直接相关。已有研究用小鼠树突状细胞和 T 细胞就 PFC 对原代免疫细胞的表型及功能的影响进行了评价，包括细胞活力、表型、细胞因子的分泌、T 细胞的刺激能力和趋化能力等多个检测指标，其结果显示体外标记 PFC 对炎症及免疫细胞主要特性并无显著影响，在炎症或免疫细胞的示踪领域展示了重要的临床应用前景。

3. 超声成像　白蛋白或脂质作为外壳的微泡通过补体介导的黏附反应与小血管内皮上的白细胞相结合，滞留在炎症区或损伤区，在增加微气泡外衣上特殊的脂质成分时，通过提高补体活性，可增强微气泡与活动炎性白细胞的亲合力，从而可提高炎性小血管内的微气泡的超声信号强度，信号的强度与炎症的严重程度相关，通过这一机制可评估动脉粥样硬化程度以及心肌缺血再灌注的损伤程度。

白细胞黏附分子介导的微泡结合可激活中性粒细胞和单核细胞的吞噬作用。结合到白细胞表面的微泡可以被完整地吞噬入白细胞中，并且这些被吞噬的微气泡仍能保持其声学特性，因此观察完整吞噬的超声微泡为定量超声增强造影提供了潜在的可能。

磷脂酰丝氨酸与微气泡的脂质外壳相结合，使微气泡靶向到达炎性白细胞区而增强显影，从而无创性评估炎症的存在及严重程度乃至炎症的空间分布。在炎症反应和缺血再灌注过程中，在小血管内皮上存在内皮细胞黏附因子，P 选择素等，如果将内皮黏附因子的配体与微泡外衣相结合，那么经外周静脉注入结合次配体的微气泡后，就会使炎症区或缺血再灌注区内微气泡的含量明显增多，从而提供一种较为直接判断和评估早期炎症反应的无创性技术，此外，这种方法也有利于特殊黏附因子的定量表达分析，可用于评估炎症性肠病。超声分子影像在临床前动物模型评估炎症中具有良好的效果，进而为临床诊断、药物递送、基因治疗等奠定了技术基础。

4. 光学成像　光学成像技术在炎症反应的活体研究中具有潜力。光学成像技术具有高时空分辨率的特点，理论上通过光学探针标记炎症细胞或炎症介质，可以直观可视化地研究炎症微环境中炎症细胞的聚集、吞噬、凋亡及细胞接触等过程，实时反映炎症细胞在炎症反应中的运动行为特征。对多种炎症细胞进行实时活体非侵入式监测，可获得时空动态信息，监控各炎症通路的激活情况，观察不同炎症细胞和炎症介质之间的相互作用和联系，从活体水平探讨肿瘤和炎症间的分子机制。

（四）新生血管成像

近年来，肿瘤血管分子成像成为肿瘤影像学发展的热点。肿瘤血管生成是肿瘤细胞、血管内皮细胞与其微环境通过肿瘤血管生成因子而发生相互作用的结果，是一个由多因子共同参与的、多步骤的复杂过程。由于肿瘤血管生成过程中，受到多种蛋白分子的调控，某些蛋白分子表达会发生上调，这就为血管分子成像提供了相应的靶点和研究方向（图 12-2-7）。

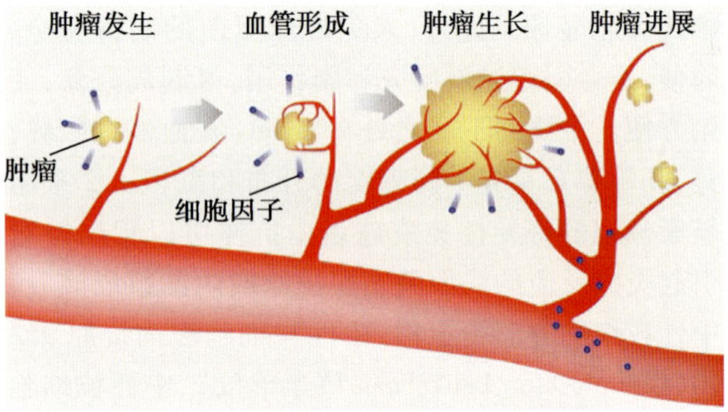

图 12-2-7　新生血管生成与肿瘤发生发展的关系示意图

鉴于肿瘤血管生成过程中，这些特征性物质水平的上调，如果将影像对比剂与特征性物质的特异性配体连接，有望对肿瘤血管进行靶向研究。这种成像技术的优点是可将新生血管与原有宿主血管分开，定量分析新生血管的结构和功能情况；还可以确定血管生成抑制因子及刺激因子在时间及空间上的分布，并对其进行长期、无创的监测。此外，这种特异性影像对比剂经过修饰后，还可转变成具有治疗性的物质，这样就使治疗和诊断合二为一。在目前的 SPECT 和 PET 显像方法中，血管生成相关显像主要包括血管内皮生长因子及其受体、黏附分子如整合素受体等的放射性标记配体显像。

1. 核素显像

（1）肿瘤诊断：新生血管是恶性肿瘤生长、浸润和转移等生物学行为的。1971 年，Folkman 首次提出了“肿瘤生长依赖于血管新生”的概念，无论原发性或转移性肿瘤，其持续性生长都必须依赖于新生血管的形成。肿瘤的生长大致可分为两个时期，即前血管期和血管期：前血管期无血管生长，肿瘤主要依靠弥散供养及排泄废物，肿瘤细胞增殖和凋亡处于动态平衡状态，肿瘤直径一般只能维持在 1 ~ 2mm 以内；血管期则以肿瘤组织中新生血管进行性增殖、生长为主要标志，新生的毛细血管为增长迅速的肿瘤组织运送生长必需的氧气和养料，并将代谢产物运走，此期肿瘤组织增殖迅速。肿瘤组织中的新生血管是由邻近组织中的小血管以芽生的方式向肿瘤组织内生长和延伸，该期形成的新生血管有其独特的结构特点，主要表现为管壁不完整，仅由有孔的内皮细胞和片状基膜构成且无平滑肌成分，肿瘤细胞易通透，与正常成熟的毛细血管相比更易接受肿瘤细胞，为肿瘤细胞的转移提供了途径。而 VEGF 具有增加微小静脉通透性、促进血管内皮细胞分裂增殖、增加细胞内钙聚集和诱导血管形成等作用，目前认为 VEGF 在血管生成过程中处于核心地位，是已知活性最强、专属性最高的血管生成因子，在肿瘤生长的各个环节中起着重要作用，其他血管生成因子大都通过增强 VEGF 的表达产生血管生成的作用。鉴于新生血管在恶性肿瘤生长及转移过程中具有重要作用，瘤体内新生血管的密度可作为恶性肿瘤预后的一项重要的独立标志，其预后评估价值已在多种恶性肿瘤中得到证实，如肺癌、乳腺癌和黑色素瘤。

研究者采用 ^{111}In 标记的特异性 VEGF 单克隆抗体（^{111}In-Bevacizumab）对 VEGF-A 进行 SPECT 成像研究，结果发现在接种结肠肿瘤 LS174T 的小鼠中注射 ^{111}In-Bevacizumab 3 天后肿瘤部位的放射性浓度明显高于正常组织，7 天后肿瘤部位的放射性浓度更高。而注射过量未被 ^{111}In 标记的 Bevacizumab 进行抑制实验发现，与周围正常组织相比，肿瘤部位的放射性浓度被抑制而明显降低，这些结果提示 ^{111}In-Bevacizumab 可用于特异性评价肿瘤组织中 VEGF 的表达。

Nagengast 等采用 ^{89}Zr 标记的特异性抗体 Bevacizumab 和非特异性抗体 IgG 进行 PET 成像研究，结果显示对荷人 SKOV-3 卵巢肿瘤的裸鼠分别注射两种抗体 168 小时后，肿瘤组织对 ^{89}Zr-Bevacizumab 的摄取要明显高于 ^{89}Zr-IgG。该结果提示肿瘤对放射性核素标记抗体的摄取是由肿瘤血管的特异性靶向结合，而不是由血管灌注、被动弥散等因素造成。该研究显示肿瘤对 ^{89}Zr-Bevacizumab 的清除是发生在注射 168 小时后，其具有清除间隔时间长、肿瘤摄取多、组织差异大的特点，因此 ^{89}Zr-Bevacizumab 被认为具有更长的“时间窗”，更适用于显像研究。

（2）评价疗效：多项临床研究表明，肿瘤组织的 VEGF 表达水平与预后呈负相关，高表达 VEGF 的肿瘤往往提示预后更差。目前，临床已有利用 Bevacizumab-VEGF-A 的单克隆抗体药物进行肿瘤的抗血管治疗研究，其机制是阻断 VEGF 在肿瘤血管生成过程中的调节作用，因此，可以基于 VEGF/VEGFR 进行靶向分子成像，评价抗肿瘤血管生成的治疗疗效，为肿瘤治疗的适应证选择提供有力依据。

^{111}In-Bevacizumab SPECT 显像已应用于荷瘤裸鼠模型和人肝转移瘤 VEGF-A 的表达评价，尽管 ^{111}In-Bevacizumab 在肝转移瘤中有明显摄取，但是 ^{111}In-Bevacizumab 的肿瘤摄取程度和肿瘤组织中 VEGF-A 含量并不相关。^{89}Zr-Bevacizumab PET 显像相比较于 ^{111}In-Bevacizumab，显像质量有了一定的改善，但两者均在肿瘤组织中分布、且清除缓慢，不是抗血管治疗后监测肿瘤治疗反应的理想示踪剂。相对来说，更理想的 SPECT 或 PET VEGF 受体显像剂是放射性核素标记的 VEGF 异构体及其片段，如 ^{111}In、^{99m}Tc 或标记的重组人 $VEGF_{121}$ 可用于肿瘤新生血管和 VEGF 受体 PET 显像。^{64}Cu-DOTA-$VEGF_{121}$ Micro PET 图像显示了肿瘤进展过程中 VEGFR 表达的动态性，在肿瘤生长的不同阶段，VEGFR 表达明显不同，当肿瘤体积在 100 ~ 250mm^3 时，瘤体内 ^{64}Cu-DOTA-$VEGF_{121}$ 摄取达高峰，当肿瘤体积更小或更大时 ^{64}Cu-DOTA-$VEGF_{121}$ 摄取均减低，这提示 VEGFR-2 高度表达的肿瘤大小范围窄，此外研究还显示肿瘤摄取 ^{64}Cu-DOTA-$VEGF_{121}$ 的量与 Western blot 法测定的肿瘤组织 VEGFR-2 受体表达量呈良好的线性关系。

2. MRI

（1）MR结构和功能成像：目前，MR功能成像评估肿瘤新生血管主要包括：肿瘤组织的血浆/血流量、肿瘤的灌注、毛细血管渗透性及肿瘤血管生成的特异性分子成像等。其中依据MR功能成像的对比剂分为内源性对比剂和外源性对比剂：内源性对比剂主要包括自由扩散的水分子和脱氧血红蛋白，成像的方法主要包括动脉自旋标记、以自由水为内源性对比剂的MR灌注成像及BOLD成像；外源性对比剂主要包括小分子对比剂、大分子对比剂和靶向性对比剂等。主要采用动态磁共振对比剂增强成像（dynamic contrast-enhanced MRI，DCE-MRI）或稳态磁共振对比剂增强成像（steady-state contrast-enhanced MRI，SSCE-MRI）进行成像。其中以DCE-MRI研究的最广且最深入，可对肿瘤组织的血流灌注及微血管渗透性的血流动力学状态进行定性、半定量和定量分析，反映肿瘤组织在血管生成方面的特征。各种MR功能序列在肿瘤的早期诊断及鉴别诊断、监测抗肿瘤血管生成治疗的疗效、判断预后等方面展示了重要的临床运用价值，已广泛运用于临床肿瘤血管生成的诊断及评估中。但是此类方法很难鉴别肿瘤新生血管与正常宿主微血管，检测肿瘤新生血管的特异性仍相对较低，并且不能够检测处于肿瘤血管生成期的新生血管。

（2）MR分子成像：肿瘤新生血管生成的MR分子成像是目前肿瘤新生血管生成中的研究热点，使得肿瘤的临床精准诊断和治疗成为可能。肿瘤新生血管的生成是一个由多种因子、蛋白分子共同参与的多步骤的复杂过程。MR分子成像技术通过结合肿瘤新生血管生成过程中的特异性分子靶点，并通过MRI对其过程进行可视化、定量显示，可从细胞、分子、蛋白水平评价肿瘤的新生血管过程。目前用于MR靶向分子成像的靶点主要包括：整合素$\alpha_v\beta_3$、血管内皮生长因子/受体（VEGF/VEGFRs）。依据靶点的不同可分为基于整合素$\alpha_v\beta_3$的MR分子成像及基于VEGF/VEGFRs的MR分子成像。肿瘤血管生成的靶向MR分子成像，能够区分肿瘤新生血管与正常的宿主血管，定量分析肿瘤新生血管的结构和功能特征，可活体水平无创监测血管生成抑制因子及刺激因子的时间及空间分布特征，此外，通过连接特异性治疗物质，能够实现诊疗的一体化。但目前肿瘤新生血管的MR分子成像的灵敏度仍偏低，开发更为灵敏的对比剂及MRI序列、MR信号放大系统及采用多模态肿瘤血管生成分子探针，不断提高其成像的灵敏度，争取实现肿瘤新生血管的靶向成像。

3. 光学成像　包括生物发光成像、荧光成像及光学层析成像，前两者常用。尽管光学成像系统还存在一些缺陷，如图像空间分辨率不足、受组织探测深度限制等。但因其具有多功能、高敏感性及成像过程相对简单等优点，使得光学成像仍广泛应用于实验动物的全身成像研究，其中近红外光学成像在荷瘤动物光学成像中应用较广泛。

有研究将单链VEGF与花青染料Cy5.5相结合，制备了光学对比剂scVEGF/Cy5.5，对鼠4T1和人MDA-MB-231乳腺肿瘤进行近红外成像，研究首先利用生物发光成像技术（BLI）确定肿瘤的边界，之后用灭活的光学对比剂VEGF/Cy5.5进行荧光成像。结果表明，BLI确定的肿瘤范围内未见到肿瘤对药物的摄取，而用活性的scVEGF/Cy5.5进行荧光成像，结果在肿瘤范围内可见局部选择性摄取；若在注射scVEGF/Cy5.5的同时注射10倍剂量的scVEGF拮抗剂，则成像的信号明显减低。以上结果也间接证实成像过程中与VEGF受体的结合非常重要。同时研究也发现，在肿瘤边界的界定方面，BLI成像和荧光成像确定的结果并不统一，究其原因主要是BLI成像依赖于荧光素的摄取及代谢，其成像的范围并不一定与肿瘤的组织学边界一致；肿瘤组织会导致周围正常组织血管结构发生变化，可能导致scVEGF/Cy5.5在肿瘤边界之外聚集。此外，未与scVEGF结合的花青染料可以非特异性沉积于肿瘤内，因此，对于这类荧光染料在特异性的血管成像中的作用还需进一步研究。

（五）微环境成像

肿瘤微环境（tumor microenvironment，TME）是细胞水平的微环境，由周围的细胞，如免疫细胞、炎症细胞、细胞外基质和物理因素如pH、温度、乏氧、间质液压等组成。微环境的变化对肿瘤产生一定的影响使得TME成为许多研究人员感兴趣的课题，例如降低pH和升高温度对癌细胞增殖产生影响。分子影像领域的进展促进了对TME的研究，同时也提高了实时监测肿瘤细胞与周围因素之间动态相互作用的效率。

1. pH 水平　细胞外和细胞内 pH 之间的平衡通过一组转运蛋白如 Na^+/H^+ 泵和碳酸酐酶(carbonic anhydrases, CA)Ⅰ～ⅩⅢ来实现，它们可以稳定由细胞代谢如糖酵解产生的水合氢离子的浓度水平来调节。肿瘤酸性环境是由于缺少血液灌注和肿瘤细胞中糖酵解活性的升高造成的。

(1) MRI：首先，MRS 可以监测来自无机磷酸盐的温和信号的化学位移，采用 pH 标记物如 3-氨基丙基膦酸盐，来检测细胞内 pH(pHi)的变化，采用 ^{31}P MRS 来检测细胞外 pH(pHe)，但是，^{31}P MRS 的灵敏度低，限制了空间分辨率。因此，改用 ^{1}H MRS(即咪唑-1-基)-3-乙氧基羰基丙酸，可以在体内成像中提高 pHe 的空间分辨率。提高空间分辨率的另一种方法是采用 ^{1}H MRS 探针，即 2-(咪唑-1-基)琥珀酸，可以提高成像特异性和灵敏度。

其他 pH 探针诸如化学交换饱和转移(CEST)已经用于在异种移植模型中对乳腺癌进行成像，它可以确定碘普胺的酰胺质子与 pH 水平之间的相关性。

Kato 等开发了一种新型的基于 SPION 和二亚乙基三胺-五乙酸二甲基酰胺(GdDTPA-BMA)合成的探针，采用 MR 进行肿瘤成像并跟踪纳米载体释放的药物，实现了深层组织的 pH 成像。

组织的 pH 也可以通过静脉注射超极化 $H^{13}CO_3$ 进行观测，有研究人员采用 Henderson-Hasselbalch 方程计算 pH，并应用于淋巴瘤的临床前试验。

(2) 光声成像：光声(PA)成像是在靶向 TME 领域中使用的新兴成像模式之一。近来，Ying 等已开发用于光声层析成像的多肽功能化的金纳米星(GNS)，这种靶向探针提高了光热治疗的效果，且不损害相邻组织，在体外 PA 成像的情况下，使用光声 3-D 断层照相系统(Endra Nexus 128, Ann Arbor, MI, USA)，从 GNS-pHLIP(Gold Nanostars-pH Lipid)获得的 808nm 信号进行成像。B Shi 等人研究了各种光声探针，其中一个探针在 pH7.4 时被活化，可以用于 HCT116 小鼠细胞内源性 H_2S 的实时跟踪。虽然 PA 成像提供了广泛的针对 TME 的特异性应用，迄今为止只开发了有限的探针。

(3) 光学成像：采用 pH 激活的近红外荧光探针进行 pH 的成像，降低了内源性分子的吸光和自发荧光，灵敏度更高，数据采集更快，比如 DilR783-S 探针，在小鼠乳腺癌 MDA-MB-435 模型中，通过在酸性环境中肼键断裂而活化发射荧光。

此外，聚合胶束是 pH 敏感性疏水性载体，具有很高的靶向性，因为它们含有可离子化的基团。疏水性药物可以包封在胶束中，在 TME 的酸性状态下释放，典型的多柔比星包封的 pH 响应性聚合胶束在 pH 值为 6.4 时释放 70% 的药物，而在 pH7.4 时药物不释放，采用这些聚合胶束检测肿瘤区域的 pH 的能力已经在小鼠体内进行了大量的实验。

2. 组织间液压(interstitial fluid pressure, IFP)　血管生成因子如血管内皮生长因子(VEGF)，MMP 和血管生成素的不平衡导致血管生成异常，有时，高渗透性允许在肿瘤脉管系统中交换分子而无需任何维持梯度，这导致了 IFP 的异常。

(1) 核素显像：采用 ^{15}O-H_2O 的 PET/CT 显像可得到水灌注组织分数，从而分析结直肠癌中 IFP 的变化。

(2) MRI：非侵入性成像方法比如采用 Gd-DTPA 的动态对比增强磁共振成像有助于分析 IFP，并且使用小鼠异种移植瘤模型进行临床前研究，流体流速与 IFP 的大小相关。Liu 等在肝癌模型中进行了这一原理的扩展研究，测量 IFP 相关的三个参数，即肿瘤间质液的速度、肿瘤表面和渗出物之间的距离以及间质的电导率，讨论了使用这些参数非侵入性测量 IFP 的方法。此外在小鼠 B16 黑色素瘤模型中采用充满伊马替尼的空间稳定溶酶体，通过抑制血小板衍生生长因子受体(PDGF-R)β 来减少 IFP，在荧光下监测肿瘤体积变化。

3. 细胞外基质(extracellular matrix, ECM)

(1) 核素显像：MMP 通常在某些肿瘤中过表达。MMP 是一族 Zn^{2+} 依赖的蛋白水解酶，主要负责细胞外基质的降解与重塑，在新生血管形成中起了重要的作用，根据水解底物的不同，可将 MMP 家族大致分为胶原酶(MMP-1、MMP-8、MMP-13 和 MMP-18)、明胶酶(MMP-2 和 MMP-9)、基质酶(MMP-3、MMP-10 和 MMP-11)、间质酶(MMP-7 和 MMP-26)，其他如 MMP-12、MMP-19、MMP-20、MMP-23、MMP-27 和 MMP-28 尚未归类。通过噬菌体展示技术发现了 MMP 特异性十肽(CTT)，并可以用 ^{125}I、^{99m}Tc 及 ^{111}In 标记进行 SPECT 显像，但是，^{125}I 和 ^{99m}Tc 示踪剂代谢稳定性低、亲脂性高，导致体内显像质量较差。而 ^{111}In-DTPA-CTT 在肿瘤中摄取量、瘤/非瘤摄取比值与明胶酶活性明显相关，且在肝脏、肾脏中放射性活度低，而 ^{64}Cu 标记的 PET 显像剂 ^{64}Cu-DOTA-CTT 可以抑制 hMMP-2 和 mMMP-9，亲和力与 CTT 相仿，^{64}Cu-DOTA-CTT 可以被 MMP-2、MMP-9 阳性的 B16F10 小鼠黑色素瘤摄取，但由于 ^{64}Cu-DOTA-CTT 和 MMP-2、MMP-9 亲和力低,因此,以 CTT 为靶向分子的探针体内稳定性、靶向性有待进一步改进。近年来,该方面的研究主要集中在^{18}F和^{11}C标记小分子 MMP 抑制剂(MMPI),如^{11}C-CGS 25966、^{11}C-CGS 27023A、^{11}C-FMAME、^{18}F-SAV03 等。

(2) MRI:Chen 等开发了^{19}F探针,采用 MRI 检测活细胞的 MMP 活性,并为实时^{19}F MRI 应用提供了一种简单但可靠的方法。Clapper 等采用 MRI 和光学双模态探针在小鼠肿瘤模型中定量显示 MMP-13 的表达,并作为研究肺腺癌进展的潜在标志物。

(3) 光声成像:Gambhir 等采用 Alexa750-CXeeeeXPLGLAGrrrrrrKK-BHQ3 探针,在皮下植入裸鼠的甲状腺肿瘤(FTC133)中可被 MMP 激活,采用光声探测器在活体小鼠中进行肿瘤内和静脉内注射之后,对 MMP 成像。

(4) 光学成像:目前市售有两种 MMP 可激活的光学探针,如 MMPSense™680 和 MMPSense™750 FAST,也有学者采用光学探针 Cy5.5-AF489 活体显示特异性肿瘤摄取,该探针有助于更快地显现肿瘤 MMP 活性,同时具有优异的肿瘤与背景比。透明质酸(hyaluronan,HA)代谢是乳腺癌进展的主要特征,在肿瘤进展期间,透明质酸酶的量增加,Peer 等采用 HA 和荧光团标记的金纳米粒子,有助于检测肿瘤组织。此外,通过将赖氨酰氧化酶的抗体连接到聚(D,L-丙交酯-共-乙交酯)-嵌段-PEG 共聚物上来设计靶向 ECM 的纳米探针,并且采用香豆素-6 染料进行荧光成像。由基质细胞释放的蛋白酶有助于在肿瘤细胞中维持 ECM 的形状特性,然而当这些蛋白酶被过度释放时会引起 ECM 的降解,针对蛋白酶活性的探针有助于使用荧光共振能量转移(FRET)和 NIR 来对肿瘤成像。

通过连接量子点与含有可被 MMP 切割的 MMP 底物的低分子量鱼精蛋白和荧光基团,肿瘤组织中过表达的 MMP,切割底物,发出荧光成像。

4. 肿瘤相关间质细胞(tumor-associated stromal cells,TASCs) TASC 如癌相关成纤维细胞和肿瘤相关巨噬细胞在促进癌症进展和转移中起关键作用,成纤维细胞激活蛋白(膜结合的丝氨酸蛋白酶)的过表达在 CAF 上使它们与正常的间质细胞不同。

(1) 核素显像:TAM 显示 M1 和 M2 巨噬细胞具有相反的功能,其中 M1 显示抗肿瘤活性,M2 显示出致瘤性质,近来设计合成了一系列的用于巨噬细胞特异性成像的核素显像剂,如 Weissleder 等采用氧化铁核和葡聚糖壳的纳米颗粒(含有^{18}F同位素和远红外荧光)作为多模态成像平台,在体外及小鼠肿瘤模型体内同时显示肿瘤巨噬细胞数目、蛋白酶和整合素表达量。他们还采用^{89}Zr标记的交联短链葡聚糖纳米颗粒作为探针,静脉给药后,发现纳米颗粒主要定位于巨噬细胞,在异种移植小鼠模型中成像,并进行 TAM 的数量的定量。

(2) MRI:由于与其他丙氨酰肽酶共享肽底物,FAP 的非特异性结合是制备用于体内靶向 FAP 成像探针的限制,为了克服这个限制,Granot 等采用对比剂生物素-牛血清白蛋白-钆二亚乙基三胺五乙酸,Feridex 或 1,1'-二十八烷基-3,3,3-四甲基吲哚红花青碘化物标记 CAF,可以通过 MRI 或 NIRF 进行体内成像。

(3) 光学成像:FAP 具有独特的后脯氨酰内肽酶活性,以在NH_2末端切割二肽,已知 FAP-α 可以通过降解 ECM 来促进生长和侵袭肿瘤。Ji 等设计了基于铁蛋白的 FAP-α 响应性荧光探针,用于 CAF 阳性肿瘤的光学成像;Ji 等还设计了由可分离的两亲肽(CAP)组成的新型纳米载体,其用疏水性药物多柔比星封装以靶向 TME 中的 CAF,在体内的靶向性荧光成像和抗肿瘤活性方面均表现出优异的效果。

半胱氨酸组织蛋白酶,特别是组织蛋白酶 B(cathepsin B,CtsB)在 TME 中过度表达,通常,CtsB 与溶酶体相互作用,以执行自噬和免疫应答等功能,TME 包括肿瘤细胞、肿瘤相关巨噬细胞(TAM)和成纤维细胞,过量分泌 CtsB 使其成为癌症特异性靶点。Mikhaylov 等开发了含有 CtsB 抑制剂(NS-629)以靶向 TME 中的 CtsB 的脂质体纳米载体,NS-629 通过脂质接头连接到 PEG-功能化的脂质上(LNC-NS-629)靶向肿瘤,通过钆(Gd)标记功能化的 LNC-NS-629,对肿瘤进行 MRI 成像,他们还采用荧光分子 Alexa Fluor 555 装载 LNC-NS-629,以进行荧光成像。TAM 除了在肿瘤进展、侵袭和转移中的作用外,也可以作为药物的有效靶点。Zhu 等开发了以甘露糖为配体缀合 PEG 修饰的 PLGA 纳米载体,通过在荧光显微镜下观察 FITC 标记 PLGA 的分布来进行体内和体外的荧光定量。

(石洪成 王培军 李亚明)

第三节 分子影像在肿瘤中的应用

医学影像学的技术发展日新月异,在一定程度上推动了肿瘤诊治水平的不断提高，不同的影像检查技术所发挥的作用各有不同，这其中以分子影像为代表的影像手段在肿瘤的早期诊断、良恶性鉴别、分期与分子分型、疗效评估、复发与转移诊断等方面都发挥了重要的作用。因对不同肿瘤的诊断、评价所采用的分子影像技术大多非常相似，本节仅以乳腺癌为例，介绍不同分子影像技术在肿瘤中的应用价值，对各种肿瘤分子影像技术应用的优先程度进行系统评价。

一、核素显像

随着核素显像技术以及放射性药物的发展，PET、SPECT显像已广泛应用于乳腺癌的临床诊疗，如SPECT/CT显像可准确检测前哨淋巴结转移，^{18}F-FDG PET/CT显像提高了小的乳腺癌灶的检出率，且在诊断乳腺癌远处转移方面具有较高的准确性，PET/MRI是较新的技术，具有低辐射、高软组织分辨率、提供功能信息等明显优势。乳腺专用的核医学成像仪器也在发展和应用研究中。

（一）乳腺癌的诊断和鉴别诊断

SPECT、SPECT/CT以及乳腺专用伽马显像(breast-specific gamma imaging，BSGI)等，常用的放射性药物是^{99m}Tc-MIBI，它是一种亲脂性阳离子显像剂，可以在乳腺癌病灶中较多地浓聚，其机制尚不完全清楚，可能与肿瘤细胞活跃的有丝分裂活动相关，但研究发现良性组织增生和血流增加的病变也会摄取该显像剂，例如乳腺纤维腺瘤、乳腺增生、乳腺炎症等，从而导致假阳性结果。PET/CT肿瘤显像，常用的显像剂为^{18}F-FDG，其在葡萄糖转运蛋白作用下进入肿瘤细胞内，被己糖激酶催化生成FDG-6-磷酸滞留于瘤细胞内而成像。^{18}F-FDG PET/CT在鉴别乳腺良恶性病变方面价值较小，因为部分炎症或某些良性肿瘤也可以出现FDG高摄取。但是，对于^{18}F-FDG PET/CT(因乳腺癌以外的病变而行该检查)检测中偶然发现的FDG浓聚灶，则提示需要积极结合常规成像方法和活检以鉴别病灶的良恶性，研究显示，这样偶然发现的FDG浓聚灶中50%左右为恶性。^{18}F-FLT是一种较新的PET/CT显像剂，它反映肿瘤细胞的增殖情况。^{18}F-FLT PET/CT在乳腺癌的诊断方面特异度好于^{18}F-FDG PET/CT，但是初步的研究结果显示其特异度也只有66.7%。因此，构建高特异性的分子探针，可更好地应用于乳腺癌的诊疗。

（二）乳腺癌的分期

临床上肿瘤分期主要是依据原发肿瘤的大小(T)、淋巴结转移情况(N)和远处转移情况(M)，即TNM分期，准确的分期有利于制定个体化的治疗方案。^{18}F-FDG全身PET/CT显像不仅可以发现原发灶，还可以发现淋巴结、骨等转移灶，对乳腺癌的分期具有重要的价值。在T分期方面，相对于MRI检查，^{18}F-FDG PET/CT用于评价原发肿瘤的大小及检测多发病灶的价值较小，研究显示MRI进行T分期的准确性是77%，而^{18}F-FDG PET/CT的准确性只有54%。在N分期方面，一项前瞻性多中心研究结果显示^{18}F-FDG PET诊断腋窝淋巴结转移的平均敏感度和平均特异度分别是61%和80%。然而，^{18}F-FDG PET不能替代前哨淋巴结活检，研究表明对于前哨淋巴结检测为阳性的患者，^{18}F-FDG PET仅能检测出其中的37%左右。^{18}F-FDG PET或PET/CT对于乳腺癌腋外淋巴结受累和远处转移的诊断具有明显的优势，在M分期方面，Dose-Schwarz等研究结果显示PET诊断乳腺癌远处转移灶的敏感度和特异度分别为87.3%和83.3%。因此，美国国家综合癌症网络(NCCN)指南提出，当标准分期方法的结果模棱两可时，^{18}F-FDG PET或PET/CT被推荐用于炎性乳腺癌的初始分期。除了^{18}F-FDG，其他一些示踪剂也可以用于乳腺癌的分期，如^{18}F-FLT，可反映肿瘤细胞的增殖的情况，但是由于FLT在肝脏、骨的生理性摄取较高，使得^{18}F-FLT PET不适合用于诊断乳腺癌的肝脏、骨转移病灶。

（三）乳腺癌的分子分型

乳腺癌的异质性较大，具有复杂的分子表型，不同分子亚型病人的治疗方案、预后和转归方面相差很大，因此，根据特定的表型制定个性化治疗对控制疾病至关重要。雌激素受体(ER)、孕激素受体(PR)和人表皮生长因子受体2(HER2)是乳腺癌重要的预后的标志物，同时也是乳腺癌分子分型的基础。基于ER/PR、HER2和Ki-67等状态，乳腺癌可分为四种：①Luminal A型：ER/PR阳性，HER2阴性，Ki-67 < 14%；②Luminal B型：又分为HER2阴性(ER阳性，HER2阴性，Ki-67>14%或PR阴性/低表达)和HER2阳性(ER/PR阳性，HER2阳性，Ki-67>14%)；③HER2高表达型：ER/PR阴性，HER2阳性；④基底细胞样型：ER/PR^{-}，HER2^{-}。最新的分型标准对Ki-67的值有调整。

70%乳腺癌患者有激素受体表达，其中大部分是ER阳性，而95% PR阳性的患者伴有ER阳性。原发、转移和复发肿瘤的激素受体状态会发生变化，因而需要可重复的、无创的、可检测多病灶的技术来检测肿瘤受体变化情况。^{18}F-FES是临床研究最为广泛的ER PET成像配体，研究显示^{18}F-FES的摄取和组织学确定的ER表达量具有较高的吻合率（88%），因而^{18}F-FES PET显像有潜力在体可视化评价癌灶ER表达，有益于多发病灶或病灶不易活检的乳腺癌患者，并预测内分泌治疗的疗效。在雌激素、雌激素类似物或激素类药物标记上^{125}I或^{99m}Tc后可以用于ER SPECT成像，例如：^{123}I-labeled cis-11β-methoxy-17α-iodovinyl estradiol、^{99m}Tc-glutamate peptide estradiol和^{99m}Tc-TOR-DTPA等，但是目前这些显像剂仍在临床前或临床试验阶段。PR的表达是一个由雌激素调控的过程，因而认为PR的状态可以反映ER的活性，当使用抗雌激素治疗后，ER被治疗分子占据，与ER结合的放射性显像剂的结合会变少，此时靶向PR成像可能会更有用。^{18}F-FFNP是研究较多的PR PET成像示踪剂，初步研究显示^{18}F-FFNP检测PR阳性乳腺癌的准确性为93.7%，但是相关的临床数据还比较少。近年来，用于PR SPECT成像的示踪剂也在研发，例如^{125}I-iodovinyl-19-nortestosterone和（17α，20Z）-^{123}I-iodovinyl-18-methyl-11-methylene-19-nortestosterone，但是活体成像效果都较差，还需要进一步改进。

25%～30%乳腺癌患者高表达HER2，其与肿瘤的增殖、突变、转移、血管生成以及抗凋亡相关。目前已经有不少靶向HER2的放射性探针进入临床前或临床研究，主要包括放射性标记的单克隆抗体、抗体片段、亲和小体（affibodies）和纳米抗体等。曲妥珠单抗（trastuzumab）是临床上常用的HER2阳性乳腺癌靶向治疗药物。采用^{124}I、^{86}Y、^{76}Br、^{89}Zr等正电子核素或^{131}I、^{111}In、^{99m}Tc等单光子核素标记HER2单克隆抗体或其抗体片段进行PET或SPECT成像，可以反映表达阳性的乳腺癌细胞中HER2的表达水平，也可以用于判断乳腺癌靶向治疗的效果及远处转移灶监测。例如：^{89}Zr-trastuzumab PET可以鉴别HER2阳性和阴性的乳腺癌；^{111}In-trastuzumab SPECT显像用于检测HER2阳性乳腺癌的转移灶；^{64}Cu-DOTA-trastuzumab PET具有合适的半衰期，辐射剂量低于^{89}Zr或^{111}In标记的示踪剂，可以用于诊断原发和转移的HER2阳性乳腺癌；靶向HER2的核素显像剂还有^{89}Zr-pertuzumab、^{111}In-ABY-025、^{111}In-ABY-002等。HER2核素分子成像可以诊断乳腺癌的HER2表达情况、筛选合适分子靶向治疗的患者、制定个体化治疗方案并早期预测疗效。

（四）疗效评价

肿瘤治疗后疗效可从肿瘤大小和代谢两方面来评估。通常治疗后肿瘤的体积缩小常滞后于代谢特征的变化。新修订的RECIST指南（1.1版）在测量肿瘤体积大小的基础上用^{18}F-FDG PET/CT显像来辅助评价肿瘤治疗疗效，乳腺专用的^{18}F-FDG PET显像在早期预测乳腺癌对新辅助化疗的反应方面优于全身FDG PET，研究显示其敏感度、特异度和准确性分别为77.1%，83.3%和78.7%。

^{18}F-FES PET成像可以预测乳腺癌对内分泌治疗的应答和评价治疗效果。治疗前，^{18}F-FES高摄取提示肿瘤雌激素受体高表达，治疗应呈阳性应答；治疗后^{18}F-FES摄取降低说明治疗有效，相关研究报道，^{18}F-FES成像用于预测抗雌激素治疗效果的阳性预测值和阴性预测值分别是65%和88%。

HER2 PET显像可以用于评价乳腺癌组织HER2受体的变化情况，单克隆抗体曲妥珠单抗（trastuzumab）联合紫杉醇或热休克蛋白90（HSP90）抑制剂治疗乳腺癌后，会引起HER2表达的下调，通过^{68}Ga标记曲妥珠单抗的片段用于PET成像，显示肿瘤HER2受体数量的变化，可以较灵敏地反映治疗疗效。同样地，^{89}Zr-trastuzumab PET也可检测热休克蛋白90（HSP90）抑制剂的治疗疗效。

（五）其他方面

在诊断复发和转移方面，FDG-PET的灵敏度是高于乳腺X线摄影、超声、CT、MRI和骨闪烁扫描等传统成像模态。^{18}F-FDG PET显像对腋窝淋巴结转移灶的检出敏感度高，而特异度相对较低，具有较高的阴性预测值。PET/CT全身显像对乳腺癌骨骼、肺、脑、肝等远处转移灶的检出具有明显的优势。在指导放疗计划方面，PET/CT显像可以对乳腺癌进行较为准确地临床分期，并为肿瘤的放射性治疗提供准确的肿瘤体积和肿瘤生物活性信息。

二、MRI

MR新技术的发展为乳腺癌诊断提供了新手段。

（一）发现新病变

MRI可作为乳腺X线补充检查方法，ACS出版的指南中推荐针对特定人群（包括BRCA突变携带者和高乳腺癌风险的受试者）在X线检查的基础上进行年度MRI检查。Nariya C认为乳腺X线与MRI联合检查能够提高早期乳腺癌的检出率。新诊断的乳腺癌患者通过MRI常常可以发现比X线及超声更多的病灶，两项 Meta 分析显示，乳腺癌患者通过 MRI 可以发现 16% 或 20% 额外的病变。

（二）良恶性鉴别诊断

MR 的多种成像新技术单独或联合应用在乳腺癌良恶性病变的鉴别诊断中有重要价值。Almeida JRM 等对 66 例 BI-RADS 4 级乳腺病变患者进行 DWI 研究，结果表明：恶性病变 ADC 值明显低于良性病变和中间型病变，因此，DWI 可以用于乳腺良恶性病变的鉴别诊断。Chen X 等研究了不同 b 值下 DWI 鉴别诊断乳腺良恶性病变的能力，结果表明 b=600、800、1000s/mm^2时乳腺恶性病变 ADC 值均小于乳腺良性病变，诊断敏感度为 89.5%，特异度为 100%。

体素不相干运动（IVIM）应用多 b 值采集图像测量 DWI 信号的衰减及 ADC 值，更接近体内水分子的真实运动情况，既可以提供与水分子布朗运动相关的信息，还可以提供组织内血流灌注的相关信息，IVIM 可以同时获得 D 值、D^* 值及 f 值，用于量化 DWI 中的 2 种运动成分。Bokacheva 等利用 IVIM 鉴别乳腺良恶性病变及正常乳腺组织，结果显示，恶性病变的 f 值明显高于良性病变及正常乳腺实质；D 值明显低于良性病变及正常乳腺组织；并得出，D≤1.06（$\times10^{-3}mm^2/s$）时，诊断恶性肿瘤的敏感度为 90%、特异度为 92.68%；f≥6.93（%）时，诊断恶性肿瘤的敏感度为 87.5%、特异度为 53.66%。何杰等采用多 b 值双指数信号衰减模型的 DWI（0、10、20、50、100、200、400、600、800、1000、1200、1500s/mm^2）对乳腺良恶性病变进行鉴别诊断，结果显示乳腺恶性病变的 ADC_{slow}值低于良性病变，ADC_{fast}值与良性病变之间无明显差异。

弥散峰度成像（DKI）可以得到 DTI 模型的参数，主要特征性参数包括：平均扩散峰度（Mean kurtosis，MK）、轴向扩散峰度（Axial kurtosis，Ka）、径向扩散峰度（Radial kurtosis，Kr）、平均扩散系数（Mean diffusivity，MD）、FA 值等。Nogueira 等利用多 b 值（50～3000s/mm^2）比较了 36 例患者的 44 个乳腺肿瘤病灶，发现 ADC、MD、MK 三个参数在良恶性病灶中均有统计学差异。ADC 与 MD 在良性病变中较高，而 MK 在恶性中较高。Sun K 等对 97 个病人（98 个病变，恶性 41 个，良性 57 个）的 DKI（b 值范围选择 0～2800s/mm^2）研究结果表明，3 级乳腺癌或 Ki-67 高表达的肿瘤患者具有较高的峰度和较低的扩散系数，DKI 比 DWI 在鉴别乳腺良、恶性病变具有更高的特异度。

DCE-MRI 可以观察肿瘤血管的灌注及渗透性变化，并进行半定量或定量分析。国内外研究发现，动态增强的 TIC 曲线用于鉴别诊断乳腺疾病具有较高的敏感性和特异性。目前普遍认为乳腺良性病变动态增强 TIC 曲线以Ⅰ型为主，而恶性病变以Ⅲ型曲线为主。Ⅱ型曲线在良恶性病变中均可发生。目前的临床研究指出 DCE-MRI 联合 DWI 可以进一步提高乳腺 MRI 检查的敏感度和特异度，提高诊断的准确性。

Medeiros 等对 9298 例患者，9884 个病灶的研究表明，DCE-MRI 定量分析在术前对疾病的预测性诊断非常有意义，其敏感度与特异度分别为 90% 和 75%。Ktrans 值作为反映血管灌注速度的绝对参数，在血供丰富、管壁渗透性高的恶性肿瘤中的值要明显高于良性肿瘤。Jena Amarnathet 等在对 216 例良恶性病灶的鉴别诊断中，受试者工作特征曲线分析显示，区分良性和恶性乳腺病变的敏感度为 91.1%，特异度高达 90.3%，准确度为 89.3%，曲线下面积（AUC）为 0.907。Huang 等采用快速交换模型，应用 DCE-MRI 鉴别乳腺良恶性肿瘤，并与两室模型对比，两者 K_{trans} 的特异度分别为 86.1% 和 77.8%，K_{trans}、K_{ep} 的良恶性鉴别切点值分别为 0.095min^{-1}、0.12min^{-1}。

MRS 通过检测体素中所含细胞代谢物浓度的改变来推测肿瘤的良恶性。目前最常用的磁共振波谱成像主要为氢质子波谱。一般正常乳腺组织内胆碱化合物含量不足 1mmol，而乳腺癌细胞的胆碱激酶过度表达，因此组织中胆碱化合物明显升高，在^{1}H-MRS 上表现为 3.2ppm 处的 Cho 共振峰增高。Stanwell 等报道根据复合 Cho 峰诊断乳腺病变的敏感度为 80%，特异度为 86%，并指出 Cho 峰并不是乳腺恶性肿瘤的特异表现，部分无症状志愿者及哺乳期女性也可出现 Cho 峰；但是对复合 Cho 峰进一步解析发现 3.22ppm 处磷酸胆碱（PC）峰只见于乳腺癌患者，诊断特异度可达 100%，敏感度没有变化。

（三）分期

前哨淋巴结（SLN）是乳腺淋巴回流的第一站淋巴结，亦是最早发生癌转移的一站淋巴结。由于 SLN 能准确预测腋窝淋巴结（ALN）的转移情况，在乳腺癌诊断与治疗中有重要价值，并已成为早期乳腺癌分期的首选评估方法。快速、准确的术中定位 SLN 并诊断其是否转移，对手术方式的选择及治疗疗效的提高有重大意义。超顺磁性氧化铁颗粒（SPIO）是一种新型磁共振成像（MRI）阴性造影剂，术中将其注射于乳晕区皮下，用 MRI 采集 SLN 图像,转移淋巴结的巨噬细胞吞噬 SPIO 的能力降低,导致游离 SPIO 增多,信号强度增强,该方法不仅能定位 SLN,而且可对转移作出定性判断。Stets 等评估 9 例乳腺癌患者的 52 枚淋巴结,其特异度和敏感度分别为 92%、81%。

Yeung 等将腋窝淋巴结的 ^{1}H-MRS 结果与细针活检结果比较发现,^{1}H-MRS 的敏感度、特异度和准确性分别为 82%、100% 和 90%。Seenu 等发现,甘油磷酸胆碱磷酸二酯(GPC-PC)、胆碱(Cho)、乳酸(lactic acid)、丙氨酸(Ala)和磷酸尿苷葡萄糖(UDPG)水平在发生转移的淋巴结中显著升高。另外,GPC-PC/ Thr(甘油磷酸胆碱磷酸二酯/苏氨酸)比率也明显升高,如果以此为标记,MRS 检测腋窝淋巴结转移的敏感度、特异度、准确性分别为 80%、91%、88%。Schipper RJ 等利用 T_2WI 及 DWI 对乳腺癌腋窝及前哨淋巴结进行分期,诊断的敏感度为 41%~83%,特异度为 50%~84%,阴性预测值为 90%~91%,阳性预测值为 34%~60%。

(四) 分子分型

Sigmund 等研究多 b 值双指数模型的 DWI 与乳腺癌预后因子的相关性,结果发现 HER2 阳性乳腺癌患者的 f 值高于 HER2 阴性患者,激素受体阳性患者 f 值低于激素受体阴性患者,但其差异无统计学意义。邹雪雪等通过对 IVIM 相关参数与乳腺癌部分预后因子研究发现 f 值、D^* 值与不同 ER 表达强度组间存在相关性,可为浸润性导管癌患者提供有价值的组织学信息。刘春玲等通过对 IVIM 与乳腺癌预后因子相关性研究发现 D 值与 Ki-67 表达间存在负相关;f 值在 HER2 阳性组与阴性组间明显不同;D、f 及 D^* 值与肿瘤的大小、是否伴有淋巴结转移、ER/PR、HER2 是否表达间无明显相关性。

Koo 等对 70 例浸润导管癌患者进行研究发现 K_{trans} 和 K_{ep} 值越高或 V_e 值越低的肿瘤,其组织学级别也越高,雌激素受体越易表达为阴性,预后越差。Lee HS 等对 52 例乳腺癌患者的 DCE-MRI 参数及 ADC 值进行研究发现,PR 阳性的 V_e 值高于 PR 阴性者,HER2 阳性的 ADC 值高于 HER2 阴性者;HER2 过表达型 ADC 值高于 Luminal 型乳腺癌。

赵莉芸等探讨不同分子亚型乳腺癌 DCE-MRI 定量参数及其与预后因子的关系。结果表明:K_{ep} 值在不同分子亚型间差异有统计学意义。Luminal A 型和 TNBC 的 K_{trans}、K_{ep} 和 V_e 值的差异均有统计学意义。4 个亚型中,TNBC 的 K_{trans} 和 K_{ep} 值最大,V_e 值最小。ER^- 者 Kep 值高于 ER^+ 者;PR^- 者 K_{ep} 值亦高于 PR^+ 者,PR^- 者与 PR^+ 者 K_{trans} 差异有统计学意义。认为通过 K_{trans}、K_{ep} 和 V_e 值可鉴别 Luminal A 型乳腺癌和 TNBC;不同分子亚型及不同 ER、PR 表达状态的乳腺癌的 K_{ep} 值不同。

(五) 疗效评价

文献报道乳腺癌患者新辅助化疗(NAC)疗效可以通过 ADC 值的变化进行早期评估。Shin 等研究表明,ADC 值是化疗前可以预测 NAC 疗效的唯一指标,病理完全缓解组(pCR)化疗前 ADC 值明显比病理非完全缓解组(non-pCR)低,并指出 NAC 后的疗效可以通过 ADC 值的改变进行准确地评估。

Che 等对 28 例进行 NAC 的局部晚期乳腺癌患者 IVIM 分析发现,化疗前,病理完全缓解患者(pCR)的 f 值较病理非完全缓解患者(non-pCR)更高,而化疗两个疗程后 pCR 组较 non-pCR 的 D 值明显升高,f 值明显降低;从而表明 IVIM 参数,特别是 D 及 f 值可以较好评估新辅助化疗疗效。

Agarwal K 等比较了乳腺癌新辅助化疗前后病变的 ADC 值,结果表明治疗后病理完全缓解组和部分缓解组 ADC 值显著增加;并且利用 ADC 值预测完全缓解的敏感度为 66.7%、特异度为 63.6%。肿瘤坏死部分 ADC 值明显高于肿瘤实性部分;完全缓解病灶坏死部分 ADC 值低于部分缓解及无缓解病灶。Woodhams R 等利用 DWI 鉴别乳腺癌新辅助化疗残留病灶成分,诊断准确性为 96%。因此 DWI 可以用来监测乳腺癌新辅助化疗疗效。

尹波等对 26 例乳腺癌患者新辅助化疗前、后进行乳腺动态增强 MRI 检查,比较时间-信号强度曲线(TIC)及血流半定量参数在化疗前后的变化,结果发现化疗前早期强化参数的均值大于化疗后的残留病灶的早期强化参数;化疗前峰值强化参数的均值大于化疗后残留病灶的均值,化疗前达峰时间的均值小于化疗后的均值,化疗前流出参数的值高于化疗后的残留病灶的流出参数。化疗后 22 例患者 TIC 从Ⅲ/Ⅱ型转变为Ⅱ/Ⅰ型,3 例保持不变,1 例从Ⅱ型转变为Ⅲ型,化疗前后的 TIC 类型具有明显的差异。因此得出结论,乳腺癌新辅助化疗前后病灶的半定量增强参数显著降低,TIC 类型具有由流出型向流入型转变的趋势。残留病灶 TIC 类型与病理学反应之间具有相关性,可能和患者预后之间具有相关性。

李瑞敏等研究发现 NAC 治疗有效的肿瘤内 K_{trans}、K_{ep} 随着化疗周期增加而不断减低,在化疗第二周期结束后即观察到明显变化，V_e变化则始终不明显，提示可以将 K_{trans}和 K_{ep}作为早期评价 NAC 疗效的指标。Ah-See 等证明，K_{trans}、V_e、rBV、rBF 可以早期预测 NAC 的最终疗效，其中 K_{trans}是预测 NAC 病理无缓解的最佳指标。Li SP 等对 58 个 NAC 后乳腺癌患者维持 43.9 个月无病生存率和 60.3 个月总生存率的随访表明，化疗后 K_{trans}值越大，患者总生存率越低，K_{trans}可以作为预测乳腺癌患者总生存率的独立指标；平均通过时间（mean transit time，MTT）可作为无病生存率的预测指标。

研究表明，MRS 能对乳腺癌 NAC 疗效进行评估，胆碱化合物（Cho）水平及水脂比（water-fat ratio，W-F）可以作为定量分析的参数。Kumar 等研究表明：乳腺癌病灶 W-F 水平较正常乳腺组织明显升高，新辅助化疗后，由于乳腺癌病灶缩小，W-F 水平显著下降（P<0.01）。Tozaki 等用 MRS 技术分别评估新辅助化疗后病理缓解者及病理非缓解者的疗效，发现新辅助化疗两个疗程后两组病人中胆碱化合物（Cho）降低率有着显著差异，其阳性预测值及阴性预测值分别为 89%、100%。因此，可以利用 Cho 浓度对乳腺癌 NAC 早期疗效进行定性和定量评估。近年来通过 MRS 检测新辅助化疗后肿瘤的早期动态变化结果显示，一般检测化疗后 Cho 峰减少 30% 即认为肿瘤对化疗有反应。

（六）其他方面

DWI 成像在检测乳腺癌复发和转移方面具有一定的优势。Rabasco P 等比较了乳腺癌 3 年内有转移和无转移组 ADC 值，结果显示有转移组平均 ADC 值（0.74±0.34）低于无转移组（1.06±0.38），通过 ROC 曲线分析鉴别有无转移的 ADC 界值为 0.75（小于 0.75 为有转移风险），敏感度为 81.25%，特异度为 66.67%。Hasanzadeh F 等利用 DWI 评价乳腺癌腋窝淋巴结转移，结果显示有腋窝淋巴结转移组平均 ADC 值（0.824±0.103）明显小于无腋窝淋巴结转移组（1.098±0.23）；最佳诊断界值为 0.904，诊断特异度为 88.9%、准确性为 91.8%。

DCE-MRI 及 DWI 在肿瘤残余和治疗后纤维组织形成或坏死的鉴别方面也有一定的价值。Rinaldi P 等评价 ADC 值鉴别诊断乳腺癌复发与术后瘢痕，结果表明乳腺癌复发 ADC 值显著低于瘢痕，ADC 值可作为复发与瘢痕鉴别诊断的指标。冯莉莉等探讨 DCE-MRI 及 DWI 在乳腺癌术后随访中的应用价值，结果显示乳腺癌术后瘢痕与肿瘤复发之间的时间-信号强度曲线类型、早期强化率及 ADC 值均有差异。瘢痕组织的早期强化率均值小于复发病灶，ADC 值均值大于复发病灶；复发病灶 TIC 类型多为Ⅲ型，瘢痕组织 TIC 类型多为Ⅰ型。ECR 及 ADC 值的 ROC 曲线下面积分别为 0.778 及 0.81。

在指导放疗计划方面，Zhang YL 等应用 DWI 评价乳腺癌肿瘤邻近组织 ADC 值的变化，研究发现在肿瘤边缘周围存在约 5mm 的区域具有异常的 ADC 值，超出该区域组织 AD 值逐渐恢复到正常范围，由此得出肿瘤边缘与周围正常组织之间存在的范围大约为 5mm，可以指导临床放疗范围的选择。

三、光学和光声成像

乳腺癌属于部位相对较表浅的恶性肿瘤，因此光学和光声学成像在乳腺癌诊断方面有广阔的应用前景。光学和光声成像具有非侵入性、无辐射、成像快速的优势，其中光学成像利用荧光分子探针和生物发光成像等来观察乳腺组织功能和分子水平的变化；光声成像利用内源性或外源性光声分子探针，将入射光能量转化为超声进行成像，以反映乳腺组织功能和分子水平的改变。这两类成像技术的穿透能力适合乳腺疾病的诊断，目前在细胞、小动物和临床病人水平均开展了光学和光声成像的研究，包括肿瘤良恶性鉴别、转移和手术界限指导、乳腺癌分子分型、疗效评价和指导治疗等方面。

（一）良恶性鉴别诊断

近红外光（near-infrared，NIR）（波长 650～1100nm）具有较强的穿透性，可以穿透数厘米乳腺组织进行光学和光声成像，被广泛应用于乳腺肿瘤良恶性的鉴别。乳腺恶性肿瘤组织中有丰富的新生血管，血容量高，但氧合水平低；而乳腺良性肿瘤内的血容量和血红蛋白氧合水平相对正常。RegineChoe 课题组利用这一特点，开发了近红外弥散光学层析成像（DOT）系统对人体乳腺肿瘤的氧合、脱氧血红蛋白浓度、血氧饱和度和组织散射情况进行检测，发现其中恶性肿瘤组织的总血红蛋白、氧合血红蛋白浓度和散射率明显升高，而良性肿瘤组织在以上指标与正常组织无明显差异，提示光学成像可以用于乳腺肿瘤良恶性病变鉴别。Durduran 课题组利用近红外光学探头分析乳腺肿块的血流分布特点，发现健康乳腺组织的血流变异性很小（仅 2.7%），良性肿瘤的血流变异性中度增加（153%），而恶性肿瘤的血流变异性显著增加至 230%。此外研究人员还发现乳腺良恶性组织的胶原和脂肪含量与良性肿瘤和正常组织存在差异，在 610 ~ 1040nm 呈现特征的吸收光谱，可以用于良恶性肿瘤的光学成像诊断。

光声成像同样可以用于乳腺肿瘤良恶性鉴别。Kruger 课题组则开发了一种专用的光声乳腺摄影，实现全乳腺血管成像，分辨率达到亚毫米级，通过评估血管网络的扭曲程度，这种光声乳腺造影可以鉴别乳腺良恶性病变。

（二）转移和手术界限指导

在乳腺癌病程进展中，前哨淋巴结(sentinel lymph node，SLN)是肿瘤淋巴转移的第一站，与肿瘤分级和手术范围确定密切相关，是治疗决策和病人预后的一个重要指标。目前，临床确定 SLN 位置多使用蓝染法和核素法。为进一步提高 SLN 定位的敏感性，田捷课题组利用荧光分子探针吲哚菁绿(indocyanine green，ICG)，结合新型光学分子影像手术导航系统，成功在术中通过荧光成像实时定位 SLN，该系统在临床 22 位乳腺癌病人中检出 59 枚前哨淋巴结，部分经病理证实存在瘤组织转移。Wang 课题组利用 ICG 的光声成像特性，也成功定位乳腺癌病人的 SLN 并指导细针活检，结果与标准手术切除后进行的活检结果一致。

乳腺癌与正常组织的边界是指导手术切除的另一重要指标，光学和光声成像时间分辨率高，可以用于术中乳腺癌边界的实时评估，指导手术切除。DaCosta 课题组设计了曲妥珠单抗标记的荧光分子探针，能够靶向 HER2 过表达的乳腺癌组织，术中探测发现，HER2 过表达的肿瘤组织的光学信号比正常对照强 2 倍以上，可为确定手术切除边界提供参考。Chen 课题组利用多光谱光声成像系统检测乳腺组织中的血红蛋白和脂肪，实现了 3mm 的组织深度和 125μm 的轴向分辨力，在 12 例乳腺组织中进行肿瘤边界检测，灵敏度达到 100%，显示了光声成像指导临床手术切除的潜力。

（三）分子分型

光学和光声成像同样可以用于乳腺癌分子分型，为乳腺癌精准诊疗服务。HER2 是乳腺癌分型的重要参考分子，卢光明课题组构建了新型介孔有机氧化硅分子探针，在表面稳定连接近红外荧光分子 Cy5.5 和靶向 HER2 的亲合体(affibody)，使之同时具备近红外荧光成像和靶向 HER2 阳性肿瘤细胞的能力，通过近红外成像实现了 HER2 过表达型乳腺癌的分型诊断；除了 HER2 外，雌激素(ER)和孕激素受体(PR)表达水平也是乳腺癌分子分型的重要指标。Jose 课题组合成了一种介于 17-β-雌二醇和花青染料之间的酯类，即 1，1(4-磺丁基)吲哚三羰花青-5-5-羧酸(1，1(4-sulfobutyl) indotricarbocyanine-5-carboxylic acid)，这种近红外光染料能够靶向结合 ER，通过无创性光学成像检测 ER 的表达水平。

（四）评价疗效

光学和光声成像还能监测乳腺癌治疗后的肿瘤组织的早期变化，及时评估疗效，比如，乳腺癌经抗血管生成治疗后，肿瘤血管被抑制，瘤内血供减少，血红蛋白的氧合度下降，这些分子和功能水平的改变可通过光学和光声成像直接显示和定量分析。Tromberg 课题组利用近红外光光谱成像对 24 名乳腺癌病人组织中的氧合血红蛋白，脱氧血红蛋白、水、血脂等的浓度进行测量，发现 11 名部分缓解病人和 8 名完全缓解病人的肿瘤氧化血红蛋白浓度显著增加，说明光学成像可以用于新辅助化疗的疗效预测。Avinoam 课题组结合对比增强超声和光声成像技术，发现乳腺癌病人在抗血管生成治疗后局部灌注、氧饱和度、血红蛋白浓度存在空间分布差异，这一发现可用于评估疗效。

（五）指导治疗

乳腺癌新辅助治疗和辅助治疗是乳腺癌综合治疗的重要组成部分，因此利用光学和光声成像方法确定并指导最适宜病人的新辅助和辅助治疗方法是分子影像研究的重要方面。Sanjiv S. Gambhir 课题组构建 HER2 相关的亲和体与荧光染料 AlexaFluor680连接的探针，可用于光学成像监测原位乳腺癌模型瘤组织 HER2 表达，与 PET 成像的结果相仿，该探针可以指导 HSP90 抑制剂的用药，并确定适合此治疗方案的病人，实现个体化精准医疗。

此外，分子探针可在诊断基础上，介导乳腺癌的新型辅助治疗。例如：卢光明课题组构建的金纳米分子探针，在进行乳腺癌靶向光声成像的基础上，还可以介导保乳手术术后的辅助光热治疗，大幅降低乳腺癌术后肿瘤局部复发率，与传统辅助放疗相比，这种光学成像与光热治疗结合的方式更安全且没有辐射损害。

四、超声成像

超声分子影像作为分子影像的重要组成部分，是将超声成像技术与超声分子探针相结合，从细胞和分子水平上对活体生物进行定性和定量研究。它能使疾病在尚无解剖结构改变前被检测出来，从而有利于探索疾病的发生、发展、转归以及药物疗效的评估，是分子生物学与临床医学之间的连接桥梁。超声分子成像的主要过程为将靶向配体（抗体、肽类等）通过不同的方法连接在超声微泡表面，微泡进入体内与靶点部位受体选择性结合并聚集到靶区，极大地增加靶区与正常组织的对比度，从而对靶区进行靶向成像。超声分子影像目前已成为分子影像技术的研究热点，在了解疾病发生发展的分子机制、肿瘤的诊断和治疗、药物研发等方面发挥着重要作用。

（一）肿瘤的早期诊断

肿瘤的新生血管生成是肿瘤发生的重要早期事件，针对肿瘤血管或淋巴管上异常的靶向分子成像，是超声分子影像研究最多最热的靶点。当肿瘤大于2mm时，肿瘤血管迅速增长并表达多种相关分子标志物包括血管内皮生长因子受体（vascular endothelial growth factor receptor，VEGFR），整合素和内皮素，针对上述靶点制备靶向微泡可对肿瘤形成的微环境，甚至癌前病变进行检测。Bachawal 等结合病理结果发现当乳腺组织从增生向导管原位癌或浸润性导管癌发展时，VEGFR2 靶向微泡的散射信号也呈增强趋势，在成像信号阈值 4.6AV 时，其鉴别诊断良恶性肿瘤的灵敏度和特异度分别为 84% 和 89%。超声分子影像还可在单个微泡的情况下明显区分背景信号和肿瘤信号，达到微克级的敏感性，从而识别直径 < 2mm 的乳腺癌移植肿瘤，且肿瘤 VEGFR 与 αvβ3 整合素、P-选择素共同连接至微泡形成双靶向或三靶向微泡时，其成像信号强度相比与任一单靶向超声微泡高 40%，更有利于实现肿瘤新生血管和早期肿瘤组织形成的成像。目前，首个临床级超声分子影像对比剂 BR55，一种表面连接能与 VEGFR 特异性结合的免疫原性极低的脂肽，已纳入临床实验用于观察 VEGFR 在乳腺肿瘤血管生成中的表达水平，有望成为一种乳腺癌的早期诊断的分子影像手段。

（二）肿瘤的良恶性鉴别诊断

利用血管生成中特异性表达的分子标志物作为靶点，对比微泡靶向区域与非靶向区域的信号强度，即可区分肿瘤的良恶性。如 Willmann 等对 15 例乳腺癌患者和 3 例乳腺纤维瘤患者进行成像，发现乳腺癌病灶与正常乳腺组织信号比值为 1.96 倍，为乳腺肿瘤的良恶性的定性和定量诊断奠定了基础。然而，超声分子影像要作为肿瘤筛查和鉴别分期的手段，需要有较高的阳性预测值、较低的假阴性率，并且只有提高特异度和敏感度，才能进一步发展。

（三）评价疗效

传统方法通常将肿瘤大小作为检测肿瘤对化学药物是否有效的敏感指标，然而，肿瘤治疗效果在体积变化之前已发生了肿瘤微环境的变化，超声分子影像学可在肿瘤体积变化之前检测分子变化来反映治疗是否有效。Palmowski 等采用靶向超声造影微循环定量检测技术，定量黏附于肿瘤新生血管内皮细胞上的靶向微泡，结果显示与术后所获得的 CD31、CD61 标记的微血管密度之间具有相关性，采用 DC101（VEGFR2 抑制剂）在治疗 14 天后可抑制血管生成，血管密度显著降低，可显著缩小乳腺癌肿瘤体积，BR55 超声信号强度和免疫组化结果均同样显示具有良好的治疗效果，BR55 在首次人体的临床实验中验证，乳腺癌患者抗血管生成治疗 24 小时后，其 BR55 靶向超声成像信号强度减弱一半以上，可明确评估肿瘤的治疗效果。故超声分子影像对肿瘤治疗效果评估具有较高的价值。

不同的分子影像技术在乳腺癌早期诊断、鉴别诊断、分期、分子分型和疗效评估等方面起到了重要作用。近年发展迅速的人工智能和影像组学将进一步提高其应用价值，如，有研究表明乳腺基质中的基因组变化（70 基因、21 基因）可能触发细胞恶变，DCE-MRI 可显示肿瘤周围基质的灌注情况。Li 等采用影像组学分析乳腺 MRI 并预测 70 基因及 21 基因片段，影像组学在乳腺癌风险评估方面显示出一定的应用前景。人工智能和影像组学凭借其可提取肉眼无法识别的高阶特征的优势，在分子影像中可发挥重要的作用，与分子影像学相关的人工智能将是今后肿瘤精准医学十分重要的应用研究方向。

（卢光明　李亚明　王培军）

参考文献

[1] Chi C, Ye J, Ding H, et al. Use of indocyanine green for detecting the sentinel lymph node in breast cancer patients: from preclinical evaluation to clinical validation. PloS one, 2013, 8(12): e83927.

[2] Jose I, Deodhar K D, Desai U B, et al. Early detection of breast cancer: synthesis and characterization of novel target specific NIR-fluorescent estrogen conjugate for molecular optical imaging. Journal of fluorescence, 2011, 21(3): 1171.

[3] LeBeau A M, Sevillano N, King M L, et al. Imaging the

urokinase plasminongen activator receptor in preclinical breast cancer models of acquired drug resistance. Theranostics,2014,4(3):267.

[4] Lim E A,Gunther J E,Kim H K,et al. Diffuse optical tomography changes correlate with residual cancer burden after neoadjuvant chemotherapy in breast cancer patients. Breast cancer research and treatment, 2017, 162(3):533.

[5] Li R,Wang P,Lan L,et al. Assessing breast tumor margin by multispectral photoacoustic tomography. Biomedical optics express,2015,6(4):1273.

[6] Sho N,Han W,Han BK,et al. Breast Cancer Screening With Mammography Plus Ultrasonography or Magnetic Resonance Imaging in Women 50 Years or Younger at Diagnosis and Treated With Breast Conservation Therapy. JAMA Oncol 2017. 1256.

[7] Seely JM,Lamb L,Malik N,et al. The yield of pre-operative breast MRI in patients according to breast tissue density. EurRadiol 2016; 26:3280.

[8] Che S,Zhao X,Ou Y,et al. Role of the intravoxel incoherent motion diffusion weighted imaging in the pre-treatment prediction and early response monitoring to neoadjuvant chemotherapy in locally advanced breast cancer. Medicine (Baltimore),2016,95(4):e2420.

[9] Agarwal K,Sharma U,Sah RG,et al. Pre-operative assessment of residual disease in locally advanced breast cancer patients:A sequential study by quantitative diffusion weighted MRI as a function of therapy. MagnReson Imaging,2017;13(42):88.

[10] Lu N,Tian Y,Tian W,et al. Smart cancer cell targeting imaging and drug delivery system by systematically engineering periodic mesoporousorganosilica nanoparticles. ACS applied materials & interfaces,2016,8 (5):2985-2993.

[11] Wang S,Ma X,Hong,X,et al. Adjuvant Photothermal Therapy Inhibits Local Recurrences after Breast-Conserving Surgery with Little Skin Damage. ACS Nano, 12(1):662-670.

[12] Li H,Zhu Y,Burnside ES,et al. MR Imaging Radiomics Signatures for Predicting the Risk of Breast Cance Recurrences as Given by Research Versions of Mammaprint, Oncotype DX, and PAM50 Gene Assays. Radiology,2016,281(2):382-391.

第十三章　心血管疾病分子影像

第一节　概　　述

心血管疾病是威胁人类健康的常见疾病，主要有动脉粥样硬化、血栓、心肌病等，其致死、致残率高。由于心血管疾病发病率高，严重者预后不良，因此早期、精确、动态监测病情进展、危险程度分级及疾病诊疗一体化已成为目前研究热点及难点。传统检测手段，包括US、CT、MRI等，在心血管解剖结构、大小、功能评估中应用较多，但在早期诊断、疗效及预后评估方面仍具一定局限性。1999年美国哈佛大学Weissleder教授最早提出分子影像学的概念，在过去的时间里，利用PET、SPECT、MRI、US等影像设备，以某些特定分子为成像对比度源，利用现有的医学影像技术对疾病生理或病理过程在分子水平上进行无创、实时的分子成像，能更好地帮助理解心血管疾病的分子基础，对监测病情、危险程度分级及疾病诊疗具有重要参考价值。

一、心血管疾病分子靶标选择

确定分子靶标是分子影像学中的第一步，也是最重要的一步。以心血管疾病中最主要的动脉粥样硬化疾病为例，诸多的分子参与其形成与进展。例如，血管内皮细胞功能异常是动脉粥样硬化的第一步，血管内皮表达大量炎症相关的受体，如介导白细胞在血管内皮表面滚动的选择素（P-选择素、E-选择素、PSGL-1等），介导白细胞黏附的血管细胞黏附分子（vascular cell adhesion molecule，VCAM）、细胞间黏附分子（intercellular adhesion molecules，ICAMs）等，均可成为成像靶标。又如巨噬细胞介导早期动脉粥样硬化的形成，产生的金属基质蛋白酶（matrix metalloproteinase，MMP）可降解纤维帽中的基质蛋白，是斑块破裂的主要因素；而巨噬细胞分泌的细胞因子，如干扰素γ抑制血管平滑肌细胞的增殖和胶原的合成，白介素1-β和肿瘤坏死因子α也对血管平滑肌细胞有毒性，直接导致血管平滑肌细胞死亡。因此，巨噬细胞成为目前被广泛使用的成像靶标。纤维帽的破裂可引起内皮下大量的脂质和胶原暴露到血液循环中，导致凝血系统等激活，因此在病理过程中，纤维帽中的MMP、激活的血小板以及凝血酶原等任一个分子均有可能成为成像靶标。

二、心血管疾病分子影像探针选择

分子影像探针可与靶标特异性结合，检测心肌细胞凋亡、新陈代谢改变、细胞外间质改变、血管生成或神经分布，可评估心律失常危险分度、左室重构等（表13-1-1）。理想的分子影像探针要求分子质量小；与靶目标亲和力高而与非靶目标亲和力低；信噪比高（大于1）；能迅速穿过细胞膜，半衰期长，不被机体迅速代谢；无细胞毒性。目前主要有两类分子影像探针：靶向性探针及可激活探针。靶向性探针由与目标分子具有高亲和性的配体，如抗体、肽或小分子化合物，经特定的方法与同位素、荧光素、顺磁性复合物或声学对比剂连接而成，如膜联蛋白A5、整合素、血管细胞黏附分子及细胞间黏附分子的探针等。靶向分子影像探针可显示目标分子的位置与分布，且可同时携带治疗性药物，从而达到诊疗一体化目的。可激活探针又称为智能探针，在注入机体时几乎无信号，一旦被不同机制（物理或生化机制）激活，可在作用位点产生强烈的信号，由特定的影像设备检测，主要用于定位及检测酶的活性与功能。目前已开发的主要是光学和MR可激活探针，如组织蛋白酶B、MMP、髓过氧化物酶响应性分子探针。以MMPs为例，一种含有MMP-2、MMP-3、MMP-9以及MMP-13片段的MMP活性探针可用于近红外线荧光检测，目前已用于心肌梗死、动脉粥样硬化等疾病模型研究。表13-1-1汇总了目前心血管疾病分子影像探针。

三、心血管分子成像技术

（一）核素显像

1. 心肌灌注显像　用于评估心肌灌注异常，通过静息态及负荷态下评估心肌灌注差异而获得

表 13-1-1 心血管疾病分子影像探针

探针试剂	设备	靶标	应用
^{18}F-FDG	PET	葡萄糖转运蛋白-1,己糖激酶	动脉粥样硬化,动脉瘤(代谢性)
USPIO	MRI	巨噬细胞	动脉粥样硬化(炎症)
^{99m}Tc-annexin A5	SPECT	膜联蛋白-A5/巨噬细胞	动脉粥样硬化,心肌梗死(凋亡)
Au-HDL	Spectral CT	巨噬细胞	动脉粥样硬化(炎症)
CLIO-^{64}Cu	PET+MRI	巨噬细胞	动脉粥样硬化(炎症)
^{99m}Tc-EC20	SPECT	叶酸受体/巨噬细胞	动脉粥样硬化(炎症)
Apoferritin cages	MRI,NIRF	巨噬细胞	动脉粥样硬化(炎症)
SyntheticGdanionicvesicles	MRI,NIRF	巨噬细胞	动脉粥样硬化(炎症)
L-PLP	MRI	巨噬细胞	动脉粥样硬化(炎症)【治疗】
CLIO-THPC-AF750	MRI,NIRF	巨噬细胞	动脉粥样硬化(炎症)【治疗】
N1177	CT	巨噬细胞	动脉粥样硬化(炎症)
ProSense	NIRF	半胱氨酸蛋白酶	动脉粥样硬化(炎症)
MMPsense	NIRF	基质金属蛋白酶类	动脉粥样硬化(炎症)
^{99m}Tc-RP805	SPECT	基质金属蛋白酶类	动脉粥样硬化(炎症)
P947	MRI	基质金属蛋白酶类	动脉粥样硬化,动脉瘤(炎症)
$\alpha_v\beta_3$-targeted nanoparticles	MRI,NIRF	$\alpha_v\beta_3$整合素	动脉粥样硬化(新生血管)
^{99m}Tc-RIP	SPECT	$\alpha_v\beta_3$整合素	心肌梗死(心肌纤维化)
cNGRpeptide-labeled paramagnetic quantum dot	MRI	CD13 氨肽酶	动脉粥样硬化(新生血管)
^{111}In-RP782	SPECT	基质金属蛋白酶类	动脉瘤,心肌梗死,血管损伤(炎症)
EP-2104R	MRI	纤维蛋白	血栓(凝固性)
NanoK	Spectral CT	纤维蛋白	血栓(凝固性)
P975	MRI	GP$\alpha_{IIb}\beta_3$受体/血小板	血管炎(炎症)
[^{11}C]-PK11195	PET	苯二氮草受体/巨噬细胞	血管炎(炎症)
OsteoSense	NIRF	羟磷灰石	瓣膜疾病(钙化)
HSV-tk	PET	单纯性疱疹病毒胸苷激酶基因	干细胞治疗(细胞追踪)
^{99m}Tc-exametazime-labeled leukocytes	SPECT	白细胞	心衰/移植(炎症)
MPO-GD	MRI	活性过氧化物酶	心衰/移植(氧化应激)
PSGL-1	US	P-选择素、E-选择素	心肌梗死
VCAM-1-targeted microbubble	US	血管细胞黏附分子-1	动脉粥样硬化
GPVI-targeted microbubble	US	糖蛋白-6	动脉粥样硬化

CLIO crosslinked iron oxide; cNGR cyclic Asn-Gly-Arg; Gd gadolinium; HDL high-density lipoprotein; HSV-tk herpes simplex virus thymidine kinase; L-PLP liposomal prednisolone phosphate; MPO myeloperoxidase; PSGL-1 P-selectin glycoprotein ligand-1; GPVI glycoprotein Ⅵ

心肌血流储备信息。PET 与 SPECT 均可进行心肌血流灌注成像，SPECT 主要药物是 ^{201}Tl 和 ^{99m}Tc-MIBI，PET 主要药物为 ^{82}Rb、^{15}O-H_2O、^{13}N-NH_3。与 MRI 相比，尽管核医学技术具有高度的敏感性，但其空间分辨率低（临床型 PET、SPECT 为 4～5mm、10～16mm），不能对分子水平的异常信号进行准确的解剖定位，且有辐射暴露危险。

2. 心肌代谢显像 用于评估心肌代谢的正电子药物主要有 ^{18}F-FDG、^{11}C-棕榈酸、^{13}C-乙酸，其中 ^{18}F-FDG反映葡萄糖代谢，^{11}C-棕榈酸测定心肌脂肪酸代谢，而 ^{13}C-乙酸用于研究心肌有氧代谢，以 ^{18}F-FDG 的应用最广泛。

3. 心肌神经受体显像 心肌细胞膜的神经受体包括 2 种：β 肾上腺素能受体（β 受体）和胆碱能受体。β 受体应用和研究较多，其中 ^{123}I-MIBG 是目前最常用的 β 受体对比剂，通过去甲肾上腺素特异性摄取，反映心脏交感神经完整性，主要应用于 SPECT 显像。^{11}C-羟基麻黄素（^{11}C-meta-hydroxyephedrine，^{11}C-HED）可反映体内儿茶酚胺的转运、储存及再循环过程，运用 PET 显像，可对心肌病显像。

（二）MRI

1. MR 心肌灌注成像 包括动态对比增强 MRI、动态磁敏感增强 MRI 和动脉自旋标记 MRI。最常用的方法是动态对比增强 MRI，可通过半定量分析计算出峰值信号强度（peak signal intensity，PSI）、达峰时间（time of peak signal intensity，TPSI）、对比剂平均通过时间（mean transit time，MTT）、信号-时间曲线上升支斜率（signal intensity time curve upslope，SITCU）。其他两种方法在心肌灌注中应用较少。

2. MR 波谱成像（magnetic resonance spectroscopy，MRS） 目前基于 ^{31}P、^{23}Na、^{1}H 谱可评估相关心肌代谢情况，比如心肌三磷酸腺苷（adenosine triphosphate，ATP）含量、心肌肌酸激酶（CK）代谢情况、肌酸总含量等，其中 ^{31}P-MRS 应用研究最多。心肌内含有 3 种 ^{31}P 的代谢物，包括 ATP、磷酸肌酸（phosphocreatine，PCr）和无机磷（inorganic phosphorus，Pi）。^{31}P-MRS 可以反映心肌高能磷酸盐和供能物质的代谢变化，而 ^{1}H-MRS 比较敏感，其不仅可以研究心肌能量代谢，还可以研究非能量代谢心肌病。

3. 对比剂延迟成像 钆对比剂延迟增强（late gadolinium enhancement，LGE）成像广泛用于临床检测心肌结构异常。钆剂可以缩短 T_1 弛豫时间，而对 T_2 弛豫时间影响小。临床研究中，延迟增强成像常采用相位敏感反转恢复序列（phase sensitive inversion recovery，PSIR）技术、Turbo FLASH 技术。通常在钆对比剂注射 10～15min 后进行扫描。钆对比剂延迟增强成像可获得心肌细胞存活、坏死、局限性心肌纤维化信息，然而其属于非特异性强化，缺血性、非缺血性心肌病均可表现为延迟强化。

4. SPIO 增强 MRI 靶向性 SPIO 通过携带特异分子从而在体内特定部位聚集，通过缩短 T_2 及 T_2^* 弛豫时间而被 MRI 探测。如血管壁炎症发生后巨噬细胞聚集，SPIO 可被血管壁中巨噬细胞吞噬而导致局部信号降低；如利用以单/多晶体氧化铁为基础的对比剂对干细胞进行标记，可实现在体心肌干细胞移植治疗缺血性以及非缺血性心肌病的直接、无创、动态监测。氧化铁纳米粒子标记形成的特征性磁共振信号效应与局部心肌内干细胞的存活情况密切相关。菲立磁（Feridex™）是已经获得美国食品和药物管理局（FDA）认证的磁共振对比剂，对干细胞具有较高的标记效率，在胚胎干细胞分化之前进行标记不会对其分化造成影响。有动物研究证实利用 MRI 干细胞活体示踪技术可在数个月内实时追踪注入梗死心肌部位的磁性标记的存活干细胞。

5. MR 弛豫时间定量技术 目前心脏磁共振研究较多的弛豫时间定量技术主要包括 T_1 mapping、T_2 mapping、T_1 rho mapping 技术，这些技术可以获得心肌组织的 T_1 值、T_2 值、T_1 rho 值。其中，T_1 值及 T_1 rho 值主要用于研究心肌纤维化，弥补 LGE 对弥漫性心肌纤维化不敏感的缺陷。T_1 mapping 技术包括平扫和增强两种方法，分别获得平扫 T_1 值、增强后的 T_1 值和细胞外容积（extracellular volume，ECV）。T_2 值主要反映心肌细胞水肿程度，主要用于缺血性心肌病急性期的检测。目前国内弛豫时间定量技术还未成为心脏常规扫描序列。

6. MR 弥散加权成像 弥散成像利用水分子弥散运动进行成像，包括 DWI 和 DTI。DWI 可以用 ADC 定量表示组织内水分子的弥散能力；DTI 可以获得更多参数，如平均弥散系数、部分各向异性等，其中部分各向异性可用于分析心肌纤维密度及方向。DWI 和 DTI 受到心脏运动的限制，尚处于研究阶段。

（三）超声分子成像

超声是近年来心血管系统分子影像的主要工具之一，其技术相对简单、费用效能比高。目前超声分子成像主要用于炎症，其中以心肌缺血后血管内皮表达增加的多种炎症相关受体为靶点，使用靶向相关受体的超声微泡实现缺血心肌的超声分子成像，被称为超声缺血记忆成像。研究较多的受体包括P-选择素、E-选择素、L-选择素、VCAM-1以及ICAM-1，其中最为常见的是P-选择素。目前，靶向P-选择素的超声微泡常使用P-选择素抗体、Sialyl-Lewisx残基以及P-选择素糖蛋白配体（P-selectin glycoprotein ligand，PSGL）等。超声缺血记忆成像能实现心肌缺血的快速评定，有效发现非梗死性心肌，具有快速、准确、安全、便捷的优势。但是由于各靶点在缺血心肌内持续时间较短、浓聚程度有限等局限性，目前尚处于临床前研究阶段。

通过靶向性超声微泡对比剂与血栓中纤维蛋白原或纤维蛋白结合，或通过靶向超声微泡与血小板表达的糖蛋白受体结合可成功地实现血栓靶向成像，提高超声诊断血栓的准确性，同时，高频超声还可使聚集于血栓周围的微泡破裂，而达到溶解血栓的疗效。

（四）光学成像

光学成像技术目前仅应用于小动物心血管系统疾病的研究中，包括荧光成像和生物发光成像等，前者以近红外线荧光成像应用最广泛，由于近红外线光的组织穿透能力最大（可达数厘米），以及在该波长区域血红蛋白、水及脂质对光子的吸收率最低，组织的自发荧光最小，因此图像信噪比最高。目前已开发了用于检测MMP、组织蛋白酶B和D、半胱氨蛋白水解酶-3、凝血酶等活性的多种智能光学分子成像探针，荧光断层成像的穿透深度达7～14cm，有望用于人体研究，而经导管引导的光学成像技术是最有望应用于临床的技术。

（部发宝）

第二节 动脉粥样硬化

近20年以来，随着MRI、CT、核素和超声等影像技术的快速发展，动脉粥样硬化斑块在体成像的灵敏性和准确性得到进一步提高。同时，也不仅仅局限于传统的血管结构成像，还拓展到斑块内的组织成分（巨噬细胞、炎症和血管新生）的精确成像。尤其是医学、影像学和纳米技术的交叉，构建了一系列光学/MRI/核素多模态靶向性分子影像探针和图像配准、融合分析平台，使得斑块进展、侵蚀和破裂关键分子事件的定量成像分析成为可能。

一、MRI

不同斑块成分和周围组织都有固有的MR弛豫特性（T_1和T_2），MRI可在不用对比剂的情况下显示斑块成分。在T_1加权像上，斑块内纤维性组织呈现出低信号，但灵敏度和准确性较差，无法识别斑块内特异性蛋白表达。MR靶向性对比剂的构建和应用使得MRI的敏感度和特异性得到提高。

（一）非靶向性钆对比剂的应用

钆类非靶向对比剂，如钆喷替酸葡甲胺Gd-DTPA和钆特酸葡甲胺Gd-DOTA等，随着血液循环，可通过破裂的斑块或斑块内的新生血管渗透至斑块内部，在增强T_1加权像上可见强化。在静脉注射钆对比剂之前获取目标组织的平扫图像，然后在对比剂注射后的合适时间点获取增强图像，观察对比剂注射后不同时间点的信号强度变化，加以恰当的建模，可以评估斑块内新生血管的分布和含量。在斑块内部，钆类对比剂不能进入斑块的脂质核，而是表面的纤维组织先强化，因此可以对纤维帽进行精确的形态学测量。一项颈动脉粥样硬化的小规模临床研究中，对接受颈动脉内膜剥脱术的10例患者，用钆类对比剂进行血管壁的对比增强MRI，结果表明钆类对比剂增强MRI能有效区分斑块内纤维组织和脂质核心。但传统的钆类对比剂存在一定局限性，如迅速分布到细胞外，肾脏相对较快的清除率，斑块内巨噬细胞、炎症标志蛋白等无特异性结合能力。

（二）靶向性氧化铁类对比剂的应用

目前最常用的氧化铁磁性纳米探针一般为壳核结构，即以Fe_3O_4或Fe_2O_3等金属氧化物为磁性内核，其表面包裹聚乙二醇（polyethylene glycol，PEG）、聚乙酰亚胺（polyetherimide，PEI）或二巯基丁二酸（meso-2，3-dimercaptosuccinic acid，DMSA）等高分子聚合物。这种结构有利于发挥核结构的磁导向性和MRI效果，又可在其表面标记上抗体、短肽和小分子化合物等，实现对斑块内特定蛋白和分子的靶向成像。早期斑块分子成像研究中，Kaufmann等利用VCAM-1靶向性氧化铁纳米粒子，对动脉粥样硬化斑块内的细胞表面表达的VCAM-1受体进行活体MRI，组织学证实，VCAM-1氧化铁粒子沉积在血管内皮细胞以及其他表达VCAM-1的细胞上。超小超顺磁性氧化铁（ultrasmall superparamagnetic iron oxide，USPIO）为更小尺寸的纳米粒子，从密闭的毛细血管内皮孔隙中渗出的能力强，其斑块MR成像效果佳。更重要的是，肝脏和脾脏内皮系统中的单核巨噬细胞并不能迅速吞噬USPIO粒子，使得USPIO的半衰期延长，有利于经过多次血液循环渗入斑块内部。USPIO的T_2弛豫效应明显，在静脉注射后斑块内感兴趣区域可发生明显的信号丢失,并可进行信号丢失的量化。

研究证实,活化的巨噬细胞是斑块不稳定的关键因素之一。活化的巨噬细胞会分泌大量的MMP、半胱氨酸蛋白酶,降解斑块纤维帽中的胶原组织,促进斑块的破裂和出血;同时活化的巨噬细胞表面会表达清道夫受体SRA和血凝素样氧化低密度脂蛋白受体,促进与低密度脂蛋白相结合,导致巨噬细胞像泡沫样细胞转变,加速斑块破裂的进程。上述关键蛋白、酶和分子都是易损斑块成像的关键靶点。将特异靶向性肽和USPIO连接,可以在MRI上清晰观察到主动脉粥样硬化斑块的负性强化。与非特异性的葡聚糖包裹氧化铁粒子相比,功能化USPIO由于其靶向特性,可明显缩短成像时间。USPIO还可通过与聚乙烯醇共价结合,避免被巨噬细胞吞噬。近期,其他生物功能化的USPIO,如靶向P-选择素、氧化型低密度脂蛋白、清道夫受体A1及profilin-1的USPIO探针,也应用于动脉粥样硬化斑块的成像,能检测不同发展阶段斑块内活化的血管内皮细胞、巨噬细胞和增殖的平滑肌细胞(图13-2-1)。

二、核素显像

动脉粥样硬化核素显像是利用放射性核素标记参与斑块发生、发展过程中的标志分子或蛋白,通过γ照相、PET或SPECT等技术,显示血管壁不同的信号强度或摄取值,从而反映斑块内细胞的代谢活性或靶分子的表达水平。与其他示踪剂相比,放射性核素示踪剂具有从血液中清除快和靶/背景信号比高等优点,即使在成像兴趣区域很小的情况下,如动脉粥样硬化斑块,也能提供较强的影像信号和高质量图像,并且不受组织深度的影响。核素显像具有较高的敏感性,但空间分辨率欠佳。近年来广泛应用的PET/CT、PET/MR成像技术,克服了核素显像空间分辨率不足的局限性,有助于清晰显示斑块局部的炎症代谢情况。

最早且应用较成熟的是^{18}F-FDG和^{18}F-FLT等核素探针,这些探针反映组织和细胞的葡萄糖摄取和代谢的情况,是动脉粥样硬化斑块炎症的替代性指标。巨噬细胞是动脉粥样硬化斑块中最主要的成分之一,活化的巨噬细胞吞噬氧化低密度脂蛋白(oxidized low density lipoprotein, ox-LDL)演变成泡沫细胞,并释放炎症细胞因子和基质金属蛋白酶等。巨噬细胞所消耗的能量代谢底物为外源性的葡萄糖。因此,利用^{18}F-FDG PET可显示斑块内巨噬细胞的代谢和炎症反应的水平。Rudd等发现在Watanabe遗传性高脂蛋白兔模型中,富含斑块的动脉血管壁^{18}F-FDG摄取量明显高于正常对照。在脂代谢相关双基因突变(LDLR$^{-/-}$ ApoE$^{-/-}$)的小鼠动脉粥样硬化模型中也发现了类似结果,放射自显影和组织病理学验证发现斑块巨噬细胞与^{18}F-FDG摄取之间具有相关性。目前^{18}F-FDG已应用于动脉粥样硬化动物实验和小规模的临床研究,预测动脉粥样硬化斑块的进展和评估药物治疗的效果。然而,在动脉粥样硬化伴糖尿病的患者中,血糖升高会竞争性地抑制巨噬细胞对^{18}F-FDG的摄入,PET/CT会呈现假阴性结果,影响最终的结果判断。

Ayala-Lopez等还利用放射性核素^{99m}Tc标记低密度脂蛋白ox-LDL,并注射入高胆固醇血症的兔体内,发现核素探针可被巨噬细胞通过清道夫受体吞噬,在斑块内集聚。^{99m}Tc-ox-LDL探针的优势在于:ox-LDL本身在体内不存在毒性和免疫源性,同时还能够大量靶向性结合巨噬细胞的清道夫受体和叶酸受体。叶酸受体只在活化的巨噬细胞表面表达,因此,可通过^{99m}Tc-ox-LDL核素显像有效区分静息和活化的巨噬细胞,帮助判别斑块的稳定程度。Terzewski等利用^{99m}Tc标记ox-LDL抗体进行斑块稳定性的在体研究,通过组织病理学证实氧化型LDL的摄取减少时,斑块内的巨噬细胞减少而平滑肌细胞和胶原增多,两者具有相关性。

最新的研究显示,PET-CT也可用于检测斑块内钙化情况。组织病理学证据显示,点状钙化是不稳定斑块重要特征之一。羟磷灰石是血管钙化的主要成分,在病变矿化的最早期和最活跃期沉积下来,与斑块的炎症和坏死相关。氟元素(fluoride, F)可通过与羟基的离子交换进入羟磷灰石,利用这一特点,^{18}F-NaF探针可用于动脉粥样硬化钙化的PET/CT检测。Joshi等利用^{18}F-NaF和^{18}F-FDG两种放射性示踪剂评估动脉粥样硬化斑块的稳定性,结果显示,与稳定性心绞痛患者组相比,近期发生过急性心血管事件组,93%的患者冠状动脉^{18}F-NaF呈现高摄取,并且高摄取出现在斑块近期破裂区域,而^{18}F-FDG的摄取在两组患者的冠状动脉斑块处没有明显差异。应用IVUS证实,^{18}F-NaF的高摄取区域与大多数斑块破裂高危因素之间存在密切联系。同时还发现稳定性心绞痛患者的斑块局部^{18}F-NaF高摄取区域,有着更多的高风险病理特点,包括血管正性重塑、微钙化和坏死核心(图13-2-2)。上述研究均表明^{18}F-NaF在区分稳定和不稳定性动脉粥样硬化病变中有优势,有望作为评价手段纳入高危斑块的危险分层,监测斑块进展,指导治疗干预。

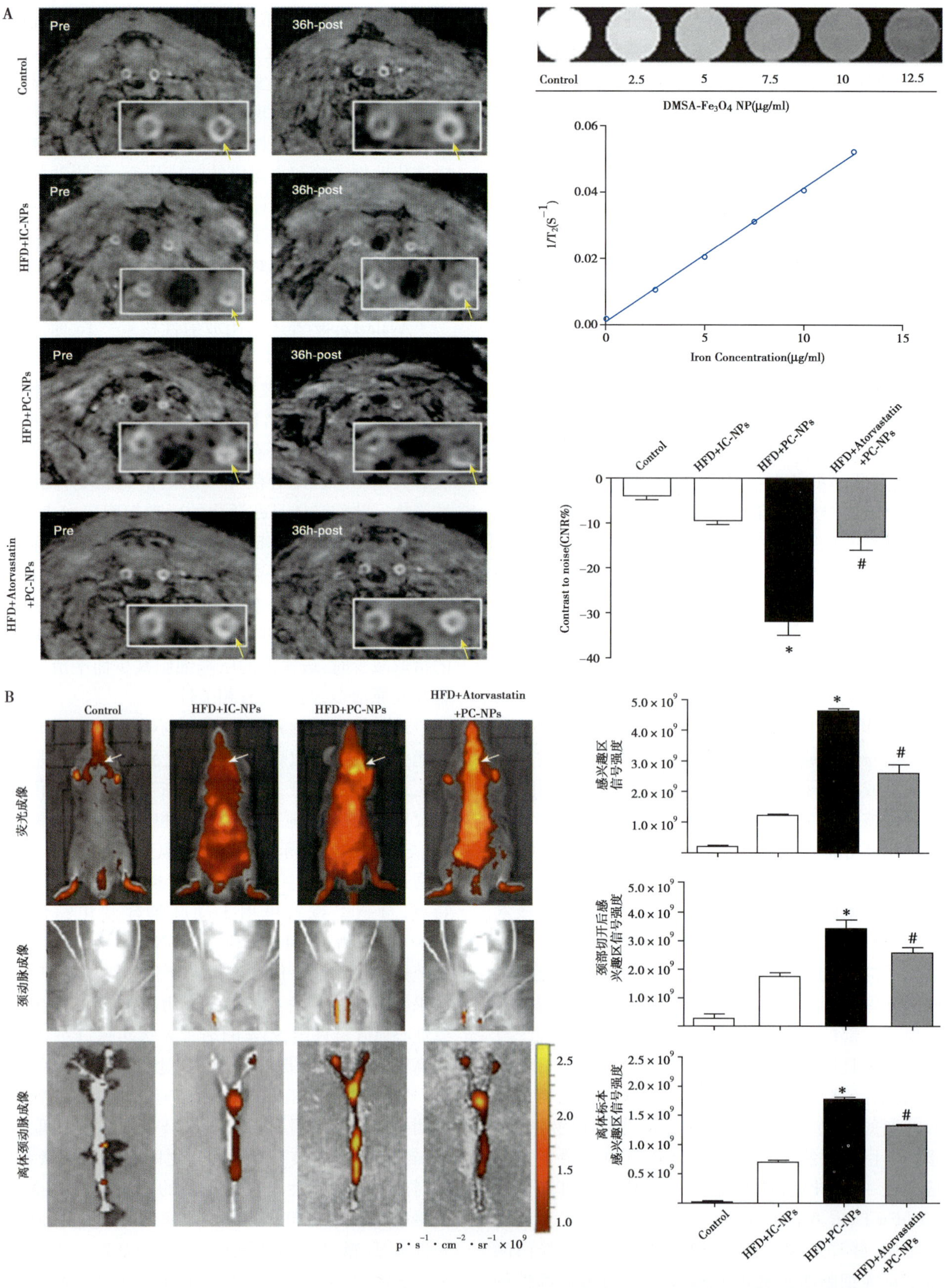

图 13-2-1 利用 Cy5. 5-anti-profilin-1-DMSA-MNPs 对斑块体内 MRI/荧光多模态成像及定量分析

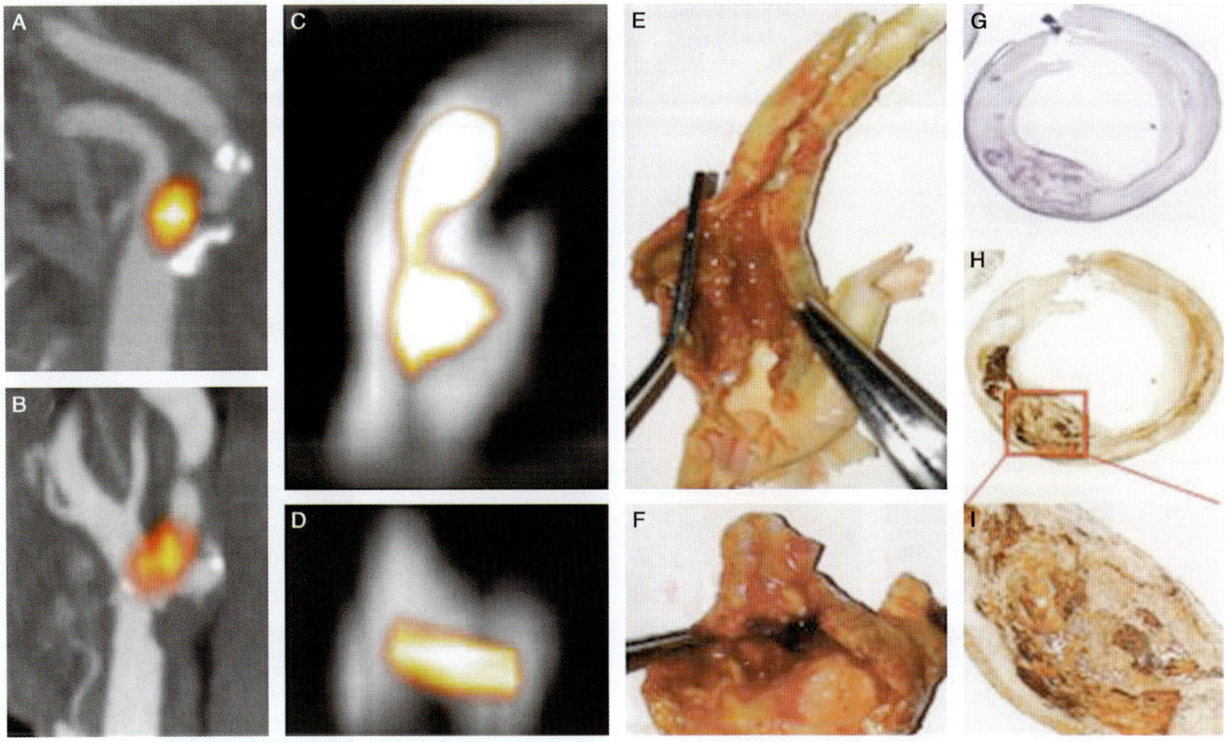

图 13-2-2 斑块内^{18}F-NaF 摄取的 PET 成像和斑块破裂的组织病理结果

三、超声成像

超声分子成像技术是将靶向关键分子的特异性抗体、短肽或配体连接到超声微泡对比剂表面，形成靶向性超声微泡。靶向性超声微泡通过静脉注射入体内，通过血液循环与斑块内特异性的靶分子或蛋白发生特异性结合，使微泡对比剂积聚于该靶组织处，进行分子影像诊断，并可通过频率超声击破微泡，实现靶向给药干预。靶向性超声微泡对比剂的构建是超声分子影像的关键。临床使用的超声微泡对比剂，依据微泡粒径的大小，分为微米级超声对比剂及纳米级超声对比剂。纳米级脂膜微泡对比剂对富含新生血管的易损斑块进行靶向性显像，可早期检测动脉粥样硬化易损斑块内的新生血管及其范围。黏附分子可作为新生血管的标志分子，与靶向性超声微泡对比剂进行特异性结合，使大量超声微泡黏附在动脉内膜表面，导致斑块形成部位信号增强，且病变部位信号强度与动脉粥样硬化斑块的炎症程度相关。

斑块内新生血管在动脉粥样硬化进展和失稳定中发挥着重要的作用，是不稳定动脉粥样硬化斑块及斑块易损部位普遍存在的特征，与临床急性心脑血管事件的发生密切相关。动脉粥样硬化形成早期，斑块中的内皮细胞、巨噬细胞对于缺氧发生代偿性反应，产生大量的炎性因子和促血管生成因子，导致滋养血管的新生，促进斑块进展、诱发斑块破裂及斑块内出血。在此过程中，血管内皮生长因子（vascular endothelial growth factor，VEGF）和整合素 $\alpha_v\beta_3$ 在新生血管中高表达，是超声分子成像经常选择的靶分子。Liu 等将携带有靶向 VEGFR2 抗体的超声微泡注射入兔动脉粥样硬化模型体内，斑块内的新生血管处造影成像出现明显增强，并且靶向对比剂的信号增强效果明显优于非靶向对比剂。同时，免疫组化结果也证实，靶向对比剂的显影强度与 VEGFR2 的表达密切相关。此外，还有靶向 VCAM-1 及 P-选择素的超声对比剂用于斑块内炎症成像，靶向血小板膜糖蛋白 GPⅡbⅢa 受体的超声对比剂进行斑块破裂后的血栓成像等。Peter 等将靶向微泡作为载体，在表面连接携带重组单链纤维蛋白溶酶原激活剂（scuPA）和靶向血小板膜糖蛋白 GPⅡbⅢa 的短肽，此超声微泡靶向结合于斑块部位，并定点释放药物，实现对斑块内血栓的靶向诊治（图 13-2-3）。目前该技术还处于动物实验阶段，临床实用性和可行性还有待进一步验证。

四、光学成像

斑块易损性除具有一定的形态学特征（如薄的纤维帽和大的脂质核心）外，还与斑块内部的病理

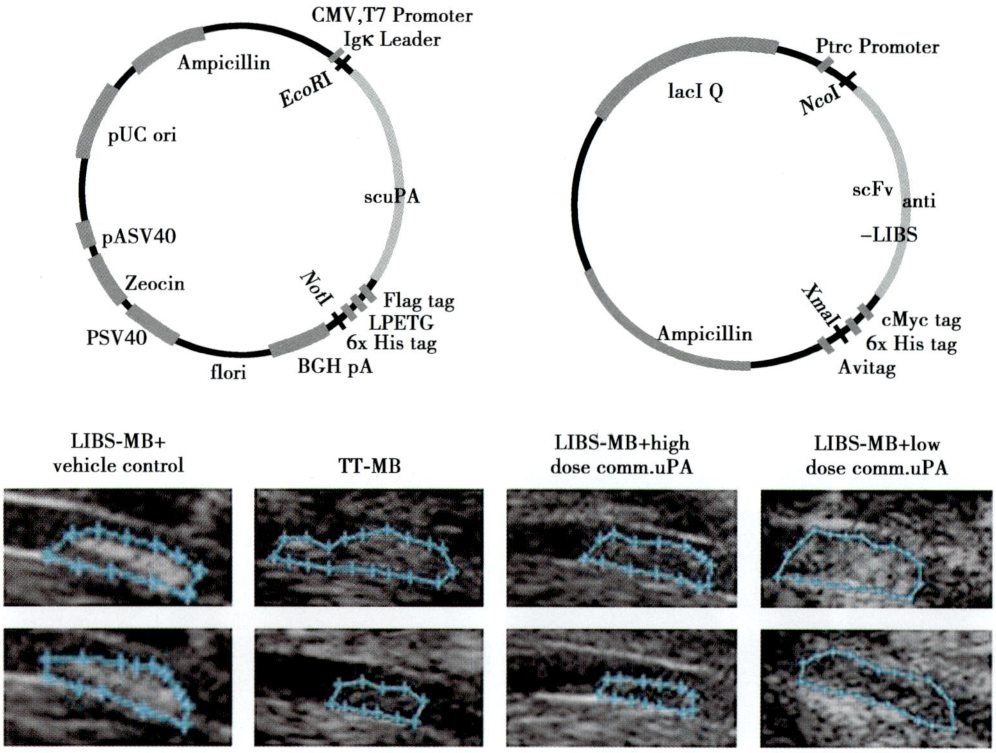

图 13-2-3 携带重组单链纤维蛋白溶酶原激活剂(scuPA)的靶向血小板超声造影剂可实现靶向诊治

与对照组和静脉注射尿激酶相比,携带重组单链尿激酶型纤维蛋白溶酶原激活剂(scuPA)的靶向超声造影剂可有效减少血栓。LIBS-MB:靶向血小板膜糖蛋白 GPⅡbⅢa 受体的超声微泡 TT-MB:携带重组单链纤维蛋白溶酶原激活剂(scuPA)的靶向血小板膜糖蛋白 GPⅡbⅢa 受体的超声微泡

进展,包括活动性炎症、病理性血管新生、微钙化等生物过程密切相关。新型近红外荧光分子成像(near infrared fluorescence,NIRF)可进行易损斑块特征性病理过程的动态可视化监测。将近红外荧光染料,包括 Cy5.5、Cy7 和吲哚菁绿 ICG 等,通过化学共价键标记到抗体或靶向短肽的表面制备近红外靶向分子探针,利用激光器发射特殊波长的近红外荧光,激发能与斑块特异性靶分子结合的分子探针,通过体外超敏 CCD(Charge Coupled Device)照相机检测,通过高级数据处理技术将光学信号转换成图像,可实现对斑块内炎症因子、血管新生标志分子的动态监测。

1999 年哈佛医学院的 Weissleder 等首次提出利用组织蛋白酶作为荧光标记物对动脉粥样硬化斑块炎症细胞进行研究,随后,进一步开发出多种用于标记组织蛋白酶的荧光分子探针。目前近红外荧光分子探针种类较多,有将近红外荧光染料与 FⅫa 亲和肽结合用于血栓成像的,还有将 Cy5.5 标记基质金属蛋白酶的特异性底物分子探针,进行斑块内金属蛋白酶活性的动态成像。新一代的智能光学探针,可根据斑块内的微环境变化(pH 值、氧含量和酶活性等)进行动态变化成像,真实反映斑块内各种微环境关键因子的水平。目前智能探针在肿瘤成像中应用较成熟,在斑块的监测中还有待进一步深入研究。在成像设备方面,2005 年 Weissleder 等搭建了第一台双波长的 NIRF 成像导管,用于检测动脉粥样硬化斑块内的荧光分子成像探针,实现了人颈动脉粥样硬化离体样本的荧光成像。虽然该导管未能实现侧向光学聚焦、旋转扫描和回拉功能,但初步展示了荧光分子技术应用于动脉粥样硬化斑块炎症成像具有分辨率高以及灵敏度高的成像优势。2008 年,采用商用 OCT 导管的导丝,改进了 NIRF 导管设计,缩小了导管尺寸,加入了侧向聚焦光束的光学设计以及手动回拉功能,在未进行血流阻断和冲刷的情况下,能够对斑块内部组织蛋白酶活动进行实时监测,实现了对球囊擦伤髂动脉以及腹主动脉的兔模型的活体成像。2011 年,该小组研发出对第二代Ⅳ-NIRF 二维成像导管,添加了 NIRF 导管的自动回拉以及 360°旋转功能,实现了斑块内部组织蛋白酶活性的空间分布及对支架植入血管后引发的炎症的实时检测。该方法为识别易损斑块及支架植入后引起的血栓提供了新的成像技术，为药物治疗动脉硬化炎症提供了新的评估手段。这些初步研究结果表明近红外荧光分子成像技术在动脉硬化斑块领域有广阔的前景。

目前近红外荧光成像主要的不足之处是探测深度有限，只能对 2～3mm 深度的生物组织进行高分辨成像，且无法准确定位，急需研制具备高空间分辨率和较大成像深度的新型光学分子成像技术，进一步研究易损斑块的深层机制。

五、光声成像

光声成像技术（photoacoustic imaging）是新兴的成像技术，其在获取斑块组织成分和炎症等信息方面表现出巨大的潜力。光声成像基本原理是通过探测生物组织吸收脉冲激光后，因瞬时热弹效应而产生的超声信号，来获取组织光吸收的信息。因此，光声成像的对比度源自光吸收，而分辨率主要源自超声信号。这使得光声成像可以不依赖于弹道光子进行成像，从根本上突破了 OCT、共聚焦显微镜等高分辨纯光学成像方法由于强烈的光散射导致的低穿透深度的局限性。光声成像不仅具备极其灵敏的光学吸收对比，可以获取生物组织的功能与分子信息，而且具备对深层组织进行跨尺度高分辨成像的能力。在动脉易损斑块的研究中，光声成像既可利用不同分子的选择性光吸收和光声光谱方法，高灵敏地检测斑块的化学组分，如脂质核、胶原纤维等，亦可借助生物分子探针，对活动性炎症等细胞和分子层面的生物事件进行探测。此外，光声成像是一种极其灵敏的微血管成像技术，有望实现与易损斑块破损机制密切相关的病理血管生成的高对比度成像。光声成像不但有潜力成为易损斑块早期诊断的重要新技术，也为研究斑块组分变化、炎症反应、病理血管生成等与斑块破裂相关机制提供了新机遇。2011 年 3 月，荷兰鹿特丹大学医学中心研制了直径为 1.25mm 的光声成像导管，在国际上首次实现了人体冠状动脉样品的血管内光声成像，并通过光声光谱方法识别了斑块的脂肪成分。

目前可用于光声成像的分子成像探针还很少。此外，成像系统的速度和导管尺寸目前还远不能完全满足活体介入手术的要求。因此，要真正实现活体血管内光声成像，还需要在成像速度、导管尺寸和分辨率等关键技术上取得突破。

六、多模态成像技术

相比体外无创成像技术，近年来蓬勃发展的血管腔内成像可在原位对血管内斑块进行近距离、高精度的成像，实时提供冠状动脉结构和斑块组成的可视化信息，能够比体外成像更有效和准确地获取斑块的各种组成和特征信息，在血管内斑块方面具有独特的优势。20 世纪 90 年代，首次实现了血管壁结构和动脉粥样硬斑块负荷的血管腔内成像（IVUS、OCT）检测，并能对动脉粥样硬化易损性进行评估，展示了血管腔内成像在评估斑块形态和病理生理方面的潜在价值。最近的组织学和大规模的冠状动脉粥样硬化斑块特征研究显示，现有的检测高危斑块特征的成像方式均有局限性，IVUS 检测的阳性预测值仅为 18.2%；在 PREDICTION 研究中，IVUS 检测病变的进展和血运重建方面阳性预测值为 41%。因此，需要探索对斑块的形态学和病理特征能进行完整和准确评价的替代介入影像技术。

随着医疗设备的小型化、图像信号运算的进步，新型影像技术得以快速发展，包括近红外光谱技术（near infrared spectroscopy，NIRS），血管内光声成像（intravascular photoacoustic，IVPA）、近红外荧光（near infrared fluorescence NIRF）分子成像，时间分辨荧光光谱（time resolved fluorescence spectroscopy，TRFS）和荧光寿命成像（fluorescence lifetime imaging，FLIM），有望突破 IVUS、OCT 的局限性，提供关于斑块形态和病理的更多信息，尤其是综合多种模态优点的混合成像技术应运而生，推动了斑块腔内成像的发展。混合成像技术可通过图像配准、双探头导管设计实现，达到采用两个不同的成像模式同时评估斑块形态的目的。其中，融合 OCT-NIRS 的应用较为广泛。最近报道的双模态 OCT-NIRS 导管通过双纤维排列的方法集成了两种模式，利用单模光纤照亮组织，并使用同一光纤收集 OCT 散射光。由于检测到的信号通过较长的路径，导管内的第二收集纤维使源检测器分离，允许化学感测深入到动脉壁周围。OCT-NIRS 系统对 OCT 和 NIRS 方法均采用了一种波长扫描光源。基于导管的 OCT-NIRS 成像提供了互补的结构和成分数据，增强了体内检测纤维斑块的能力。近红外光谱结合的 OCT 以探测额外的斑块分子的光谱特征，使得非专业 OCT 阅片者更容易描绘纤维斑块；使脂质含量和 OCT 微结构特征相关联，有利于自动区分富含脂质的病变。未来还需要确定胆固醇/胆固醇酯比例范围，评估斑块的易损程度。

此外，还有血管内超声-血管内光声成像组合和血管内超声-近红外荧光成像组合等，均可以提供动脉粥样硬化斑块的深度结构和组成成分信息，包括脂类和微钙化结构等。然而，复合血管成像也有明显的局限性，包括侵入性的检查方式、成本较高、无法描绘整个冠状动脉树以及不能对冠状动脉的病理生理学和血流灌注提供完整的评估。此外，由于缺乏有效的多模态靶向分子探针，复合腔内成像技术主要还是对血管壁的结构成像，无法捕捉到斑块进展关键分子事件，目前还不能算真正意义上的分子影像。

综上所述，非侵入性的成像技术包括 CT、MRI 以及核素显像，将来有望应用于无创评估整个冠状动脉结构、斑块负荷和成分分析，识别斑块炎症、侵蚀和破裂的关键分子事件，同时还可以提供心肌灌注信息，实现对冠心病患者初筛和危险分层。对于高危患者在介入治疗过程中，利用侵入性的复合腔内成像技术对靶血管斑块负荷、结构和组织成分进行精确判断，可以指导干预策略。

（曹　丰）

第三节 血　栓

血栓性疾病包括血栓形成及血栓栓塞，引起相应组织和(或)血管缺血、缺氧、坏死(动脉血栓)及淤血、水肿(静脉血栓)。原位血栓和血栓栓塞是导致心肌梗死、缺血性卒中、肺栓塞、静脉血栓等心脑血管疾病的原因，具有较高的发病率及死亡率。血栓的活体成像对风险评估、指导治疗、改善预后有着广泛的实用价值。传统的血栓检查方法，如血管造影及血管超声，对早期血栓的诊断缺乏特异性及敏感性，无法判断血栓的形成阶段，而血栓分子影像在此方面具有独特优势。

一、超声成像

目前，血栓靶向超声分子成像的方法有通过超声微泡对比剂靶向血栓中纤维蛋白原或纤维蛋白实现血栓分子成像，或通过靶向超声微泡与血小板表达的糖蛋白受体结合而实现血栓分子成像。血栓靶向超声分子成像能提高超声诊断血栓的准确性，同时高频超声可使聚集于血栓周围的微泡破裂，达到溶解血栓的治疗作用。

血栓靶向超声分子成像中，靶向血小板糖蛋白 GPⅡb/Ⅲb 整合素的超声微泡对比剂目前应用最多。GPⅡb/Ⅲb 整合素是介导血小板聚集的主要受体，且是血小板表面表达最高的受体。在血小板激活过程中，GPⅡb/Ⅲb 整合素构象改变，亲和力提高，纤维蛋白原结合，血小板聚集，继而血栓形成。因此，GPⅡb/Ⅲb 整合素是血栓成像的理想靶点。

另一种是亲和素-生物素连接的超声微泡对比剂。生物素化抗纤维素单克隆抗体通过亲和素连接到氟碳脂质乳剂微泡，每个亲和素有多个与生物素高亲和力结合的位点，借助生物素-亲和素高亲和力作用，将氟碳脂质乳剂微泡靶向附着于血栓表面，实现血栓靶向性超声成像。

靶向血栓的微泡最初仅用于提高超声诊断血管栓塞的精准性。随后发现，运用尿激酶和组织纤溶酶原激活剂溶栓时，高能聚焦超声(high-intensity focused ultrasound，HIFU)通过空化效应可使血栓周围的微泡破裂形成轴流，血栓表面机械损伤，纤维蛋白暴露于纤维蛋白溶解因子概率增大，从而增强溶栓疗效。微泡、超声、溶栓药物联合治疗相较于单纯超声照射或单纯溶栓药治疗可获得更好的溶栓效果，且安全性高。其原因是溶栓药物被置于双层微泡内外层之间，在其表面结合能识别纤维素或血凝块成分的配体，可使这些携溶栓药的微泡到达血栓靶位，利用超声空化效应使含有溶栓药的微泡对比剂在血栓周围破裂释放，超声对局部微泡的共振及破灭作用使血栓变软，加速溶栓药进入血栓。

二、光学成像

光学分子成像通常依靠探针-靶点特异性结合的分子成像探针实现。凝血酶是一种含丝氨酸残基的酯酶，是血栓形成的关键酶之一，靶向凝血酶分子成像探针具有高敏感性和特异性，在近红外荧光成像系统中能更好对脑梗死、心肌梗死和肺栓塞进行监测及病情分级。FⅫa 靶向对比剂是近红外荧光素 AF680 标记基于 a2-AP 的 N 末端序列的肽段而成的近红外荧光探针，即 A15，A15 能显示鼠上矢状窦血栓形成。采用交联氧化铁微粒和近红外荧光素 VT680 标记的与 A15 类似的肽段，构建的纳米对比剂（FXIII—CLIoVT680），可在体外进行血栓成像。

三、MR 成像

MR 的血管粥样斑块成像分辨力可达微米水平，然而 MRI 检测小血栓以及血栓成分仍面临巨大挑战。MR 血栓分子成像常采取以下方法，①探针靶向纤维蛋白或活化血小板成像；②将探针作为底物构建对比剂进行成像。目前分子靶点有活化血小板、纤维蛋白、P-选择素及 FXIII。

1. 靶向纤维蛋白的 MR 分子探针 直接与血栓中的纤维蛋白结合而使血栓显像，例如 EP-2104R，已商品化，可使颈内动脉、冠状动脉和肺动脉栓塞的成像。

2. 靶向激活血小板的 MR 分子探针 氧化铁微粒表面修饰靶向激活 GPⅡb/Ⅲb 整合素的单链抗体，作为分子探针（MPIO-LIBS）可清晰显示颈动脉和肺动脉栓塞，并可在 $T2^*$ 加权图像上区分栓子与栓塞引发的周围水肿。

3. 靶向 FXIII的 MR 分子探针 FXIII是凝血反应的最后一个凝血因子。活化的纤维蛋白稳定因子（FXIIIa）除连接纤维蛋白多聚体外，还可以在血栓形成初期共价交联 α_2-抗纤溶酶（α_2-Antiplasmin，α_2-AP）与纤维蛋白。由于 FXIIIa 浓度低，直接靶向成像困难。所以，其靶向成像策略是通过酶的活性进行信号放大，如模拟 α_2-AP 作用底物与对比剂连接的 Gd-DTPA 的靶向 FXIII成像和纳米粒子靶向 FXIII以成像。

4. 靶向 P 选择素的 MR 分子探针 P 选择素是血栓形成的重要介质和靶分子，但目前应用 P 选择素靶向 MR 血栓成像的研究报道相对较少。

目前已经设计了多种 MR 血栓分子成像探针。靶向纤维蛋白的 EP-2104R 虽然血栓成像效果好，但不能区分急性和慢性血栓。通过靶向活化的血小板、P-选择素或 FXIII的 MR 成像能实现血栓的早期显像，判断急慢性血栓及其成分，进而指导临床进行溶栓治疗。

四、核素显像

放射性核素 ^{125}I 标记的纤维蛋白原能被正在形成的血栓所摄取而显像，已在临床上应用。^{125}I 纤维蛋白原试验是一种无创性检查，操作简便，准确度高，特别是可以检出难以发现的较小静脉中的隐匿型血栓。^{99m}Tc 与激活的血小板糖蛋白 $Ⅱ_b/Ⅲ_a$ 受体有高度的亲和力和特异性，所以，^{99m}Tc对于急性新鲜血栓显示的阳性率高，而对陈旧性血栓显示的阳性率低。^{99m}Tc 聚合白蛋白（macroaggregated albumin，MAA）作为显像剂，对新鲜静脉血栓形成的定位诊断有较大价值，可以显示血栓部位及大小。

（部发宝）

第四节 心 肌 病

心肌病的定义于 1980 年首次提出，包括扩张型心肌病、肥厚型心肌病、限制型心肌病、致心律失常性右室型心肌病。1996 年世界卫生组织/国际心脏病学会联合会将炎症性、病毒性心肌病纳入其中。2006 年美国心脏病学会将心肌病分为原发性（遗传性、混合性和获得性）和继发性心肌病，为临床广泛接受。原发遗传性心肌病主要包括肥厚性心肌病、致心律失常性右室型心肌病等，原发混合性心肌病主要包括扩张型心肌病、原发限制性非肥厚型心肌病，获得性心肌病包括心肌炎、应力性心肌病。继发性心肌病种类较多，包括心肌淀粉样变性、结节病等。根据心衰发生的机制，心肌病分为缺血性心肌病（ischemic cardiomyopathy，ICM）和非缺血性心肌病（non-ischemic cardiomyopathy，NICM）。区分缺血性心肌病和非缺血性心肌病的要点是心肌病是否与冠状动脉狭窄或阻塞、引起冠状动脉狭窄或阻塞的危险因素关联，如心肌病与冠状动脉病变无关，则称为非缺血性心肌病。非缺血性心肌病包括扩张型心肌病、肥厚型心肌病、淀粉样变心肌病、心肌炎等。扩张型心肌病是最常见的非缺血性心肌病，肥厚型心肌病是最常见的遗传相关性心肌病。本节重点介绍缺血性心肌病、扩张型心肌病和肥厚型心肌病等几种常见心肌病的分子影像研究。

一、缺血性心肌病

（一）概述

缺血性心肌病一般指由缺血性心脏病引起的心肌病，主要表现为缺血、梗死引起心室扩张、心肌收缩力下降。主要临床表现包括心绞痛、心律失常、心力衰竭。基本病因是动脉粥样硬化，危险因素包括年龄、高血压、糖尿病、吸烟、高血脂等。广义的缺血心肌病包括急性期和慢性期。50% ~ 70% 的缺血性心肌病初发表现为急性心肌梗死。大量研究表明，急性期缺血性心肌病多由不稳定粥样斑块破溃、出血，使冠状动脉管腔狭窄、闭塞，造成心肌氧耗与氧供失衡所致，心肌缺血达 20～30 分钟以上可发生心肌梗死，1～2 小时即可出现凝固性坏死，心肌间质充血、水肿，并有大量炎症细胞浸润。慢性期缺血性心肌病是由于长期供血不足，心肌营养障碍、萎缩，或者大面积心肌梗死后纤维增生。病理主要表现为心肌弥漫纤维化、局灶性瘢痕形成，透壁性心肌梗死可形成透壁性瘢痕，可在心室内压下形成局限性向外膨隆的室壁瘤。

（二）MRI

1. MR 波谱成像 目前在心脏方面应用的包括^{31}P-MRS、^{1}H-MRS、^{23}Na-MRS 和^{13}C-MRS，其中^{1}H-MRS 可以定量分析甘油三酯（triglyceride，TG）及肌酸（creatine，CR）含量，用于判断心梗后心肌的代谢状况。^{23}Na-MRS 对缺血心肌细胞内外 Na^+ 的改变敏感；^{13}C-MRS 评价糖酵解、三羧酸循环或 β 氧化的代谢途径，可实时对啮齿类动物心肌的三羧酸循环代谢做出在体评价，有望用于临床。^{31}P-MRS 应用最多，通过检测心肌内高能磷酸物质来获得心肌代谢相关信息。心肌缺血时，ATP 消耗过量，过量的 PCr 用来合成 ATP 以维持 ATP 水平，导致 PCr/ATP 下降。急性心肌缺血在氧供下降的数秒内 PCr、磷酸肌酸/无机磷（PCr/Pi）下降。当 PCr 和 ATP 均下降，心肌梗死区可表现为正常。此外，顿抑心肌和冬眠心肌 ATP 水平接近正常心肌水平，而坏死心肌无 PCr 或 ATP，心肌瘢痕组织 ATP 含量极少。因此，^{31}P-MRS 可以评估心肌活性。

2. 心肌灌注成像 冠状动脉狭窄 50%～85% 时，静息态灌注成像很难发现心肌灌注异常，需通过药物负荷（潘生丁、ATP 等）或运动负荷来检测；当狭窄达 85% 以上时，静息态灌注成像可检查到灌注异常。灌注成像上缺血心肌，峰值信号强度降低、达峰时间延迟、平均通过时间增加，有时可出现无血流再灌注现象，提示预后不良。通过静息态和负荷检查可以评估心肌血流储备。瘢痕组织由于毛细血管比正常心肌组织稀疏，可以出现心肌灌注缺损。

3. 钆对比剂延迟成像 急性心肌梗死延迟强化的机制可能与细胞破坏、坏死、水肿有关，可表现为心内膜或透壁性延迟强化，与冠状动脉供血区域分布相匹配。LGE 可以测量急性心肌梗死的梗死范围及慢性心肌梗死的纤维化程度。梗死程度是预测心脏不良事件的独立预测因子。

4. T_1 mapping 成像 即 T_1 弛豫时间定量技术，急性心肌梗死的梗死区域 T_1 值增加，比可挽救心肌 T_1 值增加更为明显。ECV 可以区分梗死区、危险区和正常心肌。急性心肌梗死的细胞损伤及心肌水肿可导致 ECV 增加，慢性心肌梗死由于心肌细胞被纤维、瘢痕替换，细胞外胶原成分增加，导致 ECV 增加，ECV 增加和心脏不良事件有关。

5. T_2 mapping 成像 即 T_2 弛豫时间定量技术，主要用于缺血性心肌病急性期检测心肌水肿。急性心肌梗死 T_2 值升高，达 69±6ms。T_2 mapping 检测心肌水肿的敏感度达 80% 以上，特异度达 90% 以上。通过 LGE 和 T_2 mapping 可以计算心肌危险区（area at risk，AAR），即可挽救区（图 13-4-1）。T_2 mapping 还可用于评估溶栓治疗的疗效。

6. T_1rho mapping 成像 心肌梗死的梗死区 T_1rho 值增高，与 LGE 相比，T_1rho mapping 检测心肌梗死的敏感度达 70%，特异度 94%。

7. 弥散加权及弥散张量成像 动物研究表

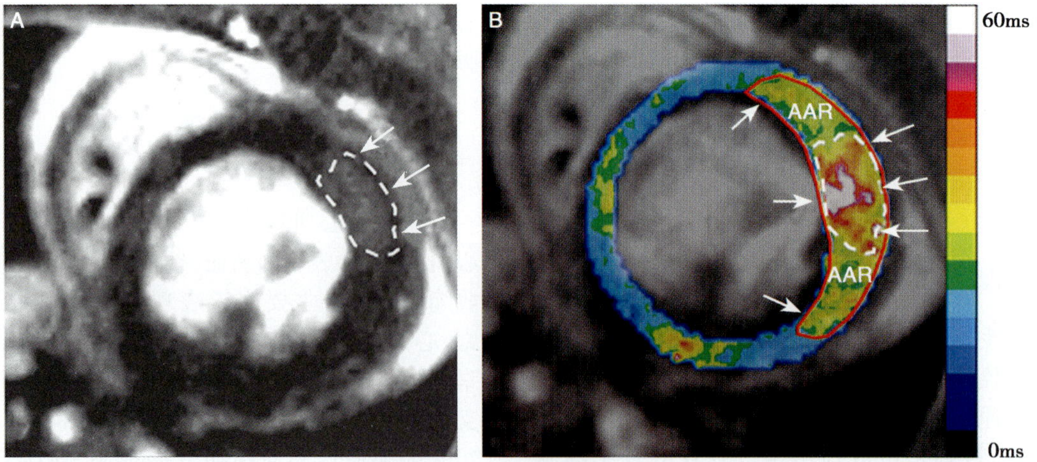

图 13-4-1 心肌危险区的计算

心肌危险区（area at risk，AAR）的面积等于 T_2mapping 图像 T_2值升高区的面积（B）减去延迟强化面积（A）

明，DWI 可比 T_2WI 更早发现早期心肌异常。心脏 DTI 研究主要为体外研究为主，研究表明恒河猴慢性心肌梗死模型中弥散张量成像上纤维束稀疏。小鼠活体心脏 DTI 显示，心梗小鼠注射骨髓间充质细胞治疗后，心肌出现了新的纤维束。

8. 干细胞活体示踪技术 随着缺血性心脏病干细胞治疗的研究进展，基于磁共振成像、光学成像以及核医学成像的干细胞活体示踪成像得以不断地发展。干细胞的磁共振标记物主要有顺磁性对比剂——钆对比剂以及以单/多晶体氧化铁为基础的超顺磁性对比剂两大类，其中氧化铁类对比剂可生物降解以及敏感性强，是目前理想的 MR 对比剂。使用各类氧化铁纳米粒子标记干细胞，可实现干细胞移植治疗缺血性以及非缺血性心肌病的在体、直接、无创、动态监测。研究表明，氧化铁纳米粒子标记形成的特征性 MR 信号与局部心肌内干细胞的存活情况密切相关。在胚胎干细胞分化之前利用已经获得美国食品和药物管理局（FDA）认证的磁共振对比剂-菲立磁（Feridex™）标记干细胞，标记效率高，不会对干细胞的分化造成影响。另有动物研究证实利用 MRI 干细胞磁性标记示踪技术可在数个月内实时追踪注射入梗死心肌内的存活干细胞。

（三）核素显像

1. 心肌灌注显像 PET 与 SPECT 均可进行心肌灌注成像，SPECT 主要药物是 ^{201}Tl 和 ^{99m}Tc-MIBI，PET 主要药物是 ^{82}Rb、^{15}O-H_2O、^{13}N-NH_3。当静息态心肌缺血不明显时，可以借助负荷试验进一步评估心肌血流状态。缺血性心肌病灌注显像表现为核素分布缺血征象，缺血分布与受损的冠状动脉分布一致（图 13-4-2）。也可以使用心肌代谢的正电子药物来对缺血心肌进行评价，主要有反映葡萄糖代谢的 ^{18}F-FDG，测定心肌脂肪酸代谢 ^{11}C-棕榈酸以及用于心肌有氧代谢的 ^{13}C-乙酸，其中 ^{18}F-FDG 应用最广泛。缺血心肌的能量代谢以葡萄糖无氧酵解为主，^{18}F-FDG 是葡萄糖的类似物，能够示踪心脏葡萄糖代谢的最初过程，局部缺血的存活心肌对 ^{18}F-FDG 摄取增加，梗死的心肌则对 ^{18}F-FDG 无摄取。缺血性心肌在 ^{11}C-棕榈酸显像上主要显示为明确的放射性分布缺损减低区，在缺损区之外心肌的放射性分布相对均匀。

2. 心肌神经受体成像 通过使用心肌细胞内神经受体对比剂，可实现心肌的神经受体成像，反映缺血心肌内神经完整性。心肌细胞膜的神经受体包括 2 种，β 肾上腺素能受体（β 受体）和胆碱能受体。β 受体应用和研究较多，其中 ^{123}I-MIBG 是目前最常用的 β 受体对比剂，通过去甲肾上腺素特异性摄取，可应用 SPECT 反映心脏交感神经完整性。^{11}C-羟基麻黄素（^{11}C-meta-hydroxyephedrine，^{11}C-HED）可反映体内儿茶酚胺的摄取、转运、储存及再循环过程，运用 PET 可对心肌病进行显像。急性心肌梗死早期 ^{123}I-MIBG 显像和心肌血流灌注基本接近；发病后数日 MIBG 显像显示心肌放射性减低或缺损区明显大于心肌血流灌注异常区域，提示交感神经受损的范围大于心肌细胞受损的范围。也有研究表明通过 ^{123}I-MIBG 对交感神经去神经化的研究有利于判断心肌梗死区域是否容易发生快速性室性心律失常。此外，MIBG 显像还可用于评估 AAR（图 13-4-2）。

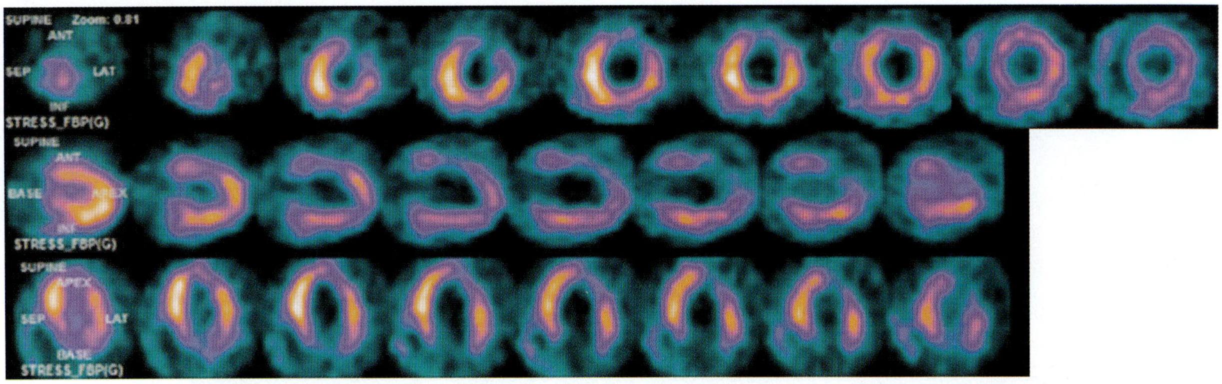

图 13-4-2 心肌缺血

心肌灌注成像负荷态显示心尖、前壁、侧壁多个阶段固定性放射性分布缺损

（四）超声成像

目前超声分子成像主要应用于炎症以及肿瘤。心肌缺血发生后，缺血部位血管内皮表达多种炎症相关受体，介导并激活大量白细胞的活化，并在缺血部位聚集。通过制备与相关受体以及白细胞具有较强结合能力的超声微泡并引入体内可实现缺

血心肌的特异性成像。目前已成功地利用靶向微泡实现了心肌缺血再灌注动物模型的缺血心肌超声分子成像。P-选择素在心肌缺血后表达持续时间较短，仅数小时，难以实现即时的检测，使得其应用受到了一定程度的限制。E-选择素表达持续时间可达24h，引起了新的关注。动物研究表明，使用靶向E-选择素的超声微泡后，鼠短暂缺血心肌的超声回声可较非缺血心肌增加3～10倍。一项非人灵长类动物研究中，使用同时靶向P-选择素与E-选择素的超声微泡，发现短暂缺血心肌的回声强度可较正常心肌增加240±85%。

二、扩张型心肌病

（一）概述

扩张型心肌病（dilated cardiomyopathy，DCM）是指排除负荷异常（高血压、心脏瓣膜病）和冠状动脉病变，以左心室或双心室增大、心脏收缩功能障碍为特征的心肌病。扩张型心肌病可以发生在任何年龄，其中30～40岁最多见。病因包括遗传性和非遗传性。遗传性包括复杂染色体遗传、单基因常染色体显性遗传、X性连锁、常染色体隐性遗传和母系遗传方式。非遗传因素包括药物和毒素，最常见的是饮酒过量和化疗，心肌炎、围产期心肌病也可以导致扩张型心肌病。病理学可见室壁变薄，心肌非特异性肥大、变性，心内膜或间质纤维化，并见瘢痕形成。临床，可出现心律失常、心衰，部分患者可发生栓塞或猝死。

（二）MRI

扩张型心肌病心肌纤维化可能与炎症、遗传易感性、微血管缺血、神经体液改变有关。LGE特征性表现为心肌中层强化，强化与冠状动脉分布不匹配。有研究表明LGE容积与^{99}Tc-MIBI洗脱率相关。心肌中层强化与心室传导阻滞有关，是预测心脏性猝死、室性心动过速的独立危险因子。扩张型心肌病平扫T_1值、ECV、T1rho值增高，平扫T_1值和ECV的增高与左室功能如射血分数、应力等相关，是预测不良临床预后的独立因子。由心肌损伤、炎症引起的扩张型心肌病可因心肌水肿可出现T_2值升高。除了心肌纤维化、水肿，扩张型心肌病的代谢也可能出现异常，PCr/ATP可以预测扩张型心肌病死亡率和心血管死亡率。

（三）核素显像

扩张型心肌病属于弥漫性心肌病变，无冠状动脉病变，在心肌血流灌注图上呈现散在无规律放射性不均匀性稀疏分布，大多数无血流灌注的缺损改变，若有缺损，也为小的点状缺损（图13-4-3）。^{11}C-棕榈酸代谢显像时表现为心肌放射性分布不均匀，一般无明确的较大范围放射性缺损。扩张型心肌病患者MIBC延迟显像上，心脏对MIBG的滞留明显短于正常人。经过治疗的患者MIBG图像表现为显像剂摄取较治疗前明显改善。因此，MIBG心脏受体显像是诊断和客观评价扩张型心肌病患者治疗效果的良好指标。MIBG洗脱率还可以预测主要心脏不良事件，洗脱率≥35%提示有可能发生心脏不良事件（图13-4-3）。

三、肥厚型心肌病

（一）概述

肥厚型心肌病（hypertrophic cardiomyopathy，HCM）是以左心室增厚为特征的心肌病，需排除系统性疾病、心脏病引起的心室肥厚。根据左室流出道有无梗阻可分为梗阻性和非梗阻性肥厚型心肌病。肥厚型心肌病多由不同的肌节收缩蛋白突变引起，最常见的突变基因是β肌球蛋白重链及肌球

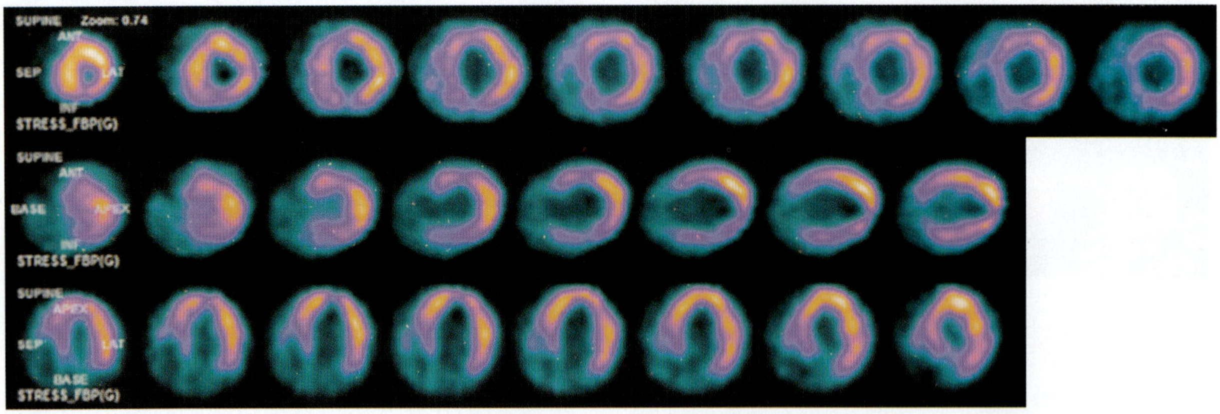

图13-4-3 心肌灌注图像

负荷态显示左心室心腔扩大，左心室下壁放射性摄取不均匀、稀疏

蛋白结合蛋白 C。60% 的青少年与成人 HCM 患者的病因是常染色体显性遗传肌球蛋白基因突变引起的。肥厚型心肌病是青年心源性猝死的最常见原因,是各年龄段心衰致残的重要因素。组织学特征是心肌肥大,排列紊乱,间质纤维化或见大小不等的瘢痕。临床表现主要为左心功能不全、心律失常、病理性杂音等。

(二) MRI

肥厚型心肌病 LGE 呈局灶性或弥散性延迟强化,强化分布与肥厚类型有关,其中室间隔强化最常见。LGE 阳性及 LGE 容积与心功能、心血管致死、心衰致死有关。肥厚型心肌病平扫 T_1 值和 ECV 增高,增强后 T_1 值降低。平扫 T_1 值与疾病严重程度相关,与室壁增厚正相关。增强后 T_1 值与舒张功能相关。对于 T_1 rho 值,有研究显示其与纤维化百分数相关,纤维化百分数与舒张末最大室壁厚度相关(图 13-4-4)。肥厚型心肌病患者心肌可出现灌注异常,表现为峰值信号强度降低、信号时间曲线最大上升斜率变低、达峰时间延迟、平均通过时间增加。无论是否有症状,肥厚型心肌病的 PCr/ATP 都有所改变,而且与纤维化程度相关。

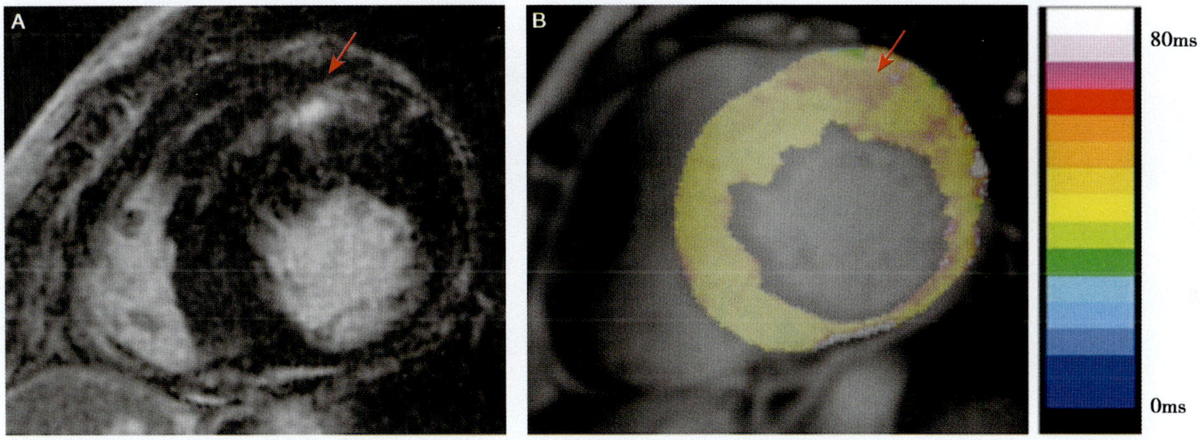

图 13-4-4 T1rho 弛豫时间与延迟强化图

LGE 阳性患者的延迟强化区域(A)与 T1rho 升高区域相匹配(B)

(三) 核素显像

肥厚型心肌病由于肾上腺素能神经支配异常,对 MIBC 摄取明显低于正常人,且洗脱速度加快。肥厚型心肌病心肌血流灌注图部分可表现为散在放射性分布稀疏、缺损区。图 13-4-5 显示肥厚型心肌病局部放射性浓聚。

四、心肌淀粉样变性

(一) 概述

淀粉样变是由于错误折叠成 β 片层的前体蛋白异常聚集在细胞外,导致组织器官功能障碍的一组异质性疾病。心肌淀粉样变性(cardiac amyloidosis,CA)则是由于不可溶的前体蛋白异常聚集在胞外基质,同时不断浸润损伤心肌细胞,最终导致进行性心力衰竭的心脏疾病。沉积部位包括心室、心房、外周血管、瓣膜和传导系统等。其中大部分为免疫球蛋白轻链型(immunoglobulin light-chain amyloidosis,AL)及甲状腺素运载蛋白型(immunoglobulin light-chain amyloidosis,ATTR),后者又分为基因突变型(mtATTR)和野生型(wtATTR)。AL 型淀粉样变性最常见,超过一半的患者出现心脏受累。ATTR 型淀粉样变性是一种渐进的、致命的疾病,发生率约为 26%。CA 患者的总体中位生存期明显短于无心脏受累的患者,其中 AL 型心肌淀粉样变发生率最高,预后最差。确诊需要组织活检,心内膜活检的敏感性可达 100%,但因属于有创性检查,且存在取样误差及手术并发症的缺点,应用尚不广泛。

(二) MRI

MRI 是心肌淀粉样变性的重要影像学评价技术,除了传统的心脏形态及功能评价外,它在评价心肌组织特性方面也具有独特的优势。MRI 能够全面判断心腔大小、房室壁厚度以及心功能状态。心肌淀粉样变性患者表现为左心室壁普遍增厚,但以室间隔增厚为主,以舒张末期室间隔厚度>13mm 为标准,可为对称或非对称,中心性或偏心性肥厚,右心室壁肥厚也比较常见。心肌淀粉样浸润导致心室充盈不良,舒张末期容积减少。另外部分患者

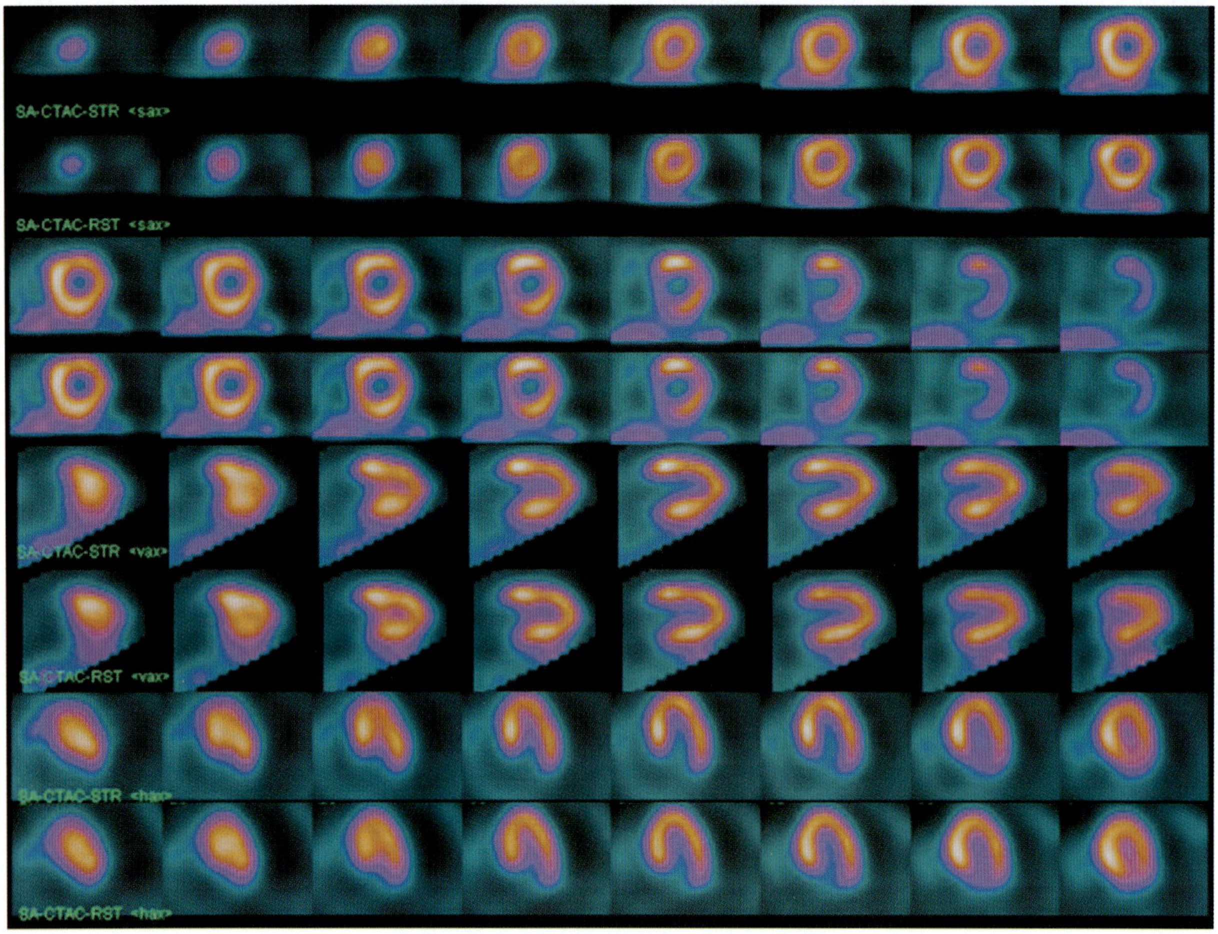

图 13-4-5 静息态及负荷态心肌灌注图像

左心室心尖、室间隔、下壁放射性分布浓聚

伴有心包及胸腔积液。典型的淀粉样变性，延迟强化模式表现为非冠状动脉区域出现弥漫性心内膜下心肌延迟强化，此外还有弥漫性透壁性或斑片状延迟强化。而且，延迟强化的程度与心脏收缩舒张功能不良、心房增大及预后有直接关系。

平扫 T_1 mapping 测量的 T_1 值，在弥漫性纤维化中增加较轻微，在心肌瘢痕、淀粉样变性和水肿中 T_1 值增加较明显。T_1 mapping 常用于心肌淀粉样变性患者收缩、舒张功能、心肌质量和预后评估，还能定量随访疾病的变化，对于不能增强扫描的患者更有意义。ECV 是目前的研究热点，ECV>0.4 对于诊断心肌淀粉样变性有较高的特异性，且 ECV 能够早于心脏形态、功能及 T1 值发生改变，除了在心肌淀粉样变性诊断方面具有价值，还有在危险分层、预后及疾病随访方面具有前景。

目前，MRI 一些新技术也不断应用于心肌淀粉样变性中。PET/MR 可以定量测量 LGE 淀粉沉积区域的 PET 活性，一次扫描即可完成诊断心肌淀粉样变性、识别 LGE、评估心脏收缩功能并鉴别心肌淀粉样变性类型，应用前景广泛。心肌应变分析包括心肌位移、速度、应变和应变率，为理解心肌淀粉样变性的疾病机制提供新的角度。弹性成像，依赖于外部振动源在感兴趣的组织内产生横波，利用 MRI 测量组织中的振动位移并通过一种统称为反演算法的数学技术来形成硬度图，已用于心肌淀粉样变性中。心肌弹性成像显示心肌淀粉样变性患者的左心室硬度增加，但目前还处于研究阶段。

（三）核素显像

放射性核素显像目前已用于心脏淀粉样变性的诊断中，用于临床的淀粉样蛋白靶向放射性示踪剂可以分为非淀粉样蛋白特异性和淀粉样蛋白特异性示踪剂。非淀粉样蛋白特异性示踪剂主要包括放射性核素和抗原结合抗体。前者包括 ^{99}mTc-DPD、^{99}mTc-HMDP、^{99}mTc-MDP、^{99}mTc-PYP，具有高度的敏感性和特异性，示踪剂在肌肉中分布情况与临床表现相结合可能替代心肌活检。后者主要包括^{111}In-抗肌球蛋白,心脏淀粉样变性患者均显示左心室弥漫性示踪剂摄取,平均心肺比为2.5(范围2.1~3.2),但其对许多心血管疾病中局部和(或)弥漫性活动性心肌损伤的检测均非常敏感,特异性较低。

淀粉样蛋白特异性试剂包括硫磺素-T衍生物和二苯乙烯衍生物、蛋白酶抑制剂(抗蛋白酶)、血清淀粉样蛋白P成分、轻链淀粉样蛋白显像。常见的硫磺素-T衍生物包括^{11}C-PiB、^{18}F-Florbetaben。典型的二苯乙烯衍生物为^{18}F-Florbetapir。这些示踪剂都能选择性地结合β-淀粉样蛋白斑块,具有定量检测淀粉样蛋白和判断疗效的潜能。蛋白酶抑制剂主要是^{99}mTc-抑肽酶,是一种血清蛋白酶抑制剂,能被心脏AL和TTR淀粉样蛋白吸收,具有最佳心脏显像的生物学分布,但由于信噪比有限,其使用受到限制。血清淀粉样蛋白P组分是正常人的血浆糖蛋白,与淀粉样蛋白沉积物分离出的淀粉样蛋白P组分结构相同,^{123}I-SAP能与淀粉样蛋白原纤维的高度特异性钙依赖性结合位点结合,用于心肌淀粉样变性的初步诊断及疗效评估。^{124}I-11-1F4 MAb是轻链淀粉样蛋白显像常用的示踪剂,最初用于临床前研究,随后用于PET显像,在心脏淀粉样变性中的应用尚在研究中。

在精准、个体化医疗时代,分子影像学为心血管疾病严重程度评估、药效评价等提供了重要检测手段。通过选择正确的标记物、对比剂及成像设备,分子影像能对动脉粥样硬化、血栓、心肌病等相关疾病的发生发展过程提供重要信息,可进行疾病诊断及治疗,如通过评估斑块成分和炎症细胞量化来评估动脉粥样硬化的程度和危险性,同时纳米技术为动脉粥样硬化靶向诊断和治疗提供了工具;如判断血栓时期、寻求每个时期的特定标记物等对于患者治疗方案的制定和选择有重要指导意义;利用分子影像技术,如US、MRI、SPECT/PET等从心肌组织特征、血流灌注、血管生成、组织波谱、炎性细胞及其受体、神经受体、干细胞示踪等多角度实现心肌病的诊断与预后评估,将有利于个体化治疗和精准医疗的实现。当前分子影像研究大多还处于动物实验阶段或临床前阶段,随着分子生物学技术、分子成像探针、分子影像设备及多模态分子成像技术的发展,未来极有可能用于临床研究中。

(部发宝)

参考文献

[1] Sadat U, Jaffer FA, van Zandvoort MA, et al. Inflammation and neovascularization intertwined in atherosclerosis: imaging of structural and molecular imaging targets. Circulation, 2014, 130:786.

[2] Joshi NV, Vesey AT, Williams MC, et al. 18F-fluoride positron emission tomography for identification of ruptured and high-risk coronary atherosclerotic plaques: a prospective clinical trial. Lancet, 2014, 383:705.

[3] Stone GW, Maehara A, Lansky AJ, et al. A prospective natural-history study of coronary atherosclerosis. New Engl J Med, 2011, 364:226.

[4] Pu J, Mintz GS, Biro S, et al. Insights into echo-attenuated plaques, echolucent plaques, and plaques with spotty calcification: novel findings from comparisons among intravascular ultrasound, near-infrared spectroscopy, and pathological histology in 2,294 human coronary artery segments. J Am Coll Cardiol, 2014, 63:2220.

[5] Bourantas CV, Jaffer FA, Gijsen FJ, et al. Hybrid intravascular imaging: recent advances, technical considerations, and current applications in the study of plaque pathophysiology. Eur Heart J, 2017, 38:400.

[6] Azene N, Fu Y, Maurer J, et al. Tracking of stem cells in vivo for cardiovascular applications. J Cardiovasc-MagnReson, 2014, 16:7.

[7] Bozkurt B, Colvin M, Cook J, et al. Current diagnostic and treatment strategies for specific dilated cardiomyopathies: A scientific statement from the American Heart Association. Circulation, 2016, 134:579.

[8] Pinto YM, Elliott PM, Arbustini E, et al. Proposal for a revised definition of dilated cardiomyopathy, hypokinetic non-dilated cardiomyopathy, and its implications for clinical practice: a position statement of the ESC working group on myocardial and pericardial diseases. Eur Heart J, 2016, 37:1850.

[9] Wang C, Zheng J, Sun J, et al. Endogenous contrast T1rho cardiac magnetic resonance for myocardial fibrosis in hypertrophic cardiomyopathy patients. J Cardiol, 2015, 66:520.

[10] Bravo PE, Dorbala S. Targeted nuclear imaging probes for cardiac amyloidosis. Curr Cardiol Rep, 2017, 19:59.

[11] Wechalekar AD, Gillmore JD, Hawkins PN. Systemic amyloidosis. Lancet, 2016, 387:2641.

[12] Gillmore JD, Maurer MS, Falk RH, et al. Nonbiopsy

diagnosis of cardiac transthyretin amyloidosis. Circulation,2016,133:2404.

[13] Damy T, Costes B, Hagège AA, et al. Prevalence and clinical phenotype of hereditary transthyretin amyloid cardiomyopathy in patients with increased left ventricular wall thickness. Eur Heart J,2016,37:1826.

[14] Banypersad SM., Fontana M, Maestrini V, et al. T1 mapping and survival in systemic light-chain amyloidosis. Eur Heart J,2015,36:244.

[15] Trivieri MG, Dweck MR, Abgral R., et al. 18F-sodium fluoride PET/MR for the assessment of cardiac amyloidosis. J Am Coll Cardiol,2016,68:2712.

第十四章　神经系统疾病分子影像

第一节　脑血管疾病

脑血管疾病(cerebrovascular disease,CVD)是指各种原因所致的脑血管病变或血流障碍引发的脑功能障碍,包括血管性闭塞、血管破裂、血管壁损伤或血液成分异常所引起的神经功能障碍。脑血管病中又以脑梗死最为常见,可分为出血性梗死和缺血性梗死。脑血管疾病是中老年人的常见病、多发病,其发病率高、致残率高、死亡率高。2016年《中国卫生和计划生育统计年鉴》显示,2013年我国城市和农村居民脑血管病患病率分别为12.2‰和12.3‰,2015城市和农村脑血管病死亡率分别为128.23/10万和153.63/10万,位居城市人口疾病死因第三位和农村人口疾病死因第二位。

近些年来,国内外对脑血管疾病做了大量基础与临床研究,特别是随着神经影像,包括核医学分子影像技术的发展,脑血管疾病的诊断水平显著提高。不同阶段脑梗死的病理生理特点各异,防治重点不同,因此,应结合不同成像技术特点选择影像学检查方法,进行重点选择性观察。本节将就神经分子影像学技术在临床常见的脑血管疾病如脑梗死、短暂性脑缺血发作和脑出血等中的应用做重点介绍。

一、脑梗死

(一) 概述

脑梗死(cerebral infraction)又称缺血性脑卒中(cerebral ischemic stroke),是指因脑部血液循环障碍,缺血、缺氧所致的局限性脑组织缺血性坏死或软化。脑梗死是脑血管病中最常见的类型,约占全部急性脑血管病的70%。根据引起脑区供血减少的原因不同,可分为脑血栓形成、脑栓塞和腔隙性脑梗死等主要类型。急性临床表现为一组突然产生的局灶性神经功能缺失症候群,损害的症状主要根据受累及脑动脉的供血分布而定。

脑梗死发作的处理属于临床急症,是脑血管病的(二期)预防最为关注、也最为重要的阶段,临床诊断原则为:①在梗死发生后的超急性期,快速准确判断梗死性质(梗死或出血),此时采用常规头颅CT平扫,迅速排查判断。②判断梗死发生的部位与性质,发现造成梗死的血管狭窄或血栓部位,判断脑组织血供和存活情况,为动脉血管介入溶栓桥接治疗方案提供最直接的证据。此时,首选CT动脉血管成像(CTA),以及有可能的联合一体CT灌注成像(CTP)。③待患者症状稳定后,特别在亚急性期,可选择MRI评价整体梗死状况,采用多模态MRI技术或SPECT技术判断缺血半暗带,辅助于静脉溶栓方案的实施时间判断;结合MRI的SWI序列或CT以评价出血转化发生的风险。④在慢性期,采用MRI多模态成像,如fMRI、DWI等技术,全面、深入地评价患者脑梗死后病程转归、损伤程度以及康复预后;采用MRA、CTA等技术评价脑血管的基础状态;也可以选择采用SPECT或PET分子影像技术评价脑血流储备等基础状态。

(二) 核素显像

SPECT脑血流灌注显像(cerebral blood flow perfusion imaging)是目前临床最常用的脑显像方法之一,广泛应用于神经系统疾病的诊断、疗效监测以及脑功能研究。常用的显像剂有^{99m}Tc标记的双半胱乙酯(^{99m}Tc-ethyl-cysteinate dimer,^{99m}Tc-ECD)和^{99m}Tc标记的六甲基丙二基胺肟(^{99m}Tc-hexamethyl-propyleneamine oxime,^{99m}Tc-HMPAO)。这两种显像剂能通过血-脑屏障进入脑细胞,在细胞内转变为水溶性物质或带电荷分子,从而被滞留在脑细胞内。显像剂进入脑细胞的量与给药时的脑血流灌注成正比,因此可以通过测定放射性摄取的分布来计算局部脑血流量(regional cerebral blood flow, rCBF)。通过SPECT或SPECT/CT进行断层显像可得到局部脑血流灌注的图像。

急性脑梗死发作后，脑血流灌注显像阳性检出率可达100%；在脑梗死发病早期，特别是超早期6小时内，SPECT脑血流灌注显像多表现为病变区的放射性分布减低或缺损，所显示的病变区域明显大于CT和常规MRI检查所见(图14-1-1)，诊断敏感性也高于CT和常规MRI，检出的缺血、梗死灶数量明显多于常规MRI和CT；然而，对基底节区缺血或梗死灶的检出不如常规MRI敏感。SPECT脑血流灌注显像在梗死灶周边存在相对轻的血流灌注减低区，即所谓“缺血半暗带”，其面积约为放射性分布稀疏或缺损区减去CT图像上相对应的低密度灶，这个区域尚存在缺血存活的脑组织，因此，SPECT脑血流灌注显像可发现梗死后存活的脑组织，为临床治疗提供客观依据，并可进行疗效随访。此外，脑梗死常导致神经功能失联络，SPECT脑灌注图像显示在梗死灶位置出现低灌注或缺损的同时，与梗死灶远隔的脑区也出现脑血流灌注减少，这些脑区主要包括顶叶、颞叶和额叶，并可出现交叉性小脑失联络现象，这种减低并非小动脉闭塞缺血所致，而是与神经纤维联系中断有关。将脑梗死发作后30天、3个月与急性期的SPECT脑血流灌注显像对比分析结果显示，rCBF值下降越明显的患者，“脑梗死患者临床神经功能缺损程度评分”值降低越显著，说明脑梗死急性期的rCBF值变化可以用来预测脑梗死患者的预后。对于陈旧性脑梗死，SPECT脑血流灌注显像显示相应病变部位的局部脑血流灌注减低或缺损，阳性检出率可达到80%～97%。

1. PET脑血流灌注显像 ^{13}N-NH_3 PET显像可在脑梗死患者脑内病灶部位显示为脑血流灌注异常。^{13}N是一种超短半衰期($T_{1/2}$=10分钟)的正电子核素，其标记物$^{13}NH_3$作为一种小分子、电中性

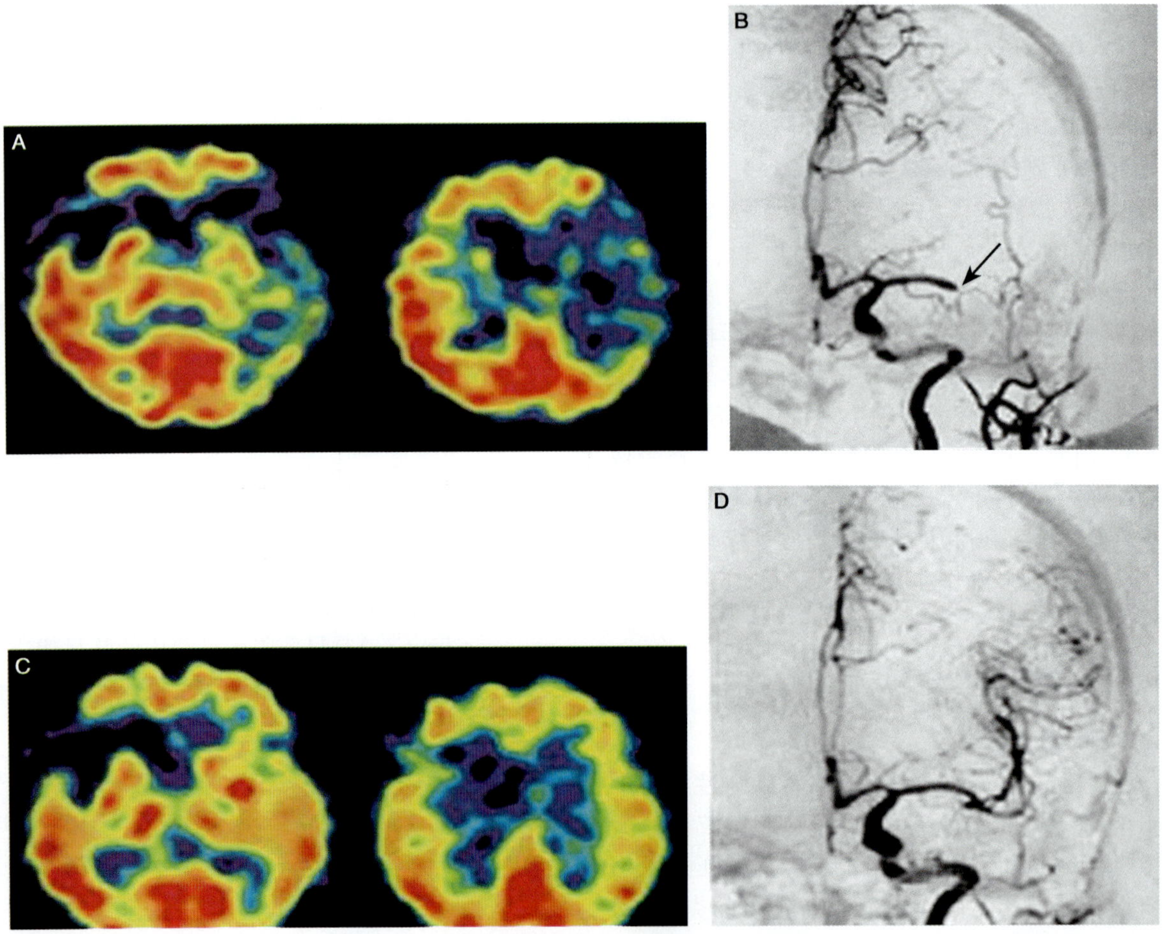

图14-1-1 脑梗死治疗前后脑灌注显像比较

治疗前：A.发病后1.5小时脑灌注显像示左侧额顶叶大片血流灌注降低和功能低下区；B.发病后2小时左侧颈内动脉造影示左侧大脑中动脉M1部闭塞(箭头)。溶栓治疗后：C.左侧额顶叶血流灌注恢复；D.左侧颈内动脉造影示左侧大脑中动脉M1部再通

溶剂，在注射早期并不参加组织代谢，可以反映脑组织的血流灌注情况。在[13]NH_3注射后的前2分钟，血液内检出的放射性活度90%是由其原形产生；在3～5分钟后，其18%～50%转为[13]N-谷氨酰胺等[13]N-氮代谢产物。当脑动脉狭窄、痉挛或闭塞时，造成脑细胞摄取和清除[13]$NH_3 \cdot H_2O$的功能减低。因此，由病变血管供血的局部脑组织显示为放射性分布缺损区，可以作为缺血性脑梗死的诊断依据。[13]NH_3 PET脑血流灌注显像对大脑深部的结构显示比SPECT脑血流灌注显像更具优势。

PET脑血流灌注显像能较准确地显示缺血半暗带的存在状况，在发病后不到1小时即可测定rCBF、氧提取分数（OEF）、脑氧代谢率（$CMRO_2$）等参数，通过对这些参数的处理，可以获得受累缺血组织的各种病理生理学图形。脑梗死PET脑血流灌注显像和SPECT脑血流灌注显像的特点类似，特别是在不可逆性脑梗死区可出现rCBF、$CMRO_2$、OEF均降低，此方法确定的梗死区与尸检结果高度一致。另外，PET脑血流灌注显像还发现在梗死区周围存在rCBF降低、$CMRO_2$降低，但OEF升高的组织，反映此处脑组织试图通过增加OEF来维持O_2依赖性的高代谢。随着病程延长，OEF逐渐降低，这部分脑组织即为缺血半暗带。缺血半暗带的脑血流量水平介于12～22ml/（100g·min），$CMRO_2$>1.4ml/（100g·min），且OEF>0.7。血流供给如果及时恢复，这一区域的功能获得有效改善；而脑血流量水平低于12ml/（100g·min）多为不可逆性组织损伤区。

2. 脑代谢显像　葡萄糖几乎是脑组织的唯一能量来源，脑内葡萄糖代谢率的变化能够反映脑功能状态。[18]F-FDG为葡萄糖的类似物，在细胞内转化为[18]F-FDG-6-P后不再参与糖代谢，并滞留于脑细胞内。因此，通过测定[18]F-FDG在脑内的放射性摄取分布情况可以判断脑局部葡萄糖代谢情况。

脑梗死患者的[18]F-FDG PET显像多显示为局部代谢减低（图14-1-2），这与局部脑血流灌注减低一致。98%的rCBF减低者存在局部脑葡萄糖代谢降低，而89.5%的局部脑葡萄糖代谢减低者存在rCBF减低，故rCBF与局部脑葡萄糖代谢之间呈明显正相关；未出现rCBF减低或局部脑葡萄糖代谢减低的梗死灶，几乎不引起临床症状和体征；头颅CT或MRI未见梗死灶，而出现rCBF减低或局部脑葡萄糖代谢减低与慢性低灌注脑缺血有关，且表现为相应的临床症状和体征。因此可以推断：当局部脑血流量降低时，局部脑组织的葡萄糖供给减少，导致该部位的葡萄糖代谢减低，从而引起相应的神经功能损害或缺失。

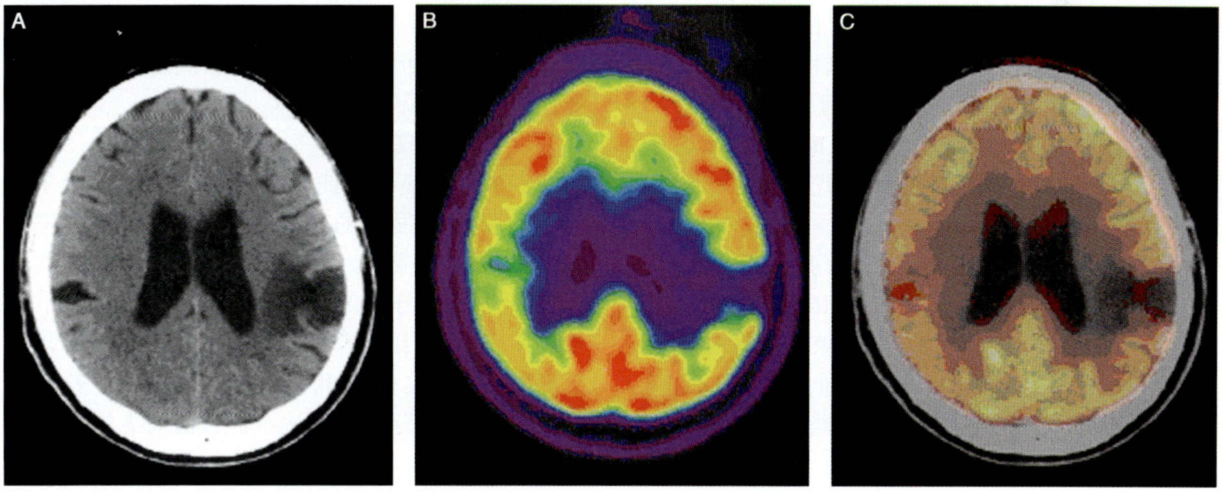

图14-1-2　脑梗死的[18]F-FDG PET显像

A. CT示左顶枕叶梗死灶；B. PET示左顶枕部葡萄糖代谢明显低下；C. PET/CT融合图像

3. 乏氧显像　乏氧组织配体[18]F-硝基咪唑（[18]F-fluoromisonidazole，[18]F-FMISO）和中枢BIR配体[11]C-FMZ可作为脑梗死患者乏氧显像的PET分子探针。[18]F-FMISO的摄取依赖代谢活性，在坏死组织中无摄取，仅在低氧但有活性的组织中存在，所以[18]F-FMISO PET对缺血半暗带组织的判断非常有意义。研究发现，脑梗死后48小时内梗死周围脑组织中可见[18]F-FMISO摄取，连续观察到6～11天时摄取消失，因此认为半暗带区域至少可持续到48小时，若脑灌注能及时恢复，脑梗灶周围缺氧组织[18]F-

FMISO 明显减少；若缺血时间较长，半影区组织发生坏死，则^{18}F-FMISO 摄取也明显减少。因此，^{18}F-FMISO PET 显像对判断缺血半暗带的大小、活性，选择干预治疗的时机以及对治疗效果评估都很有价值。^{11}C-FMZ PET 显像能检测最初几小时缺血脑组织的完整性和脑皮质神经元的损害程度，其在皮质中聚集减少的部位往往也是 $CMRO_2$降低明显的部位。

（三）MRI

1. 弥散加权成像和灌注加权成像 MR 弥散加权成像（DWI）主要反映水分子自由扩散的能力。脑梗死超急性期（发病 6 小时之内），由于缺血缺氧，神经细胞肿胀明显但未破坏，局部病变区可发生明显细胞毒性水肿，导致水分子弥漫速度明显受限，在 DWI 图像上表现为明亮高信号，而相应区域的表观弥散系数（ADC）降低，在 ADC 图上呈低信号改变。在脑梗死急性期（6 小时～3 天），DWI 高信号可进一步升高。此后，在亚急性期（3 天～3 周），随着病程进展 DWI 高信号开始下降，此时随着血管源性水肿加重、细胞死亡、脱髓鞘、血脑屏障破坏，T_1和 T_2弛豫时间延长，T_1WI 呈低信号，T_2WI 呈高信号。脑灌注加权成像（PWI）可以反映局部脑组织缺血的状态，脑梗死异常灌注区表现为脑血流量（CBF）下降，脑血容积（CBV）正常或轻度升高，严重时 CBV 下降，平均通过时间（MTT）基本正常或延长。而且，应用 DWI 和 PWI，不但可以早期诊断脑梗死，还可以判断脑梗死周围半暗带的存在。通常认为当 PWI 异常信号区大于 DWI 异常信号区时，两者不匹配区域即为半暗带，半暗带的存在是进行溶栓治疗的指征之一。

另外，基于 DWI 发展而来的弥散张量成像（DTI）及弥散峰度成像（DKI）可以通过 ADC、各向异性分数及峰度系数等参数反映弥散运动的程度和方向。FA 值高提示白质纤维束完整，而 FA 值下降则预示神经功能损害。根据 DTI 图像可重建出锥体束等白质纤维束，进一步明确脑梗死病灶与锥体束之间的关系，有助于预测运动功能恢复情况。

2. 磁共振波谱成像（MRS） MRS 是利用磁共振现象及其化学位移或自旋偶联作用，进行特定原子核及其化合物分析的一种检测手段。它能够在活体水平提供定量的化学信息，一般以数值或图谱来表示。目前 MRS 可检测的原子核以^{1}H 和^{31}P 最为常用，可检测体内多种微量代谢物，如肌酸（Cr）、胆碱（Cho）、γ-氨基丁酸（GABA）、谷氨酸（Glu）、谷氨酰胺（Gln）、乳酸（Lac）和 N-乙酰天门冬氨酸（NAA）。脑梗死超急性期也往往伴有波谱信号的异常，^{1}H-MRS 显示病灶中心及边缘区 NAA 降低，而以中心区降低最为明显，Cr 的变化不明显，Cho 和 Cho/Cr 升高，病灶中心出现乳酸峰。利用磁共振波谱成像通过测定急性脑梗死后大脑不同区域的胆碱浓度也可以有效地发现半暗带的存在，且能预测病灶是否扩大。

3. 磁敏感加权成像 可反映脱氧血红蛋白含量变化所引起的磁场不均匀性，对显示小静脉非常敏感。因此，有研究利用 SWI 观察脑梗死周围新生血管的引流静脉形成情况。

4. BOLD-fMRI 脑梗死常致对侧肢体出现运动障碍。基于 BOLD 信号的 fMRI 显示在脑梗的急性期、亚急性期、慢性期等 3 个时相中，健侧手运动激活的脑区主要集中于对侧半球的初级感觉运动区及同侧的小脑；而患侧手运动任务激活的脑区较健侧多且更分散，激活的脑区包括双侧的初级感觉运动区、小脑、运动前区、后顶叶及前额叶皮层。脑梗死发生后，脑区功能出现重组过程，以弥补受损脑区的功能，对于脑梗后肢体运动功能恢复较好的患者，均可观察到患者双侧大脑半球初级运动皮层激活的现象。基于 BOLD 信号的 fMRI 还显示脑梗死后脑区激活模式的变化与患者功能康复预后存在一定关联性。脑梗死后患者康复预后良好与否，同患侧脑区激活是否占主导及患侧脑区对应的功能连接的激活及完整性有关。

（四）CT 成像

CTA 可以显示责任血管的狭窄或闭塞，对于急诊介入取栓有很好的指导价值。CT 灌注成像对 CBF、CBV 等血流动力学参数的定量诊断精准性高于 PWI，这是由于碘对比剂浓度与 CT 值之间呈线性关系，而钆对比剂浓度与 MR 信号之间呈指数关系。CT 灌注成像检测脑缺血半暗带也多采用 CBF、CBV 阈值分析的方法。但目前尚无广泛认可的 CT 灌注阈值。

二、短暂性脑缺血发作

（一）概述

短暂性脑缺血发作（transient ischemic attack，TIA）是由供脑血管病变引起的一过性、短暂性、局灶性的脑功能障碍，临床症状可在 24 小时内完全消失，不遗留神经功能缺陷症状和体征，影像学上没有急性脑梗死的证据。TIA 多发生于中老年人，男性多于女性，具有突发性、短暂性特点，发作一般持续十几分钟，多在1小时内，部分患者可达数小时，但不超过24小时。TIA临床症状具有多样性的特点，取决于受累血管的分布，通常分为颈动脉系统和椎-基底动脉系统TIA两大类。据统计，未经治疗的TIA有1/3将发展成脑梗死，1/3可反复发作，因此及早预测其复发的可能性，从而尽快、合理、有效地做出相应处理，具有极其重要的临床价值。

对于TIA，在急症未缓解时期，可采用CT平扫简单排除有无出血或大范围梗死的可能。待症状缓解后，可采用CTA或MRA判断脑血管的基础情况，采用MRI多模态成像判断脑缺血灌注的状况，高清血管壁成像还可以观察可能的动脉粥样硬化的成分；亦可以采用SPECT或PET分子影像技术评价脑血流灌注的状态。

（二）核素显像

TIA发作期的脑灌注显像特点为局灶性或弥漫性的脑血流灌注减低，且距TIA发作时间越短，脑灌注显像低灌注检出率越高。TIA发作24小时内SPECT脑灌注显像的诊断敏感性接近60%，而一周后减低到40%左右。TIA发作后减低的rCBF如能恢复正常或接近正常，则提示预后较好；如果低灌注区持续存在，则发生不可逆性脑损伤的危险性将增加。

TIA发作间期的脑灌注显像，32%～100%的患者可见异常，可表现为局灶性或弥漫性的rCBF减低。随着神经功能缺损症状的加重及TIA发作次数的增多，脑灌注显像显示的低灌注区范围就越大。而发作间期持续性局灶脑灌注不足可能是导致TIA反复发作的根本原因，而且缺血范围越大、程度越深，发作时患者的临床表现越严重，如果不及时治疗往往会发生比较严重的脑损伤。通过与CO_2、乙酰唑胺和双嘧达莫（潘生丁）等扩血管物质介入进行负荷试验，可大大提高脑灌注显像对于诊断TIA的敏感性（图14-1-3）。正常情况下，静脉注射1g乙酰唑胺可在20～30分钟的时间内将正常脑组织的rCBF提高30%～50%；经过2～3小时恢复正常。而存在血管功能异常的脑区，这一变化不显著。这样，就能对正常脑组织及异常脑组织进行有效区分，提高缺血性病灶的检出率，而未发生明显形态改变前CT和MRI的诊断价值相对有限。

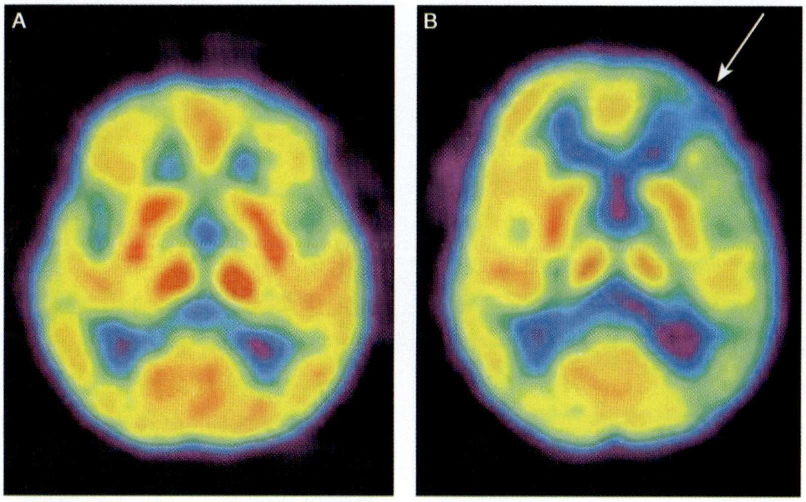

图14-1-3　TIA脑灌注显像负荷试验

A. 负荷试验左额前部放射性分布略稀疏；B. 负荷试验显像示左侧额前血流灌注和功能活动局灶性低下（箭头）

1. 脑代谢显像　TIA患者^{18}F-FDG PET显像多表现为缺血区局部的^{18}F-FDG摄取减少，提示局部脑葡萄糖代谢减低。根据TIA病程长短及发作情况的不同，脑葡萄糖代谢可表现为增高、减低或无明显变化。利用脑葡萄糖代谢显像的这些不同表现，能对缺血性脑血管病再通手术的手术疗效进行早期预测。术前表现为^{18}F-FDG摄取增高的TIA患者术后症状改善明显；当术前^{18}F-FDG摄取减低、术后有所恢复时，临床症状可在一定程度上缓解；而当手术前后^{18}F-FDG摄取均减低时，相应脑区神经功能恢复的可能性小。此外，^{18}FDG-PET显像还有助于无创性评估血管粥样硬化斑块炎症反应和形成，确定TIA患者脑受累情况，为血管再通和成形提供靶向依据。

2\. 受体显像 苯二氮䓬受体(benzodiazepine receptor)可分为外周型和中枢型两类。外周型苯二氮䓬受体主要分布于外周组织及中枢神经胶质细胞上。中枢型苯二氮䓬受体则是一种主要分布于神经元上的膜受体,参与GABA能神经传递的抑制性调节,定量检测中枢型苯二氮䓬受体脑局部分布,可作为评价中枢神经细胞分布密度与功能活性的指标。^{11}C-FMZ为中枢型苯二氮䓬受体的配体型显像剂,而^{11}C-PK11195为外周型苯二氮䓬受体显像剂,可反映小胶质细胞的活性。如TIA发作数天后继发脑梗死,在梗死区^{11}C-FMZ摄取减少,而梗死区周围脑区对^{11}C-PK11195的摄取增加。

(三) MRI

1\. 弥散加权成像 DWI可以观察缺血临界组织的演变,脑缺血发作数分钟后,细胞外水分开始向细胞内转移,表现为表观弥散系数降低,病变处DWI信号增高。DWI可检测到这一现象,故对诊断早期和超早期脑缺血的敏感性和特异性都非常高,而且能提供缺血病变的时间信息,区别急性与慢性脑缺血,优于CT和常规MRI。传统时间定义的TIA患者中,有44%～50%出现DWI信号异常。DWI检查有异常的TIA患者较之检查无异常的TIA患者更容易出现发作持续时长≥1小时、运动障碍和语言障碍。

2\. 灌注加权成像 PWI技术在TIA诊断中的价值还不确定,特别是PWI不能检测出良性血流灌注减少,并且高估血管病变的异常程度。然而早期的PWI灌注异常部位在随访过程中大多转为DWI弥散异常,可能与缺血半暗带部位缺血加重或者“无复流现象”有关。

3\. MR波谱成像 TIA患者^{1}H-MRS检查表现为NAA峰无异常或仅轻度降低,Cho升高,出现乳酸峰,Cr一般无明显变化或轻度降低。

三、脑出血

(一) 概述

脑实质内出血称为脑出血,临床上可分为损伤性和非损伤性两大类。非损伤性又称原发性或自发性脑出血。脑出血的好发年龄介于55～65岁,男女发病比例接近。在全部脑出血部位中,高血压导致的基底节区出血约占全部脑出血的70%。大多数患者有头痛、高血压病史,起病突然,多发生在白天精神紧张或体力劳动时,患者感剧烈头痛、头昏,继之恶心、呕吐,并逐渐出现一侧肢体无力,意识障碍等。

脑出血性梗死也是临床急症,在发病的超急性期,采用头颅CT平扫即可以准确判断出血发生的可能,并且为进一步的诊治提供基础评价:如高血压相关的基底节区小范围出血多采取保守治疗;而如果有自发性蛛网膜下腔出血,则行进一步CTA检查以排除可能的动脉瘤或血管畸形的存在。在出血发生的亚急性-慢性期,可以采用MRI全面判断脑损害的程度,出血灶的演变以及预后情况,采用SWI检测可能导致再出血的微出血灶;也可以采用SPECT或PET分子影像辅助慢性期的诊断。

(二) 核素显像

1\. 血流灌注显像 脑出血患者^{99m}Tc-HMPAO和^{99m}Tc-ECD SPECT脑灌注显像显示不同程度与范围的rCBF下降,与脑梗死相似,除病灶处rCBF下降外,远离出血灶的脑区亦可见rCBF减小。小脑失联络现象与出血量及出血部位有关,出血量大和(或)优势半球出血易引起小脑失联络现象。rCBF下降不仅见于患侧,健侧也可见rCBF下降,但以患侧明显,大约1个月后健侧rCBF可逐渐恢复。急性期rCBF减少最为显著,以后随时间推移rCBF逐步增加。出血部位邻近壳核的患者rCBF减少要比其他部位,特别是丘脑出血的患者明显,而丘脑出血引起的rCBF减少又较脑叶出血明显;rCBF减少程度与血肿量及出血部位有关,出血量越大,rCBF减少越多,且与神经功能恢复程度有一定联系;脑血流的恢复程度与神经功能的恢复呈正相关,出血后脑血流量下降的程度是判断预后的重要指标之一。失语症是脑出血患者常见的临床症状之一,它的出现与rCBF下降相关。通过SPECT脑灌注显像测定优势半球脑出血患者rCBF,结果发现失语组rCBF显著减少,特别是Broca区和Wernicke区;而且失语程度恢复良好时,脑血灌注恢复亦明显。

通过对脑出血患者急性期和恢复期脑血流灌注进行的动态观察还发现,血肿周围脑组织在恢复期脑血流灌注可以较急性期增加15%以上,这部分获得再灌注的区域可能就是类似于脑梗死的缺血半暗带。进一步研究发现,脑出血病灶周围组织rCBF下降在亚急性期较急性期更为明显,并达到了缺血半暗带的诊断阈值,即临床症状出现后3～6小时内的显像剂的摄取为对侧相应区域的40%～70%。

2\. 乏氧显像 ^{99m}Tc-HL91是一种非硝基咪唑类乏氧分子探针,可特异性滞留于脑乏氧组织中而不在正常和坏死细胞、组织中滞留,提供脑组织存活但有缺氧存在的直接依据。脑出血发生后^{99m}Tc-

HL91 SPECT 显像显示在出血灶周围脑组织存在"缺血半暗带"，^{99m}Tc-HL91 在此区域聚集明显增加。而且，无论在脑出血的急性期、恢复期还是后遗症期，^{99m}Tc-HL91 SPECT 显像都能清晰显示乏氧组织的存在，乏氧组织多位于病灶周围，呈不规则形态，且乏氧阳性部分 CT 显像多为正常，个别出血灶中也有少量放射性浓集，说明脑出血病灶中残留少量未坏死的脑组织。另外，出血量也是影响^{99m}Tc-HL91 浓集的因素之一，出血量大的病灶周围^{99m}Tc-HL91 聚集明显，说明脑出血严重病灶对周围正常脑组织影响较大，出现较多的乏氧区域；若能及时恢复血供将有助于乏氧脑组织功能的恢复。

3. 代谢显像　脑出血患者的恢复期，失语症等临床残留症状与脑内持续存在的葡萄糖减低有直接关系。脑出血发生后，血肿周围的脑组织代谢活性也发生改变，最早在出血发生 2 小时后出血灶周围脑组织就会出现^{18}F-FDG 摄取减低，在 6～12 小时达到最低，而后逐渐恢复。脑出血发生后，脑组织葡萄糖代谢活性减低不仅见于出血病灶周围，也可见于其他远离出血灶的脑组织。

（三）CT

CT 扫描是急性脑出血首选的影像检查，也是最简便、有效的检查手段。由于血液中的血红蛋白密度比脑组织密度高，新鲜出血灶 CT 平扫上呈高密度，并且在出血 72 小时内，随着血凝块的形成，CT 图像上密度进一步升高，出血 3 天后，随着血红蛋白的溶解，CT 图像上密度开始下降。急性期脑出血，CT 诊断通常较明确，无需进行增强和灌注成像。

（四）MRI

1. 常规 MRI　一般不用于检查超急性期和急性期脑出血，原因是该期患者多不耐受时间较长的检查，且 MRI 也在该期较难显示病灶。但 MRI 显示后颅窝，尤其是脑干的血肿较好。超急性期，T_1WI 呈等信号或高信号，T_2WI 呈等信号、不均信号或高信号。急性期血肿 T_1WI 呈等信号或低信号，T_2WI 呈低信号。亚急性期 T_1WI 和 T_2WI均呈高信号，在慢性期出血灶 T_1WI 呈低信号，T_2WI 呈高信号。

2. MR 血管成像　可以用来判断部分自发性脑出血的病因，如脑血管畸形（动静脉畸形）及颅内动脉瘤等。常规采用无需使用对比剂的时间飞跃（TOF）法，而基于顺磁性对比剂的 PC 法可以提高对比度、缩短采集时间，也得到较多的应用。动静脉畸形在 MRA 上可表现为异常的供血血管、血管团及粗大的呈流空的引流静脉。动脉瘤则常发生在颈内动脉末段及脑基底动脉环处，表现为血管壁的异常凸出，结合多种三维重建有利于提高对动脉瘤的观察。

3. 磁敏感加权成像　可显示静息性脑陈旧性微出血灶，表现为 5～10mm 的小圆形均一低信号灶，患者常无脑出血的临床表现，CT 常不能显示，病理学证实此类低信号灶主要由位于小血管周围吞噬了含铁血黄素的巨噬细胞构成，代表陈旧性微出血。微出血灶的数量可能是影响出血及预后的重要因素，微出血灶数量越多、影像随诊发现微出血灶数量增多等因素将增加脑出血的概率。

4. 灌注成像　其他技术除血肿本身体积外，脑出血患者预后还与血肿所引起的邻近脑组织继发损伤有关。PWI 等灌注成像显示血肿周围脑组织的低灌注。DWI 上约 1/3 患者血肿周围脑组织 ADC 值在出血后第一天明显下降，以后逐渐升高，与血肿周围水肿的产生过程一致。尽管血肿周围脑组织灌注量下降，但却没有达到脑梗死的阈值，因此缺血并非血肿继发性损伤的主要因素。DTI 技术可显示锥体束神经纤维的受损程度，从而判断脑出血患者运动功能恢复的预后情况。对于脑出血的患者，^{1}H-MRS 显示在血肿周围 NAA/Cr 显著低于对侧，部分患者可以见到乳酸峰；血肿周围 NAA/Cr 降低反映了血肿周围神经元的损伤。

（田　梅）

第二节　阿尔茨海默病

一、概述

阿尔茨海默病（Alzheimer disease，AD）是最常见的神经系统退变性疾病，病理特征是大量神经原纤维缠结（neurofibrillary tangle，NFT），大量老年斑（senile plaque，SP）和弥漫性大脑皮质萎缩（cortical atrophy），确诊需依赖病理学活检。AD 的形成和演进与这些病理性改变关系密切，并且在临床症状出现前几年甚至十几年就已经存在，由于活检属有创性检查，难以实现，很多 AD 患者错过早期诊断和干预的最佳时机。绝大多数 AD 患者的最终确诊依赖于患者死后尸检和病理诊断。

当 AD 患者 MRI 出现明显的结构异常时，其临床症状往往已较为严重；结构异常从海马、内侧颞叶的萎缩开始，逐渐向其他区域及全脑发展；定量测量尤其是高分辨结构 MRI 可以观察海马的萎缩及结构的紊乱。但是，AD 长时间内处于静止、无症状的状态，此阶段虽然不表现症状，但 AD 病理改变已经存在；此时，SPECT、PET 分子影像技术在 AD 的研究中显示出独特的价值，能够在活体内进行早期、无创伤的特异性神经显像及量化分析，可在分子水平发现 AD 早期的生化及病理改变。

二、核素显像

（一）脑血流灌注显像

用于检测 AD 患者脑血流灌注的 SPECT 显像剂主要有^{99m}Tc-HMPAO 和^{99m}Tc-ECD。SPECT 脑血流灌注显像表明，AD 患者早期的血流灌注减少主要见于后扣带回、角回和楔叶，随后逐渐累及颞顶叶联合皮层，随着痴呆症状逐渐加重，最后可累及额叶皮层。

（二）神经炎症显像

小胶质细胞介导的慢性炎症在 AD 的发病过程中起着重要作用。尸检病理表明在老年斑的周围有活化的小胶质细胞浸润。SPECT 显像剂^{123}I-Iodo-PK11195 可特异性地与活化的小胶质细胞上的外周型苯二氮䓬类受体结合。利用^{123}I-Iodo-PK11195 对 AD 患者进行 SPECT 显像，结果显示 AD 患者的额叶皮层和右颞叶内侧皮层的^{123}I-Iodo-PK11195 摄取增加，提示这两个脑区显著的炎症反应，且^{123}I-Iodo-PK11195 摄取增加与认知功能障碍呈现相关性。

（三）脑代谢显像

^{18}F-FDG PET 显像显示，AD 患者在临床症状出现前，脑内葡萄糖代谢就已经降低。AD 患者早期的葡萄糖代谢降低主要出现于楔前叶、后扣带回、顶叶和颞叶皮质，随着 AD 的进展，累及的面积逐渐扩大，最后累及额叶皮质和整个大脑皮层。AD 患者脑内葡萄糖代谢水平的降低与痴呆的严重程度呈正相关。PET/CT 脑葡萄糖代谢显像的灵敏度和检出率高于 SPECT/CT 脑灌注显像，所显示脑葡萄糖代谢降低的脑区数目和范围，多于和大于 SPECT/CT 所见（图 14-2-1）。AD 认知功能受损等

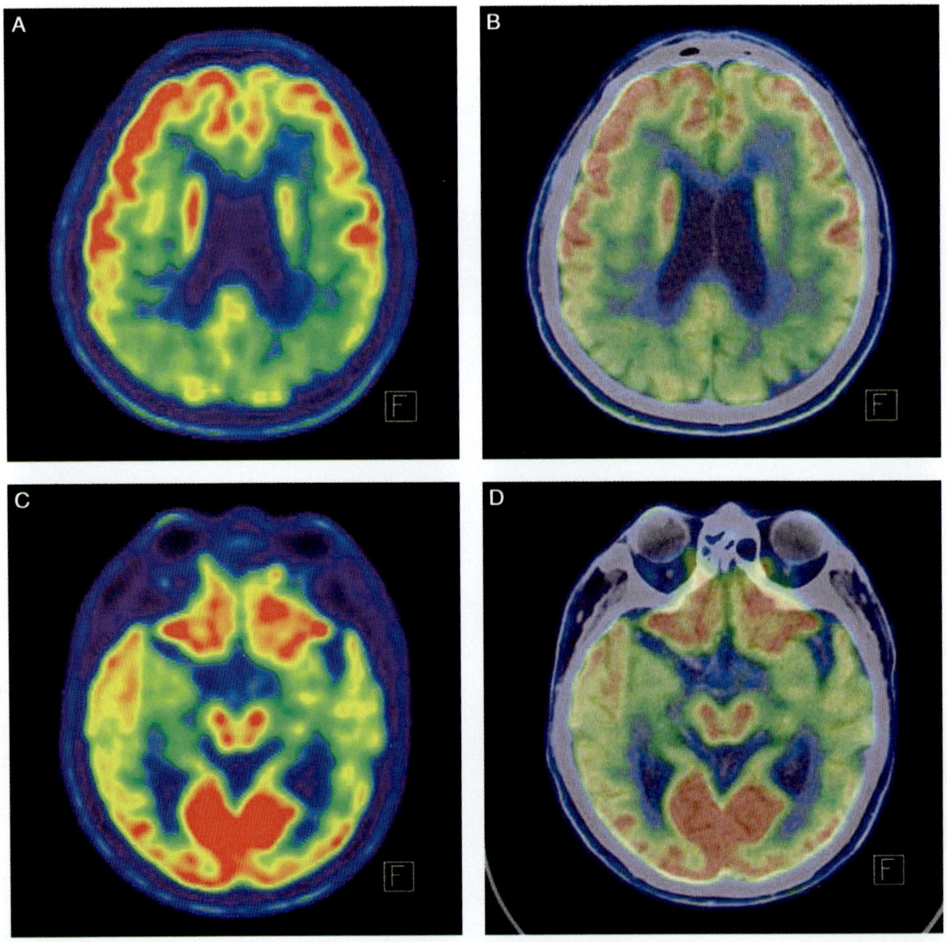

图 14-2-1 AD 患者脑葡萄糖代谢 PET 显像

AD 患者脑葡萄糖代谢降低以双侧顶叶（A、B 分别为 PET 图像及 PET/CT 融合图像）及颞叶（C、D 分别为 PET 图像及 PET/CT 融合图像）为主

症状的严重程度与局部葡萄糖代谢程度密切相关。脑血流灌注和葡萄糖代谢的 PET 显像在 AD 中具有一定的应用价值。

(四) β 淀粉样蛋白显像

老年斑的核心成分是 β 淀粉样蛋白(β-amyloid,Aβ),Aβ 是淀粉样蛋白前体(amyloid precursor protein,APP)病理性断裂后产生的多肽片段,由 36~43 个氨基酸组成。神经原纤维缠结是由神经细胞内的 tau 蛋白过度磷酸化形成的多聚体,是异常骨架组成的神经内结构。Aβ 沉积是 AD 早期的异常表现,随着疾病进展和 Aβ 密度的增加,最终将导致淀粉样斑块形成增加及进行性的认知功能障碍。所以脑内 Aβ 沉积和细胞内 NFT 可以作为 AD 的两个极其重要的特征性病理改变。

PET 的 Aβ 显像不但能够将 AD 患者脑内老年斑的分布特征可视化,还可以测定 AD 演变过程中 Aβ 的微小变化。^{11}C-PIB 和^{18}F-FDDNP 是目前应用最广泛的两种淀粉样蛋白 PET 显像剂。^{11}C-PIB PET/CT 显示,轻度 AD 患者大脑额叶、颞叶、顶叶、枕叶及纹状体部位^{11}C-PIB 摄取明显增高;顶叶皮层^{11}C-PIB 的沉积与^{18}F-FDG 代谢存在明显负相关,即^{11}C-PIB 在脑内滞留越多,大脑葡萄糖代谢率越低。

^{18}F-FDDNP 是另一种广泛用于临床 AD 研究的 PET 显像剂。FDDNP 是一种荧光染料,与 AD 患者脑内的老年斑和 NFT 均可结合。^{18}F-FDDNP 在 AD 患者的海马、额叶、顶叶、颞叶和枕叶有较高的沉积。对 AD 患者同时进行^{11}C-PIB 和^{18}F-FDDNP 显像发现,AD 患者新皮层的^{11}C-PIB 和^{18}F-FDDNP 结合率明显高于正常对照组;与其他脑区相比,^{18}F-FDDNP 在内侧颞叶皮层(包括海马、海马旁回和嗅皮层)的结合率较高,而^{11}C-PIB 在此部位的结合率则相对较低。^{18}F-FDDNP 与^{18}F-FDG PET 显像结果对比发现,^{18}F-FDDNP 增高的脑区葡萄糖代谢明显降低,说明葡萄糖代谢减低的部位与 AD 病理改变严重程度一致。虽然^{11}C-PIB 和^{18}F-FDDNP 目前还无法达到对 AD 进行确诊甚至鉴别诊断的目的,但是这些显像剂为临床医生提供了大量有关患者脑内淀粉样物质分布情况的信息,对于 AD 的诊断、治疗及疗效检测都有重要价值。

采用 PET/CT 显像比较 MCI、AD 和正常对照者脑内^{11}C-PIB 的结合情况,结果显示轻度认知障碍(MCI)患者的^{11}C-PIB 结合率介于正常对照者和 AD 之间,其中^{11}C-PIB 滞留高的 MCI 患者经过两年随访后均发展成 AD,而^{11}C-PIB 滞留相对较少的 MCI 患者两年后均未患上 AD。当 MCI 患者脑葡萄糖代谢率未明显下降时,已经可以观察到 Aβ 的聚集,说明在 AD 病变的演变时程中,Aβ 的沉积在脑葡萄糖代谢受损之前是早期事件。这也间接证明,Aβ 沉积是 AD 发生的"因",而脑葡萄糖代谢减低是 AD 发生的"果"。^{18}F-FDDNP PET 显像显示,^{18}F-FDDNP 在 MCI 患者脑中呈现中等程度的浓集,介于 AD 患者和健康志愿者之间。但也有报道,脑内 Aβ 沉积并不一定会出现临床症状,约有 10~30% 的认知正常老年人可出现脑内^{11}C-PIB 显像阳性。这些正常的老年人最终是否会患上 AD,还有待进一步研究加以证实。

(五) Tau 蛋白显像

Tau 蛋白是一种微管相关蛋白质,含有磷酸基蛋白,高度可溶,其主要作用是与微管蛋白结合促进聚合形成微管。Tau 蛋白相对于 Aβ 而言,结构更为复杂,单体分子量更大,在不同类型的疾病中以不同异构体存在。AD 患者 Tau 蛋白病变呈双螺旋细丝状,在神经细胞内逐渐沉积形成神经纤维缠结(NFTs)。Tau 蛋白沉积的范围和程度在 AD 病变不同阶段呈逐渐扩大趋势,可广泛分布于整个大脑皮层。因此,Tau 蛋白相关的 PET 显像剂有可能成为有效监测认知功能下降和疾病进展的标志物。早期的非特异性显像剂^{18}F-FDDNP 与 Aβ 的亲和性要高于 Tau 蛋白,不能够区分老年斑和 NFTs,因此亟须研发出对于 Tau 蛋白高度特异性的显像剂。

目前应用最多的 Tau 蛋白特异性显像剂为咪唑-嘧啶类衍生物:^{18}F-T807(^{18}F-florbetapir)和^{18}F-T808(^{18}F-florbotabon)。此类显像剂对于 Tau 蛋白的选择结合能力比 Aβ 高近 30 倍。^{18}F-T808 具有良好的药物动力学特性,但该显像剂的脱氟效应限制了其进一步的临床应用。^{18}F-T807 虽然药代动力学较慢,在脑内的穿透性佳,脑白质清除较快,滞留较少,放射性摄取增高的范围与疾病的严重程度存在相关性。但该显像剂也存在着与纹状体和脉络丛的非特异性结合的缺点。^{11}C-PBB3 可用于显像 AD 及非 AD 类 Tau 蛋白病,如皮质基底节综合征等,然而由于^{11}C 核素较短的半衰期(20 分钟)限制了其进一步的临床应用。^{18}F 标记的 THK523 及 THK5117 显像结果与 Aβ 的分布无相关性,但符合已知的 Tau 蛋白的沉积规律。考虑到此两种显像剂在脑白质中的非特异性沉积较多,进一步结构优化的 THK5351 可更加特异性地检测 Tau 蛋白神经纤维缠结。^{18}F-MK6240 的临床前期研究表明该显像剂与 NFT 高度特异性结合,物理化学及药物动力学特性优良，不存在脱靶效应，极具临床应用前景。需要指出的是，尽管AD是最常见的Tau蛋白病变，但是进行性核上性麻痹、基底节变性、额颞叶变性患者的脑组织中都存在一定程度的Tau蛋白病变，因此对于Tau蛋白显像的结果，需要结合病变部位及临床表现综合分析。

（六）受体显像

1. 胆碱受体显像 研究发现AD患者脑内神经递质系统，如乙酰胆碱系统、单胺系统、5-羟色胺系统以及神经肽类，存在大量紊乱。这些系统对学习和记忆等认知功能有特殊的作用。神经病理学研究发现，AD患者以Meynert基底核胆碱能神经元变性和丢失最明显。在体检测乙酰胆碱酯酶活性的PET显像剂有^{11}C-PMP和^{11}C-MP4A。PET研究显示，AD患者的乙酰胆碱酯酶活性相比对照组降低。对轻度AD患者进行^{11}C-烟碱（^{11}C-nicotine）PET显像发现，AD患者额叶和顶叶烟碱受体减少，患者表现出认知功能障碍；而且认知功能障碍的严重程度与烟碱受体密度呈负相关。这些研究结果提示，AD患者的认知功能障碍与脑内乙酰胆碱系统功能紊乱密切相关。

2. 5-羟色胺$_{1A}$受体显像 AD发病早期，神经元丢失主要见于海马和内嗅皮层，而海马参与人体的陈述性记忆的学习和加工。海马神经元上含有大量5-羟色胺1A（5-HT$_{1A}$）受体，因而可以利用5-HT$_{1A}$受体特异的显像剂^{18}F-MPPF研究AD患者海马神经元的丢失。^{18}F-MPPF PET显像发现，AD患者海马的5-HT$_{1A}$受体水平明显下降，MCI患者海马的5-HT$_{1A}$受体也有一定程度减少。另外，对AD患者同时进行^{18}F-FDG和^{18}F-FDDNP显像发现，海马5-HT$_{1A}$受体减少与后扣带回和内侧颞叶葡萄糖代谢降低呈正相关，而与后扣带回和内侧颞叶的^{18}F-FDDNP结合率呈负相关，提示AD患者海马神经元丢失是引起认知功能障碍的一个重要原因。

（七）神经炎症显像

^{11}C-PK11195、^{11}C-DAA1106和18F-DPA-714等放射性核素均可与外周型苯二氮䓬类受体特异性结合，能够反映小胶质细胞的活化状态。^{11}C-DAA1106 PET显像研究发现，AD患者的内侧前额叶、外侧颞叶、顶叶、枕叶、前扣带回、纹状体和小脑的^{11}C-DAA1106结合率升高，表明AD患者脑内以上区域有广泛的小胶质细胞活化。与正常人相比，MCI患者脑内的^{11}C-DAA1106结合率也有明显升高，而MCI患者与AD患者的^{11}C-DAA1106结合率并无明显差别，提示AD患者在出现临床症状之前，脑内已有大量小胶质细胞活化。

三、MRI

MRI作为一种无创伤、无辐射性的成像方式，因其丰富的成像模态，尤其是多种功能成像及MRS技术，在痴呆症研究和诊断中获得了广泛运用。

（一）结构MRI

结构MRI能提供高分辨率的大脑结构影像，有助于医生通过观察患者的大脑萎缩程度来确定患者的病情，测量患者皮层的体积和厚度。结构MRI的测量指标包括厚度和体积，以及纹理信息。近几年来，基于结构MRI研究AD的代表性工作包括研究大脑的整体结构变化、内嗅皮层、海马体、颞叶等组织结构的萎缩程度等，作为判断患者是否患有痴呆症及其严重程度的重要依据。动态结构观察发现，AD脑结构萎缩是先由海马、海马旁回等内侧颞叶结构开始，逐渐向外侧颞叶、扣带回后部、顶叶进而到额叶及全脑进展。

（二）弥散张量成像

AD患者多个部位的白质体积下降且纤维束的完整性受到破坏，特别是海马旁纤维束、扣带、胼胝体以及下纵束、钩束、穿通通路等。这可能是由于神经元变性坏死继发轴索华勒变性所致，也可能是AD病变直接损害轴索和髓鞘引起的病理表现，其机制目前尚不明确。通过测量DTI指标可了解纤维束的显微结构，即轴索和髓鞘的受损情况。研究表明，相对于正常人，AD患者的内嗅皮层、海马旁、胼胝体压部、扣带回后部、楔前叶、缘上回附近纤维束完整性破坏。但某些纤维束完整性的破坏情况不能完全与其联络的皮层萎缩情况相对应，这提示白质损害与皮层萎缩可能是AD病理表现的两个方面，因此，针对AD患者的DTI研究与结构MRI研究具有互补作用。

（三）磁敏感加权成像

利用SWI技术可以测量AD脑内磁敏感效应较强的物质铁的沉积量。AD患者双侧海马、顶叶皮层、壳核、尾状核、小脑齿状核的铁蛋白含量明显增加，而且与痴呆程度有显著的相关性，早期痴呆患者顶叶皮层铁蛋白变化较敏感。

（四）MR波谱成像

AD患者海马、扣带回后部、颞叶、额叶、枕叶及白质中均有NAA水平的降低；扣带回后部等区域也有NAA/Cr比值降低，可能与皮层中大量老年斑形成、神经纤维缠结引起的皮层萎缩和神经元缺失有关。MRS与其他检查方法相结合可提高诊断的准确率。

（五）动脉自旋标记 MR 灌注成像

AD 患者可表现为后扣带回、楔前叶和一侧顶叶等区域 CBF 的降低。但是有研究发现早期 AD 患者有局部 CBF 增加的可能，认为是存在“神经代偿反应”所致。这种改变可能是 AD 处于不同进展阶段的不同表现，随着疾病进展，可能逐渐出现失代偿，而表现为低灌注。

（六）BOLD-fMRI

AD 患者的情景记忆相关任务态 fMRI 中，海马激活减弱；提示记忆功能的受损。静息态 fMRI 研究表明，AD 患者脑默认网络（维持大脑静息基础状态下认知活动的脑区所构成的一个功能连接网络）脑区功能联系的完整性受损，特别是胼胝体后部、楔前叶和海马之间的功能联系减少，甚至在脑萎缩之前已经出现，从而影响患者的认知等神经功能。由于脑功能的改变，AD 患者的 CBF 在双侧额叶、颞叶、颞顶叶交界处及海马区明显下降，而在枕叶皮层轻度下降。

（田　梅）

第三节　癫　　痫

一、概述

癫痫（epilepsy）是多种原因导致的脑部神经元高度同步化异常放电所致的临床综合征，临床表现具有发作性、短暂性、重复性和刻板性的特点。根据异常放电神经元的部位及累及范围的不同，临床上可表现为运动、感觉、意识、精神、行为和自主神经功能障碍。临床上每次发作或每种发作的过程称为痫性发作（seizure），每位患者可同时有一种或几种不同的发作类型。在癫痫发作中，一组具有相似临床表现及特定电生理特征所组成的特定癫痫现象统称为癫痫综合征。

我国目前约有 900 万以上的癫痫患者，其中难治性癫痫患者占癫痫总人群的 30% 左右。癫痫是多种病因所致的疾病，诊断应首先明确发作症状是否为癫痫发作；其次明确其癫痫或癫痫综合征的类型；最后明确发作的病因。完善和详尽的病史对癫痫的诊断、分型和鉴别诊断都具有非常重要的意义。脑电图（electroencephalogram，EEG）是诊断癫痫最常用的辅助检查手段，但存在一定程度的假阳性和假阴性。神经影像学检查中，CT 和 MRI 可确定脑结构异常，有助于作出病因诊断，如颅内肿瘤、灰质异位等。而对于无结构异常的 MRI 阴性癫痫患者，PET、SPECT 等分子影像学技术在癫痫病灶（致痫灶）的定位诊断方面有明显的优势。病变区域的异常放电可引起局部的脑血流和代谢发生改变，因而可以通过脑血流灌注显像和代谢显像对致痫灶进行准确定位；神经受体显像在癫痫的术前定位及发病机制研究中有独特优势。

二、核素显像

（一）SPECT 脑血流灌注显像

临床上最常用的 SPECT 脑血流灌注显像剂 ^{99m}Tc-双胱乙酯（^{99m}Tc-ECD）和 ^{99m}Tc-六甲基丙烯胺肟（^{99m}Tc-HMPAO），给药后在脑内的放射性分布基本保持恒定，不受随后发生的 rCBF 变化或药物的影响，故具有较高的时间分辨率，适合发作期的脑血流灌注显像。发作期 SPECT 是在癫痫发作过程中完成显像剂的注射，因为 SPECT 显像剂在脑细胞中较长的稳定性，在发作稳定后进行成像也可以很好地反映发作时脑的灌注情况，致痫灶在发作期成像时表现为高血流灌注。需要注意的是显像剂从上肢静脉注入到首次通过脑的时间大约是 30 秒，SPECT 图像的正确评价应考虑到时间因素的影响。由于癫痫活动有可能快速播散，如果注射晚于临床发作，高灌注现象可能反映的是播散的脑区，因此发作期 SPECT，应在诱发后密切监视患者发作症状，力争在发作开始后以最快的速度完成注射。发作间期 SPECT 检查应在两次癫痫发作之间完成显像剂的注射。癫痫患者发作间期的 SPECT 显像表现为致痫灶低血流灌注，但检测灵敏度仅为 44%。因此，目前提倡将发作期与发作间期 SPECT 进行比较分析，将两组图像减影后与 MRI 图像进行融合，称之为 SISCOM 技术，提高图像高灌注区域与致痫灶吻合率。SPECT 用于癫痫术前定位的其优势在于显像费用低、简单易行、易普及，尤其在发作期对致痫灶定位诊断的敏感性和特异性最高。

（二）^{18}F-FDG PET 脑代谢显像

^{18}F-FDG PET 显像在癫痫的诊断和术前病灶定位中具有重要意义和临床价值。目前国内外逐步将 ^{18}F-FDG PET作为癫痫手术前评价的必要临床检查，特别是对于 MRI 阴性的患者，更需要采用 PET 进行术前和术后评估。癫痫在发作期由于局部脑代谢增加，病灶摄取 ^{18}F-FDG 增加（图 14-3-1）。

癫痫发作时间常较短，一般在几十秒至数分钟，进行发作期的 PET 显像较为困难。因此临床上 ^{18}F-FDG PET 以发作间期显像为主。典型的发作

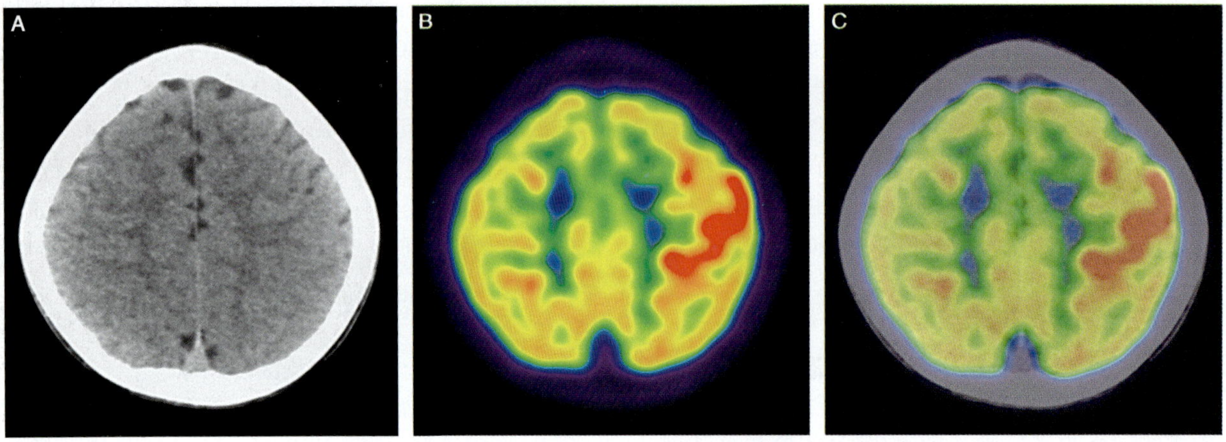

图 14-3-1 癫痫发作期^{18}F-FDG PET 显像

A. 脑部 CT 未见异常;B、C. PET 和 PET/CT 融合图像显示左侧额顶交界区部高代谢

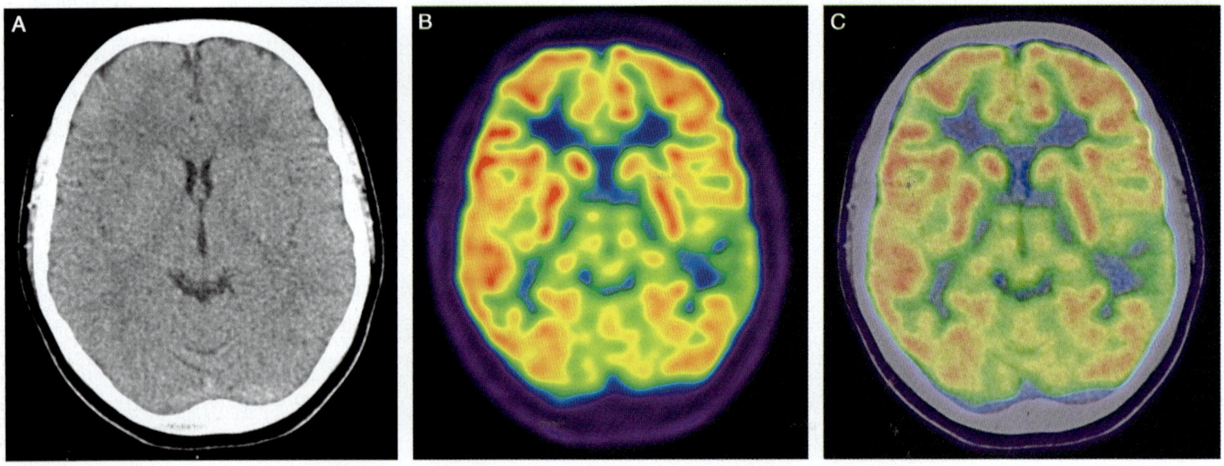

图 14-3-2 癫痫发作间期^{18}F-FDG PET 显像

A. CT 影像;B. PET 影像;C. PET/CT 融合影像,示左侧颞叶低代谢

间期^{18}F-FDG PET 显像致痫灶呈低代谢(图 14-3-2)。目前认为致痫灶脑代谢降低可能与神经元数量的减少、交叉失联络、突触功能下降等有关。其敏感性根据致痫灶的部位不同而有所差异,其中颞叶癫痫高达 70% ~90%,在颞叶外癫痫为 33% ~67%。将发作期 SPECT 脑血流灌注显像与发作间期^{18}F-FDG PET 显像结果综合分析,可以进一步提高致痫灶的检出率。临床发现,如果在发作间期的^{18}F-FDG PET 显像中出现脑局部异常高代谢,往往提示癫痫近期即将发生,这是由于癫痫发作前能量代谢异常增高是临床发作的前兆。

(三) 受体显像

1. GABA 受体显像 GABA 是脑内主要的抑制性神经递质,通过 GABA 受体-BZ 受体-Cl 通道复合体可引起神经细胞的超极化,产生抑制效应。GABA 受体活性的降低在癫痫的发病中起着关键作用。^{11}C-氟马西尼(^{11}C-flumazenil,^{11}C-FMZ)是 PET 分子影像技术中最为成熟的 GABA 受体显像剂。通过 GABA 受体 PET 显像可以活体显示生理和病理状态下 GABA 受体的分布和功能变化,对于致痫灶的早期诊断、定位、疗效监测以及 GABA 受体类药物的药效学和药理学研究都具有重要意义。75% 难治性癫痫患者在^{11}C-FMZ 显像分析中表现为局灶性 FMZ 结合增加或减少的单一性病灶,并可在 MRI 阴性的患者中发现局灶异常显像,其在定位价值上优于脑血流显像和脑代谢显像。然而由于较短的半衰期限制了^{11}C-FMZ 在临床上的广泛应用,随着^{18}F-FMZ 合成技术的成熟和推广,将为临床常规开展 GABA 受体 PET 显像提供可能。

2. 谷氨酸受体显像 谷氨酸是中枢神经系统中最主要的兴奋性神经递质之一,兴奋性神经递质(谷氨酸)与抑制性神经递质(GABA)之间的失平衡是最基本的癫痫发病机制。N-甲基-D-天冬氨酸(N-methyl-D-aspartic acid,NMDA)受体是离子型谷氨酸受体的一个亚型,是学习与记忆过程中至关重要的受体,并且参与兴奋性神经损伤和癫痫的形成。目前NMDA受体PET显像在癫痫诊断中的价值尚未得到一致的肯定。^{11}C-ketamine PET显像在颞叶内侧癫痫患者中表现为放射性摄取的降低,可能反映NMDA受体数量的减少,也可能是血流灌注的下降或局部脑组织的萎缩引起。^{18}F-GE-179特异性与NMDA离子通道的苯环利定位点结合,可以检测NMDA受体的活化状态。NMDA受体活化状态在癫痫患者中出现全脑水平升高,但在合并服用抗抑郁药物的患者中出现全脑水平的降低。

3. 5-羟色胺(5-HT)受体显像　5-HT具有调节神经兴奋性的作用,并可能通过5-HT_{1A}受体抑制癫痫活动。^{18}F-MPPF为选择性5-HT_{1A}受体拮抗剂,和内源性5-HT与受体结合的亲和性相同,因此其显像结果受内源性5-HT水平变化的影响。相反,^{18}F-FCWAY是5-HT_{1A}受体的非竞争性激动剂,不可逆地与受体结合且不受内源性5-HT水平的影响。两种显像剂可检测出80%以上的颞叶癫痫患者病灶侧放射性分布减少,而且患者在PET受体显像的指导下手术后均未再出现癫痫发作。在合并抑郁症的癫痫患者中,5-HT_{1A}受体降低的范围超出颞叶,并波及岛叶和前扣带回。此外,海马部位5-HT_{1A}受体数量与抑郁症状的严重程度呈负相关。在致痫灶部位5-HT_{2A}受体数量下降伴随脑葡萄糖代谢的降低(图14-3-3),并且与癫痫患者的认知功能损害呈正相关。因此,5-HT受体PET显像有望成为诊断抑郁症、认知功能障碍等癫痫共患病的影像学检测手段。

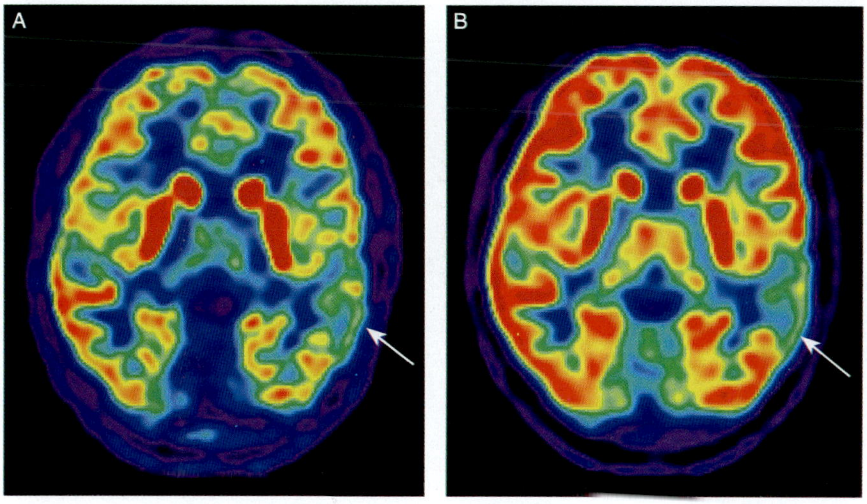

图14-3-3　癫痫患者5-HT_{2A}受体显像与葡萄糖代谢显像的对比

A. ^{11}C-NMSP PET提示左侧颞叶5-HT_{2A}受体结合减少;B. ^{18}F-FDG PET提示左侧颞叶代谢降低

(四)其他PET分子显像剂与图像分析方法

30%的癫痫患者对抗癫痫药物耐药,被称为难治性癫痫。这些患者并非仅对特定的某一种抗癫痫药物耐药,而是通过不同途径影响多种药物在体内发挥作用。P-糖蛋白(P-glycoprotein)是细胞膜上多重耐药外排泵的一种,能够将细胞内的抗癫痫药物排出细胞,使细胞内药物浓度显著下降,进而导致耐药。^{11}C-verapamil PET显像能够活体检测P-糖蛋白的表达水平,在癫痫患者及动物模型的海马组织中均有显著升高。^{11}C-verapamil PET显像技术可早期确定难治性癫痫患者,有利于及时调整治疗方案以避免不必要的药物副作用。

由于癫痫患者致痫灶的炎症因子水平显著升高,利用^{11}C-PK11195和^{11}C-PBR28与易位体蛋白(translocator protein,TSPO)特异性结合的特点,可评价神经炎症反应中小胶质细胞的激活水平。TSPO PET显像检测出的神经炎症反应在致痫灶区最为明显,并能播散到同侧丘脑及对侧颞叶。

临床上常规的PET图像分析方法以视觉评价或感兴趣区(region of interest,ROI)提取技术为主,但存在着一定的主观性。采用计算机软件辅助的、基于体素水平的图像统计分析软件(如SPM)对PET等分子影像进行处理是发展的趋势(图14-3-4)。鉴于MRI较传统的CT具有更高的组织分辨率,PET/MRI一体机在癫痫临床诊断中更具优势。

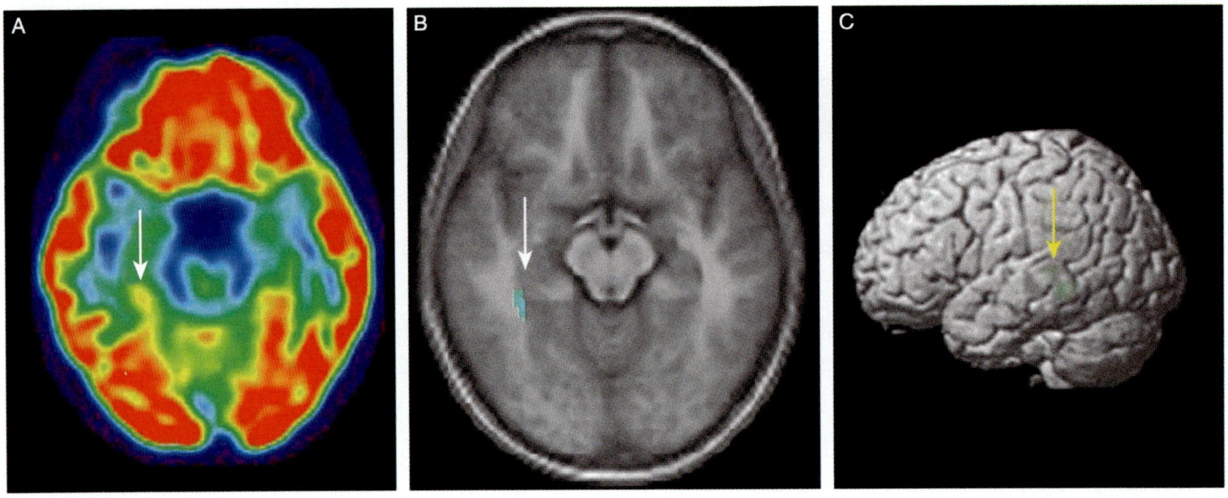

图 14-3-4 SPM 软件处理[18]F-FDG PET 图像

A. PET 图像示左侧颞叶内侧轻度低代谢；B. PET 图像的 SPM 分析示颞叶内侧轻度低代谢；C. SPM 分析结果的 3D 渲染图

三、MRI

MRI 是癫痫临床诊断的首选影像检查技术，在国际抗癫痫联盟最新(2010 年)版的术语和分类标准中，突出了 MRI 在癫痫病因分类中的作用，并提议 MRI 在癫痫诊断中应具有与 EEG 同样重要的地位。多模态 MRI 技术，除了结构成像外，结合特殊的成像序列及后处理方法，还可从代谢、功能、血管、灌注等角度对癫痫引起的脑异常进行检测及术前规划。

(一) 结构 MRI

结构 MRI 可用来检出与癫痫病因及损害相关的脑异常，基于翻转恢复的高分辨 T_1 加权成像、T_2 加权成像及 T_2 液体衰减翻转恢复成像可以提高微小、隐匿的致痫灶检出率，如海马硬化和脑先天发育异常(局灶性皮层发育不良、灰质异位等)。对于海马硬化患者，结合 T_2WI 信号异常，定量海马测量可以提高检验效能。在垂直于海马长轴的 4mm 间隔斜冠状位上，自海马头部至海马尾部逐层面描记海马的轮廓；记录各层海马的面积之和，乘以层厚得到海马的绝对体积，与个体颅腔体积进行标准化，低于正常海马体积者认为是海马萎缩。近来发展的多种计算机辅助自动、半自动化海马体积测量软件，相比手动描记法更为客观，但需要专门的后处理软件，影响了实际临床工作开展，仅被用于临床科研中。

(二) MR 波谱成像

^{1}H-MRS 已被临床应用，硬化海马的神经元细胞减少表现为 NAA 降低，而胶质增生导致了 Cho 和 Cr 的升高，常用 NAA/(Cho+Cr)、NAA/Cr 比值作为临床观察指标，NAA/(Cho+Cr)峰下面积正常比值为 0.7，小于 0.6 即可认为有海马硬化；单侧颞叶癫痫的患者，比值与对侧比较有明显减低，双侧海马波谱比值的偏侧化指数超过 0.05～0.07 可认为有意义。MRS 检测出的代谢物改变与癫痫的临床特点也密切相关。NAA/(Cho+Cr)比值的降低程度也与癫痫的发作频率有关，发作频繁者该比值降低更为明显，而且海马部位的病变更严重。NAA 值与 EEG 监测到的发作间期痫样放电程度呈显著负相关，而 Cr 水平与癫痫发作的持续时间呈显著正相关。采用 7T 的高场强 MRI 可对 γ-氨基丁酸(GABA)等神经递质含量进行更精确的测定。与正常对照组或是非难治性癫痫相比，难治性癫痫患者丘脑的 GABA/NAA 比值显著降低。

(三) 磁敏感加权成像

SWI 序列利用组织磁敏感性不同进行成像的技术，对局部磁场变化非常敏感，可提高对含有陈旧性出血病灶(如海绵状血管瘤、含铁血黄素沉积等)检出的敏感性，并辅助判断钙化性成分。可在磁敏感加权图或最小密度投影图上观察陈旧性微出血成分，在相位图上区分钙化或陈旧性出血成分。

(四) BOLD-fMRI

BOLD-fMRI 可用于对癫痫术前重要功能区的位置可评价，也可用于癫痫活动的临床定位。

BOLD-fMRI 在运动功能区定位方面可用于运动区相关病变术前方案制定。激发任务(例如:简单对指运动作为)后,通过 fMRI 可以较好地对运动功能区定位,对于一侧肢体运动功能严重受损的患者,可采用基于健侧运动区种子点的静息态功能连接 fMRI 分析方法进行定位。

对于拟行手术的颞叶癫痫患者,BOLD-fMRI 也用作语言、记忆等重要功能脑优势半球的判定,尤其对于左侧颞叶癫痫术前计划制定具有重要意义。语言功能定位通常采用新词产生或语义判断等,记忆任务采用情节记忆等任务。目前发现任务 fMRI 在术前优势半球判断的准确性可与 WADA 氏试验结果相当(契合度为 95%)。

通过联合同步 EEG 的 fMRI 技术,可以实现对痫样放电活动相关脑区的定位检测,为其他临床方法不能确定的活动性病灶定位提供辅助信息。需要注意的是,这种技术需要专门的软硬件及复杂的后处理过程,且该技术完全依赖于 EEG 对痫样放电活动的检出,深部起源灶、MRI 环境噪声影响下的 EEG 等都对其临床应用形成挑战。

(五) 其他模态 MRI 技术

MRA 多采用三维时间飞跃技术(3D-TOF)法进行三维容积扫描。MR 静脉成像多采用相位对比(PC)法进行冠状位采集。可以检出部分血管畸形,包括动静脉畸形、动脉瘤、动脉闭塞、烟雾病等动脉异常,以及静脉畸形、静脉窦血栓形成等,但对于较小的颅内海绵状血管瘤的显示能力有限。

MR 灌注成像多采用钆对比剂的动态磁敏感对比增强(DSC)、动态对比增强(DCE),以及不需要对比剂的 ASL 成像,常用于占位性病变的评估。对于内侧颞叶癫痫,虽有报道认为基于 ASL 的 MRI 灌注成像能够反映颞叶癫痫病侧,但临床定位定侧能力远不如 PET 或 SPECT。

弥散加权成像在部分肿瘤性病变及囊性病变的鉴别诊断、癫痫发作后急性期观察细胞水肿等方面具有一定价值。该序列用时较短,对一些病变的反映具有特异性,是临床常规使用序列。弥散张量成像能在三维空间进行组织特征的测量,提供更全面、丰富的指标,其白质束追踪描记技术用于外科术前判断白质纤维束的走行及完整性,目前较多用于癫痫研究中。

(田 梅)

第四节 帕金森病

一、概述

帕金森病(Parkinson disease,PD)是中老年人最常见的锥体外系疾病。该病的主要病理改变为黑质多巴胺神经元和黑质-纹状体通路的变性,其临床特点为静止性震颤、动作迟缓及减少、肌强直、姿势步态异常等。还可出现便秘、嗅觉减退、快速动眼睡眠行为障碍、情绪低落、焦虑、认知障碍及易疲劳等非运动症状。这些非特异性的症状可出现在运动症状出现之前(临床前期),并可能长达 10 余年后才进展为典型的运动症状(临床期)。出现临床症状时黑质多巴胺(DA)能神经元死亡至少在 50% 以上,纹状体多巴胺含量减少在 80% 以上。目前帕金森病的诊断主要依靠病史、临床症状及体征。在晚期可出现为常规结构成像所检测到的脑萎缩。但高级 MRI 技术,如 SWI 或 $T_2{}^*$/R2* 技术,可以敏感地在早期发现 PD 患者纹状体-黑质等 DA 环路系统的铁沉积增加导致的信号改变;fMRI 可以辅助判断 PD 患者运动及认知功能的损害情况。结合特异 DA 能递质成像的 SPECT 或 PET 技术,可以特异地显示患者 DA 环路的病生基础,并用于临床诊断。

二、核素显像

(一) SPECT 脑血流灌注显像

常规 SPECT 脑血流灌注显像可发现 PD 患者纹状体和大脑皮质广泛性的放射性摄取减低。通过对病灶与非病灶的半定量分析可反映局部脑血流改变模式。例如:额叶-颞叶-边缘系统的低灌注和枕叶的高灌注状态与 PD 患者的抑郁状态有关;边缘系统及胆碱能神经功能网络的低灌注状态与 PD 患者的认知功能水平有关。

(二) PET 脑代谢显像

^{18}F-FDG PET 脑代谢显像表现为丘脑和纹状体区局限性代谢增高伴额、顶叶等大脑皮质代谢降低。PD 早期以单侧症状起病,表现为受累肢体对侧壳核代谢增高,随着病情的进展出现双侧纹状体区高代谢。也可通过专用分析软件 SSM/PCA 对 ^{18}F-FDG PET脑图像进行分析处理,对 PD 严重程度进行影像学评估。^{18}F-FDG PET 也有助于原发性 PD

与继发性帕金森综合征的鉴别。

（三）PET 受体显像

1. DA 能神经递质显像 ^{18}F-DOPA PET 显像是一种黑质纹状体突触前神经递质功能显像，可用来反映多巴脱羧酶的活性和 DA 的储存能力，并可间接反映神经元的突触数量。PD 患者在^{18}F-DOPA PET 显像中表现为基底神经节区^{18}F-DOPA 的摄取明显降低，尤以壳核表现最为显著。长期的队列研究发现，PD 患者^{18}F-DOPA 摄取量的年平均减少率为 8% ~12%（壳核）和 4% ~6%（尾状核）。疾病早期的 PD 患者出现临床症状时，超过 1/3 的苍白球区^{18}F-DOPA 摄取出现缺失，提示^{18}F-DOPA 显像对于 PD 早期诊断和病情监测有重要意义。另外，在鉴别诊断上，^{18}F-DOPA PET 也具有一定的应用价值，如特发性震颤和血管性帕金森综合征患者的纹状体区^{18}F-DOPA 摄取正常，据此可与 PD 进行鉴别。

2. DA 转运体显像 DA 转运体（DAT）是 DA 能神经末梢突触前膜的单胺类转运蛋白。由于 PD 患者早期 DAT 水平即出现降低，而 DAT 显像可反映 DA 能神经末梢突触前膜的功能及神经元数量，因此，DAT 显像评价 DA 能神经功能可为疾病早期甚至亚临床期 PD 的诊断提供客观依据。DAT 密度的变化比突触后膜 DA 受体的变化更为早期、敏感和直接。目前已成功用于 DAT 的 PET 显像剂有^{11}C-β-CFT、^{18}F-β-CIT-FP 及^{123}I-β-CIT 等，为无创在体检测与 DAT 有关的神经系统疾病提供了极具价值的检查手段。在 PD 运动症状出现前，PET 显像即可检测出基底节区 DAT 的减少，而 DAT 正常的情况下，排除 PD 的诊断准确率高达 97% 。中脑部位显像剂的结合水平可用于鉴别 PD 和不典型 PD 综合征，PD 型多系统萎缩者中脑、壳核及尾状核区 DAT 均有降低，两者鉴别的准确率达 71.7% 。

3. DA 受体显像 PD 的病理改变主要涉及 D_2 型 DA 受体（D_2 DR）的损害，因此临床上多采用 D_2DR为靶点的分子显像进行 PD 诊断。目前主要应用特异性 D_2 DR 标记物有^{11}C-Raclopride、^{123}I-IBZM 和^{11}C-NMSP 等。PD 患者壳核后部的^{11}C-raclopride 与^{11}C-NMSP 摄取值之比最高，此时^{11}C-CFT 摄取值为最低；而正常人纹状体不同区域的^{11}C-raclopride 与^{11}C-NMSP 摄取值之比均处于正常范围，因而^{11}C-raclopride 的摄取值与内源性的多巴胺减少量高度相关。

4. Ⅱ型微囊泡单胺转运体显像 Ⅱ型微囊泡单胺转运体（VMATⅡ）是中枢神经系统单胺能神经元突触前的一种蛋白质复合物，负责转运 DA、5-HT 等神经递质至囊泡中储存以阻止其分解。现已发现 VMATⅠ和 VMATⅡ两种亚型，其中 VMATⅡ分布于 DA 神经元和几乎所有含单胺递质的神经元中，而通过检测 VMATⅡ结合情况可反映 DA 神经末梢丢失情况。常用的 VMATⅡ显像剂有^{18}F-AV-133 和^{11}C-DTBZ 等。PD 患者的纹状体和中脑摄取明显减少，且壳核、尾状核等部位的摄取与其病变严重程度呈正相关。

（四）PET 小胶质细胞显像

神经炎症反应和小胶质细胞的活化状态在 PD 的病理机制中具有重要作用，其中 TSPO 是一种潜在的生物学标志物，并可通过^{11}C-PK11195 PET 等显像技术进行监测和定量。早期 PD 患者中发现脑干部位的小胶质细胞活化状态增加，并且与运动功能障碍及 DA 神经元数量的减少程度相关。而在典型的 PD 患者中发现广泛性的^{11}C-PK11195 显像剂摄取增高。第 2 代 TSPO 显像剂^{11}C-PBR28 及^{18}F-FEPPA 相比^{11}C-PK11195 显像效果更佳。

三、MRI

（一）结构 MRI

早期 PD 常规 MR 检查通常表现正常，或者与年龄改变有部分重叠。疾病后期常有皮质区域的萎缩，这些区域的萎缩程度可以通过采用手工描绘定量测量皮质体积或者基于体素的形态测量学（voxel based morphometry，VBM）进行评估。早期未经治疗且不伴有痴呆的 PD 患者皮质下结构如壳核、伏隔核以及海马的体积显著减小，而皮质体积未见明显减小，由于基底节与大脑皮质有着相互联系，随着病情的发展，皮质也可能不同程度受累。PD 患者全大脑皮层的轻度变薄，并且随着病情的进展而逐渐加重。合并认知功能障碍的 PD 患者尚可发现其他皮层下灰质部位，如尾状核、壳核、丘脑等的萎缩。

（二）弥散张量成像

DTI 研究发现，PD 患者中黑质部位 FA 值的显著下降。DTI 可在早期 PD 患者中检测出脑白质的细微性异常改变。最常见的病变部位为黑质-纹状体环路、额叶及胼胝体。主要神经纤维束及胼胝体等白质部位的异常与PD患者合并的认知功能下降有关。

（三）MR波谱成像

PD患者的双侧颞叶灰质NAA/Cr、Cho/Cr比值降低，而右侧颞叶灰质的Cr水平增高；而在右侧枕叶NAA/Cr及NAA水平降低。通过结合详细临床评估，MRS可对帕金森患者与非典型的帕金森综合征患者进行鉴别，指导治疗方案的制定。PD患者与PD综合征患者黑质区域的NAA/Cr比值变化明显不同：PD患者黑质尾部的NAA/Cr比值显著高于头部，而在PD综合征患者或正常人中无此改变。另外，MRS也可用于PD疗效的评估，PD患者壳核NAA和Cr水平的下降，而在应用左旋多巴治疗后有所恢复。

（四）磁敏感加权成像

PD患者黑质致密带存在病理性铁沉积，表现为铁水平增高。SWI基于不同组织间的磁敏感差异可以对脑内的铁沉积进行半定量分析，而定量磁敏感成像（quantitative susceptibility mapping，QSM）技术则可以定量测定组织的铁含量，有助于监测PD患者脑中非血源性铁含量的变化。研究发现，PD患者黑质致密带、尾状核和红核等部位铁沉积增多，病变侧的黑质铁沉积量与疾病严重程度正相关，且独立于病程和发病年龄。因此，磁敏感成像技术在PD早期诊断、识别临床前高危人群、病情监测以及评价神经保护药物疗效等方面具有较大的应用价值。

（五）动脉自旋标记MR灌注成像

ASL在用于PD研究中通常使用灌注加权动力学磁化率方法测量其rCBF变化。研究发现PD患者顶枕叶、丘脑和背侧前额叶血流CBF减低。ASL MR灌注成像显示的血流动力学变化与葡萄糖代谢和皮层厚度有关，可用于协助确定剂量及疗效评估。

（六）BOLD-fMRI

在神经病理生理机制上，PD表现为纹状体-丘脑-皮质环路功能异常。静息态功能连接fMRI研究发现，早期未服药的PD患者皮层功能网络-纹状体及皮质-纹状体通路功能受损，并且在左旋多巴治疗后功能网络有所恢复。震颤症状的发生与小脑-丘脑环路功能异常相关，并且还包括丘脑腹中间核、运动皮质等结构。其中，有震颤症状的患者，其苍白球内侧部、壳核与小脑丘脑环路之间的功能连接增强；在不伴幻觉症状的患者中，其前扣带回与对侧顶下小叶之间的功能连接也增强。在PD合并认知功能障碍的患者中，默认模式网络的连接减少，此外，这类患者的听觉网络连接也明显减少；而在冻结步态症状的患者中，额颞网络及视觉网络的功能连接均减低，壳核后部与特定躯体运动脑区之间的功能连接降低、而与壳核前部的连接则增强；这些影像表现与壳核后部较为严重的多巴胺丢失病理结果相符。因此，fMRI可对PD涉及的神经环路进行观察，并在病情变化监测及药物疗效评估方面发挥作用。

（田　梅）

第五节　颅内肿瘤性病变

一、概述

颅内肿瘤指位于颅腔内的肿瘤，可发生于颅脑、脑膜组织、脑血管以及其他系统肿瘤的颅内转移。其中半数为恶性肿瘤，约占全身恶性肿瘤的1.5%，可发生在任何年龄，但以20～50岁最常见。原发性颅内肿瘤是成人最常见的前十种肿瘤之一，儿童颅内肿瘤在儿童常见肿瘤中排第二位。神经影像学检查如MRI、CT是颅内肿瘤诊断的重要工具，用于肿瘤病变的发现、分型及分级诊断，为肿瘤的手术计划提供重要信息，监测肿瘤的治疗效果和转归。而分子影像技术可在分子水平上对肿瘤的异常改变进行检测，为病灶的定位、恶性程度、分子分型及预后等进行评估。

二、原发性颅内肿瘤

（一）核素显像

近年来随着PET分子影像技术的进步以及特异性肿瘤显像剂的开发，促进了肿瘤分子影像技术的飞速发展。分子影像新技术应当针对不同特点的颅内肿瘤进一步拓展特异性影像学生物标志物，并反映其靶向治疗的生物学途径，例如肿瘤代谢、乏氧、血管新生、增殖水平、乏氧性和免疫应答等。

1. 代谢显像

（1）葡萄糖代谢显像：^{18}F-FDG是最早应用于脑肿瘤显像的PET显像剂之一。^{18}F-FDG经主动运输穿过血脑屏障，进入脑肿瘤细胞内，其被摄取的量符合 Warburg 原理，因而可以间接的反映肿瘤细胞的侵袭性（图 14-5-1）。目前^{18}F-FDG 是全世界应用最广泛和最被公认的肿瘤显像剂，但在脑肿瘤显像中也存在一定的局限性。首先，由于正常脑细胞对葡萄糖的高摄取率容易“掩盖”葡萄糖代谢呈轻度增高的脑肿瘤（例如：低级别胶质细胞瘤等）。其次，手术或放疗后早期会出现局部炎症反应，也将引起局部的脑代谢增高，易与恶性脑肿瘤的高代谢混淆。尽管如此，^{18}F-FDG 的摄取与肿瘤的级别相关，并可间接反映原发、复发性胶质瘤患者的生存率。采用 PET 常规与延迟显像比较分析、PET/MRI 等新技术可进一步提高^{18}F-FDG PET 显像诊断肿瘤的准确性。基于 MRI 的结构像对于瘤体的勾画可更好地反映代谢异常的特征。

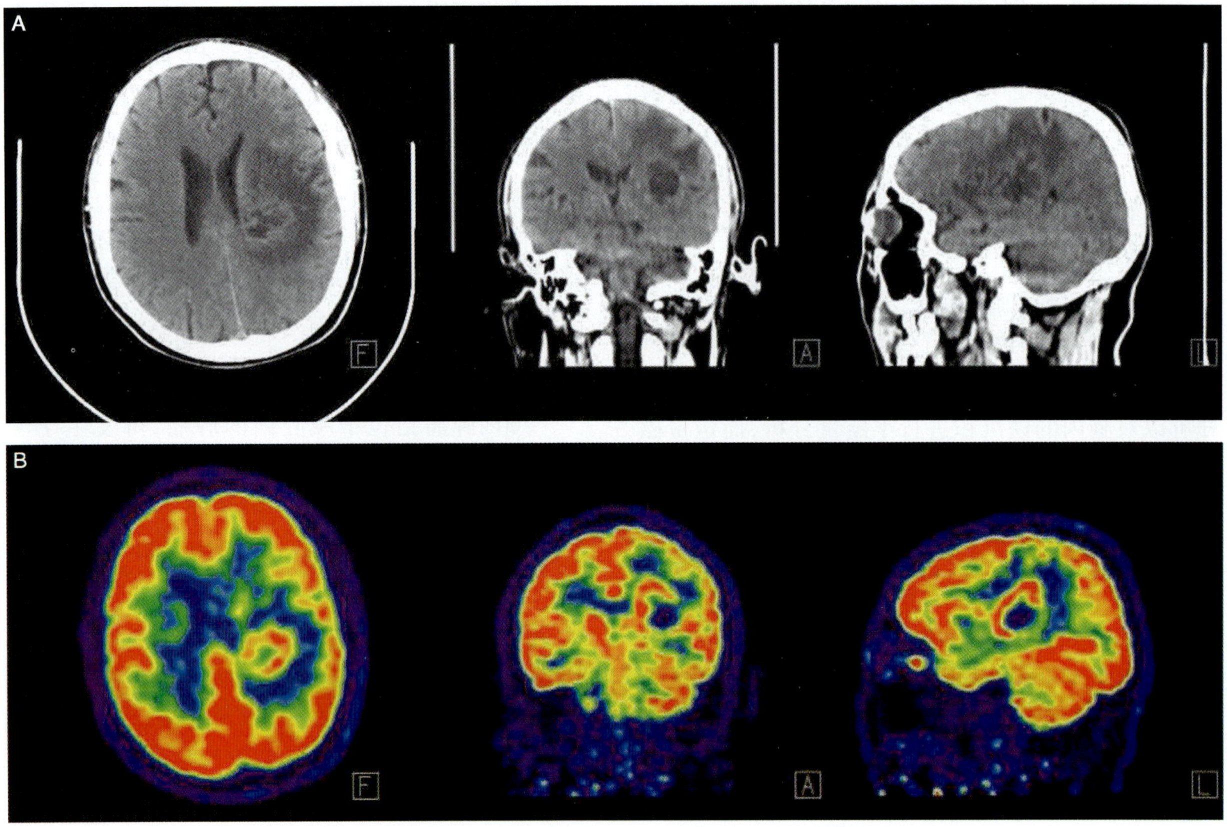

图 14-5-1　脑胶质瘤患者脑葡萄糖代谢 PET 显像

A. CT 示左侧侧脑室旁等低混杂密度灶，伴周围低密度水肿带；B. ^{18}F-FDG PET 示左侧侧脑室旁环状代谢增高区，其旁水肿区呈低代谢

（2）氨基酸代谢显像：大部分的肿瘤与正常脑组织相比氨基酸转运及蛋白合成功能显著增加。针对颅内肿瘤代谢特点的多种显像剂已应用于临床，其中氨基酸代谢显像是首选。最为常用的显像剂为^{11}C-蛋氨酸（^{11}C-methionine，^{11}C-MET），它在正常脑组织中摄取较低，因此^{11}C-MET PET 在脑肿瘤显像中具有较高的肿瘤/本底摄取比值。目前^{11}C-MET PET 显像已广泛用于颅内肿瘤的早期诊断、活检定位、肿瘤复发、预后评估及放疗计划制定等。^{11}C-MET反映了肿瘤细胞的氨基酸代谢情况，可以间接地反映肿瘤的增殖活性，有助于提高肿瘤分级诊断的准确性，并早期发现低级别胶质瘤的恶变。^{11}C-MET 最主要的缺点为半衰期较短（约 20 分钟）。

^{18}F 标记的其他氨基酸显像剂已被广泛开发和应用。如^{18}F-氟-乙基-酪氨酸（^{18}F-fluoro-ethyl-tyrosine，^{18}F-FET）为酪氨酸的修饰物，可以被肿瘤细胞摄取，但不参与蛋白质的合成。而^{18}F-FET PET 图像的动态分析更有助于病灶的检出及不同级别胶质瘤的鉴别。该显像剂对于原发性颅内肿瘤总体的敏感性和特异性高达 80% ~ 90%，并已用于肿瘤复发、活检及手术定位的影像学评估。由于在炎症细胞内的摄取较少，^{18}F-FET 在肿瘤复发和治疗后坏死的鉴别诊断中较^{11}C-MET 更具优势。

（3）其他代谢显像：鉴于肿瘤细胞内胆碱水平

的增高，^{11}C-胆碱（^{11}C-choline）和^{18}F-胆碱（^{18}F-choline）PET 显像也可用于原发性颅内肿瘤的检测。胆碱的摄取受血脑屏障完整性的影响，因而此类显像剂可以反映肿瘤的侵袭性，并可监测抗血管新生治疗的疗效。更为突出的优势在于指导放疗计划制定中对于肿瘤边界的勾画。与传统的 MR 结构影像相比，Ⅱ级、Ⅲ级胶质瘤通过 PET 胆碱显像制定的放疗靶区的体积变化分别为 80% 和 14.3%。^{11}C-乙酸盐（^{11}C-acetate，^{11}C-ACE）是细胞膜脂肪酸的前体，也可转变成乙酰-CoA 进入三羧酸循环，该显像剂最初作为心肌代谢的影像指标。有研究表明，^{11}C-ACE 也可用于胶质瘤的影像检测，并可作为高级别胶质瘤的影像生物标志物。

^{18}F-DOPA 主要用于神经退行性疾病及运动障碍疾病的分子影像诊断。作为苯丙氨酸的结构类似物，^{18}F-DOPA 可通过细胞膜上的 L 型氨基酸转运体主动进入细胞内，并在芳香族脱羧酶的催化下转化为 DA。虽然这种转运及转化机制通常在神经内分泌瘤中更为明显，但是^{18}F-DOPA 也可作于原发性颅内肿瘤的氨基酸代谢影像生物标记物。^{18}F-DOPA 的摄取与病理学类型及肿瘤分级有关，因此也可用于评估颅内肿瘤的预后，同时，^{18}F-DOPA 在肿瘤复发和放射性坏死的鉴别也具有一定的临床价值。

2. 乏氧显像 乏氧是恶性肿瘤细胞的重要生物学特征，乏氧的肿瘤细胞会对射线和某些化疗药物产生抵抗，成为肿瘤复发、再生长的重要根源。此外，肿瘤乏氧细胞的存在还使肿瘤更具侵袭性，易发生远处转移。测定肿瘤的乏氧状态有利于对患者进行个体化治疗。目前常用的 PET 乏氧显像剂为^{18}F-硝基咪唑（^{18}F-fluoromisonidazole，^{18}F-FMISO）、^{18}F-氮霉素阿糖胞苷（^{18}F-fluoroazomycin arabinoside，^{18}F-FAZA）及^{18}F-氟红硝基咪唑（^{18}F-fluoroerythronitroimidazole，^{18}F-FETNI）。这些显像剂通常在细胞内氧合水平低于 8～10mmHg 时不能溢出胞外。在分子水平上，此显像与低氧诱导因子 1α（HIF-1α）的表达有关。HIF-1α 对促进细胞存活和肿瘤侵袭性具有重要作用，主要位于坏死区域的周围组织。因此 PET 乏氧显像剂显示的高摄取区主要位于肿瘤组织的周围区域。在高级别胶质细胞瘤的放疗计划制定中，特别是胶质母细胞瘤的患者，PET 乏氧显像提示的高摄取区域有助于肿瘤边界的确定。

3. 生长抑素受体显像 与其他肿瘤相似，生长抑素受体（SSTR）在胶质瘤中也存在过表达，并以 $SSTR_2$ 亚型为主。其表达水平与肿瘤级别以及肿瘤的去分化有关。需要指出的是，血脑屏障的破坏是 SSTR 受体进入脑组织的前提。因此 SSTR 显像剂在恶性程度更高的肿瘤中显像效果更佳。通过针对 SSTR 的诊断治疗一体化的 SSTR 靶向物标记与合成技术，可进一步实现放射性核素靶向治疗。

（二）MRI

1. 弥散加权成像及衍生技术 DWI 显像技术反映水分子活动的受限程度，并以表观扩散系数（ADC）为主要指标。ADC 可直接反映组织中水分子扩散的速度，扩散速度慢时 ADC 值较低。ADC 值可以反映病变的结构异常，以及其周围环境的改变。血管源性水肿引起分子扩散速度增快，而细胞毒性水肿表现为扩散受限。DWI 是临床中常用的 MRI 技术，可通过显示瘤内坏死组织引起的炎症反应，从而鉴别肿瘤与非肿瘤性病变。由于细胞学及组织学的特点，颅内淋巴瘤中 ADC 水平的下降较高级别胶质瘤更为明显。脑肿瘤中水分子弥散运动的快慢主要与肿瘤细胞排列的紧密程度、细胞核/细胞质的比值、组织的黏滞程度、温度等因素有关。一般来说，恶性度越高的脑肿瘤，其细胞密度及核浆比也较高，因而表现为肿瘤实质的 DWI 高信号/ADC 受限。

弥散张量成像（DTI）可进一步对分子运动受限的各个方向进行定量分析，并且可以对神经纤维束的破坏情况进行显像。在 DWI 和 DTI 中，水分子的运动状态被假设成高斯分布，但实际上组织复杂的微观结构会限制分子的扩散，因此水分子的扩散偏离高斯模型。

弥散峰度成像（DKI）是在 DTI 技术上进行改进，可以反映水分子的非高斯分布，更好地体现组织微观结构的变化。它不仅可以得到 DTI 的参数，还可以得到扩散峰度参数平均峰度（MK）、轴向峰度（AK）、径向峰度（RK）、峰度各向异性分数（KA）。与 DTI 相比，DKI 特别是其参数 MK，在脑胶质瘤患者的组织变化检测中表现出很高的灵敏度，可用于胶质瘤的分级、胶质瘤与转移瘤的鉴别诊断等，还可以用于预测 IDH1/2 的突变状态以及 Ki-67 和 ATRX 的表达，有望成为胶质瘤的影像学生物标记物。另外，多 b 值弥散加权成像（eDWI）

技术可以通过多个不同b值的组合，进行体素不相干运动（IVIM）双指数模型的拟合运算，不仅能够更加准确地反映水分子的真实弥散，还能够无创地反映出肿瘤微循环灌注方面的信息。已有多项研究证实eDWI的灌注参数与灌注成像的微血管血流存在相关性，可以用于胶质瘤的分级以及放化疗效果的监测。还可以通过拉伸指数模型（SE）的不均质指数α定量评估水分子弥散的异质性，对助于胶质瘤的分级。

2. 灌注加权成像　PWI技术可以对肿瘤的供血情况、血管新生和毛细血管通透性进行评估。PWI主要包括内源性示踪剂的动脉自旋标记（ASL）、外源性示踪剂的动态磁敏感对比增强MRI（DSC-MRI）和动态对比增强MRI成像（DCE-MRI）。其主要评价指标包括脑血流灌注指标：局部血容量（rCBV）、局部血流量（rCBF）、平均通过时间（MTT），均与肿瘤的血管新生及分化程度有关；脑组织渗透性指标，如容积转运常数（K^{trans}）、血管外细胞外容积分数（V_e）、血浆容积分数（V_p）及速率常数（K_{ep}）等，可以反映血脑屏障及肿瘤新生血管的不完整性和通透性的特征。因而PWI可用于肿瘤的定性、分级诊断、穿刺活检的定位、肿瘤复发风险的评估和治疗效果的评价等。

灌注成像可以鉴别胶质母细胞瘤和淋巴瘤。虽然这两种肿瘤都可以表现为明显强化，但在灌注成像中，胶质母细胞瘤肿瘤实质呈高灌注，而淋巴瘤为乏血供肿瘤，多沿血管生长，多表现为低灌注。有学者对胶质瘤和淋巴瘤的肿瘤和瘤周区域进行研究，发现在肿瘤区域，淋巴瘤的V_e值明显高于高级别胶质瘤；在瘤周区域，高级别胶质瘤的K^{trans}值明显高于淋巴瘤。灌注成像可以对星形胶质细胞瘤进行术前的分级，并揭示肿瘤分化的异质性，指导立体定向活检和手术切除。CBV及表面通透性（PS）均与肿瘤微血管密度呈正相关，而微血管密度（MVD）也是病理判断肿瘤级别的重要标志。低级别肿瘤的PS值是正常脑白质的15倍，而高级别肿瘤的PS值是正常脑白质的35倍。与CBV相比，PS可以反映脑肿瘤血管的成熟程度，对于星形胶质细胞瘤的诊断和分级价值更大。有研究证实渗透性参数K^{trans}、V_e也与MVD呈正相关，不仅可以鉴别高、低级别胶质瘤，还可以用于Ⅱ级和Ⅲ级胶质瘤的鉴别。灌注参数rCBV与胶质瘤的Ki-67、MVD、血管内皮生长因子（VEGF）的表达具有显著的相关性。因此，灌注成像可以更加全面地了解肿瘤微循环的血流动力学信息，为胶质瘤的分级提高更加准确的信息。灌注成像在鉴别胶质瘤放射性坏死和肿瘤复发方面也起到重要作用，为临床诊治提供重要依据。另外，有研究指出，肿瘤复发的K^{trans}、V_e平均值要高于放射性坏死，当K^{trans}阈值取0.19时，其敏感度和特异度可达到100%和83%。

MR灌注成像还可以检测肿瘤内的乏氧程度，预测高级别胶质瘤抗血管生成的治疗效果，评估患者的预后情况。研究发现非坏死区域肿瘤组织的K^{trans}和V_e的值较高时，肿瘤内乏氧细胞所占比例较少，K^{trans}和V_e频数分布与乏氧程度具有相关性。该方法有利于术前无创评估乏氧区域，指导特殊肿瘤区域的治疗，从而改善患者的预后。此外，有研究表明灌注成像的K^{trans}值和患者的生存时间有关，可以预测无进展生存期。

3. 磁共振波谱成像　MRS技术可通过组织代谢物的异常评价肿瘤的生物学特征。肿瘤生长过程中的磷脂代谢可引起细胞膜的更新，从而导致Cho峰、Cho/Cr及Cho/NAA比值的显著升高。NAA信号主要反映神经元细胞，因此在肿瘤部位其信号明显下降。另外由于肿瘤细胞的无氧糖酵解途径增强，Lac水平在颅内肿瘤中增高。MRS技术可单独或与其他技术联合使用，主要用于肿瘤/非肿瘤病变、肿瘤治疗后的继发改变/肿瘤复发的鉴别诊断，也可用于活检定位以及对肿瘤旁组织的浸润情况进行评估。

MRS对脑肿瘤和非肿瘤性病变进行鉴别的准确性可达95%～100%。脑肿瘤的MRS特点为Cho峰、Cho/Cr及Cho/NAA比值均升高，其中以Cho/NAA大于2～2.5为标准，诊断脑肿瘤的敏感度和特异度分别为90%～96%，70%～86%。MRS可以鉴别胶质母细胞瘤、单发转移瘤和淋巴瘤。转移瘤不含神经元成分，因此无NAA、Cr峰出现。转移瘤瘤周水肿区为血管源性水肿，无肿瘤细胞浸润，无Cho峰，而胶质母细胞瘤水肿区内常有肿瘤细胞浸润，故而Cho升高。另外，淋巴瘤中经常出现明显的脂质峰。在手术或放疗后区分脑肿瘤复发、治疗后反应和放射性坏死也是MRS的优势。若Cho升高超过对侧的50%或Cho/Cr比值大于2，则提示肿瘤复发，其敏感度为64%～95%，特异度为82%～100%。肿瘤放疗后出现放射性坏死，主要表现为 Cho 下降、lipids、Lac 升高或正常，代表细胞坏死产物。肿瘤复发还可出现在远离放射性治疗区，此时 MRS 可早于强化 1～2 个月出现异常增高的 Cho 峰。MRS 有助于进行胶质瘤分子分型研究，如 IDH 突变的下游代谢产物 2-羟基戊二酸（2-hydroxyglutarate，2-HG）在 2.25ppm 位置有特异性的波峰出现，定量分析显示 IDH2 突变相比 IDH1 突变产生了更多的 2-HG。

4. 化学交换饱和转移（chemical exchange-dependent saturation transfer，CEST） 该技术对特定物质进行充分预饱和，通过化学交换，影响自由水信号强度，通过测量水信号的改变，间接反映特定物质信息。CEST 能用于检测小分子物质（尿素、氨水），大分子多聚体（聚赖氨酸），人体主要代谢物（蛋白、多肽、肌酸）等。MR 氨基质子转移（amide proton transfer，APT）成像是一种基于 CEST 的分子影像新技术，它能无创性地检测内源性、位于细胞质内的游离蛋白质及多肽，能够对脑胶质瘤进行组织特异性显像。肿瘤的 APT 效应主要与氨基质子浓度有关。APT 成像能反映脑胶质瘤病理学特征，胶质瘤瘤核心的 APT 值越大，肿瘤细胞密度、MVD、肿瘤增殖指数越高，肿瘤级别越高。可用于胶质瘤的分级诊断、辅助穿刺活检定位等。

三、颅内转移瘤

颅内转移瘤为常见的脑肿瘤，可单发或多发。原发于肺、乳腺和胃的腺癌易发生脑转移，肉瘤脑转移较少见。其中 15% 的患者以脑转移灶为首发症状，既往无癌症病史。多数脑转移瘤位于大脑中动脉分布区的灰白质交界处。常规的 CT、MRI 技术可对颅内转移瘤病灶进行评价，而神经分子影像技术可对新发或复发颅内转移瘤的诊断和疗效评价提供更加可靠的依据。

（一）核素显像

1. 葡萄糖代谢显像 ^{18}F-FDG PET 在颅内转移瘤的影像诊断中最大的优势在于通过全身扫描检测原发灶。对于原发灶不明的颅内占位，94.1% 的患者经过 ^{18}F-FDG PET 检查后明确原发灶的部位。与颅内原发性肿瘤相似，^{18}F-FDG PET 在颅内转移瘤显像中也存在一定的局限性。^{18}F-FDG PET 的代谢增高并非肿瘤所特有，有时非肿瘤的生理病理状态下也会出现局灶性的 FDG 浓聚，比如大脑皮层、皮层下核团和小脑可见较高的 FDG 摄取。放射治疗后的炎症改变也会造成 FDG 摄取增高，因此需要密切结合病史进行图像分析。

2. 氨基酸代谢显像 为了弥补 ^{18}F-FDG PET 的不足，近年来研制出的多种氨基酸代谢显像剂在大脑皮质摄取低，特异性强，且炎症细胞不摄取，更适合颅内转移瘤的显像。^{11}C-MET PET 显像能够指导颅内转移瘤的立体定向靶向治疗的靶区确定。通过 ^{11}C-MET PET 氨基酸代谢显像勾画的靶向治疗脑区的范围比利用 MRI 更小，中位生存时间更长。进一步利用双显像剂 ^{11}C-MET 和 ^{18}F-FET 对于肿瘤病灶和治疗后相关改变的鉴别价值更高，敏感度为 91%，特异度为 100%。

（二）MRI

颅内转移瘤缺乏神经组织，但在 MRS 中的表现并不具有特异性。与高级别的胶质瘤和淋巴瘤有类似之处，表现为 NAA 峰缺失或降低，Cho 峰升高，Cr 峰减少等改变。需要引起注意的是，较小的病灶可因部分容积效应的影响或转移瘤浸润脑组织而显示为 NAA 峰的下降。在 MR 灌注和弥散加权成像中，脑转移瘤肿瘤区域的 V_e 值明显高于高级别胶质瘤，瘤周区域的 ADC 值明显高于高级别胶质瘤。因此 MR 灌注和弥散加权成像在脑肿瘤的鉴别中具有良好的诊断价值。

（田 梅）

第六节 其他神经系统疾病

一、抑郁症

（一）概述

抑郁症（depression）又称抑郁性障碍，以显著而持久的心境低落为主要临床特征，是心境障碍的主要类型。当今，抑郁症患者占据全球人口约 3.6%，其中成人抑郁患者约 2%～7% 死于自杀。抑郁症严重困扰患者的生活、工作和学习，给家庭和社会带来沉重的负担。据世界卫生组织最新报告显示，抑郁症已成为全球疾病负担的第二大疾病，并预计于 2030 年上升至首位。然而，抑郁症的病因尚不明确，且目前抑郁症临床的诊断主要依据患者的行为及相关心理学测试，主观性强，缺乏特异性；且抑郁症以及其他精神疾病当前缺乏具有明确临床应用价值的影像诊断技术，目前影像学尚处于对疾病病理生理机制的探讨，以及临床前转化应用研究阶段。分子影像的出现为探讨抑郁症的发病机制，并进行抑郁症的早期诊断、病情评估、疗效监测与预后评估提供了重要支持。

（二）核素显像

1. ^{18}F-FDG PET 显像 ^{18}F-FDG PET 显像在辅助抑郁症的诊断方面有极大临床价值。^{18}F-FDG PET 脑代谢显像发现，抑郁症患者岛叶、边缘系统、基底核、丘脑和小脑等多个脑区代谢水平显著降低，提示这些脑区在抑郁症的病理生理过程中发挥重要作用。对抑郁症患者进行心理治疗前的^{18}F-FDG PET 扫描，发现治疗后有缓解的患者大脑楔前叶代谢基线水平明显高于治疗后无缓解的患者，提示^{18}F-FDG PET 显像可以对抑郁症治疗效果进行预测。

2. 5-羟色胺(5-HT)受体显像 5-羟色胺(5-HT)作为中枢神经系统中重要的神经递质，主要分布在中脑中缝核，参与认知控制、情绪调节、疼痛感知、睡眠调控和记忆等多种功能。在抑郁症的发病机制研究中，目前普遍认为脑内 5-HT 缺乏与抑郁症密切相关。5-HT$_{1A}$受体为脑内 5-HT 受体最多的类型，参与调节 5-HT 能神经元的电活动发放。利用 5-HT$_{1A}$受体特异性显像剂^{11}C-WAY-100635 联合 PET 显像发现，抑郁症患者在中脑中缝核、前扣带回、背外侧前额叶、杏仁核及海马等脑区的 5-HT$_{1A}$受体结合力显著增高，提示相关脑区 5-HT$_{1A}$受体异常可能参与抑郁症的病理生理过程。中脑中缝核 5-HT 能神经元胞体 5-HT$_{1A}$为自身受体，受体活性增高将抑制 5-HT 能神经元电活动，减少 5-HT 突触间释放及传导至投射脑区，尤其是参与情绪与认知调控的大脑前叶皮层-边缘系统脑区。此外，利用^{11}C-WAY-100635 PET 显像发现抑郁症患者自杀意念程度与中脑中缝核、前额叶皮质 5-HT$_{1A}$受体结合力正相关，提示特异性的 5-HT$_{1A}$ PET 显像有可能预测抑郁症患者的自杀风险，为有强烈自杀倾向的抑郁症患者提供客观依据，有利于及早干预和减少抑郁自杀率。

5-HT 转运体(SERT)是一种对 5-HT 有高度亲和力的跨膜转运蛋白，通过从神经元突触间隙重新摄取 5-HT 进入突触前神经元调节 5-HT 的释放及神经信号转导。SERT 的改变与抑郁症的病理生理机制有关。SERT 特异性 PET 显像剂^{18}F-ADAM 显像发现抑郁症，特别是有自杀企图的抑郁症患者的中脑、丘脑和纹状体 SERT 结合力明显减低，且中脑 SERT 结合力与抑郁严重程度负相关，提示 SERT 特异性 PET 显像有望用于抑郁症的病情评估。

3. 谷氨酸能系统显像 代谢型谷氨酸受体(mGluR)通过调节谷氨酸神经递质传导，与单胺类神经递质如 5-HT、多巴胺等相互作用，参与抑郁症的神经生物过程。其中 mGluR$_5$受体被认为是一种重要的调节谷氨酸神经递质传导的活性靶点。mGluR$_5$特异性^{11}C-ABP688 PET 显像发现抑郁症患者前额叶皮质、扣带回、岛叶、丘脑、海马脑区 mGluR$_5$结合力明显减低，并被后续的离体蛋白印迹实验所证实。此外，抑郁的严重程度与海马区 GluR$_5$结合力负相关，即抑郁程度越严重，海马区 mGluR$_5$结合力越高。

（三）MRI

1. 结构 MRI DTI 技术可对抑郁症患者的脑白质神经纤维束方向性及完整性进行无创影像评价。前扣带回-边缘系统白质神经纤维的 FA 值可对抗抑郁药物的治疗效果进行预测；扣带回较高的 FA 值及纹状体较低的 FA 值提示预后较好。VBM、DTI 等技术发现抑郁症患者额叶及额叶-皮层下脑区的皮层厚度、灰质体积及白质神经纤维的完整性受损。目前抑郁症被认为是由多个脑区的神经功能网络异常引起，而并非是单个的病变脑区。

2. MR 波谱成像 MRS 技术可对抑郁症患者的 GABA、谷氨酸等分子进行定量测定。抑郁症患者的 GABA 水平显著下降，并且以枕叶、前扣带回、额叶最为明显。扣带回脑区的 Glu 水平及左侧海马区的 NAA 水平均下降，而在左侧海马区的 Glu 水平显著增高。抑郁症经过电休克治疗后扣带回脑区的 Cre 水平显著增高，而扣带回及右侧海马脑区的 NAA 水平下降。其中扣带回脑区的 NAA 水平下降与更为严重的抑郁症状有关；随着症状的改善，出现左侧海马脑区的 Glu 水平下降及扣带回的 Glu 水平升高。

3. BOLD-fMRI 通过 BOLD-fMRI 研究脑血氧水平变化，分析抑郁症异常脑功能的产生方式、位置及作用效果。静息态 fMRI 技术检测出抑郁症患者的默认网络、认知控制网络及情感网络的功能连接明显增强；抑郁症患者中这些网络与背内侧前额叶的功能连接也显著增强。在 fMRI 工作记忆任务态，随着任务难度的增加，患者前额叶皮层外侧和扣带回前部活性增加，提示抑郁症患者由于动用脑资源过多，导致认知能力下降。在情感任务中发现皮质-边缘系统的情感调节功能紊乱，导致皮质对负性情绪的抑制不足以及对正性情绪反应减弱，这种调节紊乱主要由额叶皮质和杏仁核之间的功能障碍导致。

二、精神分裂症

精神分裂症是一组病因未明的精神疾病，多发生于青壮年。临床表现为感知、思维、情感、行为等方面的障碍以及精神活动的不协调，并缺乏自知力。目前的研究证明精神分裂症属于多基因复杂性遗传性疾病，而社会心理因素对精神分裂症的发生也有重要的诱发作用。基于神经生物学基础研究发现，多巴胺、5-HT、γ-氨基丁酸及谷氨酸神经递质系统在精神分裂症的发病中具有重要的意义。分子影像为探讨精神分裂症的发病机制，并进行精神分裂症的早期诊断、病情评估、疗效监测与预后评估提供重要支持。

（一）核素显像

PET 分子影像技术可对精神分裂症患者的神经递质系统进行活体、无创的评估。现有精神分裂症假说认为精神分裂症阳性症状与 DA 活动亢进有关，而阴性症状和 DA 过度亢进有关。以 DA 能神经递质系统为靶点的 PET 显像剂是近年来脑神经受体显像剂研究和转化的热点。^{18}F-DOPA 是与 DA 相似的神经递质，研究发现精神分裂症患者纹状体^{18}F-DOPA 摄取较正常人减低。精神分裂症病理改变主要与 D_2型 DA 受体有关，多种药物可以对 DA 受体进行显像（例如^{11}C-Raclopride、^{11}C-SCH23390、^{123}I-IBZM 等），荟萃分析显示大多数精神分裂症患者纹状体 D_2受体密度增高。DA 受体显像剂还发现刺激可以激发精神分裂症患者 DA 释放明显增高，并与阳性症状相关。

（二）MRI

1. MR 波谱成像　近年来谷氨酸假说在精神分裂症发病机制中逐渐受到重视。通过 MRS 技术对未服用药物的精神分裂症患者脑内谷氨酸及谷胺酰胺水平进行检测发现，前额叶脑区谷氨酸水平的增高在年轻患者的发病早期已经出现，并可能是谷胺酰胺向谷氨酸的转化异常导致了谷氨酸水平的增高。而在更长病程的患者中，谷氨酸水平将随着疾病的进展而逐渐下降。此外还在成年人及青少年精神分裂症患者中发现丘脑、额叶、海马、扣带回 NAA/Cr 低于正常人。

2. fMRI　DTI 可发现精神分裂症患者白质完整性降低，主要表现为胼胝体膝部、扣带回等 FA 降低。静息态 fMRI 研究中局域脑活性增高出现于纹状体、内侧颞叶和内侧前额叶，降低区域位于体感皮层、后顶叶和枕叶。在脑网络分析中，默认模式网络、中央执行网络和突显网络在精神分裂症发病机制中起重要作用。默认模式网络内部网络连接增加，并与精神症状严重程度相关。突显网络是调节中央执行网络和默认网络的关键，精神分裂症患者凸显网络与中央执行网络和默认网络的连接受损，导致调节功能异常。

三、抽动秽语综合征

抽动秽语综合征（tourette syndrome，TS）是一种慢性运动障碍疾病，以不自主突然的多发性抽动、暴发性发声和秽语为主要表现。病变部位可能累及皮质-纹状体-丘脑-皮质环路中的任何一部分。

（一）核素显像

针对 TS 的脑代谢 PET 显像发现尾状核、丘脑的代谢降低可能与豆状核、海马等脑区的功能减弱有关，而在感觉运动皮层葡萄糖代谢相对增高。^{18}F-fallypride PET 显像未发现纹状体区的 D_2/D_3受体功能在 TS 患者与正常对照组之间有显著性差异，但在左旋多巴的作用下，受体功能提高 74%。^{11}C-Flumazenil PET 显像发现 GABA 受体数量在杏仁核、腹侧纹状体、丘脑及岛叶等边缘系统显著下降，而在小脑、黑质及右侧扣带回后部明显升高。

（二）MRI

DTI 研究发现基底节及丘脑微观结构异常，纤维追踪显示皮质脊髓束 FA 降低，内囊广泛受累。

四、成瘾

成瘾（addiction）是反复使用成瘾药物或对某类事物所引起的生理、心理上的依赖状态，主要包括药物成瘾、网络成瘾、赌博成瘾、烟酒成瘾等。

（一）核素显像

针对可卡因成瘾的^{18}F-FDG PET 研究检测出边缘系统脑代谢的降低。这种与成瘾相关的低代谢在成瘾患者接触可卡因的情况下最为显著，而在口服甲基安非他命后减弱。

DA 神经递质系统异常是成瘾最主要的发病机制之一。PET 分子影像研究提示成瘾患者的 DA 合成功能下降，D_2受体及 DAT 受体数量减少。近年来网络成瘾，特别是网络游戏成瘾受到了更多的关注。通过对网络游戏成瘾的青少年进行^{11}C-NMSP PET 显像发现，双侧壳核多巴胺 D_2受体水平与成瘾的病情严重程度呈显著负相关，并且眶额回皮层的单胺受体功能异常与其自控制力下降及冲动行为有关。

（二）MRI

MRS 发现前额叶高能磷酸化合物代谢异常，提示毒性作用与线粒体相关能量代谢有关。DTI 研究显示成瘾患者存在广泛脑白质损伤。常用神经系统分子影像剂总结见表 14-6-1。

表 14-6-1 常用神经系统分子显像剂

显像靶点	放射性药物	临床应用
葡萄糖代谢	^{18}F-FDG	脑血管疾病、AD、PD、癫痫、脑肿瘤、成瘾、精神分裂症、抑郁症
脑血流灌注	^{13}N-NH_3、^{99m}Tc-ECD、^{99m}Tc-HMPAO	脑血管疾病、AD、PD、癫痫、成瘾、精神分裂症、抑郁症
氨基酸代谢	^{11}C-MET、^{18}F-FET	脑肿瘤
胆碱代谢	^{11}C-choline、^{18}F-choline	脑肿瘤
乙酸盐代谢	^{11}C-ACE	脑肿瘤
氧代谢	$^{15}O_2$	脑血管病
DA 神经递质	^{18}F-DOPA	PD、脑肿瘤、精神分裂症、抽动秽语综合征、成瘾
DA 受体	^{11}C-Raclopride、^{11}C-NMSP、^{18}F-fallypride、^{11}C-SCH23390、^{123}I-IBZM	PD、癫痫、精神分裂症、抽动秽语综合征、成瘾
DA 转运体	^{11}C-β-CFT、^{18}F-β-CIT-FP、^{11}C-PE2I、^{99m}Tc-TRODAT-1、^{123}I-β-CIT	PD、癫痫、抽动秽语综合征、成瘾
Ⅱ型微囊泡单胺转运体	^{18}F-AV-133 和^{11}C-DTBZ	PD、抽动秽语综合征、成瘾
苯二氮䓬受体	^{11}C-FMZ、^{18}F-FMZ、^{123}I-iomazenil	癫痫、脑血管疾病、抽动秽语综合征
5-HT 受体	^{18}F-MPPF、^{18}F-FCWAY、^{11}C-WAY-100635	抑郁症、AD、癫痫
5-HT 转运体	^{18}F-ADAM	抑郁症
乙酰胆碱受体	^{11}C-nicotine	AD、癫痫
谷氨酸受体	^{11}C-ketamine、^{18}F-GE-179	癫痫
β 淀粉样蛋白	^{11}C-PIB、^{18}F-FDDNP	AD
Tau 蛋白	^{18}F-THK5117、^{18}F-THK5317、^{18}F-THK5351、^{18}F-AV-1451	AD
小胶质细胞（神经炎症）	^{11}C-PK11195、^{11}C-PBR28、^{11}C-DAA1106、^{123}I-Iodo-PK11195	AD、癫痫、PD
P-糖蛋白	^{11}C-verapamil	癫痫
乏氧显像剂	^{18}F-FMISO、^{99m}Tc-HL91、^{18}F-FAZA、^{18}F-FETNI	脑血管疾病、脑肿瘤

（田 梅）

参考文献

[1] Lee GH, Kim JS, Oh SJ, et al. (18) F-fluoromisonidazole (FMISO) positron emission tomography (PET) predicts early infarct growth in patients with acute ischemic stroke. J Neuroimaging, 2015, 25(4): 652-655.

[2] Arora A, Bhagat N. Insight into the molecular imaging of Alzheimer's disease. Int J Biomed Imaging, 2016,

2016:7462014.

[3] Galovic M, Koepp M. Advances of molecular imaging in epilepsy. Curr Neurol Neurosci Rep, 2016, 16(6):58.

[4] Zhu Y, Feng J, Wu S, et al. Glucose Metabolic Profile by Visual Assessment Combined with Statistical Parametric Mapping Analysis in Pediatric Patients with Epilepsy. J Nucl Med. 2017(8);58:1293-1299.

[5] Lopci E, Franzese C, Grimaldi M, et al. Imaging biomarkers in primary brain tumours. Eur J Nucl Med Mol Imaging, 2015, 42(4):597-612.

[6] Oz G, Alger JR, Barker PB, et al. Clinical proton MR spectroscopy in central nervous system disorders. Radiology, 2014, 270(3):658-679.

[7] Sullivan GM, Oquendo MA, Milak M, et al. Positron emission tomography quantification of serotonin(1A) receptor binding in suicide attempters with major depressive disorder. JAMA psychiatry, 2015, 72(2):169-178.

[8] Heiss WD. Hybrid PET/MR imaging in neurology: Present applications and prospects for the future. J Nucl Med, 2016, 57(7):993-995.

[9] Zhu Y, Feng J, Ji J, et al. Alteration of Monoamine Receptor Activity and Glucose Metabolism in Pediatric Patients with Anticonvulsant-Induced Cognitive Impairment. J Nucl Med. 2017;58(9):1490-1497.

第十五章　自身免疫性疾病分子影像

第一节　自身免疫性疾病分子成像靶标选择

自身免疫性疾病(autoimmune disease,AID)又称自身变态反应,是机体正常组织被自身的免疫活性细胞或自身抗体破坏,产生自身组织结构或功能损伤的一种异常免疫过程。近年来,随着对自身免疫性疾病分子机制的深入了解,新的治疗策略被提出,包括基因治疗、表观遗传干预、抗炎症因子抗体、树突状细胞疫苗、B 细胞清除、干细胞和调节性 T 细胞自体回输等。尽管这些新的治疗策略还处于临床试验或动物实验阶段,但为自身免疫性疾病的治疗开辟了新的途径。一些新靶点的发现也推动了分子影像学在自身免疫性疾病诊断和治疗监控中的应用和发展。以下介绍自身免疫性疾病分子影像研究的常用靶标。

一、白介素-2

白介素-2(IL-2)是一种由 133 个氨基酸组成的单链糖蛋白(分子量 15.5kD),在体内由受到特异性抗原刺激的 T 淋巴细胞产生和分泌,其特异性受体表达于活化的 T 细胞。IL-2 诱导活化 T 细胞的长期增殖,促进 NK 细胞、B 细胞和巨噬细胞的增殖和分化,从而维持机体的免疫应答。浸润的淋巴细胞只有同抗原相互作用后才能激活。在炎症部位,活化的淋巴细胞表达 IL-2 受体,成为放射性核素标记的 IL-2 的靶点;而在生理条件下,IL-2 受体在淋巴组织中表达极低,在炎性疾病的过程及外周血细胞中也是如此。因此,循环的淋巴细胞同放射性 IL-2 结合很少,形成较低的放射性背景。IL-2 受体的短暂表达是早期淋巴细胞活化的一个标志。但是,在整个免疫过程中,一些淋巴细胞活化并引起炎症反应直至抗原被完全清除。

放射性核素标记的 IL-2 可使活化的淋巴细胞浸润和 T 细胞可视化,通过示踪剂的显像来评估免疫过程的活化状态也变得切实可行。用^{35}硫(^{35}S)和^{125}碘(^{125}I)标记的 IL-2 已经在体外实验中进行验证。^{131}碘(^{131}I)标记的 IL-2 也已在大鼠做了体内分布研究。用^{123}碘(^{123}I)标记的 IL-2 体内检测淋巴细胞浸润的可靠性已经在人类自身免疫性糖尿病动物模型中进行了验证,包括 Biobreeding Worcester(BB/W)大鼠和非肥胖糖尿病(NOD)小鼠。在对健康志愿者和患者的研究中发现低显影剂量(20～30μg)不具有明显的生物学效应;其可靠性已在超过 600 例的炎性肠道疾病、自身免疫性甲状腺疾病、胰岛素依赖性糖尿病、黑色素瘤和其他类型疾病的研究中得到了证实。尽管能同时结合 Th1 细胞和较少的 Th2 细胞,放射性核素标记的 IL-2 仍然是慢性炎症最好的影像标记物。

二、白介素-12

白介素-12(IL-12)是由外周淋巴细胞激活后分泌的一种异源二聚体,是由 40kD 和 35kD 的两个亚基组成的 70kD 的糖蛋白(IL-12-p70),两个亚基之间由二硫键连接,对其活性至关重要。IL-12 的受体(CD212)是一个分子量接近 110kD 的单个蛋白,平均有 1000～9000 个高亲和性的该受体表达在被 T 细胞丝裂原或 IL-2 激活的外周血单核细胞上。IL-12 受体存在于表达 CD4 或 CD8 的激活的 T 细胞或激活的 CD56 阳性 NK 细胞上。IL-12 刺激被植物血凝素激活的人淋巴母细胞的增殖,激活 CD56 阳性的 NK 细胞,其中后者可被 TNF-α 特异性抗体阻止。在外周辅助性 Th1 淋巴细胞中,IL-12 诱导的 IFN-γ、IL-2 和 TNF 的生成,促进和增强 Th1 的功能和分化,抑制 Th2 细胞的作用。IL12-p40 亚基无任何生物学活性,并且较完整异源二聚体与 IL-12 的受体亲和性低,这一特性使得 IL-12-p40 成为对 Th1 细胞进行体内成像的最佳选择,并且无任何副作用。

使用酶法(LPO-GOD)对 IL-12-p40 进行^{125}I 标记并用凝胶渗透色谱纯化,标记效率为 58%～79%,Kit-225 细胞(一株表达 IL-12 受体的 Th1 细胞系)的 Scatchard Plot 分析也确定体外 IL-12-p40

保留着其对受体的亲和性。在动物体内，注射放射性核素标记的IL-12-p40后，对肝脏的代谢率和Kit-225注射位置的摄入率也进行了生物学分布的评定。为验证该放射性核素标记的细胞因子可用于Th1介导的炎症反应的体内成像，其在人体的生物分布正处于检测中。最近，Annovazzi及其同事为验证^{123}I-IL-12体内成像的能力，在Th1结肠炎小鼠模型中，IL-12被高特异性标记的同时并保留了其结合受体的能力。结果显示，与对照组相比，放射性核素标记的IL-12只在感染的动物中聚集。

三、生长激素抑制素受体

生长激素抑制素受体(SSRs)表达于活化的淋巴细胞和炎性血管内皮细胞。SSRs显像能提供重要信息，不仅能证明炎症的存在，同时也为患者治疗提供选择性的依据。急性溃疡性结肠炎和克罗恩病患者的肠道样本中都可发现SSRs的高表达，SSRs定位于壁间静脉，在非炎性正常小肠中不表达。SSRs在活动性类风湿关节炎患者中也有报道。SSRs显像适用于慢性炎症的成像，不能应用于急性传染病。放射性核素标记生长抑素类似物已广泛用于神经内分泌肿瘤的检测。最常用的是奥曲肽(octreoscan)，它是一个小的八肽，对表达于靶组织细胞膜上的生长抑素2型受体具有高亲和力且无副作用。另外，几种类似物已经合成并且用于常规临床实践。最近，新合成的类似物^{99m}Tc-HYNIC-[D-Phe1,Tyr3]-奥曲肽(^{99m}Tc-HYNIC-TOC)已应用到自身免疫性疾病中。

四、P物质

P物质为一种神经内分泌肽，其受体在炎症部位血管内皮细胞、类风湿关节炎、溃疡性结肠炎和克罗恩病患者手术切除标本的血管上高表达。目前，^{111}In标记的P物质在动物模型中炎症的检测以及免疫疾病中胸腺和炎症病灶成像中都得到了验证，并表现出比^{111}In奥曲肽更高的吸收率。遗憾的是，其对心血管有副作用，如短暂的潮红；在某些患者中也发现了因心动过缓引起的低血压。新型拮抗剂的开发将可能具有重要的临床应用价值。

五、吞噬作用激素拮抗剂

吞噬作用激素是一种由免疫球蛋白G(IgG)的Fc片段衍生来的趋化性四肽，它通过受体介导的机制促进中性粒细胞、巨噬细胞和单核细胞的趋化和吞噬功能。Goodbody等应用吞噬作用激素的拮抗剂，发现在炎性肠道疾病的大鼠中，^{99m}Tc标记的吞噬作用激素拮抗剂比^{111}In标记的白细胞具有更高的目标/背景比率。在用^{99m}Tc标记的吞噬作用激素拮抗剂实验中，大肠杆菌感染的大鼠在注射后17小时目标/背景比率增加到16。该探针的不足在于感染部位绝对吸收值低以及存在肾脏和肝脏的吸收等。在健康志愿者体内，标记物被全身性地快速清除，但也观察到在关节滑膜处的积聚。该肽不产生副作用，具有良好的耐受性，并已在类风湿关节炎患者中进行了验证。另一种类似物，RMT-1，已在多种无菌炎症或感染的动物中进行了研究。

最近，研究者合成了一种新的吞噬作用激素拮抗剂——^{99m}TC-RP128，它是一种具有双重功能的肽螯合物，由一个三肽N3S^{99m}TC-螯合剂——二甲基-甘氨酸-丝氨酸-半胱氨酸(乙酰氨基甲基)构成，中间以甘氨酸残基相连。该五肽类似物同受体的亲和力比吞噬作用激素高4倍。在二期临床试验中发现，^{99m}TC-RP128可以在注射后4小时内检测克罗恩病患者内的炎症病灶，并在健康志愿受试者中进行了安全性、耐受性、正常体内分布以及剂量学的研究。在活动性类风湿关节炎患者体内，可见受损的多个关节处^{99m}TC-RP128摄取明显增加。在体内，^{99m}TC-RP128可通过肾脏迅速清除，不会在重要器官中聚集，因此它可快速地对炎症病灶成像，且有较高的目标/背景比率。在实验性过敏性脑脊髓炎中使用^{99m}TC-RP128对中枢神经系统炎症成像已经通过多发性硬化症的动物模型进行了评估。结果表明，在注射后0.5小时、1小时和3小时，炎症部位对^{99m}TC-RP128有显著吸收。由于在糖皮质激素治疗后，^{99m}TC-RP128吸收呈现剂量-反应模式，因此^{99m}TC-RP128可以用来对该疗法的疗效进行可靠的评估。

六、磷脂酰丝氨酸

放射性核素标记的膜联蛋白V(Annexin V)是一种内源性的人蛋白，对磷脂酰丝氨酸具有高亲和力，可以非侵入性地分析细胞凋亡的早期阶段，即DNA降解和膜囊泡形成之前，为疾病的进展或转归分析以及为抑制或诱导细胞凋亡疗效的评估提供必要的信息。但是，该技术无法区分细胞凋亡和坏死，因为磷酯酰丝氨酸在这两个进程都客观存在，尽管如此，其获得的信息在临床实践中是不可或缺的。

最近的一项研究测试了使用^{99m}TC-HYNIC-AnnexinV研究急性排斥反应的可靠性。该实验包括

PVG 异位心脏移植的 ACI 大鼠、注射抗 FAS 抗体诱导的暴发性肝细胞凋亡的 BALB/c 小鼠和经环磷酰胺治疗的移植型 38C13 小鼠 B 细胞淋巴瘤。结果表明,在对照组小鼠中,只有肾脏能观察到放射性核素示踪剂,而在急性重症肝炎的小鼠中,肝脏在注射后 1 小时可以清晰显像,摄取的增加可以持续到 2 小时,同时伴随肾脏放射活性的降低。

使用^{99m}TC-HYNIC-AnnexinV 对体内细胞凋亡成像的有效性已经在地塞米松诱导胸腺细胞凋亡的小鼠模型、抗 FAS 抗体处理的 Fas 缺陷小鼠(*lrp/lrp*)或野生型小鼠模型中进行了评估。Fas 缺陷小鼠在给予抗 Fas 抗体处理后,会产生类似急性重型肝炎的大量的细胞凋亡。Fas/FasL 系统调节淋巴细胞克隆在免疫系统的清除,如果这些细胞过度增殖,会促进类似红斑狼疮和类风湿关节炎的免疫病理。体内分布研究显示,^{99m}TC-HYNIC-AnnexinV 由肾脏吸收并被快速地从血液中清除(注射 30 分钟后,血液中只有不到初始剂量 23% 的放射活性),而骨髓只有极微量吸收。事实上,在给予野生型老鼠抗 Fas 抗体后,肝摄入量有显著地增加。以上这些结果都在组织学检测和肝细胞核的 TUNEL 染色中得到验证。最近^{99m}TC-HYNIC-AnnexinV 在一个类风湿关节炎实验动物模型中有所应用。结果显示,放射性核素标记的膜联蛋白 V 以高的目标/背景值在感染的关节部位积累。在类固醇治疗后,膜联蛋白 V 吸收量明显下降。

七、嗜酸性粒细胞激活趋化因子

嗜酸性粒细胞活化趋化因子 Eotaxin 由 73 个氨基酸组成,Eotaxin 也指 Eotaxin-1(随后发现了 Eotaxin-2 和 Eotaxin-3 等相关因子),后被重命名为 CCL11。在皮肤中,1 ~2pmol 的 Eotaxin 即可引起大量嗜酸性粒细胞的积累而对中性粒细胞的积累没有影响。重组的人源嗜酸性粒细胞趋化因子可在正常人嗜酸性粒细胞中诱导钙流效应,而不在中性粒细胞或单核细胞中起作用,并且这种效应不会因为其他 CC 趋化因子预处理而失去敏感性,表明唯一受体的存在。CCR3 是一种选择性表达在人嗜酸性粒细胞上的 G 蛋白偶联受体,Eotaxin 的这些特点使其成为体内选择性检测 Th2 反应的候选者,但目前尚无体内使用放射性核素标记 Eotaxin 的报道。

八、补体受体 3-CD11b

J001X 是一种无热源的、乙酰化多聚半乳糖醛酸酶,从非致病性的菌株 Klebsiella pneumonia 中纯化得到,它选择性地与表达在单核细胞、NK 细胞和巨噬细胞上的补体受体 3-CD11b 结合,也可以和表达在巨噬细胞和单核细胞上的脂多糖受体-CD14 结合。J001X 更倾向于结合激活状态的巨噬细胞,在炎症部位往往有大量募集的巨噬细胞,在理论上可以使用^{99m}Tc-J001X 使之显像。尽管放射性核素标记的 J001X 的效率还有待进一步验证,但该种放射性药物已被应用于一些实验动物模型中,包括肺泡炎和炎性淋巴结慢性脚气炎狒狒模型、猪免疫损伤模型、兔关节炎模型。

(王 维)

第二节 类风湿关节炎的分子影像

类风湿关节炎(rheumatoid arthritis,RA)是一种累及周围关节为主,以慢性破坏性多关节炎为主要表现的全身性自身免疫性疾病。该病起病隐匿,多数病例进展缓慢,少数呈急剧发病,病程反复,属于临床难治性疾病。早期 RA 可无典型症状或仅呈现出单一临床症状,用现行的诊疗标准和技术手段,存在诊断困难、漏诊及误诊的问题。因此分子影像技术对类风湿关节炎的早期诊断和疗效监测有广阔的应用前景。

一、核素显像

(一) 放射性核素标记的白细胞

^{99m}Tc-HIG、^{99m}Tc-nanocolloid 和^{99m}Tc-HMPAO 标记的白细胞具有相似的诊断准确性。^{99m}Tc 标记的单克隆抗体(OKT3)已在类风湿关节炎患者中应用,放射性核素标记的单克隆抗体的积累与炎症的强度有关,并且检测到活动状态的关节在临床上没有症状表型。但是,使用这种抗体后会引起单克隆抗体与 CD3 分子结合之后由细胞因子释放引起的副作用。由^{99m}Tc 标记的抗 CD3 抗体被用来检测类风湿关节炎患者的炎症反应。

(二) 放射性核素标记的 CD4 抗体

抗 CD4 放射性核素标记的抗体也被应用到类风湿关节炎患者中。在一项比较研究中,使用 CD4 和^{99m}Tc 标记的多克隆抗体 HIG 都会在发炎的关节中有相似的积累。然后,由于与肝脏和脾脏有更高的结合而增加了背景清除率,抗 CD4 抗体显示出更高的目标/背景比率。

(三) ^{99m}Tc 英利昔单抗(抗 TNF-α 单抗)

为了评估关节炎患者中 TNF-α 介导的炎症反

应的程度，Conti 和同事使用^{99m}Tc 标记的抗 TNF-α 单克隆抗体（英利昔单抗，Remicade）进行了相关研究。分别在患者关节内给予^{99m}Tc 英利昔单抗，4 个月后进行了显像检查。在给予^{99m}Tc 英利昔单抗（15mCi）之后 6 小时和 24 小时采集的发病关节的平面显像显示高浓度的^{99m}Tc 英利昔单抗在感染膝关节的累积，可能反映出病灶内 TNF-α 的高浓度。以上在人体进行的前期研究显示该放射性药物在发病关节的特异性靶向特点。另外，通过在抗 TNF 疗法之前使用^{99m}Tc 英利昔单抗成像也使得英利昔单抗疗法中放射性核素标记的选择和治疗效果的预测成为可能。

（四）^{99m}Tc 阿达木单抗

阿达木单抗是一种人肿瘤坏死因子（TNF-α）特异性重组 IgG1 单克隆抗体，被^{99m}Tc 标记后也可以作为一种间接的放射性核素标记方法。有学者对 10 例活动性类风湿关节炎患者进行显像研究，所有患者均进行了两次影像学检查：第一次分析放射性核素标记抗体的体内分布和灵敏度；第二次于两周后给予过量的未标记的抗 TNF 单克隆抗体，以在前者特异性结合之前检测 TNF 的靶向是否特异；为了验证示踪剂在炎症变化检测中的灵敏度，一个亚组的患者在全身性给予皮质类固醇后再次进行扫描。在显像之前，每个患者静脉注射 0.1mg（740MBq）亚治疗剂量的^{99m}Tc-抗 TNF 单克隆抗体。结果表明，注射^{99m}Tc-阿达木单抗后 4 小时和 24 小时，发病关节可见清晰的成像，20 小时后其摄取增加 20% ~ 30%。有趣的是，正常关节内并没有^{99m}Tc-阿达木单抗的吸收，此外，研究表明这种放射性药物特异性靶向关节炎关节处的 TNF，并能检测疾病活动的相关临床变化。

（五）^{99m}Tc-CD4 单克隆抗体

在类风湿关节炎患者中使用抗 CD4 单克隆抗体已经做过多项研究。Becker 及其同事采用 2-巯基乙醇将^{99m}Tc 直接标记到 CD4 单克隆抗体（MAX. 16H5），并用该特异性抗体对 6 例重度的活动性类风湿关节炎患者进行显像研究。每例患者给予 200 ~ 300μg 亚治疗剂量的^{99m}Tc 标记的 CD4 特异性抗体（555MBq），并在注射后 1.5 小时、4 小时和 24 小时显像。结果显示该特异性抗体定位的病变关节和临床体征、早期 MDP（亚甲基二膦）扫描和后期骨扫描结果相一致，但是较早期的关节疾病具有更高的特异性和灵敏度。

Kinne 及其同事直接比较了放射性核素标记的 CD4 单抗和人体非特异性免疫球蛋白对类风湿关节炎患者发病关节的成像效果。对 8 例活动性或重度类风湿关节炎患者静脉给予 200 ~ 300μg（370 ~ 555MBq）亚治疗剂量的^{99m}Tc-鼠抗人 CD4 单抗（MAX. 16H5）或 1mg（370MBq）多克隆 HIG（人免疫球蛋白），注射后 1 小时、4 小时和 24 小时进行全身性和相关特异性显像。结果显示抗 CD4 单抗可更好地检测 $CD4^{+}$ve 细胞浸润丰富的炎症。

（六）^{111}In 标记的抗 E-选择素单抗

^{111}In 标记的抗 E-选择素单克隆抗体已在类风湿关节炎动物模型和类风湿关节炎患者中应用。Keelan 等显示^{111}In 标记的抗 E-选择素在滑膜炎处有更高的积累。Jamar 及其同事用^{99m}Tc-HIG——一种已经确定的关节炎示踪剂和^{111}In 标记的抗 E-选择素单抗（1.2B6）在 11 个活动性关节炎患者进行了显像。他们发现，在 4 ~ 24 小时内，关节吸收的净^{111}In 量平均上升 54% ±40%，^{111}In 标记的抗 E-选择素单抗相比于^{99m}Tc 标记的非特异性人免疫球蛋白，其血管活性大大降低。该研究表明，相对于^{99m}Tc-HIG，使用^{111}In 标记的抗 E-选择素单抗对类风湿关节炎活动性的分析及对活动性滑膜炎的鉴定更加灵敏和有效。

（七）^{99m}Tc 标记的抗 CD3 单抗

给 7 例类风湿关节炎患者和 2 例银屑病关节炎患者分别静脉注射^{99m}Tc 标记的鼠抗 CD3 单克隆抗体（mAbs）和^{99m}Tc-OKT-3。在注射 20 分钟后开始全身扫描和局部检查，结果显示 34 个中到重度疼痛的关节有中等到明显的放射性摄取，因此认为^{99m}Tc-OKT-3 能够用于类风湿关节炎患者治疗效果的监测。

二、光学成像

光学成像技术是利用可见光和近红外光进行成像的技术，它比 X 射线放射成像和核素成像更加安全、比磁共振成像更经济方便，可用于风湿性关节炎疾病的长期跟踪观测。目前，用于动物全身、手和腕关节等部位的小动物光学成像设备已经在科研领域得到了广泛应用，积累了丰富的临床前经验。一些针对光学成像的非特异性和特异性示踪剂在动物水平上显示出对关节炎的良好示踪作用。

吲哚菁绿是目前心血管疾病系统临床诊断中常用的对比剂，由于其超强的血管渗漏性和关节炎周边血管组织充血，其可迅速在炎症组织聚集而形成显著增强的光学信号。针对一些细胞表面受体设计的抗体偶联近红外染料 Cy5.5，用于炎症性关节炎的诊断也取得了令人振奋的效果，如叶酸偶联

Cy5.5 和抗血管内皮生长因子偶联 Cy5.5 的探针。一些近红外探针还可以被病变组织中显著增多的酶分子激活用于光学成像，如基质金属蛋白酶 13 可以催化与其反应的底物，从而使与其偶联的近红外染料释放进行光学成像。

随着光学成像技术的积累，仪器设备的不断更新，光学探针的开发，临床光学成像设备以其经济、方便、安全和非侵入等优点，有望在不久的将来在风湿性关节炎的临床诊断和预后监测中发挥重要作用。

三、光声成像

光声成像作为一种非侵入式和非电离式的新型光学成像技术在对关节炎的成像应用中显示出独特的优势。例如，在临床前实验中，光声成像能够在急性和慢性关节炎的大鼠中区分出炎症和正常关节。炎症性关节炎会出现显著增强的光声成像信号，这主要是由于炎症部位的血管充血，从而使得血红素这个在可见光和近红外光谱中重要的发光基团增加而导致信号增强；光声成像还可以区分炎症和正常关节中骨膜直径和光吸收的差异。在卡拉胶诱导的鼠关节炎模型中，利用光声成像可以发现骨膜直径显著增大，内部关节光吸收显著增强。解剖实验和 MRI 也进一步佐证了光声成像对炎症性关节炎检测的高灵敏度。另外，光声成像在对人手指关节成像上明显优于传统的超声成像。这些都表明光声成像在诊断关节炎和预后疗效评估中具有重要作用。

（王　维）

第三节　克罗恩病的分子影像

克罗恩病（Crohn disease）以肠壁慢性单核细胞浸润和局部淋巴组织肥大为特点。肠壁的免疫损伤会导致严重的肠道并发症，如肌紧张和溃疡，需要外科手术切除。超过 70% 的患者在给予干预治疗后不到 1 年复发。在复发早期，症状较少且不典型，传统的 X 线检查结果表现为阴性。复发后早期诊断可及时开始有效治疗，从而预防并发症的出现和减少手术切除的可能性。

一、核素显像

放射性核素标记自体白细胞可用于疾病范围的术前评估和复发的早期诊断。如果使用 ^{111}In 标记的白细胞，会进入肠腔，因而可以通过检测粪便中排泄的放射性活性百分比来量化炎症的严重程度。在正常人群，在注射后 4 天内其检测放射性活性不到 2%，而病变的肠道样本，在注射后 3 小时内即可检测到放射性活性。

BW250/183 单克隆抗体在研究慢性炎症肠病中获得较好结果。在注射 24 小时内积累增加，但没有放射性核素标记物排入肠腔内，因此不能进行定量研究。在近期一项研究中，^{123}I 标记的 IL-2 成功地用于检测克罗恩病患者肠道浸润淋巴细胞。纳米胶体不适合研究胃肠道炎症，可能由于其摄取率低且摄取缓慢，以及示踪物的肠道生理排泄引起。

在最近一项比较非活动性克罗恩病患者 ^{99m}Tc-IL-2 和 ^{99m}Tc-HMPAO 粒细胞的研究中，结果显示放射性核素标记的 IL-2 主要聚集的区域与放射性核素标记的粒细胞不同，提示这两种技术检测不同类型的炎症。这两种技术都以高度阴性预测值为特点，但 ^{99m}Tc-IL-2 与复发时间有更好的相关性。

二、MRI

MRI 具有无辐射暴露、不良事件发生率较低、获得动态信息的能力强以及良好的软组织分辨率的优点，在 CD 诊断中具有重要意义。

（一）MR 肠管水成像

由于 MRI 需要很长的采集时间，使得蠕动器官的 MRI 变得困难，而且缺乏合适的对比限制了 MRI 使用。如果肠管塌陷，即使大的病变也可能很难被发现，因此小肠成像需要肠腔扩张。MR 肠管水成像（magnetic resonance enterography，MRE）需要在口服大量对比剂后对小肠进行横断面成像，避免了鼻插管的不适。研究表明，MRE 评估 CD 有更好的患者依从性，且不降低诊断效能。它不仅能评估肠道，还能评估周围的结构（图 15-3-1，图 15-3-2），如肠系膜或相邻器官等。

小肠梗阻是纤维狭窄亚型 CD 的主要临床表现，MRE 可以看到受影响肠段的固定狭窄。慢性纤维化狭窄 T_1 和 T_2 加权图像通常都是低信号，不均匀强化，无明显水肿或肠系膜周围炎症。大窦瘘口和瘘可以通过肠内对比剂来显示，表现为线性高信号影。一项 MRE 研究评估了 76 例 CD 患者，狭窄的诊断具有较高的敏感性，而炎症性肿块的检出具有低灵敏度，脓肿的阳性预测值最低，瘘管的发现在手术和 MRE 诊断之间具有最好的相关性。

（二）弥散加权成像

应用 DWI 检测和评估 CD 中的回肠炎症方面有一定优势。DWI 中的高信号和肠壁的限制性扩

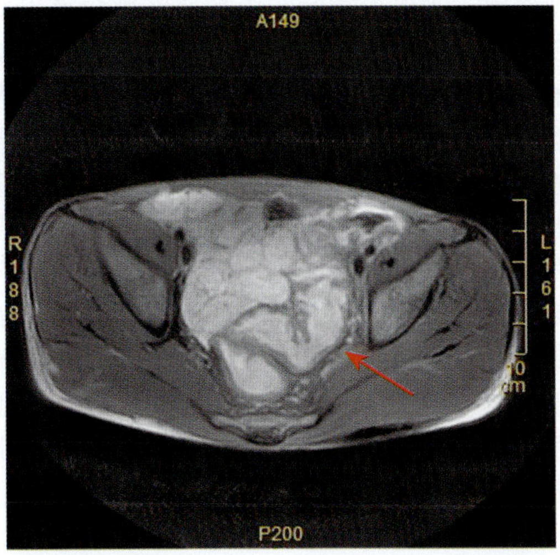

图 15-3-1 MR 水成像横断位，清晰显示结肠肠管黏膜增厚（红箭头）

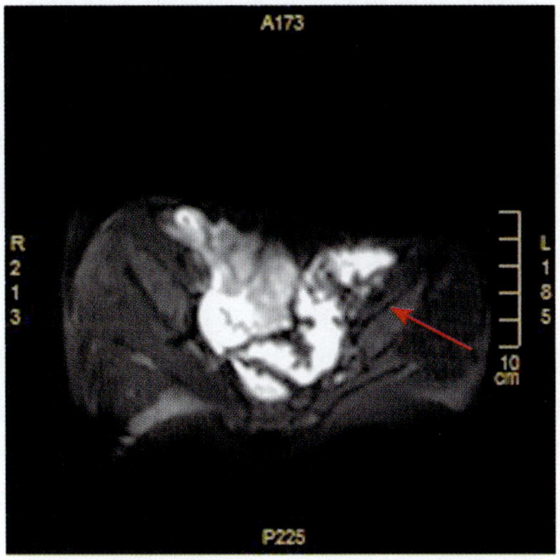

图 15-3-3 低 b 值，DWI 未能清晰显示结肠肠管病变

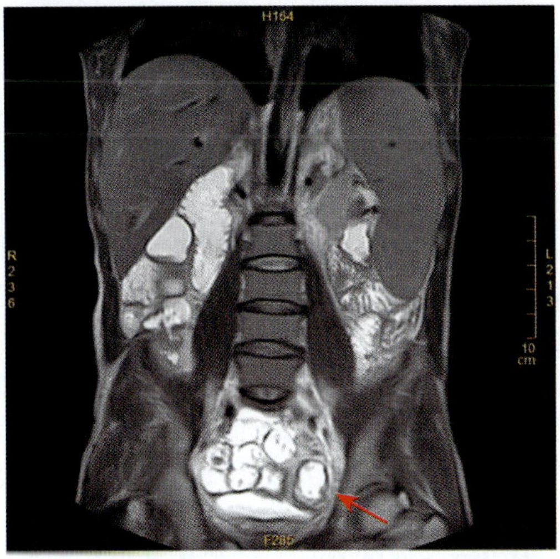

图 15-3-2 MR 水成像冠状位，清晰显示结肠肠管黏膜增厚（红箭头）

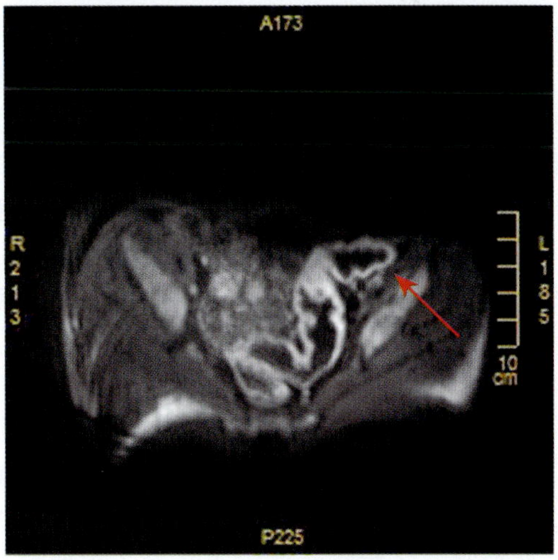

图 15-3-4 高 b 值，DWI 清晰显示结肠肠管病变弥散受限

散与急性炎症有关，可以将具有活动性炎症的小肠段与正常小肠分开。与动态对比增强 MRI 相比，它具有更好的敏感性。一项 130 例 CD 患者的前瞻性观察性研究显示 DWI 检测结/直肠活动性 CD 和非活动性 CD 的敏感性和特异性分别为 96.9% 和 98.1%，检测回肠活动性和非活动性 CD 的敏感性和特异性分别为 85.9% 和 81.6%（图 15-3-3，图 15-3-4）。此外，DWI 在内瘘和窦道诊断中具有很高的价值。

（三）MR 纳米探针

通过炎症病变的不同特征可以实现炎症部位分子成像，脂质纳米颗粒是一个相对较新的和有希望的多模态 MR 对比剂。纳米颗粒不仅用于诊断，而且用于监测药物递送。许多炎症组织具有不同的分子特征，基于脂质的纳米颗粒为评估 CD 提供了一种可能性。由炎症细胞因子引起的内皮黏附分子的特异性过表达可用作靶标，用于炎症部位成像。也可以通过注射会积聚在炎症部位的非特异性对比剂对炎症性疾病中持续的血管生成反应成像。磁性纳米颗粒经常被用作 MRI 对比剂，不同尺寸的纳米颗粒可用于检测血管渗漏。有报道显示采用表面有葡聚糖涂层的 Fermoxtran-10 进行炎症成像，Fermoxtran-10 容易被巨噬细胞吸收而不会激活或诱导促炎症细胞因子。此外，在体外采用合适的材料标记细胞并注入体内后可以显示炎症中细胞的迁移。目前，正在对炎症涉及的细胞黏附分子的靶向成像进行研究。黏附分子的靶向可以用与 MRI 对比剂缀合的抗体、蛋白质、肽或小分子进行。

一组研究人员采用荧光磁性纳米粒子针对不同的细胞系成像，发现一系列对内皮细胞、活化的人巨噬细胞或胰腺癌细胞具有高特异性的纳米粒子。目前使用纳米粒子进行CD的研究很少，尚不确定在CD中的作用。

三、超声成像

克罗恩病患者肠黏膜高表达细胞黏附分子，其中以P-选择素表达最高，并大量参与炎症血管中白细胞的募集和滚动。因此，P-选择素的高表达水平可作为超声微泡靶标，且P-选择素的表达水平超声成像信号强度与之呈正相关，故可准确有效地检测早期克罗恩病，追踪克罗恩病的炎症活动性，并评估疗效。此外，白细胞募集过程中靶向α4β7-整合素的抗体也已成为治疗克罗恩病的新一代主要靶标。有研究采用超声靶向肠黏膜细胞黏附分子装载DNA质粒，用于成像及治疗克罗恩病。然而，目前，超声分子影像对克罗恩肠病的成像及治疗的临床前研究仍较少，再者肠道超声较为复杂，敏感度较低、缺乏标准化诊断数据，其检查仍依赖于操作经验及技术水平。尽管超声分子影像诊断目前具有一定的局限性，但其在评价克罗恩病的作用是肯定的，并有望临床转化，应用于克罗恩病的早期诊断、分期、并发症的诊断与监测、治疗及随访。

四、光声成像

克罗恩病的病理特征是由于炎症（高水平的血红蛋白）、纤维化（高水平的胶原）或两者的组合而导致肠狭窄。肠狭窄的准确表征对于克罗恩病的治疗至关重要。Xu等探讨了通过光声成像表征肠狭窄的可行性，他们发现通过PA-US成像系统可区分大鼠三硝基苯磺酸模型的正常结肠组织、炎症、纤维化肠狭窄。随后通过多波长声学分辨PA显微镜将手术切除的人肠狭窄标本进行成像，也表明PAI是诊断肠狭窄病变状况的潜在手段。

多光谱光声层析成像是一种新的成像技术，允许无创量化血红蛋白依赖性组织灌注和氧合。这种方法使用近红外波长的短脉冲激光激发目标组织产生光声效应，由热弹性膨胀引起可检测的声波。基于MSOT评估肠壁中血红蛋白水平有可能用于区分克罗恩病患者的疾病活性与缓解状况，而不需要侵入性手术。

五、光学成像

治疗炎症性肠病的大多数药物可能产生强烈的副作用。实现药物对肠内病变区靶向可以减少不良反应。Schmidt等利用荧光标记尺寸为250nm的纳米颗粒和3.0颗粒的微粒。应用于克罗恩病患者或溃疡性结肠炎，2小时后进行共聚焦激光内镜显微镜观察黏膜区域。检查了33例炎症性肠病患者和6例健康对照者。结果显示荧光微米颗粒在溃疡病灶积累显著增加，而荧光NP仅在患者的黏膜表面中可见。含有药物的颗粒可能具有更好的靶向肠道损伤病灶的能力，最大限度地提高治疗效果，并减少了潜在的副作用。纳米颗粒可能不需要将局部递送药物方式致肠道损伤，从而最大限度地减少意外的风险。

（王　维）

第四节　其他自身免疫性疾病的分子影像

一、干燥综合征

干燥综合征（Sjogrensyndrome，SS）以口干、眼干为特点，是唾液腺和泪腺自身免疫破坏的结果。在其外周血中可检测到特异性自身抗体（抗SSA和抗SSB），但疾病的诊断以活检和（或）核素显像发现唾液腺功能低下以及泪液分泌试验阳性为依据。目前正在检验干燥综合征新的免疫治疗方法（英利昔单抗和利妥昔单抗），因此检查浸润性腺体是一种有用的诊断方法，可用于治疗的选择和监测。

在一项对无症状干燥综合征患者的研究中，^{99m}Tc-IL-2唾液腺核素显像清楚地显示这些患者为病理性摄取，活检证实为浸润性唾液腺，且未发现与抗SSA和抗SSB抗体相关。在该研究中，还发现^{99m}Tc-IL-2可能存在于相关的甲状腺自身免疫中。

生长抑素类似物，^{99m}Tc-HYNIC-tyr(3)-奥曲肽也可以用于继发性干燥综合征患者英利昔单抗治疗前后疾病活动度的评估。

二、自身免疫性甲状腺疾病

自身免疫性甲状腺疾病包括Graves病（即甲亢）、原发性黏液水肿和桥本甲状腺炎（即桥本病）。在这些疾病中过氧化物酶抗体（之前被认为是微粒体抗体）和甲状腺球蛋白抗体的出现为其提供了体液免疫的证据。在桥本病中抗体滴度最高，而在原发性甲状腺功能低下中抗体滴度最低。它可以特异性结合甲状腺细胞表面的促甲状腺素受体（TSHr），刺激细胞生长和激素合成。Graves病、原发性黏液水肿和桥本甲状腺炎都拥有针对甲状腺抗原的细胞介导的免疫,以不同程度的淋巴细胞和浆细胞浸润为特征。

目前甲状腺自身免疫性疾病的诊断以自身抗体(抗 TSHr、抗 TPO、抗 TG)的检测和临床症状、体征为基础。但自身抗体和疾病活动度之间的关系并不清楚,通常认为活动度由甲状腺内淋巴细胞浸润程度决定。在体内,尤其对于血清中检测不到甲状腺自身抗体的患者,甲状腺细胞浸润的检测是评估疾病活动度的理想方法,它决定是否给予治疗,并可以对治疗效果进行监测。

^{111}In 标记的淋巴细胞在桥本甲状腺炎和原发性黏液水肿患者中的甲状腺积聚,但在 Graves 病不积聚。^{111}In-奥曲肽也被用于 Graves 病的检测,有报道标记物在突眼症患者的甲状腺和球后积累与疾病活动度呈正相关。然而,这一结果并没有被其他研究证实。需要进一步研究来阐明这种复合物在 Graves 病中的潜在价值。

三、乳糜泻

乳糜泻又称为麸质敏感性肠病,是一种由于遗传易感个体摄入麦麸物质后引起的慢性小肠吸收不良综合征。典型表现为慢性腹泻、腹痛、腹胀等消化道症状,在儿童中常导致生长发育迟缓。乳糜泻的主要特点是小肠,尤其是十二指肠和空肠黏膜上的单核细胞浸润。其诊断主要是依据麦胶蛋白抗体和肌内膜蛋白抗体的检测,更重要的是组织学上淋巴细胞的浸润和黏膜的萎缩。活检只可以到达空肠的第一个弯曲,而对于更远端的检测,活检可能会产生假阴性结果。

通过体外成像检测淋巴细胞浸润可作为一种替代活检的方法。它具有非侵入性及全局扫描疾病范围的优势。利用放射性核素标记 IL-2 显像的方法令人鼓舞,这项技术可能有助于正确评价疾病的范围及其严重程度,对活检和自身抗体抵抗的高危人群及其家人进行筛查。同时,也有人提出使用该技术对于乳糜泻引起的神经系统病变进行成像。

四、1 型糖尿病

1 型糖尿病是一种自身免疫性疾病,多由 T 淋巴细胞介导,胰岛 β 细胞被攻击破坏,引发炎症,导致胰岛素分泌绝对不足而发病,需外源胰岛素终生治疗。在两种胰岛素依赖型糖尿病的动物模型——BB 大鼠和 NOD 小鼠中,可以观测到慢性淋巴细胞对 β 细胞浸润远早于高血糖发病之前,且在临床表现出现之前已存在长期的前期浸润。疾病临床发作前淋巴细胞浸润的检测可用于对患者进行预防性治疗和治疗疗效的监测。

有研究尝试通过使用自身放射性核素标记的淋巴细胞检测胰腺淋巴细胞浸润,但未得到具有说服力的结果。可能的原因是免疫反应的病理生理过程导致了 β 细胞的破坏,可以在临床诊断前几年出现:此外,浸润的细胞认为是由原位克隆扩增产生的而不是通过从外周血迁移而来的。最近一项对新诊断的糖尿病患者胰腺的研究显示出典型的细胞免疫反应:在浸润的细胞中超过 80% 的淋巴细胞主要为 $CD8^{+}$ve,在浸润的胰岛没有 IgG 或 C3 的聚集,黏附分子的研究也只有 ICAMI 在极少的内皮细胞上适度地高表达。这些都支持原位扩增的假说,同时为在病理条件下自体淋巴细胞迁移及胰腺浸润成像的失败提供了一个解释。

^{123}In 标记已经在人类自身免疫性糖尿病的动物模型,BB/W 大鼠和 NOD 小鼠中得到验证,对这些前糖尿病动物注射^{123}In 标记的 IL-2 后 5 ~ 15 分钟之内可在胰腺区域出现该同位素的吸收和停留,多种实验动物死后单一器官计数也对该结果进行了验证;放射自显影技术也显示,放射性摄取与表达 IL-2R 的浸润细胞相关。此外,胰腺组织学检查表明放射性强弱与淋巴细胞浸润程度呈正相关。一项对高危人群使用放射性核素标记的 IL-2 的初步研究表明,该技术可能会用于对胰腺浸润的早期诊断和预防性治疗措施疗效的监测。最近^{99m}Tc 标记的 IL-2 在初诊的 1 型糖尿病患者中有所应用:患者分别给予两种剂量(25mg/kg 或 50mg/kg)的烟碱并在诊断和治疗后对^{99m}Tc-IL-2 进行监测。在诊断时,两组在代谢、免疫及显像参数方面没有差异。在治疗 1 年后,^{99m}Tc-IL-2 显像阳性患者显示出较低的每日胰岛素需要量,表明在诊断时即有持久性炎症的患者,用烟碱治疗可以有效地保护残余的 β 细胞。最后,在约 50% 的 I 型糖尿病初诊患者的胰腺中,放射性核素标记的免疫球蛋白显著积累,可能是免疫复合物存在或血管渗透性增加的结果。因此,使用该技术有助于在诊断时即确定可能受益于辅助免疫治疗的患者,从而有助于减少临床治疗的延误。

(王 维)

参考文献

[1] Theofilopoulos AN, Kono DH, Baccala R. The multiple pathways to autoimmunity. Nat Immunol, 2017, 18(7):

716:724.
[2] Lei H, Jonhnson LA, Liu, S, et al. Characterizing intestinal inflammation and fibrosis in Crohn's disease by photoacoustic imaing: feasibility study. Bio OptExpress, 2016, 7(7): 2837: 2848.
[3] Knieling F, Neufert C, Hartmann A, et al. Multispectral Optoacoustic Tomography for Assessment of Crohn's Disease Activity. NEnglJ Med, 2017, 376(13): 1292: 1294.
[4] Golovko D, Meier R, Rummeny E, et al. Optical imaging of rheumatoid arthritis. Int J Clin Rheumatol, 2011, 6(1): 67.
[5] Schmidt C, Lautenschlaeger C, Collnot EM, et al. Nano- and microscaled particles for drug targeting to inflamed intestinal mucosa—A first in vivo study in human patients. J Control Release, 2013, 165(2) 139: 145.
[6] Yoon K, Chang KT and Lee HJ. MRI for Crohn's Disease: Present and Future. Biomed Res Int, 2015, 786802.

第十六章　基因成像和分子影像引导的基因治疗

第一节　基 因 成 像

基因成像是指应用基因转染等方式实现外源性基因递送，通过不同基因表达方式，调控细胞内基因表达范围和表达时间等，运用高精密成像技术在细胞分子水平上实现基因成像。目前，基因成像主要包括报告基因（reporter gene）光学成像、报告基因 MR 成像、报告基因 PET 成像以及报告基因光声成像。

一、报告基因光学成像

基于报告基因的光学成像是在体生物光学成像的一种重要方式。目前，在体生物报告基因光学成像主要包括在体生物发光成像（bioluminescence imaging，BLI）和在体荧光成像（fluorescence imaging）。在体生物报告基因光学成像可实时监测生物体内细胞增殖、基因表达蛋白活性、大分子转移途径，可用于观察机体生理病理改变过程以及筛选评价药物等成像研究。

（一）荧光素酶生物发光成像

荧光素酶生物发光成像是用荧光素酶报告基因标记细胞 DNA，荧光素酶基因激活表达产生荧光素酶与相应底物发生氧化反应，将化学能转变为光能释放，其荧光强度与荧光素酶的活性成正比。根据成像方式不同，荧光素酶生物发光成像主要有生物发光成像和生物发光断层成像两种，其中生物发光成像输出的是二维图像，即采集的信息是光学信息，适用于定性分析和简单定量计算，但无法获得光学的深度信息，因此难以实现准确定位。而生物发光断层成像可以根据断层成像的原理，利用多个探测器采集光学信号，采用特定的反演算法得到体内发光光源的精确位置。荧光素酶由于分子小、穿透性好及不影响正常生理功能，被广泛用于在体生物光学成像研究。

（二）荧光蛋白成像

在体生物光学成像主要以荧光报告基团作为标记物。自 1994 年 Chalfie 等首次报道大肠杆菌中可表达绿色荧光蛋白（green fluorescent protein，GFP）基因以来，荧光报告基因被迅速应用于包括肿瘤学研究在内的各种生物学研究。在体荧光报告基团需用特定波长激发光激发进行光学成像，常见的有 GFP 和红色荧光蛋白（red fluorescent protein，RFP）等作为报告基因。红光在体内的穿透性比蓝绿光强，因此在体荧光成像中通常选择红光。在体荧光成像主要以红光为激发光，得到近红外波段的发射光。由于荧光蛋白本身对细胞无毒性且无种属、器官及组织特异性，不需要任何反应底物及其他辅助因子，并且检测简单，因此荧光蛋白作为一种理想的活体标记分子，已广泛用于肿瘤检测和脑功能成像研究。在体荧光成像根据成像方式不同可分为两类，荧光成像（fluorescence imaging）和荧光分子层析成像（fluorescence molecular tomography）。其中荧光成像为平面成像，是用体外探测器采集活体动物体发射的荧光信号的总和，可以快速获得小动物的整体在体成像，但成像深度往往较浅。荧光分子层析成像采用高灵敏度体外探测器对被测物体进行多点测量和采集，根据光子在强散射性生物组织中的迁移规律和光传播数学模型，采用特定的演算方法，重建生物组织内部荧光光学特性的高清晰度分布图像。随着生物学发展，在体荧光成像能够实现分子水平的功能检测，在基因表达图谱、受体定位、蛋白质组学研究、细胞信号通路和小分子蛋白间相互作用的检测等方面发挥了重要作用。

二、报告基因 MR 成像

报告基因 MR 成像有较好的对比度，具有在体评估细胞增殖、迁移及分化等优点。根据 MR 报告基因编码产物的不同，代表性的报告机制有四类：①基因编码产物利用内源性铁离子实现成像，如铁蛋白基因、细菌类铁蛋白/*MagA* 基因、酪氨酸酶基因；②基因编码产物利用外源性对比剂进行显像，如转铁蛋白受体和 β-半乳糖苷酶基因；③基因编码产物的活性可经 MRS 间接显示，如肌酸激酶、精氨酸激酶和胞嘧啶脱氨酶等基因；④基因编码产物与水质子进行磁性交换改变质子弛豫率进行显像，如富赖氨酸蛋白等基因。

（一）酪氨酸酶报告基因系统

酪氨酸酶是胞内催化合成黑色素的关键酶，而黑色素带有负电荷，能与顺磁性的金属（主要是铁）高效螯合，降低了金属回旋的相关性时间，使 MR 弛豫率增加。酪氨酸酶报告基因系统以酪氨酸酶基因作为报告基因，通过分子生物学方法（如转染）导入靶细胞，其表达产生的大量酪氨酸酶催化合成黑色素，并与金属离子进行螯合，使用 MR 扫描可无创显示报告基因的表达状况。然而，黑色素合成过程中常同时产生较多细胞毒性的中间代谢产物，一定程度上限制了该报告基因的广泛运用。

（二）β-半乳糖苷酶报告基因系统

基于 β-半乳糖苷酶报告基因的 MR 分子影像探针系统常以 *LacZ* 作为报告基因，采用基因重组方法将 *LacZ* 基因与目的基因相连，共同导入靶细胞内引起 β-半乳糖苷酶的表达增加，增强 β-半乳糖苷酶的水解作用，进而引起游离钆等顺磁性螯合物的增加，MR 显像时能改变组织弛豫时间而产生 MR 信号增强，由此反映目的基因的表达情况。目前，β-半乳糖苷酶报告基因主要用于研究目的基因启动子和增强子等效能，以及通过观察融合基因的方式研究外源性基因的表达及其规律。

（三）转铁蛋白受体报告基因系统

转铁蛋白受体是一种跨膜糖蛋白，在细胞中约 80% 的转铁蛋白受体位于细胞内的膜性结构上，20% 位于细胞膜上。转铁蛋白受体不仅在普通细胞中表达，在快速分裂的肿瘤细胞及代谢旺盛、需要大量铁的组织中亦呈高表达。应用转铁蛋白受体基因作为报告基因，通过基因工程方法导入靶细胞，使细胞膜上的转铁蛋白受体的表达增多，通过引入相应探针可监测靶细胞及目的基因的表达状况。转铁蛋白受体 MR 报告基因的研究近年来最受关注，用 USPIO 与转铁蛋白的复合物作为 MR 分子探针，已成功获得了转铁蛋白受体表达的 MR 影像。

（四）肌酸激酶报告基因系统

肌酸激酶是一种与细胞内能量转运、肌肉收缩有关的重要 ATP 转移酶，存在于脑与肌肉内，在肝脏、肾脏和胰腺中含量较少。肌酸激酶在 ATP 参与下催化肌酸磷酸化，生成 ATP 和磷酸肌酸。肌酸激酶活性测定可以用于骨骼肌疾病及心肌疾病的诊断。以肌酸激酶基因作为 MR 报告基因，用基因工程方法导入靶细胞，其表达产物肌酸激酶可催化其底物产生磷酸肌酸，通过 ^{31}P-MRS 可监测靶细胞活动和目的基因表达情况。

（五）铁蛋白报告基因系统

铁蛋白是一类广泛存在于动物细胞中，可以与铁特异性结合的生物大分子，由重链（H 链）和轻链（L 链）2 种亚基组成。铁蛋白与转铁蛋白、转铁蛋白受体等共同作用，维持细胞内微环境铁的稳态。组织中铁蛋白的表达增加可缩短 MR 的 T_2 弛豫时间，表现为 MR 成像上的低信号。作为内源性报告基因的铁蛋白可有以下几种方式转染细胞：①铁蛋白 H 链转染细胞；②铁蛋白 H 链和 L 链共转染细胞；③转铁蛋白受体和铁蛋白 H 链共转染细胞。基于铁蛋白的报告基因系统作为一种较为理想的无创性 MR 内源性探针，可用于活体基因功能研究，也可显示转基因表达的位置、丰度及持续时间，因此 MR 成像以铁蛋白基因作为报告基因在定量监控基因治疗疗效和药物基因筛选等方面有着广泛的应用前景。

三、报告基因 PET 成像

报告基因 PET 成像须具备两个基本要素，PET 报告基因和 PET 报告探针（显像剂），报告基因表达的蛋白质与放射性核素标记的报告基因探针发生反应或特异性结合，通过体外显像显示报告基因表达位置和数量。目前 PET 成像的报告基因系统常见的有酶/底物法、受体/配体及基因诱导受体显像等。

（一）酶/底物法

对于酶介导的 PET 成像系统，其报告基因表达的蛋白质产物是一种酶，采用放射性核素标记该酶的底物作为探针，酶与底物作用产生的代谢物在相应的细胞内集聚，通过体外显像显示报告基因表达的位置和数量。常见的反应体系有胞嘧啶脱氨酶、单纯疱疹病毒 1-胸苷激酶与尿嘧啶、阿昔洛韦类衍生物。

1. 胞嘧啶脱氨酶（cytosine deaminase，CD）报告基因 表达 CD 的细胞可将无细胞毒性的 5-氟胞嘧啶转变成有细胞毒性的 5-氟尿嘧啶。因此，*CD* 基因也是一种自杀基因，转染肿瘤细胞后，与 5-氟尿嘧啶联合应用对肿瘤具有治疗作用。

2. 单纯疱疹病毒 1-胸苷激酶（herpes simplex virus 1- thymidine kinase，HSV1-TK）报告基因 将 *HSV1-TK* 基因通过载体（如逆转录病毒，腺病毒

和脂质体等）转染靶细胞，在靶细胞内 *HSV1-TK* 基因转录成 HSV1-TK mRNA，在核糖体上翻译成蛋白（酶）HSV1-TK。放射性核素标记的 FIAU 或 FHBG 进入细胞后在 HSV1-TK 的作用下磷酸化。磷酸化的标记探针不能通过细胞膜，在细胞内聚积。因此，标记探针在细胞内的浓聚量能够反映 HSV1-TK 的酶活性以及 *HSV1-TK* 基因表达水平。

（二）受体/配体法和基因诱导受体显像

报告基因表达的蛋白质是一种受体，该受体识别的配体是放射性核素标记探针，受体和配体发生特异性结合，在相应细胞内聚积。通过体外显像显示报告基因表达受体蛋白的位置和数量，另可采用基因工程的方法人工诱导产生新受体进行受体显像。常见的受体分子显像系统有：多巴胺能神经系统、5-羟色胺能神经系统、乙酰胆碱能受体和肾上腺素能受体等。特定受体报告基因的 PET 成像系统在神经系统疾病的鉴别诊断和监测治疗中应用广泛。

（三）转运体报告基因显像

转运体报告基因编码的是一种转运蛋白，它可以特异性地将示踪剂转运入细胞内，从而使信号扩增，检测低水平的基因转染。目前成功应用的报告基因是人钠碘同向转运体（sodium iodine symporter，NIS），一种人体固有的跨膜糖蛋白，可作为报告基因相关蛋白用于过继免疫细胞在体 PET 动态监测。NIS 主要在甲状腺中表达，唾液腺、胃、胸腺、乳腺及其他组织中也有少量表达。人源 NIS 蛋白的报告探针是放射性示踪剂，异位表达 NIS 蛋白的细胞并不能使碘有机化，但是转染细胞中可聚集足够放射性示踪剂，可进行 PET 成像。此外人源的去甲肾上腺素转运体也可作为一种报告基因相关蛋白用于 PET 成像。

四、报告基因光声成像

近红外荧光蛋白（near-infrared fluorescent proteins）因激发和发射光波长在近红外区，在动物组织中光吸收和光散射低，具有较强的组织穿透性，因此适合动物活体组织的深层成像，但是分辨率较低。光声成像技术检测的是超声信号，反映的是光能量吸收的差异，集合了近红外成像和超声成像的技术优点，能够实现组织高分辨率、高灵敏度的结构和功能成像，并能够对局部进行断层扫描成像。例如通过光声成像设备观察接种有表达近红外蛋白的胶质瘤细胞的小鼠，可以实现 0.1mm 分辨率的高灵敏度脑部肿瘤观察。光声成像设备观察稳定转染近红外荧光蛋白基因的大鼠乳腺癌细胞建立的肿瘤模型，可以实现瘤内 8mm 深度的高分辨率成像。

第二节 分子影像引导的基因治疗

一、基因治疗的基本内容

基因治疗是利用载体向体内输入治疗基因，以达到治愈疾病的目的，是一种将分子生物学和基因工程相结合的新型治疗方法，有望造福众多患者。但如何在生物活体内示踪基因治疗载体的运输及分布、监测基因表达的时空特性、表达量和疗效是基因治疗领域目前遇到的难题。

根据其靶细胞的不同，基因治疗可分为体细胞基因治疗和生殖细胞基因治疗。前者是将外源基因导入体细胞后，再回输到患者的特定组织以达到治疗目的；后者是将外源目的基因导入受精卵或早期胚胎细胞，从而纠正生殖细胞的遗传缺陷，使后代能发育成正常个体。

与人类疾病的体细胞基因治疗相关的内容包括：基因诊断；基因分离（利用 DNA 重组技术克隆、鉴定、扩增、纯化用于治疗的正常基因，并根据病变基因的定位，与特异性整合序列和基因表达调控原件进行体外重组操作）；基因载体和转移技术；靶细胞选择及外源基因表达等。目前开展的基因治疗主要集中在遗传缺陷性疾病、肿瘤和艾滋病等。

理论上，任何能影响特定基因功能的核酸，包括多核苷酸和寡核苷酸，都可成为基因治疗的材料。目前用于基因治疗的核酸包括以下几类：正常基因、正常基因突变形成的迷你基因、tRNA 抑制基因、转录核酸酶（ribozyme）的基因、与药物代谢有关的自杀基因、病毒突变的必须基因、人工合成的寡核苷酸。其中，正常基因主要用于治疗某些遗传性疾病和部分肿瘤。

目的基因向细胞内的有效递送是基因治疗能否成功的另一关键，比构建一个具有高效表达功能的基因结构更为困难。基因转染方式可分为两种：直接在体和间接在体。直接在体可采用的方法有注射法、脂质体输送和病毒感染等，各种方法的特征见表 16-2-1。间接在体基因转染可采用物理或化学方法，但更多采用慢病毒载体转染，将特定的基因成分转染进入体外培养的细胞，然后将这些体外处置过的细胞回输患者体内。显然，间接在体的基因转染仅适用于那些能在体外培养且生存时间较长的细胞，如成纤维细胞、骨髓细胞等。

表 16-2-1 基因转移方法比较

	载体容量	稳定性	转基因状态	效率	至 1996 年底临床应用所占百分数
DNA 直接注射	不限	稳定	不整合	低	24
脂质体	不限	较稳定	不整合	低	<1
腺病毒	3～8kb	短暂	不整合	高	10
逆转录病毒	8kb	稳定	整合染色体	低	56

当用于基因治疗的目的基因转染成功后，除了论及如何能够有效表达目的基因外，还需要在转染基因结构中加入适当的调控系统，调控转基因的表达范围、表达时程和表达水平。另外，不同的基因转染方法，如直接载体或间接载体、病毒源载体或非病毒源载体，也将在很大程度上影响基因的表达，尤其在表达范围的调控方面更为明显。

二、基因治疗的适应证

基因治疗目前仍处于探索阶段。可进行基因治疗的疾病包括遗传性疾病、肿瘤、感染（主要是病毒性感染）以及心血管疾病等。值得指出的是，有效的基因治疗不仅有赖于基因治疗技术的成熟，同时还有赖于对疾病发病机制的深入了解，尤其是对上述感染性疾病中病原微生物与宿主细胞相互作用机制的研究。

（一）遗传性疾病

遗传性疾病是当今人类不得不正视的医学难题，也是基因治疗研究的重要研究对象。遗传性疾病病因可分为基因数量异常和基因质量异常两类。其中，非二倍体属于典型的基因数量异常。在目前细胞内小分子基因递送效率尚低的情况下，还无法对单倍体所致疾病进行体细胞基因治疗；反之，选择性地使部分或整条染色体失活，也同样难以达到治疗效果。许多非二倍体遗传性疾病往往导致普遍发育异常，这在很大程度上影响了相关的遗传性疾病的基因治疗研究。基因质量的异常，包括各种突变所致的遗传性疾病。在疾病发病机制上，有些是单基因异常所致，即某个基因的缺失或表达异常。这类单基因异常所致的遗传性疾病，是目前基因治疗可能取得实质性进展的主要对象。相反，有效的针对多基因相关遗传性疾病的基因治疗方案，在很大程度上仍有待于对该类疾病相关的多种基因互作机制的深入研究。因此，多基因遗传病并非目前基因治疗的首选对象。

在作用机制上，对单基因异常的治疗方案包括以下几个方面：最主要的方法为正常基因向细胞内转染，这是治疗单基因表达低下最为有效的方法，对无义突变和错义突变可使用 rRNA 抑制基因、释放因子基因和核酸酶基因等。基因治疗的疗效，不但与对异常表达的纠正程度相关，还在很大程度上取决于异常基因有无基因产物以及其产物与正常蛋白质抗原性是否相一致。根据这一点，对那些基因缺失所致遗传病，选用机体其他细胞类型中与该基因缺失功能相似的已有基因作为基因转移的材料，有可能在避免自身排斥的情况下，改善功能状态，因此是一个值得考虑的方案。总之，在众多遗传病中，体细胞基因治疗可能改善或解决的问题，仅仅为部分单基因疾病。

（二）肿瘤

肿瘤的发生很大程度上与细胞本身的程序性死亡机制受损有关，其发展往往也伴随机体免疫监视异常等。对肿瘤的基因治疗，理想方案是抑制活化的原癌基因和恢复抑癌基因的正常功能。目前采用的有关肿瘤的基因治疗方案大部分为间接机制，如表达白介素-2、肿瘤坏死因子、人粒细胞集落刺激因子等抑制肿瘤细胞的生长；引入与药物代谢有关的自杀基因以增加抗肿瘤药物的局部选择性；另外，通过引入人类多药耐药基因 1（multiple drug resistance genes 1，*MDR-1*）增加正常骨髓干细胞对抗瘤药物的耐受性，作为肿瘤化疗的辅助手段；应用具有抑制基因表达作用的寡核苷酸减缓肿瘤生长速度，为其他治疗方法创造条件等。综上所述，基因治疗无法完全取代化疗、放疗和手术切除等常规手段。因此在肿瘤治疗中，目前尚无基因治疗作为首选方案的病例。需要强调的是，任何肿瘤的发生，都是多种基因异常相互作用的结果，一个肿瘤细胞中甚至可累积数以万计的基因突变，显然，针对单一突变基因的基因治疗，用来治疗肿瘤疗效有限。

（三）病毒感染性疾病

与众多的抗菌药物相比，高效抑制病毒的药物为数不多。尽管疫苗应用很好地预防甚至消灭了某些病毒感染性疾病，但病毒性感染病仍然严重危害人类的生存。针对病毒感染性疾病，基因治疗的方向主要是开发细胞内免疫技术。理论上，细胞内免疫技术可针对病毒感染的所有细胞内环节，其中较有希望的有以下几个策略：①利用基因重组技术，使非淋巴细胞产生胞内抗体；②根据病毒依赖逆转录酶的特点，用核酸酶选择性地使逆转录酶失活；③使用反义寡核苷酸阻止病毒基因的表达；④使病毒的某些重要基因发生突变或改变表达量，从而干扰病毒正常的生命周期。

从作用机制来讲，多种病毒感染性疾病，从轻微的流行性感冒到致死性的艾滋病毒感染，都可成为基因治疗的对象。不过目前针对病毒感染性疾病的基因治疗，主要适应证仅为艾滋病病毒感染，其原因一方面是艾滋病具有极强的传染性和致死性，另一方面则是迄今尚无有效的疫苗可用于该病的预防。

（四）其他疾病

对目前缺乏有效治疗的非遗传性疾病，基因治疗可作为备选方案。基因治疗可促进细胞和组织的修复，促进或抑制血管的新生，抑制异常组织的增生，从而通过改变细胞的功能状态，进而改变组织和器官的形态、结构与功能。因此基因治疗将在一定程度上取代手术治疗和药物治疗许多非遗传性疾病的地位。例如，基因治疗可促进缺血心肌和坏死心肌部分组织血管的新生，抑制栓塞血管在血管成形术后的再栓塞发生。另外，提高智力、治疗弱智以及延缓衰老等，都有可能不同程度地受益于基因治疗。

三、基因治疗的方法及策略

（一）三大基因编辑工程酶

近代分子生物技术和基因工程技术的发展，使生物酶的改造，甚至使创造全新的生物活性酶成为可能。锌指核酸酶（Zinc finger nucleases，ZFNs）、转录激活因子样效应物核酸酶（transcriptional activator like effector nucleases，TALENs）和规律成簇的短回文重复序列（clustered regularly interspaced short palindromic repeats，CRISPR）基因编辑技术中的Case9（CRISPR associated protein 9）即为三类具有基因编辑功能的全新核酶。ZFNs为锌指蛋白与限制性外切酶 *Fok*1 的酶解中心所构成的融合蛋白，由于多种制约因素，如ZFNs不能识别TTN序列，锌指蛋白串联长度在3～4时才具有较高活性等，ZFNs的生物医学应用进展缓慢（图16-2-1）。而2009年，Boch和Moscou等破解了黄单胞菌转录激活因子样效应物（transcription activator-like effector，TALE）与宿主靶基因特异性识别的分子密码，通过采用与类似构建ZFNs的策略，TALENs得以研发成功并迅速在生物医学领域广泛应用（图16-2-2）。TALENs在物种基因改造、基因治疗等方面具有其他工程酶，如锌指蛋白酶与归巢核酸酶难以比拟的优势，在基因治疗领域也较CRISPR/Cas9体系更为安全。新近研发的CRISPR/Cas9系统具有灵活简单的优势，但脱靶效应较强，可能影响其在人类基因治疗中的应用。

CRISPR序列存在于几乎所有的古细菌和40%的细菌中。CRISPR序列含有大量的重复序列和间隔序列，间隔序列长度大致相同，但序列具有特异性（图16-2-3）。细菌和古细菌中的CRISPR大部分靶向DNA，但也有一种存在于古细菌中的CRISPR可在体外实现RNA干扰。细菌和古细菌内CRISPR/Cas所构建的特殊防御系统能够有效地抵抗病毒以及外界各种基因元件对其遗传物质造成的干扰，同时具有免疫记忆功能，当再次受到这些基因元件侵染时，细菌将通过小RNA介导的CRISPR/Cas系统识别并降解噬菌体或质粒的DNA，从而抵抗噬菌体和质粒的二次侵染。CRISPR因其结构上的特殊性以及功能上的特异性正逐渐成为基因工程领域研究的热点。

除肿瘤外，迄今已查明的基因突变造成的非肿瘤性疾病达两千多种，其中仅少数基因突变为染色体重组的大片段突变，高达80%的基因突变为单碱

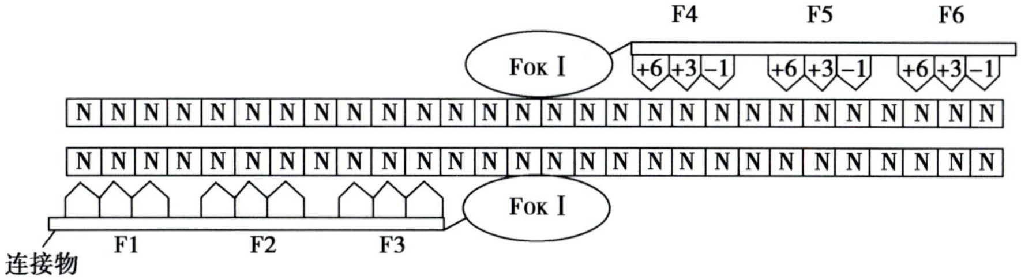

图16-2-1　锌指核酸酶结构

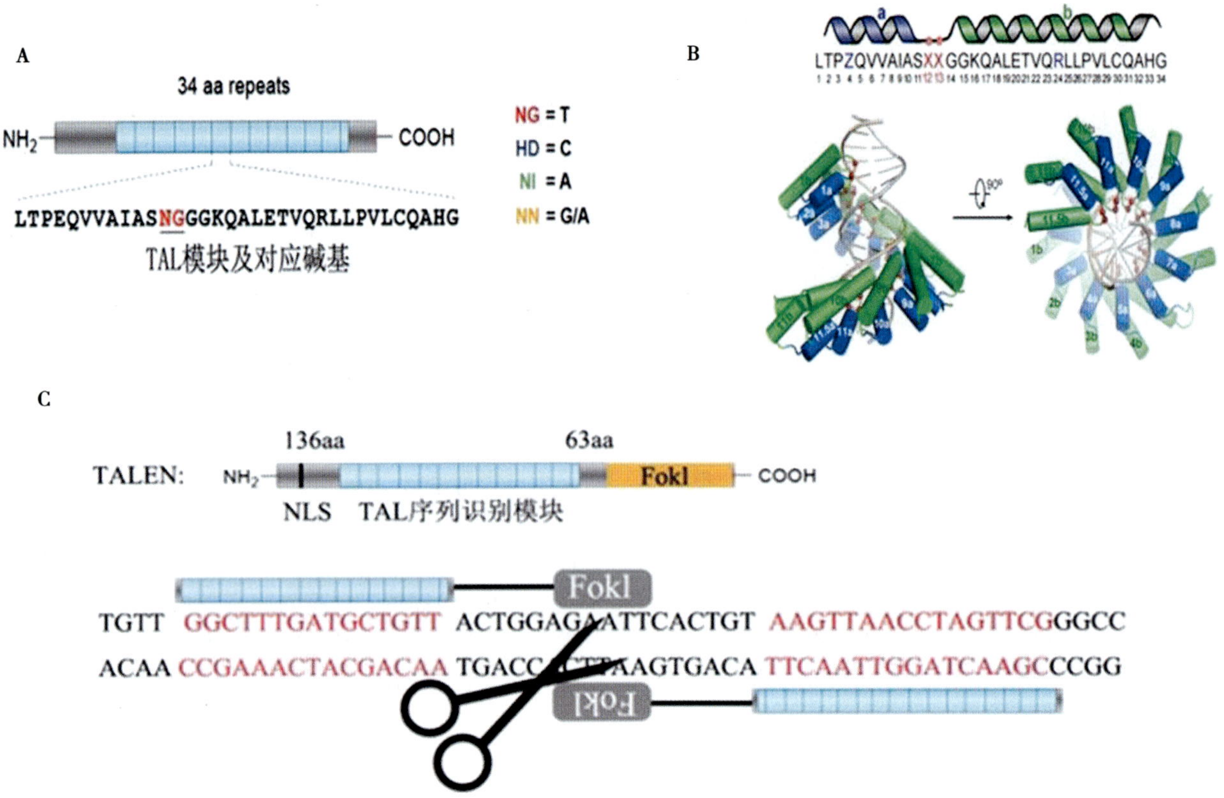

图 16-2-2 TAL 模块与 TALEN 示意图

(A)TAL 模块及 RVD 与识别 DNA 碱基的一一对应关系;(B)TAL 模块及 TALE 结合 DNA 的蛋白结构图;(C)TALEN 剪切 DNA 示意图

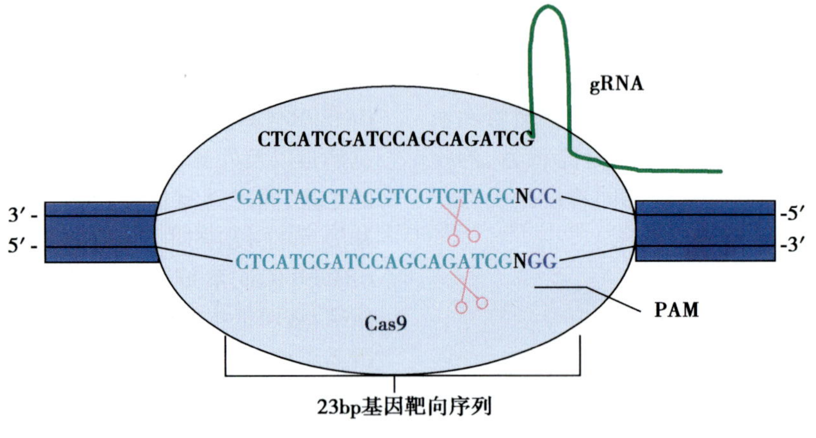

图 16-2-3 CRISPR/Cas9 对靶基因的切割示意图

基替换、小片段缺失和小片段插入等。理论上，ZFNs、TALENs 和 CRISPR/Cas9 的基因编辑功能可对异常基因进行高特异性定点编辑，基因工程核酸酶介导的基因治疗可使基因失活、敲除或激活基因、修复基因突变。TALENs 及其他基因工程核酶的出现，为基因异常的肿瘤性和非肿瘤性疾病的防治提供了广阔的基因治疗应用前景。

当基因编辑与高敏感的基因诊断和干细胞技术相结合时，基因治疗研究和应用会从体细胞基因治疗向生殖细胞或早期胚胎干细胞基因治疗转化，这一转化在体外受精领域的单基因遗传病治疗中具有十分诱人的前景。

（二）基因编辑酶在基因治疗中的应用

1. ZFNs 和 TALENs 在人类基因治疗领域的应用 ZFNs 和 TALENs 进行基因编辑的基础是单基因替代。应用 ZFNs 和 TALENs 技术可以大片段删除或插入 DNA 片段、破坏基因或修复单个核苷酸突变，这两种技术的靶向特异性比病毒载体介导的基因导入更高，而且其随机插入的风险较小。目前这种基因特异性打靶治疗的可行性已被多项动物实验证实。Carbery 等通过已有的多项动物实验发现 ZFNs 可删除靶基因位点几个至上千个碱基，这种编辑后的等位基因可随体细胞传代，并成功地敲除小鼠 *Mdr1* 等基因。2010 年，Holt 等通过应用 ZFNs 敲除人 $CD34^+$ 造血干/祖细胞中 17% 的 HIV 受体 *CCR5* 的等位基因，且当往小鼠体内注射这种 *CCR5* 基因已被摧毁的 $CD34^+$ 造血干/祖细胞后，其体内 HIV-1 水平显著下降，这项研究为艾滋病的治疗带来了新的希望。Li 等在 2011 年 *Nature* 上发表文章，他们发现将 ZFNs 注入小鼠肝脏可引起 DNA 双链断裂和基因修饰，血友病 B 模型小鼠的凝血功能也可重建，且 ZFNs 引起的基因修饰作用在诱导再生的肝脏中仍然保持。目前对于应用 TALENs 技术修复人类基因的相关研究报道有限。2012 年 2 月，Hockemeyer 等在 *Nature Biotechnology* 发表文章，他们应用 TALENs 对人胚胎干细胞和重编程细胞基因组中 *PPP1R12C*、*OCT4* 和 *PITX3* 三种基因进行了位点特异性编辑，并在编辑后的单细胞克隆中对 TALENs 介导的基因组编辑的特异性进行了研究，发现其有效性和特异性与 ZFNs 介导的基因修饰具有可比性。ZFNs 的构建需要筛选，而 TALENs 设计简单，因此 TALENs 在人类疾病基因治疗中的具有更好的应用前景。目前对于 TALENs 在人类遗传性疾病治疗中的安全性和有效性还需要进一步的探索和研究。

2. CRISPR/Cas 的相关应用及其存在问题 近期报道，CRISPR/Cas 系统在哺乳动物基因改造中获得了成功。用斑马鱼胚胎进行基因定点突变，可有 35% 左右的突变率。最近中国研究人员利用 CRISPR/Cas 技术获得了第一批携带定向突变的基因工程猴，相关成果发表在 *Cell* 上。一系列的研究表明 CRISPR/Cas 系统是一种简单高效的基因编辑技术，效率可能与 TALENs 相当，而 CRISPR/Cas 的设计更为简单，实验周期更短，其相关研究进展见表 16-2-2。

表 16-2-2 CRISPR/Cas 系统的相关研究进展

学术	物种水平	基因	文献	杂志	时间
首次报道 CRISPR/Cas9	大肠杆菌	*iap*	Nucleotide sequence of the *iap* gene, responsible for alkaline phosphatase isozyme conversion in *Escherichia coli*, and identification of the gene product	*J. Bacteriol.*	1987
CRISPR 在原核生物防御系统机制中的作用	大肠杆菌	*casA*, *casB*, *casC*	Small CRISPR RNAs guide antiviral defense in prokaryotes	*Science*	2008
Cas9 中剪切机制	大肠杆菌	*RUVC/HNH* motifs	Cas9-crRNA ribonucleoprotein complex mediates specific DNA cleavage for adaptive immunity in bacteria	*PNAS*	2012
线虫基因改造	秀丽隐杆线虫	*DYP-11/LIN-5*	CRISPR/Cas9-Tar geted Mutagenesis in *Caenorhabditisele gans*	*Genetics*	2013
治疗 HIV-1 感染	人体细胞	*LTR/NF-KB/SP-1*	Harnessing the CRISPR/Cas9 system to disrupt latent HIV-1 provirus	*Scientific Reports*	2013
斑马鱼基因改造	斑马鱼胚胎细胞	*ETSRP/GATA4/GATA5*	Genome editing with RNA-guided Cas9 nuclease in Zebrafish embryos	*Cell*	2013
基因编辑用于人体细胞	人体细胞	*CCR5/C4BPB*	Targeted genome engineering in human cells with RNA-guided endonucleases	*Nature Biotechnology*	2013
改性 Cas9 的 Nicking 酶效果	小鼠受精卵	*EMX1/DYRK1A/GRIN2B*	Double Nicking by RNA-Guided CRISPR Cas9 for Enhanced Genome Editing Specificity	*Cell*	2013

续表

学术	物种水平	基因	文献	杂志	时间
烟草品种改造	烟草	*PDS*	Targeted mutagenesis in the model plant Nicotianabenthamiana using Cas9 RNA-guided endonuclease	*Nature Biotechnology*	2013
首对转基因猴	食蟹猕猴	*PPAR-γ Rag1*	Generation of Gene-Modified Cynomolgus Monkey via Cas9/RNA-Mediated Gene Targeting in One-Cell Embryos	*Cell*	2014

但是 CRISPR/Cas 系统存在自身不足之处。Cas9 作为一种单链酶，本身具有不稳定特性，易突变。有报道指出，在 CRISPR/Cas 的原间隔序列相邻基序（proto-spacer adjacent motif，PAM）若发生突变，即使其他部位有完美的匹配，也可能会导致 CRISPR 干扰失效。另外，有报道表明，RNA 介导的核酸酶（RNA-guide nucleases，RGNs）发生突变时也会导致脱靶效应。有研究发现 PAM 位点前 11 个碱基发生任何突变，都可能使系统彻底失去靶向功能。因此，在基因治疗领域，CRISPR/Cas 的安全性和可靠性仍值得关注。相对于安全稳定和低脱靶效应的 TALENs 技术，CRISPR/Cas 较高的脱靶风险可能将限制其在基因治疗等相关领域的应用。

尽管如此，CRISPR/Cas 系统仅通过设计一段含有靶序列的 gRNA（guide RNA），与 Cas9 质粒共同注射入动物胚胎或者转染到细胞中，即可达到基因编辑的效果，其操作简便、效率高以及价格低廉的优点必将会对基因修饰及基因治疗领域产生巨大的推动作用。

（三）基因编辑核酸酶在基因治疗领域的比较

基因编辑核酸酶用于疾病治疗可通过传统的正向基因治疗和反向基因治疗两种不同方式，前者为纠正突变基因，后者为结构性或功能性敲除正常基因。根据不同基因产物发挥生理功能所需功能蛋白比例的不同，基因纠正的方式分别采用简单低效的单纯剪切和伴随同源基因片段的剪切介导的外源性同源基因重组。基因功能性敲除则通常采用简单的基因剪切，而基因结构性敲除则需要借助外源性基因片段。单真核细胞的基因被剪切形成双链缺口时，细胞可通过定向同源重组（accurate homologous recombination）或非同源末端连接（non-homolosons end joining）修复机制重新形成 DNA 双链结构。因此，通过引入外源基因，利用核酸酶基因编辑技术可实现高效定向同源重组的目的。基因编辑技术在基因治疗中的模式操作流程如图 16-2-4 所示。

目前临床基因治疗实验中的基因编辑技术主要包括 ZFNs、TALENs 以及 CRISPR/Cas9。虽然它们均能实现基因定点修饰，但这三种技术有各自特点和适用范围。因此，在实验操作中根据实际需要选择合适的基因编辑方法。现有实验研究表明，ZFNs 对于基因编辑的脱靶效应最高，CRISPR/Cas9 次之，TALENs 最低。这种脱靶效应的差别，一方面是不同体系在酶对底物识别时的内在差异，另一方面，ZFNs 与 CRISPR/Cas9 在识别靶序列时基本缺乏任意延长识别长度的可能性，而 TALENs 则可串联 20～30 个 TAL 核酸识别单元。这三种编辑技术对编辑序列都有特殊要求，TALENs 要求识别序列

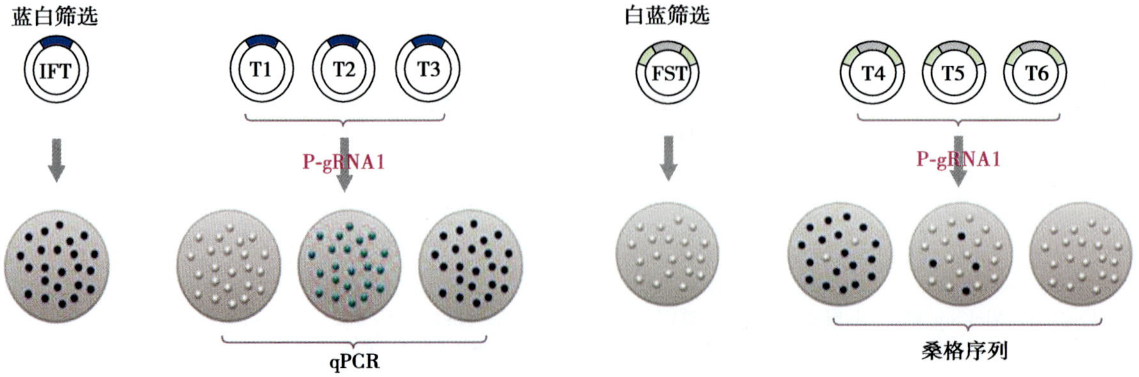

图 16-2-4 基因编辑技术在基因治疗中的模式操作流程图

之前的一个碱基为 T，由于识别长度可以变化，且这一要求并不十分严格，只是对部分 TALENs 酶活性存在影响，因此 TALENs 几乎可以识别任意需要编辑的核酸序列，而 ZFNs 和 CRISPR/Cas9 高度依赖于目标序列及其上下游序列。

四、基于分子影像导向的基因治疗及预后评估

分子影像技术的发展使得疾病的早期诊断和疾病的动态监测成为可能，对精准诊疗具有十分重要的价值。首先，分子探针的合理运用使得影像技术与多种治疗过程有机结合，全面参与到手术前、中、后的过程中。在免疫细胞治疗和干细胞治疗方面，利用转基因标记技术预先对体外的干细胞进行处理，可以为影像学追踪和观测疗效提供方便。目前正在开展临床应用及临床前研究的细胞治疗中，基因技术一方面促进了相关细胞治疗技术的发展，另一方面成为疾病疗效评价的有效手段（表 16-2-3）。另外，利用基因编辑技术可以将肿瘤的突变基因转变为区分正常细胞与肿瘤细胞的特异性标志物，从而革命性的改变了人类寻找肿瘤标志物的艰巨任务。基因编辑技术还可以对多数肿瘤进行基因编辑并利用报告基因进行实时监测，实现肿瘤诊疗一体化。这不仅仅是分子影像学的远期目标，也将会随着基因编辑技术脱靶效应的控制能力和对单碱基突变甄别能力的提高而逐步应用到临床。

表 16-2-3　几种可能具有临床价值的细胞治疗

细胞类型	自体	异体	标记	用途
胚胎干细胞		+	探针	广泛
间充质干细胞		+	探针	广泛
人工诱导干细胞	+		探针或转基因	退行性疾病
自身干细胞体外基因修饰	+		探针或转基因	抗感染，抗肿瘤
自身免疫细胞体外修饰	+		探针或转基因	抗肿瘤
基因改造异种细胞		+	探针或转基因	退行性疾病或器官移植

监测基因治疗疗效的影像学技术主要包括核医学显像、MRI、CT、超声和光学成像等。基因传递和表达的显像目前也是分子影像学的重要研究内容。分子影像学为客观评价基因传递和表达过程提供了重要方法，可以观察转基因是否在靶器官成功表达以及表达的位置、时间、水平、分布情况以及随时间的变化情况等。而成功地在体内进行基因传递和表达的显像必须满足以下条件：具有高亲和力的分子探针并且了解其在体内的生理代谢过程；存在有效的运输途径，可运输分子探针进入靶器官；具有放大信号的合适方法；具备敏感、快速且分辨率高的成像手段。

目前，一个用于肿瘤基因治疗监测的常用报告基因是 *HSV1-TK* 及其突变体 *HSV1-SR39TK*，其不仅是 PET 基因表达显像中研究最广泛的报告基因，也是许多抗肿瘤基因治疗中最重要的前体药物转换酶，能将低毒性阿替洛韦转化为高毒性的化合物而导致细胞死亡，因而又称为治疗基因。用同位素标记的分子探针通过主动转运进入细胞后，*HSV1-TK* 的表达产物可将这些分子磷酸化，磷酸化的分子探针不能自由出入细胞而被捕获并聚集在细胞内，由 PET 检测到其信号，进而反映治疗基因的表达情况。^{18}F-FHBG 及 ^{124}I-FIAU 在此方面显示出较好的应用前景。

另外，利用分子影像学的独特功能更加精准地监测介入治疗并对其疗效进行评价，进一步提高介入治疗的安全性和有效性。相比于常规的成像手段，利用介入分子影像技术可以更为准确地监测和评价介入治疗的疗效。Yang 等通过慢病毒载体将 *GFP* 基因转染于人胆管癌细胞，建立表达 *GFP* 基因的胆管癌裸鼠模型，在影像监测引导下行局部射频加热联合局部化疗。再利用分子光学成像技术，动态监测治疗过程中瘤体光学信号变化。该技术也成功地应用于肝细胞肝癌射频消融治疗的监测和疗效评估。射频消融技术已经成为肝细胞肝癌的三大治愈性手段之一。但是，与外科切除相比，射频消融治疗肝细胞肝癌的最大不足是被消融肿瘤边界的可能存在残留癌细胞导致复发，是影响肝癌预后的最主要原因。因此，有效处理好癌灶残留是提升射频消融治疗肝癌疗效的关键。Yang 等用慢病毒载体将荧光蛋白基因转染于人肝癌细胞系（HepG2 细胞），建立表达荧光蛋白基因的肝癌细

胞，体外行射频加热联合化疗，利用光学分子影像技术评价联合治疗的体外杀伤癌细胞效果。同时，建立表达荧光蛋白基因的肝细胞癌裸鼠模型，在影像监测引导下行局部射频加热联合局部化疗，利用光学分子影像技术动态监测和评价介入治疗效果。

（李 凯）

参考文献

[1] Diao Y, Li B, Meng Z, et al. A new class of temporarily phenotypic enhancers identified by CRISPR/Cas9-mediated genetic screening. Genome Res, 2016, 26: 397-405.

[2] Hess GT, Frésard L, Han K, et al. Directed evolution using Cas9-targeted somatic hypermutation in mammalian cells. Nat Methods, 2016, 13: 1036-1042.

[3] Kim D, Bae S, Park J, et al. Digenome-seq: genome-wide profiling of CRISPR-Cas9 off-target effects in human cells. Nat Methods, 2015, 12: 237-243.

[4] Kleinstiver BP, Prew MS, Tsai SQ, et al. Engineered CRISPR-Cas9 nucleases with altered PAM specificities. Nature, 2015, 523: 481-485.

[5] Kim D, Kim S, Kim S, et al. Genome-wide target specificities of CRISPR-Cas9 nucleases revealed by multiplex Digenome-seq. Genome Res, 2016, 26: 406-415.

[6] Ma E, Harrington LB, O'Connell MR, et al. Single-stranded DNA cleavage by divergent CRISPR-Cas9 enzymes. Mol Cell, 2015, 60: 398-407.

[7] Moreno-Mateos MA, Vejnar CE, Beaudoin JD, et al. CRISPRscan: designing highly efficient sgRNAs for CRISPR-Cas9 targeting in vivo. Nat Methods, 2015, 12: 982-988.

[8] PThakore PI, D'Ippolito AM, Song L, et al. Highly specific epigenome editing by CRISPR-Cas9 repressors for silencing of distal regulatory elements. Nat Methods, 2015, 12: 1143-1149.

[9] Tsai SQ, Zheng Z, Nguyen NT, et al. GUIDE-seq enables genome-wide profiling of off-target cleavage by CRISPR-Cas nucleases. Nat Biotechnol, 2015, 33: 187-197.

[10] Robert MA, Chahal PS, Audy A, et al. Manufacturing of recombinant adeno-associated viruses using mammalian expression platforms. Biotechnol J, 2017, 12 (3).

第十七章　分子影像学与药物研发

第一节　概　　述

当今医药科技迅猛发展，最新研发的药物种类不断增多，各类药物不断更新换代。当然，药物需经历重重考验才能最终为人所用：如监测了解药物的体内分布情况，研究药物在体内的药效学情况，观察药物的治疗效果；监测药物体内药代动力学，判断药物代谢速率是否合适；研究药物的靶器官反应、生理反应、生化反应、药物疗效与毒副作用等问题。通常而言，只有当这些问题在动物模型上满意解决，才有可能进入临床研究。药物研发过程可分为：药物靶点识别、药物结构设计、先导化合物筛选、临床前实验、临床实验、审批等环节。但不同的药物研发过程的模式也不尽相同，如小分子候选药物与大分子蛋白质的研发过程差别显著。

药物研发周期长、耗资贵、投入大，且有极高的风险。通过使用新的技术和方法，医药公司能更合理地分配候选药物资源。根据美国食品药物管理局（Food and Drug Administration，FDA）的报告，进入临床试验的药物大约只有一半能获得审批进入市场，此外，还有许多药物由于安全问题会从市场上撤回。因此较早终止不合适的试验药物进入临床试验可以节省大量的研发时间和成本。

传统探究药物靶点、检测药物与靶点特异性结合的研究，主要依靠大量的体外实验模型（如先通过活检或尸检取得标本，然后再采用分子生物学方法进行聚合酶链式反应（polymerase chain reaction，PCR）、原位杂交、免疫组织化学等分析），常常需要在不同时间点处死动物来测定血药浓度。这种方法不仅无法在活体内从分子水平真实、完整地反映药物在疾病治疗过程中的实际动态情况，还会造成极大的人力、财力损失。因此，迫切需要能够监测药物靶点的新方法，以获得相关药物在体内转运的情况及其亲和力、给药途径、用药剂量、药物疗效和毒副作用等信息。分子影像学被广泛定义为对生物体中具有功能性的生理及分子作用的特异性组织/细胞/分子的可视化和定量分析，业已证明，分子影像技术在药物研发的各个阶段发挥着重要作用。传统先导化合物的筛选主要依靠高通量筛选技术，它是通过建立分子或细胞水平的药物筛选模型而进行，而当前利用分子影像技术不但可满足高通量筛选技术的需求，还可以实现实时、连续和在体动态观察，进而推动更好的药物筛选决策减少药物研发成本。

在药物的临床前研究中，一些成像模式，如定量全身放射自显影、CT、PET、SPECT、MRI、超声、光学成像（如生物发光、荧光、红光、多光谱）、光声成像及高分辨显微镜等已成为研究药物在活体小动物疾病模型中疗效的有利工具。通过将两种或者更多的成像模式组合起来，集众家之所长的多模态成像，更精确地评估药物的效果。小型成像设备和分子影像探针的发展有助于对药物疗效、疾病动物模型（如转基因小鼠和基因敲除小鼠）的研究。小型的、相对低成本的临床前小动物成像系统在啮齿目动物的药物代谢、药代动力学、药效动力学的无创动态活体监测实验中表现得尤为突出，在小动物的转基因或者疾病模型的临床前成像研究中，可以对靶向位置、药物分布情况以及治疗（包括放疗、化疗或者生物制剂治疗）效果进行活体动态评估。在理想状态下，分子影像技术可以多角度反映肿瘤早期治疗反应，如深部肿瘤病理生理学功能变化，甚至是细胞表面受体表达改变情况。此外，核素分子探针研发的特色是可以相对容易地开展从实验室到临床核医学实践的转化医学研究。当前，分子影像技术的无创性和数据可量化性质都使得分子影像成为转化医学研究的热点。大多数临床诊断研究主要通过 CT、MRI 等解剖成像或 PET、SPECT 等功能成像完成，将传统的成像方法优化为新型功能成像（如生理成像），以及融合多种成像技术的成像方法（如 PET/MRI），实现细胞和分子水平的可视化（如蛋白激酶的表达和活性），是临床前影像研究的发展趋势。实际上，在药物研发的任何阶段，上述多种分子成像技术的使用都会加速其进程（图 17-1-1）。

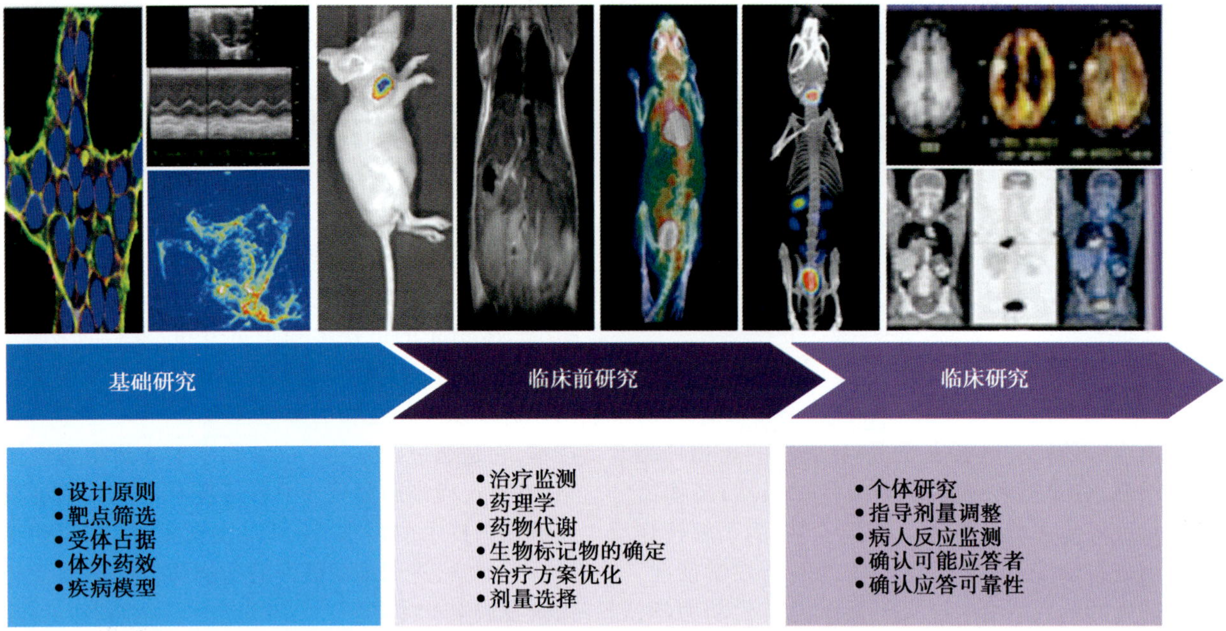

图 17-1-1 分子影像技术在药物研发的全链条过程中扮演重要角色

（刘 刚）

第二节 分子影像技术在新药研究中的应用

一、药物先导化合物的筛选

在明确药物靶点后，需要操作的是对药物进行高通量筛选。高通量筛选是近些年兴起的一项用于体外药物活性筛选的方法，该技术改变了传统的药物筛选过程，即先在体外寻找可以与疾病相关靶点作用的生物活性物质（先导化合物），再对先导化合物进行结构优化，增强其治疗功效，降低其不良反应，从而开发出全新药物，但高通量筛选所采用的主要是分子、细胞的体外实验模型，难以充分反映药物的全部药理作用。然而分子影像技术可弥补其不足，可以借助探针药物研究药物作用的靶器官、靶部位，还可以深入到直接对药物靶向的受体、蛋白、细胞、生物因子、基因等分子层面的成像。

光学分子影像技术有较高的灵敏度和高通量筛选能力，且费用低，操作相对简易，目前已被广泛用于药物的高通量筛选。如用于筛选转录因子 p53 或乏氧诱导因子的药物。通常情况下设计相应的荧光信号并连接到先导化合物上，连有荧光信号的先导化合物到达靶点部位后，观察其是否与靶点结合给出荧光信号，进而筛选出合适的具有活性的化合物，且可以为最佳给药剂量、给药次数和给药方式提供理论依据。

二、药代动力学、药效动力学、药理学的研究

在新药研发中，优化的先导化合物经过药代动力学、药效动力学和药理学等实验完成临床前的各项研究，分子影像技术在这一阶段的研发作用优势显著。

（一）药代动力学、药效动力学

核素显像可利用放射性核素标记治疗药物，从而研究药物在体内的释放、药物的代谢途径，并且对代谢产物进行追踪，达到实时监测药物在体内代谢的过程。分子影像能非侵入性地示踪细胞代谢、细胞分裂、血流动态分布等，可以直接在动物模型上对治疗药物的效果进行动态、连续的观察。

分子影像学是一种研究候选药物的生物分布和药代动力学的可行方法。临床前药物研发过程中的一个重要的工作是阐明药代动力学（pharmacokinetics，PK）和药效动力学（pharmacodynamics，PD）之间的关系（即 PK/PD 特性）：①非靶向组织和靶向组织的 PK/PD 值的差异；②产生药理效果的 PK/PD 值。常用方法是将临床前候选药物用放射性核素标记后，观察其在组织中随时间的分布，同时与标准疗法比较或者基于动物模型实验结果来进行药物的筛选。放射性核素标记药物进入体内后与相应的受体结合，可以评估药物-受体的结合

情况，同时观察药物的分布以及代谢进程。应用核素成像方法观察药物在靶组织和非靶正常组织中的代谢情况可以确定药物分子在生物组织中的分布以及清除率。通常，为了更好地理解药物的生物分布，放射性核素标记药物在体内代谢过程中是否稳定很重要，一般利用合适的动物模型，通过检测放射性核素标记药物的放射化学纯度，观察其在生物组织中的稳定性，进而示踪药物的体内生物分布。

PET 和 SPECT 放射性药物最常用的给药方式是静脉注射，也可以采用其他给药方式如局部给药、口服、吸入等。采用不同给药途径观察其分布，对比定量成像效果，进而优化药物治疗方案。比如，γ 相机成像证实在对成人复发性低分化胶质瘤的单剂量研究中，在腹腔注射^{131}I 进行放疗，可实现对脑的持续高效分布跟踪（图 17-2-1）。

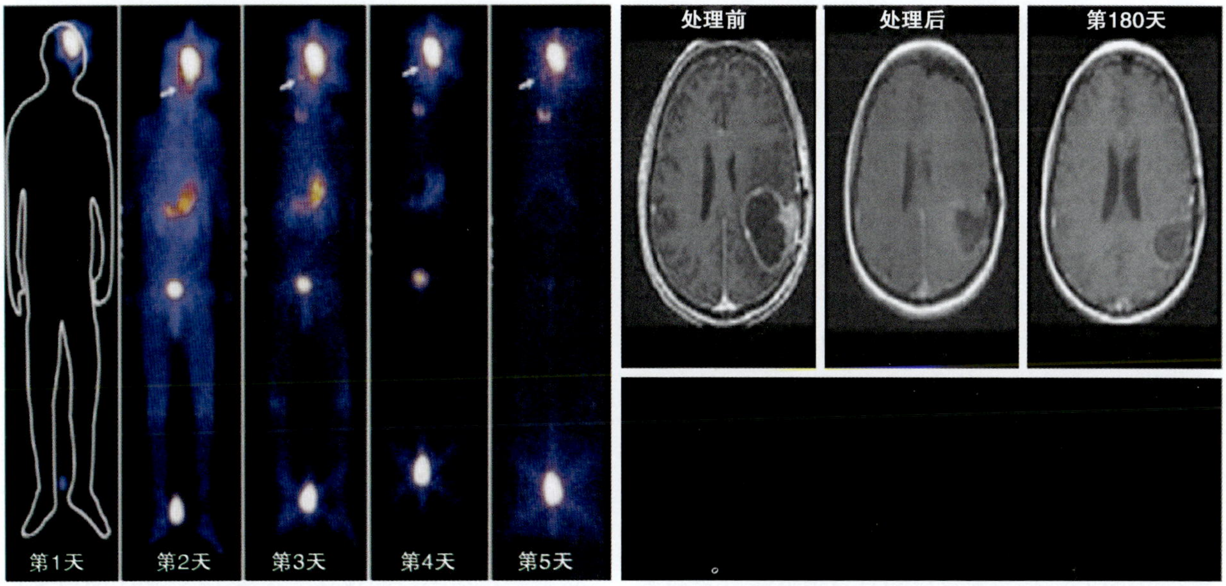

图 17-2-1　前期临床 γ 照相机扫描（左图）表明灌注后 5 天内，腔内给药^{131}碘放射治疗药物在脑的高度分布该结果在脑的 SPECT 扫描中得到证实，并且在所有患者中均表现阳性。代表性患者的 CT 图像（右图），反映治疗后 180 天，疾病处于稳定状态

在新型抗肿瘤药物的临床试验中，可以通过测量一系列药理学参数如分子靶向表达，PK（身体对药物的作用）和 PD（药物对身体的作用）行为来评定临床效果。应用无创 PET、SPECT 或者 MRI 能监测到标记化合物的体内分布情况并可以得到精准、动态实时的生理、生化、药理指标，包括各种抗肿瘤药物的 PK/PD 值，同时还能避免抽样的体液和组织样本引起的其他污染。如在药物研发中，用人类表皮生长因子受体 2（human epidermal growth factor receptor 2，HER2）抗体进行的临床前和临床 SPECT 显像研究表明，HER2 放射性核素显像能够判定乳腺癌分期，指导靶向治疗，测量靶向分布效率，该无创、实时检测方法对传统的病理检测起到很好的补充作用。当前，将临床影像学测量和 PK 值结合能够基于生物标志物的响应分析来判断治疗早期反应，同时还能指导给药剂量和方案，评估不同亚型疾病的病理生理学行为，促进疾病治疗的试验设计。

微创或无创的 PK/PD 生物标记物的研发，相关验证和实验有助于确定最佳药物剂量和治疗方案，还能对相关的靶向设计进行初步验证，进而预测药物安全性、治疗疗效和临床结果，排除高风险候选药物，加速药物审批，减少药物研发成本。例如，通过分子影像手段得到的 PK/PD 观察点加速了分子治疗药物，如 Hsp90 分子伴随蛋白抑制剂 17AAG 的研发，以及用于诊断肿瘤组织缺氧的无创探针 SR-4554 的研发。此外，影像数据有利于基于生理的药代动力学建模和模拟，同时还有利于诊断治疗药物的生物分布预测和相关机制探索。

（二）药理学

药理学研究主要包括：药物与酶、受体的相互作用，药物对组织细胞代谢的影响，药物对局部血流速度的影响等内容。运用受体成像、酶成像等方法，使用显影剂标记药物，动态、直观地观察药物与酶、受体的相互作用及其代谢途径，利用功能影像学可监测药物对区域血流速度的影响。

当前,药理学由实验药理学发展到现代药理学阶段,实现了受体药理学到分子药理学的飞跃,结合不同学科也发展出了许多药理学的研究方法。生理学主要是研究生命活动的物理现象,利用生理学方法可研究药物对生理病理状况下机体的生理功能的影响。分子生物技术在药理学实验中应用较为广泛,包括核酸分子探针的构建、聚合酶链反应、蛋白印迹杂交技术、cDNA 文库、随机分子库技术、克隆技术、人类基因治疗等。分子生物学的发展,在分子水平阐明了受体与配体结合的机制以及受体影响细胞生化过程的分子基础,如药物与受体、药物与酶、药物与细胞膜的作用机制。形态学的研究结合了分子生物学,从传统的光镜、电镜方法衍生出了免疫组织化学、原位杂交、原位 PCR 等,药理学利用形态学方法研究药物在生理病理状况下对机体的组织结构的影响。利用免疫学可以研究药物对机体免疫系统和免疫功能的作用及其机制,为某些疾病药物治疗提供理论基础,一般是采用体外试验研究和体内整体研究相结合,体外试验研究可解释药物对免疫应答某一特定环节如 T 细胞增殖、细胞因子等产生的具体反应,而整体研究则可探讨药物对抗原介导的免疫应答、正常的体液免疫及细胞免疫功能、同种异体移植排斥反应、异常免疫应答,如超敏反应和自身免疫病以及初次及再次免疫应答等的影响。利用细胞生物学,可以从细胞、分子水平研究生物活性物质的药理及毒理作用,具有简便、准确、经济、重复性好等优点。动物细胞培养技术可直接对培养细胞进行观察和适当的处理,研究内容涉及药物对细胞各方面的影响和亚细胞结构的变化,近年来被用于研究药物对生物膜信号转导、受体、基因等的影响。

临床药理学实践中,PET 和 SPECT 被广泛地应用于评估药物治疗疗效、靶点结合情况、受体结合程度和持续时间。通常给药前和给药后分别进行影像检查,以此来比较给药前后受体结合的情况。这样可以动态实时监测并实现对药物剂量的优化,避免患者用药时药物剂量过高或过低。

目前已有大量的 PET 分子探针被应用于神经药物的药理学研究中。精神疾病与多巴胺系统的失调有重要的关系,可卡因是通过抑制多巴胺转运受体来抑制多巴胺的再摄取,因此,用 PET 探针可研究体内可卡因与受体的结合能力。P 物质是存在于神经纤维的神经内肽,与神经激肽(neurokinin,NK)受体结合发挥生理作用。阿瑞匹坦就是一种广泛认可的 P 物质,主要用于预防化疗引起的急性和延迟性恶心、呕吐。通过合成与 NK1 选择性结合的示踪剂,确定 NK1 受体的被结合水平,进而研究阿瑞匹坦药物的受体阻断效果。已有研究显示约 90% 的 NK1 受体被结合后即能达到最好的止吐效果,以此来优化临床试验的药物使用剂量。

许多肿瘤细胞会高表达特异性受体,可作为治疗药物的作用靶点,通过示踪剂靶向结合受体,利用影像设备显示其功能与分布,肿瘤受体成像也是药物药理学研究常用的方法之一。例如,表皮生长因子(epidermal growth factor,EGF)可以促进表皮细胞的生长,表皮生长因子受体(epidermal growth factor receptor,EGFR)在许多肿瘤中过度表达。EGFR 高表达的肿瘤患者,肿瘤易发生转移,恶性程度高,预后差。PD153505 是生长因子受体酪氨酸激酶抑制剂,[^{11}C]-PD153035 能够和 EGFR-TK 竞争性结合,以此达到 EGFR 成像的目的。此外,血管内皮生长因子受体(vascular endothelial growth factor receptor,VEGFR)也在许多肿瘤中高表达,参与血管的生成,故可作为血管生成抑制的靶点。贝伐单抗是首例被批准的抗血管生成治疗药物,靶向于 VEGFR。贝伐单抗一开始是和 5-氟尿嘧啶结合作为直肠转移癌的化疗药物,现已被用于转移性乳腺癌的一线药物。而功能成像例如 DEC-MRI,被用于抗血管生成治疗的评估。尽管 DCE-MRI 的数据后处理较为复杂,且难以进行定量评估,但目前已被广泛地应用于抗血管生成药物的早期临床药理学试验的评价中。

细胞表面受体可以用改造的抗体或者抗体片段开展靶向成像,通过放射性核素标记抗体或者抗体片段,结合细胞表面受体,可以对细胞进行成像,这一检测方法在临床前研究和肿瘤学中用于监测免疫治疗的药理学分子机制及疗效评价。在临床前阶段,靶向 HER2 受体的曲妥珠单抗的抗体片段被正电子核素^{68}Ga 标记,可以在肿瘤模型中对 HER2 进行成像,并且观察使用 Hsp90 抑制剂的 HER2 的表达调节。在靶向放射免疫治疗药物的开发中,^{90}Y 标记的替伊莫单抗(zevalin)用于复发的 B 细胞非霍奇金淋巴瘤的治疗,这也是获得美国 FDA 批准的第一个放射性免疫疗法。肽受体经常在肿瘤组织中过度表达,例如生长素释放抑制激素受体在神经内分泌瘤中高度表达,人们基于奥曲肽,开发了许多放射性核素或者荧光信号标记的多肽药物。在神经内分泌肿瘤患者身上,这些放射性核素或荧光信号标记的多肽药物能特异性地集中于肿瘤区域。其中,[^{111}In]In-DTPA-D-苯丙氨酸-奥曲肽已被批准作为诊断神经内分泌瘤的 SPECT 探针。对早期乳腺癌，激素受体表达的信息的检测有助于合适治疗方案的选择，因此，[^{18}F]-氟化雌二醇已经用于评估激素受体阳性的乳腺癌患者，临床结果显示[^{18}F]-氟化雌二醇有适当的组织吸收和血液清除率。

一些短肽也被开发用于粒细胞上特异受体的分子药理学影像研究，其中，核素标记的白三烯 B4 (leukotriene B4, LTB4)拮抗剂是一种有较好应用前景的放射药物。DPC11870 肽是 LTB4 拮抗剂，核素^{111}In 标记 DPC11870 后会在兔感染模型体内特异性地沉积于炎症部位；该放射性药物也可用于肺曲霉病的鉴定。而在动脉粥样硬化中，白细胞会向刚形成的斑块内聚集，在该过程中过表达的血管细胞黏附因子(vascular cell adhesion molecule, VCAM-1)成为了理想的分子靶目标。基于 VCAM-1，研究人员应用噬菌体展示技术筛选出一个特异性强的短肽，再修饰上磁性荧光纳米材料，成为具有 VCAM-1 靶向性的 VINP-28。在小鼠注射前后分别进行磁共振高分辨率心、肺成像，载脂蛋白基因敲除鼠注射 VINP-28 后，动脉斑块部分的信号出现了不同的信噪比。此外，VINP-28 还能用于监测他汀类药物参与的 VCAM-1 治疗相关分子药理学机制(图 17-2-2)。

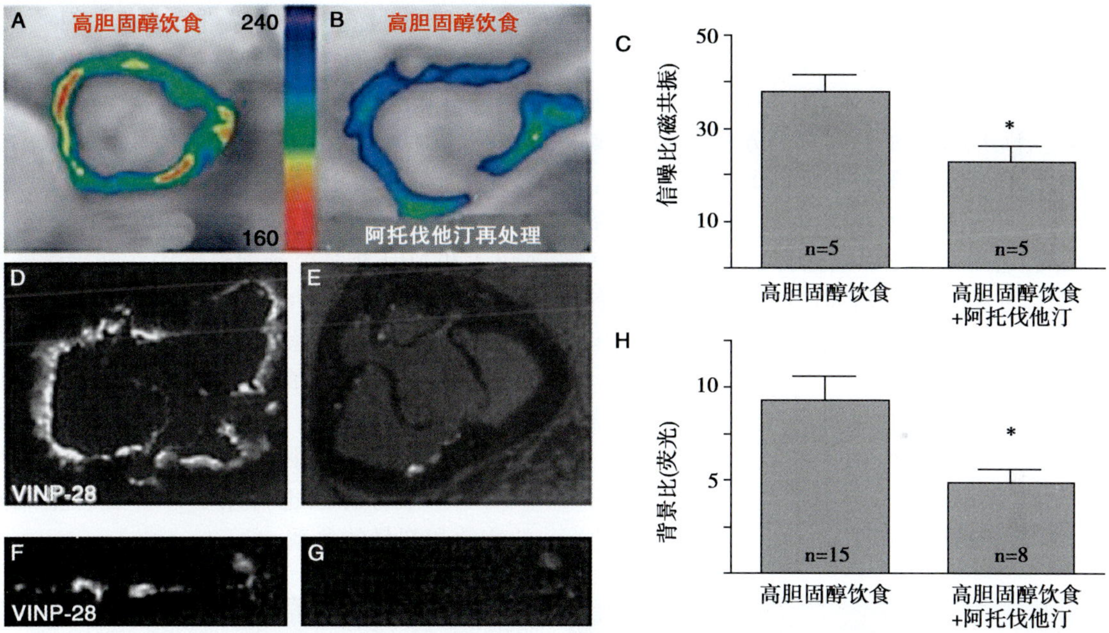

图 17-2-2 磁共振血管成像显示动脉粥样硬化中细胞黏附因子(VCAM-1)的表达

A. 脂蛋白 E-/-高胆固醇饮食(HCD)小鼠在 MRI 中对 VINP-28 显示较高的摄取；B. 药物治疗组的 VINP-28 的摄取相对较少；C. 对 A、B 的定量结果；D. 脂蛋白 E-/-高胆固醇饮食(HCD)组近红外成像；E. 药物治疗组近红外成像；F. 脂蛋白 E-/-高胆固醇饮食(HCD)组 G 的宏观荧光反射成像；G. 药物治疗组宏观荧光反射成像；H. 未经药物处理组和药物处理组的靶向位置与背景比

多数肿瘤组织会高表达一些蛋白酶，并与癌症进展有密切关系，因而蛋白酶作为化疗靶标的药物也逐渐被开发并成为药理学研究热点。对蛋白酶进行成像不仅能监测早期肿瘤，还能对蛋白酶抑制剂进行评估。酶响应智能分子影像探针的基本结构常由三部分构成：某种蛋白酶的多肽类底物、一个荧光报告基团和一个相应的荧光淬灭基团。与传统分子探针相比较，智能分子探针在初始状态下处于"淬灭"状态，而只有在与靶点分子酶结合后才会被"激活"而释放出强烈的信号，从而被分子影像设备所检测到。智能分子探针具有低背景，高对比度和高敏感性等成像优势，已经成为了光学活体成像检测疾病靶标酶蛋白的重要手段。如基质金属蛋白酶(matrix metalloproteinases, MMP)几乎能降解细胞外基质中的各种蛋白成分，破坏肿瘤细胞侵袭的组织学屏障，在乳腺癌等恶性肿瘤的侵袭转移中起重要作用。以 MMP 酶为靶点的可活化光学分子探针已有大量报道并能够迅速检测出肿瘤组织中的 MMP 酶表达量，进而开发出基于 MMP 酶的分子探针及成像检测方法。酶响应智能探针构建的关键问题有：在蛋白酶底物多肽的设计与合成方面，需保证多肽能够被修饰并保持稳定的生物学功能；优化多肽底物的数量和标记效率；确保多肽底物需要有 2 个官能团，供荧光染料和纳米材料的共修饰

而不能同时暴露；分子影像探针在保留酶敏感性的基础上，在体内外生理条件下稳定，低毒性，且在体内外复杂环境中具有普适性和实用性。

三、临床试验研究

临床前研究的目的是检验药物的安全性和有效性，观察药物在动物体内的药理学、毒理学特性，并需通过大量在体实验和长时间的观测来验证其可靠度。一些在动物实验中安全有效的药物，于人体而言可能达不到理想效果，因此，新药在上市之前，必须通过临床试验验证。上个世纪末至今，分子影像技术已广泛应用于药物临床研发中。

（一）结构和功能成像

解剖的 CT 和 MRI 可对肿瘤治疗的效果提供量化数据，促进肿瘤药物的研发。肿瘤尺寸的解剖学检测是监测治疗效果的最常用的方法，而功能成像对药物具有活性预测和疗效评估的功能。比如，在临床试验中，恶性脑肿瘤的分子影像评价面临着严峻的挑战，包括检测方法的选择、成像技术的综合应用、疾病进展的评估及治疗疗效的跟踪等。临床肿瘤治疗的成功高度依赖于检测、分期、治疗和定期复查检测。

化疗过程中，肿瘤的体积变小是个缓慢渐进的过程，一般在最初治疗 PD 响应很久之后才会发生。类似血管生成抑制剂的治疗经常是诱导肿瘤坏死和气蚀，并没有肿瘤体积上的改变。当使用基于肿瘤尺寸的传统的实体瘤疗效反应的评价标准观察靶向治疗时，效果往往被低估。基于影像的标记物可以作为肿瘤治疗中二期和三期临床试验的有效示踪剂，可以精准地评估治疗效果。尤其是新的肿瘤特异性分子影像探针和先进的分子成像技术（如 DCE-MRI、DCE-US、MRS、SPECT 及 PET）不断涌现，加上肿瘤微环境、内分泌状态、组织缺氧、生理学、分子遗传学以及癌胚抗原分化等特征的成像方法日益发展，极大地推动临床新药研发的进展。

MRI 可以进行多参数成像，能以高分辨率对组织解剖，器官功能甚至细胞分子进行无创的信息收集。解剖成像和功能成像同时进行，可对疾病状态及药物治疗的效果进行全面评估。例如，MR 弥散加权成像和多光谱分析方法相结合可对正常或坏死的肿瘤组织、相邻的皮下脂肪组织的分化及在患者肿瘤组织的异种移植模型中的治疗反应进行无创量化评估。MR 与其他成像模式相结合也是可以的，比如，Bäuerle 等报道了对比增强 CT 和 MRI 相结合分别提供了在临床骨转移模型中有无贝伐单抗治疗的骨质溶解和肿瘤复发程度的无创高分辨影像信息（图 17-2-3）。DCE-MRI 是 MRI 的一个常用成像方法，可测量肿瘤微血管功能情况，被广泛用于抗血管生成和血管阻断药物的早期临床试验评估中的成像监测。T_1 加权 DCE-MRI 成像方法也可用于评价血管生成抑剂的疗效和剂量的关系。

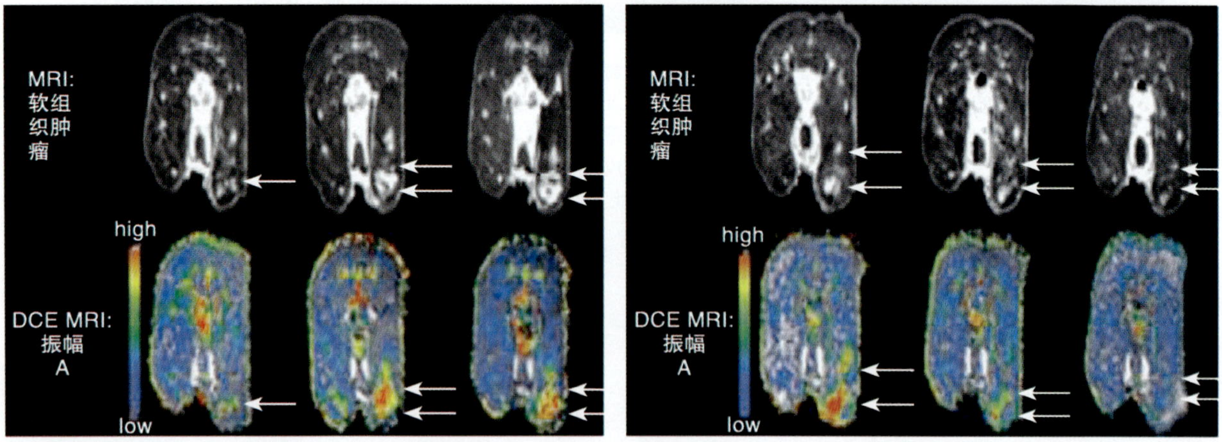

图 17-2-3 接种肿瘤细胞后，通过 MRI 监测对照组（左图）和治疗组（右图）在第 30 天、50 天和 70 天（分别为左，中，右）的变化情况

T_2加权轴向 MR 图像（上行）显示软组织肿瘤（箭头）随时间变化，下列 A 是 DCE MRI 参数图幅度，其中 A 的范围从蓝色（低）到红色（高）；骨转移由箭头指示

血管生成是复杂的生理过程。肿瘤新生微血管是除了缺血性损伤后自然愈合外，肿瘤生长和转移所必需的。血管成像可以对血管进行定量和映射，测量血流量、血容量和血管通透性，并对血管壁上细胞和分子的异常进行分析。除了常规的 MRI 外，高分辨率磁共振血管成像，CT、PET、US 和光学

成像模式，包括 CT 血管成像以及对比增强超声成像等，也是可以提供大量无创的、与血管生成功能相关影像评价的方法，可用于肿瘤微血管成像。

许多抗肿瘤药物可以抑制新生血管的生成，使得肿瘤因缺氧和营养而饿死，如靶向 VEGFR 治疗晚期恶性肿瘤在临床上显示了很好的治疗效果。但是，该过程所涉及的复杂机制还没有完全阐明。靶向 VEGFR 成像的生物标记物会影响靶向抑制剂（如基质金属蛋白酶抑制剂）的抑制作用、肿瘤微环境（如血流量、血管通透性或血容量）的改变和肿瘤细胞的代谢。抗血管生成药物的临床试验中也存在一些挑战，包括合理剂量的选择、精准药理学作用机制和对临床疗效无创定量评估方法的使用。传统预测抗血管生成药物疗效的生物标记物存在一定药理毒性，有待改善优化，因此，血管生成的特定生物标记物的发展亟待推进。目前，抗血管生成治疗的下游生理效应被认为可以充当治疗反应的有效观察点。比如，[^{15}O]H_2O 和[^{18}F]FDG PET 用于抗血管生成治疗评价中，在重组人内皮抑素（recombinant human endostatin，rh-Endo）治疗前和治疗期间患者肿瘤部位的核医学显像显示了肿瘤血流量降低和糖代谢降低。

（二）分子成像

1. 受体成像　通常认为解剖和生理成像技术很难用于药理学分子靶标确认，而分子成像可以以一种特异性靶向的方式进行。比如，肿瘤血管生成过程中，放射性分子探针靶向整合素受体、细胞外基质成分、VEGF 受体，带活性的内皮细胞和基质金属蛋白酶，从而诊断肿瘤。将分子影像信号输送到原发肿瘤和远处微转移病灶的特异性载体（如小分子药物、多肽、抗体、DNA、siRNA 或纳米粒子）的选择会严重影响分子探针在肿瘤早期诊断中的成像效果。随着纳米技术在药物递送系统中的应用，量子点、纳米囊泡、纳米金、磁性纳米颗粒，碳纳米管、纳米脂质体等新型纳米材料越来越多地应用在分子影像诊断中。

特异性靶向药物给恶性肿瘤的治疗带来了希望，同时也面临着临床前和临床评估上的挑战。由于特异性受体药物的毒性，通常应选择剂量在最大耐受率范围之内；标准细胞毒性肿瘤化疗药物的评估方案往往不适合分子靶向药物。同样地，靶向药物的探索性Ⅰ/Ⅱ期试验应该聚焦于与药理作用和疾病稳定性相关的生物标记物观察点。靶向分子探针通过指导剂量方案优化，筛选合适的患者，可视化靶向受体结合效率，监测肿瘤对治疗药物的响应，不断推进了分子特异性靶向药物的研发。

当前较为成功的小分子靶向探针包括雌激素/雄激素受体靶向药物（如 16β-[^{18}F]氟-5-二氢睾酮和 16-[^{18}F]氟-17β-雌二醇）。在过去大量的靶向分子成像中，一些多肽如精氨酸-甘氨酸-天冬氨酸多肽，生长激素抑制素衍生物和蛙皮素类似物进行的影像学评估效果良好。寡核苷酸显影剂包括能在 RNA 水平上实现基因表达可视化的反义探针和与特殊蛋白受体结合的核酸受体探针也不断得到发展。

随着人类基因组计划的开展，新型分子标记物和相应的靶向治疗药物不断被开发。用于诊疗肿瘤的抗体代表了在肿瘤新药研发中最大份额的分子类药物。抗体可以发挥其生物效应，或者作为药物的递送载体。为了最大限度地发挥药物作用，减少副作用，免疫疗法的定点释药已经成为了医药工业重要的目标。一些基因工程抗体片段（如 Fab、单链 Fv、$(Fab')_2$等）用于放免液闪法和 SPECT 检测取得了令人振奋的结果，打开了利用短半衰期同位素（如^{18}F、^{68}Ga）标记抗体衍生物进行 PET 成像的大门。

免疫 PET 的目的是将 PET 的灵敏性和单克隆抗体的靶向特异性结合起来，进而进行相关影像研究。在长半衰期正电子核素如^{124}I，^{89}Zr 和^{86}Y 标记单抗进行放射性免疫显像的发展中，具有优异性能的特异性单抗的制备是该领域发展趋势。长半衰期正电子核素^{89}Zr 标记的单抗，物理成像特性理想，肿瘤分辨率达到毫米级别，其半衰期跟大多数抗体的半衰期匹配，可以达到最佳的肿瘤/血液比。此外，放射性核素标记的抗体也可以用于靶向治疗疗效的评价。比如，在小细胞肺癌患者同时注射非放射性单克隆抗体及相应的放射性单克隆抗体[^{111}In]In-hu3S193，[^{111}In]In-hu3S193 的 SPECT 成像能无创实时监控所有大于 2cm 的阳性病灶。

2. 代谢和乏氧成像　除了特殊受体的过表达，肿瘤也表现出相比于正常组织的营养高消耗和高代谢。在恶性肿瘤的分子成像中常常会利用这种代谢的差异。不同于解剖成像，代谢成像能将肿瘤治疗状态更早地可视化，比如，一些抗肿瘤疗法常常在肿瘤尺寸减小之前就会引起响应的代谢反应。

（1）FDG：2-[^{18}F]氟-2-脱氧-D-葡萄糖正电子发射断层扫描（FDG-PET）常常用于评估 Warburg 效应，即肿瘤形成部位糖代谢增加的病理生理状态。FDG-PET 是一种广泛应用于肿瘤分期和再分期的工具，相比较于解剖成像，FDG-PET 成像对某些癌症更具灵敏性，能准确地检测到复发或未根除的疾病，在肿瘤尺寸减小之前评估早期的治疗效果，使得没有治疗效果的患者停止徒劳的治疗，从而指导患者的进一步治疗。对于淋巴瘤，非小细胞肺癌和食管癌患者，在开始治疗的几天或几周里 FDG-PET 摄取值的减少与延长的生存期密切相关，可以作为二期或三期试验观察点。对于晚期非小细胞肺癌患者，对照 RECIST 疗效评价标准，只有大约 4% 的患者没有代谢反应，大约 71% 的患者有代谢反应，这类患者被认为是应答者（图 17-2-4）。FDG-PET 作为癌症分子成像工具的价值在肉瘤和其他几种癌症，如乳腺癌、前列腺癌、直肠癌和卵巢癌的诊断及疗效跟踪中得到体现。FDG-PET 也可对接受免疫治疗的患者实施无创免疫检测。除了 FDG，其他几种放射性核素标记的脱氧葡萄糖衍生物也显示出了令人满意的临床前结果，进一步证实了葡萄糖代谢成像可作为肿瘤状态的预后指标。

（2）组织缺氧：肿瘤组织缺氧也是高代谢的结果，目前组织缺氧已经成为肿瘤生理学和治疗反应的一个重要的参数。组织缺氧与血管生成、肿瘤侵袭性、局部复发和转移密切相关，是宫颈癌、头颈癌、前列腺、胰腺癌和脑癌等癌症的预后指标。通常低氧性的肿瘤表现出对放疗或化疗的低响应。

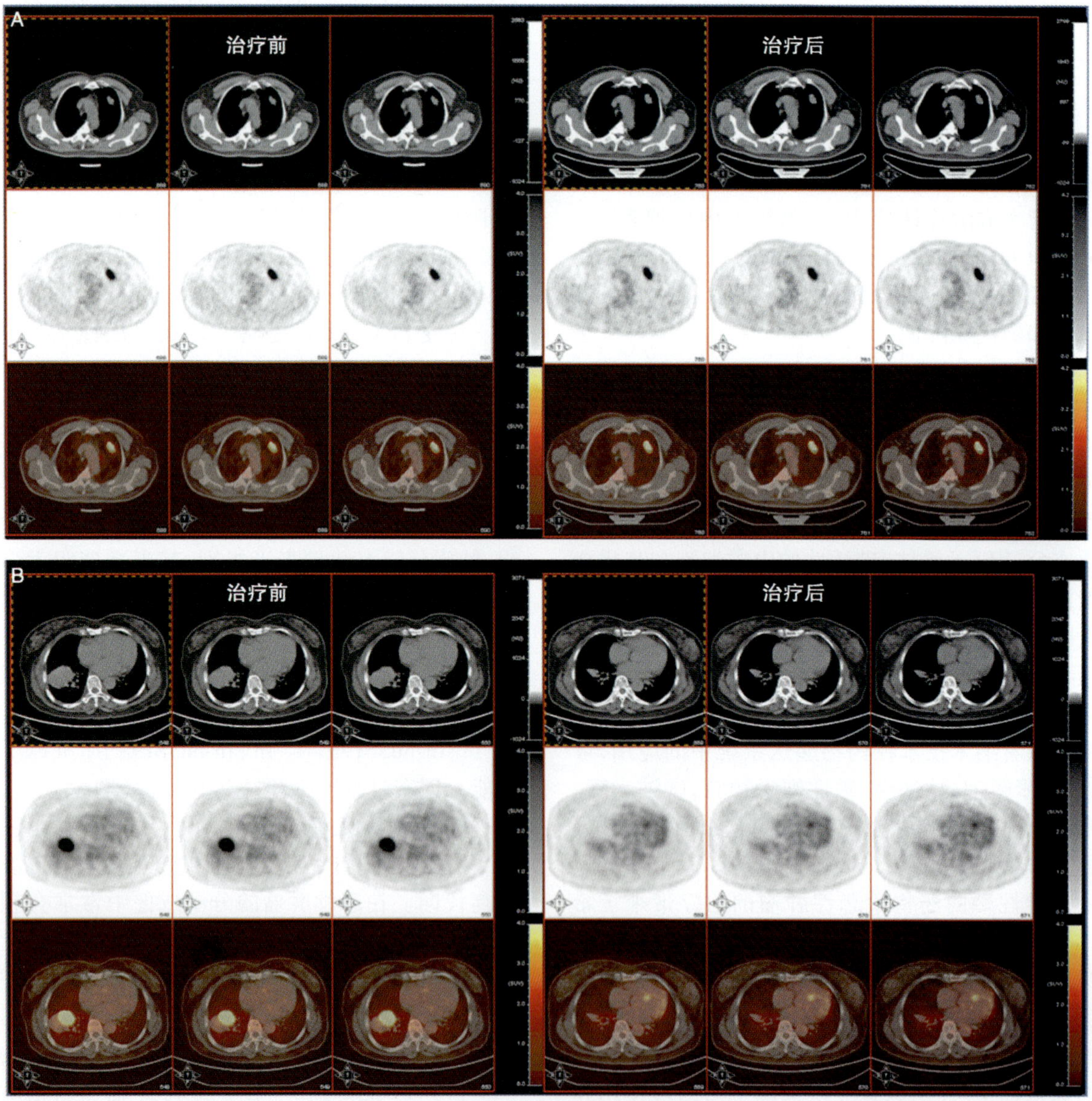

图 17-2-4 通过 ^{18}F-FDG PET/CT 成像评估晚期 NSCLC 患者治疗的效果

非反应者（A）和代谢反应者（B）的 PET 和 CT 图像显示，无应答者 ^{18}F-FDG 摄取与基线相似，而应答者 ^{18}F-FDG 摄取显著减少

相比较对 pO_2 的创伤性检测，基于分子标记物的组织缺氧成像方法（如缺氧诱导因子 1 和碳酸酐酶同工酶Ⅸ）提供了无创实时的另外一种选择。常用的肿瘤缺氧显像剂有[^{18}F]氟硝基咪唑阿拉伯糖苷(FAZA)、$^{61/64}$Cu 标记的二乙酰-2(N4-甲基氨基硫脲)、氟化的 ^{19}F MR 对比剂和[^{18}F]氟甲氧甲基硝基咪唑乙醇(FMISO)。

(3) 其他代谢探针：除了[^{18}F]FDG，不断开发出新型的 PET 分子影像探针对肿瘤早期治疗效果进行代谢检测。较有前景的探针包括胆碱衍生物类脂质代谢探针（如，[^{11}C]胆碱和[^{18}F]氟化碘甲胆碱）、DNA 合成探针[如，3'-[^{18}F]氟-3'-脱氧胸苷(8)和 1-(2'-脱氧-2'-[^{18}F]氟-β-D-阿糖呋喃]胸腺嘧啶、氨基酸类似物[如 L-[甲基-^{11}C]甲硫氨酸和 O-(2-[^{18}F]氟代乙酯)-L-酪氨酸]和其他分子探针（如[^{11}C]醋酸酯）。在中枢神经系统的损伤和炎症过程中，活化胶质细胞的成像检测成为评估包括脑癌在内的神经性疾病的最可靠的技术工具。常见的胶质细胞代谢特异性的 PET 示踪剂，2-[^{18}F]氟乙酸酯(^{18}F-FAC)，在胶质母细胞瘤动物模型评价中显示了很好的选择性吸收和代谢。此外，在贝伐单抗和依立替康联合治疗的复发性恶性肿瘤患者生存期预测中，使用细胞增殖生物标记物[^{18}F]氟胸苷的临床分子影像比常规 MRI 效果更为明显。

（刘　刚）

第三节　分子影像应用于新药研究的优势

药物研发过程是一个漫长，高风险和昂贵的过程（通常小分子药物的临床开发从新药提交到监管批准大约需要 10 年）。由于关键性的临床试验所需时间最长，成本最高，因此早期选择最优候选人群进行关键试验或终止不太可能成功的候选人群的新策略可以显著缩短整个药物开发过程。应用于药物研发初期的分子和功能成像可以直接提供疗效监控的证据，确认药物作用并鉴定更有可能受益的患者。

分子影像学的出现加速了生命体生物和生化过程的无创评估的发展过程。在常规药物研发过程中，虽然我们采用大量的技术和方法来增强我们对疾病和药物作用的认识和理解，但是为了能在重要的试验之前筛选出有效的候选药物或及早地停止那些可能会失败的药物的研发，迄今为止，我们仍面临着一些挑战。然而，在重大疾病尤其是肿瘤疾病诊疗过程中，具有低成本效益的成像生物标记物能够对一个可能会带来临床效益的试验药进行快速的生物活性评估。基于成像结果来增加代理标记物和生物标记物的策略，现如今已经成为了生物制药产业中重要的一环，与常规试验相比，它所需的实验对象更少，且能更快地提供临床结果的预测信息。

分子影像技术在药物研发的基础研究和临床应用领域已经有大量的文献报道并越来越得到了人们的认可。但是，分子影像和临床结果的相关性必须要得到进一步证实和推广。从浩瀚如烟的文献中，我们可以了解到成像生物标记物的研究可以得到相关的结构，生理和代谢信息。但是，这个验证并推广的过程是漫长且花费巨大的。而且，在实际操作中还需要社会、政府和整个行业的支持，不断推进分子影像技术发展现代化，同时也增强其在疾病新型治疗策略的临床前和临床评估的重要性和包容性。

由于临床发展过程往往比药物更长，故而数十年来，研究者一直在寻找理想的与治疗药物密切相关的特异性靶向分子影像探针。因此，开发一种新型显影剂需要大量的资源和非常多的安全测试。更重要的是，为了促进用于临床药物诊断的新型显影剂的使用，必须要克服技术和监管方面的障碍。

当前，分子影像技术操作的可行性，数据采集和分析，以及在临床前动物研究的应用，不断对一些成像模式如 PET、SPECT、光学成像、MR、US、CT 和显微镜方法进行推动优化。在药物研发过程中，这些模式的探索发展会推进临床前研究向临床应用转化，尤其是临床试验的候选药物的选择和临床剂量方案选择。这种无创技术也可用于纵向研究，阐明疾病的潜在病理生理学发展过程及重要分子事件，追踪疾病进展和监测治疗效果。因此，相比较简单模式的成像，在过去 20 年里得到快速发展的图像融合技术表明，互补模式的图像融合可以提供一个更完整、更准确的疾病评估。在单次快速扫描中，可实现解剖和功能成像并解决了诸多软件融合的局限性。值得一提的是，PET-CT 和 SPECT-CT 相继于 2001 年和 2004 年在临床上得到应用，不断推进新技术在药物临床研发，尤其是在肿瘤领域药物研发的评估应用。

总之，通过医药和影像行业的不断努力，虽然分子影像领域尚未完全成形，但是已经取得了很大的进展，并在加速和改善药物研发过程中发挥重要的作用。显然，在做治疗决策，提供有价值的生物标记物或药物疗效的代理观察点和在新药的注册过程中提供试验证据方面,分子影像是一个有力的工具。其他类型的新技术也可能相继应用在生命活体分子影像领域。虽然,目前任何一个单一的成像技术很难给出所有的答案,但是整合不同成像模式中的信息并随着影像技术方面的不断突破必将推进该领域的发展。正如精准医学所提出的,新药研发所需要的是不仅仅是技术人员培训的重新评估和考察,还需要影像领域新时代的研究者和临床医生。

(刘 刚)

参考文献

[1] Chen H, Niu G, Wu H, et al. Clinical Application of Radiolabeled RGD Peptides for PET Imaging of Integrin alphavbeta3. Theranostics, 2016, 6(1): 78-92.

[2] Wang J, Mi P, Lin G, et al. Imaging-guided delivery of RNAi for anticancer treatment. Adv Drug Deliv Rev, 2016, 104: 44-60.

[3] Kim MM, Parolia A, Dunphy MP, et al. Non-invasive metabolic imaging of brain tumours in the era of precision medicine. Nat Rev Clin Oncol, 2016, 13(12): 725-739.

[4] O'connor JP, Aboagye EO, Adams JE, et al. Imaging biomarker roadmap for cancer studies. Nat Rev Clin Oncol, 2017, 14(3): 169-186.

[5] Miller M A, Gadde S, Pfirschke C, et al. Predicting therapeutic nanomedicine efficacy using a companion magnetic resonance imaging nanoparticle. Sci Transl Med, 2015, 7(314): 314ra183.

第十八章　分子影像临床转化和应用的现状和展望

第一节　分子影像的临床转化和应用

基于医学研究应使广大患者受益的目标，并鉴于基础研究和临床医学极不平衡的现状，转化医学的发展势不可挡。分子影像作为联系基础与临床的桥梁，不仅有利于自身的快速转化，成为转化医学的主要内容之一，更可作为重要的载体工具和便捷途径，进一步促进各种先进诊疗技术，如分子靶向诊疗、免疫治疗、干细胞治疗和基因治疗等新技术的临床转化和应用。

一、转化医学的概念

20 世纪末 21 世纪初，人类基因组学、蛋白质组学和代谢组学等基础医学研究迅速发展，日新月异，成果显著，同时，对生物医学的研究投入也日益增大。然而，人们发现这些巨大的投入，虽然对生命和疾病的认知不断深入，但对临床诊疗的促进甚微，对降低疾病的发病率和死亡率帮助不大，对人类健康状况的整体改善也并不显著。此时，临床医学研究相对滞后、发展缓慢，与基础研究脱节的现象日益凸显，甚至二者之间出现巨大鸿沟，被称为“死亡之谷”。

1996 年，Geraghty 在《柳叶刀》杂志首次应用“转化医学（translational medicine，TM）”这一名词。为了使基础医学的研究成果能够更快、更好地应用于临床，从而使更多的患者受益于现代生物医学技术的进步，美国国立卫生研究院（National Institutes of Health，NIH）于 2003 年提出发展“转化医学”。转化医学是生物医学和公共卫生研究领域内的学科，是将目前已有的知识转化为可用于日常临床和公共卫生工作的有用措施，旨在通过基础研究成果直接转化到诊断工具、药物、防治指南、卫生政策和健康教育，改善个体和人群的健康。基础研究是指认识自然现象、揭示自然规律及获取新知识、新原理、新方法的活动；而临床实践是应用基础研究获得的知识和技能诊治患者疾病，造福社会。转化医学承担着探索、研究新的诊断治疗方法，并通过临床研究而最终将成果转化应用到临床实践的任务，是基础研究与临床医疗实践的桥梁。

转化医学的研究非常强调兼顾科研成果的应用和普及两个方面。对于后者，即公共卫生领域的转化，近年来日益受到重视。基于以上认识，一般将转化医学分为 T1、T2 和 T3 三个阶段：T1 阶段，是指初步临床转化阶段，涵盖临床前研究的多个过程，直到探索性的临床研究（即近年来日益受到关注的 0 期研究）；T2 阶段，是指临床转化、验证和应用阶段，包括Ⅰ～Ⅲ的临床研究；T3 阶段，则是进一步验证和推广应用的阶段，包括社区的广泛应用，以致最终形成新的医疗卫生政策。后者也有人单独拿出来，称之为 T4 阶段。

随着人们认识的深入，发现转化医学不应只是实验室研究成果转化为临床应用，从临床发现问题通过实验室解决也非常重要，是临床与基础相互转化的双向过程（from bench to bedside and from bedside to bench，B2B）。近年来，转化医学的概念和内涵又作了进一步提升，将 B2B 的概念拓展成为立体螺旋式体系：从临床提出问题，到基础研究新发现或发明解决方案，到转化、应用及推广，然后再提出新问题，再解决，再转化。其内容更加广泛，更加面向大众，涵盖了医学诊疗和公共卫生服务的各个层面，甚至包括生活质量提升和身心健康促进等内容。

二、转化医学的发展现状

在美国，NIH 于 2003 年 10 月公布了“医学研究路线图（roadmap for medical research）”，包括三大主题：探索新途径、组建未来研究团队和重组临床研究机构，在其中的重组临床研究机构中突出了转化医学。2006 年，NIH 建立了自己的转化医学研究中心——针对罕见病进行纯临床研究的 NIH 医学中心，并启动"临床和转化科学奖励计划(clinical and translational science award，CTSA)"。CTSA 的宗旨是：①改善国家的生物医学研究状况；②加速实验室发现用于患者治疗的过程，有效缩短疾病治疗手段开发时间；③鼓励相关单位参与临床研究；④对临床和转化研究人员实施培训。据此，美国每年投资 5 亿美元用于转化型研究中心的建设，至 2012 年，共投入 30 亿美元建成了 60 个转化医学中心，大大促进了基础医学研究成果的临床转化以及生物医药健康产业的发展。2011 年底，美国总统奥巴马又签署了 NIH"国家先进转化科学中心"的经费预算，保证了转化医学研究的经费支持和稳步发展。在美国消减科研经费的大环境下，2013 年斯坦福临床和转化研究及教育中心等 15 家单位获得了 NIH 新一轮的转化医学研究资助，在未来的四年半内每家单位将获得近 5 千万美元的资助，比上一轮增加了约 70%。美国转化医学研究有政府、学术单位、工业企业、慈善机构和患者辩护组织参与，组成共同体，分别从各自角度努力，加速促成基本的共同目标—实验室的科学发现应用于患者。短短几年内，美国已基本完成了其在二十一世纪生物医学领域转化研究的核心构架，改变了科研协作的模式，建立了许多融合、交叉学科，营造了推进研究成果临床转化和应用的氛围。

英国则提出了"最好的研究为至上的健康(best research for best health)"研究战略。为此，英国国家健康研究院(National Institute for Health Research，NIHR)建立了综合性和专科性的生物医学研究中心(Biometrics Research Centre，BRC)。从 2007 年开始的 5 年间，提供超过 4.5 亿英镑的资金，用于资助 5 个综合性 BRC 和 6 个专科性的 BRC(主要开展肿瘤、眼科和心理健康等研究)进行转化医学研究。英国为确立国家创新研究项目与投资框架，于 2007 年 1 月成立了健康研究战略协调办公室(Office for Strategic Coordination of Heath Research，OSCHR)，其主要职责包括转化医学研究、公共卫生研究、电子健康档案研究、方法学研究、人力资源发展等 5 个方面，建立了转化医学委员会。OSCHR 每年投入转化医学研究的经费在 1600 万英镑左右，其研究重点是大规模的临床试验、卫生技术评估、治疗路径创新、诊断学、方法学、实验医学、药物发现与早期研制、构建临床研究设施网络等。法国的转化医学研究大多在临床研究中心(Clinical Investigation Center，CIC)进行。目前，法国已在全国建立了数十个 CIC，并形成网络。CIC 经费来自各级卫生部门、基金会和医药企业，每 4 年接受一次专业机构的评估。德国的"健康研究计划路线图(roadmap for the German health research program)"也制定了促进转化研究的策略。2006 年 5 月，苏格兰启动了全球第一个转化医学合作研究中心，与全球最大的制药公司之一惠氏公司进行合作，第一期投资达 3300 万英镑。欧共体每年用于转化医学研究的预算为 60 亿欧元。

南非启动"通过科学研究建立健康国家(building a healthy nation through research)"战略，也强调了转化医学研究的重要性。在亚洲，2008 年 6 月，新加坡国立大学转化医学中心破土动工，该国总理亲自为其奠基。

我国的转化医学研究虽然刚刚起步，但转化医学的概念已得到了广泛的认可，全国已陆续成立了百余家转化医学中心。然而，国内的转化医学研究多数为分散、低水平、重复建设，效率低、产出不高，无法满足转化医学研究的需要，进而造成人、财、物浪费；缺乏国家规划、顶层设计、系统性和前瞻性；缺乏医、学、研、产一体化基地；缺乏多学科交汇集成的大型研发平台；缺乏国家层面的专项基金资助，为此研究内容的持续性不能得到应有的保障；缺少临床与基础研究两栖人才，研究队伍缺乏稳定性。因此，当前我国迫切需要建设国家级的、开放共享、专门用于转化医学研究的大型设施；迫切需要从国家层面加大基础投入，进行高水平研究组合，打造符合中国特色的转化医学研究模式。

2013 年 1 月 16 日，国务院通过了《国家重大科技基础设施建设中长期规划(2012—2030 年)》，明确了未来 20 年我国重大科技基础设施发展方向和"十二五"时期建设重点，提出要选择我国科技发展急需、具有相对优势和建设条件较为成熟的领域，优先安排了 16 项重大科技基础设施建设，其中就包括"转化医学研究设施"。国家设计成立 5 个转化医学研究国家重大科技基础设施，分别依托中国医学科学院北京协和医院、上海交通大学瑞金医院、解放军总医院和清华大学、四川大学华西医院和第四军医大学西京医院进行建设。

随着"创新驱动发展"国家战略的制定和《促进科技成果转化法》的修订，我国科技成果的转移转化出现了良好的环境。建设这些“转化医学国家重大科技基础设施”，对推动医学基础研究成果快速向临床应用转化和提高诊治水平将起到关键作用，对于增强我国生物医药原始创新能力、促进医学科技领域跨越发展、实现“健康中国”宏伟目标具有重要意义。

三、分子影像在转化医学研究中的作用

美国 NIH 的“医学研究路线图”中，在重组临床研究机构中突出了转化医学，而在“探索新途径”重大主题中强调了分子影像。“路线图”强调，“为了加速从实验室到临床应用的转化过程，现阶段的关键是增加基础与临床科学家之间的交流，并寻找便利有效的新工具以推动研究成果从实验室走向临床应用”。

分子影像作为现代分子生物学与先进医学影像技术有机结合的产物，是基础和临床的共用技术，是将基础医学研究成果迅速向临床应用转化的重要工具，是二者之间相互沟通的便捷桥梁。通过发展新的分子探针及影像手段，改善研究方法，可以对活体内分子的生物化学过程进行定性和定量研究；在疾病的发生、发展和转归研究中，在药物的研制、开发和评价中，以及在诊断和治疗新技术的转化应用中发挥着越来越重要的作用。

以分子影像在药物研发中的作用为例。现在平均每个治疗新药的研发耗时约 14 年，耗资约 8 亿美元，很多药物在研发后期才发现严重问题而被淘汰，造成了极大的财力和人力损失。而分子影像等新技术可以通过直接标记药物显示分布和排泄，在使用不产生生理作用和毒副作用的微量示踪的情况下，明确药物在人体内的分布模式，提示产生生理作用或毒副作用的机制，发现可能在人体存在的不同于动物的组织损伤，帮助筛选具有更大生理作用和更小毒副作用的药物；或间接显示相关受体表达或酶的功能，定量研究药物与药物、药物与营养物质、药物与受体、药物与酶之间的相互作用，以及测量生理刺激或病理过程引起的改变等；还可以测量和明确药物治疗前后的疾病状态，以及在特定组织中药物的吸收与治疗效果之间的关系等。因此，各大制药公司纷纷成立自己的分子影像部门，或通过与大学或医院合作，让分子影像技术更早地介入药物研发和临床验证过程。

此外，分子影像技术在各种新技术、新方法的研发和评估中都发挥着重要的作用。对于分子靶向治疗、干细胞治疗、免疫治疗、基因治疗和精准介入治疗等国际前沿的新技术、新方法，在相关基础研究、临床转化、指导治疗等各个方面，分子影像都极具价值。

实际上，分子影像技术存在着横跨基础与临床的直接通路。许多用于动物活显像体研究的分子影像设备，如小动物专用 PET、SPECT、MRI 和超声等，都存在对应的临床应用设备。这使得基于动物专用分子影像设备的研究，获得可靠结果后可以方便地转化为临床应用。从临床分子影像诊治中发现的问题和需求，也可以非常便利地利用各种动物模型和动物专用的分子影像设备进行研究和探索。因此，二者之间的转化是非常顺畅自然的过程。

美国国家癌症研究所（National Cancer Institute，NCI）早已认识到了分子影像对临床转化的价值，不仅组建了活体细胞和分子成像中心（*in vivo* cellular and molecular imaging centers，ICMIC），还将大量财力投入了小动物成像资源项目（small animal imaging resource programs，SAIRPs）和临床影像增强药物项目（clinical imaging drug enhancers，DCIDE），尤其重视对新型的分子影像探针进行研究。

四、分子影像技术本身的临床转化

分子影像本身的临床转化涉及分子影像探针、设备和相关技术等多个方面。不同方面的临床转化存在着不同的规定和要求。

分子影像探针一般按注射用诊断药物进行管理。在美国，一种诊断新药的研发时间一般要 10 年，花费约 1.5 亿美元。近年来，美国 FDA 放宽了对分子影像探针进入临床的要求，因为它们只是对生理或病理情况进行示踪，一般不会产生药理效果，往往没有毒副作用，应该与普通药物区别对待，使其更容易进入临床应用。对于给药剂量只有产生药理效应剂量的 1/100 和总剂量≤100μg（蛋白类产品≤30nmol）者，FDA 于 2006 年制定了探索性研究型新药（exploratory investigational new drug，eIND）的申报指南，可以基于相对较低的药理学和毒理学试验结果，开展 0 期探索性研究。2008 年制定了 21CFR Part211，用于指导 SPECT 显像剂、对比剂和光成像试剂的 1～3 期临床转化研究；2012 年又制定了 21 CFR Part212，专门指导 PET 药物的 IND 申请。这些举措无疑对分子影像的发展，特别

是分子影像探针的临床转化产生了巨大影响。

在我国，主要的分子影像探针——SPECT 和 PET 药物，按《放射性药品管理办法》(1989 年 1 月 13 日国务院令第 25 号发布，2017 年 3 月 1 日国务院令第 676 号修改)进行管理，医疗机构按核发的《放射性药品使用许可证》的许可类别进行使用。只有获得最高级别的第 4 类证，才可以“研制和使用放射性新制剂以适用核医学诊治新方法、新技术的应用”。2006 年，中国食品药品监督管理局(China Food and Drug Administration，CFDA)颁布《医疗机构制备正电子类放射性药品管理规定》(2000 年发布的暂行规定同时废止)，允许医疗机构在允许范围内制备正电子类放射性药品，但不得上市销售。而放射性新药的注册，2007 年 CFDA 颁布的《药品注册管理办法》只说到“放射性药品的注册申请，除按照本办法的规定办理外，还应当符合国家的其他有关规定”，并未针对放射性诊断药品一次性使用、低化学量、低副作用等出台相应的更简便、快速的审批流程和要求。CFDA 药品评审中心也没有专门的放射性药品评审部门，放射性药品和其他化学新药一样，根据药品种类和适应证划分到所属部门进行评审。此外，我国具有放射性药品评审能力的专家极为缺乏。这些都将阻碍我国分子影像探针的临床转化。

分子影像设备，特别是 PET/CT、PET/MRI 等高端医疗设备的研发和转化，需遵循《医疗器械注册管理办法》(CFDA 于 2014 年新颁布，2004 年版本同时废止)。近年来，由于国家对高端医学影像设备国产化的大力支持，我国分子影像设备的临床转化非常迅速。一方面，国家科技计划(如十二五科技支撑计划、十三五国家重大研发计划)都大力支持了相关核心技术的研发；另一方面，国家确实也采取了许多加速审批流程的措施。几年间，CFDA 已陆续批准了大基医疗、上海联影、赛诺联合、锐视康和明峰医疗等的 PET 或 PET/CT 产品上市。

(陈小元)

第二节 分子影像技术的未来发展展望

现代医学已进入分子医学时代。分子医学是分子生物学在医学中的应用，包括分子诊断和分子治疗。分子诊断不仅是对离体组织、血液、体液等标本进行基因、蛋白质、代谢物等方面的检验、检测和分析，也包括利用分子探针和先进的医学影像技术进行“活体”分子诊断的分子影像。近年来，分子影像领域的研究和发展非常活跃，新的分子探针、成像设备和技术手段不断推陈出新。分子影像技术未来的发展可能主要体现在以下两个方面：

一、新型分子探针的研发与转化

分子影像需要分子探针。分子探针是指能够与特定分子靶点结合或发生作用，从而反映分子靶点的分布、数量和生物功能的特殊标记分子。随着医学分子生物学的研究不断深入，特别是与疾病相关的各种分子通路不断被阐明，为解决各种疾病诊断和治疗需求，越来越多的新型分子探针将被研制出来，并被转化应用于临床。

用于人体成像的分子探针具有较高的要求，不仅需要与人体内的目标靶分子有高度的亲和性和靶向特异性，还需要无生物毒性、便于探测和具有穿透生物屏障等功能。根据对分子过程的靶向策略不同，分子影像探针可分为两大类，即靶向性探针(如与受体特异结合的激动剂或拮抗剂)和可激活探针(如特定酶的底物等)。近年来，国际国内对于各种新型分子探针的研究非常活跃。

国际上，各种新型分子影像探针被广泛用于各种肿瘤早期诊断和治疗指导，发现动脉粥样硬化高危因素，以及研究解决老年痴呆、帕金森综合征等老年性退化疾病的诊疗难题。报道用于肿瘤显像的各种新型分子探针更是层出不穷，如基因治疗表达显像、凋亡成像、多药耐药显像及新型代谢型显像剂[^{18}F]NFTG 和 VEGFR 酪氨酸激酶抑制剂探针等；用于心血管疾病显像的方法有新生血管成像、乏氧显像和交感神经功能显像等；用于老年痴呆诊断的分子探针主要有[^{11}C]PiB 和[^{18}F]florbetapir；针对帕金森综合征的分子探针有 6-^{18}F-fluoro-levodopa、^{11}C-dihydrotetrabenazine 和 ^{11}C-d-threo-methylphenidate 等。

针对疾病发生和发展过程中特异性表达的标志物，国内课题组开展了多种新型靶向分子探针的临床前研究。例如针对肿瘤 EGFR 和 HER2 靶向免疫治疗及化疗过程中肿瘤响应的特异性分子标志物的变化，北京大学研究团队设计构建了多种特异性分子影像探针，在小鼠模型中实现了对肿瘤免疫治疗疗效的无创、实时、动态监控，在肿瘤体积发生变化前对疗效进行了早期预判。针对肿瘤整合

素 $\alpha_v\beta_6$受体高表达，他们设计了特异性多肽分子探针^{99m}Tc-HHK，用于胰腺癌的肝转移裸鼠模型显像，提示可用于早期诊断。他们还报道了系列其用于光动力治疗（photodynamic therapy）、光免疫治疗（photoimmunotherapy）和纳米粒子多模显像等新型探针的临床前研究结果。

北京协和医院研究团队在新型分子探针的临床转化方面取得了一系列国际水平的研究成果。2012 年，他们在国内最早开展^{68}Ga 显像的临床应用。陆续在核医学权威杂志 Journal of Nuclear Medicine 等连续发表文章，报告了新型分子探针^{68}Ga-PRGD2、^{68}Ga-BBN、^{68}Ga-EB、^{68}Ga-Exendin-4 和^{68}Ga-BBN-RGD 的临床转化应用结果。以^{68}Ga-PRGD2 PET/CT 技术的临床转化研究为例，通过前瞻性研究发现^{68}Ga-PRGD2 较^{18}F-FDG 能更好地反映肺癌的淋巴结转移和神经胶质瘤病灶的边界，可对恶性肿瘤进行更好的分期和分级；将^{68}Ga-PRGD2 PET/CT 用于缺血性疾病，如心肌梗死和脑卒中的新生血管评估，获得了独特效果；在国际上首次将^{68}Ga-PRGD2 PET/CT 用于类风湿关节炎患者的疗效评估研究，初步证实其对评价关节滑膜炎性新生血管生成有较大价值等。哈尔滨医科大学申宝忠团队成功构建了一种 PET（正电子发射计算机断层显像）成像的分子探针——^{18}F-MPG。通过该探针能够实时、动态、精准识别肺癌 EGFR（表皮生长因子受体）分型，指导临床靶向药物治疗的决策，预测并评价癌症靶向治疗效果。解放军南京总医院研究团队首次将新型 RGD 类 PET 分子影像探针^{18}F-Alfatide Ⅱ用于临床鉴别乳腺癌患者，^{18}F-Alfatide Ⅱ的诊断效能与^{18}F-FDG 接近，而且对于小叶癌和 ER 受体强阳性、HER2 阴性的浸润性癌，^{18}F-Alfatide Ⅱ可以弥补^{18}F-FDG 的不足。此外，南京总医院卢光明、王守巨研究团队在乳腺癌精准诊疗研究中取得突破性进展，通过自主设计的专用光学平台和金纳米双锥治疗探针，对乳腺癌原位肿瘤模型小鼠进行辅助光热治疗。光学成像结果显示保乳手术术后局部复发率从 60% 降低到 10%，同时不增加局部出现皮肤损伤的风险。该研究被 Science 子刊 Sci. Transl. Med. 选为研究亮点并配发麻省总医院 Miles. A. Miller 教授撰写的编辑特评，认为工作为“为光热治疗作为临床肿瘤辅助治疗的新策略送来曙光”。

北京大学肿瘤医院核医学科在用^{99m}Tc 标记美罗华进行乳腺癌前哨淋巴结显像方面进行了大量的研究，发表了系列文章报道其研究成果；该医院还在国内最先开展了^{64}Cu 标记的显像剂的探索和研究。在神经系统疾病的新显像剂研究方面，解放军总医院核医学科针对阿尔茨海默病及帕金森病等神经系统疾病，建立了 PIB、CFT 及 D2 受体套餐显像方法，检查病例数已达 1100 余例次；北京宣武医院在国内最先将^{18}F-AV45 用于阿尔茨海默病的早期诊断研究，并将 AV133 用于帕金森病的评估，获得了较好的效果。

可以预见，随着医学分子生物学的研究不断深入，特别是与疾病相关的各种分子通路不断被阐明，为解决各种疾病诊断和治疗需求，越来越多的新型分子探针将被研制出来，并被转化应用于临床。无论是在国际上，还是在国内，这都是最活跃的领域之一，被列为重点发展的方向。

二、新型分子设备不断创新及临床应用

如果说对分子探针的研究相当于制造“子弹”，那么对分子影像设备的研究就相当于研发“枪炮”了。后者的发展不仅在于不断创新成像机制，革新成像设备，还包括将不同成像模式的互补结合。

多模成像往往能够达到 1+1>2 的效果，特别是核医学分子影像 PET、SPECT 与经典影像技术 CT、MRI 等的同机融合，组成了 PET/CT、PET/MR、SPECT/CT 等多模成像设备，可以一次扫描获得多种互补的影像信息，“一站式”解决更多诊断问题，在临床上已经获得极大成功。

以上分子影像设备，不仅有用于人的临床诊断设备，也有为了基础研究而研制的动物专用设备，如 microPET、nanoSPECT 和与小动物 CT、MRI、光成像设备组成的多模成像装置。从实验动物到人，这种对应设备的存在，为基础研究成果迅速转化为临床应用提供了直接的转化途径。

国际上分子影像设备和技术发展迅速。各种多模态分子影像新设备不断被研发出来。随着 PET/CT、SPECT/CT 日益普及，PET/MRI 也开始逐步走向临床。一种经直肠超声联合磁共振成像（MRI/TRUS fusion）的新技术使得前列腺靶向活检得以实现，改变随机活检的现状。欧洲正在开展的 Endo-TOFPET-US 科学项目，拟将亚毫米级空间分辨力的 PET 成像技术和超声内镜结合，用于微创手术引导和内镜诊断。美国斯坦福大学的 Sanjiv

S. Gambhir 团队设计了一个独特的三模态（MRI-光声-拉曼）成像纳米探针。由于光声成像更好的组织穿透性和光学拉曼成像更好的空间分辨率，这一三模态成像策略可以实现极为精准的脑胶质瘤边界划分。

我国自 80 年代就开始了 PET 设备的研制。中科院高能物理研究所相继研制了我国第一台单环 PET 和四环 PET 实验样机。近年来，我国在 PET/CT 和 PET/MR 等高端医学影像设备的国产化和自主创新方面进行了大量投入。在科技部十二五科技支撑计划的支持下，国内开展了 PET/CT 技术的国产化研究；“十三五”重点研发计划的“数字化诊疗装备研发”专项又将其列入重点发展方向，核医学高端影像设备的国产化和自主创新已成为国家“十三五”期间要完成的百件大事之一。2014 年上海联影新推出的高分辨率、大轴向视野 PET/CT 独具特色；清华大学、北京大学与相应公司共同研发的 PET/CT 也相继推出；大基医疗、锐视康和明峰医疗等公司也已有了 PET/CT 产品，高端医学影像设备 PET/CT 的国产化已初具规模。

中科院自动化所团队自主研发了“分子影像手术导航设备”，可检测出直径 2mm 左右的微小病灶。基于核医学和光学多模探针，可在术前通过核医学影像诊断疾病，术中则通过同一探针的光学成像精准地指导手术治疗。相关设备在北京协和医院、解放军总医院、北京大学人民医院、北京天坛医院、东方肝胆外科医院等国内 10 余家医院开展了肝癌、肺癌、乳腺癌、胃癌及胶质瘤等的 300 余例临床应用，获得了较好的效果，获第 43 届日内瓦国际发明展览会金奖、第 21 届全国发明博览会金奖和北京市发明创新大赛金奖等。

国内多家公司也在自主研制小动物专用分子成像设备，包括小动物 PET 和小动物 MRI 等。其中北京大学一个研究团队研发了一种整合 PET、SPECT、光成像和 CT 的四模态一体的小动物分子影像系统，初步研究结果证实了该系统可以为生物医学研究提供更加全面、互补的分子水平信息。

总之，医学影像已不局限于放射、核医学、超声等经典方法，新的影像技术不断推出，光成像和光声成像等新方法也逐步走向临床，成为极具发展前景的医学影像新技术；多模式影像融合技术不断发展，正日益替代经典的单模式影像技术；此外，医学影像技术已经迈入了国产化自主创新的进程。

三、分子影像技术在精准医学中的应用

精准医学是应用现代遗传技术、分子影像技术、生物信息技术，结合患者生活环境和临床数据，实现精准的疾病分类及诊断，制定具有个性化的疾病预防和治疗方案。精准医学研究的高潮出现，主要是因为以下几方面的原因：首先是生物芯片、蛋白质技术发展带来的人类基因组测序技术的革新；其次是分子影像、手术导航和微创技术等医学技术的进步；再次是大数据分析工具的出现和人工智能技术的不断完善等。可见，在精准医学中，分子影像无疑占着一席之地。基于分子影像的精准诊疗正成为国际国内的研究热点，特别是分子影像指导靶向治疗、手术导航和放疗计划等。

基于同一靶点，用诊断性核素标记的分子探针明确诊断和进行精准定量，再用治疗性核素标记的同一分子探针进行治疗，这一“放射分子靶向诊断-治疗体系”是最经典的精准医学模式，充分地体现了分子影像在精准医疗中的优势。典型的应用包括：用碘-131（^{131}I）检出、治疗和评估分化型甲状腺癌；用^{131}I-间碘苄胍（MIBG）诊断和治疗嗜铬细胞瘤；用^{99m}Tc 或^{68}Ga 标记奥曲肽进行神经内分泌肿瘤的诊断，然后用^{90}Y 或^{177}Lu 等治疗核素标记奥曲肽进行放射靶向治疗；以及对难治性前列腺癌，用^{68}Ga-PSMA进行的诊断，用^{177}Lu-PSMA 进行治疗等。这些“靶向诊断-治疗体系”已被越来越多的临床实践证明精准、有效，部分甚至已成为相应疾病的最佳诊疗策略。

随着对肿瘤等疾病相关的分子研究不断深入，针对特定分子改变而采取的分子靶向治疗正成为国内外研究的热点。例如，针对淋巴瘤 CD20(+)的美罗华治疗、针对乳腺癌 Her-2(+)的赫赛汀治疗及针对肿瘤新生血管的 Iressa、Avastin、Tarceva 等系列靶向药物治疗等，正日益获得临床广泛认可，给许多患者带来新的希望。然而，多数分子靶向治疗药物非常昂贵，仅对部分患者有效，且有一定的副作用。因此，如何事先了解体内病灶中特定靶分子的表达水平，如何增强分子靶向治疗的效果，已成为迫切需要解决的关键问题。利用分子影像活体定量病灶中相关分子靶标的表达水平，预测疗效，可以指导开展个体化的分子靶向治疗。如果同时利用具有治疗作用的核素标记靶向药物，还可达到分子靶向治疗和放射靶向治疗的双重效果。例如，

用^{123}I标记美罗华等进行CD20(+)淋巴瘤的评估，然后用^{131}I-美罗华治疗配合经典的治疗，获得了很好的效果。

基于多模分子影像的手术导航也是国际、国内近年来发展的热点。在经典的CT、MRI进行手术导航的基础上，不仅可以加上PET、SPECT等功能、代谢、受体表达等影像信息，通过图像融合进行导航显示，还可以基于光学分子成像技术对肿瘤及其他病灶组织进行实时动态成像。此类多模分子影像导航技术具有实时性、高精确度、高特异性、高灵敏度、高分辨率等特点，既可以在术前协助医生早期发现微小肿瘤病灶，提高检出率，也可以在术中精确定位肿瘤边界，精准切除，减少对病人患者创伤的同时，降低术后复发的风险。这种成像方法为在脑肿瘤的术前检测、术中导航提供了一种广泛适用、快速有效的手段，初步研究结果提示具有优良的性能，有望在临床上广泛应用。

基于多模分子影像的影像组学(radiomics)、人工智能、3D打印和大数据分析等新技术不断涌现。对于医学影像来说，临床医生读片时用于诊断和病情分析时采用的信息可以说只是沧海一粟，大量的信息被忽略和埋没。影像组学概念的提出，是通过强大的计算机系统，对图像本身的多个层面信息进行自动运算、整理和分析，将不同病变和正常组织的数字信号差别进行组合分析，识别出潜在的有效信息，可能反映肿瘤本身的病理特点、恶性程度等，从而为临床诊断疾病、指导治疗和判断预后提供更精准的参数，同时规避不同医师主观读片的个体差异。其中，电脑软件通过"深度学习"，在分子影像诊断方面可能形成获得"人工智能"，并逐渐获得高水平的影像诊断能力，辅助进行人类疾病的快速、精准诊断。

基于影像技术的3D打印在临床诊治中的应用也逐渐被认可。例如，3D打印技术可以为颌面部复杂畸形及严重颌面部外伤患者的精细手术方案制定提供极大的技术支持，以往整形外科医师需要仔细观察患者的面容，并结合横断面图像及投射图像进行手术方案构思，这种方法显然不够直观，很大程度上依赖于医师的想象和猜测；而通过3D成像和3D打印，医生能够在术前进行具体、直观的观察，以及进行假体的设计和打印，从而大大提高手术的精度和效果。基于多模信息组合的3D打印技术也已出现，可为复杂手术方案的制定提供更为准确和直观的信息。

随着电子化信息系统的普及，医学影像学也正迎来"大数据"时代。电子影像信息"云平台"的建设，以及影像信息管理、检索和关联方法等的重大革新，对于影像报告质控、疾病影像学信息交流、影像与临床信息关联，以及更大规模上的疾病谱和患病危险因素分析等公共卫生层面的研究，都提供了极大的便利，是未来的发展方向。

(陈小元)

第三节　分子影像临床转化和应用面临的挑战及存在的问题

分子影像学作为一门新兴的学科，其概念的提出仅十余年，但作为现代分子生物学与先进医学影像技术有机结合的产物，已日益成为基础医学研究成果迅速向临床应用转化的重要工具，同时本身也成为转化医学的重要组成部分。分子影像技术具有极大的发展空间，但在其发展、转化和应用的过程中，也面临着巨大的挑战，主要体现在以下几个方面：

一、分子影像研究投入巨大

分子影像研究一方面依赖于先进、高端的大型仪器设备，如高性能PET、高场强MRI、回旋加速器等。这些基础设备本身研制困难，更新速度快，往往难以实现大批量生产。分子影像设备研制的成本很难降下来。另一方面，分子影像技术种类繁多，如PET、SPECT、MRI、CT、超声成像和光成像等，同时光声成像、契伦科夫成像、拉曼广谱成像等新方法不断涌现，而且研究时往往需要多种模式的成像方法进行有机组合。因此，要装备一个设备较齐全的分子影像中心，需要大笔的花费和不断的投入。

二、分子影像新技术临床转化困难

许多分子影像新技术被研制出来了，也初步证明是非常有效的，却被束之高阁，或仅在研究单位被少量用于临床研究，其中存在众多临床转化方面的困难，主要可以概括为以下几个方面：

(一) 受限于设备和技术的普及程度

我国是世界人口大国，但全国装机的PET/CT设备仅300余台，拥有SPECT或SPECT/CT的单位也就600多家，总体规模有限，且分布区域极广，拥有设备单位的条件和能力不一。要将一种正电子药物，甚至单光子药物，向市场转化，其产值和效益分析肯定不容乐观。

（二）受限于相关法律法规的不完善或不够细化

分子影像探针与常规的诊断试剂和治疗药物完全不同，虽然是体内用药，但其化学量往往很少，具有较强的安全性，应该建立特殊的、相对快速的审批程序和恰当的管理措施，以推进其临床转化应用。同样，对于新的分子影像设备或技术，往往是无创、安全的检查手段，因此也适用于通过快速审批流程合理管理，以推动其临床应用和产业化，更好地为广大患者服务。

三、分子影像专业人才匮乏

分子影像的技术创新、临床转化和产业化发展涉及的领域众多，需要包括物理、化学、生物、医学、药学、管理等众多学科的人员密切合作，而能够引领不同学科密切合作的综合型专业人才极为匮乏，而大学教育体系中，推动这方面医工结合的专业尚未完善，也成为限制这一领域快速发展的瓶颈。

然而，我国正处在国家经济发展的重要转型时期，在"创新驱动发展"的大政方针下，大力发展分子影像技术，积极开展科技创新，努力推进其产业化进程，具有显著的优势。

首先是政策优势。国家已经把自主创新研制"核医学影像设备"等高端医学影像设备写入"十三五"期间政府要做的"百件大事"之一。同时科技部立项的国家重点研发计划中，"数字化诊疗装备研发"专项将全数字化PET、PET/CT、PET/MR和各种多模成像设备列入重点研发方向，"精准医学"和"重大慢病"等专项也有分子影像相关内容。在国家科技政策的大力支持下，短短几年之内，我国自主研发的PET/CT、MRI等分子影像设备陆续获得CFDA的注册许可，高端医学影像设备的国产化已迈出了可喜的一步。可见，"举国机制"的优势非同小可。

其次是病例资源优势。中国人口众多，病例资源丰富，很容易快速、高效地开展分子影像新技术的临床转化、验证和推广，在临床研究方面具有明显的优势。只要国家细化相关技术临床转化的政策，加快审批流程，以分子影像技术无创、安全的普遍特性，相信很多先进技术都能够迅速转化，为广大患者服务。

此外，近年来国内人才引进和培养的力度也较大。分子影像作为新兴学科，人才明显不足的现象有可能很快改善。一方面，只要有好的政策，必能吸引学有所成的海外学者回国创业或开展创新研究；另一方面，只要加大培养培训力度，积极开展国际交流，国内的相关人才的水平也能很快提高。

总之，分子影像是当代精准医学的重要内容，是先进生物医药产业的重点发展方向，从长远来看，必然具有广阔的发展前景。

（陈小元　朱朝晖）

参考文献

[1] Butler D. Translational research: crossing the valley of death. Nature, 2008, 453(7197): 840-842.

[2] Joshi NV, Vesey AT, Williams MC, et al. ^{18}F-fluoride positron emission tomography for identification of ruptured and high-risk coronary atherosclerotic plaques: a prospective clinical trial. Lancet, 2014, 383: 705-713.

[3] Li F, Jiang S, Zu Y, et al. A tyrosine kinase inhibitor-based high-affinity PET radiopharmaceutical targets vascular endothelial growth factor receptor. J Nucl Med, 2014, 55: 1525-1531.

[4] Salloway S, Sperling R, Fox NC, et al. Two phase 3 trials of bapineuzumab in mild-to-moderate Alzheimer's disease. N Eng J Med, 2014, 370: 322-333.

[5] Jack JC, Wiste HJ, Weigand SD, et al. Age-specific population frequencies of cerebral β-amyloidosis and neurodegeneration among people with normal cognitive function aged 50-89 years: a cross-sectional study. Lancet Neurol, 2014, 13: 997-1005.

[6] Stoessl AJ, Lehericy S, Strafella AP. Imaging insights into basal ganglia function, Parkinson's disease, and dystonia. Lancet, 2014, 384: 532-544.

[7] Zhang W, Wu P, Li F, et al. Potential applications of using ^{68}Ga-Evans Blue PET/CT in the evaluation of lymphatic disorder: preliminary observations. Clin Nucl Med, 2016, 41(4): 302-308.

[8] Luo Y, Pan Q, Yao S, et al. Glucagon-like peptide-1 receptor PET/CT with ^{68}Ga-NOTA-Exendin-4 for detecting localized insulinoma: aprospective cohort study. J Nucl Med, 2016, 57(5): 715-720.

[9] Zhang J, Niu G, Lang L, et al. Clinical translation of a

dual integrin $\alpha_v \beta_3$- and gastrin-releasing peptide receptor-targeting PET radiotracer, ^{68}Ga-BBN-RGD. J Nucl Med, 2017, 58(2): 228-234.
[10] Jin X, Liang N, Wang M, et al. Integrin imaging with ^{99m}Tc-3PRGD2 SPECT/CT shows high specificity in the diagnosis of lymph node metastasis from non-small cell lung cancer. Radiology, 2016, 281(3): 958-966.
[11] Sun X, Xiao Z, Chen G, et al. A PET imaging approach for determining EGFR mutation status for improved lung cancer patient management. Sci. Trans. Med. 2018, 10(431): eaan8840.
[12] Wang S, Ma X, Hong X, et al. Adjuvant photothermal therapy inhibits local recurrences after breast-conserving surgery with little skin damage. ACS Nano, 2018, 12(1): 662-670

中英文名词对照索引

A

B

C

D

E

F

G

H

J

K

L

致　　谢

本书在所有编者的共同努力下，增删修定，几易其稿，终将付梓。在编写过程中，我们有幸得到了相关领域包括资深专家、年轻研究人员和学生的大力帮助。在此，我们对参与编写、修改和文字勘误的所有人员、包括在南京大学医学院附属金陵医院（东部战区总医院）工作学习的人员致以诚挚的感谢，还特别致谢本书定稿前从全国各地专程赶赴南京的各位专家：武汉大学中南医院的杨飞和吴波、陆军军医大学新桥医院的龚明福、南方医科大学附属南方医院的李洪生、复旦大学附属中山医院的程登峰和中山大学孙逸仙纪念医院的段小慧、卢烈静，为本书内容完善、减少疏漏错误做出了重要贡献。

除编者外，对本书各章节做出贡献的人员还有：

第一章

南京大学医学院附属金陵医院　卢楠、杨真露、汤黎明

第二章

南京大学医学院附属金陵医院　王守巨、滕兆刚、江静、杨真露、王晓芬、孙晶、赵颖、唐玉霞、高峰、曾新、王春艳、张允雷、刘莹

复旦大学　李伟

第三章

武汉大学中南医院　杨飞、吴波、廖如芳

第四章

中山大学孙逸仙纪念医院　曹明慧

中国科学院深圳先进技术研究院　严飞、王筱冰、陈冕、盛宗海

第五章

陆军军医大学新桥医院　龚明福

中南大学湘雅三院　容鹏飞

第六章

南方医科大学附属南方医院　李洪生

南京大学医学院附属金陵医院　高峰

第七章

中国科学院自动化研究所　胡振华

第八章

重庆医科大学　王志刚

中山大学附属第三医院　尹庭辉

第九章

中国科学院深圳先进技术研究院　宋亮、刘成波、陈敬钦

第十章

中国人民解放军总医院　王亚斌、韩东

第十一章

浙江大学　高君

第十二章

复旦大学附属中山医院　程登峰、肖杰、呼岩、张贺、张一秋、周俊

陆军军医大学新桥医院　龚明福

中山大学孙逸仙纪念医院　段小慧、卢烈静

南京大学医学院附属金陵医院　王守巨、江静、杨真露、王晓芬、徐超丽、张玲艳、张薇、林丽、夏菲、孙晶、赵颖、刘丽、唐玉霞、高峰、刘霄雪、陈波、胡建平、李延军、陈随、吴江、骆仲强、陶维静

第十三章

四川大学　陈榆舒、徐紫谦、王春华

第十四章

南京大学医学院附属金陵医院　张志强

第十五章

中南大学湘雅三院　容鹏飞

南京大学医学院附属金陵医院　徐超丽、唐玉霞、滕兆刚

第十六章

苏州大学　肖莉

南京大学医学院附属金陵医院　张允雷

第十七章

河南省人民医院　王梅云